작업치료평가학

STANDARD TEXTBOOK

OT

작업치료

전문분야

■ 감수 : Yatani Reiko

■ 역자 : 양영애 외

작업치료평가학

영 문 출 판 사

■ 옮긴이 (가나다순)

김미점 광양보건대학 작업치료과 교수
김성수 을지대학교 물리치료학과 겸임교수
김영근 대구보건대학 작업치료과 교수
김희수 강동성심병원 작업치료팀장
김희정 서라벌대학 작업치료과 교수
방요순 광주대학교 작업치료학과 교수
양영애 인제대학교 의생명공학대학 작업치료학과 교수
오명화 동신대학교 작업치료학과 교수
오혜원 우석대학교 작업치료학과 교수
원영식 신성대학 작업치료과 겸임교수
이미자 삼육재활병원 치료재활부장
이선명 마산대학 작업치료과 교수
이윤미 구미1대학 작업치료과 교수
이정숙 동주대학 작업치료과 교수
이현숙 삼성서울병원 책임작업치료사
장 철 경남정보대학 작업치료과 교수
정상미 신성대학 작업치료과 교수
정현애 영남외국어대학 작업치료과 교수
조무신 춘해대학 작업치료과 교수
차정진 대전보건대학 작업치료과 교수
황기철 가야대학교 작업치료학과 교수
홍재란 광양보건대학 작업치료과 교수

作業療法評価学 Yatani reiko

작업치료평가학

2008년 11월 24일 초판인쇄
2008년 11월 28일 초판발행

지은이 : Yatani reiko
옮긴이 : 양영애 외
발행인 : 박 병 조
발행처 : 도서출판 영문출판사
등행록 : 1987년 12월 21일 제2-419호
주행소 : 서울시 강남구 삼성동 69-1
전행화 : (02) 514-5590, 776-5590
팩행스 : (02) 756-8943
E-mail : yeongmunsa@empal.com
정행가 : 38,000원
ISBN 978-89-7224-192-8 93510

※ 파본은 교환해 드립니다.

간행의 말

21세기로 넘어온 고등교육의 과제를 나타내는 중요한 "키워드"로서, "교육개혁"이라는 네 글자가 있다. 이러한 것은 초등 · 중등교육에서도 마찬가지라 생각하지만, 매우 중요한 대처로서 받아들여지고 있다. 그리고, 대학의 입학정원과 지원자수가 같아진다는 "전인시대"를 수년 후에 앞둔 일본의 교육계에서, "변화하는 교육", "변화하는 교원"이 요청되는 현재, "변화하는 학생"이 요청되는 것도 역시 필연적인 이치이다. 교육 개혁도 변혁도 아직 이제부터이고, 오히려 그것은 항상 "오늘"의 과제라는 것은 말할 것까지도 없다. 개혁이나 변혁을 손쉽게 일상화해버리는 것이 아니라, 그것을 하나하나 진지하게 받아들여, 그 결과를 엄격하게 평가함으로써, 교원도 학생도 일체가 되어 교육의 성과를 체득하는 것이야말로 중요하다.

이러한 상황에서, 이번에 "표준작업치료학 전문분야" 전12권을 간행하는 단계에 이르렀다. 이것은 "표준 물리치료학 · 작업치료학 전문 기초분야" 전12권, 및 "표준 물리치료학 전문분야" 전10권의 두 시리즈에 잇달아서 기획된 것이다.

이 시리즈의 구성은, 책머리를 펼치면 마주 보는 양면에 있는 "표준 작업치료학 시리즈의 특징 및 구성"의 항에 나타낸 것처럼 "작업치료 교육과정의 기본구성영역"(지정규칙, 1999년도 개정)에 기초하여, 『작업치료학개론』이하, 각 권의 교과 제목을 선정하고 있다. 이에 더해서, 각 영역의 실제 임상현장을 다양한 사례를 통해서 학습하는 권으로서 『임상실습과 사례연구』를 마련하였고, 작업치료교육과 관련하여 필요하고 동시에 참고가 되는 자료 및 전체 권에 걸친 중요한 키워드의 해설을 정리한 권으로서 『작업치료 관련자료 · 용어해설』을 마련하였다.

그리고, 시리즈 전12권을 간행함에 있어 유념한 몇 가지 편집방침이 있다. 우선 주의한 것은, 당연한 일이지만 "교과서"라는 성격을 중요시하였으며, 그 성격에 근거해서 기획을 구체화한 일이다. 또한, 앞에서 기술한 교육개혁의 "개혁"을 "학생주체의 교육"으로서 파악하여, 이것을 전체 권에 흐르는 기본자세로 하였다. 교원은 학생에 대해서, 이른바 "중고교생"으로부터 "대학생"이 되기를 바라는 기대를 걸고, 학습방법에 주체성을 추구한다. 그러나 그것은 관념의 세계가 아니라, 구체적인 학습에의 유도, 자극이 있어야, 학생은 주체적으로 학습에 몰두할 수 있는 것이다. 이른바 교과서는 그러한 환경 만들기의 일익을 담당해야 한다고 생각하였다. 바라건대, 이 시리즈를 통해서, 학생이 학습할 때, 즐거움이나 기쁨을 느낄 수 있게 된다면 다행이다.

편집방침의 구체화로서 시도한 것은, 학습내용의 도달목표를 명확히 하여, 그 체크 시스템을 구축하였다는 점이다. 각 권의 각 단원마다에, 교육목표로서 "일반교육목표"(General Instructional Objective; GIO)를 두고, "일반교육목표"를 구체화한 항목으로서 "행동목표"(Specific Behavioral Objectives; SBO)를 두었다. 그리고, 자기학습을 위한 항목으로서 "수득 체크리스트"를 배치하였다. 이와 관련하여 SBO는, "~할 수 있는"이라는 것처럼 명확히 무엇을 할 수 있게 되는지를 나타내는 동사에 의해서 표현된다. 이 방식은 1960년대에 미국에서 사용되기 시작한 것이지만, 현재 일본에서도 교육목표 달성의 보다 효과적인 수단으로서 널리 사용되고 있다. GIO는, 이른바 "수업개요"로서 표시되는 수업과목의 목적에 상당하고, SBO는 "수업내용" 또는 "수업계획"으로서 표시되는 수업의 구체적 내용 · 구성에 통하는 것으로 해석할 수 있다. 또한, SBO의 어미에 사용되는 동사는, 지식 · 기술 · 태도로서 수득하는 의도를 명확히 하고 있다. 이 번에 도입한 "수득 체크리스트"를 포함한 이들 항목은, 모두 학습자를 주체로 하여 표현되어 있으며, 스스로의 행동에 의해서 확인하는 방식으로 되어있다.

체크리스트를 기입하는 작업에 이르게 되면, 학생은 "피로해지다"라고 한탄을 하게 마련인데, 이 작업에 의해서 학습내용이나 수득해야 할 사항이 보다 명확해지고, 납득이 가며, 나아가서는 학습 성과에 만족한다는 경험을 맛볼 수 있다. 이와 같이 단순히 읽을거리로서 끝나는 것이 아니라, 자기가 생각하고 실천에 연결되는 교과서가 되는 것을 목표로 하였다.

다음으로 유념한 것은, 학생의 시선에 입각한 내용표현에 배려하였다는 점이다. 고교 졸업 직후의 학생도 이 시리즈를 입수한다는 것을 충분히 감안하여, 시리즈 전반에 걸쳐, 알기 쉬운 문장으로 해설하는 것을 중요시하였다.

이 밖에, 서장에는 책을 펼쳐서 마주 보는 양면에 "학습지도(map)"를 마련하여, 전체의 구성 · 내용을 일람표로 소개하였다. 또한 단원마다 "그 단원의 키워드"를 마련하여 그 단원에 나오는 중요한 용어를 해설하였다. 그리고 마지막 단원으로서, 그 권의 내용에 대한 앞으로의 전망이나 관련영역의 학습방법에 대해서 편집자의 생각을 기재하였다. 권말에는 "심화 학습을 위하여"를 배치하고, 본문에서 다 언급할 수 없었던 관련되는 참고문헌 등을 소개하였다. 이들 시리즈의 구성요소를 모두 정리한 결과로서, 국가시험대책에도 도움이 되는 내용으로 되어있다.

이 시리즈는 이상의 점을 바탕으로 하여 구성되어 있으나, 아직도 완전한 내용이라고는 말할 수 없다. 독자, 이용자 여러분의 지적을 받으면서 판을 거듭하여 보다 도움이 되는 교과서로서의 발전으로 연결시켜 가려고 한다. 시리즈 감수자와 8명의 편집자, 및 집필해주신 90여명의 저자로부터, 이용해주시는 학생 여러분, 관계자 여러분에게 이 시리즈의 육성에 협력하여 주실 것을 부탁드리면서, 간행의 인사말로 하려고 한다.

2004년 5월

시리즈 감수자
편집자 일동

서문

작업치료는 "평가에서 시작하여, 평가에 끝나다"라고 일컬어진다. 그만큼 평가는 중요한 내용이다. 대상자에게 작업치료를 시행하려면, 대상자가 어려움을 겪는 내용을 파악할 수 있어야 한다. 그리고, 대상자의 심신의 상태와 치료계획이 적절하게 관계가 지어져 있어야 한다. 이 책을 학습함으로써, 각종 질환에 이환된 대상자에 대한 작업치료에 결부시킬 수 있다.

그런데 이 책의 구성은 서장에서 작업치료 평가의 개요와 평가법의 학습방법에 대해서 언급하고 있다.

제1장에서는, 작업치료를 시행함에 있어, 왜 평가가 필요한가, 누구를 대상으로 하는가, 평가순서는 어떻게 하는가, 평가와 치료계획과의 관계, 평가를 할 때에 유의할 점, 기록과 보고의 차이, 효과판정 등, 평가학의 기초를 학습할 수 있다.

평가학의 기초를 학습하였으면, 제2장에서 영역 공통의 평가법을 학습하게 된다. 작업치료의 영역은 크게 신체기능영역, 정신기능영역, 발달과정영역, 고령기 기능영역으로 나뉘지만, 각 영역이 독립된 것이 아니라는 것을 이해할 수 있도록, 각 영역에 공통되는 평가법을 여기에 정리하였다.

또한, 이 책 안에서는 "인지증"을 "치매증"이라 표기하고 있다. "치"도 "매"도 어느 쪽도 대상자를 모멸하는 표현으로서, 후생노동성이 인간의 존엄성에 입각한 적절한 명칭을 국민 각계 각층으로부터 구하고 있었다. 2004년도 국회에서 행정용어로서 "인지증"이라는 말을 사용하기로 결정하고, 세간에도 차츰 침투되고 있으나, "진단명"으로서 채택되려면 아직 시일을 필요로 하는 전망이라는 것으로부터, 이 번에는 이 표기를 사용하였다.

제3장에서 제7장에 대해서는, 각 영역 및 각종 질환의 평가에 특유한 내용을 수록하고 있다. 작업치료학을 학습하기 전에 꼭 학습하기 바란다.

이 책에서는 많은 검사법인 측정법이 수록되어 있는데, 평가란, 대상자의 강한 점, 약한 점을 합쳐서, 있는 그대로의 모습을 파악하는 것이며, 검사 · 측정의 데이터를 합치면 되는 것은 아니라는 것을 명심하기 바란다. 또한 각각의 검사결과나 측정결과는 같은 비중을 두어서 좋은 것도 아니다. 대상자를 생활하는 한사람의 인간(occupational being)으로서, 어떻게 이해하는지가 평가가 된다. 대상자의 어느 부분을 알고 싶은가로, 선택되는 평가항목이 변경되는 것이다.

"평가는 관찰로부터"라고 일컬어진다. 장차 임상의로서 성장하기 위해서는, 대상자와 접촉할 때의 자기의 느낌을 중요하게 여기기 바란다.

2005년 5월

집필자를 대표하여
편집자 일동 일동

역자 서문

최근의 작업치료학은 2000년대에 접어들면서 전국적으로 50여개의 학교에서 작업치료학과가 개설되어 있다. 작업치료의 필요성이 노인 및 아동 등 다양한 분야로 증가되고 있으며, 이는 건강한 삶을 위한 재활의 바램이 치료적 요구로 반영되고 있는 것이라 생각된다.

현재의 재활은 단순히 개인의 문제로 국한된 것이 아니라 국가 전체사회에 중요한 영향을 미치고 있기에 작업치료 또한 과학적인 방법으로 삶의 질 향상에 기여하기 위한 단 · 장기적 계획이 필요하게 된다.

작업치료는 각 개인의 상태를 과학적인 평가방법으로 실시하고 올바른 치료적 중재를 계획 및 실행함으로써 치료적 결과가 완성된다. 그러므로 작업 치료를 전공하는 학생들과 작업치료 임상가들에게 꼭 필요한 평가 부분을 중심으로 한편의 책으로 기술되었다.

이 책에서 부족한 점은 앞으로도 계속적으로 수정 · 보완할 것을 약속드리며, 분야별로 참여하신 모든 교수님들께 감사드린다. 이 책의 출판을 기꺼이 허락하여 주신 영문출판사 박병조 사장님과 임직원 여러분들에게 감사드린다.

2008년 8월

역자 일동

"표준 작업치료학 시리즈"의 특징과 구성

시리즈 개념

매년 수많이 출판되는 작업치료관련 서적 중에서도, 교과서가 가지는 의미나 역할에는 중요한 사명이나 책임이 수반됩니다.

이 시리즈에서는, ①시리즈 전12권의 구성내용은 "작업치료 교육과정의 기본 구성영역(아래 난을 참조)"을 망라하고 있을 것, ②교과서로서 적합하고 알기 쉬운 기술(description)로 되어있을 것, ③흥미 · 관심을 촉발하는 내용이고, 자기학습에 대해 시사하는 바가 풍부한 연구가 되어있을 것, ④학습의 도달목표를 명확히 보여줌과 동시에, 학생 자신이 자기 학습할 수 있도록, "수득 체크리스트"를 마련할 것, 등이라는 점에 중점을 두었습니다.

시리즈 학습목표

이 시리즈에 의한 학습을 통해서, 작업치료의 실천에 필요한 지식, 기술, 태도를 연마하여 터득하는(수득) 것을 목표로 하고 있습니다. 또한 최종적으로, 작업치료를 필요로 하는 사람들에게, 보다 나은 심신기능의 회복, 생활행위 달성에 대한 지원, 인생의 의미를 높이는 원조를 할 수 있는 작업치료사가 되는 것을 목표로 합니다.

작업치료 교육과정의 기본구성영역

【문부성/후생성: 물리치료사/작업치료사 학교야성시설 지정규칙(1999년 개정)에서】

기초분야
- 과학적 사고의 기초
- 인간과 생활

전문기초분야
- 인체의 구조와 기능 및 심신의 발달
- 질병과 장애의 성립 및 회복과정의 촉진
- 보건의료복지와 재활의 이념

전문분야

I. 기초 작업치료학 / II. 작업치료평가학 / III. 작업치료학 / IV. 지역작업치료학 / V. 임상실습

관련되는 전과목명

기초분야	전문기초분야	I. 기초 작업치료학	II. 작업치료평가학	III. 작업치료학	IV. 지역작업치료학	V. 임상실습
인문 · 사회 · 자연과학 **보건체육** **외국어** 등	**기초의학** 해부학 생리학 병리학 인간발달학 운동학 등 **임상의학** 내부장애학 정형외과학 정신의학 노년의학 신경과학 재활의학 뇌신경외과학 등	**작업치료학개론** **기초작업학개론** **기초작업학기법** **가업분석학** **작업치료연구법** **작업치료관리학**	**작업치료평가학** 신체 정신 발달 노년기 일상생활활동 복지용구 직업관련활동 **작업치료 평가실습**	**신체장애 작업치료학 · 연습** **정신장애 작업치료학 · 연습** **발달장애 작업치료학 · 연습** **노년기장애 작업치료학 · 연습** **일상생활활학 · 연습** **복지용구개론 · 연습** **직업관련활동학 · 연습**	**지역작업치료학개론** **지역작업치료학 각론**	**임상실습 I** **임상실습 II** **임상실습 III**

"표준 작업치료학 시리즈" 전12권

- 작업치료학개론
- 기초작업학
- 작업치료연구법
- 작업치료평가학
- 신체기능작업치료학
- 정신기능작업치료학
- 발달과정작업치료학
- 고령기작업치료학
- 지역작업치료학
- 사회생활행위학
- 임상실습과 사례연구
- 작업치료관련자료 · 용어해설

※전권에 대응

"표준 작업치료학 시리즈" 각 단원(장)의 공통사항 소개

서장 ○○○을 학습하는 여러분에게 …… 이 권에서 학습하는 사항과 그 학습방법, 그리고 이와 관련하여 학습해야 할 시리즈의 다른 권의 내용 등에 대한 설명을 보여줍니다. 이것들을 이해하여, 이 단원의 특징을 파악합니다.

▲학습 지도 …… 책을 펼치면 마주보는 양면에 이 권에서 학습할 전체상을 보여주고, 그 특징을 그림으로 보여줍니다. 작업치료 전체에서의 이 권의 역할을 파악하기 쉬워집니다.

제1장 ○○○의 기초 …… 이 권에서 다루는 분야나 영역에서의 기초사항, 예컨대 역사, 이념, 관련법규 · 제도, 대상으로 하는 질환이나 장애, 작업치료에서 실천되는 치료나 지도, 원조의 원리 · 원칙, 응용 등에 대해서 이해합니다.

▲일반교육목표※1 …… (General Instructional Objectives; GIO)
각 단원마다 일반교육목표(GIO)를 마련하고, 그 단원에서 수득해야 할 지식 · 기술 · 태도의 일반적인 목표에 대해서 파악합니다.

▲행동목표※2 …… (Specific Behavioral Objectives; SBO)
상기의 일반교육목표를 수행하기 위해 세워진 구체적인 목표입니다. 지식면, 기술면, 태도나 의지면으로 나뉘고, 각각의 달성목표가 명확히 표현되어 있으므로, 자기 학습목표가 분명해집니다.

▲수득 체크리스트 …… 상기의 행동목표를 받고, 다시 학습의 요점을 구체화하여, 자기의 수득 정도를 체크항목마다 확인해가는 자기학습을 위한 리스트입니다.

▲이 단원의 키워드 …… 학습할 때에 도움이 되는 키워드를 설명합니다. 더 깊은 지식을 터득하고, 이해력이 향상됩니다. 본문 중의 해당어구에는 ♪를 붙입니다.

제2장 ○○○의 실천 …… 실제로 작업치료가 시행되는 과정(정보수집 평가 치료 · 지도 · 원조 재평가 폴로업 · 다른 영역에서의 관계)을 따라 지식이나 기술, 태도에 대해서 학습합니다. 아울러 작업치료의 효과판정(EBOT: Evidence-based OT)을 실현하기 위한 방법이나 수단, 기록방법 등에 대해서도 학습합니다.

▲일반교육목표 ▲행동목표
▲수득 체크리스트
▲이 단원의 키워드 …… 상기와 같다

제3장 ○○○의 실천사례 …… 임상의 현장에서 많이 만나는 작업치료의 대상을 소개하고, 사례마다의 학습을 합니다.

▲일반교육목표 ▲행동목표
▲수득 체크리스트
▲이 단원의 키워드 …… 상기와 같다

○○○의 발전을 향해서 …… 사회정세가 변화하는 가운데, 세계 및 일본의 작업치료가 어떻게 움직이고 있는지를 해설하고, 작업치료에 관여하는 사람이 어디로 향하는 것이 바람직한 것인가, 이 권의 테마에 대해서 앞으로의 예상이나 시사, 또는 편집자의 생각을 전달하는 것입니다. 학습을 이해하는 데에 반드시 도움이 되도록 합시다.

▲심화학습을 위하여 …… 본문에서는 다 언급할 수 없었던 관련되는 학습 항목이나 참고문헌 등을 소개하고, 한걸음 확대되는 내용에 대해서 언급합니다.

※1, 2 학습이 종료될 때에 기대되는 성과를 나타내는 것을 일반교육목표(GIO)로서 들고, 그 목표를 달성하기 위해서 몇 가지의 하위목표, 즉 행동목표(SBO)를 들 수 있다. 행동목표는 명확히 어떠한 것을 할 수 있게 되는지를 나타내는 동사(verb)로 치환하여 표현된다.
일반적으로 사용되고 있는 "강의개요"나 "일반목표"는 일반교육목표에 상당하고, "학습목표"나 "도달목표"는 행동목표에 상당한가고 생각된다.

차 례

서장 작업치료 평가학 시리즈의 특징과 구성

제 1 장 평가학의 기초

제 2 장 영역공통의 평가법 55

제 5 장 발달과정 평가법 591

제 6 장 고령기 기능평가법 687

제 7 장 취업의 평가 719

서장

작업치료 평가학을 학습하는 여러분에게

『작업치료 평가학을 학습하는 여러분에게』 학습 지도(map)

서장
작업치료 평가학을 학습하는 여러분에게

- 작업치료 평가의 개요를 학습한다.
- 작업치료 평가법의 학습방법을 학습한다.

서장은 이 권 전체의 내용을 소개함과 동시에, 작업치료 평가의 도입편이라 할 수 있는 역할을 담당하고 있습니다. 이에 기초하여 제1장으로 진행합니다.

제 1 장
평가학의 기초

- 평가의 의미와 목적에 대해서 학습한다.
- 작업치료 평가의 대상과 과정에 대해서 학습한다.
- 평가의 순서에 대해서 학습한다.
- 평가 실시상의 유의할 점에 대해서 학습한다.
- 치료계획에 대해서 학습한다.
- 기록과 보고에 대해서 학습한다.
- 작업치료 효과판정에 대해서 학습한다.

개요를 이해할 수 있게 되면, 구체적인 것을 학습합니다. 제1장은 평가학의 기초입니다. 작업치료 평가의 기본이 되는 부분을 조금씩 파악할 수 있도록 되어 있습니다. 또한 여기서, 치료계획, 기록·보고, 효과판정에 대해서 학습하게 됩니다.

제 2 장
영역 공통의 평가법

●면접법, 관찰법에 대해서 학습한다. ●각종 측정(형태 계측, 의식의 평가·생명징후, 관절가동범위)에 대해서 학습한다. ●각종 검사(근력, 지각, 반사, 자세반사, 근 긴장, 협동성, 뇌신경, 상지기능, 기분·불안·우울)에 대해서 학습한다. ●고차뇌기능장애의 평가에 대해서 학습한다. ●일상생활활동 평가에 대해서 학습한다. ●흥미·역할·QOL 평가에 대해서 학습한다.

작업치료 평가의 기초가 어느 정도 이해할 수 있게 되면, 다음은 보다 구체적으로 각 영역 공통의 작업치료 평가를 어떻게 실천하여 가는가, 그 방법을 학습할 수 있도록 되어 있습니다.

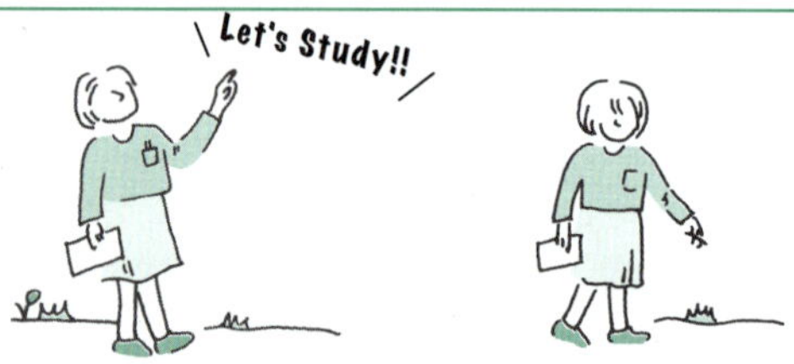

시리즈 각권의 소개

작업치료학개론
[기초 작업치료학]
이 권에서는, 작업치료를 학습하는 데에 필요한 일반 기초지식을 해설하고, 신체기능·정신기능·발달과정·고령기의 각 전문영역에 대해서, 도입적으로 설명합니다. 특징으로서는 작업치료의 개념, 철학 및 역사적 배경에 대해서 학습합니다. 개론을 학습함으로써 평가의 중요성을 이해할 수 있게 되어있습니다.

기초작업학
[기초 작업치료학]
이 권에서의 학습은 후에 계속되는 평가학이나 각 치료학의 기초로서 중요한 역할을 수행합니다. 여기서는 작업치료의 최대 특징이 되는 "작업" 및 "활동"에 초점을 맞추어, 작업치료를 적용하는 방법에 대해서 학습합니다. 작업치료를 적용함에 있어서는, 평가가 필요하고, 평가학을 빼고는 연관시킬 수 없습니다.

작업치료 연구법
[기초 작업치료학]
이 권에서는, 작업치료라는 전문직의 연구·발전에 필요한 연구 기초지식이나, 실제로 연구의 연습법에 대해서도 학습합니다. 특히 작업치료의 효과를 명시하여 사회적 평가로 연결할 수 있는 연구는, 앞으로 더욱더 중요하게 됩니다. 그리고, 이미 발표된 연구논문을 읽는 방법에 대해서도 학습합니다. 앞으로의 작업치료의 발전을 생각할 때, 평가학의 연구는 더욱더 중요하게 됩니다.

작업치료관련 자료·용어해설
[관련법규·역사·용어해설·기록·참고도서]
이 권은, 작업치료를 학습함에 있어 도움이 되는 자료를 정리하였습니다. 다양한 측면으로부터의 정보를 활용할 수 있습니다. 『작업치료 평가학』에 관한 정보도 많이 있습니다.

임상실습과 사례연구
[임상실습]
이 권은 작업치료 전문 교육과정의 30~40%를 차지한다고 하는 임상실습의 영역에 해당합니다. 다양한 임상의 현장을 사례마다 실천교육으로서 학습합니다. 이제까지 학습한 전체 교과의, 이른바 종합편에 해당합니다. 임상실습은 각 교육기관에서 각각 상세하게 지도하지만, 여기서는 사례마다 작업치료의 실태를 학습합니다. 이 권에는 『작업치료 평가학』은 특히 깊은 관계가 있다고 해도 좋을 것입니다.

사회생활행위학
[작업치료학]
이 권은, 이제까지 일상생활활동이나 복지용구개론, 직업관련 활동이라 하여오던 과목을, 넓은 의미에서의 인간이 하는 생활행위라고 파악하여, "사회생활행위"라는 명칭을 사용하고 있습니다. 개인의 일상생활로부터 심신의 통합이나 사회생활의 만족도를 높이는 작업치료에 대해서, 작업치료의 전체영역을 포함시키면서 학습합니다. 사회생활 행위를 생각할 때, 『작업치료 평가학』에서 학습하는 모든 평가법이 중요하게 됩니다.

제3~7장
각 영역의 평가법

- 신체기능 평가법(뇌혈관장애, 경수 손상, 말초신경 손상, 관절류마티스, 기타의 신경질환 · 신경근질환)에 대해서 학습한다.
- 정신기능 평가법(정신기능 작업치료 평가학의 기초, 통합실조증, 기분장애, 알코올 의존증, 지적 장애, 신경증성 장애, 인격 장애, 증상성 및 기질성 정신장애, 간질)에 대해서 학습한다.
- 발달과정 평가법[운동기능 장애(영유아기, 학동 · 청년기), 감각통합 및 감각조정 기능장애, 심리적 기능장애, 사회적 기능장애]에 대해서 학습한다.
- 고령기 기능평가법(고령기 장애에 특유의 평가)과 개호(간병)정도, care assessment에 대해서 학습한다.
- 취업의 평가에 대해서 학습한다.

신체기능 영역, 정신기능 영역, 발달과정 영역, 고령기 기능영역 및 취업평가에 특유의 작업치료 평가나 그 방법에 대해서, 이 제3장에서 확실하게 배우게 됩니다. 각 영역마다 알기 쉽게 학습할 수 있도록 되어있습니다. 작업치료 평가학의 중심적인 학습부분이며, 상당히 만만찮은 분량이지만, 단원(장) 끝의 문헌도 찾아보고 토론도 해봅시다. 또한 실제의 실습장면에 적용할 수 있도록 노력합시다.

작업치료 평가학의 발전을 향하여

- 작업치료 평가학의 발전을 향하여 무엇이 필요한지 이해한다.
- 개인의 학습을 발전시킨다.

형 상황의 작업치료 평가를 이해할 수 있게 되면, 여기서 조금, 장래를 향하여 발전시켜가기휘하여 어떻게 하면 되는지를 생각해 봅시다. 주위나 세계가 보이기 시작하면, 자기가 해야 할 것이 보이는 것 같은 느낌이 듭니다.

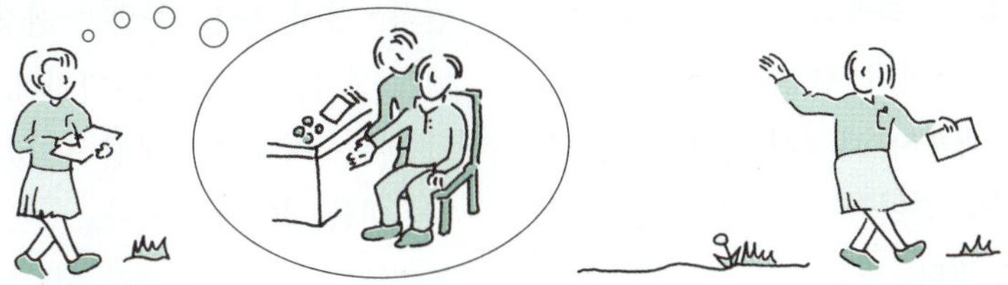

작업치료 평가학

[작업치료 평가학]

이 권에서는, 작업치료의 전체영역에서 사용되는 평가와 평가방법에 관한 지식 및 기법을 이론 · 연습을 통해서 학습합니다. 또한, 이들이 각 영역에서의 실천에 있어서, 어떠한 의미를 갖는 것인가에 대해서도 소개합니다. 작업치료가 관계되는 모든 영역에 공통된 평가법과 각 영역에 특유의 평가법에 대해서 소개합니다.

신체기능 작업치료학

[작업치료학]

이 권은 특히 신체장애에 관해서, 『기초 작업학』이나 『작업치료 평가학』에서 학습한 관련사항을 기초로, 작업치료의 특성을 살린 치료 · 지도 · 원조의 방법을 학습합니다. 또한, 직업 연관성이나 일상생활에 필요한 작업수행능력과의 결부에 대해서도 소개합니다. 신체장애의 작업치료를 시행함에 있어, 『작업치료 평가학』에서 학습하는 평가법(특히 모든 영역에 공통된 평가법과 신체기능 평가법)이 중요하게 됩니다.

정신기능 작업치료학

[작업치료학]

이 권은 특히 정신장애에 관해서 『기초 작업학』이나 『작업치료 평가학』에서 학습한 관련사항을 기초로, 작업치료의 특성을 살린 치료 · 원조의 기법에 대해서 학습합니다. 정신장애의 작업치료를 시행함에 있어서 『작업치료 평가학』에서 학습하는 평가기법(특히 모든 영역에 공통된 평가법과 정신기능 평가법)이 중요하게 됩니다.

발달과정 작업치료학

[작업치료학]

이 권은 특히 영유아에서 청년까지를 대상으로 한 작업치료를, 이미 『기초 작업학』이나 『작업치료 평가학』에서 학습한 관련사항을 기초로 학습합니다. 대상자 개인의 장래에 대한 가능성을 넓히기 위하여, 일상생활이나 학교생활, 사회생활에서의 보다 적절한 원조방법을 학습합니다. 발달장애의 작업치료를 시행함에 있어, 『작업치료 평가학』에서 학습하는 평가법(특히 모든 영역에 공통된 평가법과 발달과정 평가법)이 중요하게 됩니다.

고령기 작업치료학

[작업치료학]

이 권은 특히 고령기를 맞이한 대상자의 심신기능의 변화나, 이에 수반해서 일어나는 생활상의 동작 · 행동 · 행위에 대한 원조방법에 대해서 학습합니다. 고령사회라 일컬어지는 오늘날의 우리나라의 상황에도 입각하여 장애를 가진 고령자에 대한 작업치료는 물론, 건강한 고령자에 대한 관여도 포함하여 작업치료의 적응법에 대해서 학습합니다. 고령기 장애의 작업치료를 시행함에 있어, 『작업치료 평가학』에서 학습하는 평가법(특히 모든 영역에 공통된 평가법과 고령기 기능평가법)이 중요해집니다.

지역작업치료학

[지역작업치료학]

WHO, ICF 분류가 개인의 기능장애에서 활동 · 사회참여로 돌려지고 있는 것처럼, 현재 작업치료가 대상으로 하는 영역은, 의료기관에서 보건 · 복지의 영역으로 확산되어 있습니다. 지역에서의 작업치료를 시행함에 있어서는, 『작업치료 평가학』에 학습하는 모든 평가법이 중요하게 됩니다.

※ [ ]안은, 물리치료사, 작업치료사 양성시설 지정규칙으로 정한 전문분야의 과목명을 나타냅니다.

여러분은 이미 작업치료의 목적이고 수단이기도 한 "작업"이 가지는 의미나, 심신기능에 주는 영향에 대해서 『작업치료학 개론』이나 『기초 작업학』에서 학습하여 왔다. 이 권부터 마침내 치료·지도·원조(이하 치료)를 위한 구체적 지식과 기술의 수득에 들어간다.

1 평가에서 모으는 데이터의 범위

"평가"란, 대상자에 대해서 작업치료사가 해야 할 일(치료목표, 치료내용, 치료방법과 수단, 치료기간)을 결정하기 위한 데이터(자료)를 모으는 작업이다. 데이터란 검사·측정의 결과를 수치로 나타낸 것만은 아니다. 오히려, 관찰이나 면접, 가족이나 학교·직장의 관계자, 대상자에 관계되는 다른 전문직 등으로부터 얻어지는 정보가 귀중한 데이터가 되는 경우가 많다.

여러 분도 이제까지 많은 "평가"를 받아왔다. 가장 큰 것은 성적평가일 것이다. 이것은 평가점수라는 수치로 나타내지만, 학급이나 학생회의 임원, 스포츠대회나 미술전람회에서의 표창 등, 우수한 활약은 "내신서"에 적혀서 고등학교나 대학에 제출되었을 것이다. 내신서에 적히는 "평가"나 일반사회에서 사용되는 "평가하다"라는 표현은 "좋은 점을 인정하다", 즉 높은 평가를 가리키는 일이 많다.

2 플러스 면과 마이너스 면을 동시에 평가한다.

작업치료는, 대상자가 심신의 장애 때문에 "할 수 없게 된 작업"을 할 수 있도록 하는 치료법이기 때문에, "할 수 없는 것"을 발견하는 것이 "평가"라고 자칫 오해하기 쉽다. 그러나, 가령 신체의 장애가 전신에 미쳐 있어도, 인간성도 지적 기능도 건전한 사람은 많이 있다.

또한, 가령 지적 기능이 침해되어 있어도, 감정이나 정서가 풍부한 사람도 많이 있다. 게다가, 사회 전체가 장애를 입은 사람들에게 친절하고 다정하고, 제도나 케어 체제가 갖춰져 있으면, 보통의 생활을 할 수 있는 사람도 많이 있다. 따라서, 작업치료사는 대상자의 "할 수 없는 것"(마이너스 면, ICF에서는 "장애"라는 표현을 사용한다)과 "할 수 있는 것"(플러스 면, ICF에서는 "생활기능"라는 표현을 사용한다)을 동시에 평가하는 것을 잊지 말기 바란다.

이 책 『작업치료 평가학』에서는, 대상자 개인과 인적·물적 환경, 문화적 환경과의 관계까지 폭넓게 보아, 플러스 면, 마이너스 면을 동시에 "평가"하여, 치료에 결부될 수 있는 것 같은 관점을 양성하는 것이 목적이다.

3 이 책의 구성

이 책에서는 작업치료에서 시행하는 평가법의 모두를 망라하였다. 전반은 평가학의 개론적 부분(평가학의 기초와 영역 공통의 평가법), 후반은 신체기능·정신기능·발달과정·고령기 기능의 각 영역별 평가법이다. 따라서, 본 시리즈에서의 치료학의 권(『신체기능 작업치료학』, 『정신기능 작업치료학』, 『발달과정 작업치료학』, 『고령기 작업치료학』)에서는, 이 책의 평가법을 기초로 하여 치료법을 언급한다. 치료학의 각 권에서 소개되는 평가법은, 그 질환 특유의 평각법으로서 이해하기 바란다.

또한, 여러분의 이해를 돕기 위해, 이 책에서는 모두에, 영역 공통 및 각 영역마다에 도표를 붙여 소개한 평가표를 일람표로서 나타냈다. 각 영역의 치료법을 학습하는 경우는, 이 책을 병용하는 것이 바람직하다.

제 1 장

평가학의 기초

ICF 분류에 의한 평가법 일람표

※ 아래 평가법은 본문 중에 평가표가 게재되어 있는 것, 문장 중에 기술이 있는 것, 및 임상에서 흔히 사용되는 것이 열거되어 있다.

심신기능 · 신체구조

1. 신체기능 검사

관절가동범위(ROM) 측정, 근력검사(MMT, 악력 · 핀치력 검사), 지각검사, 반사검사, 자세반사검사, 근 긴장 검사, 협동성 검사, 뇌신경 검사, 야르(Yahr)의 중증정도 분류와 생활기능 장애도, 메이슨(Mason)-쓰치노 변법, 척수 손상의 신경학적 분류(ASIA), ASIA 기능장애 분류

2. 상지 · 손가락 기능검사

상지기능 검사[간이 상지기능검사(STEF), 뇌졸중 상지기능검사(MFT)], 손가락 기능검사[오코너 손가락 조작성 테스트(O' Conner Finger quotient Dexterity Test), 퍼듀 · 페그보드 테스트(Purdue Pegboard Test), 손가락 기능지수 테스트(finger function test), 젭슨 손 기능 테스트, 미네소타 손가락 조작성 평정 테스트(Minnesota Rate of Manipulation Test)], 상지기능 · 손가락 기능검사[에르하트(Erhardt) 발달학적 파지능력 평가(EDPA), 운동연령 검사(MAT) : 상지], 브룬스트롬 스테이지(Brunnstrom stage), 편마비 기능 테스트(12단계법), 통증 평가, 팔 기능 테스트(arm function test)

3. 지적 기능평가

웨히슬러(Wechsler) 성인용 지능검사 · 개정판(WAIS-R), 웨히슬러 아동용 지능검사 · 개정판(WISC-III 지능검사), 다나카-비네(Benet)식 지능검사, K-ABC 심리 · 교육 assessment battery(K-ABC), 굿 이나후(Goodenough) 인물화 지능검사(DAM), 코스(Kohs) 입방체 조합 테스트, 오와키식 정신박약아용 검사기 유아 겸용, ITPA 언어학습능력 진단검사, 알렌(Allen) 인지검사[알렌 인지수준 테스트(ACL), 낮은 인지수준 테스트(LCL), 루틴 과제 인벤토리(RTI), 인지수행 테스트(CPT)], 개정 하세가와식 간이 지능평가 척도(HDS-R), Mini-Mental State Examination(MMSE), 에자와식 노인지능의 임상적 판정기준, 일본판 레뷘 색채 매트릭스 검사(RCPM), GBS scale, MM scale 등

4. 고차뇌기능 검사

1) 실인[표준 고차 시지각 검사(VPTA), 행동무시 검사 일본어판(BIT), 게르스트만(Gerstmann) 검사 등], 실행[개정판 표준 고차 동작성 검사(SPTA-R), Motor Impersistence 등]
2) 실어[표준 실어증검사(SLTA), WAB 실어증 검사 등]
3) 주의장애의 평가[Audio-Motor Method(AMM), Trail Making Test(TMT) 등]
4) 기억장애의 평가[웨히슬러 기억검사법 · 개정판(WMS-R), 일본판 리바미드(Rivermead) 행동기억검사(RBMT) 등]
5) 전두엽 장애의 평가[Keio Version Wisconsin Card Sorting Test(KWCST), Modified Stroop Test(MST), Fluency Test(FT), Tower of Toronto(TOT) 등]
6) 수행기능장애의 평가[Ray-Osterrieth의 복잡 도형, Behavioral Assessment of the Dysexecutive Syndrome(BADS) 등]
7) 발달장애의 평가[마음의 이론과제 발달검사(TOM), 청년기 성인기 자폐증 교육진단검사(AAPEP), 소아판 · 의지 질문지(PVQ), 아동판 · 작업기능 자기평가 등]

5. 감각-지각-인지과정 검사

일본판 밀러(Miller) 유아발달 선별검사(JMAP), 남캘리포니아 감각통합 검사(SCSIT), 감각발달 체크리스트(JSI-R)

6. 기분 · 불안 · 우울검사

기분 조사표, 기분 프로필 검사(POMS), 울병 자기평가 척도(SDS), General Health Questionnaire(GHQ), Hospital Anxiety and Depression Scale(HADS), 상태-특성 불안검사(STAI), Cornell Medical Index(CMI), face scale 등

7. 정신증상 평가

간이 정신증상 평가척도(BPRS), 음성증상 평가척도(SANS), 양성 · 음성증상 평가척도(PANSS), 기능의 전체적 평정(GAF) 척도, 해밀턴(Hamilton) 울병 평가척도(HRS-D), 베크(Beck)의 울병 평가척도(BDI), 해밀턴 불안척도(HAS), 현재성 불안검사(MAS), 예일-브라운대학(Yale-Brown) 강박성 장애 척도(Y-BOCS), 강박증상 임상 평가척도(MOCI) 등

8. 인격 진단법

미네소타 다면 인격목록(MMPI) 신일본판, 야다베-길포드(Guilford) 성격검사(Y-G test), 회화욕구 불만 테스트(P-F study), 불안경향 진단검사(GAT), Azima Battery, 후쿠오카대학 작업투영 테스트, HTPP test, 로르샤하(Rorschach)검사, 문장 완성법(S CT), 그림 그리기 검사(인물화, Baum test, H-T-P test, 풍경 구성법), 유아 · 아동 회화 통각검사(CAT) 등

<table>
<tr><td>심신기능 · 신체구조</td><td>9. 운동발달검사
투박하고 큰 운동능력 척도(GMFM), 운동연령 검사(MAT) 등
10. 일반적 운동 · 인지발달 검사
엔조지식 영유아 분석적 발달검사법, 영유아 정신발달 진단법(쓰모리식), 일본판 밀러(Miller) 영유아 발달 선별검사(JMAP), 일본판 덴버식 발달 선별검사 개정판(JDDST-R), 신판 K식 발달검사 2001, 소아 자폐증 평정척도(CARS), 새로 정정한 자폐아 · 발달장애아 교육 진단검사-심리교육 프로필 개정판(PER-R) 등
11. 친자관계 검사
그림 그리기 검사(동적 가족화), 친자관계 검사(FDT) 등</td></tr>
<tr><td>활동</td><td>1. ADL
1) 기본적 ADL
기능적 자립도 평가법(FIM), Barthel Index, Katz Activities of Daily Living Index, Kenny Self-Care Evaluation, PULSES Profile, Klein-Bell의 ADL scale, 어린이를 위한 기능적 자립도 평가법(WeeFIM), 장애노인의 일상생활 자립도(자리보전 정도) 판정기준, 치매성 노인의 일상생활 자립도 판정기준, 이쿠다 등에 의한 ADL-T, N식 노년자용 일상생활동작능력 평가척도(N-ADL), 일본 류마티스협회 약효검정 위원회가 작성한 ADL 테스트표, 경수 손상용 ADL 평가표 등
2) 수단적 ADL(IADL) 또는 확대 ADL(EADL)
ESCROW Profile, Frenchay Activities Index(FAI), 로켄식 활동능력 지표, 자립생활 자기평가표(human care 협회), CHART-J, 호소카와 등의 확대 ADL척도, PULSES Profile, 파라체크 노인행동 평정척도, 로톤(Lawton)의 IADL scale 등
3) ADL & IADL
재활을 위한 어린이의 능력저하 평가표(PEDI), 어린이를 위한 기능적 자립도 평가법(WeeFIM), 리(Lee)-마 변법
2. 정신과 일상생활의 평가
일과조사표(RTI), 종합적 기본생활 기능평가, 일상생활 평가, 사회생활 기능평가, 재가치료 서비스 작업치료 평가, 활동형태 평가 등
3. 사회생활능력 평가
정신장애인 사회생활 평가척도(LASMI), 종합적 작업치료 평가척도(COTE 척도), 정신과 재활행동 평가척도(REHAB), 신판 S-M 사회생활능력 검사, CHART의 질문항목 등</td></tr>
<tr><td>참여</td><td>1. 취업의 평가
1) 직업적성 평가 : 직업 흥미검사(VPI) 등
2) 성격특성 평가 : 우치다 크레펠린(Kraepelin) 정신작업검사, 질문지법, 작업검사법 등
3) 직업능력 적성 평가 : 장애인용 취직 readiness check list, 후생노동성편 일반직업 적성검사, work sample법, 다케이기기공업(주)이 제작한 일반직업 적성검사, 모답츠(MODAPTS)법 등
2. 흥미, 역할의 평가
NPI 흥미 체크리스트, 역할 체크리스트, 고령자판 흥미 체크리스트, 작업 사례분석 면접과 평가척도 양식(OCAIRS), 작업에 관한 자기평가 개정판(OSA II), 작업수행경력 면접 개정판(OPHI-II), COPM</td></tr>
<tr><td>QOL</td><td>QOL 평가
PGC moral scale, 생활만족도 지수 Z(LSI-Z), WHOQOL26, 자기평가식 QOL 질문표(QUIK), 건강관련 QOL(HRQOL), Arthritis Impact Measurement Scales Version 2 (AIMS2), Health Assessment Questionnaire(HAQ), Modified Health Assessment Questionnaire(MHAQ), SF-36 건강조사표(SF-36), Sickness Impact Profile(SIP), PDQ-39(Parkinson's Disease Questionnaire), Nottingham Adjustment Scale Japanese Version(NAS-J), Sickness Impact Profiles(SIP)</td></tr>
</table>

GIO 일반교육목표	SBO 행동목표
1 작업치료 평가의 개념을 이해할 수 있다.	1) 평가의 정의를 언급할 수 있다. 2) 작업치료 평가의 복잡성에 대해서 설명할 수 있다. 3) 평가의 목적을 언급할 수 있다.
2 평가의 대상과 과정을 이해할 수 있다.	1) 평가과정의 2개의 단계를 설명할 수 있다. 2) 정보수집의 단계에 대해서 설명할 수 있다. 3) 정보의 분석과 고찰의 단계에 대해서 설명할 수 있다. 4) 평가대상으로서의 ICF의 구성요소에 대해서 설명할 수 있다 5) 기초정보 · 의학적 정보를 평가대상으로 들 수 있다. 6) 환경인자 · 개인인자를 평가대상으로 들 수 있다.
3 평가의 순서를 이해할 수 있다.	1) 대상자 중심의 작업치료 평가의 순서에 대해서 설명할 수 있다.

수득 체크리스트

- □ ① 평가의 정의를 언급할 수 있었다.
- □ ② 작업치료 평가가 왜 복잡한지 그 이유를 언급할 수 있었다.
- □ ③ 평가를 복잡하게 하고 있는 작업치료 실천의 특징에 대해서 언급할 수 있었다.
- □ ④ 기능의 회복에 영향을 주는 플러스 인자와 마이너스 인자의 예를 들 수 있었다.
- □ ⑤ 작업치료분야의 근거에 기초한 실천(EBP)에 대해서 설명할 수 있었다.
- □ ⑥ 전문직에 공통되는 평가의 목적(일반적 목적)을 4항목 열거할 수 있었다.
- □ ⑦ 일반적 목적 이외에 중요한 작업치료의 목적을 3항목 들 수 있었다.

- □ ① 평가과정의 2개의 단계란 무엇이지 설명할 수 있었다.
- □ ② 정보의 종류를 열거할 수 있었다.
- □ ③ 정보원을 정보의 종류마다 열거할 수 있었다.
- □ ④ 정보의 종류마다 그 내용을 언급할 수 있었다.
- □ ⑤ 문제의 명확화란 무엇을 의미하는지 설명할 수 있었다.
- □ ⑥ 전체상(image)의 파악은 어떻게 시행하는지 설명할 수 있었다.
- □ ⑦ 예후예측과 치료계획을 위해 필요한 지식은 무엇인지 언급할 수 있었다.
- □ ⑧ 심신기능/신체구조의 정의를 언급할 수 있었다.
- □ ⑨ 기능장애의 정의를 언급할 수 있었다.
- □ ⑩ 활동과 참여의 정의를 언급할 수 있었다.
- □ ⑪ 활동제한과 참여제약의 정의를 언급할 수 있었다.
- □ ⑫ 기초정보 · 의학적 정보를 평가대상으로 들 수 있었다.
- □ ⑬ 환경인자 · 개인인자를 평가대상으로 들 수 있었다.

- □ ① 평가에서의 대상자의 권리와 의무에 대해서 언급할 수 있었다.
- □ ② 정보의 종류를 열거할 수 있었다.

GIO 일반교육목표	SBO 행동목표
4 평가방법의 종류와 내용을 이해할 수 있다.	1) 평가방법의 종류와 내용에 대해서 설명할 수 있다. 2) 판정기준에 대해서 설명할 수 있다. 3) 문제점을 어떻게 추출하는지 설명할 수 있다. 4) 문제점을 정리하는 방법에 대해서 설명할 수 있다. 5) 평가시기의 구분에 대해서 설명할 수 있다. 6) 각각의 평가시기에 시행되는 평가의 목적을 설명할 수 있다.
5 치료계획에 대해서 이해할 수 있다.	1) 평가와 치료계획의 관계를 설명할 수 있다. 2) 치료목표에 대해서 설명할 수 있다.
6 치료 프로그램 입안에 대해서 이해할 수 있다.	1) 치료 프로그램에 포함되는 항목을 열거할 수 있다. 2) 치료 프로그램의 "단계부여"를 설명할 수 있다.
7 평가 실시상의 유의할 점을 이해할 수 있다.	1) 평가 실시상의 유의할 점에 대해서 설명할 수 있다.

수득 체크리스트

- ☐ ① 평가방법의 종류를 열거할 수 있었다.
- ☐ ② 면접의 목적을 언급할 수 있었다.
- ☐ ③ 면접의 종류와 형태에 대해서 언급할 수 있었다.
- ☐ ④ 관찰이란 무엇인지 설명할 수 있었다.
- ☐ ⑤ 관찰의 형태에 대해서 언급할 수 있었다.
- ☐ ⑥ 검사란 무엇인지 설명할 수 있었다.
- ☐ ⑦ 측정이란 무엇인지 설명할 수 있었다.
- ☐ ⑧ 검사의 판정기준에 대해서 설명할 수 있었다.
- ☐ ⑨ 순서척도란 무엇인지 설명할 수 있었다.
- ☐ ⑩ 비율척도란 무엇인지 설명할 수 있었다.
- ☐ ⑪ 문제점을 추출하는 방법을 설명할 수 있었다.
- ☐ ⑫ 다른 부문과의 관계에서 작업치료로서 문제로 해야 할 사항에 대해서 언급할 수 있었다.
- ☐ ⑬ 문제점을 정리하는 방법에 대해서 설명할 수 있었다.
- ☐ ⑭ 평가시기의 명칭을 언급할 수 있었다.
- ☐ ⑮ 평가의 목적에 따라서 평가시기가 다르다는 것을 설명할 수 있었다.
- ☐ ⑯ 각 평가시기에 시행되는 평가내용을 설명할 수 있었다.
- ☐ ⑰ 재활회의와 평가시기와의 관계에 대해서 설명할 수 있었다.

- ☐ ① 평가에서의 문제점이 치료계획에 직결된다는 것을 설명할 수 있었다.
- ☐ ② 장기목표가 재활목표가 된다는 것을 설명할 수 있었다.
- ☐ ③ 부문마다에 장기목표가 있다는 것을 설명할 수 있었다.
- ☐ ④ 단기목표란 무엇이지 설명할 수 있었다.

- ☐ ① 치료 프로그램에 포함되는 항목을 열거할 수 있었다.
- ☐ ② 치료 프로그램의 “단계부여”의 의미를 설명할 수 있었다.
- ☐ ③ 왜 “단계부여”를 해야 하는지를 언급할 수 있었다.
- ☐ ④ “단계부여”의 예를 따라서, 별개의 단기목표를 만들 수 있었다.

- ☐ ① 평가 실시상의 유의할 점을 열거할 수 있었다.

GIO 일반교육목표	SBO 행동목표
8 기록 · 보고의 필요성에 대해서 이해할 수 있다.	1) 의료분야의 정보공개에 대해서 설명할 수 있다. 2) 기록이 갖춰야 할 조건과 내용에 대해서 설명할 수 있다. 3) 보고와 기록의 차이를 설명할 수 있다. 4) 보고에서의 프라이버시 보호에 대해서 설명할 수 있다.
9 작업치료 효과판정에 대해서 이해할 수 있다.	1) 효과와 성과의 차이를 언급할 수 있다. 2) 작업치료 판정의 문제점에 대해서 설명할 수 있다. 3) 임상실천에서의 효과판정의 방법을 설명할 수 있다. 4) 연구에서의 효과판정의 방법을 설명할 수 있다.

수득 체크리스트

- □ ① 정보공개가 왜 필요한지 설명할 수 있었다.
- □ ② 작업치료 기록은 최첨단의 정보공개라는 의미를 설명할 수 있었다.
- □ ③ 작업치료 기록의 목적을 열거할 수 있었다.
- □ ④ 기록이 갖춰야 할 조건에 대해서 설명할 수 있었다.
- □ ⑤ 기록내용을 열거할 수 있었다.
- □ ⑥ 보고란 무엇인지 언급할 수 있었다.
- □ ⑦ 보고해야 할 상대방에 따라서 보고내용이 다르다는 것을 설명할 수 있었다.
- □ ⑧ 정보공개와 프라이버시 보호에 대해서 설명할 수 있었다.
- □ ⑨ 프라이버시를 보호하려면 대상자의 양해가 필요하다는 것을 설명할 수 있었다.

- □ ① 효과와 성과의 차이를 언급할 수 있었다.
- □ ② 작업치료 효과에 관한 연구의 현 상황을 언급할 수 있었다.
- □ ③ 효과판정의 어려움을 임상상의 문제점으로부터 설명할 수 있었다.
- □ ④ 효과판정의 어려움을 연구 상의 문제점으로부터 설명할 수 있었다.
- □ ⑤ 근거에 기초한 의료(EBM)와 실천(EBP)의 개념에 대해서 설명할 수 있었다.
- □ ⑥ 임상실천에서의 효과판정의 방법을 설명할 수 있었다.
- □ ⑦ 증상사례 연구에서의 효과판정의 방법을 설명할 수 있었다.
- □ ⑧ 양적 연구와 질적 연구의 차이를 설명할 수 있었다.

I 평가의 의미와 목적

작업치료란 대상자의 건강과 행복을 위해 중요하고 의미 있는 매일의 활동을 할 수 있도록 지원하는 기술과 과학이다. 이 때문에 심신기능이나 기능(skill)을 최고수준까지 회복·유지하고, 또는 새로운 기능(function)을 개발해야 한다. 따라서, "작업치료 평가"란 이 목표를 달성하기 위한 효과적인 치료·지도·원조(아하, 치료) 계획을 세우기 위해 명확한 장애상(image)을 파악하는 것이다.

A. "평가"의 정의

평가(assessment)란 개인에게 가치가 있는 또는 필요한 셀프케어, 일, 레저 등의 과제를 시행하기 위한 능력이 어떠한 수준에 있는가, 그 기능상태에 대한 계획된 정보수집과 해석, 및 문서화를 가리킨다[1].

"assessment"와 "evaluation"은 우리말로는 모두 "평가"라 번역된다. 위에 정의를 적고 있는 문헌[1]에는 "evaluative assessment"라는 단어가 있고, 같은 책의 별개 단원에서는 "evaluating outcomes"라 적혀 있으나, "evaluation" 그 자체의 정의는 이루어져 있지 않다.

그러나, 미국작업치료사협회(American Occupational Therapy Association A: AOTA)의 『작업치료 실천의 틀』에서는, 1995년에 "American Journal of Occupational Therapy[3]에 게재된 정의를 사용하고 있다. 즉, 「"evaluation"이라는 단어는 치료에 필요한 데이터의 수집과 해석, 문서화의 프로세스에 관해서 사용될 것이다」라 하고, 「"assessment"라는 단어는 evaluation 과정에서 사용되는 특정의 도구나 수단에 관해서 사용될 것이다」라 정의되어 있다.

"Willard & Spackman's Occupational Therapy"[4]에서는 "evaluation"이라는 단어가 문헌 1의 정의에 가깝고, 그 권말 자료에는 222개의 "assessment" 일람표가 게재되어 있고, AOTA 정의를 답습하고 있는 것 같다.

일본작업치료사협회의 『작업치료 가이드라인』[5]에서는 「검사측정 "measurement"와 평가 "evaluation"과는 전혀 다르며, 일련의 프로세스를 평정 "assessment"라 부르는 것에 주의를 필요로 한다」라 하고 있으나, 평정 이외의 말의 정의는 없다.

이 책에서는 "evaluation"과 "assessment"를 굳이 구별하지 않고, 도구·수단을 포함한 문헌 1의 정의를 "평가"의 정의로서 채택하여 둔다. "검사·측정"과의 구별은 후술한다.

B. 작업치료 평가의 복잡성

본 시리즈 『작업치료 개론』에서 「작업치료의 범위」를 소개하였는데(『작업치료 개론』 **제 2장 Ⅱ의 그림 1 참조**), 사람들이 매일의 작업에 대처하기 위해서는, 실로 다양한 신체적, 정신적, 환경적, 문화적 요소가 원활하게 맞아 떨어져야 한다는 것을 이해하였을 것이다. 평가에서는 이들의 요소 중, 무엇이 장애가 되고, 무엇이 활동이나 참여의 제한 · 제약을 일으키고 있는가(마이너스 인자), 또한 무엇이 유리한 점(강점 : 플러스 인자)인가를 명백히 해야 한다.

그리고, 복잡성은 작업치료의 실천에 관련된 하기 요인에도 영향을 받는다.

1 작업치료 실천의 특징과 평가의 특성

① 작업치료가 기술이기도 하고 과학이기도 하다는 것으로부터, 임상에서는 표준화된(신뢰성 · 타당성이 과학적으로 증명된) 평가방법만이 아니라, 직감에 의한 개별적 · 독창적인 평가방법의 채용, 양적 평가와 질적 평가의 혼재 등, 다양한 평가가 존재한다.

② 작업치료는 대상자의 전인간적 측면을 보는 실천이다(holistic practice). 신체병리로부터 사회적 제약까지, 온갖 기능수준을 평가해야 한다.

③ 대상자 중심주의의 실천이기 때문에, 대상자의 욕구(needs), 욕구에 맞춘 실천을 시행하기 위해서는, 개인의 역사, 현재의 증상, 장래의 희망이나 역할, 동기나 의사 · 의욕 등 다면적으로 평가할 필요가 있다.

④ 작업치료 실천의 장의 확산(병원에서 지역까지)에 부응한 평가방법을 채용할 필요가 있다.

⑤ 팀 접근 중에서, 다른 직종과 중복되지 않고, 갭(gap)도 생기지 않는 역할을 취하면서, 효과적이고 효율적인 평가를 할 필요가 있다.

2 다수 존재하는 기능회복에 영향을 주는 인자

작업치료에서는 단순한 인과관계만으로는 치료효과를 평가할 수 없다.

표 1 기능회복에 영향을 주는 인자는 예

플러스 인자	마이너스 인자
• 어떤 특정의 치료법의 효과 • 복수의 치료법의 상승효과 • 치료사와의 좋은 관계에 의한 효과 • 치료사와의 수용과 지지에 의한 효과 • 회복의 가능성에 대한 신뢰와 기대 • 대상자의 강한 자신과 높은 동기 • 잘 단련된 대처전략	• 피로 · 통증 등 • 불안 · 걱정 • 집중력 결여 • 질병 · 시설에 대한 부적응 • 치료사와의 나쁜 관계 • 회복에 대한 의욕의 결여

신약의 효과(약리효과)를 시험하는 방법과 비교해 보자. 약리효과의 실험에서는, 같은 병을 가진 사람들을 무작위로 두 그룹으로 나눠 한쪽의 그룹에는 신약을 주고, 다른 쪽의 그룹에는 위약(placebo)을 주어, 비교실험을 한다. 투약하는 의사에게도 누가 어느 그룹에 들어가 있는지를 알리지 않는다. 이러한 엄밀한 비교실험의 결과, 효과가 입증되어 비로소 신약으로서 인정된다. 의학은 이러한 과학적 실험에 의해서 발전하여 왔다. 그러나, 작업치료 장면에서는 **표** 1과 같은 플러스 인자와 마이너스 인자가 존재하고, 어느 치료법에 효과가 있었는지를 입증하려면 어려움이 수반한다.

신약의 실험과는 다른 효과판정의 방법을 채용해야 한다는 것을 이해할 수 있을 것이다.

C. 근거에 기초한 실천(EBP)

EBP(evidence-based practice)는, 의학 분야에서는 evidence-based medicine(EBM)이라 일컬어지고, 우리나라의 작업치료 분야에서는 evidence-based · occupational therapy (EBOT)라고도 일컫는다. EBP의 정의는, "현재 얻을 수 있는 최선의 근거를 신중히 사용해서 치료의 결정을 하는 것"[4)]이다. 의료분야에서 출발하여, 이제야 말로 보건직종에 차츰 침투하고 있는 사고방법이다.

작업치료의 EBP는 의료분야의 예를 참고로 하면, 다음의 5단계가 된다.

① 문제점을 명확히 한다.
② 정보수집 · 문헌검색 : 교과서나 인터넷 검색(MEDICINE이나 의학 중앙잡지 외 다수).
③ 정보의 분석(비판적 음미) : 치료경과의 타당성과 결과의 신빙성을 음미한다.
④ 개개의 대상자에 대한 적응을 음미한다 : 치료 장소의 상황이나 대상자 개인의 판단에 배려한다.
⑤ 자기평가 : 각 단계에 입각하여 실천할 수 있었는지 검토한다.

D. 평가의 목적

평가의 목적은 4개 있다(**표 2**). 이들은 작업치료만이 아니라, 의료보건 분야에서는 어느 전문직의 평가에도 공통되는 목적이다.

전문분야의 학습의 문턱에 선 학생에게는 아래의 세 가지를 강조해두려 한다. 평가의 큰 목적의 하나는 작업치료사를 위해, 두 번째는 대상자를 위해, 세 번째는 작업치료의 발전을 위해서이다. 이 과정이 순서 있게 시행되는 것이 의료기관이기 때문에, 이 항에서는 "치료"라는 말을 사용하여 설명한다.

a. 평가는 치료계획에 유용한 정보를 제공한다(작업치료사를 위해)

치료계획에는 치료목표의 설정, 치료내용의 결정, 치료방법과 수단의 선택이 들어간다. 따라서, 정보는 "대상자에게 의미 있는 중요한 작업이란 무엇인가"를 명확히 하고, 그 작업에 있어 장애가 되는 심신기능이나 신체구조, 활동과 참여의 제한이나 제약을 밝히는 것이어야 한다. 작업치료사는 대상자와 함께(협업하여) 대상자가 가지는 플러스 면과 마이너스 면을 명백히 하고, 치료계획을 위한 유용한 정

표 2 작업치료 평가의 목적

평가의 종류	목적 · 내용
검사 측정적 평가(evaluative*)	① 항상, 작업수행상의 변화를 본다. ② 항상 대상자의 진보를 모니터링하고, 치료의 효과를 결정한다. ③ 테스트 - 재 테스트와 검사자간의 신뢰성을 확립한다.
기술적 평가(descriptive)	① 대상자 개인의 현황이나 환경의 상황을 기술하여 정보제공을 하다. ② 대상자가 가지는 강점과 약점을 분명히 한다. ③ 일시적인 평가결과의 제공 ④ 치료계획과 임상적 의사결정을 위한 기초 데이터의 제공 ⑤ 타당성을 얻기 위한 내용과 구조를 확립한다.
예측적 평가(predictive)	① 미리 결정해둔 카테고리에 대상자를 등급 분류한다. ② 어떤 사안이나 기능상태가 다른 상황에서도 일어날 수 있는지 예측한다. (예 : OT실에서의 조리실습이 자택복귀 후에도 가능한가) ③ 예측적 타당성을 확립한다.
식별적 평가(discriminative)	① 개인간이나 집단간의 차이를 명확히 한다. ② 대조군(기준이 되는 그룹)과 실험군(비교하고 싶은 그룹)으로 나눈다. ③ 동일 연령의 건전한 아동(사람)의 수행능력의 기대치와 비교하여, 진단, 자리매김, 장애수준의 결정에 사용한다.

*evaluative의 한국어 번역은 "평가"이며 적절한 번역어가 없다. 객관적인 평가수단을 사용하여 시행하는 평가를 가리키기 위해 임시번역을 붙였다.
[문헌 1에서]

보를 수집한다.

b. 평가는 대상자 자신의 자기인식을 높인다(대상자를 위해)

장애를 입은 사람들은 다른 사람으로부터 간병을 받는 일이 많으면 많을수록, 자기를 쓸모없는 무가치한 존재라고 굳게 믿기 쉽다. 반대로 장애의 중증정도를 인식하지 못하고, 언젠가는 원래대로 회복될 것이라고 낙관적으로 되는 경우도 많다. 의사소통을 하면서 시행하는 평가에 의해서, 대상자는 자기의 심신의 상황과 놓인 입장을 정확히 인식할 수 있게 된다. 대상자가 가장 염려하는 장애의 예후예측(어느 정도 회복되고, 어떠한 장애가 남는가의 예측)에 대해서, 작업치료사는 최신의 연구결과로부터 현재 입수할 수 있는 최선의 근거를 알고 있을 필요가 있다. 이 근거에 기초하여, 대상자는 평가결과로부터 유도해낼 수 있는 장래의 생활설계를 생각하는 것도 가능하게 된다.

c. 평가는 작업치료의 발전에 기여한다

작업치료사는 평가 · 재평가를 반복하여 치료경과를 상세하게 기록하여 정리하고 있다(사례 연구가 된다). 대상자의 회복과정을 수치로 나타내어 평가하는 일도 많다(기술적

(descriptive) 연구가 된다]. 또한 가설을 세워서 실험적으로 치료를 시행하고, 결과를 평가함으로써 치료효과를 검증하는 경우도 많다(실험연구). 이들은 모두 대상자의 생활기능의 회복에 있어 가장 효과적인 치료방법을 탐구하는 전문직의 책무이다. 연구의 성과는 해마다 개최되는 학회에서 발표되고, 또는 논문으로서 전문잡지에 게재되거나 함으로써 실천이론으로서 정리된다. 임상에서 사용하게 되었을 때, 정설로서 작업치료의 학문적 발전에 기여하게 된다. 따라서, 임상에서 쌓아올린 일상적인 평가가 작업치료의 발전의 기초라 할 수 있다.

●인용문헌

1) Fawcett AL: Assessment. In: Turner A, et al (eds): Occupational Therapy and Physical Dysfunction, 5th ed, pp107–109, Churchill Livingstone, New York, 2002
2) The American Occupational Therapy Association: Occupational therapy practice framework; domain and process. *Am J Occup Ther* 56:609–639, 2002
3) The Commission on Practice (The American Occupational Therapy Association): Clarification of the use of the terms *Assessment* and *Evaluation*. *Am J Occup Ther* 49:1072–1073, 1995
4) Crepeau EB, et al (eds): Willard & Spackman's Occupational Therapy. 10th ed, p29, Lippincott, Williams & Willkins, New York, 2003
5) 日本作業療法士協会(編)：作業療法ガイドライン(2002 年度版). 日本作業療法士協会, 2003

II 평가의 대상과 과정

A. 평가의 대상

평가대상의 항목의 큰 틀은 후에 보여주는 생활기능과 기능장애 및 환경인자, 개인인자이다〔**표 4(23페이지) 참조**〕. 이 항목은 세계보건기구(WHO)에 의해서 발표된 국제생활기능 분류(International Classification of Functioning, Disability and Health; ICF)[1)]에 기초하여 게재하였다〔이 시리즈 『작업치료학 개론』 **제2장 Ⅱ의 그림 6 참조**〕. 그리고 이 시리즈 『작업치료학 개론』에서는, 사람이 작업에 대처할 수 있기 위해 필요한 요인으로서, 작업치료에서 초점을 맞춰야 할 사항을 구조화하여 나타냈다〔『작업치료학 개론』 **제2장 Ⅱ의 그림 1 참조**〕.[2)] 이들의 요인은 서로 영향을 미쳐, 어디가 결여되어도, 장애를 가진 사람들은 만족할 수 있는 수준의 작업을 수행할 수 없다.

여기서는 특히 ICF의 "생활기능과 장애"의 평가방법에 대해서 설명한다. ICF의 구성요소(심신기능 · 신체구조, 활동과 참여)에 포함되는 영역과 그 내용(제2분류라 한다)은 본 시리즈 『작업치료학 개론』의 권말에 자료로서 게재하여 있다. 이것에 게재되어 있는 항목이 평가대상이 된다. 각 항목은 "상세분류"로서 문헌 1에 설명되어 있다. AOTA (미국작업치료사협회)의 그림은 항목의 일부가 평가 실기로서 숙달을 요하는 항목이므로, 임상에 나가서 실천을 쌓고 실시하는 것이 바람직하다. 그러나, 이 흐름은 머리에 넣어둘 필요가 있다.

1 기능 체구조 · 기능장애 (구조장애를 포함한다)

[정의]

① 심신기능이란 신체계의 생리적 기능(심리적 기능을 포함한다)이다.

② 신체구조란 기관(organ) · 지체와 그 구성 부분 등의 해부학적 부분이다.

③ 기능장애(구조장애를 포함한다)란 현저한 변이나 상실이라는, 심신기능 또는 신체구조상의 문제이다.

주1 : 신체란 인체구조의 모두를 가리키고, 뇌와 그 기능인 마음도 포함된다. 따라서, 정신적(또는 심리적) 기능은 심신기능에 포함된다.

주2 : 기능장애는, 신체와 그 기능의 의학적 · 생물학적 상태에 관한 일반적으로 인정된 일반 인구의 표준으로부터의 벗어남을 나타내는 것이다. 무엇을 기능장애라 하는가는 전문가의 판단에 따른다.

표 1 심신기능의 영역과 평가점수(ICF)

영 역		평가점수
b1	정신기능	
b2	감각기능과 통증	
b3	발성과 발화의 기능	
b4	심혈관계 · 혈액계 · 면역계 · 호흡기계의 기능	
b5	소화기계 · 대사계 · 내분비계의 기능	
b6	요로 · 성 · 생식의 기능	
b7	신경근골격과 운동에 관련되는 기능	
b8	피부 및 관련되는 구조의 기능	

b : 심신기능(body function)의 머리문자. 분류와 평가의 머리에 붙인다.
평가점수 : 중증정도를 나타낸다(5단계 평가).
0 : 기능장애 없음(0~4%), 1 : 경증의 기능장애(5~24%), 2 : 중등도의 기능장애(25~49%), 3 : 중증의 기능장애(50~95%), 4 : 완전한 기능장애(96~100%). 이 밖에, 8 : 상세 불명, 9 : 해당되지 않음, 이 있다. ICF에는 평가점수의 표시에 규칙이 있으므로 전문서적을 참조할 것.

표 2 신체구조의 영역과 평가점수(ICF)

영 역		평가점수		
		제1평가점수	제2평가점수	제3평가점수
s1	신경계의 구조			
s2	눈 · 귀 및 관련부위의 구조			
s3	음성과 발화에 관계되는 구조			
s4	심혈관계 · 면역계 · 호흡기계의 구조			
s5	소화기계 · 대사계 · 내분비계에 관련된 구조			
s6	요로성기계 및 생식계에 관련된 구조			
s7	운동에 관련된 구조			
s8	피부 및 관련부위의 구조			

s : 구조(structure)의 머리문자. 분류와 평가의 머리에 붙인다.
제1평가점수 : 중증정도를 나타낸다(5단계 평가).
0 : 기능장애 없음(0~4%), 1 : 경증의 기능장애(5~24%), 2 : 중등도의 기능장애(25~49%), 3 : 중증의 기능장애(50~95%), 4 : 완전한 기능장애(96~100%). 이 밖에, 8 : 상세 불명, 9 : 해당되지 않음, 이 있다. ICF에는 평가점수의 표시에 규칙이 있으므로 전문서적을 참조할 것.
제2평가점수 : 변화의 성질을 나타낸다.
0 : 구조에 변화 없음, 1 : 완전 결손, 2 : 부분적 결손, 3 : 부가적인 부분, 4 : 비정상적인 크기, 5 : 불연속, 6 : 위치의 변이, 7 : 구조상의 질적 변화(액이 괴는 것을 포함)
제3평가점수(안) : 부위를 나타낸다.
0 : 2개 부위 이상, 1 : 우, 2 : 좌, 3 : 양측, 4 : 전면, 5 : 후면, 6 : 근위, 7 : 원위

표 3 활동과 참여의 영역과 평가점수(ICF)

영 역		평가점수	
		실행상황	능력
d1	학습과 지식의 응용		
d2	일반적인 과제와 요구		
d3	의사소통		
d4	운동 · 이동		
d5	셀프케어		
d6	가정생활		
d7	대인관계		
d8	주요 생활영역		
d9	community life · 사회생활 · 시민생활		

d : domain(활동과 참여영역)의 머리문자. 분류와 평가점수의 머리에 붙인다.

평가점수 : 중증정도를 나타낸다 (5단계 평가).
0 : 기능장애 없음(0~4%), 1 : 경증의 기능장애(5~24%), 2 : 중등도의 기능장애(25~49%), 3 : 중증의 기능장애(50~95%), 4 : 완전한 기능장애(96~100%). 이 밖에, 8 : 상세 불명, 9 : 해당되지 않음, 이 있다. ICF에는 평가점수의 표시에 규칙이 있으므로 전문서적을 참조할 것.

실행상황(performance) : 대상자가 현재의 환경(병원, 시설, 가정 등)에서 실제로 시행하고 있는 것을 평가점수로 하여 나타낼 때에 사용하는 용어.

능력(capacity) : 활동과 참여의 영역에서, 표준적인 환경(작업치료실 등)에서 평가할 때에 가능하였던 최고의 기능수준을 평가점수로 하여 나타낼 때에 사용하는 용어.

주3 : 기능장애는 다양한 질병이나 비정상 상태, 생리적 변화에 의해서 야기된다. 따라서, 특정 원인(질환)만으로 결과로서의 기능장애를 설명하는 것은 불충분하다. 같은 기능장애라면, 그 평가와 치료는 질환에 관계없이 같은 원리와 기법으로 시행할 수 있게 된다.

주4 : 기능장애는 ICF를 사용하면 공통의 평가점수로 그 정도를 측정할 수 있다(a. 상실 · 결손, b. 감소, c. 추가 · 과잉, d. 변이)(표 1, 2).

주5 : 기능장애의 평가법에는 재활분야, 작업치료분야에서 독자적으로 개발하여 표준화된 것이 다수 존재한다. 평가는 우선 그들을 사용해서 시행하고, 장애의 전체상(image)을 파악할 때에 ICF로 정리하면 편리하다.

2 활동과 참여/활동제한과 참여제약

[정의]

① 활동이란 과제나 행위의 개인에 의한 수행을 말한다.

② 참여란 생활 · 인생 장면에의 관계를 말한다.

③ 활동제한이란 개인이 활동을 할 때에 발생하는 어려움을 말한다.

④ 참여제약이란 개인이 어떠한 생활 · 인생 장면에 관계할 때에 경험하는 어려움을 말한다.

활동과 참여영역은 사람의 전체 생활영역,

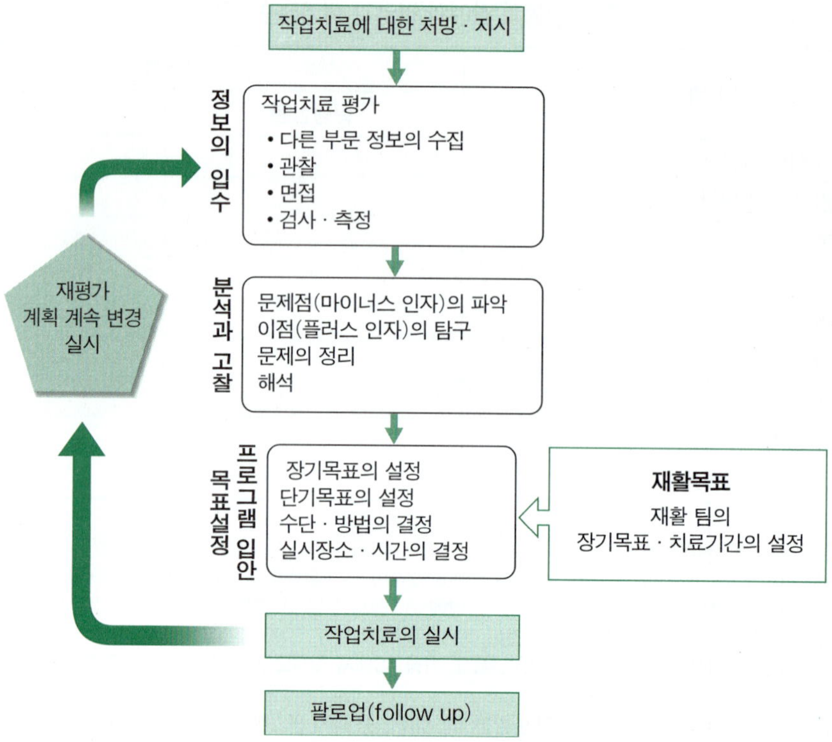

그림 1 작업치료의 흐름과 평가과정

인생영역을 포함한다. 이들 영역의 평가는 "능력"과 "실행상황"의 두 가지 평가점수로 평가된다(표 3). "능력"의 평가는 객관적이고 동시에 비교가 가능해야 하므로, 표준화된 환경(예 : 작업치료의 ADL 평가실)에서 이루어진다. 이에 반해서, "실행상황"은 실제의 생활환경 속에서 이루어지고 있는 상태를 평가한다. 이것은 생활이나 인생에 대한 관계라 파악할 수 있다. 재활의 현장에서는 "할 수 있는 ADL"과 "하고 있는 ADL"이라는 말이 흔히 사용되는데, 이 분류가 이것에 해당된다고 이해할 수 있다. "능력"과 "실행상황"의 평가점수는 복지용구나 인적 지원이 있는 경우와 없는 경우의 양쪽에 사용할 수 있다.

"능력"과 "실행상황"의 평가방법에는 재활분야, 작업치료분야에서 독자적으로 개발하여 표준화된 것이 다수 존재한다. 평가는 우선 이들을 사용해서 시행하고, 전체상(image)을 파악할 때에 ICF로 정리하면 편리하다.

B. 평가의 과정

작업치료의 흐름과 평가과정을 그림에 나타냈다(그림 1). 넓은 의미의 평가과정은 문제의 정리 · 해석에서 필연적으로 결정되는 치료목표의 설정까지를 포함시킨다. 이 점은 「IV. 치료계획 — 치료목표와 프로그램의 입안」(35페이지)에서 언급하므로, 이 항에서는 좁은 의미의 평가과정을 2개의 단계로 나눠서 설명한다.

주의를 요하는 것은 "평가기간"이다. 작업

표 4 작업치료 평가 : 정보의 종류

정보의 종류	정보원	정보의 내용
기초정보	처방전(지시서)	성명, 연령, 성별, 주소, 주치의명, 질환명 · 장애명, 발병(부상) 월일, 수술의 날짜와 종류, 합병증, 처방처(PT, OT, ST 등), 처방(의뢰) 내용
의학적 정보	병동 차트 재활회의 자료	의학적 검사의 내용과 결과, 병상, 병동 ADL의 상황, 가족구성, 가족관계(주된 간병인), 직업, 경제상황, 사회보험의 종류 담당자명, 재활회의의 날짜, 치료목표(재활목표), 각 직종의 평가와 단기목표
생활기능과 기능장애	작업치료 평가 (면접 · 관찰 · 검사 · 측정)	① 심신기능(생리학적 · 정신심리학적 측면) ② 신체구조(해부학적 측면) ③ 활동[일상생활활동(ADL), 생활관련 활동(APDL), 보상수단의 적용, 의사소통능력, 대인관계 기능(skill)] ④ 참여(자정, 직업, 교육, 사회생활에의 적응, 여가활동에의 참여)
환경인자	대상자, 가족, SW, 직장, 교사, 자치단체, 장애인단체 등으로 부터 청취	① 인적 환경(가정 간병능력, 친척 · 근린 · 자원봉사자 등의 협력정도) ② 물적 환경(가옥 · 대중교통기관 · 도로 · 건축물 등의 barrier-free의 정도, 복지용구의 보급정도) ③ 문화적 환경(장애인에 대한 개인의 태도나 사회적 포용력) ④ 사회정책(개호지원제도, 교육보장, 직업적 자립지원, 생활보장 등의 국가 · 지방자치단체의 제도정책)
개인인자	대상자, 가족, 관계자로부터의 청취	개인의 인생이나 생활의 특별한 배경(개성, 생활양식, 습관, 자라난 경력, 교육경력, 인생의 사건, 경험, 곤란에 대한 대처방법 등)

SW : social worker(사회복지사, 정신보건복지사, 지도원 등의 명칭으로 불리는 사회적 적응지원을 하는 직종)

치료에서는 매우 여러 갈래에 걸친 평가를 시행하므로 자칫 평가기간이 길어진다고 생각하기 쉽지만, 실제로는 선별검사(screening test)라 하여, 주된 문제점을 신속하게 선택하는 방법이 있다. 이제부터 언급하는 평가를 전부 실시하지 않으면 치료계획을 세울 수 없다는 것은 아니다. 먼저 우선순위가 높은 항목을 평가하고, 치료를 하면서 다른 면을 평가하는 경우가 많다.

미국과 같이 처방부터 2일 이내에 평가하여 치료계획을 내지 않으면 보험급여가 지불되지 않는다는 규정은 현재 우리나라에는 없다.

1 제1단계 : 대상자에 관한 정보의 수집

이것은 대상자의 전체상을 파악하기 위한 정보를 얻는 과정이다. 정보는 **표 4**에 있는 5개영역에서 얻을 필요가 있다.

a. 기초정보 1(주치의의 처방)

먼저 주치의로부터 처방(처방전 · 지시서)이 나와서 비로소 작업치료가 시작된다. 이것은 간호 · 간병에 관여하는 직종 이외의 의료전문직의 경우는 모두 같다. 따라서, 주치의가 그 대상자에게, 작업치료(OT) · 물리치료(PT) · 언어청각치료(ST) · 의지장구 등이 필요하다고 판단하지 않으면, 치료지도 · 지원은 할 수 없다. 복수의 전문직이 팀을 짜서 시행하는 재활은 각 전문직의 업무에 대한 의사의 이해가 반드시 필요하다.

재활 전문의가 주치의인 경우는 문제가 없으나, 각 진료과에서 개별적으로 처방이 나온 경우, 반드시 대상자에게 필요한 부서에 처방이 있다고는 할 수 없다. 이러한 경우에는, 전문직의 사이에서 서로 이야기를 나눠서, 주치의에게 반대로 제안을 하여 처방을 받는 것이 필요한 경우도 있다.

표 4에는 처방전에 적는 일반적인 항목을 게재하였다. 각 전문직에 대한 처방의 내용을 큰 카테고리에서 적는 경우(ADL훈련, 인지기능의 회복훈련 등)와 상세하게 적는 경우(화장실동작의 자립, 실지남력의 개선 등)가 있다. 전문직은 처방내용에 대한 평가와 함께, 처방내용에 영향을 미치는 요인을 발견하기 위해 관련항목의 평가를 시행한다.

b. 기초정보 2(의학적 정보)

1) 병원 차트 (진료기록)

의사에 의한 의학적 기록과 간호사에 의한 간호기록이 기재되어 있다.

2) 재활회의 (rehabilitation conference)

재활병동을 가진 병원에서는 입원 시에 재활전문직에 대해서 의사로부터 대상자에 대한 의학적 정보와 처방내용의 설명이 있다. 그 후, 대상자의 입원 중에 전체 직종에 의한 증상사례마다의 검토회의(재활회의)가 몇 번 있다. 그 자리에서 재활 팀의 치료목표(장기목표)와, 각 직종으로부터 각각의 평가내용과 치료목표(단기목표)가 발표되고, 검토된다. 장기목표란 어느 정도 회복이 되어 어디로 퇴원시킬 수 있는가라는 예측에 기초한 치료목표(재활 목표)를 말한다. 단기목표란 치료의 우선순위에 의해서 기한을 구분한 치료목표를 말한다. 이와 같이 재활 팀은 목표를 공유하고, 다른 직종의 일을 이해하면서, 자기의 업무를 수행한다.

학생의 임상실습의 경우는 병동 차트와 함께 의사를 비롯하여 각 전문직으로부터도 청취한다. 의학적 정보는 병동 차트로부터 다른 직종의 경우는 직접 청취하는 일이 많다. 차트에는, 전체 직종이 기입하는 통일 차트방식과 전문직마다 차트를 보관하는 보조 차트방식이 있다.

c. 생활기능과 기능장애 정보

심신기능 · 신체구조, 활동과 참여의 상황을, 면접 · 관찰 · 검사 · 측정 등의 수단에 의해서 파악한다.

d. 환경인자 정보

인적 환경, 물적 환경, 문화적 환경, 사회정책(사회적 지지 시스템)을, 대상자나 가족, 다른 직종, 관계기관으로부터 청취하는지 조사한다.

e. 개인인자 정보

개인의 인생이나 생활의 배경이 되는 인자

이며, 기능장애에는 직접적으로 관계를 갖지 않지만, 장애를 극복하는 과정에서 큰 영향력을 갖는 대상자 자신의 성질을 가리킨다. 인생관이나 습관, 곤란에 대한 대처방법 등이 포함된다.

2 제2단계 : 분석과 고찰

a. 치료의 대상이 되는 문제의 명확화와대상자의 전체상의 파악

이 단계에서는, 대상자가 필요로 하는 의미있는 작업에 대처하기 위한 장애가 되고, 활동과 참여의 제한·제약을 초래하는 요인(마이너스 인자 : 문제점)의 파악과, 유리한 점(플러스 인자 : 장점)을 탐구한다. 다음으로, 이들의 상호관계를 분석하여 문제의 정리를 한다. 마지막으로 그 문제점을 대상자의 생활상의 역할이나 삶의 방법과 연관시켜서 해석하고(고찰), 대상자의 전체상을 파악한다. 이 프로세스로부터, 필연적으로 작업치료에서 시행해야 할 치료목표가 결정된다.

아래에 구체 예를 하나 보여준다.

예

40대의 젊은 모친이 뇌졸중으로 쓰러져 입원하여, 남편과 아이들이 집에 남겨진 경우의 "작업=모친업"에 주는 영향과, 70대의 모친이 같은 병으로 입원하였으나, 집에는 며느리도 손자도 있어 "작업=가사"를 대신으로 해주는 경우와를 비교해 보자.

뇌졸중이라는 병에 의한 신체기능장애(반신마비)는 같아도, 이 두 사람의 "작업"에 주는 영향의 크기는 전혀 다르다. 젊은 모친에게는 가장 필요하다고 생각되는 작업을 혼자서 할 수 있는 힘도, 가족의 간병능력도 없으나(마이너스 인자), 70대의 모친에게는, 본인이 하고 있던 작업을 대신 해주고, 간병하는 사람이 가정 안에 몇 사람인가 있다(플러스 인자).

이 두 가지 증상사례에서는 최우선으로 치료해야 할 사안이 달라진다. 젊은 모친에서는 가사, 육아에 필요한 신체기능의 회복이 최우선 과제가 된다. 이 모친에게는 강한 회복에 대한 의욕이 솟아오를 것이다(플러스 인자). 한편, 70대의 모친은 병을 경계로 하여 가사의 주역으로부터 물러서고, 생활의 활기와 목적을 상실하여 훈련의욕이 감퇴하여 있을지도 모른다. 게다가, 연령에서 오는 회복의 지연이나 합병증이 나올 가능성도 있다(마이너스 인자). 후자의 최우선 과제는, 기능회복과 병행해서 새로운 역할의 발견(가사의 보조나 집 지키기)과 삶을 충실하게 만드는 즐기는 활동(취미오락)의 개발이 된다.

b. 예후예측과 치료계획을 위한 지식

분석과 고찰은 치료계획에 직결된다. 분석과 고찰의 기초지식으로서, 대상자의 "작업"의 특질에 관한 이해, 개인생활·사회생활에서의 역할, 환경요인, 질병과 장애의 경과와 예후예측, 치료에 의한 회복의 예측에 관한 지식이 필요하다. 그 지식이란 이론적 추론과 임상적 추론의 두 가지이다.

1) 이론적 추론(theoretical reasoning)

교과서나 강의에서 배우는 기초의학이나 작업치료의 지식을 대상자에게 적응시켜, 작업치료를 실시하는 작업치료사의 의사결정과정이다.

2) 임상적 추론(clinical reasoning)

독특한 개인으로서의 대상자에게 특유의 문제점을 이해하고, 대상자 중심의 작업치료를 실시하기 위한, 작업치료사의 사고와 인지, 의사결정과정이다. 이 과정은 작업치료사의 이론적 지식을 실천의 장에 적응시켜, 적절한 행동을 일으키는 실제적인 지식 · 기능(skill)을 필요로 한다.

●인용문헌

1) 障害者福祉研究会(編) : ICF 国際生活機能分類—国際障害分類改定版. 中央法規出版, 2002
2) The American Occupational Therapy Association: Occupational therapy practice framework; domain and process. *Am J Occup Ther* 56:607–639, 2002

III 평가의 순서

A. 평가의 순서

작업치료의 평가도 치료도, 작업치료사는 대상자의 파트너가 되어, 함께 시행한다(협업). 작업치료는 대상자의 needs(희망 · 필요성)에 기초하여 시행된다. 왜냐하면, 작업치료는 의미 있는 작업에 대처하는 것을 도와주기 위해 시행하는 치료행위이기 때문이다. 따라서, 대상자는 왜 그 평가를 하는가의 이유를 알 권리가 있고, 작업치료의 여러 가지 치료법 안에서 충분한 설명을 듣고 자기에게 가장 적합한 것을 선택할 권리를 갖는다.

이 권리를 보장하기 위한 작업치료 평가의 순서는 아래와 같이 된다.

① 대상자의 "작업"에서의 문제점의 결정과 수행정도, 만족도를 평가한다. 대상자가 하고 싶다고 생각하는 것, 할 필요가 있는 것, 할 것을 기대하고 있는 활동[일상생활활동(동작) (activities of daily living: ADL), 생활관련 활동(activities parallel to daily living: APDL), 일, 가사, 놀이, 학교, 레크리에이션, 사람과의 교류 등]을 듣고, 그 안에서 중요도가 높은 항목을 5개 열거하도록 시킨다. 이 5개항목이 어느 정도 되어 있는가(수행정도), 그것에 어느 정도 만족하고 있는가(만족도)를 10점 만점으로 자기채점을 하도록 시킨다. 초기평가와 최종평가에서 점수를 비교하여, 치료효과를 수치로 낸다[평가법 : 캐나다 작업수행 측정(Canadian Occupational Performance Measure : COPM)][1].

② 중요도가 높은데도, 수행정도 · 만족도가 낮은 항목의 작업에 대해서, 각종 평가법 [제2장 「영역 공통의 평가법](55페이지) 이후에 상세하게 기술]을 사용해서 평가하고 작업 수행의 문제점을 파악한다.

- 심신기능 · 신체구조 : 신체기능, 정신심리기능, 신체구조의 평가에 의한 문제점의 파악(다른 부문의 정보를 포함)
- 활동과 참여 : 개인의 수행능력의 객관적 평가와, 현재의 환경에서 시행하고 있는 작업의 실행상황을 평가하여(다른 부문의 정보를 포함), 활동제한과 참여제약의 내용을 파악한다.

③ 환경인자 · 개인인자와의 관계에서, 심신기능과 활동 · 참여 상의 마이너스 면, 플러스 면을 평가하여, 대상자의 전체상(장애상)을 파악한다.

④ 대상자와 가족에게 평가결과를 공개하고, 치료계획(치료목표, 내용, 방법, 수단)에

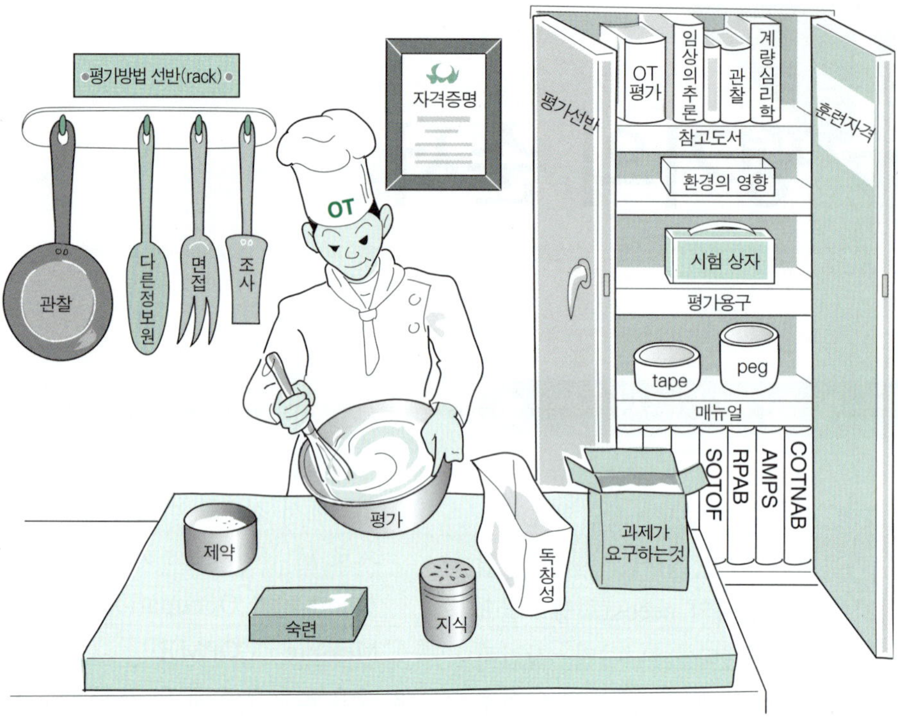

그림 1 평가에서의 지식 · 기술 · 경험은 독창적이고 경험이 풍부한 주방장(chef)과 같다
〔문헌 2에서 일부 변경〕

대해서 이야기를 나눈다.

⑤ 재활회의(rehabilitation conference)에서 평가결과의 보고, 치료목표를 제기하여, 재활 팀의 합의를 얻음과 동시에, 재활목표(재활 팀으로서의 장기목표)를 설정한다(재활회의가 열리지 않는 경우는 주치의에게 보고하여, 양해를 구한다).

B. 평가의 종류

"평가에서의 지식 · 기술 · 경험은 독창적이고 경험이 풍부한 주방장(chef)과 같다"(**그림 1**). 작업치료사의 자격을 가진 주방장은 대상자의 기본정보를 보고, "평가방법 선반(rack)"에서 필요한 방법을 선택한다. "평가 선반"에는 참고서나 평가법 매뉴얼, 평가용구가 가득 들어가 있다. 주방장은 어느 평가방법에도 정통해 있어야 한다. 정보원(source)에 제약이 있는 경우, 주방장은 대상자에게 맞는 것 같은 평가를 하기 위해, 새롭게 평가방법을 고안하거나, 몇 가지의 평가방법을 혼합하거나, 하는 것처럼, 항상 독창성을 발휘해야 한다. 작업치료사의 자격을 갖는다는 것은 평가와 치료에 관한 기본적 지식이 있다고 인정되는 것이지만, 임상에서는 이 창의연구가 항상 요구된다. 창의연구를 게을리 하지 않는 사람만이 경험이 풍부한 주방장이 될 수 있다는 것이다.

이 항에서는 이 단원 Ⅱ의 **표** 4(23페이지)의 5개영역의 정보 중, 정보원이 "작업치료 평

표 1 면접의 목적

① 대상자 · 가족과 라포르(신뢰관계)를 구축한다.
② 작업치료의 목적에 대해서 설명하고 이해를 구한다.
③ 작업치료의 프로세스에 대해서 설명하고 이해를 구한다.
④ 대상자의 권리(needs의 충족)와 의무(치료에의 주체적 참여)에 대해서 설명하고 이해를 구한다.
⑤ 정보수집(다른 부문 정보의 보완 · 확인 · 개인정보)
⑥ 평가면접(장애를 수용하는 방법, 치료에 대한 희망 · 기대, 결과에 대한 인식과 대상자에 의한 평가를 듣는다)

가"로 되어 있는 영역(생활기능과 기능장애)의 평가에 대해서 개요를 설명한다. 또한 이것은 제2장 이하에 각론으로서 상세하게 기술한다.

1 면접

면접(interview)은 대상자 또는 가족에게 직접 이야기를 듣는 것이다. 면접은 치료기간 중에 자주 이루어지지만, 최초 면접은 대상자에게 주는 심리적 영향이라는 점에서, 비교가 되지 않는 중요성을 갖는다.

a. 목적

면접의 목적은 **표 1**과 같이 6가지 점을 생각할 수 있는데, 특히 ①의 신뢰관계를 구축하기 위한 제1단계로서, 주도면밀한 사전준비(기초정보 · 의학적 정보로부터 치료의 전망을 세워서 면접에 임하는 것)가 중요하다. 또한 신뢰관계는 단순히 친절할 뿐만 아니라, ②~④까지의 것을 명확히 전달함으로써, 성실성과 전문직으로서의 역할이 인지되어, 유대를 한층 더 강화하는 데에 도움이 된다.

b. 형태와 종류

1) 형태

구성적 면접과 비구성적 면접의 두 가지가 있다.

① 구성적 면접

목적 · 장소 · 일시를 설정하여 시행하는 공식적인 면접

② 비구성적 면접

작업 활동 중에서 교환하는 대화나 잡담 등 비공식적인 면접

2) 종류

초회 면접, 정보 수집을 위한 면접, 평가면접이 있다.

① 최초 면접

도입면접을 말하며, 대상자의 불안을 완화시키고, 회복에 대한 희망을 갖게 하는 것이 목적이 된다. 작업치료실을 안내하면서 치료장면 · 활동 장면의 설명을 하고, 이제부터 시행되는 치료과정을 설명한다. 이치가 맞으면 대상자도 안심하게 될 것이다.

② 정보 수집을 위한 면접

일반정보[발병(부상)의 경과 · 병력 등 기초정보]의 보완적 청취와 대상자의 작업에 영향을 주는 환경인자 · 개인인자에 대해서 청취한다. 전자는 치료의 초기에, 후자는 다른 부문과의 중복을 피하면서 치료기간 중에 적절히 청취한다.

③ 평가면접

장애를 수용하는 방법(장애수용), 치료에 대한 희망 · 기대, 장애에 대한 인식도, 치료결

과에 대한 인식과 대상자 자신의 평가 등을 듣는다. 치료기간 중 수시로 시행한다. "중요한 작업"에 대한 자기평가를 면접에 의해서 청취하는 평가법 예컨대, COPM[1]도 유력한 평가면접법의 하나이다.

2 관찰

관찰(observation)이란 눈앞에 일어나고 있는 사항(현상)을 자연 그대로 객관적으로 보는 것이다. "객관적"이란, 보는 사람의 판단을 섞지 않고 있는 그대로를 보는 것을 말한다.

전문직의 관찰은 전문적인 지식을 갖고 이루어진다. 작업치료사는 심신 양면의 기능상태를 "작업"에 대한 대처방법을 관찰함으로써 판단할 수 있는 경우가 많다. 관찰은 평가의 기초이다. 대상자와 접촉하고 있는 시간은 물론, 대상자가 다른 사람과 교류하고 있는 장면을 보아도, 또는 대상자의 병실 · 거실의 상태를 보는 것만으로도, 대상자의 상태를 파악할 수 있다.

관찰의 안목은 경험에 의해서 심화되지만, 치우침이 없는 관찰을 하기 위해서는 관찰자의 주관이 들어가지 않도록, 자기통찰을 하면서 관찰하는 훈련이 필요하다.

● 관찰의 형태

① 자연관찰

실제의 생활 장면에서의 생활패턴이나 대인관계 패턴을 관찰한다.

② 실험적 관찰

평가를 위해 작업의 종류, 작업시간, 순서 등을 미리 설정하여, 작업 수행상태를 관찰한다.

③ 참고관찰과 비참고관찰

사회학이나 문화인류학 분야에서 시행되어 온 민족지학적(ethnographic)이라 불리는 관찰법이다. 참고관찰은 관찰 대상 안에 들어가서, 함께 활동하면서 이야기를 듣는 등을 하여, 교류하면서 관찰을 한다. 비참고관찰은 안에 들어가지 않고, 관찰 · 면접을 시행한다. 최근에, 작업치료에서도 장애의 수용과정이나 사회적 적응과정의 분석을 위해, 이러한 기법이 차츰 채용되고 있다.

3 검사

검사(test)는 판정기준을 설정하여 대상자의 심신기능이나 동작능력을 판정하는 것을 말한다. 판정기준에는 대상자의 동작이나 반응을 "할 수 있다 · 할 수 없다", "양성 · 음성", "좋다 · 싫다" 등의 척도로 판정하는 것과, 수량화하여 판정하는 것(근력검사, ADL검사, 운동발달검사, 편마비 기능검사 등)이 있다.

이들에는 절대치가 없으며, 정도가 낮은 1, 2, 3, 4 등의 수치를 붙여서, "순위"를 판정하므로, 순서척도라 불린다.

4 측정

측정(measurement)이란 절대치(0)가 있고, 대상자의 신체기능이나 형태변화를 수량화하여 판정하는 것을 말한다. 신장, 체중, 혈압, 심박수, 관절가동범위, 악력 등, 주로 신체기능의 계측에 사용한다.

절대치(0)는 가상의 수치이지만, 수치가 연속하여 (같은 비율로 증가) 있으므로, 비율척도라 불린다.

C. 평가의 정리와 문제점의 추출

1 평가의 정리

평가의 정리는 대상자의 전체상(image)을 명백히 하기 위해 시행한다. 대상자의 정체상의 제시란, 질환과 장애가 대상자의 심신기능과 생활에 어떠한 영향을 미치고, 작업치료에서는 어떠한 치료 · 지도 · 지원이 바람직한지를 표현한 문장을 말한다. 이것은 다른 부문이나 다른 기관에 대상자를 소개할 때에 도움이 된다.

평가항목이 많으면, 무엇이 문제인가를 간과할 우려가 있다. 특히 학생의 임상실습에서는 그러한 경향이 뚜렷하다. 학생은 모든 평가항목을 열거하고, 약간의 기능장애나 활동제한으로도 문제점으로서 열거한다. 그 결과, 평가시점에서 대상자에 있어 무엇이 중요하고, 가장 문제인 것이 무엇인지를 간과하기 쉽다.

따라서, 평가를 정리하려면 다음과 같은 사항을 종합하여 짧은 글로 적으면 알기 쉽다.

① 연령, 성별, 질환명 · 장애명, 발병부터의 경과일수(월수)

이 정보만으로도 대상자의 생활 속에서의 역할과 장애로부터 오는 생활상의 어려운 정도, 질환이나 장애의 예후에 대한 짐작이 간다.

② 기능장애의 개요(임상증상이라고도 한다)

다른 부문 정보나 평가결과로부터, 심신의 기능장애가 생활(입원 중은 병동생활)이나, 대상자가 하고 싶다고 생각하는 활동의 수행에 어떠한 곤란을 야기하고 있는지를 적는다. 즉, 정상이라고는 할 수 없어도 수행기능에 영향이 없으면 적지 않아도 된다.

③ 가정생활이나 사회생활(학교나 직장 등)의 상황

기능장애가 퇴원 후 어떠한 영향을 미칠 가능성이 있는지를 간단히 기술한다. 특히 가정의 간병능력의 문제는 대상자의 재원기간이나 퇴원해서 갈 곳에 중대한 영향을 미친다.

2 문제점의 추출

문제점이란 작업치료 부문으로서 대상자의 어느 부문을 치료하고, 또한 지도 · 지원을 하면 좋은가 라는 치료계획에 직결되는 문제를 말한다. 심심기능에서는 기능장애의 정도, 신

예

54세 여성, 우측 피각(putamen) 출혈에 의한 좌측 편마비이다. 3개월간의 급성기 병원에서의 치료를 거쳐, 재활목적으로 우리병원 2개월째. 편마비 회복단계는 Brunnstrom stage 상지 · 손가락 모두 Ⅲ이고, 보조 손, 하지 Ⅳ. 단하지장구 장착하여 지팡이로 혼자서 걷고 실내 이동은 자립. 어깨 아탈구에 의한 운동통이 있음. arm sling 사용. 전완에서 먼 쪽의 심부지각 · 식별지각 중증의 둔마 때문에, 위험회피를 위해 sling의 사용은 앞으로도 필요하다.

애당초 보였던 고차뇌기능장애(주의장애, 좌측 무시)는 경감하였으나, 감정실금이 심하고, 약간 우울경향에 있다(주치의). 가족은 남편과 상점을 자영하는 장남 일가 4명(자식은 3세와 5세)이 생활하고, 병전에는 가사 일체와 손자를 돌보았고, 가사가 가능해지는 것을 강력하게 바라고 있다. 향후, 가사동작훈련과 가옥개조의 가부에 대한 검토가 필요하다.

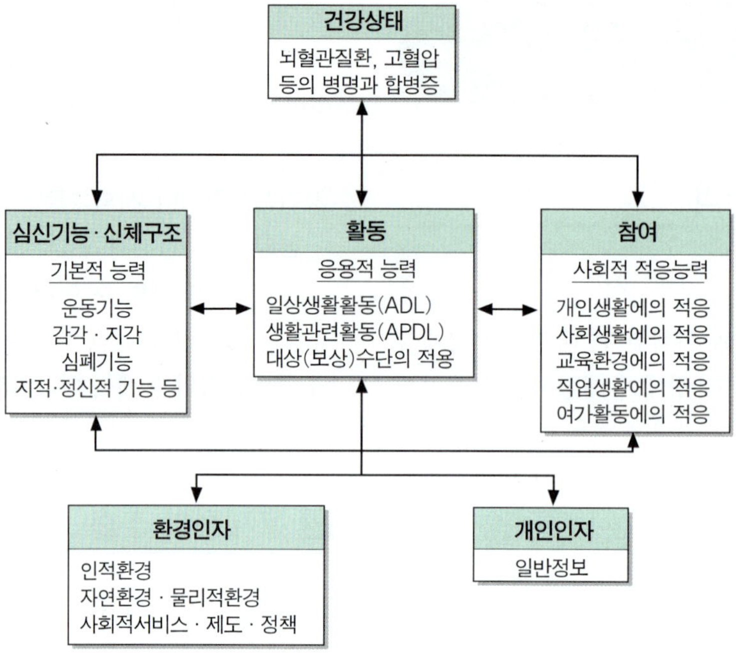

그림 2 ICF와 작업치료 평가항목 [문헌 3에서 일부 변경]

체구조에서는 구조장애의 정도 · 변화 · 부위를 가리키고, 활동과 참여에서는 곤란정도를 가리킨다[이 단원 Ⅱ의 **표** 1~3(20, 21페이지) 참조]. 이것이 마이너스 인자이고, 다시 플러스 인자(개인인자와 환경인자의 이점 : 복지용구도 들어간다)를 가미하여, 종합적으로 작업치료의 치료대상이 되는 문제를 압축하여 열거한다.

기술과 동시에 도시하면, 더 알기 쉽다. 일본작업치료협회의 『작업 가이드라인』(2003)을 일부 변경한 그림을 게재한다(**그림 2**). 그리고, 실제의 증상사례에서 문제점을 정리한 그림(본 시리즈 『작업치료학 개론』 제4장 Ⅰ의 **그림** 3을 참조하기 바란다. **그림** 2의 →표는 ICF의 4개 구성요소를 교차하는 쌍방향성으로 되어 있으나, 실제는 하위항목끼리의 상호관계를 →표로 나타낼 필요가 있고, 작도에는 연구가 필요하다

3 다른 부문과의 관계

문제점의 추출에서 또 하나 주의를 요하는 점은, 다른 부문의 업무내용과의 관계이다. 예컨대, 대상자가 가장 중요하다고 호소한 문제가 "걸을 수 없는 것"이라 하여, "보행 장애"를 문제점으로 들어, "보행훈련"을 치료목표로 드는 것은 물리치료의 영역(기본동작훈련)을 침범하게 되는데다가, "보행 장애"는 "작업"에 들어가지 않는다. "작업"은 목적이 있는 활동이므로, "보행 장애"의 결과, "화장실에 갈 수 없다", "욕조에 들어갈 수 없다"라는 목적(응용동작)을 달성할 수 없을 때에, 작업치료를 채택해야 할 목표가 된다. "화장실에 가다", "욕조에 들어가다"라는 동작 안의 중요한

요소로서 "보행 장애"가 포함된다. 따라서, 화장실동작이나 목욕훈련 장면에서의 보행훈련은 당연히 물리치료에서의 훈련방법에 따르고, 그 훈련성과를 채용하면서 시행하게 된다.

"언어장애"의 경우도 마찬가지이며, 생활장면에서 의사소통을 취할 수 없을 때는 작업치료의 문제점이 되고, 언어치료의 내용과 진행정도를 보면서, 작업치료에서 대화나 독서, 글씨쓰기, 계산 등의 훈련을 하는 것이 목표가 된다.

D. 평가의 시기

작업치료는 평가에서 시작하여 평가로 끝난다고 일컬어진다. 매일의 임상장면이 항상 면접 · 관찰이라는 평가의 장이고, 일일의 경과기록을 수량으로 기록하는(검사 · 측정) 것도 평가의 일환이다. 이 항에서 언급하는 평가 시기는, 이들을 정리하고, 다시 특정의 평가표를 사용해서 정기적으로 대상자의 변화를 명백히 하는 시기를 가리킨다. 이 시기는 재활회의의 시기에 일치한다. 일반적으로 대상자는 입원중에 전체적인 평가를 3회 받는다. 즉, 초기평가, 중간평가, 최종평가이다.

1 초기평가

의사로부터의 처방전(지시서)이 나온 직후에 시행하는 종합평가이다. 치료목표를 설정하여 치료내용과 방법 · 수단을 결정하기 위한 가장 중요한 평가가 된다.

대상자의 작업수행상의 장애가 되는 심신기능장애, 활동의 제한 · 참여의 제약이 되는 요인을 파악하기 위해, 이 단원 Ⅱ의 **표 4**(23페이지)에 나타낸 작업치료 평가에서의 정보를 가능한 한 상세하게 모은다. 평가결과는 주치의에게 보고가 되던가, 또는 재활회의에서 보고가 된다.

2 중간평가

치료효과의 판정을 위해 시행한다. 작업치료로서 가장 문제가 되는 특정 사항을 선택해서 시행한다. 예후예측에 의해서 단기간의 기능변화가 전망되는 경우와 가정사정 등의 복합된 문제가 있는 대상자에 대해서, 최초의 재활회의에서 중간평가 시기가 설정되는 경우가 많다. 또는 각 직종으로부터의 요청으로 시행되는 경우와 작업치료 부문 독자적으로 시행하는 경우가 있다. 결과에 따라서 치료목표의 계속 · 추가 · 변경이 이루어진다.

3 최종평가

치료목표의 달성도를 평가한다. 재활회의(rehabilitation conference)에서 각 직종의 최종평가에서 치료효과를 볼 수 없게 되었다(기능변화가 없는 경우는 "plateau"에 도달하였다)라고 판정되면, 퇴원 예정일을 설정하여, 지역 케어를 받을 시설에의 정보원이 된다. 또는 자택복귀 · 직업복귀를 향해서 보다 실천적인 치료 · 지도 · 지원이 필요하다고 판단되면, 전원이나 자립지원 · 직능지도를 시행하는 시설 등으로의 입소가 되기 때문에, 최종평가는 정보제공의 자료로서 사용된다.

E. 평가실시상의 유의할 점

유의할 점은 대상자의 병기(급성기, 회복기, 만성기), 연령 · 성별, 심신기능 등으로 당연히 다르지만, 여기서는 망라하여 열거한다.

① 대상자가 평가실시 때의 지시에 따를 수 있는가? 의식장애, 시각 · 청각장애의 유무를 조사해 둔다.
② 기립성저혈압의 유무, 혈압, 심질환, 간질발작, 저혈당발작 등의 위험성을 확인해 둔다.
③ 평가의 장소(병동인가 작업치료실인가)를 대상자의 심신의 상태에 맞춰서 결정한다. 주의가 산만해지지 않도록 조용하고 기분 좋은 장소와 시간대를 선정한다.
④ 오리엔테이션을 충분히 하여 안심감을 갖고 협력하게 한다. 평가의 목적 · 방법 · 지시를 하는 방법 · 반응을 하는 방법(대답하는 방법 · 움직이는 방법) · 실시시간을 전달하여, 이해할 때까지 친절하게 설명한다. 그리고 작업치료사가 시범을 보이든가, 대상자의 사지(extremities)를 들고 실제로 하여 보인다.
⑤ 대상자가 피로나 통증을 느끼거나, 화장실에 가고 싶을 때는 신호를 보내도록 전달한다.
⑥ 피로나 통증을 호소하였을 때는 자세를 바꾸거나 휴식을 넣든가, 검사 · 측정을 중지한다.
⑦ 검사 · 측정은 신속하게 단시간에 할 수 있도록 순서를 정해둔다. 앉은 자세에서 시행하는 평가와 누운 자세에서 시행하는 평가로 나눠서 요령 있게 시행하여, 대상자를 피로해지지 않도록 하는 연구가 중요하다.
⑧ 신체기능검사 · 측정에서는, 건측과 환측을 번갈아 측정하여 비교한다.
⑨ 검사 · 측정의 실시에서는 연령 · 성별에 따른 차이를 고려하여, 무리한 자세, 과도한 힘을 가하지 않도록 주의한다.
⑩ 동일 대상자의 동일 평가는 같은 검사자가 실시한다. 효과판정은 같은 방법으로 시행한 데이터가 아니면, 비교할 수 없기 때문이다.

● 인용문헌

1) Law M, et al: Canadian Occupational Performance Measure. CAOT Publications ACE, 1998. 吉川ひろみ, 上村智子(訳) : COPM カナダ作業遂行測定. 第 3 版, 大学教育出版, 2001
2) Turner A, et al (eds): Occupational therapy and physical dysfunction. 5th ed, p114, Churchill Livingstone, New York, 2002
3) 日本作業療法士協会(編) : 作業療法ガイドライン(2002 年度版). 日本作業療法士協会, 2003

IV 치료계획-치료목표와 프로그램의 입안

치료계획이란 치료목표의 설정과 치료 프로그램(치료내용 · 방법 · 수단 · 시간)을 입안하는 것을 말한다. 치료목표에는 장기목표와 단기목표가 있다.

1 장기목표

a. 재활목표를 가리키는 경우

입원 중에 달성해야 할 목표이며, 어떠한 상태에서 어디로 퇴원하는가라는 목표를 가리킨다. 예컨대, "재가 서비스를 이용한 자택복귀"라든가, "직업훈련을 위한 신체장애인 복지센터 입소"와 같은 목표를 세울 수 있다. 어떠한 치료를 하면 어느 정도 회복하는가 라는 질환이나 장애의 예후예측에 기초하여, 재활회의에서 이야기를 나누게 된다. 재활팀은 이 목표(재활목표)를 향해서 각 부문의 치료목표(단기목표)를 설정한다.

b. 부문마다의 장기목표

만성질환으로 입원이 길어지는 경우, 목표에 우선순위를 부여하여, 일정기간(3, 6개월 등)의 치료목표를 설정한다. "병동 ADL의 자립"이라든가, "직업복귀를 향해서 사회생활 훈련" 등과 같은 목표가 된다.

2 단기목표

문제점으로서 올라간 각 항목이 단기목표가 된다. 예컨대, "화장실 동작의 자립", "목욕동작의 자립", "대중교통수단의 이용을 가능케 한다" 등이다.

3 치료 프로그램 입안

단기목표를 실현하기 위해, 어떠한 내용 · 순서 · 방법 · 수단 · 시간으로 작업치료를 실시하는지 계획하는 것을 말한다. 대상자의 심신기능에 따른 "단계부여"가 키워드가 된다. 바르게 말하면 급성기, 회복기, 만성기에서 치료목표가 다르기 때문에, 당연히 프로그램도 달라진다. "시간"은 1회의 치료 안에서 우선순위가 높은 문제에는 많은 시간을 할애하고, 대상자의 심신의 내구력과 걸맞게 결정된다. 한정된 시간 속에서도, 가급적 다양한 프로그램을 실시하여 대상자의 흥미와 관심을 높이는 것이 필요하다.

4 프로그램 예

"화장실 동작의 자립"이라는 회복기의 단기 목표 실현을 위한 치료 프로그램을 예로 들어 본다.

a. 전제조건

① 휠체어 이용자(휠체어 보조인가 자력조작 가능인가로 갈린다)인가, 보행 가능(보조인가 자립인가로 갈린다)인가에 따라서 훈련방법은 전혀 다르기 때문에, 신체기능별 프로그램을 세운다.

② 심폐기능이나 탈수증 등의 위험성이 없는지 확인한다.

③ 안전을 확인하고 지시를 이해하기 위한 시각 · 청각 · 주의력 · 판단력 등, 인지기능의 문제를 고려한다.

b. 동작훈련

① 휠체어 보조수준에서는, 안전한 선 자세 · 앉은 자세나 몸의 방향전환을 위해, 물리치료의기본훈련 위에 화장실이라는 실제의 장면을 상정한 운동학에 기초한 신체기능 훈련이 우선 필요하다.

② 자세를 변환할 때의 균형과 선 자세의 내구성을 획득할 수 있어야 비로소, 훈련용 화장실에서의 동작훈련에 들어간다. 선 자세를 취할 수 없는 경우(경수 손상)는 훈련용 화장실을 특별한 것으로 준비한다.

③ 휠체어와 변기의 옮겨타기(transfer)훈련에 대해서도 몇 단계로 순서가 나뉜다. 화장실에서 시행하기 전에 기초훈련이 필요하게 된다.

④ 바지나 속옷의 올리고 내리기 훈련 : 선 자세를 취할 수 있는지 아닌지, 양손을 사용할 수 있는지 아닌지로 훈련방법이 완전히 다르다. 화장실에서 시행하기 전에 기초훈련이 필요하다.

c. 실제훈련

① 훈련실에서의 훈련을 안전하게 시행할 수 있게 되어서 비로소 병동에서의 훈련에 들어간다. 간호사에게 요점을 지도하여, 처음에는 함께 하고, 다음으로 간호사의 감시 하에 시행하며, 마지막으로 자력으로 시행한다, 라는 단계부여로 시행한다.

② 외박에 의한 가정에서의 화장실 동작훈련: 가족의 지도를 한다. 최초는 가족의 간병 · 감시 하에 시행하고, 안전이 확보되면 자력으로 시행하도록 단계부여를 한다.

V 기록 · 보고

A. 기록

1 의료분야의 정보제공

차트(진료기록)의 공개가 사회문제로 되어 있다. 암의 고지가 진행되고, 다른 질환에서도 환자의 알 권리를 보증함으로써, 치료에 대한 환자의 적극적 협력을 얻을 수 있고, 치료성적도 향상된다는 것이 의료현장에서도 차츰 인식되고 있다. 전자 차트를 자택의 개인용 컴퓨터에서 볼 수 있는 첨단적 시스템의 가동이 시작되었다고 보도되었다(2003년 8월). 차트는 누구의 것인가? 당연히 환자의 것이다. 이 당연한 것이 정보공개라는 사회적 추세에 의해서, 일본의 의료현장에도 마침내 침투하고 있다.

2 대상자 중심주의는 최첨단의 정보공개

작업치료가 대상자 중심주의(client centered)라는 이념을 명확히 내세운 것은 1980년대에 캐나다 작업치료사협회가, 『작업치료의 질의 보증을 위한 가이드라인』을 차례로 발표하고부터이다(1983, 1986, 1987).

이 이념은 현재, 세계의 작업치료의 이념으로 되어있다. 이 이념을 실천하면, 작업치료는 평가의 단계부터 대상자와 협동작업으로 이루어지게 되므로, 의료직 중에서는 가장 철저한 정보공개가 가능한 직종이라 할 수 있다.

3 기록은 공적 자료이다.

작업치료 기록의 목적은 아래의 네 가지 점으로 집약할 수 있다.

① 치료를 시행한 증거자료로서 진료수가 청구의 근거가 된다.

② 경과기록이 계속적이고 일관된 치료를 가능케 한다.

③ 재판의 증거자료로서, 치료자 측에게도 대상자 측에도 도움이 된다.

④ 평가기록이나 경과기록이 치료방법이 연구개발에 도움이 된다.

4 "기록" 갖춰야 할 조건

① 정확성 : 검사 · 측정 데이터는 그대로 보존하고, 평가 · 치료결과는 사실에 입각하여 기록한다.

② 객관성 : 주관을 섞지 않고, 전문적 지식을 갖고 분석 · 해석한 결과를 기록한다.
③ 일관성 : 초기 평가부터 일관된 방법으로 기록하고, 치료결과가 경시적으로 비교될 수 있도록 한다.

5 기록내용

① 평가의 목적
② 평가수단(면접 · 관찰 · 검사 · 측정 중 사용한 수단, 평가 battery의 명칭, 평가용구)
③ 검사자의 성명, 평가 연월일(시간도 기록해두면 하루 동안의 변동이 있는 경우에 도움이 된다)
④ 평가 시의 대상자의 상태
⑤ 전문용어를 사용하여 간결하게 적는다. 약어는 일반적으로 사용되는 표기법에 따른다.

B. 보고

보고란 임무수행상황(작업치료의 경과)이나 평가결과를 언급하거나 기재하여 통지하는 것이다. 언급하거나, 통지하는 대상은 다양하다. 보고하여야 할 상대방과 목적에 따라서, 보고의 내용은 다르다. 이 점이 "기록"과는 성질을 달리 한다.

우선 처방전을 낸 주치의에 대한 구도보고 · 서면보고가 작업치료사의 임무가 된다. 재활회의에서의 보고도 임무이다. 다른 의료 · 보건 · 복지기관 등에 대상자를 인계하는 경우, 그 서비스 내용에 공헌한다고 생각되는 사항을 요약하여 보고한다. 이 보고는 상대방으로부터 요청되는 경우와, 이 쪽에서 자주적으로 보내는 경우가 있다. 대전제는 프라이버시 보호와 대상자의 이익이 되는 것이 분명한 경우이다. 대상자의 양해가 없이 보고서를 보낸다는 행위는 허용되지 않는다.

또한, 기록 · 보고의 상세한 것은, 본 시리즈 『작업치료학 개론』 제5장 「작업치료 부문의 관리 · 운영」을 참조하기 바란다.

VI 작업치료 효과 판정

작업치료의 효과판정을 시행하려면, 임상과 연구의 양쪽이 필요하다. 이를 위한 시도는 이루어지고 있기는 하지만, 작업치료의 효과판정에는 여러 가지 어려움이 수반한다. 그 원인을 고찰하여, 효과판정을 하려면 어떠한 방법이 있는가? 어떠한 노력을 해야 하는가에 대해서 언급한다.

A. 효과와 성과

작업치료 효과판정을 생각하기 전에, "효과"와 "성과"라는 말에 대해서 간단히 정리해 두려고 한다.

"효과"란 "어떤 행위의 목적에 들어맞은 결과, 효능"이고, "성과"란 "성취한 결과, 완성된 좋은 결과"이다.

사토[1)]는 작업치료의 효과와 성과에 대해서 "작업치료의 효과는 특정의 목적을 수행하기 위한 방법 · 수단을 구사하여, 이것에 직결된 영향에 대해서 예측되고", "작업치료의 성과가 되면, 오히려 간접적 · 긍정적 영향(환자 개인이라기보다도 작업치료 전체나 재활이나 보건 · 의료 · 복지 전체에 대한 영향)을 포함한, 보다 포괄적인 의미가 포함된다" 하였고, "효과는 성과를 시야에 넣은 것이어야 한다"고 언급하고 있다.

가마쿠라[2)] 등은 "효과의 문제란 그 개입을 하지 않으면 그 결과는 일어나지 않았는가를 묻는 것이며, 성과의 문제란 그 개입 후에 당사자의 생활에 의미 있는 변화가 일어났는가를 묻는 것"이어서, "성과를 묻는 관점에는 개인의 가치관이 겹친다. 그러나, 환자나 그 가족이 개입을 받아서 좋았다고 생각하는지 아닌지는, 결국은 그들의 가치관에 따른다"라고 언급하고 있다.

이상과 같이, "효과"란 작업치료사의 치료 실시[*1]의 "결과"가 치료목표에 비추어 효과적이었는지를 검증하는 것이라 할 수 있다. 그것에는 작업치료의 평가 · 치료목표 설정 · 치료 실시 · 그 결과의 재평가라는 일련의 과정이 필요하고, 작업치료사가 각각의 연관성(인과관계)을 설명할 수 있을 필요가 있을 것이다.

한편, "성과"란 최종적인 "결과"를 비롯하여 대상자를 에워싸는 여러 가지 요인(예컨대, 사회제도나 기업 · 지역사회의 이해, 가족의

[*1] 본 시리즈에서는 인용 개소 이외에서는 "개입"이라는 용어를 가능한 한 피하고, "작업치료를 실시하다", "작업치료를 시행하다" 등으로 하고 있다.

협력 등), 각자의 가치관 등이 상승적으로 서로 영향을 주어 얻어지는 것이라 할 수 있다. 따라서, 작업치료 실시의 초기에 상정한 "결과" 이상의 "성과"를 얻을 수 있는 경우도 있을 것이고, 그 이하가 될 가능성도 있다. 예컨대, 작업치료 실시에 의해서 개인의 취업능력이 얻어졌다(결과) 해도, 받아들이는 측인 기업이 이해를 하지 못하면 복직(성과)할 수 없을지도 모른다. 또한 취업의 능력이 불충분하였다 해도, 기업의 독자작인 수용의 노력에 의해서(작업치료의 작용이 없이도) 복직할 수 있는 경우도 있을 것이다.

사토[1)]가 언급한 것처럼, 작업치료사의 치료 실시는 성과도 고려한 것이어야 할 것이지만, 성과에는 많은 요인이 관계하여, 작업치료 실시에 의한 결과와 성과와의 연관성이 1대 1의 대응을 갖고, 모두 설명할 수 있다고는 할 수 없는 경우도 있다. 그리고, 성과를 논하기 전에, 작업치료의 전문성이나 효과성을 확립해 둘 필요가 있을 것이다.

아래에는, 작업치료의 효과판정에 한정해서, 작업치료가 전문직으로서 독자의 영역을 갖고, 그 유효성을 나타내려면, 어떠한 노력을 해야 하는가, 또는 가능성이 있는가에 대해서 언급한다.

B. 작업치료 효과연구의 현 상황

작업치료에 효과가 있다. 즉, 효과성 있다고 인지되려면, 우선 첫째로 눈앞의 대상자에 대한 작업치료의 실시를 통해서 구체적인 효과를 제시할 필요가 있을 것이다. 그러나 그것만으로는 충분하지 않고, 객관적으로 인정되는 것 같은 수단을 사용해서, 임상실천을 공개하여, 제3자로부터의 검증에 견딜 수 있도록 하여갈 필요도 있다. 여기서는, 후자의 일본에서의 현 상황에 대해서 문헌에 기초하여 언급한다.

이쿠다 등[3)]은 일본의 작업치료의 학술지 [『작업치료 저널』(三輪書店) 및 『작업치료』(일본작업치료사협회)] 5년간(1993~1997년)의 투고 논문을 조사하여, 연구방법이나 연구분야, 연구 대상 등의 검토를 하고 있다(표 1). 이에 따르면, 논문 수는 150이고, 작업치료의 역할과 이론에 대한 논문보다도, 기초적 · 실험적 연구가 많다. 그리고 사례연구(증상사례 보고)가 50개 논문으로서 많은 것이 일본의 특징이라 할 수 있다. 그리고, 사례연구는 기술의 전파 축적에 도움이 되는 것으로, 일본의 작업치료사의 젊음과 활력을 단적으로 나타내는 지표일 것이라고도 언급하였다.

뇌졸중은 신체기능의 작업치료 영역에서 다루는 일이 많은 질환이지만, 시미즈[4)]는 뇌졸중 작업치료의 효과성을 연구한 논문을 검색하였다. 10년간(1990~1999년)의 『의학 중앙 잡지』에는 뇌졸중의 작업치료의 효과성을 검증한 원저 논문은 없고, 같은 기간의 학술지(앞에서 언급한 이쿠다 등[3)]과 같은 학술지)에서는 합계 13개 논문이었다. 이들의 특징으로서, 이쿠다와 마찬가지로, 단일 사례 연구가 많다는 것, 무작위 할당[연구의 대상자를 무작위(random)로 치료그룹과 대조그룹으로 배분하여, 치료효과를 검증하는 연구방법(44페이지)]이 이루어진 참의 실험적 연구 디자인이 전무하였다고 한다.

무라다 등[5)]은 고령자를 대상으로 한 작업치

표 1 1993~1997년의『작업치료 저널』과『작업치료』의 투고 논문의 분류

(n = 25 + 125)

연구방법 \ 연구분야	성인 신체장애	성인 정신장애	소아	노인	교육	이론	대상의 특성
I. 양적 연구(디지털적 변화)							
1. 기술적(descriptive) 연구(측정지표의 변화)							
검사결과의 검토	12	5	2	5			
측정치를 기준으로 하기 위해	6	2	1	4			
2. 다른 기준 데이터와의 상관성 · 비교	7	3	1	3			
3. 단일 증상사례 연구법	5			1			
II. 질적 연구(아날로그적 변화)							
4. 조사(설문조사 등)	6	7	4	1			
5. 증상사례 보고	19	16	8	4	3		
6. 기기 개발	14						
III. 기초적 연구							
5. 실험							6
6. 이론 연구						5	

[문헌 3에서]

료의 효과에 대해서 문헌을 검색하고, 실천내용(대상자나 목적, 작업 활동)과 효과에 어떠한 경향이 관찰되는지를 검토하였다. 10년간(1991~2000년)의 관련 잡지를 검색한 결과, 최종적으로『작업치료』와『작업치료 저널』의 77개 논문이 대상이 되었다. 그리고 작업치료의 실천이나 효과가 어떻게 표현되어 있는지를 검토한 후, 임상 의문에 대한 가설 검증연구는 거의 없다는 것, 작업치료의 효과를 판정함에 있어, 작업치료사의 사고과정을 명시하는 것이 필요하다고 생각된다고 지적하였다. 또한 작업치료의 전문성에 대해서, "작업치료의 유효성을 나타내는 지표를 어떻게 하는가에 관해서는 확실히 문제가 있기는 하지만, 환경을 중요시하고, 행동의 변화를 기대하여, 과제를 적극적으로 설정하고 있는 방향은 공통이었다 할 수 있을 것이다. 이것은 작업치료의 전문성의 표현이라 할 수 있다"라 언급하였다.

작업치료의 효과 · 유효성을 나타내는 근거로서, 이들의 논문이 양과 질의 양 측면에서 보아 충분하다고 할 수 있는 단계에 도달하여 있는지는 논의가 있을 부분이겠지만, 이들의 논문의 저자들, 또한 필자도 아직 발전중이라는 인상을 갖고 있다. 사토[1]는, 이들의 배경으로서, 작업치료 효과의 실증을 강요하는 보건 · 의료상황이 일본에는 없었다는 것, 효과판정 기준을 위한 연구가 선행하여, 효과를 실증하는 체계적인 연구에까지 도달하여 있지 않다는 것, 효과를 검증하는 체계적 연구방법의 문제 등을 열거하고 있다.

이 밖에, 작업치료에는 효과판정을 어렵게 하는 요인이 몇 가지 있으며, 그것이 연구의 질이나 양에 영향을 주고 있다고 생각된다. 아래에, 필자가 생각하는 작업치료 효과판정에 관한 문제를 언급한다.

➔C. 왜 효과판정이 어려운가?⬅

아래에, 임상 및 연구로 나눠서, 작업치료 효과판정에 관련되는 문제를 들어, 효과의 판정이나 제시방법을 생각하는 재료로 하려고 한다.

1 임상상의 특징과 문제

작업치료의 임상의 특징으로서, 다음과 같은 것을 생각할 수 있다.

a. 치료활동의 활용에 다양성이 있다

예컨대, 약물치료에서는 선택지의 폭이 있기는 하지만, 이 증상에는 약제라는 대응성이 있다. 즉, 원인에도 따르지만, 일반적으로는 염증증상이 있으면 항염증제가, 통증에는 진통제가 처방될 것이다.

작업치료는 작업 활동을 치료수단으로 하는 것이 특징이다. 이것이 약물치료에서의 약제에 해당한다고 할 수 있다. 작업 활동의 범주에서는 목적활동(purposeful activity)이 큰 영역을 차지하지만, 신체기능영역에서는 이 밖에도, 준비활동(enabling activity)이나 보조적 치료법(adjunctive modality)도 치료법의 범주가 된다.[6]

작업치료의 임상장면에서 사용되는 치료활동은 대상자의 상태와 작업 활동 그 자체가 가지는 다양한 측면을 고려하여, 대상자나 작업치료사의 경험이나 기호성(좋아함), 및 작업치료사의 지식 · 기능(skill)에 기초하여 선택되고 있다. 즉, 겉보기에 같은 작업 활동을 하고 있어도, 대상자로서는 별개의 의미를 갖는 경우가 있고, 겉보기에 상이한 작업 활동을 같은 치료목적으로 사용하는 경우도 있다[4]. 이와 같이, 증상 또는 치료목적과, 이를 위해 사용하는 작업 활동에 1대 1의 대응이 없고, 다양하다는 것이 작업치료의 특징이라 할 수 있다〔I "평가의 의미와 목적"(14페이지)도 참조〕.

작업치료의 임상장면에서 사용되는 sanding을 예를 들면, 중추성 운동마비의 회복에 사용하는 일도 있고, 근력강화를 목적으로 사용하는 일도 있다. 또한, 실제의 작품을 만드는 사전 준비로서, 목재를 연마하는 일도 있다. 그러나, 근력강화라는 치료목적을 위해서는 sanding 이외의 방법이 효과적일지도 모른다. 또한, 지적 자극을 위해, 또는 여가활동으로서 "종이 접기"를 사용하는 것도 생각할 수 있으나, 지적 자극이라는 목적을 위해서라면 반드시 종이를 사용해야 한다는 일은 없으며, 대상자의 경험을 고려하면, 이 밖에 적절한 활동이 있을지도 모른다.

이와 같이 겉보기의 요소적인 부분을 끄집어내서, 그 효과를 검증한다는 분석적인 기법을 사용하기 어려운 면이 많으며,[4] 이것이 작업치료의 효과판정을 어렵게 하고 있는 하나의 요인이라 생각된다.

b. 즉시의 효과를 얻기 어렵다

작업치료에서 의도하는 치료목표는 즉시에 달성할 수 없는 일이 많다. 예컨대, 근력은 1

회의 치료시간으로는 강화되지 않을 것이고, 학습에 문제가 있는 대상자는 1회의 연습으로, 착탈의 동작이 가능해지지는 않을 것이다. 대부분의 경우, 일정기간의 연습이나 학습 후에, 치료목표가 달성된다.

목표달성에 소요되는 시간경과가 길어지면 길어질수록, 아래에 언급하는 요인을 비롯하여, 여러 가지의 요인이 관여하게 되어, 작업치료의 치료실시와 달성된 목표에 직접적인 인과관계가 있다고는 단언할 수 없게 될 것이다.

c. 대상자는 자연치유력을 갖고 있다

급성기 병원에서 근무하는 작업치료사는 대상자의 심심기능이 어제와 비교해서 현저하게 개선되었다는 경험을 하는 일은 드물지 않을 것이다. 이러한 현상은 작업치료 실시에 의한 효과라기보다 자연치유력 또는 회복력에 의한 것이라 생각하는 편이 좋은 경우도 적지 않다.

또한, 만성기일지라도 급성기만큼 뚜렷하지는 않지만, 대상자는 원래 갖고 있었을 것인 회복력이라고 밖에는 설명할 수 없는 것 같은 변화를 보이는 일이 있다. 이러한 대상자가 자연스럽게 갖고 있는 힘도, 작업치료 독자적인 효과를 판정하기 어렵게 하는 하나의 요인으로 되어있다.

d. 재활은 팀 접근이다

재활은 많은 직종이 관여하는 팀 접근이 특징이다. 한사람의 대상자에게 의사나 간호사만이 아니라, 물리치료사, care worker, social worker 등 많은 직종이 관여한다. 때로는, 대상자의 가족이 치료적 작용을 하는 일도 있다.

일상생활활동(동작) (activities of daily living ; ADL)에 대한 작용은, 작업치료의 큰 영역의 하나이다. 그러나, 24시간 동안에는 다른 전문직이나 가족의 작용도 이루어지고, 대상자 자신의 노력도 부가되어 ADL이 수행되어 간다. 이러한 상황 하에서 ADL능력에 개선이 인지되었다 하여도, 그것은 팀 전체의 영향력에 의한 것이지, 작업치료 독자적인 효과라고는 단언할 수 없을 것이다.

2 연구 상의 문제

작업치료의 효과가 널리 인지되려면, 임상실천에서 효과를 나타내어 가는 것에 더하여 개개의 임상을 정리하여, 작업치료의 유효성을 제시해가는 것도 필요하다. 이를 위한 작업이 연구이다.

a. EBM이란

근거에 기초하는 의료(evidence-based medicine ; EBM)나 근거에 기초한 실천(evidence-based practice ; EBP)이라는 말을 누구나가 한번은 들어본 일이 있을 것이다[EBM 및 연구법의 상세에 대해서는, 본 시리즈 『작업치료 연구법』의 권 참조].

EBM이란 간단히 말하면, 경험이나 통찰, 병태생리의 고찰이라는 전통의학의 기법에 입각하면서도, 육감이나 경험에만 의존하는 의료에서 탈피하여, 과학적 근거(evidence)에 기초한 합리적인 의료를 전개하는 것이다[7].

EBM에서의 근거의 질에 몇 가지의 수준이 있는데, 그 중에서 가장 신뢰성이 높다고 하는 것은 랜덤화 비교시험(randomized controlled trial; RCT)에 의한 연구결과이다(표 2). RCT를 위해서는 몇 가지의 조건이 필요한데[9], 일반적으로 다음과 같은 점을 들 수 있다.

- 어떤 일정 이상의 균질의 대상자가 확보되어 있을 것
- 대상자가 치료군 및 대조군에 무작위로 배분되어 있을 것
- 가능하다면 치료자도 치료내용을 모르도록 배려되어 있을 것(2중맹검화)
- 통계처리가 가능하도록, 변화(치료효과)를 나타내는 지표가 무언가의 방법으로 수량화되어 있을 것

b. 연구 상의 문제

작업치료 효과에 대해서 신뢰성이 높은 근거를 제시하기 위해서는 이러한 RCT에 의한 연구가 필요할 것이다. 그러나, 작업치료의 임상장면에서는, 연구에 관여하는 시간이나 비용을 제외하여도, 이들의 조건에 기초한 연구

표 2 근거(evidence)의 질의 분류〔AHCPR(미국 의료정책 연구국)에 따른다〕

Ⅰa	복수의 랜덤화 비교시험에서의 메타분석의 결과에 의한 것
Ⅰb	적어도 하나의 랜덤화 비교시험의 결과에 의한 것
Ⅱa	적어도 하나의 잘 디자인된 비랜덤화 비교시험의 결과에 의한 것
Ⅱb	적어도 하나의 잘 디자인된 준실험적 연구의 결과에 의한 것
Ⅲ	잘 디자인된 비실험적 기술적(descriptive) 연구의 결과에 의한 것
Ⅳ	전문가위원회의 보고나 의견, 권위자의 임상경험 등에 의한 것

[문헌 8에서]

를 하려면 곤란한 일이 많다. 그 이유로서 다음과 같은 것을 생각할 수 있다.

1) 균질의 대상자를 확보할 수 없다.

같은 진단명이나 장애명일지라도, 대상자가 나타내는 증상은 각각 다르다. 일일의 임상은 대상자의 요구에 부응하여 이루어지는 것이며, 의도적으로 같은 증상을 나타내는 대상자를 확보한다는 것은 불가능에 가깝다. 따라서, RCT의 조건의 하나에 있는 것 같은 증상을 나타내는 다수의 대상자 그룹에 대해서 작업치료를 실시하고, 그 효과를 일반화한다는 연구는 곤란하다 할 수 있다.

2) 무작위 배당이 곤란하다

무작위 배당에는 몇 가지의 방법이 있다. 가장 일반적으로는, 인위적인 요인이 들어가지 않도록 난수표를 사용하고, 검증하고 싶은 "치료군"과 그 치료를 하지 않는 "비치료군"의 두 그룹으로 나누는 방법이다. 바꿔 말하면, 눈앞의 대상자에게 치료를 시행하는, 또는 시행하지 않는다는 선택을 하는 것을 의미하지만, 이것은 의료종사자로서 윤리적인 문제가 있고, 현실적으로는 불가능하다.

또한, 검증하고 싶은 "치료군"과 종전의 "표준적 치료군"으로 나누는 방법도 있다. 이것은, 위에서 기술한 윤리상의 문제는 경감될지도 모르지만, 대상자의 이해를 구하는 데에는 큰 어려움이 예측된다.

3) 효과를 반드시 정량적으로 나타낼 수 있다고는 할 수 없다

작업치료에서는 치료실시를 위해, 그리고 그 결과를 검증하기 위해서 여러 가지의 평가

표를 사용하고 있다. 이들의 평가표에는 결과를 정량적으로 수치로 나타낼 수 있는 것도 있으나, 정성적으로 나타내고 있는 것도 많다. ADL의 "완전보조 · 일부 자립 · 자립" 등이라 표현할 때가 그 예이다. 또한 수치로 나타내고 있다 해도, 정성적인 수치로 변환하고 있을 뿐인 경우도 있다. 이 경우, 통계처리에 주의가 필요하며, 평가척도(51페이지)에 따른 처리를 해야 한다.

D. 효과판정을 하기 위하여

위에서 언급한 것처럼, 작업치료 독자적인 효과판정을 하려면, 다양한 어려움을 생각할 수 있다. 그러나, 그러한 어려움이 있어도, 가능한 한 효과판정을 하려면 어떻게 하면 되는지 아래에 고찰해 가려고 한다.

1 임상실천 중에서

a. 객관적인 평가를 한다

"재활은 평가에 시작하여 평가로 끝난다"라고 일컬어지는 것처럼, 전통적으로 평가를 중요시하고, 가능한 한 객관적으로 대상자를 파악하여, 치료효과를 판단하여 왔다. 작업치료도 마찬가지이다. 정확하고 동시에 객관적으로 대상자의 평가를 시행하는 것은 효과판정의 첫걸음이라 할 수 있다.

1) 표준화된 평가법을 사용한다

작업치료사가 사용하는 평가법에는 각종의 것이 있으나[10], 가능한 한 표준화된 평가법을 사용함으로써 신뢰성이나 타당성을 확보할 수 있다.

표준화란 임상적으로 효과적인 평가법을 만들기 위해, 대규모의 대상자 집단에서 데이터를 모아 표준치(또는 표준적인 상태)를 정하고, 또한 평가법의 신뢰성이나 타당성 등을 통계학적으로 검토하는 것을 말한다.

타당성이란 어떤 검사가 측정하려고 하는 것을 어느 정도 바르게 측정하고 있는지를 나타내는 지표이며, 구성개념 타당성, 내용 타당성, 기준관련 타당성 등이 있다[11]. 또한 신뢰성이란 같은 측정대상이라면, 마찬가지 측정치를 얻고 있는가를 나타내는 안정성의 지표이며, 검사-재검사 신뢰성, 평가자 내 신뢰성, 평가자 사이 신뢰성 등이 있다.

이들의 표준화작업에 의해서, 평가방법이 일반화되어, 지식과 기술이 있으면 누구라도 사용가능하게 된다. 표준화된 평가법에는 평가목적, 평가대상자, 평가기구, 실시순서 등이 정해져 있으며, 이들을 기재한 매뉴얼이 있다. 실시방법에 익숙해질 필요는 있으나, 표준화된 평가법을 사용하면, 대상자가 동일하다면 누가 실시해도 같은 결과가 얻어질 것이고, 보다 객관성이 높은 데이터가 얻어지게 된다. 또한 같은 연구의 절차를 밟음으로써, 제3자에 의한 효과판정의 검증도 가능해진다.

2) 표준화된 평가법이 없는 경우

평가법이 표준화되어 있지 않은 경우, 또한 기성의 평가법이 없어, 새로이 평가표를 작성하려고 생각하는 경우, 다음과 같은 점에 주의하고, 명확히 한다.

아래에, 이해하기 쉽도록 ADL 평가를 예로 언급한다.

① 평가의 목적 : ADL의 자립도를 평가하고 싶은가, 보조량을 알고 싶은가, 수행능력 또는 실행상황을 명백히 하고 싶은가로, 평가하는 사상(사실과 현상)이나 방법이 달라진다. 따라서, 우선 무엇을 목적으로 평가하고 싶은가를 명확히 해야 한다.

② 평가대상이 되는 사상(사실과 현상) : 자립도나 실행상황, 보조량을 평가하는 것이 목적이라면, 실제로 ADL을 수행하고 있는 장면이, 수행능력을 알고 싶다면, 과제로서 설정된 장면에서의 ADL 수행이 평가대상이 된다. 여기서 주의해야 할 것은 평가대상은 평가목적과 일치된 것이어야 한다는 것이다. 극단적으로 말하면, 근력을 측정해도 ADL의 평가는 할 수 없다.

③ 평가방법 · 절차 : 어떠한 수단에 의해서 평가하는가를 명확히 한다. ADL 평가에서는 대부분의 경우, 관찰이 평가방법이 될 것이다. 실제장면에서의 수행능력을 평가하는 경우, 평가의 시간이나 장면 등의 조건을 정해두는 것이 바람직하다. 과제설정형의 경우, 무엇을 사용해서, 어떠한 장면에서, 어떠한 순서로 평가하는지 등을 명확히 해둔다.

④ 평가기준, 판단기준 : 평가목적(위의 예로 말하면, 자립도 · 보조량 · 실행상황 · 수행능력)에 따라서, 몇 단계로 나누고, 어떻게 표현하는가를 결정한다. ADL의 자립도는 4단계(자립 · 감시 · 약간의 보조 · 보조)로 나누는 것이 일반적이지만, 기능적 자립도 평가법(functional independence measure ; FIM)과 같이 보조량을 퍼센트(%)로 나타내는 것도 있다[12].

그리고, 어떠한 상태라면, 그 단계라고 판단하는지를 명확히 해둔다. 즉, 그 ADL항목을 무엇이든 수행할 수 있으면 자립으로 하는가, ADL 수행에 관계되는 질적 측면(방법이나 준비, 시간 등)도 포함하여 자립이라 판단하는지 등을 명확히 해둔다. 식사를 예를 들면, 어떠한 방법이든 식사를 혼자서 할 수 있으면 자립으로 하는가, 젓가락의 사용이나 밥상의 차림, 식사시간까지를 포함하여 자립이라 판단하는가, 등이다.

⑤ 한계 : 그 방법으로 평가할 수 있는 것, 할 수 없는 것을 명확히 하여, 평가의 한계를 명확히 해둔다. 실제장면의 평가에서는 필요성이 없는 ADL항목은 평가할 수 없을 것이고, 잠재능력도 평가할 수 없다. 과제설정형의 평가에서는 필요가 없는 ADL항목도 평가하게 되어, 불필요한 부담을 대상자에게 줄 가능성이 있다. 또한 수행능력이 있어도 반드시 실행상황을 반영하고 있다고는 할 수 없다.

b. 명확한 치료목표를 설정한다

치료목표란 일정기간의 작업치료 실시 후에 대상자의 행동이 어떻게 변화하는지를 언급한 것이다. 치료목표는 달성가능하다고 생각되는 현실성 · 타당성이 있는 목표이어야 한다.

작업치료에서는 장기목표나 단기목표를 내거는 것이 일반적이지만, 치료목표에는 정성적 목표와 정량적 목표의 두 종류가 있다[본 시리즈 『임상실습과 사례연구』 참조].

정성적 목표란 "관절가동범위(ROM) 개선", "ADL 자립" 등이라 표현한다. 정량적 목표는 "팔꿈치 굴곡의 ROM이 90°에서 120°가 되다", "젓가락을 사용해서, 20분 이내에 섭식할 수 있게 되다" 등이라 표현한다. "ROM 개선"이라는 정성적 목표의 경우, ROM이 5° 개선되어도 10° 개선되어도, 개선되었다고 말할 수 있어, 치료효과가 애매하게 된다. 이에 반해서, "팔꿈치 굴곡의 ROM이 90°에서 120°가 되다"라는 정량적 목표의 경우, 120°가 기준이 되어, 치료효과를 명확히 판정할 수 있다. 이와 같이, 치료효과 판정의 관점에서는 정량적 목표 쪽이 적합하다 할 수 있다.

치료목표 설정에 있어서는 목표 이외에, 그 목표를 달성하기 위한 조건 즉,

- 언제까지
- 어떠한 치료를
- 어느 정도(기간, 횟수) 실시함으로써
- 어느 정도의 보조량으로
- 어떠한 기기를 사용해서,

등이나 기준으로서,

- 어느 정도의 시간이나 속도 · 정확성으로
- 어느 정도의 빈도로

등을 명확히 해둘 필요가 있다. 이들의 조건이나 기준을 명확히 해둠으로써, 이에 기초하여 효과판정을 시행할 수 있다. 또한, 치료목표를 달성할 수 없었을 때의 원인분석으로 연결된다.

c. 치료목표와 치료활동의 관계를 명확히 한다

작업치료사가 치료목표를 달성하기 위해 사용하는 치료활동에는 여러 가지의 것이 있다. 이들이, 대상자의 증상과 1대 1의 대응을 갖지 않는다는 것은 모두에서 언급한 대로이다.

효과판정이라는 관점에서 필요한 것은 그 치료목표를 달성하기 위해, 왜 그 치료활동을 선택하였는가라는 이유(근거)를 밝혀두는 것일 것이다. 즉, 치료활동의 어느 측면을 어떻게 활용하여 치료목표를 달성하려 하고 있는가를 명확히 해두어야 한다. 이것에 의해서, 치료목표에 비추어 그 치료활동이 효과적인지 아닌지, 그 밖에 더 적절한 작업 활동이 없는지(치료활동의 타당성) 등의 검토 자료가 된다. 또한, 많은 증상사례를 쌓아올림으로써, 치료목표와 치료활동에, 어떤 일정한 방향성을 보일 수 있는 것으로 기대할 수 있다. 게다가, 이 작업을 통해서 작업치료 그 자체에 대한 이해로 연결된다고 생각된다.

d. 사고과정을 알 수 있는 기록을 남긴다

기록은 담당자의 메모가 아니라, 정보를 전달하여 공유하기 위한 하나의 수단이다. 그리고, 매일의 기록은 작업치료의 효과를 보여주고, 제3자로부터 인지되기 위한 첫걸음이 되는 것이다. 또한 기록은 작업치료의 효과성을 나타내는 연구의 원재료이다.

따라서, 제3자가 기록을 읽고, 이해할 수 있는 기록을 적어야 한다. 이를 위해서는, 형식이나 표현만이 아니라, 사고과정을 알 수 있는 기록을 적을 필요가 있다. 즉, 전항에서 보여준 것을 포함하여, 작업치료사가 대상자를 어떻게 파악하고(평가), 무엇을 목표로, 어떻게 해서 대상자에게 접근하여(치료방법), 그 결과를 어떻게 판단하고 있는가(치료효과)를 기록에 포함시켜야 한다.

e. 통일된 데이터를 남겨둔다

작업치료의 효과를 한사람의 작업치료사의

경험으로부터 시설 내에서, 게다가 우리나라나 세계의 작업치료에서 공유할 수 있는 것으로 해가기 위해서는, 많은 증상사례의 정보를 집적해갈 필요가 있을 것이다. 이를 위해서는 개개의 작업치료사가 임의로 기록(정보)을 남기는 것만으로는 불충분하고, 공통된 인식에 입각하여, 공통의 항목으로 구성되는 정보(data set)를 남길 필요가 있다.

최저한으로 필요한 항목으로서 생각할 수 있는 것은 평가항목과 결과, 치료목표, 치료방법 또는 치료수단, 결과이다. 여기서는, 일본작업치료사협회의 작업치료 성과 검토위원회에 의한 사례보고서를 예로서 계시하였다(**표 3**).

이러한 정보는 임상에서 이루어지는 일이 많은 후향적 연구(retrospective study)에서, 누락이 없는 정보로서 활용할 수 있을 뿐만 아니라, 증상사례를 쌓아올려, 작업치료 효과의 광범위화 · 제시에 연결된다고 기대된다.

2 연구에 있어서

양적 연구의 디자인(연구의 실시방법)에는 크게 나눠서 개입(실험)연구와, 관찰(기술적 · 분석적) 연구가 있다[13](**그림 1**). 치료효과 판정을 위한 연구는 전자에 해당되고, 치료실시와 대상자의 변화에 인과관계가 있는지를 판정하는 것이라 바꿔 말할 수 있다.

아래에, 이 치료효과 판정에 한정하여, 임상에서 가능한 연구방법의 개요를 언급한다.

a. 많은 증상사례에서의 효과판정

EBM에서의 근거(evidence)로서 신뢰성이 높은 연구는 RCT(랜덤화 비교시험)라는 것은 앞에서 언급하였다. 그러나, 신뢰성의 수준은 내려가기는 하지만, 작업치료의 임상에서 효과판정에 사용할 수 있는 연구법도 있다.

RCT의 다음의 수준으로서, 비교임상시험(controlled clinical trial; CCT) 또는 비교대조시험이 있다. 이것은 무작위 배분의 절차를 취하지 않고, 대상자를 치료군과 대조군으로 나눠, 그 두 그룹을 비교대조하는 그룹 간 비교의 연구기법을 채택한다. 그리고, 비교대조군을 설정하지 않고 동일한 대상자군에서 치료실시 전후의 변화를 보는 군(그룹)내 비교의 방법(비비교연구)도 있다.

RCT와 같은 엄격한 연구기법이 아니라도, 사용할 수 있는 연구기법을 사용해서 많은 증상사례에 대한 효과를 정리함으로써, 일정한 방향성을 나타낼 수 있는 가능성이 있으며, 임상장면의 제약이나 전문가로서의 윤리의 틀 안에서 효과판정을 하는 것은 의미가 있다.

b. 하나의 증상사례에서의 효과판정

단일 증상사례에서 치료실시의 효과를 판정하고, 제시하는 방법을 single case study라 한다. single case study의 특징은 다음과 같다.[14]

single case study에서는 치료실시 전의 대상자의 상태를 측정하는 시기(기초수준 측정기)와 치료실시 후의 변화를 측정하는 시기(조작도입기)의 비교로 치료효과를 판정한다. 치료효과를 나타내는 지표를 정해두고, 각 시기의 지표의 측정치를 그래프로 만들어, 원칙적으로 본 눈으로 효과가 있었는지를 판정한다.

예컨대, 시공간 실인이 있는 대상자에 대한

표 3 사례보고서(작업치료 성과 검토위원회 1.0판)

I. 정형 기술 · 코드(수치) 입력 시트	기술항목							코드(수치)	
보고 동의 체크란	보고사례의 동의 있음		○	보고사례의 동의 없음			○		
보고자(대표)						회원번호			
소속시설									
표제									
질환명(주)	0199. 0299. 0399. 0499. 0599*의 경우 기술 ( )								
질환명(부)	0199. 0299. 0399. 0499. 0599*의 경우 기술 ( )								
연령		세		개월					
성별	1. 남성 2. 여성								
발병으로부터의 기간		년		월		일			
작업치료의 경험	1. 초회 2. 2회 이상								
직접 관여한 전문직	1. 의사 2. 물리치료 3. 언어청각								
	4. 간호 5. 간병 6. 복지								
	7. 기타( )								

시작할 때 · 종료할 때의 기능적 상태		선택	시작할 때	종료할 때
장애척도(※필수항목)		※		
1. 간병을 요하는 상태 구분				
2. 장애노인의 일상생활 자립도(자리보전 정도)				
3. 치매성 노인의 일상행활 자립도(치매 정도)				
4. Barthel Index(BI)				
5. 기능적 자립도 평가법(FIM)				
6. 로켄식 활동능력 지표				
7. 일본작업치료협회판 정신장애인 care assessment(2003)				
8. mini mental state(MMS)				
9. 개정판 하세가와식 간이 평가척도(HDS-R)				
10. 엔조지식 영유아 분석적 발달검사법				
	• 이동운동			
(graph)	• 손의 운동			
	• 기본적 습관			
	• 대인관계			
	• 발어			
	• 언어이해			
11. 신판 K식 발달검사				

*0101 골절 0102 절단 0103 선천성 근질환 0104 선천성 기형 0105 말초신경 손상
0201 뇌혈관장애 0202 치매 0203 척수손상 0204 파킨슨병 0205 두부외상
0206 약물질환 0301 간질 0302 통합실조증 0303 조울병 0304 신경증
0305 알코올 의존증 0306 정서장애 0307 뇌기질성 정신병 0308 심신증 0309 정신박약
0401 정신발달 지체 0402 뇌성마비 0403 자폐증 0404 지체 부자유 0501 교원 · 면역성 질환
0502 악성종양 0503 내분비질환 0504 소화기질환 0505 피부조직 질환 0506 비뇨 · 생식기질환
0507 혈액 · 조혈기질환 0508 순환기질환 0509 호흡기질환 0510 노화에 의한 장애 0199 기타의 근골격 질환
0299 기타의 중추신경질환 0399 기타의 정신질환 0499 기타의 소아질환 0599 기타

표 3 사례보고서(계속)

사례의 표적문제	**〔심신기능 · 신체구조〕- 기본적 능력** 1. 운동 2. 감각 · 지각 3. 심폐기능 4. 인지 · 심리 **〔활동과 참여〕- 응용적 능력** 5. 기거 · 이동 6. 상지동작 7. 신변처리 8. 지적 · 정신면 9. 대상수단의 적용 **〔활동과 참여〕- 사회적 적응능력** 10. 개인생활 적응 11. 사회생활 적응 12 교육적 · 직업적 적응 13. 여가활동면 **〔환경인자〕** 14. 인적 환경 15. 물리적 환경	
개입의 기본방침	1. 심신기능(신체구조)의 개선 2. 활동, 참여의 향상 3. 환경인자의 조정(복지용구, 인적 지원, 주거환경 정비 등) 4. 활동 · 참여의 경험을 통해서 생활에 의미 있는 변화를 가져온다. 5. 기타( )	
실시시설 분류	1) 영역 코드 2) 의료시설의 인가시설 분류 코드 3) 개호(간병)보험의 지정 서비스 분류 코드	
실시형태	1. 입원 · 입소 등 2. 통원 · 통소 등 3. 방문 등 4. 입원 · 입소 + 통원 · 통소 5. 통원 · 통소 + 방문 6. 입원 · 입소 + 방문	
개입형태	1. 개별 2. 집단 3. 개별 · 집단	
개입수단	1. 생활 활동 2. 수공예 등의 활동 3. 신체 4. 일 · 학습활동 5. 용구의 제공 6. 상담 · 지도 · 조정 7. 기타	
보고대상기간 (개입시작 연월일)	일 · 월 · 년 년 월 일	
실시 빈도		
1회 시간(분)		
평가지표	명칭 :	
1. 표준화된 지표 2. 독자적인 지표 3. 기타 4.표준화된 지표+독자적 지표 5. 독자적 지표+기타 6. 표준화된 지표+기타		
자기평정란	표적 문제에서의 개입효과 : 1. 효과 있음 2. 효과 없음	
제3자 평정란	Level of Evidence	

키워드; 3개 정도	
※ 게재 잡지	

○ 요지 :

(일본작업치료사협회 작업치료 성과 검토위원회, 2003에서)

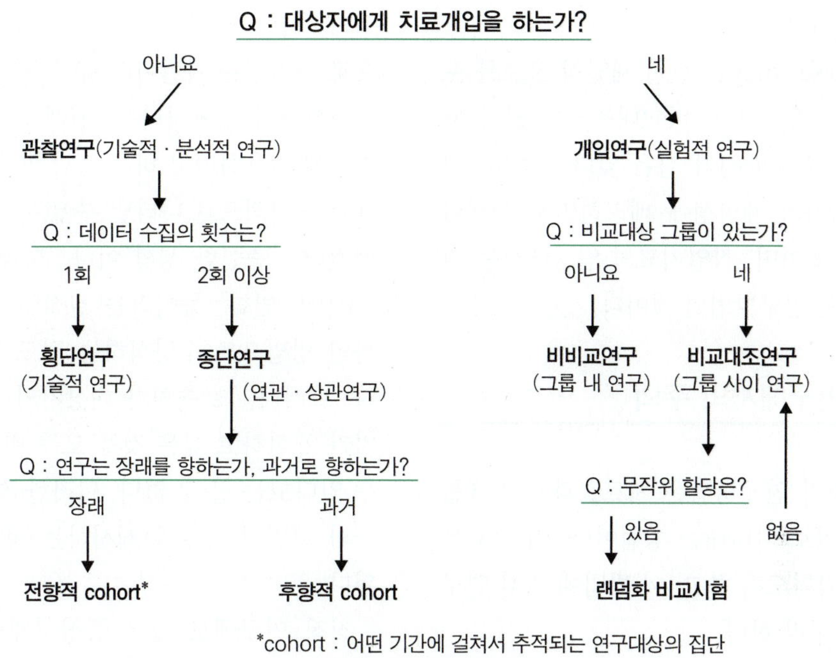

그림 1 양적 연구의 분류 [문헌 13에서 작도]

표 4 척도의 종류

종 류	설 명	예
명의척도(nominal scale, categorical scale)	질적 척도. 서로 독립된 성질을 갖는 조로 나눈 분류. 평균치나 표준편차는 의미를 갖지 않는다. 최빈치가 대표치.	질환별 증상사례 수, 남녀 수, 혈액형 등
순서척도(ordinal scale, ranking scale)	질적 척도. 순위나 순서를 나타낸다. 수치로 표시되지만, 그 간격은 같은 간격이 아니고, 또한 평균치나 표준편차도 의미를 갖지 않는다. 중앙치(순위의 중앙의 값)가 대표치이다.	도수 근력테스트, Brunnstrom의 회복단계, ADL의 평정단계 등
간격척도(interval scale)	양적 척도. 간격은 같은 간격이다. 제로의 개념이 없다. 평균치나 표준편차로 나타낼 수 있다.	지능지수, 온도 등
비례척도(ratio scale)	양적 척도. 절대적 기준점(제로점)의 개념이 성립한다. 간격척도와 마찬가지로 통계 처리할 수 있다.	거리나 무게, 시간 등

치료실시가 효과적이었는지를 검증하는 경우를 생각하면, 다음과 같이 된다. 휠체어 브레이크를 잊고 걸지 않는 횟수를 지표로 하고, 치료실시 전의 시기(기초수준 측정기)의 브레이크를 잊고 걸지 않는 횟수와, 치료실시 후(조작도입기)의 잊고 걸지 않는 횟수를 기간을 정하여 측정한다. 그 횟수를 그래프로 만들어, 치료실시의 효과성을 판정한다(이 예의 경우, 치료실시 후의 시기에 브레이크를 잊고 걸지 않은 횟수가 감소하여 있으면 효과가 있

었던 것이 된다).

Single case study는 실험 개입적 요소를 포함한 연구방법이지만, 비교대조군이 없기 때문에 근거(evidence)의 질은 낮다고 한다. 그러나, 대상자의 개별성에 배려하면서 시행할 수 있는 방법이며, 작업치료의 임상에서는 착수하기 쉬운 연구방법일 것이다.

c. 양적 연구에서의 주의

이제까지의 연구방법은 치료효과의 지표를 어떠한 수치로 나타내는 방법이다. 이와 같은 수치를 평가척도라 하고, 이 방법에 의한 연구를 양적 연구라 한다.

양적 연구에서 주의해야 할 것은 지표로 하는 수치의 성질 즉, 평가척도이다. 평가척도에는 명의척도(분류척도), 순서척도, 간격척도, 비례(비율)척도가 있으며(**그림 4**), 같은 수치이더라도 그 의미하는 바는 다르고, 통계처리의 방법도 달라진다. 일반적으로, 명의척도나 순서척도에서는 non-parametric 검정을, 간격척도나 비례척도에서는 parametric 검정을 사용한다.

d. 질적 연구와 사례연구

질적 연구란 양적 연구에 대응하는 용어이며, 양적 연구가 정량 가능한 데이터(정량적 데이터)를 사용하는 것에 반해서, 연구대상의 말이나 행동이라는 수량화하기 어려운 소재(정성적 데이터)를 사용하는 조사기법이다. 질적 연구의 결과 보고는 수치나 통계적인 분석보다도, 말에 의한 기술(description)과 분석을 중심으로 한다. 질적 연구는 현실장면에서의 "왜", "어떻게"라는 질문에 가장 효과적으로 다가서는 기법이라 할 수 있을 것이다.[15]

대상자의 생활이라는, 원래 개별성이 높은 영역에 작용하려고 하는 작업치료에서는 치료효과를 양적으로 나타낼 수 없는 경우도 많다. 예컨대, "충실한 생활"이나 "적극적인 행동", "표정의 변화" 등이라는 질적인 측면을 무언가의 방법으로 수량화하는 것도 가능할 것이다. 그러나, 그 수치가 대상자의 상태나 치료자가 표현하고 싶은 것을 모두 반드시 나타낼 수 있다고는 할 수 없다. 이러한 경우, 질적 연구의 기법이 효과를 제시하는 하나의 방법이 된다.

질적 연구에도 많은 증상사례의 데이터를 기초로, grounded theory approach나 민족지적 접근(ethnographic approach) 등에 의해서 분석하는 방법[16-19]과 단일 증상사례에 대한 사례연구가 있다.

질적 연구에서의 사례연구는 개별적 증상사례를 연구대상으로 하면서, 유사한 증상사례에 공통되는 원리를 발견하려고 하는 것이다[20]. 유아사[20]는 상기의 single case study에 더하여, 사례연구를 다음과 같이 4개로 분류하고 있으며, 임상연구의 지침으로서 사용할 수 있다고 생각한다.

① 가설 형성적(탐색적) 사례연구 : 어떤 사상(사실과 현상)으로부터, 그 배경에 있는 공통된 원리를 찾아내어, 일반적인 결론을 도출한다.

② 가설 검증적인 사례연구 : 어떤 사상의 배경에 있는 원인에 대해서 가설을 세워, 그것을 검증하려고 한다.

③ 도구나 사회 시스템의 연구 등의 설명을 하기 위한 사례연구 : 자조장구나 부목(splint),

또는 어떤 행동목표를 달성하기 위한 방법을 검증하고, 소개한다.

④ 연구대상이 소수이고 귀중한 경우 : 드문 증상사례에 대한 치료경험의 보고

각각의 구체적인 연구기법에 대해서는 문헌을 참조하기 바란다.

▣ 마무리

작업치료의 효과는 제3자에게 인정을 받아야 비로소 가치가 있다고 할 수 있다. 이를 위해서는, 객관적인 평가를 통해서 효과를 판정하고, 다시 그것을 널리 발신해갈 필요가 있다.

Single case study나 사례연구는 근거(evidence)로서의 신뢰성은 낮다고 되어있지만, 근거를 만드는 출발점은 개개의 증상사례의 치료효과를 명백히 하여가는 것이며, 그 겹쳐 쌓음에 의해서 작업치료의 유효성을 제시할 수 있을 것이다. 작업치료의 효과판정에는 다양한 어려움도 수반되지만, 개개의 작업치료사가 계속적으로 노력해 갈 필요가 있을 것이다.

● 인용문헌

1) 佐藤　剛：作業療法の効果判定における理論と研究. OT ジャーナル 32:821–825, 1998
2) 鎌倉矩子, 山崎せつ子：高次脳機能障害に対するアプローチ. 総合リハ 26:445–451, 1998
3) 生田宗博, 岩崎テル子：作業療法効果における判定法の枠組みと課題. OT ジャーナル 32:827–832, 1998
4) 清水　一：脳卒中作業療法の有効性研究概要—作業療法有効性研究の方法について. OT ジャーナル 34:629–638, 2000
5) 村田和香, 宮前珠子：わが国における高齢者を対象とした作業療法の効果—1991～2000 年の作業療法文献より. OT ジャーナル 36:1317–1325, 2002
6) Pedretti LW（著), 宮前珠子, 他(訳)：身体障害の作業療法. 改訂第 4 版, 協同医書出版社, 1999
7) 里宇明元：リハビリテーションと Evidence-based Medicine(EBM). 臨床リハ 8:53–62, 1999
8) Grimshaw JM, Hutchinson A: Clinical practice guidelines; Do they enhance value for money in health care? *Brit Med Bull* 51:927–940, 1995
9) 上坂浩之：ランダム化比較試験の意義—治療効果を評価するためのさまざまな工夫. EBM ジャーナル 3:219–224, 2002
10) 吉川ひろみ：リハ関連評価法一覧. OT ジャーナル 38:714–732, 2004
11) 赤居正美：評価尺度に求められるもの. 臨床リハ 14:76–79, 2005
12) 千野直一(訳)：FIM 医学的リハビリテーションのための統一データセット利用の手引き. 原著第 3 版, 慶應義塾大学医学部リハビリテーション医学教室, 1991
13) 赤居正美：研究デザイン. 臨床リハ 11:1053, 2002
14) 石倉　隆：シングルケーススタディのデザイン. PT ジャーナル 38:551–559, 2004
15) 高橋　都：患者立脚型研究における「質的研究」の有用性. EBM ジャーナル 3:266–269, 2002
16) 鎌倉矩子, 宮前珠子, 清水　一：作業療法士のための研究法入門. 三輪書店, 1997
17) 長谷龍太郎：質的研究論文の書き方—Pierce の方法論を中心に. OT ジャーナル 34:1089–1096, 2000
18) 黒田裕子：黒田裕子の看護研究 step by step. 第 2 版, 学研, 2001
19) 宮田靖志：質的研究の背景と概観. PT ジャーナル 37:57–62, 2003
20) 湯浅孝男：研究論文の書き方—事例研究を中心に. OT ジャーナル 34:1011–1014, 2000

이 단원의 키워드

- **신뢰성** reliability. 통계용어. 동일한 대상자에 대한 1회째의 계측치와 재측정치의 사이에 상관성이 있는 것(재 테스트 신뢰성), 같은 조건이라면 누가 시행해도 동일한 측정치를 얻을 수 있는 것(검사간 신뢰성)의 2종이 있다.
- **타당성** 통계용어. 측정내용이 측정목적에 합치하고 있는지 아닌지를 나타내는 객관적 지표. 내용 타당성(인과관계의 타당성), 개념적 타당성(정의의 타당성), 외적 타당성(일반화 가능성) 등이 있다.
- **양적 평가** 속도, 양, 비율, 율, 비 등의 수치를 사용해서 치료 전후의 측정치를 비교하여 효과판정을 하는 것.
- **질적 평가** 수치로 나타낼 수 없는 가치관이나 사고, 감정, 행동 등의 변화를 언어적 표현으로 판정하는 것.
- **처방전 · 지시서** 작업치료는 의사의 지시 하에 시행되는 것이 법률로 정해져 있다. 그 지시를 적은 서류이므로 지시서이지만, 약제의 처방과 다르다는 의미에서 “의뢰서”라 적는 병원도 있다.

제 2 장

영역공통의 평가법

GIO 일반교육목표		SBO 행동목표
1	면접법을 수득한다.	1) 면접의 목적을 설명할 수 있다. 2) 면접에서 얻는 정보는 무엇인지 설명할 수 있다. 3) 면접자로서의 기술 · 태도에 대해서 설명할 수 있다.
2	관찰법을 수득한다.	1) 관찰의 목적을 설명할 수 있다. 2) 관찰에서 얻는 정보는 무엇인지 설명할 수 있다. 3) 관찰자로서의 기술 · 태도에 대해서 설명할 수 있다.
3	형태계측법을 수득한다.	1) 형태계측의 의미를 설명할 수 있다. 2) 형태계측의 종류를 설명할 수 있다. 3) 형태계측의 방법을 설명할 수 있다.
4	의식장애의 평가법을 수득한다.	1) 의식장애의 종류와 상태를 설명할 수 있다. 2) 의식장애의 평가를 시행할 수 있다.
5	생명징후의 측정방법을 수득한다.	1) 생명징후의 정의를 언급할 수 있다. 2) 생명징후를 측정할 수 있다.
6	관절가동범위의 측정 방법을 수득한다.	1) 관절가동범위 측정의 의미와 목적을 설명할 수 있다. 2) 관절가동범위의 표시 및 측정법을 설명할 수 있다.
7	근력검사법을 수득한다.	1) 도수근력검사의 의미와 목적을 설명할 수 있다. 2) 도수근력검사법의 표시 및 측정법을 실시할 수 있다. 3) 기능적 근력검사법에 대해서 설명할 수 있다. 4) 기기를 사용한 근력검사를 실시할 수 있다.

수득 체크리스트

- ☐ ① 면접의 목적을 설명할 수 있었다.
- ☐ ② 면접에서 얻는 정보는 무엇인지 설명할 수 있었다.
- ☐ ③ 면접에서 사용되는 평가표의 종류를 설명할 수 있었다.
- ☐ ④ 면접자로서의 기술 · 태도에 대해서 설명할 수 있었다.

- ☐ ① 관찰의 목적을 설명할 수 있었다.
- ☐ ② 관찰에서 얻는 정보는 무엇인지 설명할 수 있었다.
- ☐ ③ 관찰법의 종류를 설명할 수 있었다.
- ☐ ④ 관찰자로서의 기술 · 태도에 대해서 설명할 수 있다.

- ☐ ① 형태계측의 의미를 설명할 수 있었다.
- ☐ ② 형태계측의 종류를 설명할 수 있었다.
- ☐ ③ 형태계측의 방법을 설명할 수 있었다.

- ☐ ① 의식장애의 종류와 상태를 설명할 수 있었다.
- ☐ ② 의식장애의 평가를 시행할 수 있다.

- ☐ ① 생명징후의 정의를 언급할 수 있었다.
- ☐ ② 생명징후를 측정할 수 있었다.

- ☐ ① 관절가동범위 측정의 의미와 목적을 설명할 수 있었다.
- ☐ ② 관절가동범위의 표시 및 측정법을 설명할 수 있었다.
- ☐ ③ 관절가동범위 측정을 실시할 수 있었다.

- ☐ ① 도수근력검사의 의미와 목적을 설명할 수 있었다.
- ☐ ② 도수근력검사법의 표시 및 측정법을 설명할 수 있었다.
- ☐ ③ 도수 근력검사를 실시할 수 있었다.
- ☐ ④ 기능적 근력검사법에 대해서 설명할 수 있었다.
- ☐ ⑤ 기기를 사용한 근력검사를 실시할 수 있었다.

GIO 일반교육목표	SBO 행동목표
8 지각검사법을 수득한다.	1) 지각검사의 의미와 목적을 설명할 수 있다. 2) 지각의 분류 · 종류 · 전도경로에 대해서 설명할 수 있다. 3) 지각검사를 실시할 수 있다.
9 반사검사법을 수득한다.	1) 반사검사의 의미와 목적을 설명할 수 있다. 2) 반사의 종류와 기전을 설명할 수 있다. 3) 반사검사를 실시할 수 있다.
10 자세반사검사를 수득한다.	1) 자세반사검사의 의미와 목적을 설명할 수 있다. 2) 자세반사의 종류와 기전을 설명할 수 있다. 3) 자세반사검사를 실시할 수 있다.
11 근 긴장검사를 수득한다.	1) 근 긴장검사의 의미와 목적을 설명할 수 있다. 2) 근 긴장검사의 종류와 기전을 설명할 수 있다. 3) 근 긴장검사를 실시할 수 있다.
12 협동성 검사법을 수득한다.	1) 협동성 검사의 의미와 목적을 설명할 수 있다. 2) 협동성 장애와 실조증의 증상과 분류를 설명할 수 있다. 3) 협동성 검사를 실시할 수 있다.
13 뇌신경검사법의 일부를 수득한다.	1) 뇌신경검사의 의미를 설명할 수 있다. 2) 뇌신경과 그 기능적 분류를 설명할 수 있다. 3) 임상에서 흔히 시행되는 검사법을 실시할 수 있다.
14 상지기능검사법을 수득한다.	1) 상지기능의 정의를 말할 수 있다. 2) 상지 각 부위의 기능과 동작에 대해서 설명할 수 있다. 3) 각종 상지기능검사를 실시할 수 있다.

수득 체크리스트

- ☐ ① 지각검사의 의미와 목적을 설명할 수 있었다.
- ☐ ② 지각의 분류 · 종류 · 전도경로에 대해서 설명할 수 있었다.
- ☐ ③ 지각검사를 실시할 수 있었다.

- ☐ ① 반사검사의 의미와 목적을 설명할 수 있었다.
- ☐ ② 반사의 종류와 기전을 설명할 수 있었다.
- ☐ ③ 반사검사를 실시할 수 있었다.

- ☐ ① 자세반사검사의 의미와 목적을 설명할 수 있었다.
- ☐ ② 자세반사의 종류와 기전을 설명할 수 있었다.
- ☐ ③ 자세반사검사를 실시할 수 있었다.

- ☐ ① 근 긴장검사의 의미와 목적을 설명할 수 있었다.
- ☐ ② 근 긴장검사의 종류와 기전을 설명할 수 있었다.
- ☐ ③ 근 긴장검사를 실시할 수 있었다.

- ☐ ① 협동성 검사의 의미와 목적을 설명할 수 있었다.
- ☐ ② 협동성 장애와 실조증의 증상과 분류를 설명할 수 있었다.
- ☐ ③ 협동성 검사를 실시할 수 있었다.

- ☐ ① 뇌신경검사의 의미를 설명할 수 있었다.
- ☐ ② 뇌신경과 그 기능적 분류를 설명할 수 있었다.
- ☐ ③ 임상에서 흔히 시행되는 검사법을 실시할 수 있었다.

- ☐ ① 상지기능의 정의를 말할 수 있었다.
- ☐ ② 상지 각 부위의 기능과 동작에 대해서 설명할 수 있었다.
- ☐ ③ 각종 상지기능검사를 실시할 수 있었다.

GIO 일반교육목표	SBO 행동목표
15 고차신경장애의 평가법을 수득한다.	1) 고차신경장애란 무엇인지 설명할 수 있다. 2) 고차신경장애의 특징과 파악방법을 설명할 수 있다. 3) 고차신경장애가 작업행동에 주는 영향에 대해서 설명할 수 있다. 4) 증상에 따른 평가법을 선택할 수 있다. 5) 대표적 검사법을 실시할 수 있다.
16 감정 · 기분 · 불안 · 우울의 평가법을 수득한다.	1) 감정 · 기분 · 불안 · 우울의 평가법의 명칭과 목적을 설명할 수 있다. 2) 정신적 건강 · 심리적 적응의 평가법의 명칭과 목적을 설명할 수 있다. 3) 대표적 평가법을 실시할 수 있다.
17 일상생활활(ADL) 검사(평가)법을 수득한다.	1) ADL의 개념을 설명할 수 있다. 2) ADL 평가의 목적을 설명할 수 있다. 3) ADL 평가방식별 검사법의 종류를 열거할 수 있다. 4) 주된 ADL 평가법을 실시할 수 있다.
18 흥미 · 역할 · QOL 평가법을 수득한다.	1) 흥미 · 역할 · QOL 평가의 의미를 설명할 수 있다. 2) 대표적인 흥미 · 역할 · QOL 평가법을 열거할 수 있다. 3) 대표적인 흥미 · 역할 · QOL 평가법을 실시할 수 있다.

수득 체크리스트

- ☐ ① 고차신경장애란 무엇인지 설명할 수 있었다.
- ☐ ② 고차신경장애의 특징과 파악방법을 설명할 수 있었다.
- ☐ ③ 고차신경장애가 작업행동에 주는 영향에 대해서 설명할 수 있었다.
- ☐ ④ 증상에 따른 평가법을 선택할 수 있었다.
- ☐ ⑤ 대표적 검사법을 실시할 수 있었다.

- ☐ ① 감정 · 기분 · 불안 · 우울의 평가법의 명칭과 목적을 설명할 수 있었다.
- ☐ ② 정신적 건강 · 심리적 적응의 평가법의 명칭과 목적을 설명할 수 있었다.
- ☐ ③ 대표적 평가법을 실시할 수 있었다.

- ☐ ① ADL의 개념을 설명할 수 있었다.
- ☐ ② ADL 평가의 목적을 설명할 수 있었다.
- ☐ ③ ADL 평가방식별 검사법의 종류를 열거할 수 있었다.
- ☐ ④ 주된 ADL 평가법을 실시할 수 있었다.

- ☐ ① 흥미 · 역할 · QOL 평가의 의미를 설명할 수 있었다.
- ☐ ② 대표적인 흥미 · 역할 · QOL 평가법을 열거할 수 있었다.
- ☐ ③ 대표적인 흥미 · 역할 · QOL 평가법을 실시할 수 있었다.

I 면접법 · 관찰법

작업치료에서의 평가란 "작업치료를 시행하기 위해 필요한 데이터를 얻어, 그것을 해석하는 과정이며, 검사나 계측 등의 경과나 결과를 참고로 개입계획이나 문서화를 포함하는 것이다"라 정의되어 있다[1]. 작업치료 대상자의 욕구(needs)로부터 문제점을 찾아내고, 필요하다고 생각되는 검사, 계측 등을 실시하여, 보다 객관적인 근거를 얻기 위한 중요한 과정이 평가이다.

질병의 치료를 위해서는, 우선 정확한 진단이 필요하며, 이를 위해서는, 문진, 시진, 촉진, 청진, 타진 등 5감을 구사한 수단 즉, 진찰이 필요하다. 이와 마찬가지로, 작업치료 대상자의 생활기능과 기능장애의 평가방법에는 면접, 관찰, 검사, 측정 등이 있다. 특히 면접과 관찰은 대상자의 치료 상의 문제점이나 욕구(needs)를 이해하기 위해, 반드시 필요한 평가수단이다. 효과적인 검사 · 측정이나 평가 또는 치료를 시행하기 위해서는 면접과 관찰은 상호보완적인 성격이 되어야 한다.

A. 면접

작업치료를 전개하기 위해서는, 대상자와의 사이에 양호한 인간관계를 구축하는 것은 말할 것도 없다. 그 첫 단계로서, 작업치료를 시작할 때의 면접(interview)이 있으나, 작업치료를 시행하는 장면에서도 면접적 수단은 도처에 있다. 면접을 할 때에, 작업치료사가 먼저 알아야 할 것은, 대상자는 한사람의 인간이라는 것을 인식하여, 인간 전체로서 파악한다는 것이다. "대상자 중심의 의료"에 부응해야 할 "대상자 중심의 면접"으로서 대처해야 한다.

작업치료에서의 면접의 주된 목적은 ① 정보수집, ② 대상자 · 작업치료사 관계의 확립, ③ 동기부여의 세 가지이다. 일반적으로 면접은, 면접실이나 면담실 등 특별히 설정한 장소에서 1대 1의 상황에서 시행하는 일이 많지만, 대상자의 가족이나 관련되는 사람들이 추가되는 경우도 있다. 또한, 작업치료의 실시장면(치료 실시 때)에서, 상기의 면접의 목적을 의식한 면접도 흔히 시행된다. 아무튼, 대상자 개인의 원래의 문제점이나 욕구(needs)를 정확히 이해할 수 있다면, 면접 장면의 환경에 구애받을 필요는 없을 것이다.

신체기능분야 또는 정신기능분야, 그리고 대상자의 연령이나 발달수준에 의해서 면접법은 다르다.

소아 발달과정 분야에서는, 소아가 사용하는 말이나 이해능력에 따라서 말을 걸 필요가 있다. 놀이나 만화의 화제는 소아의 마음을 편안하게 하여, 최초에 치료적 신뢰관계를 형성하는 데에 도움이 되는 경우가 많다. 질병이나 입원은 소아에 있어서는 성인 이상으로 불안이나 공포를 갖게 하는 것이며, 또한 가족으로부터 분리되는 것이 최대의 근심이 되어있는 경우가 있으므로, 면접에서의 대응은 세심한 주의를 기울여야 한다. 또한 말을 거는 대상이 소아의 보호자인 부모가 되는 경우는, 그 나름의 신중한 대응이 필요하다.

한편, 고령자에서는 신체적 · 정신적 병상의 문제만이 아니라, 심리사회적 · 환경적 문제 등, 해결해야 할 과제가 산적하여 있는 예도 적지 않다. 면접에서의 작업치료사의 태도 하나로, 대상자의 반응은 크게 영향을 받는다. 마음으로부터 감정이 옮겨 들어가고, 친절하고 신뢰가 있는 작업치료사가 상대라면, 면접 시의 질문은 쾌히 응답을 받을 수 있을 것이고, 대상자의 반평생, 가족에 대한 일, 신체기능의 쇠퇴 등에 관한 여러 가지 정보를 정확히 얻을 수 있을 것이다.

중요한 알고 싶은 정보에 관한 질문은 라포르(rapport) 즉, 인간 상호의 정의(감정과 의지)적 교류나 의사소통성이 확립한 후에 묻는 편이 좋은 경우가 많다. 소아의 경우와는 별개의 의미에서, 질병이나 입원에 대해서는 불안이 있고, 또한 일차적이건 영구적이건 장애를 가졌다는 것으로 , 인생의 중요한 것으로부터의 격리 또는 상실하는 것에 대한 불안이 클 것이다.

이러한 여러 자기 문제점을 가진 작업치료 대상자에 대해서, 장애평가로서 또한 작업치료 실시에 있어서의 면접은 중요한 위치를 차지한다. 면접을 성공시키기 위해서는 면접 실시 중의 적절한 면접기술만이 아니라, 대상자의 사전정보를 정확히 파악해두는 것도 필요하다. 또한, 면접장면의 분위기 만들기의 준비도 중요하다.

1 면접의 사전조사

면접의 사전조사란 작업치료 이외의 분야로부터 사전에 정확한 정보를 얻는 것이다. 대상자의 개인적 정보의 개략이나 작업치료를 시행하는 목적이나 주의사항 등은 의사로부터의 의뢰서(지시서 : referral)에 기재되어 있으나, 작업치료를 시행할 때의 구체적 정보로서는 불충분하다.

면접의 사전조사에 의해서, 의뢰서에 기재되어 있지 않은, 대상자 개개의 작업치료 실시상의 중요한 조건, 심신의 상태, 장애의 중증정도 등을 알고, 대상자의 개략적인 “전체상”을 파악한다. 이어서, 면접에서 주의해야 할 것을 정리하여 준비를 갖춘다. 이것은 면접의 시간적 · 노력적인 낭비를 줄이는 것만이 아니라, 대상자의 심신에서의 위험관리에도 중요하다.

다른 분야로부터의 정보수집원에는 당당의사로부터의 의뢰서 이외에, ① 진료기록(차트)이나 간호기록 등의 의료기록, ② 대상자의 직접적인 담당자로부터의 청취가 있다.

최초 면접의 사전조사로서 확인해두어야 할 정보로서는 대상자 성명, 진단명, 장애명, 현병력, 처방, 위험성이 되는 합병증, 병상의 설명내용, 향후의 치료방침 등이 있다. 가능하다면, 기왕력, 심리사회면에 영향을 주는 정도,

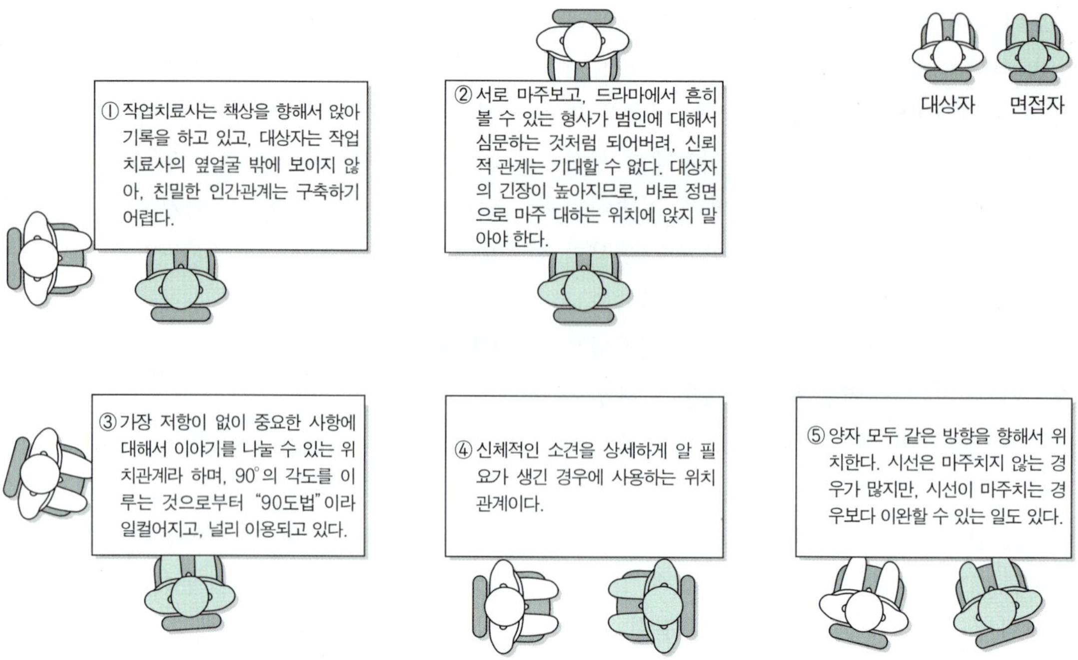

그림 1 대상자와 면접자의 위치관계

안정정도, 병동에서의 일상생활활동(동작)(activities of daily living ; ADL)의 상황 등, 간호부문의 정보를 조사해두면 좋다. 면접 전에, 이러한 의학적 사항, 사회적 사정 등의 정보를 정확히 얻은 다음에 면접을 하면, 대상자의 원래의 모습인 "생활 속의 전체상"을 이해하기 쉬워진다. 또한, 생활의 상황과 본인의 호소를 연관시켜 청취할 수 있고, 작업치료 실시상의 문제점에 대한 관리에도 도움이 된다.

면접의 사전조사에서의 정보수집에서는 아래의 점에 주의한다.

- 정보의 기록은 정확히 한다. 정보 수집한 그 자리에서 민첩하고 솜씨 있게 기록한다.
- 정보는 외부에 누설하지 않는다(비밀 준수 의무). 메모용지일지라도 기록의 관리를 엄중하게 한다.
- 정보 수집을 위한 스태프와의 대화는 신중하게 한다. 대화의 누설이 없도록 주의한다.
- 편견이나 선입견에 좌우되지 않도록, 객관적인 정보를 얻도록 노력한다.

2 면접장면의 설정

작업치료에서는, 면접실만이 아니라 여러 가지 장면에서 면접을 하는데, 여기서는, 설정된 면접실의 환경에 대해서 설명한다. 대상자가 심리적 · 신체적으로 쾌적한 상황에서 면접을 받을 수 있는 공간을 준비하는 것은 중요하다.

a. 면접실의 환경

면접을 하는 장소는 대상자의 프라이버시가 충분히 유지되는 환경이어야 한다. 그렇지 않으면, 대상자는 자기의 진짜 문제를 밝힐 기분이 되지 않을 것이다. 1인실이 원래 이상적이지만, 전용의 1인실이 없는 경우, 적어도 칸막이나 커튼은 필수적이다.

이상적인 면접실의 조건으로서, 다음과 같은 점을 들 수 있다.

- 면접실의 넓이로서, 2~5명 정도가 쾌적한 공간을 얻을 수 있을 정도의 면적이 필요할 것이다.
- 적당한 채광창이 있고, 외부로부터의 시선이 마음에 걸리지 않는 방이 좋다.
- 집기, 비품에 대해서는, 안정되어 앉을 수 있는 의자를 여러 종류 여분으로 준비하면 (놀이의자) 좋다.
- 정신이 산만해지지 않고 마음이 편안한 분위기의 공간을 연출하는 것도 중요할 것이다. 예컨대, 벽의 그림, 커튼, 화분(관엽식물), 수조(완상용 물고기), 불(난방기구), 음향설비 등, 시각적 · 청각적으로 이완할 수 있는 분위기 만들기에 유념하면 좋다.
- 경우에 따라서는, 음식물의 준비, 일어서서 걸을 공간의 확보, 부속품이나 완구 등의 이른바 심심풀이로 만지작거리는 것이 가능한 장면이 용이하게 설정되어 있으면 바람직하다. 단조로운 동작을 하면서 하는 대화는 이야기를 끄집어내는 것이 보다 쉬워진다.

b. 대상자와 작사와의 위치관계업치료

면접 중인 대상자의 표정이나 행동을 관찰하기 위해서도, 대상자와 어떻게 대좌하는지가 중요하다. 위치관계로서는 **그림** 1과 같은 다섯 가지 장면을 생각할 수 있다.

최초의 면접 등, 대상자의 불안이나 긴장이 심한 경우는 면접실에서의 작업치료사와 대상자와의 위치관계는 특히 주의하기 바란다. 일반적으로는 "90도법"(**그림** 1의 ③)은 무난한 위치관계이지만, 작업치료사는 대상자의 상황에 따라서, 위치관계를 자유자재로 변경할 수 있도록, 캐스터가 부착된 의자를 준비해두면 좋다. 위치관계에 대해서는, 위에서 언급한 것 같은 심리에 영향을 주는 공간적 요소만이 아니라, 아래와 같이 다른 요소도 고려하여, 적절한 위치관계를 설정해야 한다.

- 대상자가 스스로 무의식적으로 앉는 위치를 정하는 것은 대상자의 심리상황을 반영하고 있는 일도 있다.
- 위험이 발생하였을 경우, 위험회피를 위해 기민하게 움직일 수 있는 위치를 작업치료사가 잡는다.
- 역광 등이 금기인 대상자의 경우, 채광방향이나 조명을 고려한 위치에 앉는다.
- 대상자가 집중할 수 있고, 그럼에도 지나치게 긴장하지 않는 위치를 향한다.
- 서로 이완할 수 있는 시선을 유지할 수 있는 것 같은 위치관계에 유념한다.
- 휠체어나 스트레쳐를 이용하고 있는 경우는 이동하기 쉬운 공간을 준비해 둔다.
- 대상자의 시선이 낮아지는 것 같은 경우, 같은 수준의 시선이 되도록 배려한다.

3 정보 수집으로서의 면접

첫번째 작업치료에서는 보통, 인사, 자기소개, 작업치료의 설명(필요하다면 작업치료실을 안내하고, 치료 장면을 보여준다), 주치의로부터의 처방내용의 설명부터 들어간다. 다음으로 주된 호소, 현 병력, 기왕력 등의 병상이나 장애의 경과 등을 묻고, 사전조사 내용을 인식 · 확인한다. 가족구성과 가족관계 · 직

제1단계 : 작업에서의 문제점의 결정

작업수행의 문제나 관심사를 결정하기 위해, 대상자에게 인터뷰하고, 매일의 활동인 셀프케어, 생산 활동, 레저에 대해서 묻는다. 전형적인 1일을 마음속에 그리면서, 대상자가 하고 싶다고 생각하는, 할 필요가 있는, 하는 것이 기대되고 있는 활동을 열거하게 한다. 그 다음에 어떤 활동이 만족할 수 있기까지는 시행하는 것이 어려운가를 대상자에게 묻는다.
열거된 문제가 되는 활동을 제1단계 A, B, C에 적는다.

제2단계 : 중요도의 평정

평정 카드를 사용하여, 각각의 활동의 중요도를 1에서 10으로 대상자에게 평정을 시킨다.
제1단계 A B C의 해당란에 평정치를 적는다.

제1단계 A : 셀프케어		중요도
Personal care (착탈의, 목욕, 식사, 몸 단정히 하기 등)		
기능적 이동 [옮겨타기(transfer), 옥내 · 옥외이동 등)		
사회생활 활동 (자가용이나 대중교통수단에 의한 이동, 쇼핑, 은행의 이용 등)	버스로 외출한다	6

제1단계 B : 생산 활동		중요도
유급/무급의 일 (취직활동, 직업종사, 자원봉사활동 등)	체조	5
가사 (청소, 세탁 요리 등)	요리(주간)	8
놀이/학교 (다양한 놀이/숙제 등)	개인용 컴퓨터를 학습하다	9

제1단계 C : 레저		중요도
정적 레크리에이션 (취미, 수공예, 독서 등)		
동적 레크리에이션 (스포츠, 산보, 여행 등)	여행	5
사교 (방문, 전화, 파티, 편지 등)	친구와 쇼핑에 가다	7

제3 · 4단계 : 초회 평가와 재평가의 득점(score)

중요한 문제점을 5개 이내에서 대상자에게 확인하고, 아래에 기입한다. 평정 카드를 사용해서, 각 문제의 수행(어느 정도 잘 할 수 있다고 생각하는가)과 만족(만족하고 있는가)을 대상자에게 평정하도록 시킨다. 그 후, 총 득점(score)을 계산한다. 총 득점은 모든 문제의 수행도와 만족도를 더하고, 문제의 수로 나눈다. 재평가에서는, 각 문제의 수행도와 만족도를 대상자가 다시 한번 평정한다. 새로운 득점과 득점의 변화를 계산한다.

첫번째 평가 : 작업수행의 문제 :	수행도 1	만족도 1	재평가 : 수행도 2	만족도 2
1. 개인용 컴퓨터	4	2	7	5
2. 버스	1	1	5	5
3. 쇼핑	1	1	1	1
4. 요리	5	3	7	7
5. 체조	7	7	8	8
득점(score) : 총 득점 = 수행도 또는 만족도의 합계 / 문제의 수행	수행 득점 1 18/5 = 3.6	만족 득점 1 14/5 = 2.8	수행 득점 2 28/5 = 5.6	만족 득점 2 26/5 = 5.2

수행도의 변화 = 수행 득점 2 [5.6] - 수행 득점 1 [3.6] = [2.0]
만족도의 변화 = 만족 득점 2 [5.2] - 만족 득점 1 [2.8] = [2.4]

그림 2 캐나다 작업수행 측정(COPM) 사용 예

업 · 주거환경 등의 참여와 환경 인자에 관한 사항은 작업치료의 실시가 진행되고 라포르가 형성된 다음부터 수시로 묻으면 좋다.

최초 면접에서는 일상적인 화제로 대상자의 긴장을 제거하면서, 작업치료의 중심과제인 작업수행상황을 알도록 한다. 이 평가에는, 캐나다 작업수행 측정(COPM)이 편리하다(**그림 2**). 이것은 대상자의 셀프케어나 생산 활동, 레저 안에서부터 대상자가 "하고 싶다고 생각하는 활동", "할 필요가 있는 활동", "하는 것을 기대하고 있는 활동"을 열거하게 하여, 10단계의 visual analog scale로, 중요도, 수행도, 만족도의 점수를 매기게 하는 것이다.

이 과정을 통해서, 대상자는 자기의 작업수행의 문제에 대해서 자연히 눈을 돌릴 수 있고, 작업치료사는 대상자가 중요시하는 작업수행영역을 알 수 있다. 대상자가 중요하다고 생각하는 작업을 할 수 있도록 지원하는 것이 작업치료라는 것을 대상자에게 알리는 역할도 갖는다.

대상자와 작업치료사가 서로 이야기를 나눠서 치료 · 지도 · 지원의 목표 · 내용 · 수단을 정할 수 있으므로(협업이라 한다), 대상자 중심주의의 작업치료이다. 또한, COPM은 작업치료 효과판정이 가능한 평가법이기도 하다. 중요도, 수행도, 만족도의 변화를 수치로 비교함으로써, 작업치료 실시의 효과판정에 사용할 수 있다.

이 밖에도 시기와 목적에 따라서, "1일의 스케줄"이나 "흥미 체크리스트", "역할 체크리스트"(309페이지) 등을 수시로 시행함으로써, 대상자의 심리사회적 상황을 파악할 수 있다.

"1일의 스케줄"은 질병 전, 현재, 또는 장래에 있을 것인 1일을 묻는 것이다. 이 "1일의 스케줄"(**표 1**)에 의해서, 대상자에게 중요한 활동이나 역할, 1일 중에서의 일 · 휴식 또는 놀이의 균형, 습관이나 중요한 일과, 환경 면에서의 새로운 생활에 대한 지원의 필요정도, 장애수용(적응)의 단계 등을 알 수 있다.

그리고, "흥미 체크리스트"(305페이지)를 참고로 질문하여 가면, 대상자의 과거, 현재 또는 장래의 흥미나 관심에 대해서 아는 것만이 아니라, 대상자의 장애수용과정, 원래의 욕구(needs)를 이해할 수 있고, 이들을 기초로 작업치료 실시의 계획을 입안하게 된다.

주된 호소, 현 병력, 기왕력 등의 병상이나 장애의 경과와 같은 의학적인 사항을 묻고, 가족구성, 주거환경, 직업 등의 사회적 사항은 치료가 진행된 후에 수시로 청취한다.

작업치료는 대상자의 생활 장애에 대해서 작용하는 것이 중요하다. 이른바 수행의 배경(occupational contexts)을 최초의 면접 등으로 파악하는 것은 작업치료를 실시하는 데에 반드시 필요하다. 수행의 배경은 시간적 측면과 환경적 측면으로 구성된다. 시간적 측면은 연령적, 발달적, 라이프사이클, 장애상황

표 1 "1일의 스케줄"에 의해서 알 수 있는 정보

1. 중요한 활동
2. 1일 또는 각 활동에서의 시간적 배분
3. 1일에서의 일 · 휴식 또는 놀이의 균형
4. 가정 내 또는 사회에서의 중요한 역할
5. 환경적인 지원상태(물리적, 사회적, 문화적)
6. 습관이나 중요한 일과
7. 대상자 또는 가족에 대한 교육지도의 필요성
8. 자립을 위한 보조기기나 복지용구의 필요성
9. 변경해야 할 라이프스타일의 필요성
10. 새로운 생활에 대한 환경적인 지원상태의 필요성
11. 장애 수용(적응)의 단계를 안다.

표 2 미국작업치료사협회에 의한 수행의 배경(occupational contexts)의 분류

대항목	중항목	예
시간적 측면 (temporal aspects)	연령적 측면 (chronological)	개인의 연령
	발달적 측면 (developmental)	성숙의 단계 또는 발달의 시기
	라이프사이클 측면 (life cycle)	직업 사이클, 육아 사이클, 또는 교육과정과 같은, 생활상의 특정의 중요한 시기 · 시간
	장애상황의 측면 (disability status)	손상이 급성기의 장애인가, 만성기의 장애인가. 장애발생부터의 경과시간. 장애 경과의 어느 시기에 있는가(예 : 병의 종말기)
환경적 측면 (environmental aspects)	물리적 환경 (physical environment)	수행배경 안에서 인간 이외의 측면 즉, 자연환경이나 지형, 식물, 동물, 건축, 가구, 기타의 물품, 도구나 비품, 또는 장치 등에 대한 접근(access)의 용이성과 그 안에서의 동작수행을 포함한다.
	사회적 환경 (social environment)	대상자의 배우자, 친구, 또는 간병인 등과 같이 도움을 기대할 수 있는 중요한 개인. 또한 규범(norme), 역할기대나 사회적 일과를 확립함으로써 같은 영향력이 미치는 것 같은 큰 사회 그룹을 포함한다.
	문화적 환경 (cultural environment)	관습, 신조, 활동패턴, 또는 개개인이 구성원이 됨으로써 사회로부터받는 기대성 등을 포함한다. 사회자원 접근에 연관성이 있는 법률이나 개인적인 권리의 주장 등 제도적 측면도 포함한다. 마찬가지로 교육, 고용 또는 경제적 지원의 기회도 포함한다.

[문헌 3에서]

이 있고, 또한 환경적 측면은 물리적 환경, 사회적 환경, 문화적 환경이 있다(표 2).

4 대상자·작업치료사의 치료적 관계의 확립과 대상자에 대한 동기부여

면접은 라포르(rapport)를 도모하여 치료적 관계를 구축하는 것이나, 작업치료의 목적인 대상자에 대한 치료 · 지도 · 지원에 대한 동기부여 등으로 연결된다.

a. 치료적 관계의 확립

면접의 중요한 목적의 하나에, 대상자 · 작업치료사관계의 확립이 있다. 첫번째 면접, 또는 한번만의 면접으로 신뢰관계가 확립하는 것은 아니지만, 초기의 면접은 작업치료 실시에 있어, 작업치료 도입에 대한 설명과 동의의 관점에서도 중요하다.

작업치료 초기에는 대상자는 자기가 가진 질병이나 장애에 대한 재활에 대한 이해는 아마도 부족하고, 현 상황 또는 장래에 대해서 불안이나 두려움의 기분이 클 것이다. 하물며, 작업치료가 되면 지명도가 낮기 때문에, 작업치료의 목적, 역할, 방법 등에 대해서 이해하고 있는 예는 적다고 생각한다. 이 때문에도 면접을 통한 대상자 · 작업치료사의 치료적 관계의 확립이 보다 한층 필요하다.

b. 동기부여

작업치료의 대상자는 내적 동기부여, 또는 자발적으로 행동하려고 하는 내적 충동이 저하하여 있는 경우가 많다. 이 때문에도 대상자와 일체가 되어 문제에 대응하고, 평가나 치료계획이나 작업치료 실시에 관여하여, 대상자에 대해서 인내심을 갖고, 공감, 격려, 칭찬 등으로 동기부여를 강화해야 한다. 면접은 그 좋은 동기가 된다.

작업치료에서의 검사나 측정에서는 대상자의 장애부분, 이른바 "할 수 없다"는 마이너스 면을 강조하는 것 같은 결과로 되는 경우가 많은데, 국제생활기능분류(International Classification of Functioning, Disability and Health; ICF)의 개념이 그러한 것처럼, 잔존하는 능력이라는 플러스 면을 강조하는 방향으로 유도하였으면 한다.

5 면접자로서의 기술 · 태도(주의 · 원칙)

작업치료에서의 면접을 할 때에, 작업치료사에게 필요한 면접기술 및 태도나 주의할 점에 대해서 언급한다.

a. 면접 전

1) 질문사항의 준비 · 계획

면접을 효율적으로 시행하기 위해, 어떠한 정보를 모으는지를 결정한다. 사전에 질문사항을 열거하여, 체크리스트를 작성하고, 회답도 선택지로 체크가 가능하게 해둔다. 이야기의 흐름(내용, 질문순서, 말의 표현)을 짜 두면, 대화가 원활하게 되어 대상자도 대답하기 쉽다.

또한, 대상자가 안정할 수 있는 시간대에 면접시간을 조정하는 배려도 중요하며, 대상자의 스케줄을 알아 단시간에 끝마치도록 한다. 역할 연기✓(role playing)로 연습하는 것도 좋은 방법이다.

b. 면접 중

1) 면접 시의 오리엔테이션

처음에는 반드시, 경의를 표한 인사, 자기소개, 대상자의 확인, 작업치료의 목적이나 내용을 간결하고 친절하게 설명한다. 예의 바르게 하여, 신뢰를 얻도록 한다.

2) 기록방법과 기록에 대한(informed consent)

이야기의 내용을 간결하고 명료하게 기록하는 것은 면접자로서 중요하다. 그러나, 면접에서의 이야기의 내용을 빠뜨리지 않고 기록하려고 하는 나머지, 대상자의 얼굴을 보고 있는 시간보다도 아래를 향하고 있는 시간 쪽이 길어져버리는 경우가 있으나, 이 상황은 대상자에게 쓸데없는 위화감이나 경계심을 주게 된다. 이야기하는 것이 한 글자 한 구절이 기록되고 있다고 생각하면, "섣불리 지껄일 수 없다"라고 느낄 것이다. 기록은 적당하게 요점을 정리하는 정도로 그쳐야 한다.

면접 시에 메모를 하는 것에 대해서, 그 이유를 설명하고, 동의를 얻는 것을 잊지 말아야 한다. 녹음이나 녹화가 필요한 경우도 마찬가지이다. 대상자가 메모를 경계하여, 서면 기록의 동의를 얻을 수 없는 경우는 요점을 기억해 두어야 한다. 이 때, 비밀 준수의무에 대해서도 설명하고, 얻은 정보는 모두 개인의 비밀이고, 정당한 이유가 있는 경우를 제외하고는 외부에 누설하지 않을 것을 약속한다. 이것은 "비밀을 지키는 의무"로서, "물리치료사 및 작업치료사법" 제16조, "형법" 제134조에 명기되어 있고, 일본작업치료사협회의 유리규정에도 기재되어 있다.

3) 질문의 방법 · 형식

첫번째 면접 시는 대상자에게 작업치료사는 미지의 존재이다. 또한 재활이나 작업치료의 역할을 잘 모르는 경우가 대부분이다. 대상자는 불안이나 긴장상태에 있기 때문에, 충분히 배려한 질문방법이나 형식을 취해야 한다.

- 최초부터 질문하지 않고 분위기 만들기에 노력한다.
- 최초는 대답하기 쉬운 질문부터 시작한다.
- 질문은 알기 쉽고, 오해가 없는 말로 묻고, 정곡을 찌른 내용을 질문한다.
- 한번에 복수의 질문을 하지 않는다. 질문공세가 되지 않도록 한다.

질문의 형식에는 닫힌 질문법과 열린 질문법이 있다. 상황에 따라서 구분해서 사용해야 한다.

① 닫힌 질문법(closed question)

"예" 또는 "아니요"와 같이 대답하게 하는 질문법이다. 예컨대, "오늘은 어제에 비해서 상태가 좋은 것 같군요?"라 질문하는 방법이다.

② 열린 질문법(open question)

자유로운 말로 대답할 수 있는 질문법이다. 예컨대 "오늘의 상태는 어떻습니까?" 등의 질문이다. 이 질문법은 닫힌 질문법에 비하여, 대상자의 보다 구체적인 생각을 알 수 있다.

③ 만일 질문법

닫힌 질문법의 하나이지만, 닫힌 질문과 비교하면, 조금 구체적인 내용의 대답일 가능성이 있다. 예컨대 "만일, 담당 간호사가 없다면, 당신이 자력으로 할 수 없는 일상의 활동은 무엇입니까?" 등의 질문이다. 이 질문법의 요점은 비일상적인 상황을 상정하는 것이다. 이것에 의해서, 대상자에게 보통보다도 더 파고 든 생각을 촉진하는 방법이 된다.

4) 침묵에 대해서

심리적 또는 의사소통장애의 문제 등으로 대답하기 어려운, 또는 대답은 머리 속에 있으나 표현하기 어렵다는 것 때문에, 대상자는 침묵해버리는 경우가 적지 않다.

이 경우, 성급하게 대답을 요구하는 것이 아니라, 질문방법을 바꾸거나, 다른 시간을 사용해서 정보를 얻도록 한다. 또한 침묵하고 있는 것 자체가 중요한 정보가 될 수 있다.

5) 경청과 공감

면접자로서 가장 중요한 주의할 점의 하나에 듣는 태도가 있다. 적극적이고 동시에 주의 깊은 경청은 의료종사자로서 중요한 태도의 하나이며, 어떻게 "이야기를 듣기 잘 하는 사람"이 되는가라는 것이다. 성의를 갖고, 대상자의 말을 이해하도록 노력해야 한다. 호감이 가는 "맞장구", 적절한 눈 맞추기(eye contact), 때에 알맞게 하는 촉구 등, 면접자로서의 태도도 면접의 성패에 크게 영향을 준다. 이야기를 들으면서, 대상자의 신념이나 본심을 탐색함으로써, 표면적인 사실만이 아니라, 본질에 다가가는 것이 필요하다.

인간은 감정의 동물이라 일컬어진다. 불안정한 감정을 가진 대상자에게, 감정의 안정화를 도모할 목적으로 작업치료가 실시되는 경우도 있다. 모든 작업치료 대상자에게 감정면의 접근은 필요할 것이다. 감정면에 대한 대응은, 괴롭고 불안한 상태에 있는 대상자의 입장이 되어 생각하는 것 즉, "공감"하고 있는 것을 표현해야 한다. 이것에 의해서 대상자의 감정이 진정되고, 전향적으로 도전할 기분이 생기는 것이다. "공감"을 전달하는 기본적인 방법에는 아래의 것이 있다.

① 반영 : 대상자의 표정이나 태도 등에 따라서 말을 건다. 아플 것 같다고 생각하면 "고통스럽겠군요"라고, 대상자의 기분을 작업치료사가 대변해서 표현한다.

② 정당화 : 대상자의 감정면에서의 체험에 대해서, 그 감정은 작업치료사에게도 이해할 수 있는 타당한 것이라 전달한다.

③ 개인적인 지원 : 대상자를 지원하기 위해 작업치료사가 있는 것이므로, 지원하고 싶다는 것을 명확히 전달한다.

④ 협력관계 : 대상자와 작업치료사가 협력관계를 구축하면서 평가나 치료에 임하는 것을 가리킨다. 이것에 의해서 평가나 치료 대상자의 참여를 얻기 쉽다.

⑤ 존중 : 대상자에게 경의를 갖고 있다는 것을 언동으로 표현한다.

심리적 지지를 목적으로 한 작업치료 실시 수단으로서의 보다 상세한 면접기술에 대해서는 제4장 "정신기능 평가법"의 I-C "면접법"(486페이지)을 참고로 하기 바란다.

6) 언어적 반응 시의 비언어적 반응의 관찰

면접이라 하면, 대화에 의한 언어적 의사소통에 의존하는 일이 많지만, 준언어적 또는 비언어적 의사소통도 중요하다. 이들을 정확히 파악하려면, 주의 깊은 관찰안목이 필요하다.

- 언어적 의사소통 : 말의 내용에 따라서 그대로 전달되는 메시지.
- 준언어적 의사소통 : 말에 부수되는 것에 의해서 전달되는 메시지(목소리의 높이 · 크기 · 속도 · 억양 · 어미의 변화, 이야기하는 방법 등).
- 비언어적 의사소통 : 말 이외의 수단에 의한 메시지. 신체동작(몸짓, 자세, 표정, 응시 등), 공간행동(대인 거리, 영역, 개인 공간, 좌석행동 등), 신체접촉.

주의 깊은 관찰안목으로 대상자의 언동을 관찰하고, 대상자의 심리를 통찰하는 능력도 필요하다. 면접 시의 대상자의 표정이나 화제의 선정방법을 관찰하면서, 질문의 내용이나 타이밍에 주의하여, 비언어적 또는 준언어적 의사소통을 참고로, 임기응변으로 질문내용을 변화시킬 필요가 있다.

대상자가 이야기하는 내용에는, 그 자체의 의미가 있다. 그러나, 이야기한 내용과는 별개로, 본심이라고도 해야 하는 것을 비언어적 또는 준언어적 의사소통으로 전해오는 일이 있다. "알았습니다"라는 표현과는 정반대로, 명백한 긴장된 표정으로 "마지못해서 『알았습니다』라고 말하고 있는 것입니다. 당신의 명령에 거역할 수 없기 때문에"라고 본심을 풍기고 있을지도 모른다. 잘 듣는 사람은 좋은 관찰자이다.

7) 질문에 대한 대답의 확인(바르게 이해한다)

대상자의 이야기의 요점을 명확히 파악하는 것이 중요하다. 대상자가 자유로이 이야기한 경우, 빠져있는 부분은 질문하여 보충설명을 요구하면 된다. 대상자의 이야기의 사실의 부분과 의견이나 추측의 부분과를 구별해야 한다.

대상자의 대답에 애매한 표현이 있거나, 청취자가 잘못 듣거나 해석의 차이가 있는 등으로, 양자의 결과의 어긋남이 발생하는 일이 있다. 대상자가 표현한 대답결과를 명확히 하는 데에, 그 자리에서의 피드백을 할 필요가 있다. 예컨대, "당신이 지금 말씀하신 것은 이러한 것이지요? 내가 잘못 이해하고 있는 것은 아닙니까?" 등의 확인이 필요하다.

8) 의견, 판단, 충고, 분석 등은 삼간다

면접의 목적에는 대상자 · 작업치료사의 치료적 관계의 확립이나 "동기부여" 등이 있으나, 정보수집의 목적이라면, 격려로서의 작용은 필요하지만, 강압적인 의견, 판단, 충고 또는 분석은 피해야 한다. 대상자의 발언을 들으면서, "그것은 옳다" "옳지 않다"라고 판단하는 일은 하지 말아야 한다.

실제 문제로서, 많은 사람은 상대방의 이야기를 잘 듣고 있지 않다는 것을 알아차리지 못한다. 게다가, 자기가 옳다는 것을 당연한 것처럼 하고 있다고 믿고, 매우 간단하게 다른 사람의 이야기를 비판적으로 판단해서 배제하는 경향이 있다. 이러한 것에 유의하여 신중한 질문을 해야 한다. 특히 대상자가 작업치료사보다 연장인 경우는 유의해야 할 것이다.

전달하는 사람인 면접자의 가치관으로 "당신은 이렇게 해야 한다"라고 말해도 청취자인 대상자가 그럴 마음이 되지 않는 한, 충고로서의 말은 오히려 마이너스로 작용할 것이다." 당신을 위해서이다"라는 충고의 진실은 전달하는 사람이 말하고 싶은 것을 말하고 있는 것에 불과하다.

이상과 같이, 청취자가 놓인 입장에 적합한 충고가 아닌 일이 많이 있기 때문에, 주의하기 바란다.

9) 질문의 본질에서 벗어나지 않는다

면접에 의한 질문의 본질을 판별하여, 이야기의 줄기(궤도)로부터 빠져나오지 않도록 주의해야 한다. 그러나, 이야기에 따라서는, 본질로부터 벗어나 사항이 중요한 의미를 갖는 경우도 있다. 너무나도 담담하게 사무적으로 본질에 따라서 하는 질문만 하고 있으면, 대상자의 불안이나 긴장은 해소할 수 없다. 대화 속에, 존엄성을 가지면서도 누그러뜨리는 것 같은 분위기 만들기에 노력해야 한다.

10) 면접시간의 조정(종료의 타이밍)과 나눈 이야기의 확인

면접의 시간이나 종료의 타이밍은 신중하게 고려해야 한다. 미리, 면접의 시작시각, 면접시간 등을 전달하고, 동의를 얻어둘 필요가 있다. 첫번째 면접에서는 신체적 피로에 더해서, 심리적 부담이 발생할 것이기 때문에, 심신의 내구성에 관한 사전조사, 또는 면접 중의 피로의 징후 등을 참고로, 시간을 조절할 필요가 있다. 면접이 종료할 때에는, 면접의 협력에 대해서 마음으로부터 감사를 한다.

11) 사회인으로서의 대화의 매너를 지킨다

대상자에 대해서 적절한 존경어나 겸양의 말을 사용하여, 상대방을 존중하는 언동을 취하도록 한다. 치매증상의 대상자에 대해서도, 실례가 되지 않는 존경하는 태도를 보이는 것은 사람으로서 당연한 행동이다. 부득이 약속시간을 지키지 못하였거나, 실례를 한 경우는 마음으로부터 사과하는 것이다. 또한 복장이나 외관은 청결하게 하고, 어떠한 연대의 사람으로부터도 호감을 갖게 하도록 노력해야 한다.

B. 관찰

"백문이 불여일견이다"—몇 번이나 반복해서 들었다 해도, 한번 실제로 본 것에는 미치지 못할 것이라는 의미이다. 또한 "듣고 극락, 보고 지옥"이라는 고사가 있다. 사람으로부터 들은 것과, 자기 눈으로 실제로 본 것에는 큰 차이가 있다는 "비유"이다.

관찰(observation)이란 사물을 잘 주의해서 끝까지 확인하는 것이다. 관찰이란 인식의 목적에 따라서, 일정 방침 하에, 현상(phenomenon)이 어떻게 일어나는가 라는 사실을 확인하는 것이라 정의되어 있다.[4] 또한 관찰이란 주의 깊게 그리고 예측을 갖고 시행하는 신중한 탐색이라고도 표현된다.

작업치료에서는 대상자의 행동을 관찰하는 일이 수많이 있으나, 관찰하는 것에만 그치지 않고, 그 행동을 바르게 이유를 부여하여, 기술(description) · 기록하는 것이 중요하다. 또한 관찰을 어떻게 해석하는지가 중요하다. 관찰은 평가의 과정 또는 치료를 실시하는 데에, 대상자의 행동을 "보는" 것이지만, 실제로는 관찰자인 작업치료사의 시각 이외의 지각, 이른바 5감을 구사하여 시행해야 한다.

작업치료에서의 평가나 치료를 실시할 때에, 대상자를 이해하는 데에, 면접, 관찰, 검사, 측정은 수단으로서 중요하다. 아래에, 작업치료 대상자의 인간으로서의 행동에 대해서, 평가수단의 하나로서, 임상적 관찰의 방법과 주의사항을 설명한다.

1 관찰의 대상

검사나 계측을 할 때, 정확한 결과를 얻기 위해서는 관찰이 가장 중요한 수단이며, 면접에서도 관찰은 반드시 필요하다. 작업치료에서의 관찰의 대상으로서는, 대상자나 그 가족, 내담자, 스태프, 환경 등, 다양한 것이 있으나, 이 항에서는, 평가나 치료를 실시할 때 등 작업치료를 시행함에 있어서의 대상자의 관찰에 대해서 설명한다.

검사, 측정 및 평가 때에, 대상자의 요소를 다면적으로 파악하여 관찰하는 것이 중요하다. 관찰해야 할 대상은 아래와 같이 정리된다.

a. 신체적 측면의 관찰

신체적인 외면부분의 관찰이다. 전신의 관찰 및 부분적 관찰이 있으나, 이들은 상호 연관성이 있고, 상호보완적인 것이다. 즉, 한사람의 대상자의 일부분을 관찰하는 경우, 관련되는 다른 신체부분 및 신체 전체의 관찰도 동시에 필요하다는 것을 의미한다. 신체 측면의 관찰에는 형태면 · 구축면의 관찰과 신체운동면의 관찰이 있다.

① 신체의 형태면 · 구축면의 관찰 : 외관적인 체격이나 변형, 전위의 관찰이며, 신체의 정렬(alignment)의 체크나 관절가동범위(range of motion; ROM) 검사에 반드시 필요한 관찰이다. 또한, 외관적 측면으로서는, 식은땀이나 안색 등의 피로의 징후 등, 생리적 반응에 의한 변화를 주의 깊게 관찰하는 것도 중요하다.

② 신체의 운동 · 동작 · 행동면의 관찰 : 도수근력검사, 운동협동성 검사, ADL 검사에서의 기거동작이나 착탈의동작 등의 신체 운동검사나 측정을 할 때 등, 정확한 결과를 얻기 위해서는, 주의 깊은 관찰이 가장 중요한 수단이다.

b. 심리사회적 측면의 관찰

행동하고 있는 대상자의 내면부분의 관찰이다.

① 태도 : 상황에 대응해서 자기의 감정이나 의사를 외형으로 나타낸 것이다.

② 언어 · 발음 · 응답 : 말의 내용이 아니라, 말의 감정적인 표현방법이다.

③ 표정 : 태도 속에서도, 특히 마음속의 감정이나 정서를 얼굴표정에 나타내는 것이다.

2 관찰의 종류

관찰에는 자연관찰법이나 실험적 관찰법 등이 있으나, 인간의 행동을 대상으로 한 문화인류학이나 사회학 또는 심리학에서 본 관찰법에는, 대별해서, 통제적 관찰법과 비통제적 관찰법이 있다(그림 3).

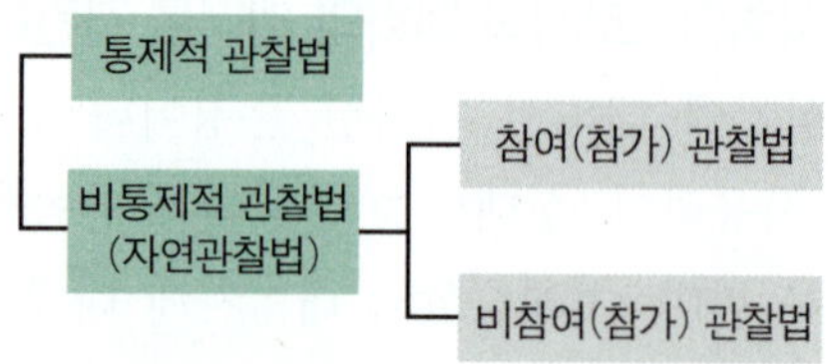

그림 3 관찰법의 분류

a. 통제적 관찰법

통제적 관찰법이란 관찰의 목적에 따라서 어떠한 조건통제가 이루어져 있는 상황 하에서, 즉 관찰자가 의도적으로 조건을 배치한 상황 하에서, 인간의 행동을 관찰하는 방법이다.

b. 비통제적 관찰법

비통계적 관찰법이란 관찰자에 의해서 통제를 하지 않는 상황 하 즉, 자연의 상황 하에서 인간의 행동을 관찰하는 방법이며, 자연관찰법이라고도 부른다.

비통제적 관찰법에는 참여(참가)관찰법과 비참여(참가)관찰법이 있다. 이 관찰법은 사회학이나 문화인류학에서 시행되어온 미족지학(ethnography)이라는 연구법에서 사용되는 분류이다.

1) 참여(참가)관찰법

관찰자가 대상자가 속하는 집단에 참가하여, 집단 안에서 대상자와 함께 행동하면서, 대상 집단의 구조나 대상자의 해석과정을 관찰하는 것이다. 예컨대, 집단 활동의 경우, 작업치료사도 활동 내의 구성원이 되어, 집단 내의 역할을 수행하고, 활동에 관여하면서, 그룹 또는 대상자(피관찰자) 개인에 일어나고

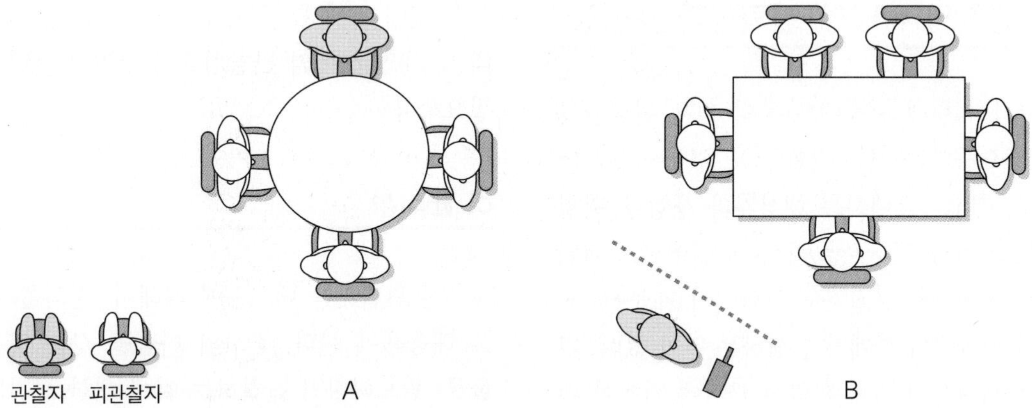

그림 4 **참여(참가)관찰법(A)과 비참여(참가)관찰법(B)**
비참여(참가)관찰법에서는 관찰자는 매직미러 너머로 직접관찰이나 비디오카메라 등을 이용하게 된다.

있는 것을 관찰한다. 또한, 개별 작업치료의 경우는 대상자와 협력해서, 창조적 활동을 하면서 대상자의 언동을 상세하게 관찰한다(그림 4A).

참여관찰법은 대상자의 활동에 깊이 관여하기 때문에, 상당히 상세하고 정확한 정보를 얻을 수 있는 이점이 있다. 그러나 반면에, 얻어지는 정보의 범위나 질이 한정되어버리는 문제도 있다. 또한 관찰자의 언동이 대상자의 행동에 영향을 주므로, 해석할 때에는 이러한 것을 감안하여 생각할 필요가 있다.

2) 비참여(참가)관찰법

비참여관찰법이란, 관찰자가 대상자가 소속하는 집단 또는 대상자 개인의 행동에 직접적으로 참가하지 않고, 관찰하는 방법이다. 따라서, 대상자는 관찰되고 있다는 의식은 없다. 관찰의 대상이 되는 개인을 조금 떨어진 곳에서 피관찰자가 알아차리지 못하게, 직접적 또는 카메라 등으로 관찰하는 방법이다(그림 4B).

비참여 관찰법의 경우, 참여 관찰법만큼 대상자와 밀착된 정보는 얻을 수 없을지도 모르지만, 보다 많은 기회와 넓은 범위에서의 정보수집이 가능해져, 전체상을 파악하기 쉬워지는 이점도 있다.

관찰의 기록은 관찰자가 메모하는 방법도 있으나, 녹음 · 녹화 등 AV기기를 이용할 수도 있다. 그러나, 이 방법이 비밀리에 "몰래카메라"와 같은 수단으로 이루어지면 대상자의 불신감을 초래할 우려도 있어, 의료윤리상으로도 바람직하지 않으므로, AV기기를 사용하는 경우는 그 설명과 동의를 사전에 얻은 다음 실시해야 한다.

작업치료 장면에서는, 참여관찰법과 비참여관찰법의 어느 쪽에 이점이 있는지 모르지만, 작업치료의 성질상, 작업치료사가 대상자에게 작업치료를 시행한다는 의미에서는, 참여관찰법이 사용된다. 어느 면접법을 사용하든, 가급적 바르게 대상자의 문제점을 이해하는 것이 중요하다.

3 관찰의 타당성·신뢰성과 윤리성

사람의 형태 측정에도 주의 깊은 관찰안목이 중요하다는 것은 말할 것도 없다. 이에 더해서, 작업치료에서는 대상자의 행동을 관찰하는 기회도 많다. 행동관찰에 있어, 그 내면을 해석할 때, 관찰자도 사람이기 때문에, 관찰의 왜곡이나 한계가 발생하는 일이 있다. 가급적 객관성이 있는 과학적 근거에 기초한 평가결과를 보이기 위해서는, 관찰에 의한 평가의 타당성과 신뢰성 및 윤리성을 고려해야 한다.

a. 타당성

타당성이란 관찰하려고 하는 것을 얼마만큼 확실하게 관찰하였는가라는 지표이다. 관찰자가 관찰해야 할 것을 적절한 방법으로 관찰하고 있는지 아닌지 이다. 관찰할 때의 방법만이 아니라, 관찰결과의 해석에 대해서도 신중하게 고찰해야 한다. 특히, 피관찰자의 행동의 내면에 있는 동기나 의도 · 감정 등을 기재하는 경우는 주의해야 한다.

b. 신뢰성

이것은 관찰 데이터 자체의 신뢰성이다. 대상자가 나타내는 같은 관찰사태라면, 관찰자가 몇 번 보아도(개인 내), 또한 누가 보아도(개인 사이), 동일한 일관성이 있는 데이터가 되어야 한다. 전자를 관찰자 내 신뢰성, 후자를 관찰자 사이 신뢰성이라 한다.

관찰 데이터는 관찰자 개인이 가지는 지식이나 경험의 정도에 좌우되는 일이 있다. 신뢰성을 높이기 위해서는, 다른 스태프와의 개인 내 및 개인 사이의 관찰기술의 확인과 훈련이 필요하다.

c. 윤리성

우선 관찰자는 대상자에 대해서, 경의를 갖고 대응해야 한다. 감사의 마음을 갖는 것은 물론, 필요하다면 관찰하는 것에 대한 사전의 설명과 동의, 프라이버시의 보호, 관찰 후의 대상자에 대한 피드백을 하는 것은 중요하다.

또한, 관찰자가 선입관을 갖고 시행하는 데이터 수집, 분석, 해석은 피해야 한다. 대상자가 가지는 원래의 문제점을 추출하고 이해하는 것과 관찰자의 윤리의 관점은 상반되는 면도 볼 수 있다. 대상자의 불이익이 되지 않도록, 균형을 잡으면서, 이 상반되는 양면성에 대해서 검토할 필요가 있다.

4 관찰자에 의한 편견

관찰자에 의한 편견(bias)이란 대상자의 참된 심리나 행동과, 관찰자에 의해서 관측되고 해석된 것의 사이에 일어나는 편견을 말한다. 관찰에서, 관찰자의 편견을 완전히 없애는 것은 매우 어렵다. 그러나, 관찰에 의해서 얻어진 사실을 보다 신뢰성이 높은 것으로 하려면, 관찰자의 편견을 가능한 한 적게 하도록 준비할 필요가 있다.

조쿠[4] 등에 의한, 관찰자가 범하기 쉬운 편견의 대표적인 것을 아래에 열거한다.

① 간략화(abbreviation) : 관찰기록을 적을 때는 관찰자가 예기하는 것의 방향으로, 또한

눈에 익은 것의 방향으로 치우치기 쉽다. 관찰하는 사상(사실과 현상)이 긴 과정인 경우는, 특히 중간부분의 데이터가 빠지기 쉬운 경향이 있다.

② 광배효과(halo effect) : 대상자에 대한 일반적 · 전체적 인상의 방향으로 관찰이 치우치는 것을 말한다. 예컨대, 성적이 우수한 어린이의 행동관찰에서는 어느 관찰항목도 높이 평가되기 쉬워진다.

③ 윤리적인 오류(logical error) : 관찰자가 개인적인 경험에 기초하여 서로 윤리적 관계가 있다고 생각하고 있는 관찰항목에는 유사한 관찰결과가 일어나기 쉽다. 예컨대, "뇌졸중에 의한 좌측 편마비자는 좌측무시 때문에 옷을 입을 수 없다" 등이라, 제멋대로 굳게 믿는 등이다.

④ 관대효과(leniency effect) : 잘 숙지하고 있는 것, 접촉이 많은 것에는, 유리하고 과대한 관찰결과를 시도하는 경향이 있다.

⑤ 대비효과(contrast effect) : 관찰자 자신이 어떤 행동특성을 갖는 경우는 해당하는 행동에 대해서, 다른 사람을 항상 뒤떨어진다고 평가하기 쉽다. 예컨대, 다변이고 활동적인 관찰자가 극히 일반적인 대화반응을 보이는 대상자를 매우 낮은 대화능력으로 평가하는 것.

⑥ 중심화 경향(central tendency) : 관찰항목을 충분히 이해하고 있지 않으면, 평가가 평균의 방향으로 흐르기 쉬워진다.

⑦ 동화(assimilation) : 관찰기록은 전형적인 방향으로, 또한 규칙적인 방향으로 치우치는 경향이 있다. 전형적인 사상이, 관찰자의 기억 안에서 가장 현저하기 때문이다. 그리고, 관찰자 자신이 가설 제창자인 경우, 예기한 방향으로 동화가 나타나기 쉽다.

⑧ 관찰기준의 오류 : 관찰자의 성격이나 가치관의 차이에 의해서, 관찰기준의 설정에 차이가 일어난다. 이 때문에, 관찰결과에 관찰자의 왜곡이 나타나게 된다.

⑨ 판단해석의 오류 : 관찰한 사실 안에, 그것으로부터 추론한 것을 무의식적으로 혼입시켜버리는 오류이다. 한정된 관찰결과임에도 불구하고, 일반화하거나, 개괄화하여버리게 된다.

이상의 것에 입각하면서, 평가나 치료를 실시할 때에, 작업치료사로서 관찰의 기법을 훈련해갈 필요가 있다.

5 관찰 편견의 해결방법

a. 복수의 관찰자에 의한 관찰

단독으로 관찰하는 것에 의한 관찰자의 왜곡의 문제에 대처하려면, 가급적 다수의 관찰자의 힘으로 개인의 오류를 상호 보완하는 것을 생각할 수 있다. 그러나, 임상의 작업치료 장면에서는 많은 관찰자를 편성하는 것은 불가능하다. 또한 관찰자가 많다는 것은 피관찰자에게 부자연스럽고, 피관찰자에게 지나치게 영향을 주는 결점이 있다.

실제의 임상장면에서는 복수의 작업치료사가 서로의 대상자에 대해서, 참여 관찰적으로, 또는 비참여 관찰적으로 서로 협력하면, 보다 객관적인 관찰과 해석을 할 수 있다고 생각된다.

b. 관찰기술을 보완하기 위하여

1) 간과, 오인에 대해서

정확하고 객관적인 관찰안목을 가지려면, 관찰자로서의 경험이 중요하다. 관찰이 부정확한 경우, 그 원인의 하나에 관찰의 "간과", "오인"이 있다. 이 간과나 오인을 최소한으로 하기 위해서는 바른 경험의 축적 즉, 관찰방법에 익숙해지는 것이다. 이를 위해서는 관찰에 앞서 준비를 갖출 필요가 있다.

즉, 무엇을 중점적으로 관찰하는가? 어디를 관찰하는가, 언제 관찰하는가? 누구를 관찰하는가? 왜 관찰하는가? 어떻게 관찰하는가? 라는 점을 사전에 계획하여야 한다. 즉, 우선 관찰의 목적, 대상, 방법을 명확히 할 필요가 있다. 그러나, 대상자의 행동을 평가 장면이나 작업치료 실시장면에서 관찰하는 것이기 때문에, 반드시 사전의 계획대로 대상자가 행동한다고는 할 수 없다. 예기치 않는 해프닝도 발생할 것이다. 이들에 대해서 적절한 판단으로 그것에 적응하고, 바르게 관찰 · 해석 및 기록해야 한다.

"나무를 보고 숲을 보지 않다"라는 격언이 있다. 작은 일에 얽매여서 큰일을 "간과한다는" 비유가 있는데, 관찰의 마음가짐의 하나일 것이다. 또한, "제 눈에 안경"이라는 것은 상대방에게 호의를 갖고 있으면, 그 사람의 결점조차 마음에 들어 "오인"한다는 격언이다.

"간과"나 "오인"을 방지하려면, 관찰하고 있을 때에, 중립적, 공정적, 개관적인 입장에서 관찰하는 안목을 양성하고, 그 사상(사물과 현상)의 성인을 논리적으로 검토 · 확인해야 한다.

2) 실념에 대해서

부정확한 관찰의 이유로서는 "실념"이 있다. 실념이란 깜박 잊는 일이다. 애써 정확하고 주의 깊은 관찰을 해도, 관찰자가 기억할 수 없고, 또한 기록하고 있어도 기술화되지 않고 기록에 남지 않는 일이다.

평가 중 또는 작업치료 중에 대상자의 행동을 메모하는 일은 많다. 메모는 기억정보를 재생 상기시키는 단서가 되고, 실념을 예방하려면 편리한 방법이다. 그러나, 관찰 장면에 아무런 제약이 없는 경우에도, 관찰 중인 사상의 모두를 적어둔다는 것은 불가능하다.

메모에 기재할 수 있는 양은 한정되기 때문에, 키워드라는 형태로 남기거나, 약자나 기호 등을 활용하면 좋다. 메모가 된 사항을 후에 재생하여, 기술해서 기록으로서 남기지만, 관찰사실을 재현할 때에 바르게 재생되어야 비로소 관찰이 바르게 평가된다. 이따금, 기억재생에서 오류가 발생하는 경우가 있으므로 주의해야 한다.

녹화나 녹음에 의존할 수 있는 경우, 관찰 장면을 몇 번이나 재생하여 사실을 확인하거나, 다른 사람에게 해석을 상담할 수 있고, 보다 객관적인 해석기술이 가능한 일이 많다. 다만, 많은 경우, 관찰점이 정점(주어진 점)이라는 것, 시청각 이외의 지각을 재생할 수 없다는 단점도 있다. 또한 실시간(real time)에 의한 관찰이 아니기 때문에, 대상자에게 반응을 확인하는 등의 재시행할 수 없는 것도 단점이다. 연구 등의 목적으로 동작 해석기기를 사용한 관찰도 있으나, 마찬가지의 장점과 단점이 있다.

3) 편견(bias)에 대해서

관찰자의 개인적인 성격이나 가치관이 평가에 영향을 주어서는 안된다. 관찰 중이나 관찰 결과에 관찰자의 왜곡 즉, 편견이 있으면 적절한 평가를 할 수 없다. 편견을 예방하는 대책으로서는, 아래와 같은 것을 열거할 수 있다.

① 자기의 성격이나 가치관을 의식적으로 재점검한다.
② 관찰결과를 제3자에게 평가를 받고, 치우침이나 결함을 지적 받을 것.
③ 복수로 관찰을 시행하여, 그 결과를 비교함으로써 자기에게 어떠한 경향이 있는지를 확인할 것.

이 관찰의 항에서는, 작업치료사가 평가나 작업치료를 시행할 때의 원칙이나 주의할 점에 대해서 개략적인 해설을 하였으나, 부문 내외의 직원의 관찰, 학생교육지도를 위한 관찰 등, 임상목적 이외의 관찰의 기회는 많다. 일상적으로 주의 깊은 관찰로 적절한 정보수집과 안전대책에 노력하기 바란다.

또한, 작업치료사 자신도 치료 대상자와 그 가족, 또는 직원 등으로부터의 관찰대상이 되어있다는 것을 잊지 말아야 한다.

● 인용문헌

1) Jacobs K, Jacobs L: Quick Reference Dictionary for Occupational Therapy. 4th ed, Slack, 2004
2) Law M, et al: Canadian Occupational Performance Measure. CAOT Publications ACE, 1988. 吉川ひろみ, 上村智子(訳)：COPM カナダ作業遂行測定. 第 3 版, 大学教育出版, 2001
3) American Occupational Therapy Association: Uniform terminology for occupational therapy (3rd ed). *Am J Occup Ther* 48(11):1047–1054, 1994
4) 続　有恒, 他(編)：観察. 心理学研究法 10, 東京大学出版会, 1983

● 참고문헌

5) 続　有恒, 他(編)：面接. 心理学研究法 11, 東京大学出版会, 1983
6) 保坂　享, 中澤　潤, 大野木裕明(編著)：面接法. 心理学マニュアル, 北大路書房, 2000
7) 飯島克巳：外来でのコミュニケーション技法—診療に生かしたい問診・面接のコツ. pp61–118, 日本醫事新報社, 1995
8) 山本双一：面接について考える—実践のあり方, 教育のあり方. 理学療法 14:436–441, 1997
9) 中川米三：面接技法について. 理学療法 14:442–447, 1997
10) 石川雄一：医療はコミュニケーション. 医療の人間学(3), 講談社, 1993
11) デズモンド・モリス(著), 藤田　統(訳)：マンウォッチング. 上・下, 小学館ライブラリー 13, 14, 小学館, 1991
12) クリフトン・ミーダー(著), 福井次矢(訳)：ドクターズルール 425—医師の心得集. 南江堂, 1994
13) 東山紘久：プロカウンセラーの聞く技術. 創元社, 2000
14) M.L. パターソン(著), 工藤　力(監訳)：非言語コミュニケーションの基礎理論. 誠信書房, 1995

II 형태 계측

1 의미

신체의 체표구분, 골격, 감각기관, 피부, 내부 장기 등의 생체구조에 대해서, 관찰 또는 촉찰하는 것을 생체 관찰이라 한다. 신체적 기능을 평가함에 있어, 환자의 생체관찰은 필요하다. 특히, 질병이나 장애에 의해서 형태상의 문제나 이상이 신체운동기능에 영향을 주고 있는 경우, 그 변화를 수량적으로 파악하여, 치료효과의 판정에 도움을 주는 것이 중요하다.

생체관찰 중에서, 신체부위의 형태나 크기, 길이, 용적 등을 측정하여, 정량적으로 표현하는 것을 형태계측(anthropometric meas-urement) 또는 생태계측이라 한다. 여기서는, 작업치료 분야에서 측정되는 일이 많은 형태계측에 대해서, 기본적인 계측방법이나 주의사항을 설명한다.

2 계측의 기준점 · 지표

정확한 계측을 하기 위해서는, 측정자 사이의 공통의 기준점 · 지표(Merkmal)가 되는 신체 계측점을 정할 필요가 있다. 계측점이 잘못되어 있으면, 측정결과의 값은 무의미하다. 계측의 기준점은 체육학, 영양학 또는 복장 디자인학의 분야 등에서 각각 규정되고, 또한 그 대부분은 표현의 차이는 있기는 하지만, 골격에서의 돌기(process)나 골단(epiphysis)이다.

신체계측상, 중요한 기준점[1)]은 상지에서는 견봉점, 요골점, 요골경돌점, 손가락끝 점, 하지에서는, 장골극(iliac spine)점, 장골릉(iliac crest)점, 슬관절 외측열극(lateral fissure), 내과(medial malleolus)(과점), 외과(lateral malleolus)(발꿈치 점) 등이다(**그림 1**).

신체 계측법은 국제적으로 통일되어, Martin 등[2)]의 인류학 교과서에 기재된 계측법에 준하고 있다. 형태계측에 대해서는 신장이나 사지 길이 등의 길이, 어깨 폭이나 가슴 두께 등의 폭의 길이와 깊이의 길이, 가슴둘레나 팔둘레 등의 둘레길이가 있다. 여기서는, 이들의 형태계측으로부터 산출되는 체격 등의 지수(index)에 대해서 설명한다.

3 형태계측의 종류

a. 길이의 계측

신체에서의 길이(length)란 골격의 장축방향의 길이이다. 이것에는 신장, 앉은키, 지극(발)〔두 팔을 잔뜩 폈을 때의 길이(약 1.8 m)〕,

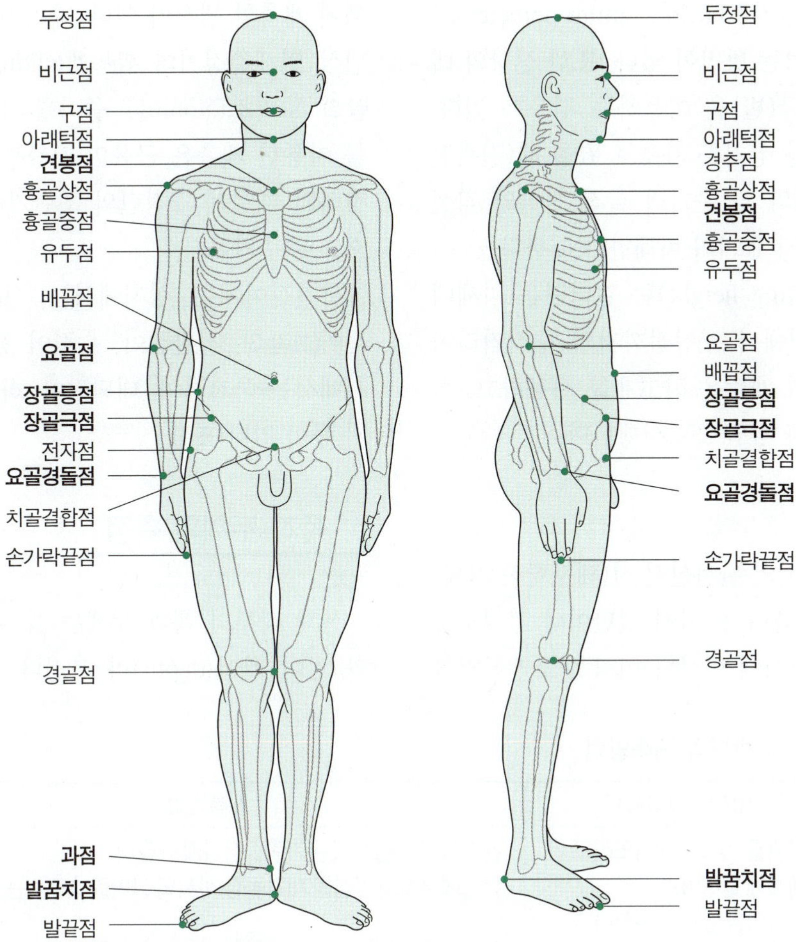

그림 1 신체의 주된 계측점(전면 및 측면) 〔문헌 1에서〕

상지길이, 전완길이, 하지길이, 하퇴길이, 발길이 등이 있다.

1) 신장

신장이란 사람이 발을 가지런히 하여 직립하였을 때의 바닥 면에서 두정까지의 수직 최대거리라 정의되어 있다[3]. 측정법으로서는, 맨발로 30~40° 전방으로 각을 벌린 자세에서 직립시켜서, 신장계로 측정한다. 이때, 피험자의 발꿈치, 둔부, 배부의 3점을 신장계의 기둥에 꽉대고, 동시에 머리가 정면을 향하고, 이개상연(supraauricular margin)과 안와하연(infraorbital margin)이 수평위치로 배열하는 귀-눈 수평위치를 취하는 것이 중요하다. 자세의 조정은 하방부터 시행하고, 발꿈치의 접지, 슬관절, 고관절, 척주의 신전을 시행한다. 신장(키)에는 하루 안의 변동이 있기 때문에, 측정시각도 기록하면 좋다. 보통은 오전 10시 경이 좋다고 한다.[4]

자리보전, 또는 사지척주의 변형이 현저하여, 보통의 선 자세 조건에서 측정할 수 없는 경우는 배와위(반듯이 누운 자세)인 채로 마틴식 인체측정기(Martin's anthropometer)나 줄자로 계측하는 방법이 있다. 또한 신장의 대용으로서 지극(발)을 이용하는 경우가 있다. 지극(발)은 양 상지를 좌우로 폈을 때(견관절의 수평외전)의 양 손가락 끝점 사이의 직선거리이며, 신장에 거의 비례한다고 한다[5].

앉은 키(sitting height)는 걸터앉은 자세에서의 좌석 면에서 두정점까지의 수직거리이다. 앉은 키의 계측은 좌고계를 사용하고, 신장계측에 준한 방법으로 시행한다.

2) 사지길이

상지 및 하지의 완전신전 시(해부학적 자세)의 길이의 계측이다. 사지 절단이나 관절구축 등, 사지의 길이에 변화나 이상을 초래하였을 때에 계측할 필요가 있다. 측정기구로서는, 마틴식 인체측정기의 활동계(sliding caliper)(**그림 2**), 노기스(Nonius), 줄자를 사용한다. 줄자를 이용한 계측은 근육의 팽륭부를 넘어서 측정하기 때문에, 2점간의 최단거리가 되지 않으므로 주의한다.

사지길이에는, 상지에서는, 상지길이, 상완길이(**그림 3**), 전완길이, 손길이 등이 있다. 하지에서는 하지길이, 대퇴길이, 하퇴길이, 발길이 등이 있다(**표 1**).

b. 폭과 두께의 측정

신체 각부의 폭과 두께는 폭 길이(breadth)와 깊이 길이(depth)라 불린다. 폭 길이이란

표 1 사지길이의 종류와 계측방법

종류	기본적 계측자세	계측방법
상지길이	상지를 아래로 내려뜨리고, 체측에 붙이며, 손바닥을 앞으로 향한다.	견봉점에서 중지의 손가락끝점까지의 길이 견봉에서 요골경상돌기(경돌점)까지의 길이를 측정하는 경우도 있다.
상완길이		견봉점에서 요골점까지의 길이 견봉점에서 상완골 외측상과까지의 길이를 측정하는 경우도 있다.
전완길이		요골점에서 경돌점까지의 길이 상완골 외측상과에서 요골경돌점까지의 길이
손길이	수근관절 중간위치에서 손가락 사이는 닫고(내전) 손가락을 신전한다.	요골과 척골의 경상돌기를 연결하는 선의 중점과 중지의 손가락 끝점의 길이(그림 4)
하지길이	배와위에서 골반을 수평으로 유지하고, 하지 전체를 신전. 슬개골을 전면(정중위)으로 향한다.	극과 길이(SMD; spino-malleolus distance) 장골극점(전상장골극)으로부터 내과점(경골)까지의 길이 전자과 길이(TMD; trochanto-malleoulus distance) 대전자로부터 외과(비골)까지의 길이
대퇴길이		대전자에서 대퇴골 외측상과(또는 슬관절 열극)까지의 길이
하퇴길이		경골점에서 과점까지의 길이. 대퇴골 외측상과(또는 슬관절 열극)에서 외과(비골)까지의 길이를 측정하는 경우도 있다.
발길이	선 자세 또는 걸터앉은 자세에서 족부에 체중을 부하한 상태	발꿈치 점에서 발끝 점(제2지 또는 제1지 : 가장 긴 발가락)까지의 길이

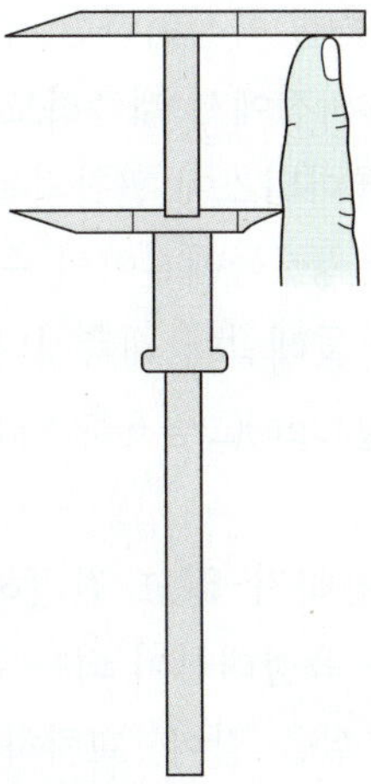

그림 2 **활동계(sliding caliper)에 의한 손가락 말절의 2지절의 계측방법**

신체에 대칭적으로 존재하는 좌우의 2점 사이의 직선거리라 정의된다. 가로 폭(width) 또는 전두경이라고도 일컬어진다. 깊이 길이는 신체 전후에 배열하는 2점 사이의 직선거리이다. 두께 또는 시상경이라고도 일컬어진다(**표 2**).

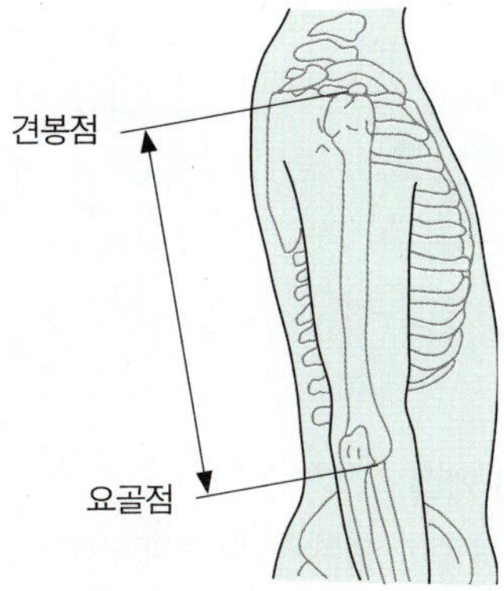

그림 3 **상완길이**

폭 길이와 깊이 길이는 보통, 노기스 또는 캘리퍼스로 계측한다. 손가락의 손의 길이, 손의 폭, 손의 두께의 계측부분을 **그림** 4에 나타냈다.

c. 굵기의 측정

사지 · 체간의 주위의 굵기를 둘레길이(girth

표 2 **폭 길이(breadth) · 깊이 길이(depth)의 계측방법**

종류	계측부위
견봉 폭	양 견봉점 사이의 직선거리 ※최대 어깨 폭(bideltoid breadth)은, 양 삼각근의 외측단 사이의 최단 거리
흉부 횡경	가슴의 폭. 흉골의 중앙부(제4흉늑관절) 의 높이에서, 가장 외측으로 돌출하여 있다. 흉벽 표면의 좌우의 2점 상이의 직선거리.
흉부 시상경	가슴의 두께. 흉골의 중앙부(제4흉늑관절)의 높이와 이것과 동일 수평면에 있는 배부 정중선상의 점과를 연결하는 직선거리.
장골릉 폭	양측의 골반 장골릉점 사이의 직선거리. 골반 폭이라고도 한다.
전자간 길이	양측의 전자점(외측 최대 돌출점) 사이의 지선거리
손의 폭	제2중수골 골두의 요측단(요측 중수점)과 제5중수골 골두의 척측단(척측 중수점)과의 직선거리
손의 두께	제3중수지절관절부에서의 손등과 손바닥의 직선거리. 손의 두께.
발의 폭	제1중수골 골두의 내측단과 제5중족골 골두의 외측단과의 직선거리
발의 두께	발의 폭(비스듬히) 엄지와 새끼발가락의 밑동 부분의 관절(경측 중족점과 비측 중족점을 지난다) 발의 직선거리 발의 폭(족축에 직각으로 교차) 발의 내외로 가장 돌출한 부위 사이의 족축에 직각으로 교차하는 직선거리)

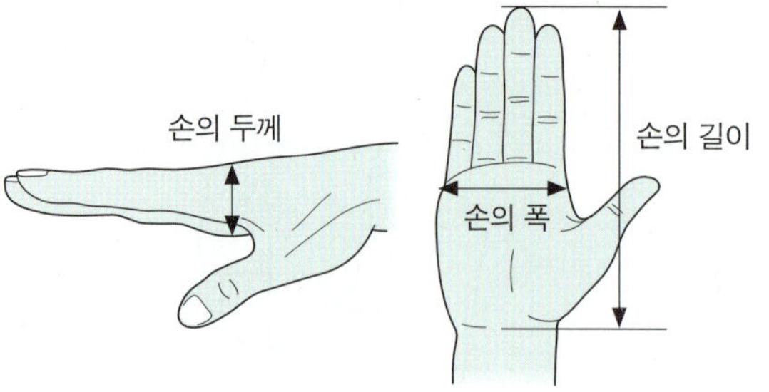

그림 4 손의 계측
손의 길이, 손의 폭, 및 손의 두께

of extremities 또는 circumference of extremities)라 한다. 사지 · 체간의 둘레길이 계측치는, 체간이나 사지의 비대 또는 위축 또는 부종 등에 의한 영양상태 또는 전신 · 국소의 병적 상태의 판정자료로서 사용된다.

임상적으로는 주로, 가슴둘레, 배 둘레 상완 둘레길이, 굴곡상완 둘레, 전완 둘레길이, 손의 둘레, 대퇴 둘레길이, 하퇴 둘레길이, 발의 둘레(**그림 5**) 등을 계측한다(**표 3**).

둘레길이는 보통, 줄자로 계측한다. 사지의 둘레길이를 계측할 때의 주의할 점은 아래와 같다.

① 측정부위의 근육이 탈력(힘이 빠짐)하여 있는 것을 확인한다.
② 측정의 대상이 되는 사지 장축에 대해서, 직각의 횡단면의 주위를 계측한다.
③ 줄자를 죄는 방법(긴장 정도)에 주의한다. 줄자로 일단 약간 강하게 죈 후, 생체가 갖는 자연스런 되돌아옴이 멈춘 상태에서의 눈금을 읽는다.

가슴둘레나 배 둘레의 측정은 체격의 형태 계측에 더해서, 호흡운동 등 신체운동기능의 측정에도 의미가 있다. 안정 시, 최대호기 시, 최대흡기 시에 따라 가슴둘레의 변동이 크기 때문에, 체격측정 목적이라면, 선 자세 안정호흡 시의 중간 시점에서 계측하도록 주의한다.

또한 관절류마티스에 관찰되는 손가락 부위의 관절 종창 등, 둘레길이의 수치가 작은 경우는, 특수한 둘레길이 계측기나 반지 크기의 계측기(ring gauge)(**그림 6**)를 이용하면 편리하다.

줄자를 사용하지 않고 간편하게 계측하는 방법으로서는 측정대상이 되는 손가락에 가느다란 끈이나 실을 감아, 교차하는 곳이 끈의 양쪽에 펜으로 표식을 하고, 끈을 손가락에서 벗겨서 표식과 표식 사이를 자로 정확하게 측정한다.

d. 무게의 계측

체중은 체격을 나타내는 대표적인 계측치이

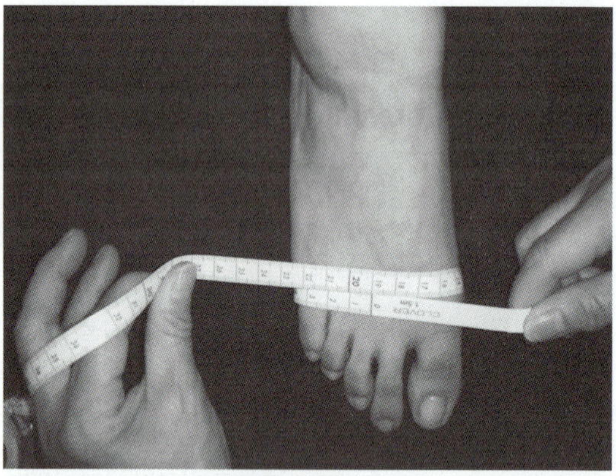

그림 5 발 둘레의 계측방법

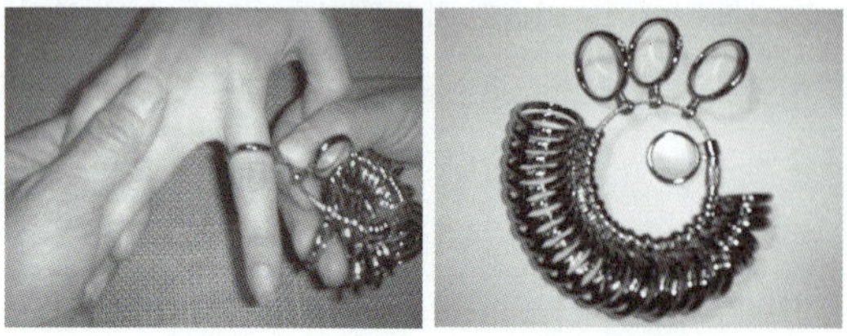

그림 6 링 게이지(ring gauge)와 손가락 둘레길이의 계측방법

표 3 사체간 · 사지의 둘레길이의 종류와 계측방법

종류	기본적 계측자세	계측부위
가슴둘레	선 자세 안정 시의 중간시점에서 계측한다(주소, 성명 등을 말하면서). 양 상지는 자연히 가볍게 아래로	좌우의 유두의 중점과 좌우의 견갑골 하각의 3점을 지나는 주위의 길이
배 둘레		복부의 최소위치 둘레의 길이
상완 둘레길이	선 자세, 앉은 자세에서 상지 전체를 안정하여 아래로 늘어뜨린다. 누운 자세의 경우는 상지를 안정시켜 침대(검사대) 위에 둔다.	상완의 최대 둘레(상완이두근의 최대 팽륭부)의 길이
굴곡상완 둘레	주관절을 굴곡하여, "알통" 을 만들도록 최대로 수의 수축한 상태	최대 수축한 상완이두근의 최대 팽륭부의 주위의 길이
전완 둘레길이	선 자세, 앉은 자세에서 상지 전체를 안정하여 아래로 늘어뜨린다. 누운 자세의 경우는 상지를 안정하여 침대(검사대) 위에 둔다.	① 전완 최대 둘레 전완의 최대 둘레길이 부분(주관절의 몇 ㎝ 원위)의 팽륭한 부분의 주위의 길이. ② 전완 최소 둘레 요골척골의 경상돌기의 원위에서 수근과의 경계부위 주위의 길이
손 둘레	수근관절 중간위치에서 손가락 사이는 닫고(내전) 전체 손가락을 신전한다.	① 인지에서 소지까지의 중수지절(MP)관절부를 지나는 주위의 길이 ② 엄지손가락의 지복을 손바닥에 접한 상태에서의 인지에서 소지까지 중수지절(MP)관절부와 엄지를 포함해서 측정하는 주위의 길이
대퇴 둘레길이	안정 선 사세 또는 안정 배와위, 약간 다리를 벌린다 (양 발꿈치 사이의 거리 10~15 cm).	① 대퇴 최대 둘레(둔열 바로 아래 대퇴둘레 길이) 둔열의 원위이고, 대퇴의 가장 내측의 융기한 부분에서의 주위의 길이 ② 대퇴 중앙 최대 둘레길이 ③ 슬관절 열극(슬개골 중심)으로부터의 일정 거리상의 둘레길이. 슬관절 열극에서 5, 10 15, 20㎝ 근위부의 주위의 길이
하퇴 둘레길이		① 하퇴 최대둘레 비복근의 최대 팽륭부에서의 주위의 길이 ② 하퇴 최소둘레 하퇴의 내과 (medial malleoulus) 외과 (lateral malleolus) 바로 위의 최소부에서의 주의의 길이
발 둘레	선 자세 또는 걸터앉은 자세에서 족부에 체중을 부하한 상태	제1 및 제5중족골의 골두를 지나는 발의 횡축 주위의 길이

다. 체중은 1일 중에서도 식사, 배뇨·배변, 목욕, 운동의 전후 등에 따라 변동한다. 약간의 변동을 문제로 삼을 필요가 있을 때는, 이들의 조건을 가급적 일정하게 한다. 조건을 일정하게 할 필요가 있을 때, 조조 체중 또는 공복 시 체중을 이용한다.

또한 측정치의 기록만이 아니라, 측정시간과 측정상황을 기록해야 한다. 체중은 체중계로 계측하지만, 체중계에 대해서는 디지털식의 고 정밀도의 것으로, 체지방률도 동시에 독해할 수 있는 형태의 것이라면 더욱 좋다.

e. 피하지방 두께의 계측

피하지방 두께(skinfold fat)를 계측함으로써, 영양상태를 알 수 있다. 피하지방 두께 측정부위로서는 일반적으로, 삼두근 피하지방 두께(상완삼두근의 중앙부), 견갑하 피하지방 두께(견갑골 하각의 하방), 장골극상 피하지방 두께(전상장골극의 1 cm 위에서 2 cm 내측부)가 사용된다. 측정기구는 전용 피하지방 두께용 캐리퍼스라 불리는 기구를 사용해서, 일정압력(10파스칼[Pa])으로 피부를 집고, 두께를 계측한다.

또한 피하지방 두께와 체지방률은 밀접한 연관성이 있다 하며, 피하지방을 계측하는 것만으로, 체지방률, 비만도를 자동 산출하는 간편한 형태의 측정기기도 시중에서 판매되고 있다.

f. 형태계측으로부터 도출되는 체격지수

체격의 간편한 지표에는 신장, 체중을 조합한 몇 가지의 지수(index)가 있다. 지수에 의해서, 표준, 비만, 야윔이라는 점을 판정한다. 지수에는 가우프 지수(Kaup index), 체용량지수(body mass index : BMI), 로레르 지수(Rohrer index) 등이 있다.[6)]

카우프 지수는 소아의 발육단계에서, 그리고 BMI는 성인에 대해서 사용되고 있으나, 산출방법은 기본적으로 같다. 신장의 제곱에 대한 체중의 비로 체격을 나타내는 지수이다. 성인의 경우, 이 BMI가 남녀 모두 22일 때에 고혈압, 고지혈증, 간장장애, 내당능장애 등의 유병률이 낮아진다는 것이 판명되어 있으며, 적정 체중이라 하고 있다. 신장으로부터 산출되는 이상적인 표준체중은 신장(m)의 제곱을 22배한 것이다. 이들의 지수는 어디까지나 적정체중이나 비만도의 기준으로서 사용되는 것이다(**표 4**).

g. 기타의 계측

① 형태계측에는 척주의 만곡상태나 관절의 상태(X형 다리·O형 다리) 등, 형태상의 이상을 나타내는 신체 외관의 체크가 있다.

표 4 일본비만학회에 의한 비만의 판정기준

BMI	판정	WHO기준
〈18.5	저체중	underweight
18.5≦~〈25	보통체중	normal range
25≦~〈30	비만(1도)	preobese
30≦~〈35	비만(2도)	obese class I
35≦~〈40	비만(3도)	obese class II
40≦	비만(4도)	obese class III

※ 다만, 비만(BMI ≧25)은, 의학적으로 반드시 감량을 요하는 상태라고는 할 수 없다. 표준체중(이상체중)은 가장 질병이 적은 BMI 22를 기준으로 하여, 표준체중(kg)=[신장(m)]^2×22로 계산된 수치로 한다. [문헌 6에서]

이들은 구축적 · 골격적인 요소이기 때문에, 제3장「신체기능 평가법」(335페이지)의 해당되는 각 항을 참조하기 바란다.

② 절단지의 형태계측 : 사지절단의 경우, 잔존하는 절단단 길이, 절단단 실용길이, 절단지 둘레길이 등 특수한 계측방법이 있다(**그림 7**). 상세한 것은 본 시리즈『신체기능 작업치료학』의 권 제3장 Ⅸ「절단」의 항을 참조하기 바란다.

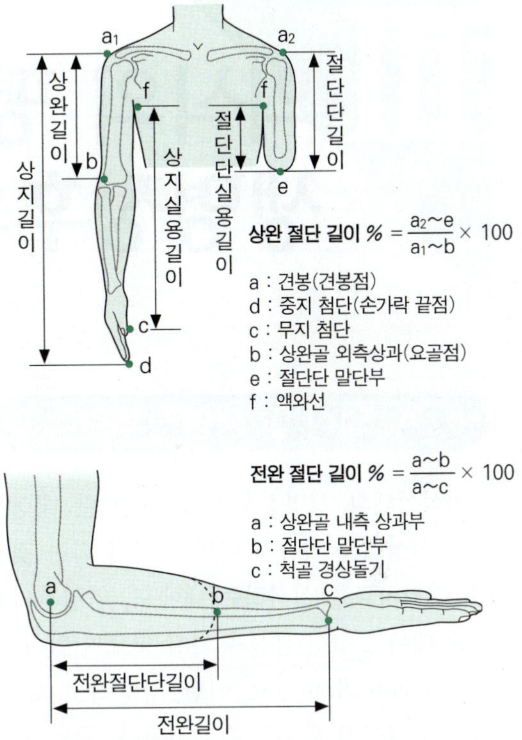

그림 7 상지절단, 전완절단의 절단단 길이의 계측방법

● 인용문헌

1) 藤田恒太郎 : 生体観察. 南山堂, 1997

2) Martin R, Saller K: Lehrbuch der Anthropologie. Gustav Fischer, Stuttgart, 1957

3) 和才嘉昭, 嶋田智明 : 測定と評価. 第 2 版, リハビリテーション医学全書 5, p75, 医歯薬出版, 1987

4) 奈良　勲(監), 内山　靖(編) : 理学療法評価学. 第 2 版, 標準理学療法学 専門分野, p68, 医学書院, 2001

5) 西田正秋 : 人体美学—美術解剖学を基礎として. 上巻, 現代社, 1992

6) 日本肥満学会(編) : 肥満・肥満症の指導マニュアル. 第 2 版, p4, 医歯薬出版, 2001

● 참고문헌

7) 松浦義行 : 体力測定法. 現代の体育・スポーツ科学, 朝倉書店, 1983

III 의식의 평가 및 생명징후의 측정

A. 의식 및 생명징후란?

의식상태와 생명징후(vital sign)란 대상자의 전신상태를 아는 하나의 단서가 되는 것이며, 작업치료를 실시하는 데에도, 위험관리를 하는 데에도 항상 관심을 가질 필요가 있다.

의식(consciousness)이란 각성하고 있고, 자기의 정신적 활동을 수행하거나, 주위의 상황을 인식하기 위한 기초가 되는 정신적인 작용을 말한다. 의식이 정상적으로 유지되어 있는 경우를 의식 청명(alert 또는 clear)이라 하고, 장애된 경우를 의식장애(disturbance of consciousness)라 한다.

생명징후란 인간이 살아있는 상태를 나타내는 하나의 징후 또는 소견을 말하며, 맥박 · 혈압 · 체온 · 호흡 4종이 포함된다.

B. 의식상태의 평가

1 의식장애의 종류[1)]

주된 의식장애의 종류로서는 **표 1**에 보여주는 것 같은 것이 있다.

의식장애 중의 주요 병상이고, 의식 활동의 세기(밝기)가 장애된 경우를 의식혼탁이라 한고, 정신질환모양의 병상을 나타내는 것을 의식변용이라 한다.

표 1에 나타낸 의식혼탁 이외에도, 다음과 같은 용어가 사용되는 경우도 있다.

- 혼면(sopor) : 혼미에 가까운 상태이며, 강한 자극에 의해서만 각성한다.
- 기면(lethargy) : 경면보다 의식저하가 강한 상태. 충분한 자극으로 각성하고, 부적절하지만 동작도 가능.
- 경면(drowsiness) : 정상 · 병적의 구분 없이 깊이 잠이 드는 상태.
- 과면(hypersomnia) : 불면의 반대를 나타내는 용어. 기타, 의식장애에 관련된 용어로서 다음과 같은 것이 있다.
- 통과증후군(transitional syndrome) : 의식장애로부터 회복하는 과정에서 볼 수 있는 의욕이 저하된 상태를 말한다. 통과증후군의 상태는 보통 6주까지에는 정상상태로 회복한다.
- 무동성 무언 (akinetic mutism) : 의식장애의 한 형태이며, 완전히 무언이고, 안구운동을 제외하고 신체의 움직임이 관찰되지 않는 상태를 말한다. 망상체 부활계의 장애에 의한 것이라 생각된다.

표 1 주된 의식장애의 종류

중증에서 중등도의 의식혼탁	
혼수(coma)	자발운동 없음. 요변실금 있음. 강한 자극에도 운동반응이 관찰되지 않는다. 이것에 건반사나 각막반사도 소실된 경우를 심혼수(deep coma)라 한다.
반혼수 (semi coma)	피부를 바늘로 강하게 자극하면 운동반응이 관찰된다. 요실금이 있다. 자발운동은 거의 없다. 건반사나 각막반사는 존재한다.
혼미(stupor)	강한 자극에 단시간은 각성하고, 운동반응이 있다. 자극을 계속하면 간단한 질문이나 지시에 응할 때도 있다. 요실금은 반드시 수반하지는 않는다.
경면(somnolence)	병적인 경우에만 사용한다. 자극을 계속하면 각성하여 질문에 답하거나, 동작을 시행한다. 각성 시에는 정신상태는 거의 정상이거나 약간 장애되어 있다. 자극이 없어지면 잠들어버린다.
경증의 의식장애	
의식 불선명 (confusion)	가벼운 의식혼탁. 주위에 대한 인식이나 이해는 저하하고, 사고의 선명성이나 기억의 정확성도 상실되어 있다.
혼몽 (benumbness)	가벼운 의식혼탁. 주의력 저하나 무관심, 자발성 저하가 있는 상태에서 사용하는 일도 있다.
의식변용	
섬망(delirium)	경증 내지는 중등도의 의식혼탁에다가 정신운동 흥분, 환각, 망상 등이 부가된 상태. 뇌의 기능이 비교적 급성으로 장애된 경우에 출현한다. 진전섬망은 만성 알코올 중독으로 손가락의 진전과 섬망을 나타낸다. 야간섬망이란 야간에만 섬망상태가 관찰되는 것을 말한다.
급성 착란상태	급성으로 발생한 섬망에 가까운 상태(acute confusional state).
몽롱상태 (twilight state)	몽롱하여 있고, 전체적인 판단력이 결여되어 있는 상태. 이 상태에 대한 것은 후에 생각해낼 수 없는 경우가 많다.
아멘티아 (amentia)	외계의 인식이 곤란해지고, 사고가 정리되지 않으며, 이 상태에 환자 자신이 당혹하여 있는 가벼운 의식장애의 상태.

[문헌 1에서]

- 실외투증후군(apallic syndrome) : 대뇌반구를 에워싸는 외투✓의 기능이 상실된 상태를 말한다. 증상은 무동성 무언과 같고, 제뇌경직✓을 나타내며 연하기능이나 원시반사는 관찰된다. 대뇌백질이나 피질의 미만성 병변에 의한 것이라 생각된다.
- 틀어박힘 증후군(locked-in syndrome) : 눈의 수의운동(눈을 뜨고 감음, 수직 안구운동, 폭주) 이외의 움직임은 관찰되지 않으나, 의식은 청명하게 유지되어 있는 상태를 말한다. 뇌교의 위 2/3의 양측 저부, 또는 양측 대뇌각 외측 2/3의 장애로 일어난다고 생각된다.

2 의식상태의 평가[1)]

의식상태의 평가에서 일반적으로 사용되는 것은 일본혼수척도(Japan Coma Scale; JCS), 또는 글라스고 혼수척도(Glasgow Coma Scale; GCS)이다.

a. JCS(일본혼수척도)

JCS는 3-3-9도방식이라고도 불리며, 의식수준을 우선 Ⅰ·Ⅱ·Ⅲ의 등급으로 나누고, 그것을 다시 3단계로 분류하여 나타내는 방식이다(표 2).

b. GCS(글라스고 혼수척도)

GCS는 국제적인 의식장애의 평가방법으로서 사용되고 있으며, 급성기의 경시적 관찰에 적합하다. GCS에서는 의식수준을 개안(E : eye opening)·언어반응(V : verbal response)·운동반응(M : motor response)의 3개 측면에서 평가하고 있다(표 3). 3~15점까지의 합계 득점(score)으로 나타낸다. 보통 7점 이하는 중증의 의식장애이고, 예후가 불량하다고 한다.

표 2 JCS에 의한 의식장애의 분류

Ⅰ. 자극하지 않아도 각성하여 있는 상태
(한 자릿수로 표현)(섬망, 착란, 무감각)
1. 대체로 의식이 청명하지만, 아직도 조금 분명하지 않다.
2. 지남력장애가 있다.
3. 자기의 이름, 생년월일을 말할 수 없다.

Ⅱ. 자극하면 각성하는 상태 – 자극을 중단하면 잠들어버린다(두 자릿수로 표현)(혼미, 기면, 과면, 경면)
10. 보통으로 소리쳐 불러서 용이하게 눈을 뜬다. 합목적적인 운동(예 : 오른손을 쥐어라, 놓아라)을 하고, 말도 하지만 틀리는 것이 많다.
20. 큰 소리 또는 몸을 흔들어야 눈을 뜬다. 무언가의 이유로 눈을 뜰 수 없는 경우, 간단한 명령에 따른다(예 : 손을 쥐거나 놓거나)
30. 통증자극을 가하면서, 소리쳐 부르는 것을 반복하면 가까스로 눈을 뜬다.

Ⅲ. 자극해도 각성하지 않는 상태(세 자릿수로 표현)(깊은 혼수, 혼수, 반 혼수)
100. 통증자극에 대해서 뿌리치는 것 같은 동작을 한다.
200. 통증자극에 대해서 손발을 약간 움직이거나, 얼굴을 찡그린다.
300. 통증자극에 대해서 반응하지 않는다.

R: 불온상태(restlessness), I: 실금(incontinence)
A: 무동성 무언(akinetic mutism), 실외투증후군(apallic state)
기재방법 예: 100-I, 20-R

[문헌 1에서 일부 변경]

C. 생명징후의 측정[2)]

1 맥박

맥박(pulse)이란, 심박출에 의한 동맥 내의 압력변동이 말초에 전달되어, 체표면으로부터 촉진할 수 있는 박동이다. 맥박은 **그림 1**에 나타낸 부위에서 촉진할 수 있다.

촉진에서 가장 일반적으로 사용되는 것은 요골동맥이다. 혈압측정에서 사용되는 동맥은 상완동맥, 의식장애가 있는 대상자의 맥박을 촉진하기 위해 흔히 사용되는 것은 총경동맥이다.

맥박은 그 수〔맥박 수(pulse rate)〕나 리듬(rhythm)을 본다. 맥박 수는 성인에서는 매분 60~100이 정상이다. 영유아에서는 120박/분 전후이고, 노화(aging)에 수반하여 감소한다. 성인에서는 매분 60박 이하를 서맥, 100박 이상을 빈맥으로 한다. 맥박의 리듬이 일정하면 15초간의 맥박 수를 측정하여 4배한다. 리듬이 고르지 않을 때는, 30초 또는 1분간 측정한

표 3 GCS에 의한 의식장애의 분류

반응양식	중증도	득점(score)
A. 눈을 뜸 (eye opening)	자발적으로(spontaneous)	E4
	말에 의해서(to speech)	3
	통증자극에 의해서(to pain)	2
	반응 없음(nill)	1
B. 발어에 의한 반응 (verbal response)	지남력 있음(orientated)	V5
	혼란된 회화(confused conversation)	4
	부적당한 말(inappropriate word)	3
	이해 불가능한 발성(incomprehensive sounds)	2
	반응 없음(nill)	1
C. 운동에 의한 반응 (motor response)	명령에 따른다(obeys)	M6
	통증자극부위에 손발을 가져간다(localises)	5
	굴곡도피(withdraws)	4
	이상굴곡(abnormal flexion)	3
	신전반응(extensor responses)	2
	반응 없음(nill)	1

기재방법 예 : E2, V3, M4 : coma score 9(=E+V+M) [문헌 1에서 일부 변경]

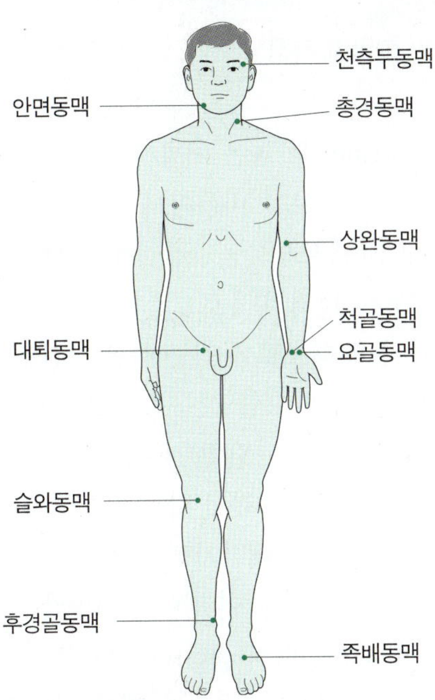

그림 1 맥박을 만지는 주된 부위
좌우 같은 부위에서 촉지가능

다.

맥박의 리듬이 고른 경우를 정맥이라 한다. 때때로 맥박이 흐트러지는(고르지 않게 되는) 경우는 심실성 기외수축이 의심된다. 2박, 3박 간격으로 휴지하는 맥박을 2단맥, 3단맥이라 한다. 완전히 고르지 않고 규칙성이 없는 경우는 심방세동이 의심된다. 호흡에 의해서 맥박의 리듬이 흐트러지고, 흡기 시에 빨라지고, 호기 시에 느려지는 경우는 동성 부정맥(또는 호흡성 부정맥)이지만, 병적 의미는 적다.[2,3)]

맥박은 1분간의 횟수를 기록한다. 맥박 리듬의 부정(고르지 않음)이 있으면, 그 횟수나 성상도 아울러서 기록한다.

예 : ①「P75회/분 또는 P75」

② 기외수축이 1분간에 7회 관찰된 경

우「P60/(7)회/분, 기외수축성」

2 혈압

혈압(blood pressure)은 혈관 내압을 말하며, 혈액이 혈관 벽에 주는 압력을 의미한다.

혈압은 동맥 내에 바늘을 삽입해서 측정하는 직접법과, 체표로부터 측정하는 간접법이 있다. 임상에서 일반적으로 사용되는 것은 간접법이다.

a. 혈압의 측정

간접법에서 혈압을 측정하는 기구는 혈압계이며, 미터형의 아네로이드 혈압계, 수은주를 사용하는 수은혈압계, 전자식 혈압계 등이 있다. 측정부위는 일반적으로 상완부(상완동맥)이지만, 전완(요골동맥)이나 하퇴(후경골동맥)에서 측정하는 경우도 있다.

여기서는, 수은혈압계를 사용한 상완부에서의 측정방법을 보여준다. 혈압계 각 부분의 명칭은 **그림** 2에 나타낸 대로이다.

① 코크가 ON으로 되어 있고, 수은이 완전히 내려간 상태로 되어있는 것을 확인한다.
② 만쉐트는 하연(inferior margin)이 주와(cubital fossa)의 상방 2~3 cm에 오도록 감는다(일반적으로는 산완부).
③ 청진기는 상완동맥의 부분에서 만쉐트 하연에서 2 cm 정도 내측으로 미끄러져 들어가게 한다(**그림** 3).
④ 고무공을 눌러서 만쉐트를 부풀려 가압한다.
⑤ 가압하면서 청진음이 들리지 않게 된 다음에(요골동맥을 촉진할 수 없게 된 다음에) 20~30 mmHg 높은 곳까지 상승시킨다.
⑥ 고무공의 밸브를 비틀어서 이완시키고, 조금씩 만쉐트의 공기를 뺀다(맥박마다 2~3 mmHg의 비율로).
⑦ 감압 후에 최초로 들리는 작은 청진음이 들리는 점이 최고혈압〔수축기혈압(systolic blood pressure ; SBP)〕이다. 이 점으로부터 요골동맥도 촉진이 가능하다.
⑧ 서서히 압력을 내려가면 청진음이 완전히 들리지 않게 된다. 이 점이 최저혈압〔확장기혈압(diatolic blood pressure ; DBP)〕이다.
⑨ 만쉐트를 벗기고, 공기를 빼서, 수은이 완전히 내려간 상태라는 것을 확인한 다음에 코크를 OFF로 한다.

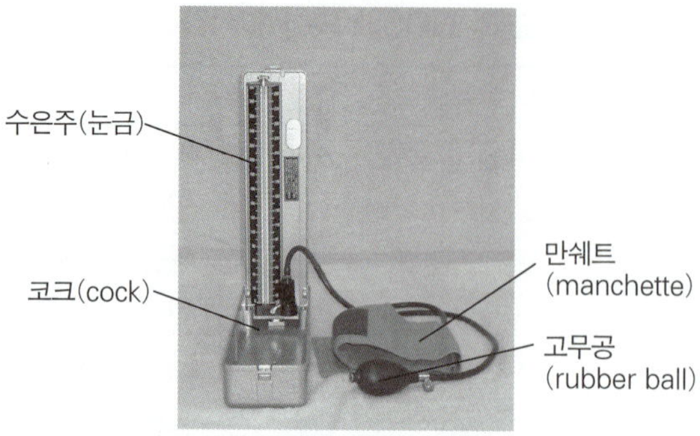

그림 2 혈압계의 명칭

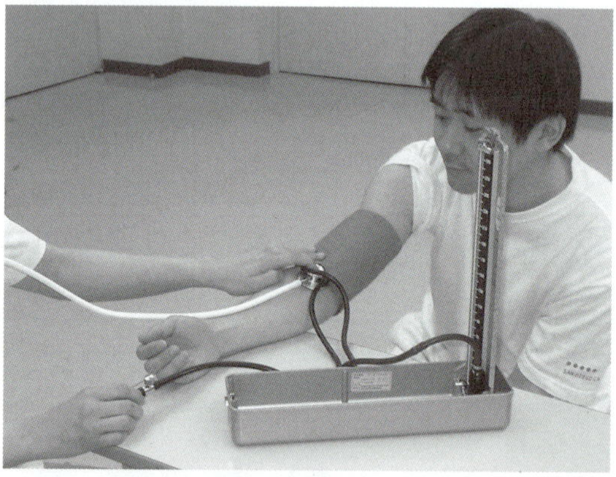

그림 3 혈압의 측정

측정치는 SBP · DBP의 순서로 기록한다. 맥박과 아울러서 기록하는 경우도 있다.

예 :「BP125/85 P63」

b. 주의사항

혈압은 정상인일지라도, 여러 가지 조건으로 변동한다. 따라서, 반복해서 측정하는 경우는 측정조건을 일정하게 해둘 필요가 있다.

최적혈압은 SBP가 120 mmHg 이하이고, 동시에 DBP가 80 mmHg 이하이다. 정상혈압은 SBP가 130 mmHG 이하이고, 동시에 DBP가 85 mmHg이다(**표 4**). 일반적으로 여성은 남성보다 5～10 mmHg 낮고, 고령자에서는 가령에 따라서 다소 상승한다.

혈압의 측정치에 영향을 미치는 인자를 **표 5**에 나타냈다.

3 호흡

호흡기능은 폐활량계나 spirometer로 측정하지만, 매일의 임상 또는 긴급 시에 호흡상태를 보려면 비공(nostrils)이나 흉부, 복부의 움직임을 관찰한다. 여기서는 후자에 대해서 언급한다.

비공에서 호흡상태를 보려면, 손이나 얇은 화장지 등 부드러운 종이로 가린다. 그리고, 흉곽(늑간근)이나 복벽(횡격막)의 움직임을 본다. 호흡수는 1분간의 횟수를 센다. 호흡상태는 횟수 및 성상(그 깊이나 리듬), 종류(노력성 호흡 등)를 관찰하여 기록한다.

안정 시의 호흡 수(흡기와 호기로 1회)는 보통, 성인에서 1분간에 16～18회이다. 안정 시에는 횡격막에 의한 복식호흡이 주체이지

표 4 성인에서의 혈압의 분류(mmHg)

분류	수축기 혈압		확장기 혈압
최적혈압	〈120	동시에	〈80
정상혈압	〈130	동시에	〈85
정상 높은 수치 혈압	130~139	또는	85~89
경증고혈압	140~159	또는	90~99
중등증고혈압	160~179	또는	100~109
중증고혈압	≧180	또는	≧110
수축기고혈압	≧140	동시에	〈90

수축기혈압과 확장기혈압이 상이한 분류에 속하는 경우는 높은 쪽의 분류에 편입한다.
정상혈압은 최적 · 정상 · 정상 높은 수치 혈압의 3단계로, 고혈압은 경증 · 중등증 · 중증의 3단계로 분류된다.
[일본고혈압학회 : 고혈압 치료 가이드라인, 2000에서]

표 5 혈압측정에 영향을 주는 인자

1. 측정자세
2. 측정 전의 활동상황
3. 정신적 긴장이나 흥분
4. 측정시간(1일 내의 변동)
5. 실내온도
6. 요의나 통증
7. 내과질환(동맥경화증, 다혈증, 빈혈증 등)
8. 음주나 흡연
9. 비만
10. 상완의 굵기

만, 여성에서는 흉식호흡이 혼합되는 일이 있다.

성인에서 1분간 24회 이상의 호흡수가 관찰되는 경우를 빈호흡, 11회 이하를 서호흡이라 한다. 호흡수가 증가하고, 얕은 호흡인 경우는 천속호흡이라 하고, 중증폐렴이나 폐수종의 중대한 징후의 하나이다. 호흡수 · 깊이 모두 증가하는 경우를 다호흡이라 하고, 운동 후나 고열이 있을 때, 히스테리(과환기증후군)에서 볼 수 있다. 무호흡이란 호흡이 일과성이

이지만 멈춰버리는 것을 말한다. 무호흡이 관찰되는 경우, 그 전후의 상태나 청색증(cyanosis), 맥박 등을 아울러서 관찰하고, 이상(비정상)성을 판단한다.

체인 스토크스 호흡은 무호흡과 다호흡이 번갈아 관찰되는 것으로, 뇌졸중이나 뇌종양, 심부전, 수면제를 복용할 때 등 뇌에 산소결핍이 일어나 있거나, 호흡중추의 감수성이 저하하여 있는 경우에 일어난다.

헐떡이는 호흡은 호흡수가 매분 10회 이하의 서호흡이며, 리듬도 불규칙한 것으로 죽음의 직전에 관찰된다.

노력성 호흡은 숨이 차거나 호흡곤란을 느끼고 있는 경우에 관찰되고, 보통의 호흡근에 더하여 호흡보조근을 동원해서 호흡하고 있는 상태를 말한다.

중증의 호흡곤란이나 울혈성 폐수종, 기관지천식 등에서는 일어나 앉은 자세 쪽이 편안하게 호흡할 수 있는 경우가 있고, 이것을 기좌호흡이라 한다. 이것은 누운 자세보다도 일어나 앉은 자세 쪽이 흉곽의 신전이나 횡격막의 운동을 보다 편안하게 할 수 있기 때문이다. 흡기 시에 턱이 내려가고, 입으로 호흡하는 하악호흡도 노력성 호흡의 일종이다.

D. 치료에 대한 시사

모두에 언급한 것처럼, 의식 및 생명징후는 대상자의 전신상태를 아는 하나의 단서이고, 치료 전후에 확인하는 습관을 붙여야 한다. 이상이 발견된 경우, 주치의에게 보고하고, 치료 계속 여부에 대해서 지시를 받는다.

치료 중에 대상자가 급변한 경우, 의식상태의 확인 및 생명징후의 측정이 매우 종요하다. 주치의나 간호사에게 즉각 연락을 취함과 동시에, 최저한, 의식 상태나 혈압, 호흡 상태를 확인한다. 그리고, 기도(air way)를 확보하고, 안정상태로 하는 등의 처치를 한다. 무턱대고 움직이는 것은 바람직하지 않다. 구토물이 관찰된 경우, 구강 내를 깨끗이 하고, 얼굴을 옆으로 돌리는 등을 하여 기도를 확보한다. 구토물은 그 성상 · 양 등을 확인하여 둔다.

의식장애는, 뇌혈관장애나 심질환의 발생을 의미하는 일도 있으나, 당뇨병성의 저혈당증상, 장기간 병상에 누운 후의 기립성저혈압에서도 관찰되는 일이 있다. 따라서, 대상자의 위험성이나 병상 · 경과에 주의할 필요가 있다. 치매상태에서도 의식장애와 마찬가지의 증상이 관찰되는 일이 있어, 이것과의 감별도 필요하다.

●인용문헌

1) 田崎義昭, 斉藤佳雄(著), 坂井文彦(改訂)：ベッドサイドの神経の診かた. 改訂 16 版, 南山堂, 2004
2) 日野原重明, 阿部正和, 岡安大仁, 他：バイタルサイン—そのとらえ方とケアへの生かし方. 医学書院, 1980
3) 松澤　正：理学療法評価学. 第 2 版, 金原出版, 2004

Ⅳ 관절가동범위 측정

작업치료에서 시행하는 운동기능의 검사측정은 검사자가 어떤 자극(언어지시나 수동적인 힘, 감각자극 등)을 주어, 피검자의 반응(언어응답이나 운동, 동작 등)을 보는 것이라 할 수 있다(외적 프로세스). 그러나 검사자는 표면에 나타난 반응에 주목하는 것만이 아니라, 그 반응으로부터 신체의 내부에서 무엇이 일어나고, 또는 무엇이 장애되어 있는가(내적 프로세스)를 통찰할 수 있어야 한다(**그림 1**). 이를 위해서는, 반응을 관찰할(시각)뿐만 아니라, 촉각이나 운동감각을 비롯한 모든 감각도 동원하여 반응을 감지할 필요가 있다. 그리고, 그 반응이 나타내는 의미를 해석 · 통합하도록 해야 한다.

각 검사측정을 실시하는 공통된 목적에는 다음과 같은 것이 있다.

- 장애의 부위 · 정도를 명확히 한다.
- 장애의 원인을 추정한다.
- 치료목표를 결정한다.
- 치료방법을 선택한다.
- 치료에 의한 변화를 기록한다.
- 치료효과를 판정한다.

검사측정을 실시함에 있어서는, 구두설명이나 실연을 석어가면서 피검자가 이해할 수 있도록 목적인 실시내용을 설명하여, 피검자의

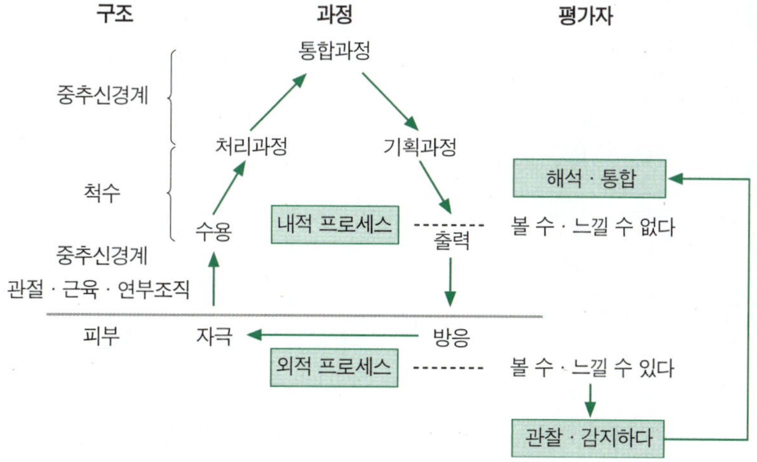

그림 1 운동기능의 검사측정의 개략

이해와 협력을 얻도록 해야 한다.

A. 관절가동범위란?

관절이 움직일 수 있는 범위(가동 가능한 각도)를 관절가동범위(range of motion ; ROM)이라 한다.[1] 수의적인 운동이 정상적으로 이루어지려면, 신경 · 근육 · 관절에 장애가 없는 것이 필요하다. 관절 및 주변은 **그림 2**와 같은 구조를 하고 있다. 관절은 운동기능 수행을 위한 기본적 구조체이며, 이 어느 것이 장애를 받아도 ROM 제한이 일어난다.

B. 관절가동범위의 측정

운동에 수반해서 전위하는 관절의 각도(골과 골이 이루는 각도), 또는 가동범위를 측정하는 것이 ROM측정이다. ROM측정에서 관절을 움직이는 방법에는, 피검사자 자신이 능동적으로 움직이는 능동 ROM(active ROM)과, 검사자가 수동적으로 움직이는 수동 ROM(passive ROM)이 있으나 ROM은 원칙적으로 수동ROM으로 측정한다.

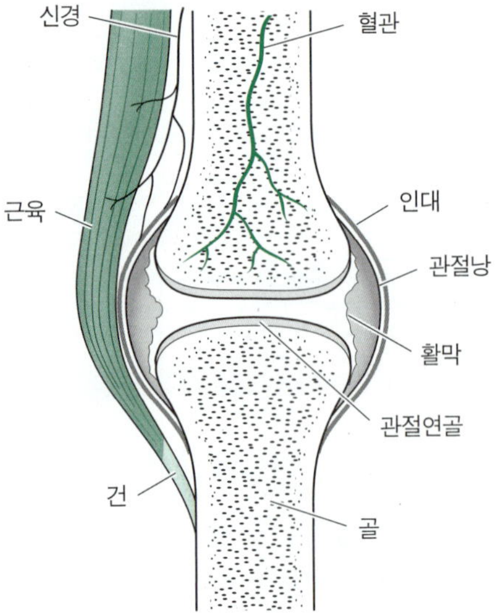

그림 2 관절의 구성요소

ROM이 제한되는 것은, 다음과 같은 경우를 생각할 수 있다. 연부조직의 유착이나 반흔 · 구축, 관절염, 골절, 외상, 관절 내의 병변이나 관절 내 유리체✓, 더욱이 2차적으로 제한되는 것으로서, 의식장애나 근력저하에 따른 부동, 경련, 통증, 부종 등을 생각할 수 있다.

1 관절가동범위 측정의 의미와 목적

ROM은 수의운동의 기초가 되는 것이며, 다른 운동기능의 검사측정(예 : 도수근력검사나 뇌졸중 후의 운동기능검사)의 판정기준으로도 되어있다. 이들의 이유로부터, 일련의 운동기능의 검사측정을 시행함에 있어, 최초로 ROM을 측정해 둘 필요가 있다.

ROM측정에 의해서, ROM제한의 유무, 제한의 부위나 정도를 알 수 있다. 또한, 관절 및 주위 연부조직의 포괄적 정보, 기타의 부수되는 정보(근긴장 등)도 얻을 수 있고, ROM 제한의 원인을 추측할 수도 있다.

ROM측정에 의해서 얻어진 결과는 문제가 되는 관절의 ROM을 어느 정도 확대하는가 또는 유지하는가라는 목표설정이나 치료프로그램 입안의 정보가 되고, 치료방법의 선택이나 치료효과의 판정재료가 된다. 또한, 기타의 검사측정의 결과와 아울러서, 자조장구나 부목(splint) 등의 필요성을 결정하는 데에도 도움이 된다.

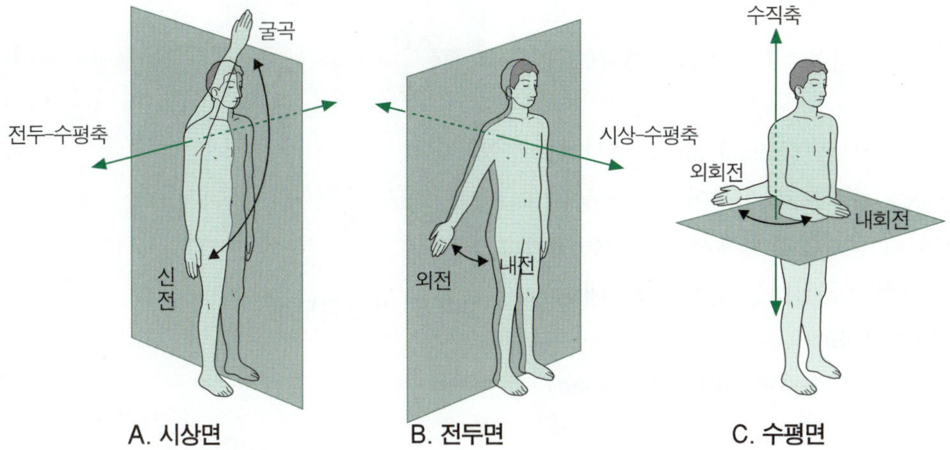

그림 3 운동면과 운동축

2 관절가동범위 측정의 기초지식

a. 관절운동의 표기

1) 운동면과 운동축

3차원 공간에서 이루어지는 관절운동을 표기하기 위해, 공간상에 3개의 면과 이와 직각으로 교차하는 3개의 축을 상정한다(그림 3).

① 3개의 면
- 시상면 : 신체를 좌우로 나누는 면
- 전두면 : 신체를 전후로 나누는 면
- 수평면 : 신체를 상하로 나누는 면

② 3개의 축
- 전두-수평축 : 시상면에 직각으로 교차하는 축
- 시상-수평축 : 전두면에 직각으로 교차하는 축
- 수직축 : 수평면에 직각으로 교차하는 축

2) 관절운동의 표기

관절운동은, 해부학적 자세(그림 4)와 거의 일치하는 neutral zero starting position(중간위치 제로 시작자세)을 기본자세로 하고, 이것을 시작자세로 표기한다.

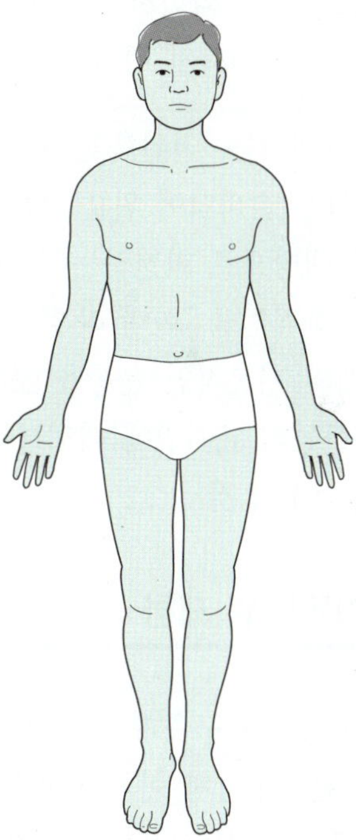

그림 4 해부학적 자세

① 굴곡-신전 : 시상면(sagittal plane)에서 전두-수평축을 중심으로 이루어지는 운동이다. "굴곡"은 기본자세에 있는 인접하는

부위가 근접하는 움직임을 말한다. 반대로 멀어지는 움직임을 "신전"이라 한다(그림 3A).

② 외전-내전 : 전두면(frontal plane)에서 시상-수평축을 중심으로 이루어지는 운동이다. 체간이나 손가락의 축에서 멀어지는 움직임을 "외전", 근접하는 움직임을 "내전"이라 한다(그림 3B).

③ 외회전-내회전 : 수평면(horizontal plane)에서 수직축을 중심으로 이루러지는 운동이다. 견관절이나 고관절에서는 상완축이나 대퇴축을 중심으로 하여 외방으로 회전하는 움직임을 "외회전", 내방으로 회전하는 움직임을 "내회전"이라 한다(그림 3C).

전완에 관해서는, 전완축을 중심으로 외방으로 회전하는(손바닥이 위를 향하는) 움직임을 "회외", 내방으로 회전하는(손바닥이 아래를 향하는) 움직임을 "회내"라 한다.

이상 3개의 기본적인 운동을 포함하여, 기타의 관절운동의 표기법에 대해서는 표 3(105페이지)을 참조할 것.

b. 관절가동범위 제한

ROM 제한에는 구축과 강직이 있다. 일반적으로는, 관절구성체 이외의 피부 · 근육 등의 연부조직의 이상이나 단축에 의해서 발생한 ROM제한을 "구축"(contracture)이라 하고, 관절연골 · 관절단 · 관절낭 · 인대 등의 관절 구성체 그 자체의 이상에 의해서 골성으로 유합된 것을 "강직"(anlylosis)이라 한다.[3] 임상에서, 구축과 강직의 구별은 어려운 일이 많다.

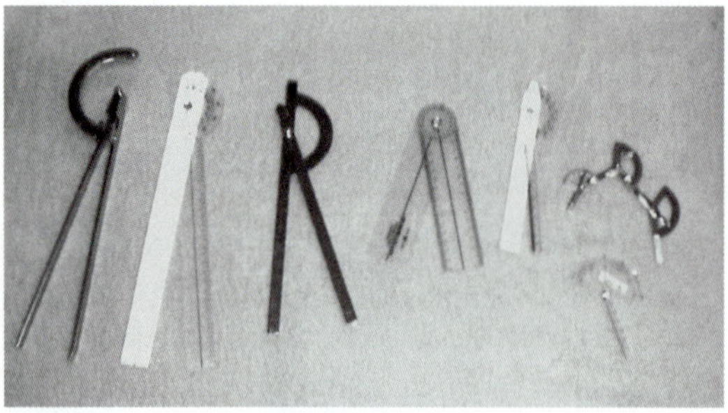

그림 5 각종 각도계

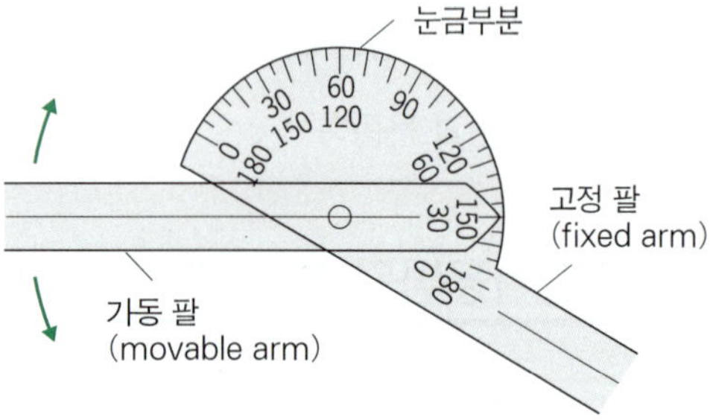

그림 6 각도계의 구조

또한, 굴곡방향의 가동범위가 잔존하고, 신전방향의 움직임이 제한된 것을 굴곡구축, 그 반대를 신전구축이라 한다.

3 측정방법

a. 측정에 사용하는 기기

ROM을 측정하기 위해 일반적으로 사용되는 기기는 만능각도계이며, 단순히 "각도계(goniometer)"라 할 때는 보통 이 만능각도계를 가리킨다. 각도계에는 각종의 형상, 크기, 소재의 것이 있고(그림 5), 측정하려고 하는 관절의 크기에 맞는 각도계를 선택한다.

각도계는 각도에 기재된 눈금부분이 중앙에 있고, 눈금부분과 일체로 된 고정팔과 자유로이 움직일 수 있고, 그 한끝이 눈금을 가리키게 되어있는 가동 팔로 구성된다(**그림 6**).

이 밖에, 전기각도계나 중력각도계, 진자각도계 등도 있다.[1)]

b. 측정의 순서

ROM은 아래의 순서로 측정한다.

① 피검자를 시작자세로 한다.
② 골 지표를 확인하고, 원칙적으로 측정하려고 하는 관절의 근위부(기본축)에 고정 팔을, 원위부(이동축)에 가동 팔을 댄다(**그림 7A**)[*1)]. 사용하는 각도계나 측정하는 관절운동에 따라서는, 각도계의 방향을 반대로 하는 편이 좋은 경우도 있다(**그림 7b**).
③ 시작자세의 각도를 읽는다.
④ 각도계를 떼고, 관절을 움직일 수 있는 최종자세까지 움직인다.
⑤ 최종자세를 유지하면서 ② ③의 순서를 반복한다.
⑥ 각도계를 떼고, 관절을 천천히 시작위치로 되돌린다.
⑦ 시작자세와 최종자세의 각도를 기록한다.

c. 측정의 주의사항

1) 측정하기 전에

- 관절을 움직이는 것이 금기로 되어있지 않은지 사전에 확인해 둔다. 다음과 같은 경우, 금기로 되는 일이 많다 : 관절탈구, 골절이나 연부조직의 수술 직후, 관절의 강한 염증, 화골성 근염 등. 또한 골다공증이나 가동성 항진, 혈우병에서도 주의해서 실시할 필요가 있다.

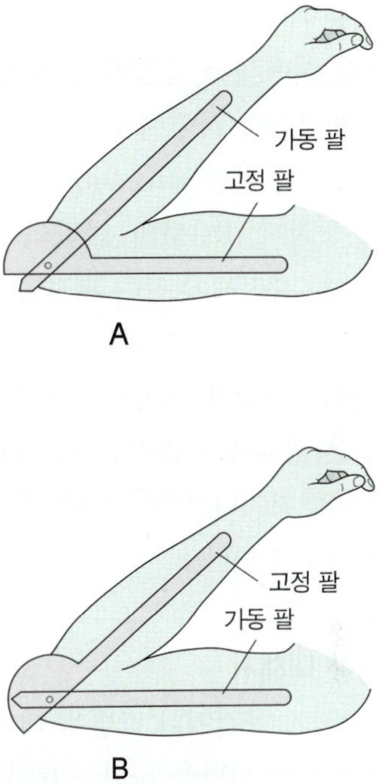

그림 7 각도계를 대는 방법(1)
A : 고정 팔을 기본축인 상완골에, 가동 팔을 이동축인 전완에 대면, 가동 팔이 눈금을 가리키지 않게 된다.
B : 이러한 경우, 고정 팔과 가동 팔을 대는 방법을 반대로 하면 눈금을 읽을 수 있다.

- 피검자에게 관절통증의 유무 등에 대해서 청취하고, 염증증상(발적, 종창) 등이 없는지 피부의 상태를 관찰한다.
- 감각장애, 특히 심부감각의 장애가 없는지를 확인한다. 장애가 관찰된 경우, 수동운동이나 최종범위에서의 힘을 가하는 방법에 충분히 주의한다.
- 시진 · 촉진에 의해서 피부의 여유, 변형의

*1 한 때는 기본축 및 이동축 이외에 기준으로서 축심이 정해져 있었으나, 축심은 관절운동과 더불어 변화하기 때문에, 현재는 2축의 교점을 축심으로 하는 것으로 되어있다.

유무 등을 확인한다.

- 각도계를 사용해서 측정하기 전에, 피검자에게 능동운동을 시행시켜, 그 상태를 관찰한다. 또는 선별법(screening)으로서 수동적으로 움직여, ROM의 대략의 기준이나 중점적으로 측정해야 하는 관절을 선별하여 둔다.
- 측정부위는 가급적 보이도록 하든가, 옷을 얇게 입은 상태에서 측정한다. 이를 위해 1인실을 마련하거나 실내온도에 대한 배려가 필요한 경우가 있다.

2) 피검자에 대해서

- ROM 측정의 목적이나 방법에 대해서 피검자에게 충분한 설명을 하여, 이해와 협력을 구한다.
- 이완하고, 힘을 뺀 상태를 유지하도록 피검자에게 지시한다.
- 필요에 따라 검사자가 실연을 시행한다.

3) 각도계를 대는 방법

- 측정하려고 하는 관절의 크기에 맞는 각도계를 사용한다.
- 각도계를 댈 때에 골 지표를 확인한다.
- 각도계는 피부에 꼭 대거나, 밀어붙이거나 하지 않는다(그림 8).
- 고정 팔 및 가동 팔의 평행이동은 가능하다(그림 9).

4) 측정할 때에

- 원칙적으로 수동 ROM을 측정하지만, 통증 등에 의해서 움직임이 제한되어 있거나, 수술 후 등에 수동적으로 움직이는 것이 금기로 되어있는 경우는, 능동 ROM을 측정하는 일도 있다.

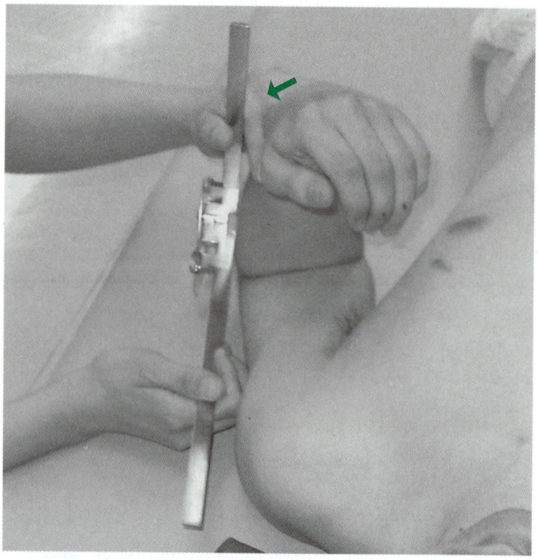

그림 8 각도계를 대는 방법(2)

각도계는 피부에 직접 대지 않고, 가능하다면, 피검자와 각도계의 사이에 검사자의 손가락을 넣는다(화살표). 직접 대는 경우도 강하게 눌러서 대지 않도록 주의한다.

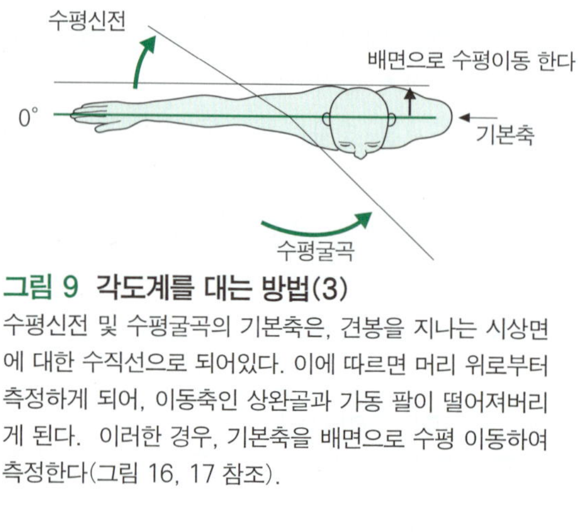

그림 9 각도계를 대는 방법(3)

수평신전 및 수평굴곡의 기본축은, 견봉을 지나는 시상면에 대한 수직선으로 되어있다. 이에 따르면 머리 위로부터 측정하게 되어, 이동축인 상완골과 가동 팔이 떨어져버리게 된다. 이러한 경우, 기본축을 배면으로 수평 이동하여 측정한다(그림 16, 17 참조).

- 수동적인 힘은 측정하려고 하는 관절의 근위단(끝) 및 원위단(끝)에 가한다.
- 수동운동 중에 통증이나 불쾌감 등이 발생하면 무리하게 움직이지 말고, 그 각도에 멈춘다.

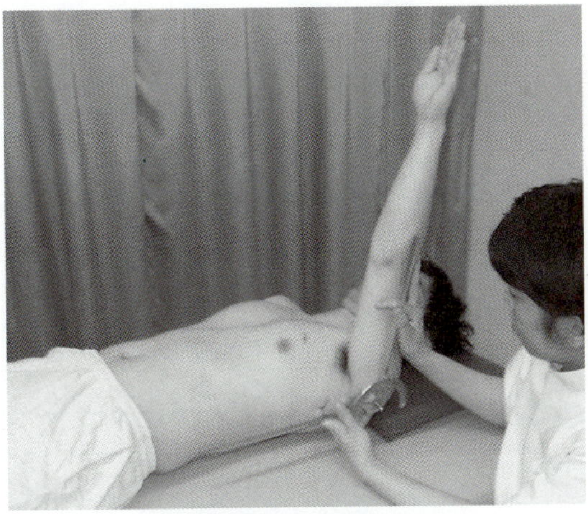

그림 10 각도계를 대는 방법(4)
관절가동범위의 측정. 선 자세나 앉은 자세에서도 측정할 수 있으나, 견관절의 대부분의 측정은 배와위 쪽이 체간의 움직임을 방지할 수 있으므로, 안정하여 측정할 수 있다.

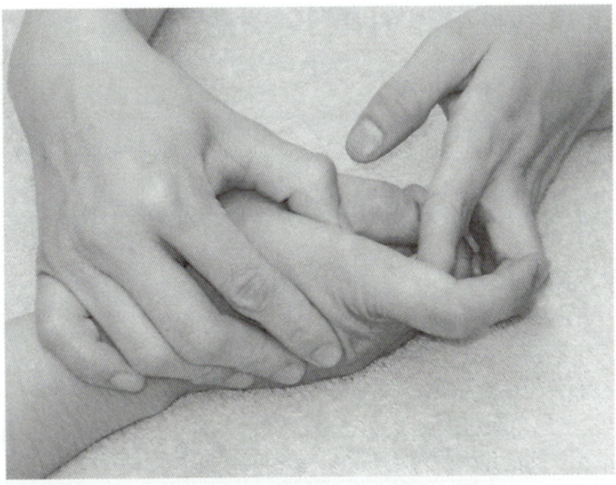

그림 11 다관절근의 영향에 대한 고려
인지 MP과절의 신전을 측정할 때는 기절골의 원위단(화살표)에 수동적인 힘을 가하도록 한다. PIP 및 DIP 관절은 자유로이 움직이도록 해둔다.

- 일반적으로 관절의 근위부를 고정하고, 원위부를 움직이도록 한다.
- 수동운동 수행 중 및 최종범위에서는, 검사자가 받는 감각〔근 긴장인 최종법위감각(120페이지)에도 주의한다.
- 측정은 시작자세와 최종자세의 2회 시행한다.
- 대상(보상)운동을 방지하고, 측정하려고 하는 관절 이외가 움직이지 않도록 한다. 또한, 피검자가 안정된 자세를 취할 수 있도록 배려한다(**그림 10**).
- 측정자세를 빈번하게 바꾸지 않아도 되도록 한다. 하나의 자세에서 시행할 수 있는 것은 연속해서 측정한다(**표 1**).
- 다관절근이 영향을 미치는 관절에서는, 원칙적으로 그 영향을 제거한 자세(측정하지 않는 관절은 중간위치가 되도록)로 하여 측정한다(**그림 11**).
- 눈금을 읽을 때는, 눈이 각도계와 같은 높이가 되도록 한다.
- 측정치는 5° 마다 읽는 것을 원칙으로 하고, 그 이하는 반올림한다.
- ROM 제한이 있는지를 검토하려면, 참고가동범위 각도(**표 3** 참조)에 기초할 뿐만 아니라, 좌우의 비교도 한다.

d. 측정의 정확성에 영향을 주는 인자

ROM 측정의 정확성에 영향을 주는 인자로서는 다음과 같은 것을 생각할 수 있다.

1) 피검자 측의 두려움, 긴장, 통증, 착의(옷을 입음) 등

이들은 근육의 긴장을 높이고, ROM을 제한하는 인자가 된다. 또한, 두꺼운 옷을 입는 것도 관절의 움직임을 방해하는 일이 있다.

2) 측정시간, 온도, 일기(날씨) 등

관절류마티스 등의 관절질환에서는 복약시간이나 측정시간, 온도, 일기 등에 의해서 관

표 1 관절가동범위 측정의 기본적 자세

<table>
<tr><th>측정부위</th><th>배와위</th><th>복와위</th><th>앉은 자세</th><th>선 자세</th></tr>
<tr><td>견갑대</td><td></td><td></td><td>굴곡/신전
거상/하강</td><td></td></tr>
<tr><td rowspan="2">어깨</td><td rowspan="2">굴곡
내전/외전
내회전/외회전</td><td rowspan="2">(신전)</td><td>신전</td><td>(굴곡/신전)</td></tr>
<tr><td colspan="2">(내전/외전)*1
(내회전/외회전)*1</td></tr>
<tr><td>팔꿈치</td><td>굴곡/신전</td><td></td><td colspan="2">(굴곡/신전)*1</td></tr>
<tr><td>전완</td><td></td><td></td><td>회내/회외</td><td></td></tr>
<tr><td>손 및 손가락</td><td></td><td></td><td>모든 움직임</td><td></td></tr>
<tr><td>고관절</td><td>굴곡
내전/외전
(내회전/외회전)</td><td>신전*2</td><td>내회전/외회전</td><td></td></tr>
<tr><td>무릎</td><td>굴곡/신전</td><td></td><td></td><td></td></tr>
<tr><td>발</td><td>(배굴/저굴)</td><td></td><td>배굴/저굴</td><td></td></tr>
<tr><td>족부 및 발가락</td><td>(모든 움직임)</td><td></td><td>모든 움직임</td><td></td></tr>
</table>

측정부위는 정형외과학회안과 반드시 같지는 않다. ( )안의 자세에서도 측정 가능하지만, 보다 정확한 또는 안정된 자세로 측정하려면, ( )가 붙어있지 않은 자세에서 측정하는 편이 좋다.

*1 앉은 자세 또는 선 자세에서도 측정 가능

*2 측와위에서 측정하는 일도 있다.

절의 통증이 변화하여, ROM에 영향을 주는 일이 있다.

3) 측정방법

여러 번에 걸쳐 ROM을 측정하는 경우, 측정자세를 바꾸면 ROM이 변화할 가능성이 있다. 따라서, 매회 같은 측정방법을 사용하게 된다.

4) 측정기술

측정기술, 예컨대 각도계를 대는 방법이나 수동적인 힘의 양에 따라서 ROM은 영향을 받는다.

5) 눈금의 해독 차이

보통, 각도계에는 두 종류의 눈금이 붙어있어(**그림 6** 참조), 눈금을 잘못 해독할 가능성이 있다. 이것을 방지하려면, 미리 ROM을 추측해두는 것이 도움이 된다.

e. 기록방법

① 측정치를 도시하는 방법(**그림** 12)도 있으나[4)], 일반적으로 사용되는 것은 측정한 수치를 그대로 기록하는 방법이다(**표** 2). 시작자세와 최종자세의 2회의 수치를 기록한다.

- 예1 : 견관절 굴곡의 관절자세가 0°, 최종자세가 130°이었던 경우
  "견관절 굴곡 0~130°"
- 예2 : 견관절 굴곡의 시작자세가 20°, 최종자세가 130°이었던 경우
  "견관절 굴곡 20~130°"

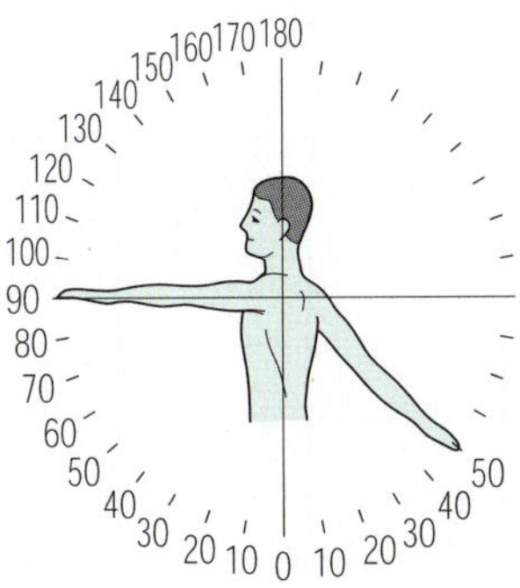

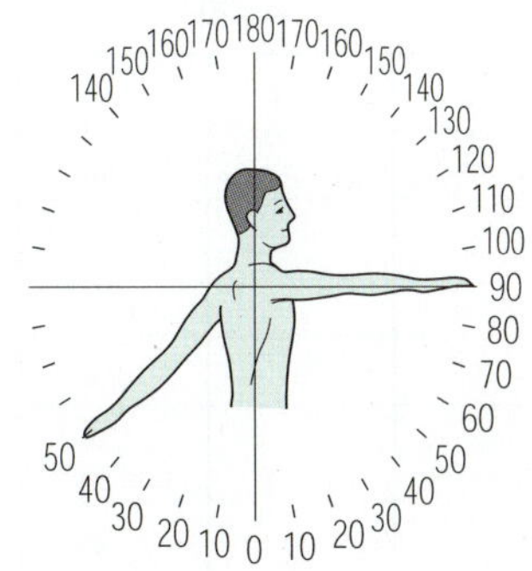

견관절

굴곡	0 ~ 90°
굴곡과 견갑골의 회전	90 ~ 180°
신전과 견갑골의 회전	180 ~ 90°
신전	90 ~ −50°

가동제한

좌		우	
굴곡	신전	굴곡	신전
1			
2			
3			
4			

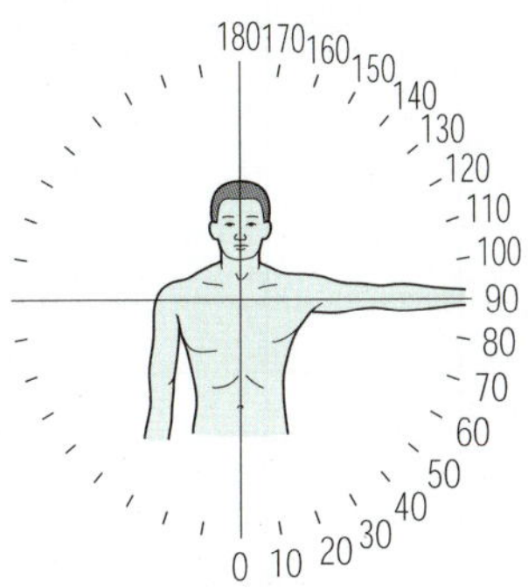

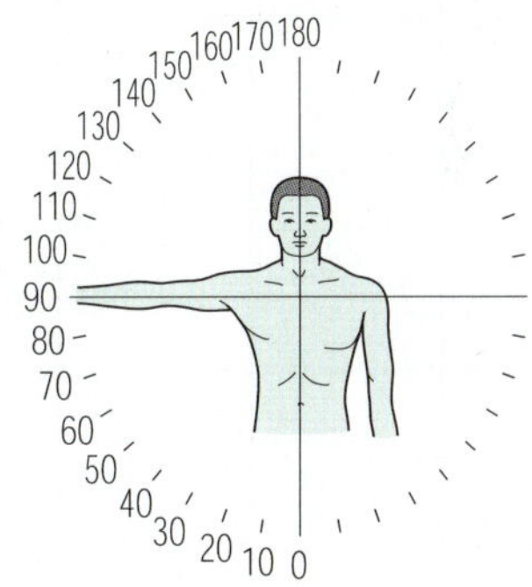

견관절

외전	0 ~ 90°
외전과 견갑골의 회전	90 ~ 180°
내전과 견갑골의 회전	180 ~ 90°
신전	90 ~ 0°

가동제한

좌		우	
내전	외전	내전	외전
1			
2			
3			
4			

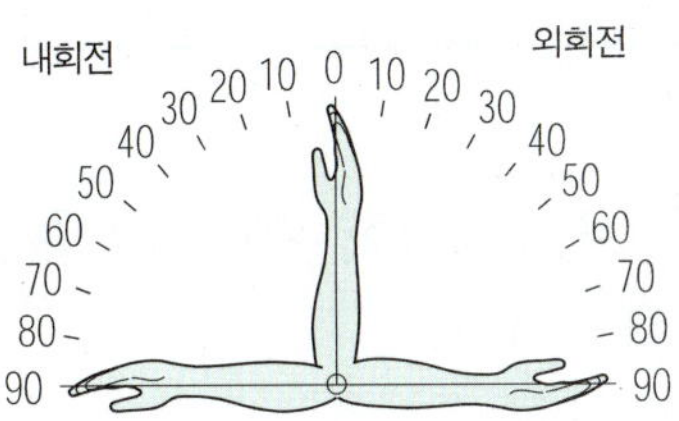

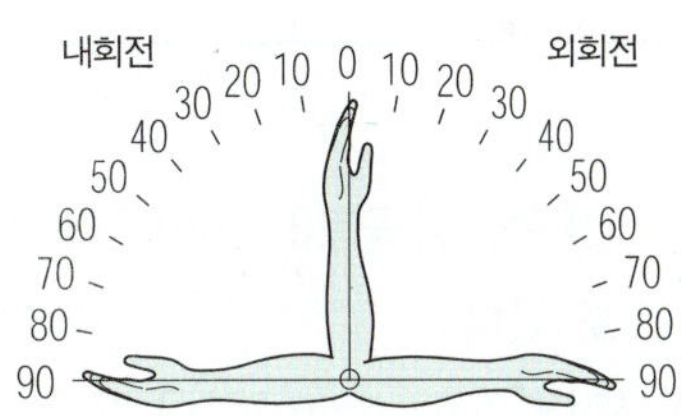

견관절 회전

고관절 굴곡 위치에서	90°
외회전	0 ~ 90°
내회전	0 ~ 90°

가동제한

좌		우	
내회전	외회전	내회전	외회전
1			
2			
3			
4			

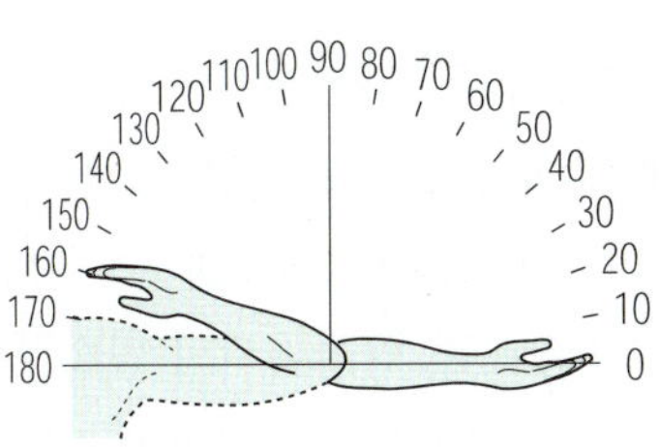

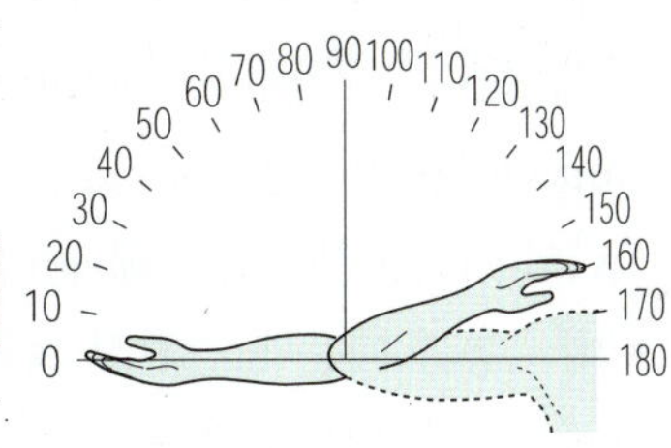

주관절

굴곡	0 ~145°~160°
신전	160°~145°~0°

가동제한

좌		우	
굴곡	신전	굴곡	신전
1			
2			
3			
4			

그림 12 관절가동범위 기록용지의 예(도시 기록방법) 〔문헌 4에서〕

표 2 관절가동범위 기록용지의 예(수치 기록방법)

성명								
좌					우			
				검사자				
				날짜				
				어깨				
				굴곡 0~180°				
				신전 0~50°				
				외전 0~180°				
				내회전 0~80°				
				외회전 0~60°				
				수평굴곡 0~135°				
				수평신전 0~30°				
				팔꿈치 및 전완				
				굴곡 0~145°				
				신전 0~5°				
				회내 0~90°				
				회외 0~90°				
				수근관절				
				굴곡 0~90°				
				신전 0~70°				
				척굴 0~55°				
				요굴 0~25°				

(또는 "굴곡 20~130°"라 기재하는 경우도 있다)

② 경련(spasticity)이나 통증(pain)에 의해서 ROM제한이 관찰되는 경우, 측정치의 뒤(또는 앞)에 "S"나 "P"의 머리문자를 부기해 둔다. 구축(contracture)이나 강직(ankylosis)의 상태에 있을 때는 "C"나 "A"의 머리문자를 부기해 둔다.

- 예 : 통증 때문에 견관절 굴곡이 90°에서 제한되어 있었던 경우
  "견관절 굴곡 0~90° (P)"

③ 어떠한 이유에 의해서 기본적인 측정자세 이외의 자세에서 측정한 경우는 그 측정자세를 기록해 둔다.

f. 관절가동범위 측정의 실제

ROM의 측정방법은 일본정형학회와 일본재활의학회에 의해서 결정된 관절가동범위 측정 및 측정방법이 일반적이다(표 3). 이 항에서는 이 방법을 기본으로, 임상에서의 변법을 섞어가면서 상하지의 ROM측정방법을 나타냈다(그림 13~45).

표 3 관절가동범위 표시 및 측정방법〔문헌 2에서〕

I. 관절가동범위 표시 및 측정방법의 원칙

1. 관절가동범위 표시 및 측정방법의 목적

일본정형외과학회와 일본재활의학회가 제정하는 관정가동범위 및 측정방법은 정형외과의, 재활의만이 아니라, 의료, 복지, 행정 기타의 관련조직의 사람들도 포함하여 관절가동범위를 공통의 기반에서 이해하기 위한 것이다. 따라서, 실용적이고 알기 쉬운 것이 중요하며, 높은 정밀도가 요구되는 계측, 특수한 임상평가, 상세한 연구를 위해서는 각각의 목적에 상응하는 측정방법을 검토할 필요가 있다.

2. 기본자세

Neutral Zero Method를 채용하고 있으므로, Neutral Zero Starting Position이 기본자세이고, 대략 해부학적 자세와 일치한다. 다만, 견관절 수평굴곡 · 신전에 대해서는 견관절 외전 90°의 자세, 견관절 외회전 · 내회전에 대해서는 견관절 외전 0°이고 주관절 90°굴곡위치, 전완의 회외 · 회내에 대해서는 손바닥 면이 시상면(sagittal plane)인 자세, 고관절 외회전 · 내회전에 대해서는 고관절 굴곡 90°이고 슬관절 굴곡 90°의 자세를 각각 기본자세로 한다.

3. 관절의 운동

1) 관절의 운동은 직행하는 3평면, 즉 전두면, 시상면, 수평면을 기본 면으로 하는 운동이다. 다만, 견관절의 외회전 · 내회전, 전완의 회외 · 회내, 고관절의 외회전 · 내회전, 경부와 흉요부의 회전은, 기본자세의 축을 중심으로 한 회전운동이다. 또한, 발의 내번 · 외번, 무지의 대립은 복합된 운동이다.

2) 관절운동범위 측정과 그 표시에서 사용하는 관절운동과 그 명칭을 아래에 나타냈다. 또한 하기의 기본적 명칭 이외에 흔히 사용되는 용어가 있으면 ()안에 병기하였다.

(1) **굴곡과 신전** : 대부분은 시상면의 운동이고, 기본자세에 있는 인접하는 2개의 부위가 근접하는 움직임이 굴곡, 멀어지는 움직임이 신전이다. 다만, 견관절, 경부 · 체간에 대해서는, 전방으로의 움직임이 굴곡, 후방으로의 움직임이 신전이다. 또한, 수근관절, 손가락, 족관절, 발가락에 대해서는, 손바닥 또는 발바닥에의 움직임이 굴곡, 손등 또는 발등에의 움직임이 신전이다.

(2) **외전과 내전** : 대부분은 전두면의 운동이고, 체간이나 손가락의 축으로부터 멀어지는 움직임이 외전, 근접하는 움직임이 내전이다.

(3) **외회전과 내회전** : 견관절 및 고관절에 대해서는, 상완축 또는 대퇴축을 중심으로 하여 외방으로 회전하는 움직임이 외회전, 내방으로 회전하는 움직임이 내회전이다.

(4) **회외와 회내** : 전완에 대해서는, 전완축을 중심으로 하여 외방으로 회전하는 움직임(손바닥이 위를 향하는 움직임)이 회외, 내방으로 회전하는 움직임(손바닥이 아래를 향하는 움직임)이 회내이다.

(5) **수평굴곡과 수평신전** : 수평면의 운동이고, 견관절을 90° 외전하여 전방으로의 움직임이 수평굴곡, 후방으로의 움직임이 수평신전이다.

(6) **거상과 하강** : 견갑대의 전두면의 운동이고, 상방으로의 움직임이 거상, 하방으로의 움직임이 하강이다.

(7) **우측굴 · 좌측굴** : 경부, 체간의 전두면의 운동이고, 우측방향으로의 움직임이 우측굴, 좌측방향으로의 움직임이 좌측굴이다.

(8) **우회전과 좌회전** : 경부와 흉요부에 대해서는 우방으로 회전하는 움직임이 우회전, 좌방으로 회전하는 움직임이 좌회전이다.

(9) **요굴과 척굴** : 수근관절의 손바닥 면의 운동이고, 요측으로의 움직임이 요굴, 척측으로의 움직임이 척굴이다.

(10) **무지의 요측외전과 척측내전** : 무지의 손바닥 면의 운동이고, 무지의 기본축으로부터 멀어지는 움직임(요측으로의 움직임)이 요측외전, 무지의 기본축으로 근접하는 움직임(척측으로의 움직임)이 척측내전이다.

(11) **장측 외전과 장측내전** : 무지의 손바닥 면에 수직인 평면의 운동이고, 무지의 기본축으로부터 멀어지는 움직임(손바닥 방향으로의 움직임)이 장측외전, 무지의 기본축으로 근접하는 움직임(배측으로의 움직임)이 장측내전이다.

(12) **대립** : 무지의 대립은, 외전, 굴곡, 회전의 3요소가 복합된 운동이며, 무지로 소지의 끝 또는 기저부를 만지는 움직임이다.

(13) **중지의 요측외전과 척측외전** : 중지의 손바닥 면의 운동이고, 중지의 기본축으로부터 요측으로 멀어지는 움직임이 요측외전, 척측으로 멀어지는 움직임이 척측외전이다.

(14) **밖으로 젖히기와 안으로 젖히기** : 족부의 운동이고, 족저(발바닥)가 외방을 향하는 움직임(족부의 회내, 외전, 배굴의 복합된 운동)이 밖으로 젖히기, 족저가 내방을 향하는 움직임(족부의 회외, 내전, 저굴의 복합된 운동)이 안으로 젖히기이다.

족부 장축을 중심으로 하는 회전운동은 회외, 회내라 불러야 하지만, 실제는, 단독의 회전운동은 일어날 수 없으므로 복합된 운동으로서 밖으로 젖히기, 안으로 젖히기라 하였다. 또한, 외번, 내번이라는 용어도 사용하는데, 이것은 족부의 변형을 의미하고 있고, 관절가동범위 측정 시에 관절운동의 명칭으로서는 사용하지 않는다.

4. 관절가동범위의 측정방법

1) 관절가동범위는, 수동운동에서도 능동운동에서도 측정할 수 있으나, 원칙적으로 수동운동에 의한 측정치를 표기한다. 능

(계속)

(계속)

동운동에 의한 측정치를 사용하는 경우는 그 취지를 명기한다[5의 2)의 (1) 참조].

2) 각도계는 충분한 길이의 손잡이가 붙어있는 것을 사용하고 보통은 5°씩 측정한다.

3) 기본축, 이동축은 사지나 체간에서 외견상 알기 쉬운 부위를 선정하여 설정되어 있고, 운동학상의 것과는 반드시 일치하지는 않는다. 또한 손가락 및 발가락에서는 각도계를 대기 쉬운 것을 고려하여, 원칙적으로 배측에 각도계를 댄다.

4) 기본축과 이동축의 교점을 각도계의 중심에 맞춘다. 또한, 관절의 운동에 따라서, 각도계의 중심을 이동시켜도 좋다. 필요에 따라서 이동축을 평행이동 시켜도 좋다.

5) 다관절근이 관여하는 경우, 원칙적으로 그 영향을 제거한 자세에서 측정한다. 예컨대, 고관절 굴곡의 측정에서는, 슬관절을 굴곡하여 슬굴곡근(hamstrings)을 이완시킨 자세에서 시행한다.

6) 자세는 "측정자세 및 주의할 점" 의 기재에 따르지만, 기재가 없는 것은 자세를 한정시키지 않는다. 변형, 구축 등으로 소정의 자세를 취할 수 없는 경우는, 측정자세를 알 수 있도록 명기하면, 상이한 자세를 사용해도 좋다[5의 2)의 (2) 참조].

7) 근육이나 건의 단축을 평가할 목적으로 다관절근을 긴장시킨 자세에서 관절가동범위를 측정하는 경우에는, 측정방법을 알 수 있도록 명기하면 다관절근을 긴장시킨 자세를 사용해도 좋다[5의 2)의 (3) 참조].

5. 측정치의 표시

1) 관절가동범위의 측정치는 기본자세를 0°로서 표시한다. 예컨대, 고관절의 가동범위가 굴곡위치 20°에서 70°라면, 이 표현은 아래의 두 가지가 된다.

(1) 고관절의 관절가동범위는 굴곡 20°에서 70°(또는 20°~70°)

(2) 고관절의 가동범위는 굴곡 70°, 신전은 -20°

2) 관절가동범위를 측정할 때, 증상사례에 따라서 상이한 측정방법을 사용하는 경우나, 기타 관절가동범위에 영향을 주는 특기해야 할 사항이 있는 경우는 측정치와 함께 그 취지를 병기한다.

(1) 능동운동을 사용해서 측정하는 경우는 그 측정치를 ( )로 에워싸서 표기하거나, "능동" 또는 "active" 등이라 명기한다.

(2) 상이한 자세를 사용해서 측정하는 경우는 "배와위" "앉은 자세" 등이라 구체적으로 자세를 명기한다.

(3) 다관절근을 긴장시킨 자세를 사용해서 측정하는 경우는 그 측정치를 〈 〉로 에워싸서 표시하지만, "무릎 신전위치" 등이라 구체적으로 명기한다.

(4) 통증 등이 측정치에 영향을 주는 경우는 "통증" "pain" 등이라 명기한다.

6. 참고가동범위

관절가동범위는 연령, 성, 자세, 개체에 의한 변동이 크므로, 정상치는 정하지 않고, 참고 가동범위로서 기재하였다. 관절가동범위의 이상을 판정하는 경우는 건측 상하지의 관절가동범위, 참고가동범위, (부) 관절가동범위의 참고수치 일람표, 연령, 성, 측정자세, 측정방법 등을 충분히 고려하여 판정할 필요가 있다.

표 3 관절가동범위 표시 및 측정방법 *(계속)*

부위명	운동방향	참고가동 범위각도	기본축	이동축	측정자세 및 주의할 점	참고도
A. 상지측정						
견갑대 shoulder girdle	굴곡 flexion	20	양측의 견봉을 연결하는 선	두정과 견봉을 연결하는 선		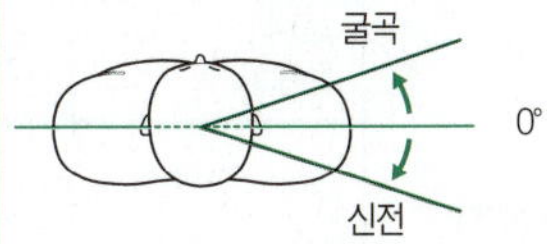
	신전 extension	20				
	거상 elevation	20	양측의 견봉을 연결하는 선	견봉과 흉골상연을 연결하는 선	전면에서 측정한다.	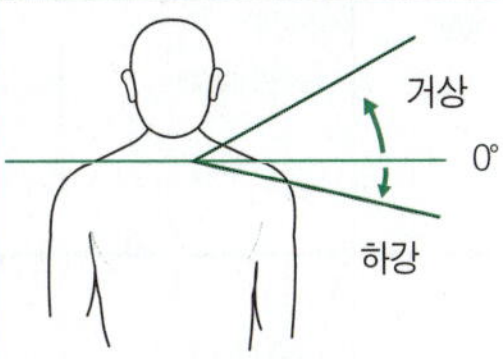
	하강 depression	10				
어깨 shoulder (견갑대의 움직임을 포함한다)	굴곡(전방거상) forward flexion	180	견봉을 지나는 바닥에스 ㅣ 수직선(기립 또는 앉은 자세)	상완골	전완은 중간위치로 한다. 체간이 움직이지 않도록 고정한다. 척주가 전후굴 하지 않도록 주의한다.	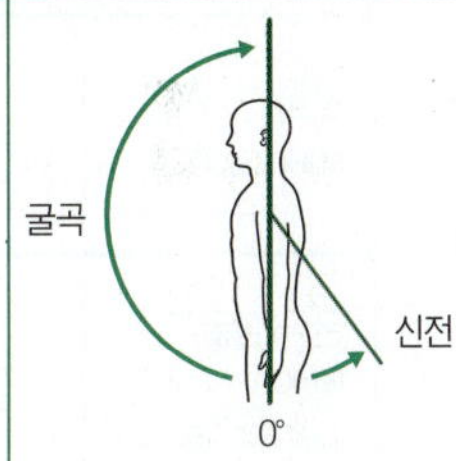
	신전(후방거상) backward extension	50				
	외전(측방거상) abduction	180	견봉을 지나는 바닥에스 ㅣ 수직선(기립 또는 앉은 자세)	상완골	체간의 측굴이 일어나지 않도록 90° 이상이 되면 전완을 회외하는 것을 원칙으로 한다. "E. 기타의 검사법" 참조(113페이지)	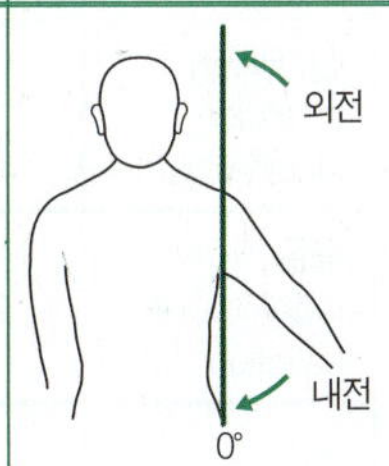
	내전 adduction	0				
	외회전 external rotation	60	팔꿈치를 지나는 전두면에의 수직선	척골	상완을 체간에 접하고, 주관절을 전방 90°로 굴곡한 자세에서 시행한다. 전완은 중간위치로 한다. "E. 기타의 검사법" 참조(113페이지)	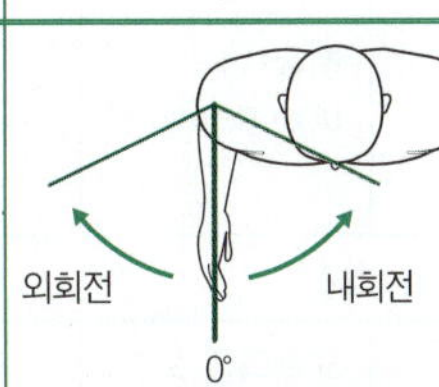
	내회전 internal rotation	80				
	수평굴곡 horizontal flexion (horizontal adduction)	135	견봉을 지나는 시상면에의 수직선	상완골	견관절을 90° 외전 위치로 한다.	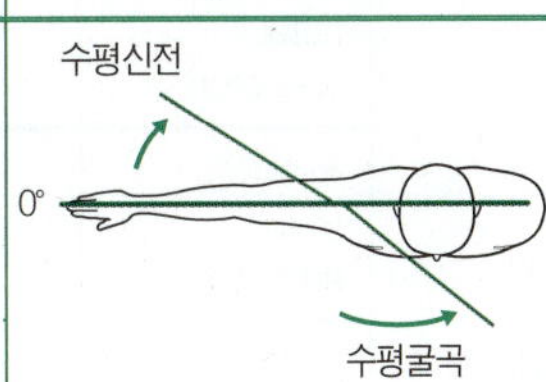
	수평신전 horizontal extension (horizontal abduction)	30				

(계속)

표 3 관절가동범위 표시 및 측정방법 *(계속)*

부위명	운동방향	참고가동범위각도	기본축	이동축	측정자세 및 주의할 점	참고도
A. 상지측정						
팔꿈치 elbow	굴곡 flexion	145	상완골	요골	전완은 회외위치로 한다.	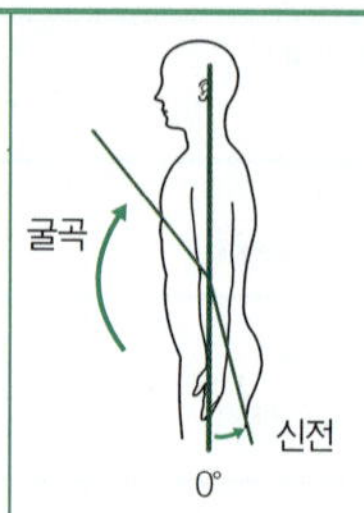
	신전 extension	5				
전완 forearm	회내 pronation	90	상완골	손가락을 신전한 손바닥면	어깨의 회전이 들어가지 않도록 팔꿈치를 90°로 굴곡한다.	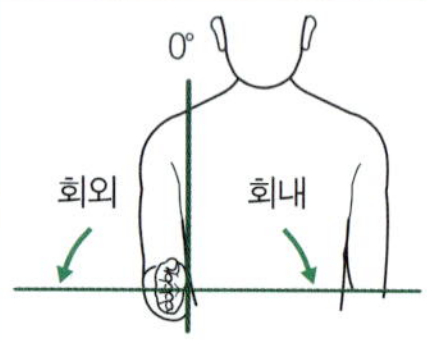
	회외 supination	90				
손 wrist	굴곡(장굴) flexion (palmar-flexion)	90	요골	제2중수골	전완은 중간위치로 한다.	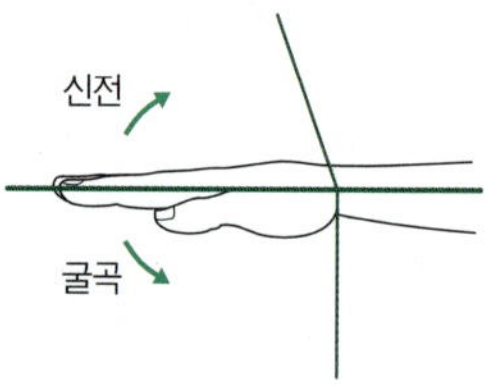
	신전(배굴) extension (dorsiflexion)	70				
	요굴 radial deviation	25	전완의 중앙선	제3중수골	전완을 회내위치에서 시행한다.	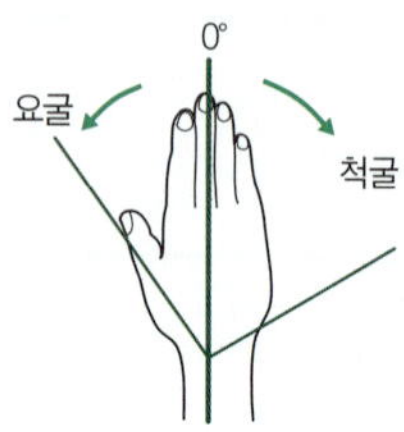
	척굴 ulnar deviation	55				
B. 손가락 측정						
무지 thumb	요측외전 radial abduction	60	인지 (요골의 연장선상)	무지	이하의 손가락의 운동은 원칙적으로 손가락의 배측에 각도계를 댄다. 운동은 손바닥면으로 한다.	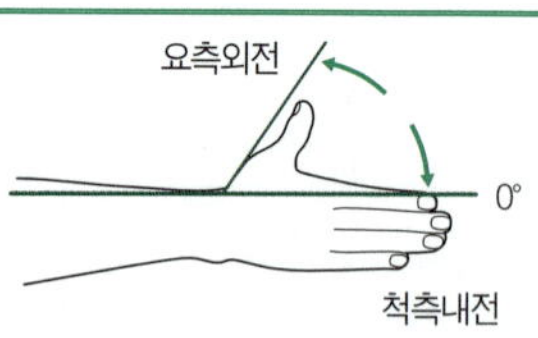
	척측내전 ulnar adduction	0				
	장측외전 plamar abduction	90			운동은 손바닥면에 직각인 면으로 한다.	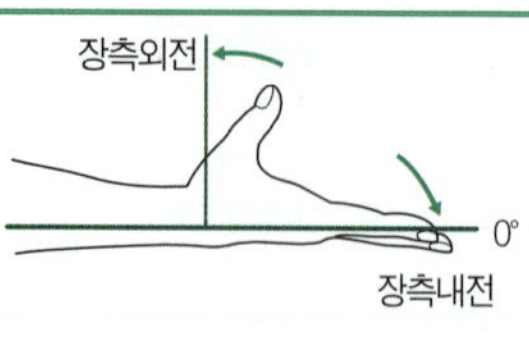
	장측내전 palmar adduction	0				

(계속)

표 3 관절가동범위 표시 및 측정방법 *(계속)*

부위명	운동방향	참고가동범위각도	기본축	이동축	측정자세 및 주의할 점	참고도
B. 손가락 측정(계속)						
무지 (계속)	굴곡(MP) flexion	60	제1중수골	제1기절골		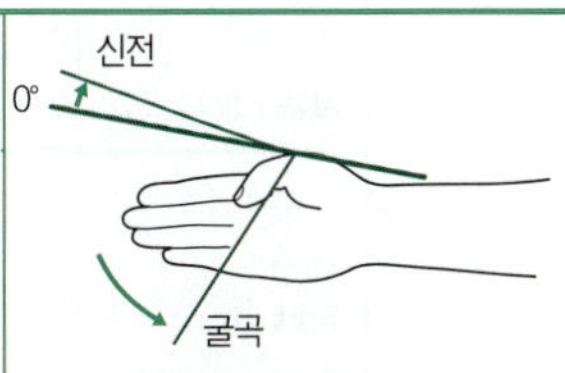
	신전(MP) extension	10				
	굴곡(IP) flexion	80	제1기절골	제1말절골		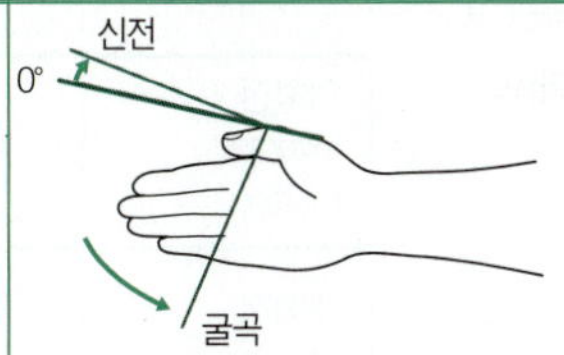
	신전(IP) extension	10				
손가락 fingers	굴곡(MP) flexion	90	제2~5 중수골	제2~5 기절골	"E. 기타의 검사법" 참조 (113페이지)	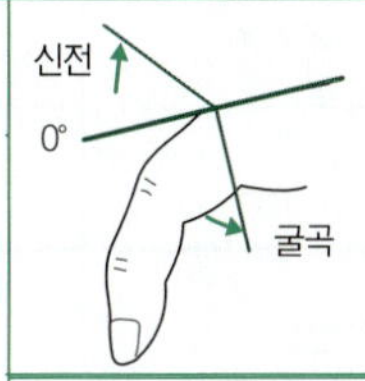
	신전(MP) extension	45				
	굴곡(PIP) flexion	100	제2~5 기절골	제2~5 중절골		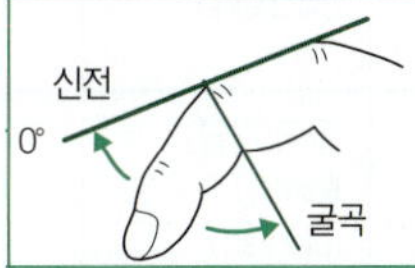
	신전(PIP) extension	0				
	굴곡(DIP) flexion	80	제2~5 중절골	제2~5 말절골		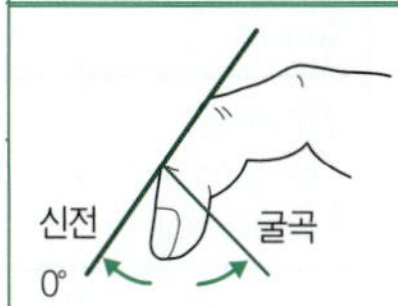
	신전(DIP) extension	0			DIP는 10°의 과신전을 취할 수 있다.	
	외전 abduction		제3중수골 연장선	제2, 4, 5 지축	중지의 운동은 요측외전, 척측외전으로 한다. "E. 기타의 검사법" 참조 (113페이지)	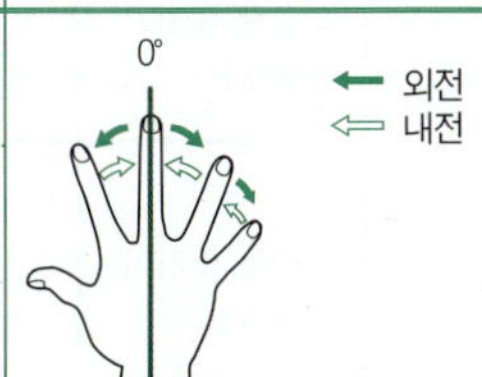
	내전 adduction					
C. 하지측정						
고관절 hip	굴곡 flexion	125	체간과 평행인 선	대퇴골(대전자와 대퇴골 외과의 중심을 연결하는 선)	골반과 척주를 충분히 고정한다. 굴곡은 배와위, 무릎 굴곡 위치에서 시행한다. 신전은 복와위, 무릎 신전 위치에서 시행한다.	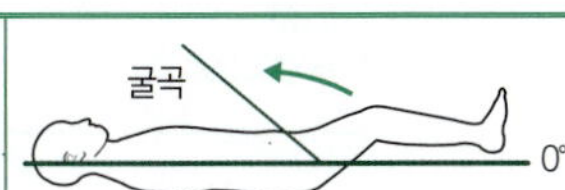
	신전 extension	15				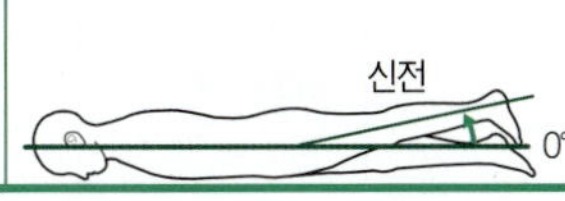

(계속)

표 3 관절가동범위 표시 및 측정방법 *(계속)*

부위명	운동방향	참고가동 범위각도	기본축	이동축	측정자세 및 주의할 점	참고도
C. 하지측정(계속)						
고관절 (계속)	외전 abduction	45	양측의 전상장골극을 연결하는 선에의 수직선	대퇴 중앙선(전상장골극에서 슬개골 중심을 연결하는 선)	배와위에서 골반을 고정한다. 하지는 외회전하지 않도록 한다. 내전의 경우는, 반대측의 하지를 굴곡거상하여 그 아래를 통해서 내전시킨다.	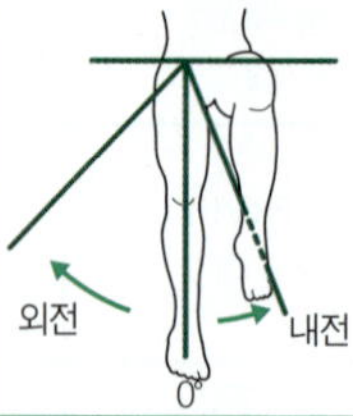
	내전 adduction	20				
	외회전 external rotation	45	슬개골에서 내린 수직선	하퇴 중앙선(슬개골 중심에서 족관절 외과 중앙을 연결하는 선)	배와위에서 고관절과 슬관절을 90° 굴곡위치로 하여 시행한다. 골반의 대상(보상)을 적게 한다.	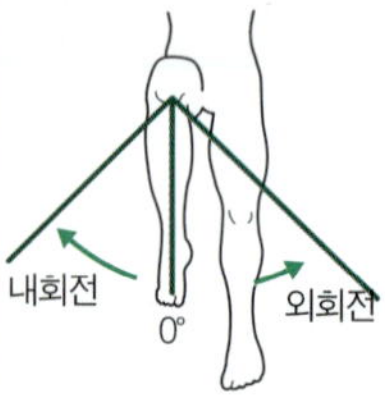
	내회전 internal rotation	45				
무릎 knee	굴곡 flextion	130	대퇴골	비골(비골두와 외과를 연결하는 선)	굴곡은 고관절을 굴곡위치에서 시행한다.	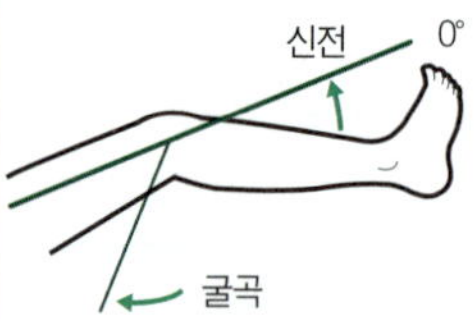
	신전 extension	0				
발 ankle	굴곡(저굴) flexion (plantar flexion)	45	비골에의 수직선	제5중족골	슬관절을 굴곡위치에서 시행한다.	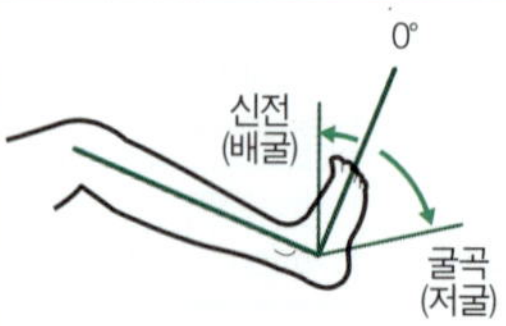
	신전(배굴) extension (dorsiflexion)	20				
족부 foot	밖으로 젖히기 eversion	20	하퇴축에의 수직선	족저면	슬관절을 굴곡위치에서 시행한다.	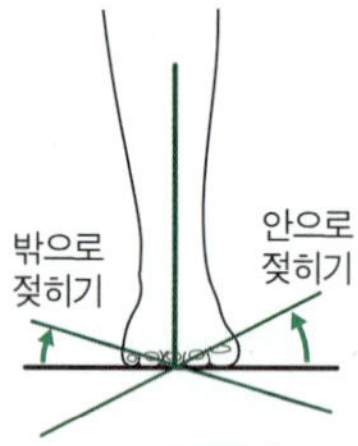
	안으로 젖히기 inversion	30				
	외전 abduction	10	제1, 제2 중족골 사이의 중앙선	왼쪽과 같다.	족저에서 발의 외연 또는 내연에서 시행하는 일도 있다.	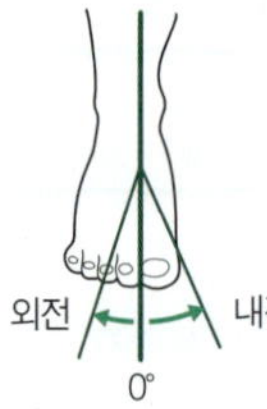
	내전 adduction	20				

(계속)

표 3 관절가동범위 표시 및 측정방법 *(계속)*

부위명	운동방향	참고가동범위각도	기본축	이동축	측정자세 및 주의할 점	참고도
C. 하지측정(계속)						
무지 great toe	굴곡(MP) flexion	35	제1중족골	제1기절골		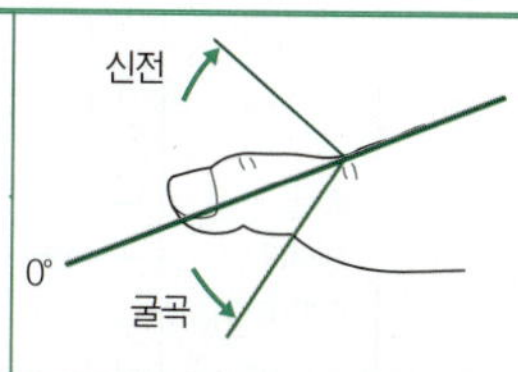
	신전(MP) extension	60				
	굴곡(IP) flexion	60	제1기절골	제1말절골		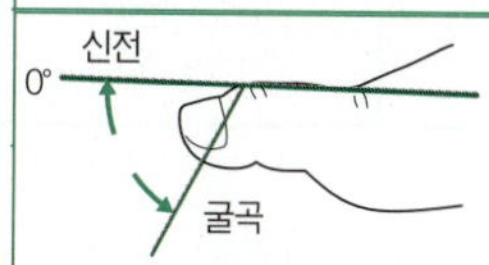
	신전(IP) extension	0				
발가락 toes	굴곡(MP) flexion	35	제2~5중족골	제2~5기절골		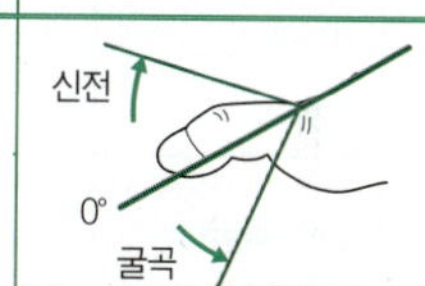
	신전(MP) extension	40				
	굴곡(PIP) flexion	35	제2~5기절골	제2~5중절골		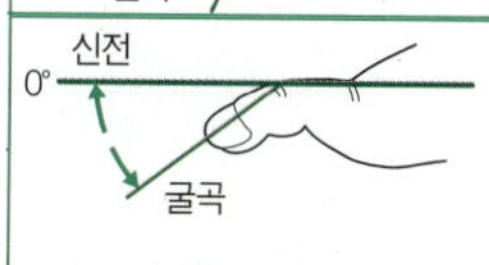
	신전(PIP) extension	0				
	굴곡(DIP) flexion	50	제2~5중절골	제2~5말절골		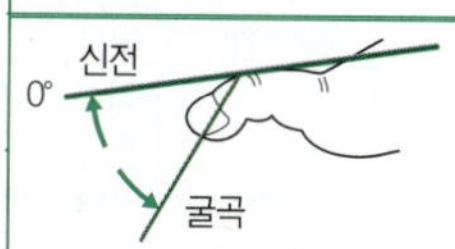
	신전(DIP) extension	0				
D. 체간측정						
경부 cervical spines	굴곡(전굴) flexion	60	견봉을 지나는 바닥에의 수직선	외이공과 두정을 연결하는 선	두부체간의 측면에서 시행한다. 원칙적으로 걸터앉은 자세로 한다.	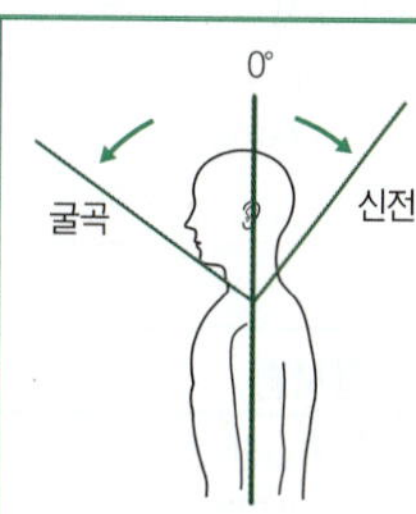
	신전(후굴) extension	50				
	회전 rotation 좌회전	60	양측의 견봉을 연결하는 선에의 수직선	비량과 후두결절을 연결하는 선	걸터앉은 자세에서 시행한다.	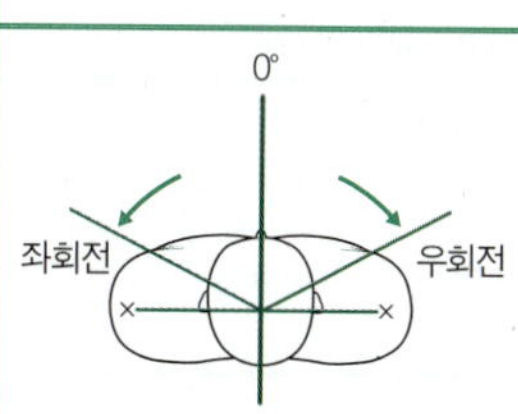
	우회전	60				

(계속)

표 3 관절가동범위 표시 및 측정방법 *(계속)*

부위명	운동방향		참고가동 범위각도	기본축	이동축	측정자세 및 주의할 점	참고도
D. 체간측정(계속)							
경부 (계속)	측굴 lateral bending	좌회전	50	제7경추 극돌기와 제1 천추의 극돌기를 연결하는 선	두정과 제7 경추 극돌기를 연결하는 선	체간의 배면에서 시행한다. 걸터앉은 자세로 한다.	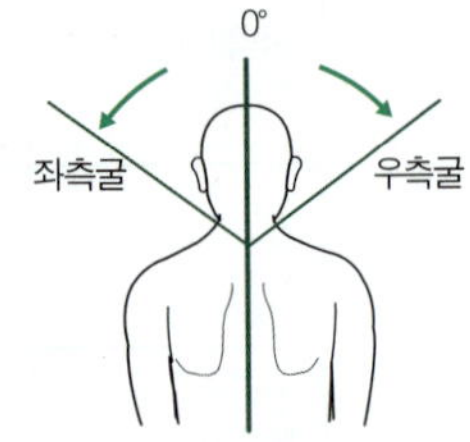
		우회전	50				
흉요부 thoracic and lumbar spines	굴곡(전굴) flexion		45	천골후면	제1흉추 극돌기와 제5 요추 극돌기를 연결하는 선	체간 측면으로부터 시행한다. 선 자세, 걸터앉은 자세 또는 옆으로 누운 자세에서 시행한다. 고관절의 운동이 들어가지 않도록 시행한다. "E. 기타의 검사법" 참조 (113페이지)	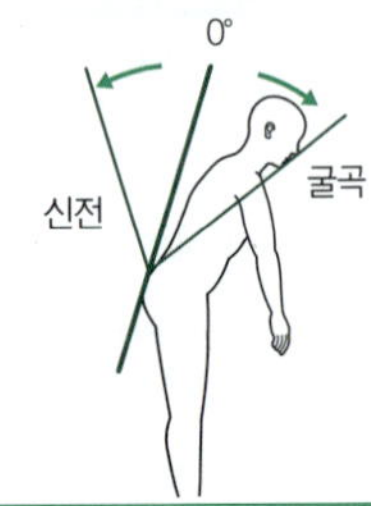
	신전(후굴) extension		30				
	회전 rotation	좌회전	40	양측의 상장골극을 연결하는 선	양측의 견봉을 연결하는 선	앉은 자세에서 골반을 고정하여 시행한다.	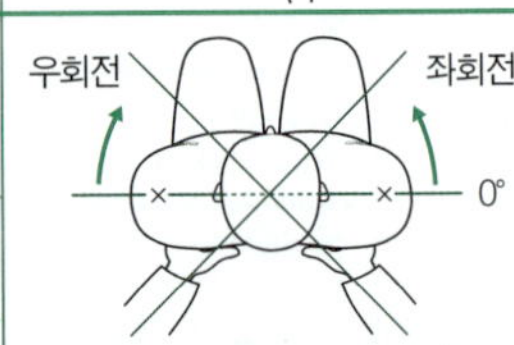
		우회전	40				
	측굴 lateral bending	좌회전	50	Jacoby선의 중점에 세운 수직선	제1흉추 극돌기와 제5 요추 극돌기를 연결하는 선	체간의 배면에서 시행한다. 걸터앉은 자세 또는 선 자세에서 시행한다.	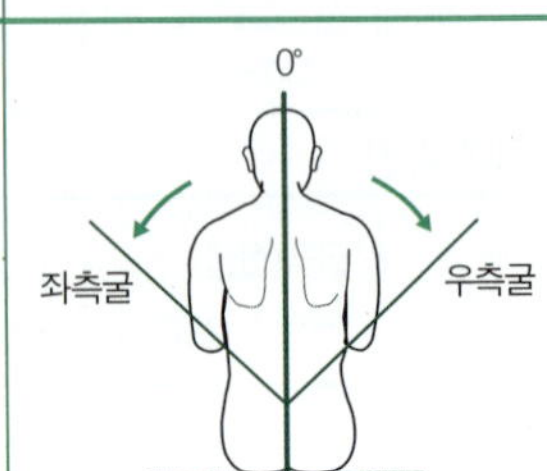
		우회전	50				
E. 기타의 검사법							
어깨 shoulder (견갑골의 움직임을 포함한다)	외회전 external rotation		90	팔꿈치를 지나는 전두면에의 수직선	척골	전완은 중간위치로 한다. 견관절은 90° 외전하고, 동시에 주관절은 90° 굴곡한 자세에서 시행한다.	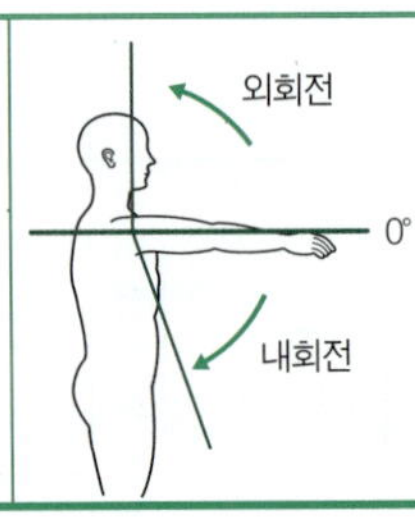
	내회전 internal rotation		70				

(계속)

표 3 관절가동범위 표시 및 측정방법 *(계속)*

부위명	운동방향	참고가동범위각도	기본축	이동축	측정자세 및 주의할 점	참고도
E. 기타의 검사법(계속)						
어깨 (계속)	내전 adduction	75	견봉을 지나는 바닥에의 수직선	상완골	20° 또는 45° 견관절 굴곡위치에서 시행한다. 선 자세에서 시행한다.	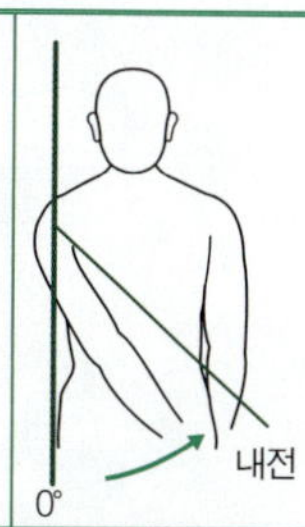
무지 thumb	대립 opposition				무지 끝과 소지 기저부(또는 끝)와의 거리(cm)로 표시한다.	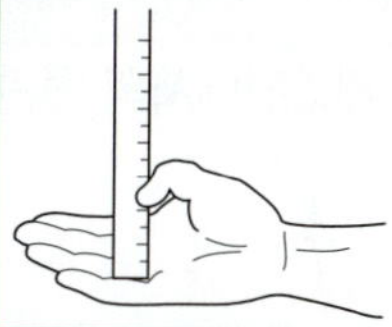
손가락 fingers	외전 abduction		제3지 중수골 연장선	2, 4, 5지축	증지 끝과 2, 4, 5지 끝과의 거리(cm)로 표시한다.	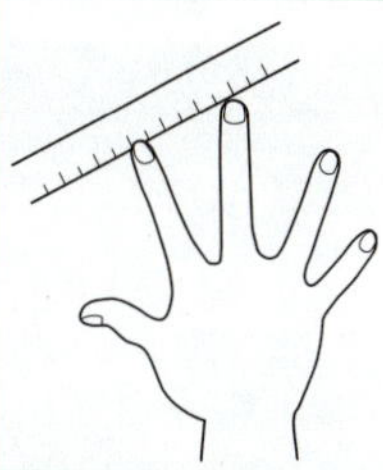
	내전 adduction					
	굴곡 flexion				손가락 끝과 근위 수장피선(proximal palmar crease) 또는 원위 수장피선(distal palmar crease)과의 거리(cm)로 표시한다.	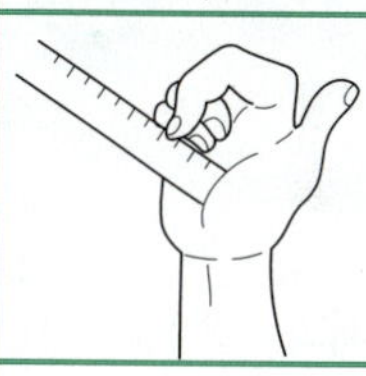
흉요부 thoracic and lumbar spines	굴곡 flexion				최대 굴곡은 손가락 끝과 바닥 사이의 거리(cm)로 표시한다.	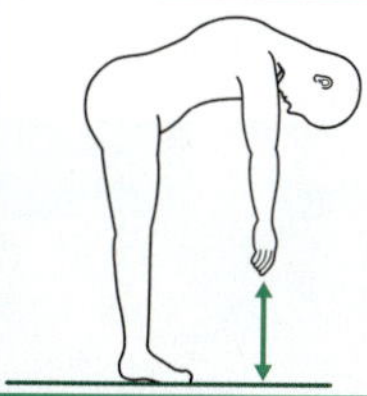
F. 악관절 계측						
악관절 temporomandibular joint	• 입을 벌린 위치에서 상악의 정중선에서 상치와 하치의 끝과의 거리(cm)로 표시한다. • 좌우 편위(lateral deviation)는 상악의 정중선을 축으로 하여 하치열의 움직임의 거리를 좌우 모두 cm로 표시한다. • 참고치는 상하 제1절치열 대향선 사이의 거리 5.0cm, 좌우 편위는 1.0cm이다.					

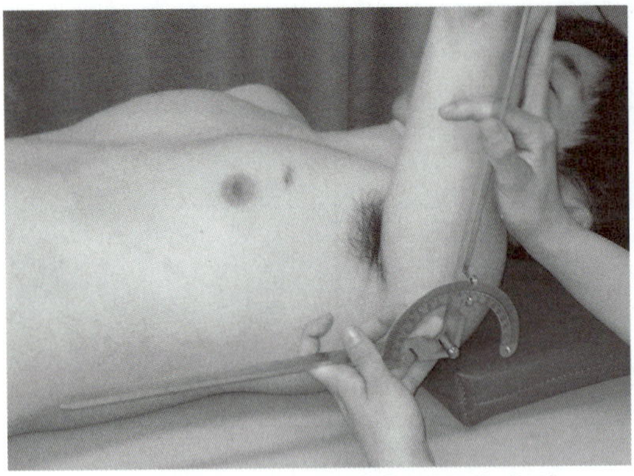

그림 13 배와위에서의 견관절 굴곡의 측정

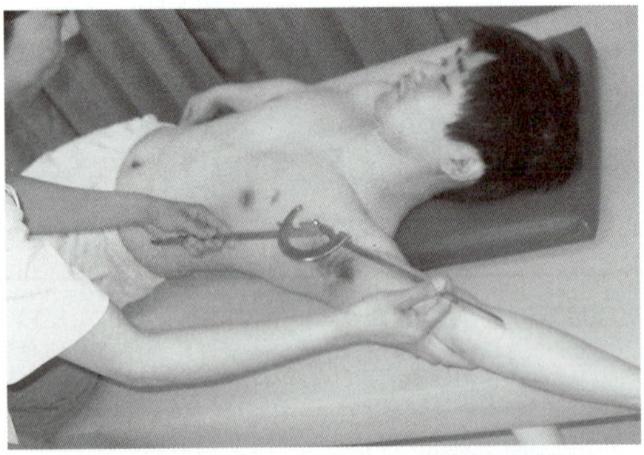

그림 14 배와위에서의 견관절 외전의 측정

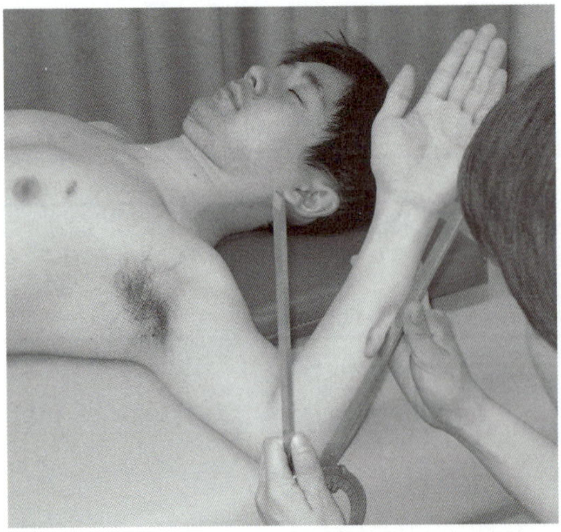

그림 15 배와위에서의 견관절 외회전의 측정

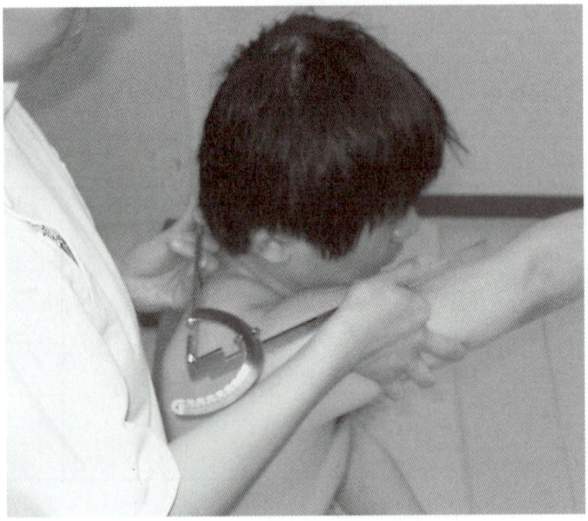

그림 16 견관절 수평굴곡의 측정(앉은 자세)

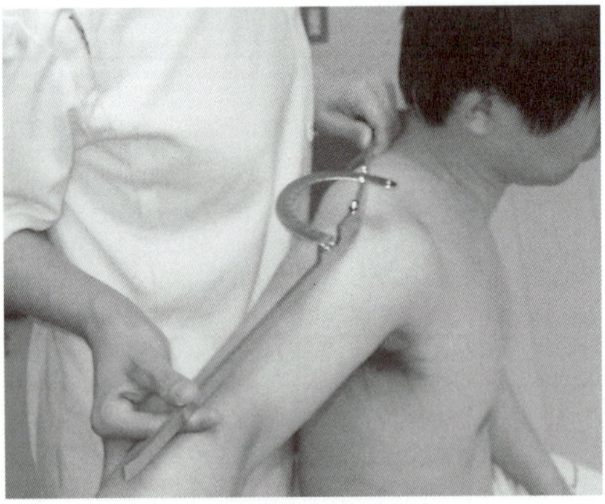

그림 17 견관절 수평신전의 측정(앉은 자세)

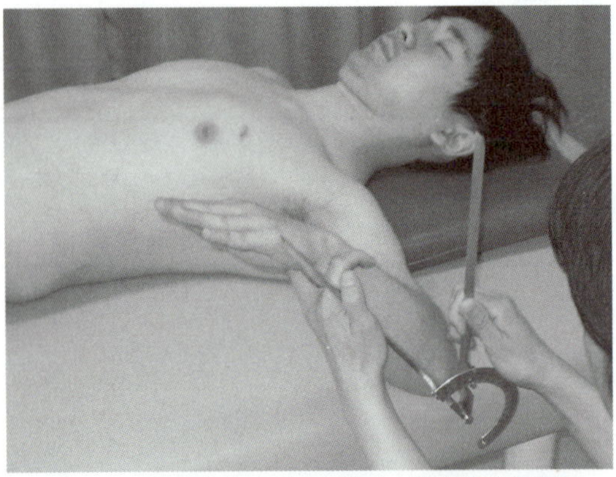

그림 18 배와위에서의 견관절 내회전의 측정

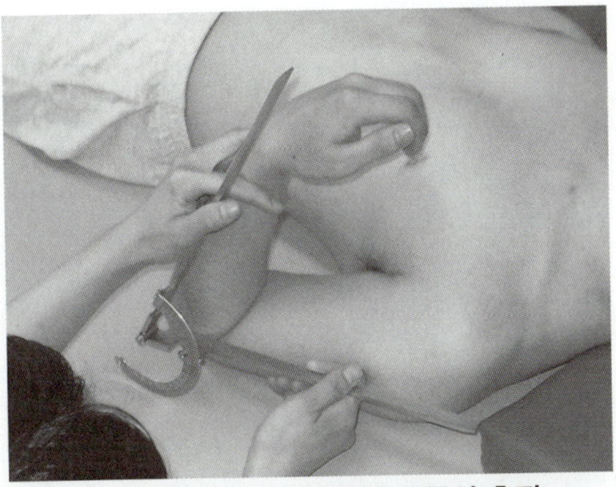

그림 19 배와위에서의 주관절 굴곡의 측정

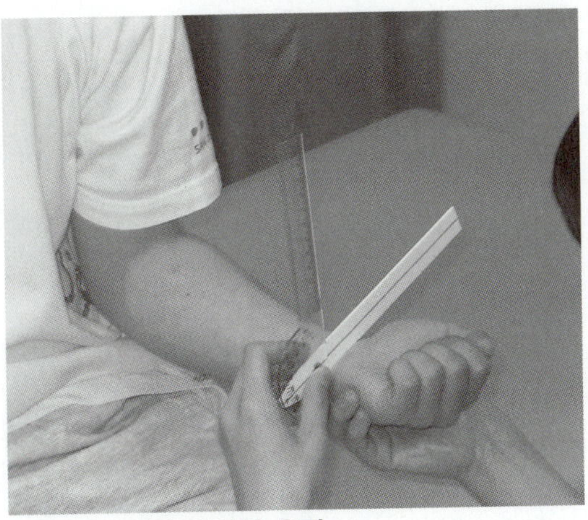

그림 20 전완 회외의 측정
그림은 전완 원위단에서 측정하는 변법

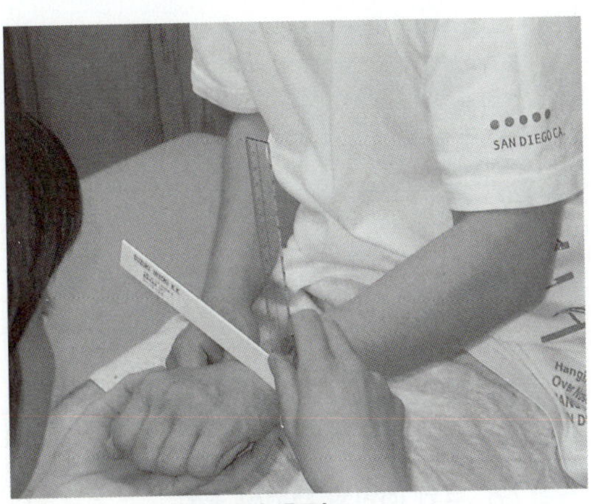

그림 21 전완 회내의 측정
회외와 마찬가지로, 전완 원위단에서 측정하고 있다.

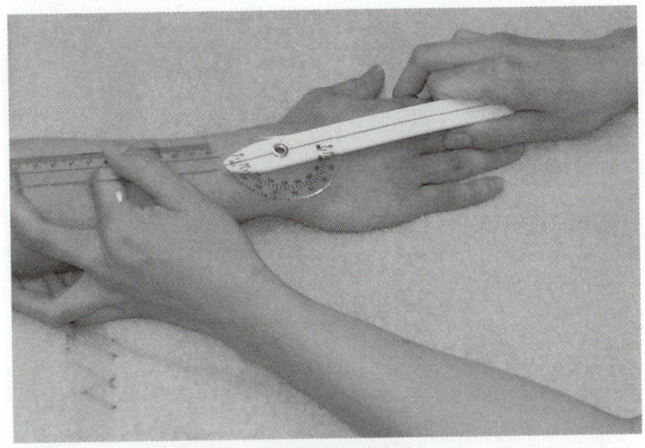

그림 22 수근관절 요굴의 측정
전완은 회내위치

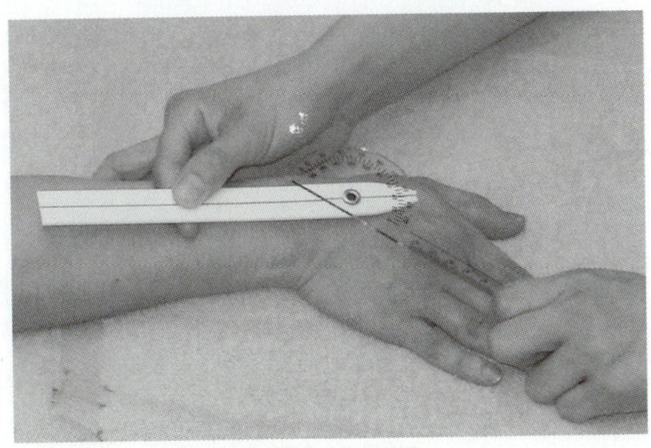

그림 23 수근관절 척굴의 측정
전완은 회내위치

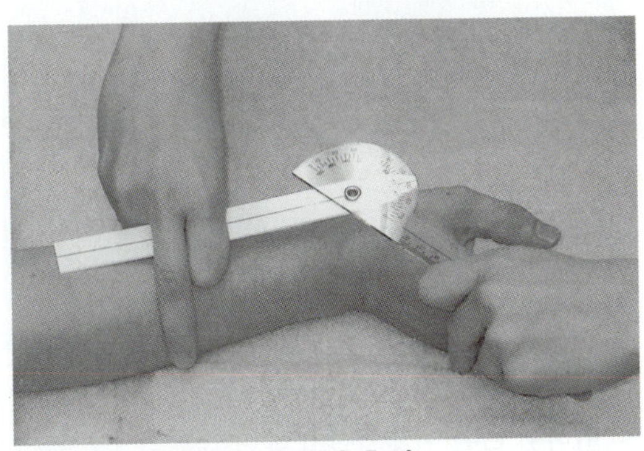

그림 24 수근관절 배굴의 측정
전완은 중간위치

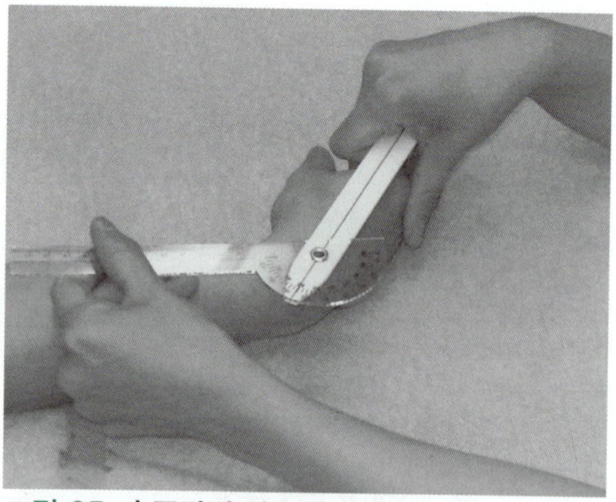

그림 25 수근관절 장굴의 측정
전완은 중간위치

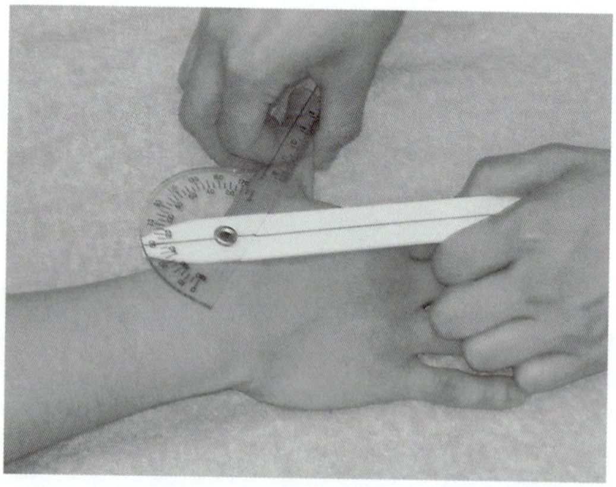

그림 26 무지 요측외전의 측정
전완은 회내위치

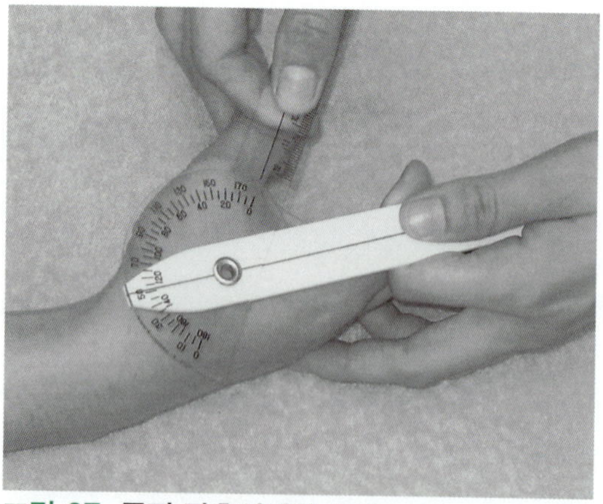

그림 27 무지 장측외전의 측정
전완은 중간위치

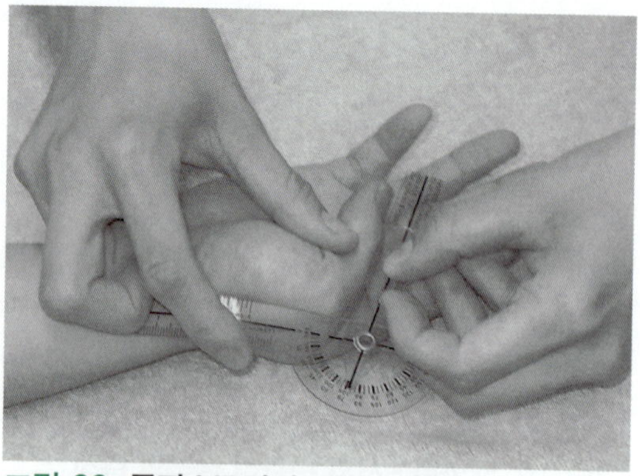

그림 28 무지 MP관절 굴곡의 측정
전완은 회외위치. 무지 IP관절에는 힘을 가하지 않고, 자유로이 해둔다.
각도계는 배측으로부터 살짝 댄다.

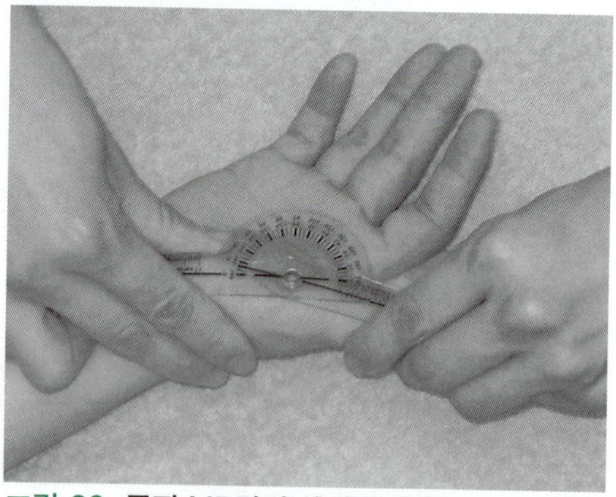

그림 29 무지 MP관절 신전의 측정
전완은 회외위치. 각도계는 무지 요측에 댄다.

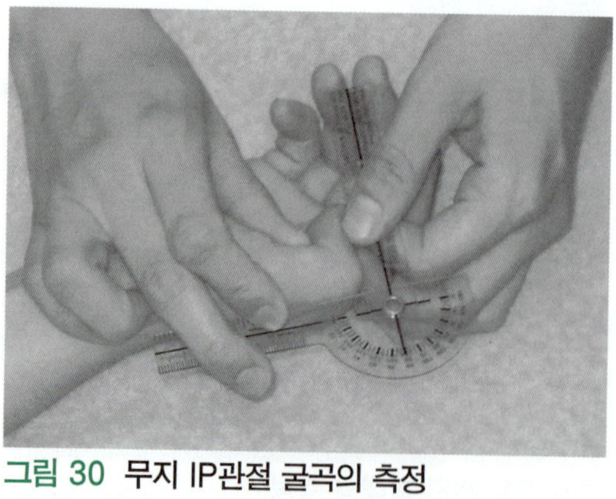

그림 30 무지 IP관절 굴곡의 측정
전완은 회외위치. 각도계는 배측으로부터 댄다.

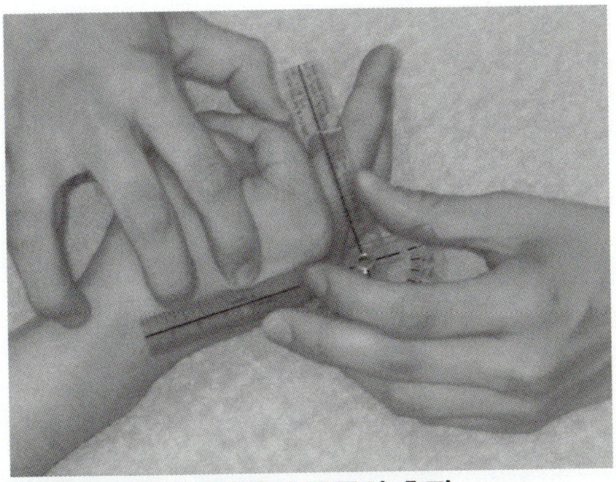

그림 31 인지 MP관절 굴곡의 측정
전완은 중간위치. 각도계는 배측으로부터 댄다.

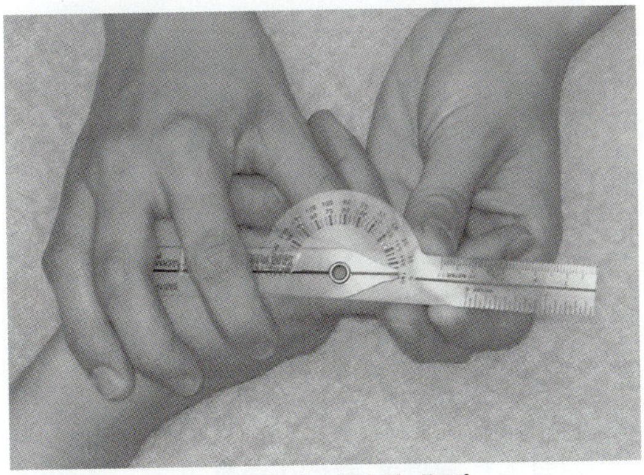

그림 32 인지 MP관절 신전의 측정
전완은 중간위치. 각도계는 배측으로부터 댄다.

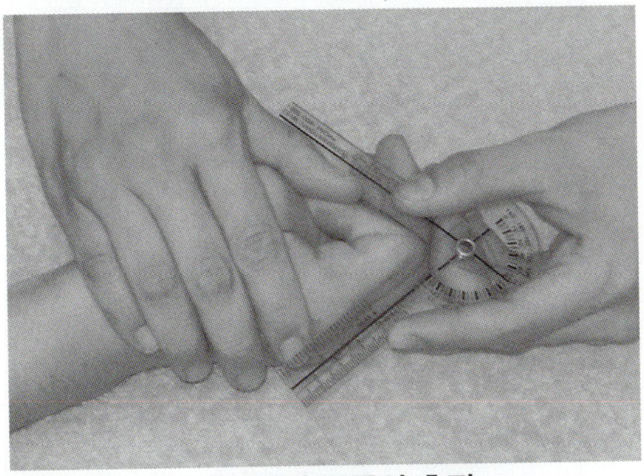

그림 33 인지 PIP관절 굴곡의 측정
전완은 중간위치. 각도계는 배측으로부터 댄다.

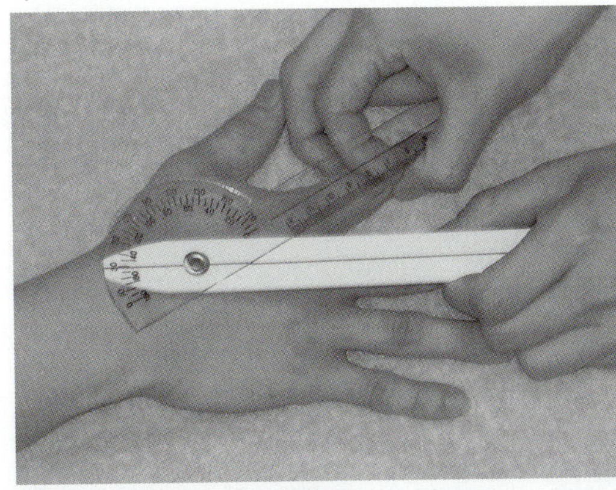

그림 34 인지 외전의 측정
전완은 회내위치.

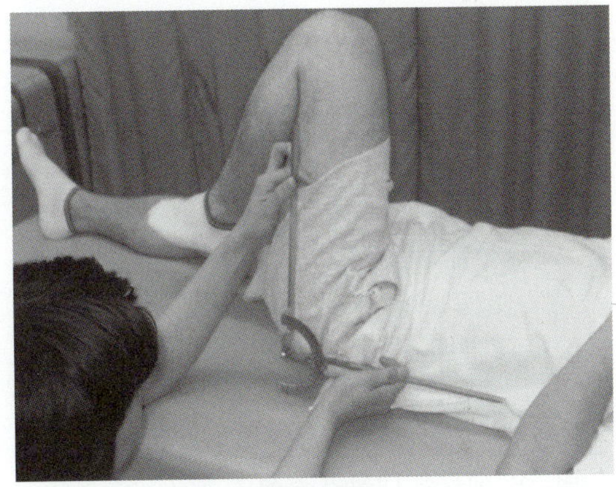

그림 35 고관절 굴곡의 측정

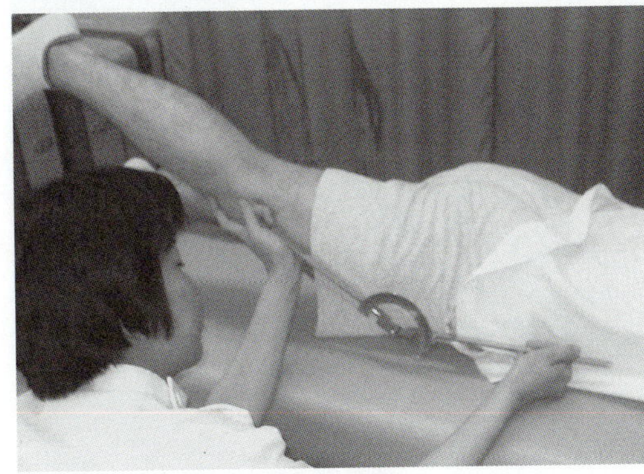

그림 36 고관절 신전의 측정

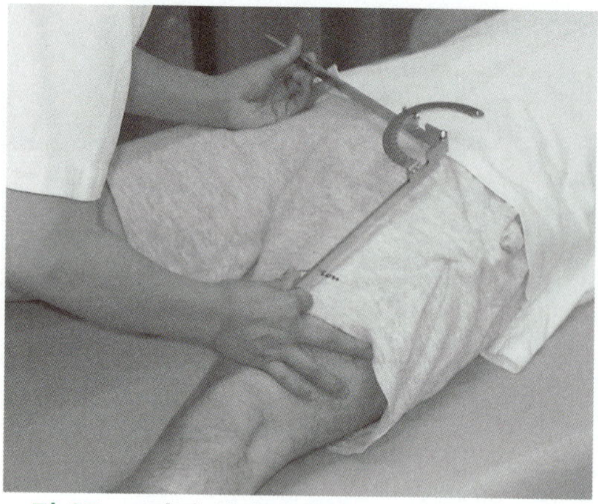

그림 37 고관절 외전의 측정

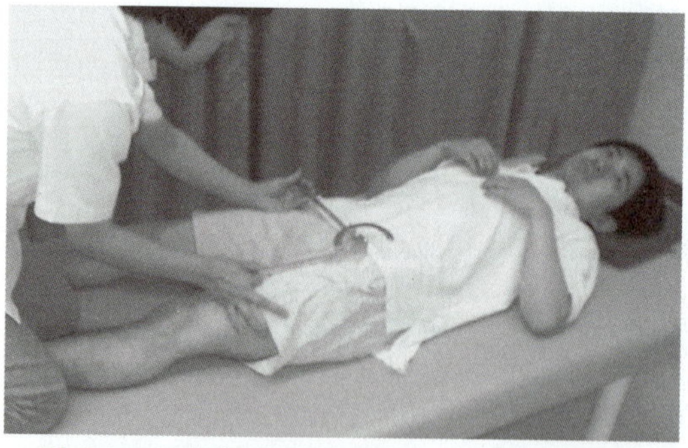

그림 38 고관절 내전의 측정
이 그림에서는 반대 측의 하지는 외전시키고 있다.

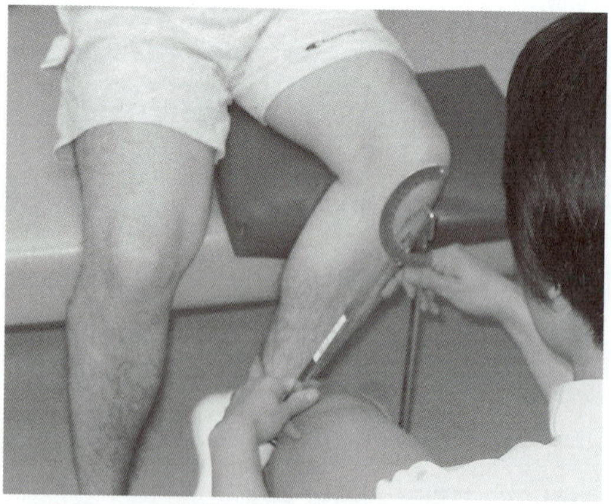

그림 39 고관절 외회전의 측정
측정자세는 앉은 자세.

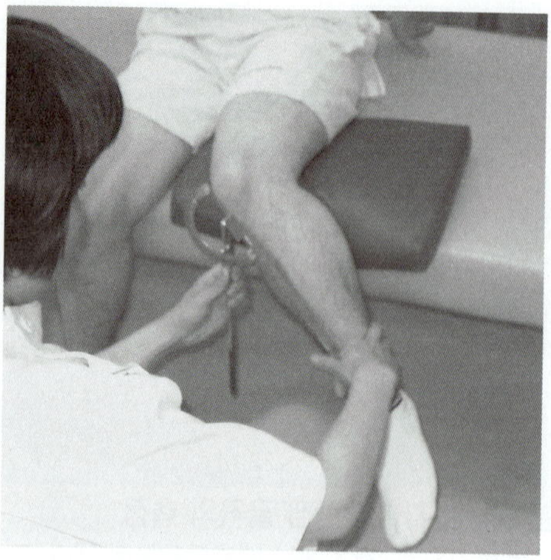

그림 40 고관절 내회전의 측정
측정자세는 앉은 자세.

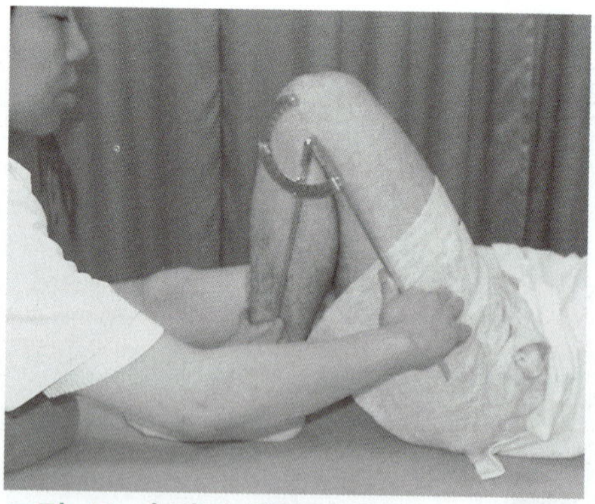

그림 41 슬관절 굴곡의 측정

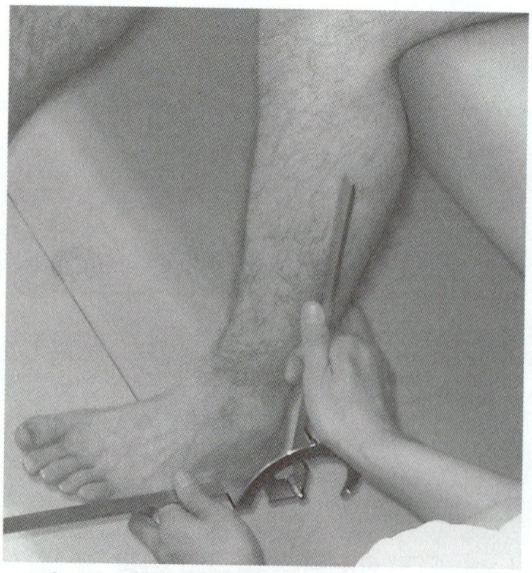

그림 42 족관절 배굴의 측정
측정자세는 앉은 자세.

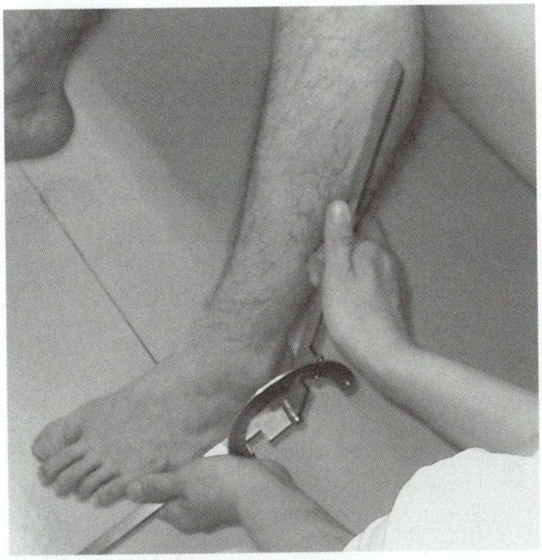

그림 43 족관절 저굴의 측정
측정자세는 앉은 자세.

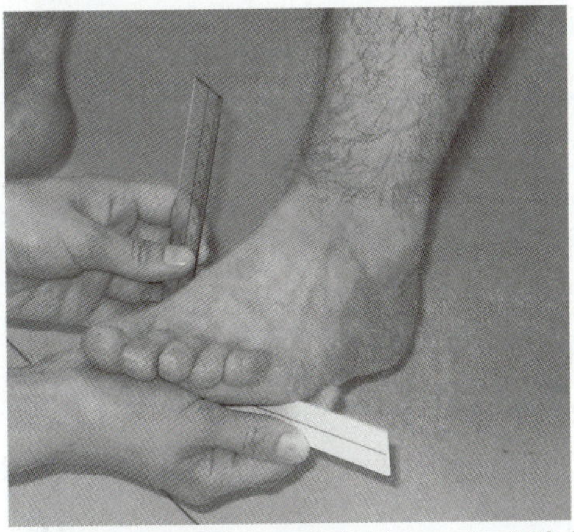

그림 44 족부 밖으로 젖히기(eversion)의 측정

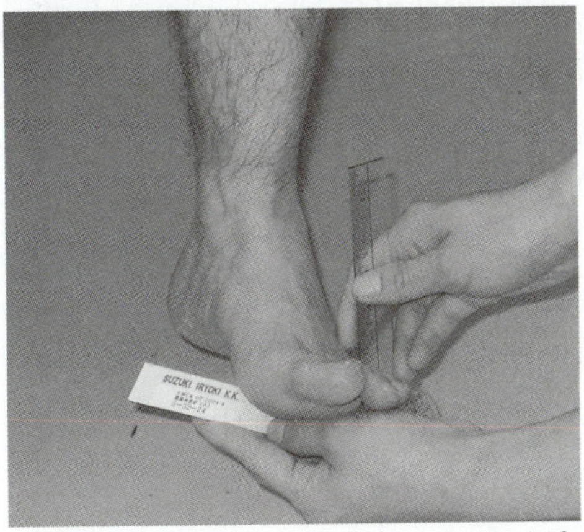

그림 45 족부 안으로 젖히기(inversion)의 측정

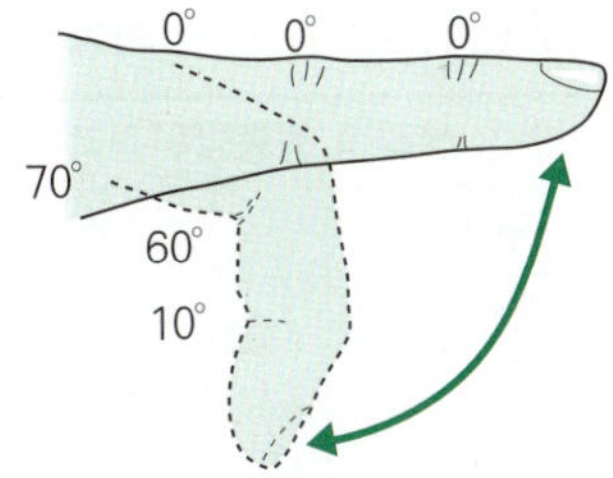

신전은 정상이지만, MP, PIP, DIP관절에 굴곡제한이 있는 경우

	굴곡	신전
MP	70°	0°
PIP	60°	0°
DIP	10°	0°
합계	140°	0°
TAM = 140° - 0° = 140°		

그림 46 TAM법에 의한 측정〔문헌 5에서〕

g. 기타의 측정방법

1) 각도계를 사용하지 않는 방법

각도계를 사용하지 않는 방법으로서는 거리를 측정하는 방법〔손가락 사이의 거리 등(표 3 참조)〕, 사지의 윤곽을 트레이싱(tracing)한 프린트(판화와 같이)하는 방법, X선이나 사진을 촬영하는 방법 등이 있다. 다만, 이들은 관절각도나 가동범위를 측정하는 것은 아니다.

손가락의 변형 등은 3차원적 변화를 나타내기 때문에, 보통의 ROM 측정으로는 표현하기 어려운 경우가 있고, 사진촬영은 경시적 변화를 추적하는 데에는 효과적이다.

2) TAM법

TAM이란 total active motion(전체 능동운동)의 약자이며, 주로 손의 외과영역에서 사용되는 방법이다(그림 46).

능동운동에 의한 3과절(MP, PIP, DIP)의

표 4 생리적 최종범위감각과 병적 최종범위감각

최종범위 감각	생리적 최종범위감각		병적 최종범위감각	
	구조	예	특징	예
연부조직성	연부조직의 근접	• 슬관절 굴곡	보통보다 빨리 또는 늦게 일어난다. 또는 연부조직성 최종범위감각 이외의 관절에도 관찰된다.	• 연부조직의 부종 • 활막염
결합조직성	근육의 신장 관절낭의 신장 인대의 신장	• 슬관절을 신전해서 하는 고관절 굴곡 • 손가락의 MP관절 신전	보통보다 빨리 또는 늦게 일어난다. 또는 결합조직성 최종범위감각 이외의 관절에도 관찰된다.	• 근긴장 증가 • 관절낭, 근육, 인대의 단축
골성	골과 골의 접촉	• 주관절 신전	보통보다 빨리 또는 늦게 일어난다. 또는 골성 최종범위 감각 이외의 관절에도 관찰된다.	• 골관절염 • 관절 내 유리체 • 화골성 골염
허성	–	–	통증에 의해서 최종 ROM에 도달할 수 없다. 방어성 근 수축 또는 근 경련을 제외하고 저항감은 없다.	• 급성 관절염 • 활액낭염 • 농양골절 • 심리적 방어방응

[문헌 1에서 변경]

굴곡의 총합계로부터, 신전의 총합계를 차감한 것이 TAM이며, 정상에서는 270° 가 된다.

C. 치료에 대한 시사

ROM훈련의 일반적 사고방법에 대해서, 아래에 언급한다.

ROM제한이 일어나지 않도록 하려면, 예방이 최우선이다. ROM제한이 없어도, 대상자의 의식이 장애되어 있거나, 의욕이 저하하여 있는 경우는 유지적으로 ROM훈련을 시행할 필요가 있다. 필요에 따라서 양호한 자세를 취하게 하거나, 부목(splint)을 사용하는 일도 있다.

ROM제한이 관찰된 경우, 그것이 개선 가능한지 아닌지의 최종결정은 병인, 병력, X선 사진 등으로부터 종합적으로 검토해야 한다. 그러나, ROM 측정을 시행하고 있을 때의 감각으로부터 어느 정도의 시사를 얻을 수 있다. 이 감각을 최종범위감각(end feel)이라 한다(표 4).

연부조직성(soft) 또는 결합조직성(firm)의 최종범위감각의 경우, 개선을 기대할 수 있고, ROM을 확대하려면 지속적 신장을 가한다. 또한, 골성(hard)의 최종범위감의 경우, 일반적으로 개선을 기대할 수 없고, 대상(보상)동작의 지도나 자조장구의 작성 · 사용 연습이 필요해지는 일이 있다.

어느 정도 ROM을 확대하는지는, 대상자의 일상생활이나 직업 등 구체적 활동과의 연관성을 고려해야 한다.

●인용문헌

1) Norkin CC, White DJ (著), 木村哲彦(監訳)：関節可動域測定法. 改訂第 2 版, 協同医書出版社, 2002
2) 日本リハビリテーション医学会評価基準委員会：関節可動域表示ならびに測定法. リハ医学 32:208–217, 1995
3) 塚本行男：関節拘縮, 関節強直および病的脱臼. 杉岡洋一(監修), 岩本幸英(編)：神中整形外科学・上巻, 第 22 版, 南山堂, 2004
4) 和才嘉昭, 嶋田智明：測定と評価. 第 2 版, リハビリテーション医学全書 5, p223, 医歯薬出版, 1987
5) Fess EE, 他(著), 内西兼一郎(監訳)：手の装具療法. 医学書院, 1983

V 근력검사

A. 근력이란?

근력이란 골격근의 수의적인 수축에 의해서 일어나는 근 장력을 말한다. 임상적으로 근력이라 할 때는, 근육을 수의적으로 최대 수축시켰을 때의 순간적인 힘(순발력)을 가리킨다. 이에 반해서, 근육이 어떠한 일을 계속하는 능력을 근 지구력이라 한다. 근력은 사람이 외계에 작용할 때에 관절가동범위(range of motion ; ROM)와 아울러서 필요로 하는 필수적인 운동기능의 하나이다.

B. 도수근력검사(MMT)

도수근력검사(manual muscle testing ; MMT)는 특별한 기기를 필요로 하지 않고, 검사자가 도수적으로 저항을 주어 피검자의 근력을 측정하는 것이다. MMT로 측정하는 것은 순발력이어서, 근 지구력이나 협동성 등은 측정할 수 없다.

근력의 측정방법에는 이 밖에 기기에 의한 방법이 있으나, 여기서는 주로 MMT에 대해서 언급한다. 일본에서는, MMT는 Daniels와 Worthingham에 의한 방법[1)]이 일반적이며, 이것을 기초로 언급한다.

MMT의 대상이 되는 것은 말초신경 손상 · 질환, 근육질환, 각종 정형외과질환에 의한 근력저하나 마비를 나타내고 있는 경우, 폐용성 근위축이 관찰되는 경우, 경증의 경련성 마비가 있는 경우 등이다. 중추성 신경질환에서는, 중증의 감각이상이나 근 긴장의 항진에 의해서 수의적인 운동을 시행할 수 없는 경우가 있고, 이러한 경우는 MMT의 대상이 되지 않는 일이 많다.

1 의미와 목적

MMT에 의해서 근력저하의 유무, 근력저하의 부위나 정도를 밝힐 수 있다. MMT에 의해서 얻어진 결과는 어떤 근육을 어느 정도 강화하는가, 또는 유지하는가라는 목표설정이나 치료 프로그램 입안의 정보가 되고, 치료방법의 선택이나 치료효과의 판정 재료가 된다.

또한, MMT의 결과는 말초신경장애나 척수손상 등의 손상부위나 신경수준 진단 등의 보조자료, 외과수술의 수술방식 선택(손의 외과에서의 이행근의 선택 등)의 보조 자료로도 된다. 그리고, 근력의 불균형에 따른 관절변형이나 구축 발생을 예측하거나, 그것을 방지하는 방법을 고안하는 데에도 도움이 된다. 근력 저하가 일상생활활동(동작)(activities of daily living; ADL)에 미치는 영향이나, ADL 수행상 필요한 자조장구나 지지기구를 선택할 때의 참고로도 된다.

2 기초지식

a. 해부학적 지식

MMT를 실시하려면, 근육에 대한 해부학적 지식을 습득해둘 필요가 있다. 특히 근육의 기시(origin)·정지(insertion), 신경지배(말초신경지배·척수수절 수준), 작용은 필수적이다. 그리고, 신체상에서 근육의 위치나 형상, 작용 등을 시각적으로 상상할 수 있도록 되어 있는 것이 바람직하다.

b. 검사방법

MMT에서는 각 관절운동마다에 검사를 실시하는 자세, 고정부위, 저항을 가하는 방법, 근 수축을 확인하는 시진·촉진의 부위가 정해져 있다. 정확한 결과를 얻기 위해서는 이들에 따를 필요가 있다.

c. 판정기준 (표 1)

MMT에서 근력을 단계부여하기 위해 사용되는 인자는 저항량(중력을 포함), ROM, 근 수축 유무의 세 가지이다.

MMT의 근력단계 판정기준의 원칙을 다음에 언급한다. MMT에서는 중력에 저항하는 자세(항중력 자세)에서 지절을 전체 ROM에 걸쳐 움직일 수 있는지가(근력단계 3) 최초의

표 1 근력의 단계부여

근력단계(표기방법)			판정기준
수치	우리말	영어	
5	정상	N (normal)	항중력위치에서 최대저항에 대항하여 ROM의 전제범위에 걸쳐서 움직일 수 있다. 항중력위치에서 최대저항에 대항하여 최종자세를 유지할 수 있다.
4	우	G (good)	항중력위치에서 강한 또는 중등도의 저항에 대항하여 ROM의 전체범위에 걸쳐서 움직일 수 있다. 항중력위치에서 강한 또는 중등도의 저항에 대항하여 최종자세를 유지할 수 있다. (항중력위치에서 최대저항에 저항할 수 없고, 최종자세를 유지할 수 없다)
3+	양+	F+	항중력위치에서 가벼운 저항에 대항하여 ROM의 전제범위에 걸쳐서 움직일 수 있다. 항중력위치에서 가벼운 저항에 대항하여 최종자세를 유지할 수 있다.
3	양	F (fair)	항중력위치에서 저항이 가해지지 않으면 ROM의 전제범위에 걸쳐서 움직일 수 있다.
2	가	P (poor)	중력 경감위치에서(중력제거위치) ROM의 전제범위에 걸쳐서 움직일 수 있다. 중력 경감위치에서 그 ROM의 일부를 움직일 수 있다.
2-	가-	P-	중력 경감위치에서 그 ROM의 일부를 움직일 수 있다.
1	불가	T (trace)	관절운동은 관찰되지 않으나, 근육의 수축을 촉지할 수 있거나 시각적으로 확인할 수 있다.
0	제로	Z (zero)	촉지 또는 시각적으로도 근 수축을 확인할 수 없다.

판정기준이 된다. 근력단계 3의 운동을 수행할 수 있고, 게다가 저항에 대항할 수 있는 경우, 그 저항량에 의해서 단계 부여한다(근력단계 4 및 5).

근력단계 3의 운동이 불가능한 경우, 다음과 같이 단계 부여한다. 중력의 영향을 최소로 한 자세(중력경감 자세)로 하고, 그 상태에서 전체 ROM의 움직임이 가능하다면, 근력단계로 2로 한다. 수의적인 관절운동은 관찰되지 않지만 시진 · 촉진에 의해서 근수축을 확인할 수 있는 경우를 근력단계 1, 확인할 수 없는 경우는 근력단계 0으로 판정한다.

근력단계의 판정에서는 원칙적으로 +와 –를 부기한 단계부여는 시행하지 않지만, 이하는 예외로서 인정되고 있다[1].

- 근력단계 3+ : 중력에 저항해서 전체 ROM의 운동이 가능하고, 게다가 최종자세에서 가벼운 저항에 대항할 수 있었던 경우
- 근력단계 2+ : 족저 굴근의 검사에 한해서, 선 자세에서 체중을 지지하면서 부분적으로 발꿈치를 들어올릴 수 있는 경우, 또는 체중부하가 없는 상태에서 최대저항에 저항하면서 전체 ROM의 운동을 할 수 있는 경우
- 근력단계 2– : 중력의 영향을 제거한 자세에서, ROM의 일부 움직임이 가능한 경우

ROM의 제한이 있는 경우는 그 ROM 범위 내에서 어느 정도의 근력을 발휘할 수 있는지에 의해서 판정한다. 예컨대, 주관절 굴곡의 ROM이 20~130°이고, 최대저항에 대항해서 운동할 수 있었던 경우, 근력단계는 5라 한다. 다만, 이 경우 ROM 제한이 있다는 것을 기록해 둔다.

사지를 절단한 피검자의 경우, 절단단에서

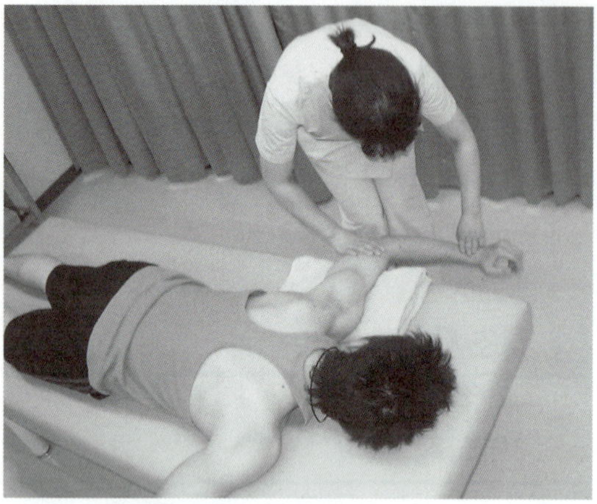

그림 1 견관절 외회전(극하근 · 소원근), 근력단계 5 · 4의 검사

견관절은 관절와(glenoid fossa)가 얕고, 불안정한 구조의 관절이기 때문에, 피검자의 반응을 보면서, 천천히 저항을 가하도록 한다.

가한 최대저항에 대항해서 운동이 가능하였다 해도, 절단단보다 말초의 사지의 중량을 상실하고 있기 때문에, 근력단계는 4로 한다.

d. 저항을 가하는 방법

MMT에서 저항을 가하는 경우(근력단계 4와 5), 검사하는 관절의 원위단에 가까운 부분에, 운동과는 반대방향으로 가한다. 급격한 저항이나 비트는 것 같은 힘을 가하지 말아야 한다. 피검자의 반응을 보면서 서서히 힘을 가하도록 한다(**그림 1**).

저항을 가하는 방법에는 억지 테스트(break test)와 항저항 능동운동 테스트(active resistance test 또는 full arc test)가 있다. 억지 테스트는 근력단계 3의 최종자세를 유지할 수 있은 후에 저항을 가하는 방법이다. 일반적으로 이 방법이 많이 사용된다. 이에 반해서 항저항 능동운동 테스트는 운동의 시작자세에서

최종자세까지 저항을 계속 가하는 방법이다. 이 방법은 숙련과 경험을 필요로 하고, 검사결과가 애매해지기 쉽다는 측면이 있다.[1)]

e. 대상(보상)운동

대상(보상)운동〔또는 눈속임 운동(trick motion)〕이란, 어떤 운동을 시행하는 원래의 근육이 약하거나 마비되어 있을 때, 잔존근(군)이 작용하여 겉보기에 같거나, 또는 유사한 운동을 하는 것을 말한다.

주된 대상(보상)운동의 예에는 다음과 같은 것이 있다.

- 반도약 운동 : 길항근을 강하게 작용시키고, 갑자기 힘을 빼면 주동근이 작용한 것처럼 보이는 것. 예컨대, 강하게 손을 꽉 쥐고, 갑자기 힘을 빼면 손가락이 신전한 것처럼 보인다.
- 건 고정효과 : 손가락의 힘을 뺀 상태에서 수근관절을 배굴하면 손가락이 굴곡한 것처럼 보이고, 또한 수근관절을 장굴하면 손가락이 신전한 것처럼 보인다(**그림 2**).
- 다른 신체부위나 근육에 의한 대상(보상)(**그림 3**) : 상지를 거상하려고 하여 체간을 기울인다는 것처럼, 원래 운동해야 할 관절 이외의 움직임을 사용하려고 하는 경우를 말한다. 또한, 견관절 굴곡을 상완이두근으로 대상(보상)한다는 것처럼, 원래 작용해야 할 근육(군) 이외의 근육이 작용하는 경우를 말한다.
- 중력에 의한 대상(보상) : 앉은 자세 또는 선 자세에서 팔꿈치를 굴곡한 자세로부터 힘을 빼면, 팔꿈치가 신전한 것처럼 보인다(상완이두근의 원심성 수축).

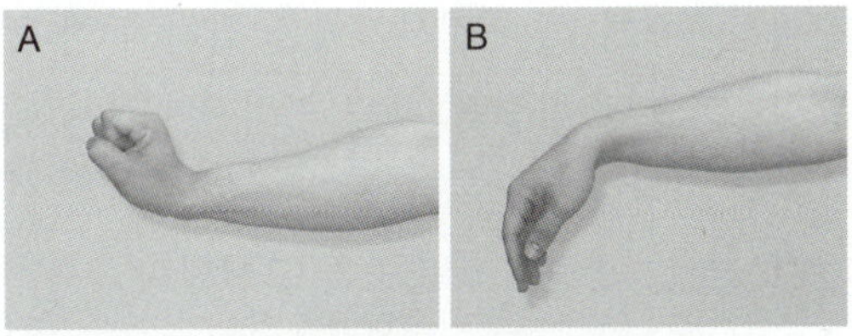

그림 2 건 고정효과(tenodesis action)
수근관절을 배굴하면 손가락이 굴곡한 것처럼 보인다(A). 수근관절을 장굴하면 손가락이 신전한 것처럼 보인다(B).

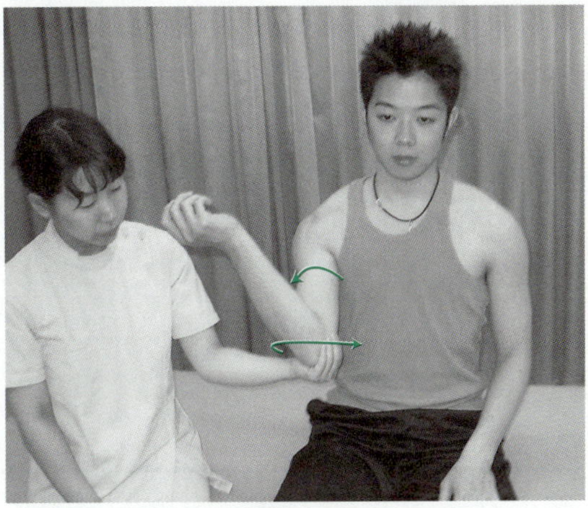

그림 3 대상(보상)동작의 예
전완을 회외시키려고 하여 견관절을 내전 · 외회전시키고 있다.

이들의 대상운동을 방지하려면, 바른 검사자세를 취하게 하는 것, 검사하려고 하는 관절 이외가 움직이지 않도록 하는(특히 근위부를 고정한다) 것, 근육이 실제로 수축하고 있는지를 관찰하고, 촉진하는 것 등이 필요하다.

3 검사방법

a. 검사의 순서

① MMT를 실시하기 전에 ROM의 측정을 종료한다.

② 피검자에게 바른 검사자세를 취하게 한다. 원칙적으로 항중력 자세(근력단계 3이상)부터 시작한다.

③ 검사하는 관절의 중추부를 고정한다.

④ 피검자에게 능동운동을 시행하도록 시키고, 검사자는 운동의 관찰 및 근육의 촉진을 시행한다.

⑤ 전체 ROM의 운동이 가능하였던 경우, 저항을 가한다.

⑤′ 전체 ROM의 운동이 불가능하였던 경우, 중력 경감위치로 하고, 상기 ③ ④를 시행한다.

⑥ 판정기준에 기초하여 근력을 단계 부여한다.

⑦ 기록한다.

b. 검사의 주의사항

1) 측정하기 전에

- MMT의 실시가 금기로 되어있지 않은지를 사전에 확인하여 둔다. 다음과 같은 경우, 금기가 되는 일이 많다 : 관절탈구, 골절이나 연부조직의 수술 직후, 관절의 심한 염증, 화골성 근염 등. 또한, 골다공증이나 가동성 항진, 혈우병, 고혈압이나 심질환 등에서도 주의해서 실시할 필요가 있다.
- 피검자에게 관절통이나 운동시 통증 등의 유무에 대해서 청취하여 둔다.
- 감각장애, 특히 심부감각의 장애가 없는지를 확인하여 둔다.
- 시진이나 촉진에 의해서 근 위축이 없는지를 확인하여 둔다.
- 검사하기 전에, 피검자에게 능동운동을 시행하도록 시키고, 그 상태를 관찰하여, 근력의 대략의 기준이나 중점적으로 검사해야 할 부위를 선별(screening)하여 둔다.
- 시진이나 촉진을 하기 쉽도록, 또는 대상(보상)운동 관찰을 위해서, 검사부위는 가급적 보이도록 하든가, 얇은 옷을 입은 상태에서 검사한다. 이 때문에 1인실의 준비나 실내온도의 배려가 필요하다.

2) 피검자에 대해서

- MMT의 목적이나 방법에 대해서 피검자에게 충분히 설명을 하고, 이해와 협력을 구한다.
- 필요에 따라서 검사자가 실연을 한다. 그리고, 수동운동을 시행하여, 운동방향이나 운동감각을 학습시키는 것도 효과적이다(**그림 4**).

3) 측정할 때

- 운동 중에 통증이나 불쾌감 등이 발생하면 무리하게 검사를 하거나, 저항을 가하지 않는다.
- 대상(보상)운동을 방지하기 위해 관절의 중추부는 확고하게 고정한다.
- 저항은 서서히 가하도록 한다. 특히, "지레의 팔"이 길고, 관절에 큰 힘이 가해지는 경우(예 : 어깨나 고관절의 내외회전, 견관절의 굴곡 · 외전 등)에는, 피검자의 반응을 보면서 서서히 힘을 가한다(**그림 1** 참조).
- 검사하려고 하는 근육의 근복을 누르거나, 잡지 않도록 주의한다(**그림 5**).
- 피검자가 최대노력으로 운동을 시행하도록 지시한다. 또한 "끝까지 노력하시오" "지지 마시요" 등, 적절하게 말을 건다.
- 측정자세를 빈번하게 바꾸지 않도록, 하나

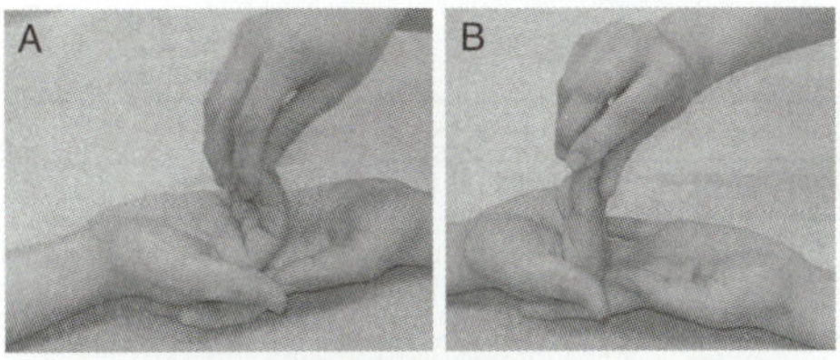

그림 4 검사 전의 운동학습
시작자세(A)와 최종자세(B). IP관절을 신전하면서 하는 MP관절의 굴곡(충양근 · 배측 및 장측 골간근의 작용)은 어려운 운동의 하나이다. 피검자가 운동을 이해할 수 없는 것 같으면, 검사하기 전에 수동적으로 움직여, 운동을 학습하게 한다.

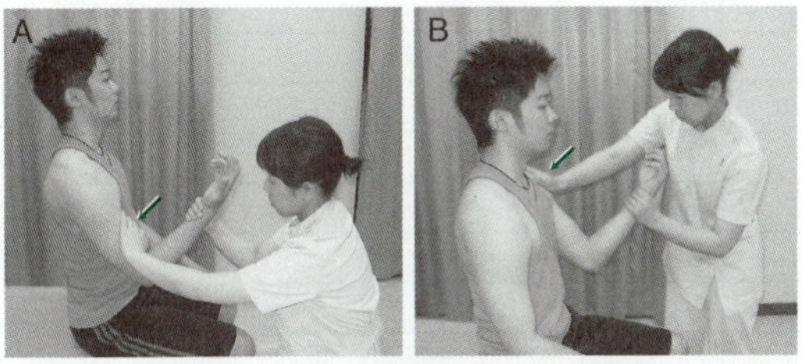

그림 5 주관절 굴곡(상완이두근 · 상완근 · 완요골근), 근력단계 5 · 4의 검사
A : 검사하는 근육의 근복을 누르고 있다. B : 바르게는 근복을 피하고, 어깨를 고정한다.

의 자세로 시행할 수 있는 것은 종합하여 검사한다(표 2). 어떤 자세에서 검사하면 좋은지의 기준을 세우려면 선별(screening)이 중요하다.

- 피로의 징후가 보이면 중지하고, 후일 다시 검사를 시행하는 등, 적절한 처치를 취한다.
- 근력단계의 최종결정은 좌우를 비교하거나, 연령 · 성별 · 생활양식 등을 가미해서 종합적으로 판단한다.

c. 검사의 정확성에 영향을 주는 인자

MMT의 정확성에 영향을 주는 인자로서는 다음과 같은 것을 생각할 수 있다.

① 피검자의 체력이나 의욕, 이해력

이들에 저하가 관찰되면, 최대 노력하여 운동을 시행하는 것에 영향을 주는 경우가 있다.

② 피검자의 운동능력

지시된 운동을 시행하는 것이 곤란한 피검자에서는 정확한 결과를 얻을 수 없는 가능성이 있다. 이 경우, 위에서 언급한 것 같은 수동적 운동으로 검사운동을 학습시키는 것이 효과적일 수 있다.

③ 근육이나 관절의 통증

통증은 근수축을 억제해버려, 최대능력을 발휘할 수 없는 경우가 있다.

④ 검사자세를 취할 수 없는 경우

어떠한 이유로 검사자세(특히 복와위)를 취할 수 없는 경우, 그 검사결과는 신뢰성이 있다고는 할 수 없다.

⑤ 검사환경

침대가 흔들거린다, 침대가 지나치게 부드럽다, 앉은 자세를 취하였을 때에 발바닥이 바닥에 닿지 않는 등, 검사환경이 적절하지 않은 경우도 검사결과는 영향을 받는다.

⑥ 검사기술이나 경험

검사부위 이외의 고정이 적절하지 않거나, 저항을 가하는 방법 등에 따라서도 검사결과는 영향을 받는다. 피검자가 저항할 수 있는 저항량은 연령 · 성별 · 생활양식에 따라서 바뀐다. 따라서, 가능한 한 많은 피험자에게 검사를 시행하는 경험을 쌓고, 그 감각을 익혀두어야 한다.

d. 기록방법

근력단계의 표기방법은 수치로 표기하는 방

표 2 도수근력검사의 검사자세

근력단계 / 운동	근력단계 5~3					근력단계 2~0				
	복와위	배와위	측와위	앉은자세	선자세	복와위	배와위	측와위	앉은자세	선자세
견갑골 외전 · 상방회전				○					○	
견갑골 거상				○		○	○			
견갑골 내전	○					○				
견갑골 하강 · 내전	○					○				
견갑골 내전 · 하방회전	○								○	
견관절 굴곡				○					○	
견관절 신전	○					○				
견갑골면 거상				○					○	
견관절 수평외전	○								○	
견관절 수평내전		○							○	
견관절 외회전	○					○				
견관절 내회전	○					○				
주관절 굴곡					○		○ 1, 0		○ 2	
주관절 신전	○								○	
전완 회외				○					○	
전완 회내				○					○	
수근관절보다 먼 운동				○					○	
고관절 굴곡				○			○ 1, 0	○ 2		
고관절 굴곡 · 외전 · 무릎 굴곡				○			○ 1, 0	○ 2		
고관절 신전	○						○ 1, 0	○ 2		
고관절 외전			○				○			
고관절 굴곡으로부터의 외전			○						○	
고관절 내전			○				○			
고관절 외회전				○			○			
고관절 내회전				○			○			
슬관절 굴곡	○					○ 1, 0		○ 2		
슬관절 신전				○			○ 1, 0	○ 2		
족관절 저굴					○	(○)				○
족관절 배굴 · 안으로 젖히기		(○)		○					○	
족관절 안으로 젖히기				○					○	
족관절 배굴 · 밖으로 젖히기		(○)		○			(○)		○	
발가락 MP 굴곡		(○)		○			(○)		○	
발가락 MP 신전		(○)		○			(○)		○	
발가락 DIP · PIP 굴곡		(○)		○			(○)		○	
발가락 DIP · PIP 신전		(○)		○			(○)		○	
체간 신전	○					○				
골반 거상		○					○			
체간 굴곡		○					○			
체간 회전		○					○			
호흡운동		○					○			
두부 · 경부 신전	○						○			
두부 · 경부 굴곡		○					○			
흉쇄유돌근		○					○			
경부 회전		○		○					○	

별개 방법의 검사자세를 제외함. 표 안의 숫자는 근력단계를 나타낸다. (　)안의 자세에서도 검사가능.

도수근력검사표

대상자명 ____________　　　　**검사자** ____________

우			날짜				좌		
			견갑골	외전	전거근	C_{5-7}			
				거상 하강	승모근 상부섬유 승모근 하부섬유	C_{2-4} C_{2-4}			
				내전	승모근 중부섬유 능형근	C_{2-4} C_{4-5}			
			어깨	굴곡	삼각근 전부섬유	C_{5-6}			
				신전	광배근 대원근	C_{6-8} C_{5-7}			
				견갑골면	거상 삼각근 극상근	C_{5-6} C_{5-6}			
				외전	삼각근 전부섬유	C_{5-6}			
				수평외전	삼각근 후부섬유	C_{5-6}			
				수평내전	대흉근	C_{5-7}			
				외회전	극하근 소원근	C_{5-6} C_{5-6}			
				내회전	견갑하근 대흉근 광배근 대원근	C_{5-6} C_{5-7} C_{6-8} C_{5-7}			
			팔꿈치	굴곡	상완이두근 완요골근	C_{5-6} C_{5-6}			
				신전	상완삼두근	C_{6-8}			
			전완	회외	회외근 상완이두근	C_{5-6} C_{5-6}			
				회내	원회내근 방형회내근	C_{6-7} C_{6-8}			
			손	굴곡	요측수근굴근	C_{6}			
					척측수근굴근	C_{8}			
				신전	장·단요측수근굴근	C_{6-7}			
					척측수근신근	C_{7}			

그림 6 도수근력검사 기록용지의 예

법 이외에, 영문자의 머리문자나 우리말로 나타내는 방법이 있다(**표** 1 참조). 기록용지의 예를 **그림** 6에 나타냈다.

e. 도수근력검사의 실제

MMT의 실시방법에 대해서, 그 몇 가지를 그림에 나타냈다(**그림** 1, 5, 7~15). 상세한 것에 대해서는, 문헌 1을 참조할 것.

f. 기능적 근력검사방법

대상자에 따라서는 자세를 바꾸는(특히 복와위가 된다) 것 자체가 곤란한 경우가 있다. 이러한 경우, 임상장면에서는 앉은 자세인 채로 검사를 시행하여, 근력단계를 판정하는 일이 있다. 이러한 방법을 기능적 근력검사법[2]이라 한다.

이 방법은 간편하게 시행할 수 있고, 임상상으로는 의미 있으나, 정규검사는 아니기 때문에, 결과의 신뢰성은 낮다는 것을 자각해두어야 한다. 또한, 많은 피검자에게 정규의 검사를 시행하여, 저항량 등에 대해서 "느낌"을 파악해둘 필요가 있다.

또한, 참고를 위해, 이 절의 말미에 "기능적 근력검사"(표 4)를 기록해 둔다.

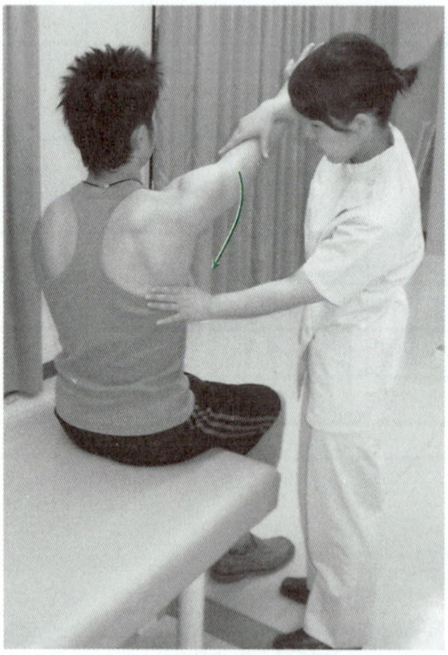

그림 7 견갑골 외전 · 상방회전(전거근), 근력단계 5 · 4의 검사
저항은 상완 원위 또는 전거근 원위에, 하방으로 향하는 힘을 가한다.

g. 기기를 사용한 근력측정법

MMT에 더하여, 작업치료에서 일반적으로 시행되는 기기를 사용한 근력측정은 악력과 핀치(pinch)력(집는 힘)의 측정이다.

1) 악력의 측정

악력은 스메드레형 또는 자마형의 악력계를

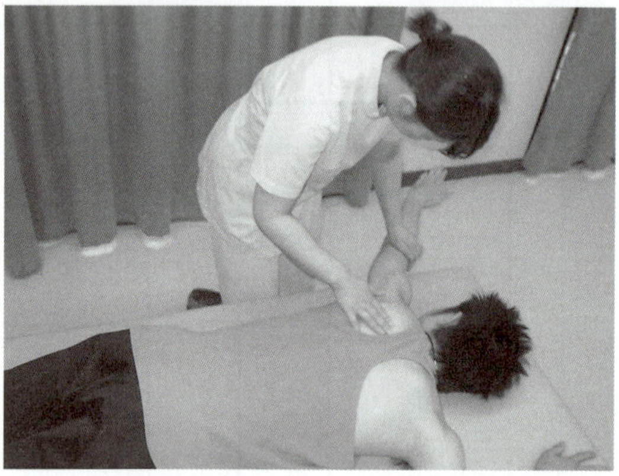

그림 8 견갑골 하강 · 내전(승모근 중부 및 하부 섬유), 근력단계 5 · 4의 검사
저항은 상완 원위에, 하방으로 향하는 힘을 가한다. 또는, 견갑골 외측연에 저항을 가해도 좋다. 검사자는 오른손으로 근육을 촉진하고 있다.

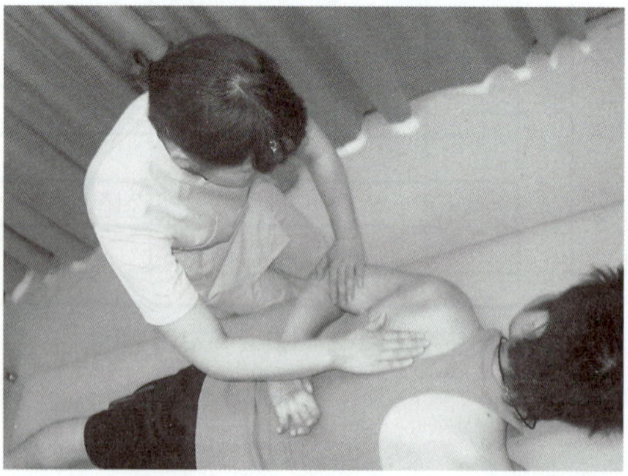

그림 9 견갑골 내전 · 하방회전(대 · 소능형근), 근력단계 5 · 4의 검사
저항은 상완 원위에, 하방 동시에 외방으로 향하는 힘을 가한다. 또는, 견갑골 외측연에 저항을 가해도 좋다. 검사자는 오른손으로 근육을 촉진하고 있다.

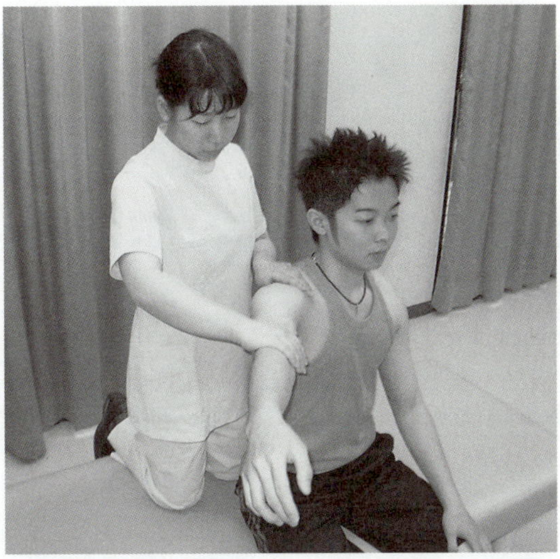

그림 10 견갑골면 거상(삼각근 전부 및 중부 섬유 · 극상근), 근력단계 5 · 4의 검사

검사자는 왼손으로 피검자의 어깨를 고정하고, 상완 원위로 하방으로 향하는 힘을 가한다.

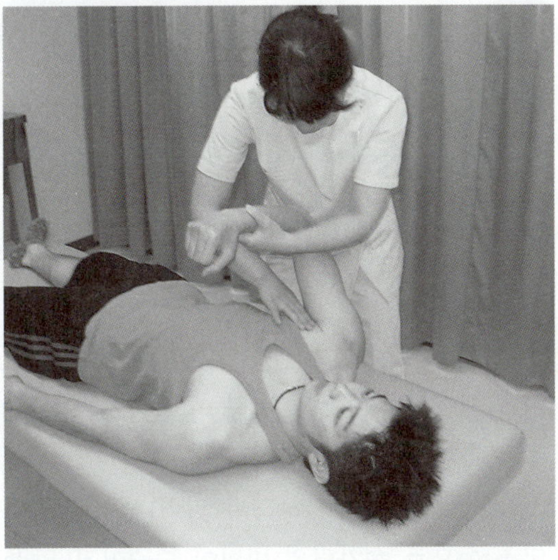

그림 11 견관걸 수평내전(대흉근), 근력단계 5 · 4의 검사

그림은 대흉근 쇄골부를 검사하고 있다. 저항은 전완 원위에, 수평외전 동시에 하방으로 향하는 방향으로 가한다. 또는 상완 원위에 저항을 가해도 좋다. 검사자는 오른손으로 촉진하고 있다.

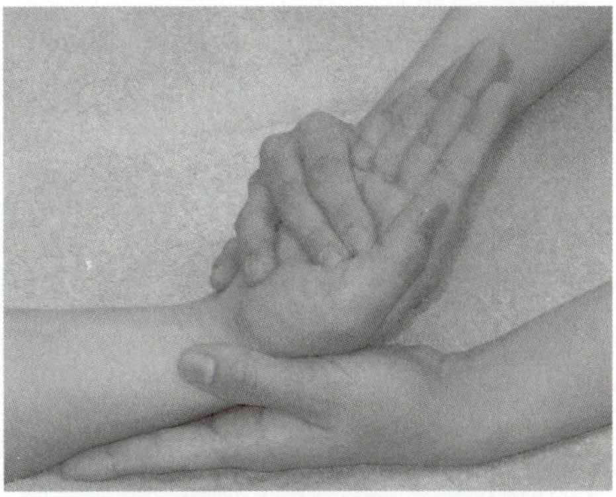

그림 12 수근관절 장굴(요측 및 척측 수근굴근), 근력단계 5 · 4의 검사

전완 원위를 고정하고, 장측(중수골)에 배굴방향의 저항을 가한다.

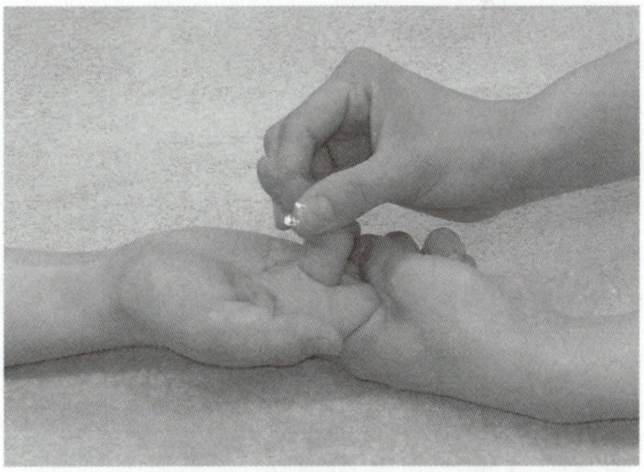

그림 13 중지의 PIP관절 굴곡(천지굴근), 근력단계 5 · 4의 검사

다른 손가락을 신전위치로 고정하고, 중절골에 신전방향의 힘을 가한다.

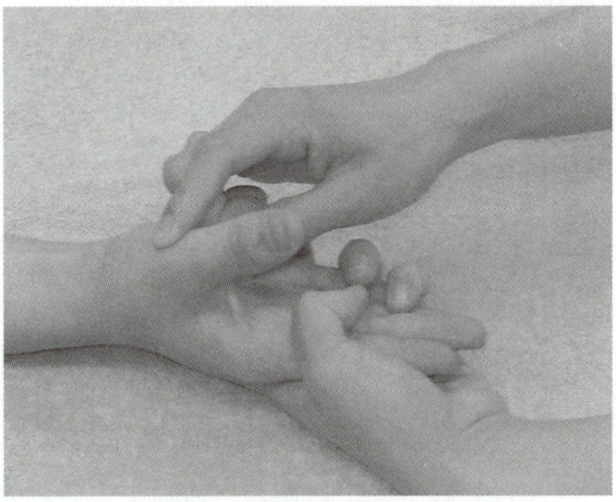

그림 14 무지외전(장 및 단무지외전근), 근력단계 5 · 4의 검사

다른 손가락 및 수근관절을 고정하고, 무지 중수골에 내전방향의 힘을 가한다.

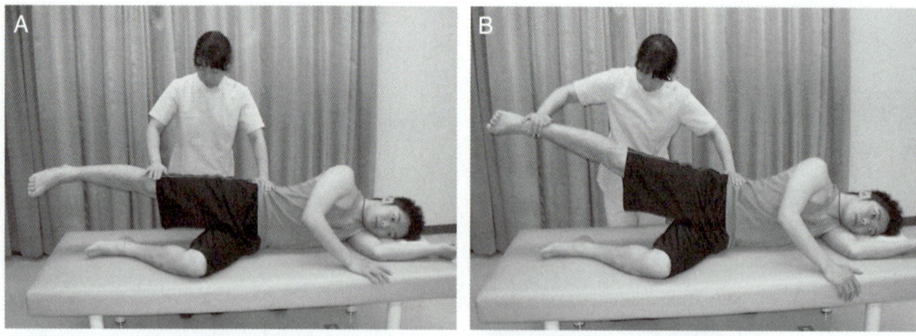

그림 15 고관절 외전(중둔근 · 소둔근), 근력단계 5 · 4의 검사
검사자는 왼손으로 골반부를 고정하고, 근 수축을 촉지한다. 저항은 대퇴골 원위로, 하방으로 향하는 힘을 가한다(A). 하퇴 원위부에 저항을 가하면, 보다 큰 힘을 가할수 있다(B).

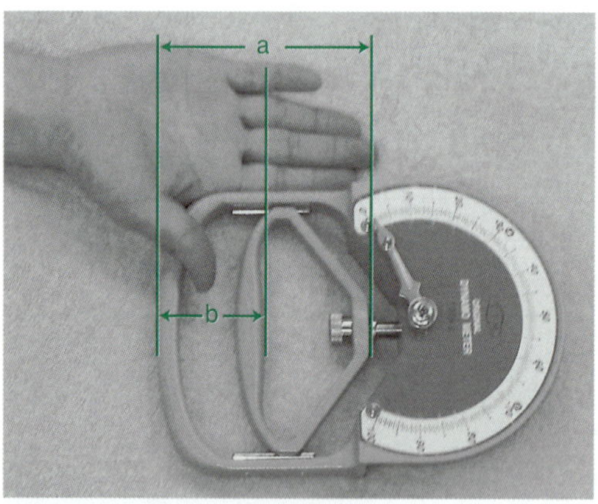

그림 16 스메드레형 악력계
쥐기 폭(b)은 무지 기저부에서 손가락 끝(a)의 1/2이 되도록 조정한다.

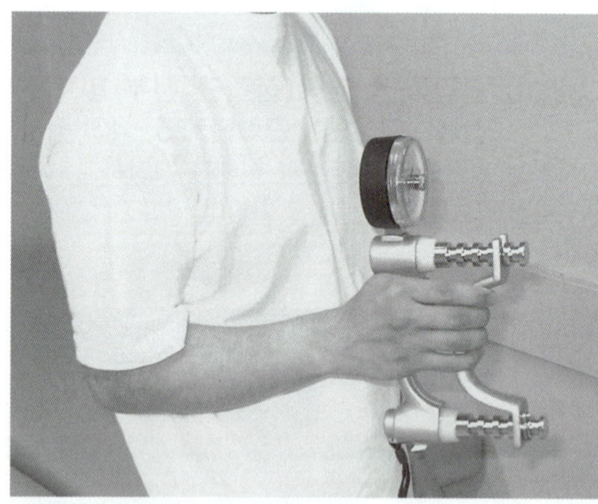

그림 17 자마형 악력계

사용해서 측정한다.

스페드레형은 일반적인 악력계이다. 쥐는 폭은 무단계로 조정할 수 있다. 측정할 때는, 피검자의 무지 기저부에서 손가락 끝까지의 1/2을 쥐는 폭으로 한다(**그림 16**). 선 자세 또는 앉은 자세에서, 상지를 아래로 내려뜨린 자세에서 측정하는 것이 일반적이다. 30초에서 1분의 시간간격을 두고 수회(3~5회) 측정하면 최대 · 최소치, 평균치 등을 얻을 수 있다. **표 3**에 건전한 사람의 악력의 연대별 평균치를 나타냈다.

자마형 악력계는 쥐는 폭을 5단계로 조절할 수 있도록 되어있다(**그림 17**). 쥐는 폭이 넓으면 외래근의, 좁으면 수내근의 관여도가 큰 악력을 측정할 수 있다.

악력이 심하게 저하하여 있거나, 관절류마티스 등으로 손가락의 변형이 중증이거나, 통증이 심한 경우 등, 보통의 악력계로는 측정할 수 없을 때는 혈압계의 만쉐트를 고안한 것을 사용하는 경우가 있다(**그림 18**).

2) 핀치력의 측정

핀치력계에는 여러 가지 종류의 것이 있으나, 어느 것도 측복 집기(lateral pinch), 지복

표 3 건강한 사람의 악력 : 연대별 평균치

연령 (세)	남성			여성		
	표본 수	평균치(kg)	표준편차	표본 수	평균치(kg)	표준편차
6	1,040	9.60	2.55	1,028	8.84	2.41
7	1,042	11.44	2.84	1,039	10.47	2.76
8	1,045	13.16	3.19	1,021	12.07	2.96
9	1,060	15.19	3.46	1,044	14.09	3.19
10	1,051	17.33	3.91	1,058	16.73	3.94
11	1,053	21.05	4.73	1,045	20.05	4.38
12	1,330	25.39	6.33	1,305	21.85	4.58
13	1,316	31.34	6.89	1,302	24.20	4.55
14	1,302	36.85	7.11	1,300	25.83	4.68
15	1,334	39.17	6.26	1,335	25.67	4.50
16	1,345	41.26	6.49	1,336	26.54	4.91
17	1,345	43.25	6.57	1,341	27.01	4.81
18	1,036	44.07	6.27	1,015	26.90	4.53
19	856	44.30	6.14	867	27.27	4.72
20~24	1,920	48.78	6.89	1,817	29.44	4.58
25~29	1,967	49.48	6.86	1,821	29.56	4.75
30~34	1,878	49.89	6.68	1,867	30.23	4.50
35~39	1,998	50.00	6.45	2,023	30.57	4.61
40~44	2,035	49.19	6.55	2,026	30.58	4.64
45~49	1,920	47.98	6.16	1,993	29.69	4.58
50~54	1,876	46.51	6.15	1,933	28.32	4.44
55~59	1,765	44.39	6.16	1,845	27.04	4.28
60~64	1,790	42.05	6.11	1,828	25.64	4.35
65~69	940	38.40	6.22	939	24.46	4.34
70~74	940	36.35	6.28	938	22.70	4.16
75~79	844	33.08	6.22	813	21.07	4.19

[문헌 3에서]

집기(pulp pinch), 지첨 집기(tip pinch), 3지 집기(three point pinch)를 측정한다(그림 19).

3) 기타의 기기에 의한 측정

근력을 측정할 수 있는 기타의 기기로서는, 다음과 같은 것이 있다.

- 배근력계
- 견완력계
- 역량계(tension meter)[4]
- 도수근력 측정기(그림 20)[5]
- 등속성 운동기기(torque machine)[5,6]

이들은 근력을 수량화하여 평가할 수 있으나, 피검자가 MMT의 근력단계 3 이상을 갖고 있는 것이 전제가 된다. MMT의 근력단계 4, 5는 주관적인 판단이며, 결과가 검사자의 경험이나 기술에 좌우되는 일이 있으나, 이들

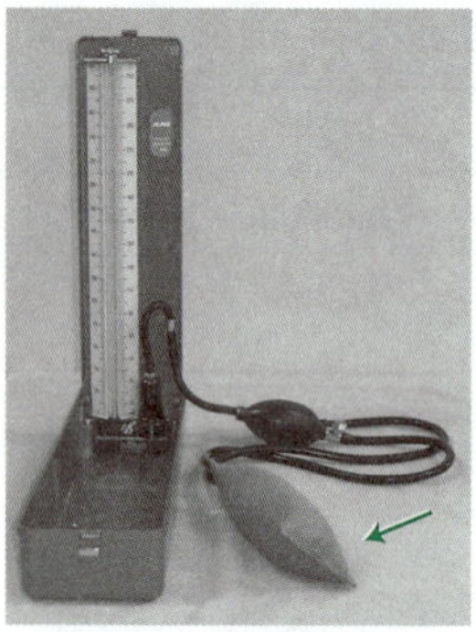

그림 18 만쉐트 악력계
만쉐트부(화살표)를 주머니모양으로 개조하여, 수은주의 높이에서 악력이 나타나도록 하고 있다

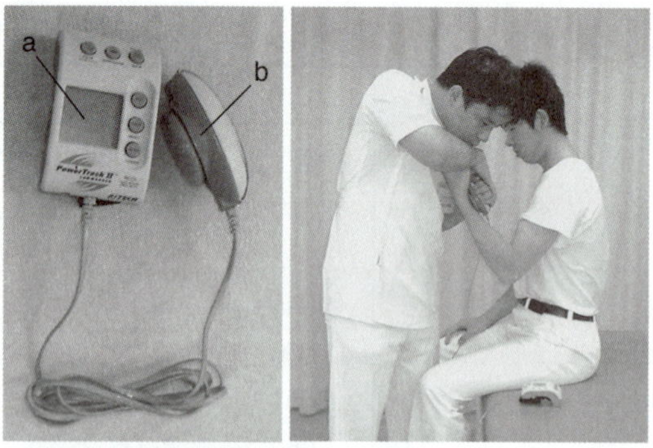

그림 20 도수근력 측정기
좌 : 측정기 (a: 측정치 표시부, b: 압력 센서부),
우 : 사용 예

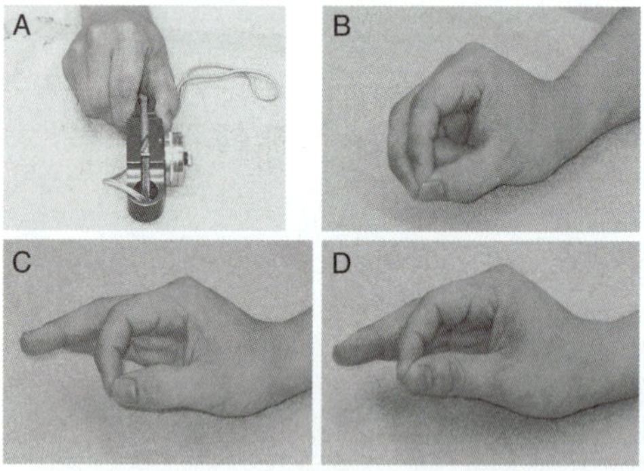

그림 19 핀치력의 측정과 각종 집기의 형태
측복 집기(A), 3지 집기(B), 지첨 집기(C),
지복 집기(D)

의 측정법은 그 점을 보완할 수 있다.

C. 치료에 대한 시사

근력에 대한 치료를 계획함에 있어서는 질환의 특성이나 예후를 고려해야 한다. 또한 근력저하가 ADL이나 기타의 구체적 활동에 미치는 영향도 아울러서 고려할 필요가 있다.

근력강화를 기대할 수 있고, 부하를 거는 것이 허용되는 경우, 적극적인 근력훈련을 계획한다. 근력저하가 진행되어 가는 것 같은 질환이거나 근력강화를 기대할 수 없는 경우, 가능한 한 근력을 유지할 수 있는 방법을 입안한다. 또한, 근력이 회복될 때까지 장기간을 필요로 하거나, 개선을 기대할 수 없는 경우, ADL이나 기타의 활동을 수행할 수 있도록 대상(보상)방법(자조장구나 지지기구)도 아울러서 고려해야 한다.

표 4 기능적 근력검사

상지의 기능적 근력검사

견갑골의 거상(승모근 상부섬유와 견갑거근) : 피검자는 어깨를 거상하고, 검사자는 어깨를 하강방향으로 민다.

견갑골의 외전(전거근) : 피검자는 주관절과 견관절을 90° 굴곡하고, 검사자는 어깨를 견갑골 내전방향으로 민다.

견갑골의 내전(승모근 중부섬유와 능형근) : 피검자는 견갑골이 내전하도록 견관절을 신전하고, 주관절을 완전히 굴곡한다. 검사자는 견관절부를 견갑골이 외전하도록 민다.

견갑골의 하강(승모근 하부섬유, 광배근) : 피검자는 체측에서 바닥에 손이 도달하도록 팔을 하방으로 뻗힌다. 검사자는 주관절의 약간 근위부를 밀어 올리도록 한다. 근육은 견갑골을 고정하고, 거상을 방해하도록 작용한다.

견관절의 굴곡(삼각근 전부섬유와 오훼완근) : 피검자는 주관절을 굴곡 또는 신전하고, 견관절을 90°까지 굴곡한다. 검사자는 팔꿈치의 근위부의 부분에서 팔을 신전방향으로 민다.

견관절의 신전(광배근과 대원근) : 피검자는 견관절을 완전 신전위치까지 움직인다. 검사자는 배부에서 팔꿈치의 근위부를 굴곡방향으로 민다.

견관절의 외전(삼각근 중부섬유와 극상근) : 피검자는 주관절을 굴곡 또는 신전하고, 견관절을 90°까지 외전한다. 검사자는 팔꿈치의 약간 근위부의 부분에서 팔을 내전방향으로 민다.

견관절의 수평내전(대흉근, 삼각근 전부섬유) : 피검자는 팔이 가슴 앞을 횡단하는 것처럼 움직인다. 검사자는 배부에서 손을 뻗히고, 팔꿈치의 근위부의 부분에서 팔을 수평외전방향으로 뒤로 당긴다.

견관절의 수평외전(삼각근 후부섬유, 소원근, 극하근) : 피검자는 위에서 언급한 것처럼 완전 수평내전위치에서 완전 수평외전위치까지 팔을 움직인다. 검사자는 팔꿈치의 약간 근위부의 부분에서 팔을 수평내전방향으로 앞으로 민다.

견관절의 외회전(극하근, 소원근) : 피검자는 견관절 90°외전위치, 주관절 90°굴곡위치로 팔을 유지하고, 견관절을 가동 가능한 ROM 모두에 걸쳐서 외회전방향으로 움직인다. 검사자는 팔꿈치의 근위부에서 상완을 지지 또는 고정하고, 후방으로부터 수근관절 배측면을 내회전 방향으로 민다.

견관절의 내회전(견갑하근, 대원근, 광배근, 대흉근) : 피검자는 외회전의 부분에서 언급한 것처럼 팔을 위치시키고, 내회전한다. 검사자는 위에서 언급한 것처럼 상완을 지지 또는 고정하고, 수근관절 장측면을 외회전방향으로 당겨 올린다.

주관절의 굴곡(상완이두근, 상완근) : 피검자는 전완을 회외하고, 주관절을 완전 신전위치에서 굴곡한다. 검사자는 피검자와 마주보고 앉고, 상완을 체간에 고정하면서, 수근관절 장측면에서 전완을 신전방향으로 당기도록 한다.

주관절의 신전(상완삼두근) : 피검자의 상완을 90° 외전위치(중력경감 위치) 또는 견관절 160° 굴곡위치(항중력위치)로 지지하고, 피검자는 주과절을 완전 굴곡위치에서 신전한다. 검사자는 수근관절 배측면에서 전완을 굴곡방향으로 민다.

전완의 회외(상완이두근, 회외근) : 피검자 또는 검사자가 상완을 체간에 고정한다. 주관절은 90°굴곡하고, 전완은 완전히 회내한다. 피검자는 전완을 회외한다. 검사자는 전완 원위부를 잡고, 회내방향으로 돌린다.

전완의 회내(원회내근, 방형회내근) : 피검자는 전완을 완전 회외위치로 하는 이외에, 전완의 회외에서 언급한 자세를 취한다. 피검자는 전완을 회내한다. 검사자는 전완 원위부를 잡고, 회외방향으로 돌린다.

수근관절의 굴곡(요측수근굴근, 척측수근굴근, 장장근) : 피검자는 전완 배측면을 아래로 하고 책상 또는 팔걸이(arm rest)에 올려놓는다. 피검자는 수근관절을 굴곡하여 책상에서 손을 들어올린다. 검사자는 피검자의 옆 또는 앞에 앉아, 손바닥을 민다. 손바닥 면의 요측 척측에 같은 압력을 가하여, 수근관절 신전방향 또는 하방으로 민다.

수근관절의 신전(장 · 단요측수근신근, 척측수근신근) : 피검자는 전완 장측면을 아래로 하여 책상 또는 팔걸이에 올려놓는다. 수근관절을 신전하여 책상에서 손을 들어올린다. 검사자는 피검자의 옆 또는 앞에 앉아, 손등을 민다. 손등의 요측 및 척측에 같은 압력을 가하여, 수근관절 굴곡방향 또는 책상을 향해서 하방으로 민다.

손가락 MP관절의 굴곡 및 IP관절 신전(충양근 및 골간절) : 전완 및 손을 배측면을 아래로 하여 책상위에 올려놓는다. 검사자는 손바닥을 고정하고, 피검자는 IP관절을 신전한 채로 MP관절을 굴곡한다. 검사자는 인지를 기절골열을 횡단하도록 대고 신전방향으로 밀든지, 각 손가락의 끝을 IP관절 굴곡 및 MP관절 신전방향으로 민다.

손가락 IP관절의 굴곡(심지 · 천지굴근) : 피검자는 MP관절 굴곡일 때와 같은 자세를 취한다. 피검자는MP관절을 신전한 채로, IP관절을 굴곡한다. 피검자의 손가락에 검사자의 손가락을 걸고, 신전방향으로 손가락을 당기도록 한다.

손가락 MP관절의 신전(IP관절을 굴곡하여) (지신근, 인지신근, 소지신근) : 피검자는 전완과 손을 척측연을 아래로 하여 책상에 올려놓는다. 수근관절은 검사자가 0° 중간위치에 고정한다. 피검자는 IP관절을 굴곡한 채로, MP관절을 굴곡위치에서 완전 신전위치(과신전)까지 움직인다. 검사자는 PIP관절로 손가락을 굴곡방향으로 민다.

손가락 외전(배측골간근, 소지외전근) : 피검자는 전완의 장측 면을 아래로 하여 책상위에 올려놓는다. 검사자는 손을 책상에서 약간 들어올려 수근관절을 약간 신전위치로 고정한다. 피

(계속)

표 4 기능적 근력검사 *(계속)*

검자는 손가락을 외전한다. 검사자는 두 손가락의 기절골을 동시에 내전방향으로 밀도록 한다. 최초에 인지와 중지를 함께 밀고, 다음으로 약지와 중지, 마지막으로 소지와 약지를 민다. 이들의 근육은 매우 작으므로, 이에 적합한 저항을 가하도록 할 것.

손가락의 내전(장측골간근) : 피검자는 손가락 외전일 때와 같은 자세를 취하고, 손가락을 확고하게 내전한다. 검사자는 일시에 한 손가락을 떼어놓도록 기절골을 당긴다. 최초는 인지를 중지에서 떼어놓도록 당기고 다음으로 약지를 중지에서, 마지막으로 소지를 약지에서 떼어놓도록 한다. 정상적인 손에서는, 검사자가 손가락을 외전방향으로 신속하게 당기도록 하면, 손가락은 내전위치로 "급격하게" 되돌아온다. 변법으로서는, 검사자의 인지를 피검자의 2개의 손가락 사이에 놓고, 피검자에게 손가락을 내전시킨다. 이것에 의해서 피검자가 낸 힘 또는 압력을 평가할 수 있다.

무지 MP관절과 IP과절의 굴곡(단무지굴근과 장무지굴근) : 피검자는 주관절을 90° 굴곡하고, 전완을 45° 회외하여 전완을 책상 위에 올려놓는다. 무지를 장측을 횡단하도록 굴곡한다. 검사자는 무지의 손가락 끝을 신전방향으로 당긴다.

무지 MP관절 및 IP관절의 신전(단무지 신근과 장무지 신근) : 피검자는 MP관절과 IP과절의 굴곡 때와 같은 자세를 취한다. 피검자는 무지를 손바닥으로부터 떼는 것처럼 신전한다. 검사자는 무지의 손가락 끝을 굴곡방향으로 민다.

무지의 장측 외전(장무지 외전근과 단무지 외전근) : 피검자는 무지 굴곡 및 신전 때와 같은 자세를 취한다. 피검자는 손바닥과 직각을 이루는 면에서 무지를 외전한다. 검사자는 중수골두를 내전방향으로 미는 것처럼 저항을 가한다.

무지의 내전(무지내전근) : 피검자는 다른 무지의 운동 때와 같은 자세를 취한다. 피검자는 무지를 손바닥으로 내전한다. 검사자는 중수골두 또는 기절골을 외전방향으로 당긴다.

무지와 소지와의 대립(무지대립근, 소지대립근) : 피검자는 주관절을 90° 굴곡하고, 전완과 손의 배측면을 아래로 하여 책상 또는 팔걸이에 올려놓는다. 피검자는 지복과 지복이 접촉하도록 주의하면서 무지와 소지를 대립한다. 검사자는 양 손가락의 중수골두에 힘을 가하면서 손가락을 떼어 놓는다.

하지의 기능적 근력검사

아래의 검사는 고관절 신전의 검사를 제외하고, 모두 피검자는 앉은 자세이고, 하지를 굴곡하여 침대로부터 늘어뜨리고, 발을 약간 바닥에서 뜨게 한 자세로 시행할 수 있다.

고관절의 굴곡(대요근, 장골근) : 피검자는 고관절을 굴곡하고, 하지를 좌석 면에서 들어올린다. 검사자는 대퇴의 원위 끝을 밀어 내린다.

고관절의 신전(대둔근) : 피검자는 복와위가 되고, 침대로부터 하지를 들어올린다. 검사자는 대퇴의 원위 끝을 밀어 내린다. 이 검사는 슬관절을 90° 굴곡하여 시행할 수도 있다.

고관절의 외전(중둔근) : 피검자는 검사 측의 하지를 다른 측의 하지로부터 떼는 것처럼 움직인다. 앉은 면에 의한 저항을 경감하기 위해, 검사자가 무릎의 후면을 지지한다. 검사자는 대퇴의 외측 원위 끝을 내방으로 민다.

고관절의 내전(내전근군) : 검사자는 검사 측의 대퇴의 내측 원위 끝에 손을 대고, 피검자에게 양 하지를 합쳐서 무릎이 닿도록 지시한다. 검사자는 하지를 외방으로 민다.

고관절의 외회전(폐쇄근, 쌍자근, 이상근, 대퇴방형근) : 피검자는 족부를 내방으로 움직이고, 고관절을 외회전한다. 검사자는 무릎의 바로 근위의 대퇴 외측면을 고정하고, 족관절의 내측면을 외방으로 민다.

고관절의 내회전(소둔근) : 피검자는 족부를 외방으로 움직이고, 고관절을 내회전한다. 검사자는 무릎의 바로 근위의 대퇴 내측면을 고정하고, 족관절의 외측면을 내방으로 민다.

슬관절의 굴곡(hamstrings) : 피검자는 무릎을 굴곡하고, 하퇴가 좌석 면의 아래에 들어가도록 굴곡한다. 검사자는 족관절의 후면을 전방으로 당긴다.

슬관절의 신전(대퇴사두근) : 피검자는 앉은 자세에서 슬관절을 신전하고, 하지를 똑바르게 한다. 피검자는 족관절의 전면을 하방으로 민다. 관절의 손상을 피하기 위해, 저항을 가할 때에, 피검자는 무릎을 lock하는 것이 아니라, 슬관절을 약간 굴곡위치로 유지한다. 피검자는 한쪽의 손을 검사하는 무릎의 아래에 넣어 지지해도 된다.

족관절 저굴(비복근, 가자미근) : 피검자에게 발로 아래를 가리키도록 지시한다. 검사자는 중족골두에 손을 대고, 배굴방향으로 밀어 올린다.

족관절의 배굴과 안으로 젖히기(inversion)(전경골근) : 피검자는 발로 위 및 내방을 동시에 가리킨다. 피검자는 발의 내배측면을 하방 동시에 외측방향으로 민다.

족부의 안으로 젖히기(후경골근) : 피검자는 족관절을 저굴과 배굴의 중간위치에 유지하면서, 족저면을 내방으로 돌린다. 검사자는 전족부의 내측연을 외방으로 민다.

족부의 밖으로 젖히기(비골근군) : 피검자는 위에서 언급한 것처럼 족관절을 저굴과 배굴의 중간위치에 유지하면서, 족저면을 외방으로 돌린다. 검사자는 족부의 외측연을 내방으로 민다.

[문헌 2에서]

●인용문헌

1) Hislop HJ, Montgomery J (著), 津山直一(訳)：新・徒手筋力検査法. 原著第 7 版, 協同医書出版社, 2003
2) Pedretti LW (著), 宮前珠子, 他(監訳)：身体障害の作業療法. 改訂第 4 版, 協同医書出版社, 1999
3) 文部科学省体育局生涯スポーツ課：平成 11 年度体力・運動能力調査結果について. 2000.10
4) 松澤　正：理学療法評価法. 第 2 版, 金原出版, 2004
5) 坂上　昇：筋力低下の検査・測定—等速性筋力測定器と Hand-Held Dynamometer. 理学療法 20:114–123, 2003
6) 関　八州彦, 他：筋力測定の問題点. 臨床リハ 6:333–338, 1997

VI 지각검사

1 「감각」과 「지각」 호칭에 대해서

이 두 가지 용어는 생리학, 재활의학, 손의 외과영역이라는 관계가 깊은 전문영역에서도, 아직 통일된 견해가 없다. 또한, 사용하는 개인에 따라서도 다르다.

재활영역에서 일반적으로 이해되고 있는 것은, 이론적으로는 감각(sensation), 지각(perception), 인지(recognition)라는 계층구조이다.

히라야마[1)]는 "감각"은 바늘로 찔렀을 때의 통증이나, 물건에 접촉하였을 때에 접촉한 것을 의식하는 등 단순한 요소적 자극의 감수라 하고, "지각"은 그 바늘이 굵은지 가느다란지, 통증이 심한지 약한지, 접촉한 물건의 표면이 거친지 매끄러운지 등, 거기에 발생한 감각의 성질 · 내용을 식별하거나, 해석이나 판단이 가해진 것을 가리킨다고 하고 있다. 이와 관련하여, 문헌 2에서는 모두 "지각장애"의 말이 사용되고 있다.

임상에서는 자극에 대한 식별이나 판단이 가해지므로, 평가나 치료의 대상은 "지각"이다. 그러나, 감각과 지각의 구별이 곤란하다는 것으로부터, 신경생리학에서는 "감각"이 많이 사용되고, 손의 외과영역에서는 "감(지)각"[3)]이라 하며, 작업치료에서는 양쪽이 사용되고 있다.

인지란 지각한 사상에 대한 지적 처리과정(상호작용의 판단 · 해석, 추론, 사고, 기억, 과제발견)을 가리킨다. 위의 예로 말하면, 과거의 경험으로부터 "바늘은 재봉에 사용하는 것으로 인체에는 위험하므로 주의해서 다뤄야 한다"라는 기억의 상기와 대처행동을 정하는 것이다.

이 절에서는, 수용기나 신경섬유, 대뇌피질 등의 하드(hard)면(구조)을 나타내는 경우는 신경생리학을 본떠서 "감각"을, 장애나 그 평가 · 훈련 등 소프트(soft)면(기능)에 관해서는 "지각"을 사용한다.[4)] 또한, 여기서 다루는 범위는 "손"의 평가에 중점을 둔다.

2 왜 지각의 평가를 하는가

손의 지각장애의 문제점을 생각하면, 그 이유가 명백해진다. 작업치료에서는 운동기능 평가와 같은 정도로 지각평가가 이루어지고 있으나, 운동기능 만큼 명확히 일상생활활동(동작) (activities of daily living ; ADL)이나 사회생활과 결부시켜 생각되지 않았다. 아래에, 지각장애의 문제점을 열거하므로, 지각의 평가와 치료의 필요성을 인식하기 바란다.

나카다 등[4]은 손의 지각장애와 동작 장애의 관계에 대해서, 아래의 항목을 들고 있다.

1) 탐색 · 식별기능의 장애

예 1 : 목 언저리의 단추나 등의 지퍼, 바지의 포켓에 들어가 있는 물건 등, 시각이 도달하지 않는 곳에서는 물체의 위치나 방향을 모른다.

예 2 : 물체의 재질, 크기, 형상, 중량을 식별할 수 없다.

2) 손의 태세의 장애

예 1 : 물건을 파악(grasp)하기 위한 적절한 손의 태세를 만들 수 없다.

예 2 : 포켓이나 용기 안에 손을 잘 넣을 수 없다.

3) 파악동작의 장애

예 1 : 들고 있는 물체를 떨어뜨려버린다.

예 2 : 변형하기 쉬운 물건, 부서지기 쉬운 물건을 파지하는 것이 곤란하고, 항상 과도한 힘으로 쥔다.

4) 물체를 이동시키는 기능의 장애

예 1 : 파지한 물체를 이동시키면, 도중에서 떨어뜨려버린다.

예 2 : 손의 방향을 바꾸자마자 물체를 떨어뜨려버린다.

5) 운동조절기능의 장애

예 1 : 천천히 하는 운동을 할 수 없다.

예 2 : 운동을 몇 번이나 반복할 수 없다.

예 3 : 동작이 졸렬해진다.

6) 방어지각(통각 · 온도각 · 1차성 촉각)의 장애

예 1 : 손에 찰과상이나 외상, 화상을 입기 쉽다.

예 2 : 창상이 좀처럼 치유되지 않는다.

3 지각평가의 의미

① 동작장애를 지각기능의 면에서 판단한다.
② 손상부위, 장애의 범위, 정도를 조사한다.
③ 말초신경에서는 신경손상의 추이와 경과를 안다.
④ 손의 지각기능의 실용성을 조사한다.
⑤ 지각 재교육의 적응과 치료계획을 결정한다.

4 감각·지각의 분류, 모달리티, 수용기

a. 감각 · 지각의 분류와 모달리티 (modality)

일반적 분류를 따르면, "감각"은 ① 특수감각, ② 내장감각, ③ 체성감각의 셋으로 분류된다.

① 특수감각이란, 뇌신경이 관여하는 감각이고, 시각 · 청각 · 미각 · 후각 · 평형감각의 5종류가 있다.
② 내장감각이란 자율신경이 관여하는 감각이고, 내장감각과 장기감각이 있다.
③ 체성감각이란 외계로부터 오는 자극을 신체표면(피부)이나, 신체 심부(근육 · 관절)에 있는 수용기에 의해서 감수하고, 구심성 섬유(감각섬유)에 의해서 전도되어, 대뇌피질의 제1체성감각 영역에서 감수하는 감

각이고, 표재감각과 심부감각으로 갈린다. 이 절에서는 주로 체성감각을 문제로 한다.

한편, 작업치료에서는 "체성감각"을 아래와 같이 분류하여, 평가와 치료에 사용한다.

표재지각이란 척수신경 피지와 뇌신경의 일부가 관여하는 지각이고, 방어지각과 식별지각이 있다.

심부지각(재활에서는 고유수용성 감각이라 하는 일이 많다)이란 척수신경 근지와 뇌신경의 일부가 관여하는 지각이고, 운동지각과 위치각, 심부통각이 있다.

표 1 체성지각의 분류 · 종류 · 수용기와 기능

지각의 분류		지각의 종류	수용기, 기능
표재지각	방어지각 (protopathic sensation)	통각(sensation of pain)	자유신경종말(침해수용기)
		온도각(sensation of temperature)	자유신경종말 (침해수용기)
		1차성촉각(역치)(tactile sensation)	
		정적 촉각(constant touch)	메르켈 촉반(SAI) 루피니소체(SAII)
		동적 촉각(moving touch)	마이스너소체(QAI) 파치니소체(QAI)
	식별지각 (epicritic sensation)	국재각 (localization) ① 정적 촉각의 국재	과오신경 지배를 본다(PNS) S1, 3b영역의 체부위 재현을 본다(CNS)
		② 동적 촉각의 국재	말초신경의 과오신경 지배를 본다(말초) S1, 3b영역의 체부위 재현을 본다(CNS)
		2점 식별각 (two point discrimination) ① s2PD(정적)	SA시스템의 분포밀도 예측(PNS) S1, 3b영역의 체부위 재현을 본다(CNS)
		② m2PD(동적)	QA시스템의 분포밀도 예측(PNS) S1, 3b영역의 체부위 재현을 본다(CNS)
		입체각(stereognosis)	S1, 2영역의 기능(특징 추출 신경원)
		중량각(sensation of weight)	
		직물판별(texture discrimination)	
심부지각		고유수용성 감각(proprioceptive sensation) [심부감각(deep sensation)이라고도 한다] 위치각(position sensation) 관절정위각 운동각(motion sensation) 진동각(vibratory sensation)	

* 영문표기는 "스테드만 의학대사전", 및 문헌 3, 4에 따랐다.
PNS : peripheral nervous system(말초신경계), CNS : central nervous system(중추신경계)
S1 : 제1체성감각영역 : 3b영역, 2영역은 제1체성감각 영역의 부위를 나타낸다.
SA : 지순응성 섬유수용기 기구. QA : 속순응성 섬유수용기 기구

[문헌 5~7을 참고로 작성]

표 2 수용영역과 순응의 차이에 의한 섬유/수용기구의 분류

순응형	수용영역: 좁고 예민	수용영역: 넓고 둔함	기능
지순응형 활동전위 : 지속성 있음	SA I (메르켈 촉반)	SA II (루피니 종말)	• 피부와 대상과의 어긋남(응력)의 검출 • 힘의 유지 • 물체의 유지
속순응형 활동전위 : 지속성 없음	QA I (마이스너 소체)	QA II (파치니 소체)	진동수용 30cps, 250cps • 물체에 접촉한 순간에 발화, 감지 • 물체의 표면의 거칠고 매끄러운 식별로 집는 힘을 조절

QA : quickly-adapting fiber/receptor system, **SA** : slowly-adapting fiber/receptor system

[문헌 6에서 일부 변경]

또한, 체성지각을 분류한 것이 **표 1**이다. "기능"은 각각의 지각이 대뇌피질 체성감각영역의 어디에 투사되는지를 나타낸다.

b. 수용기

지각은 수용기, 지각신경, 체성감각영역의 어디가 침범되어도 장애를 받는다. 이들의 연결을 이해하는 것은, 치료(지각 재교육)에 있어 중요하다. 아래에는 주로 수용기에 대해서 언급한다.

1) 지순응성 및 속순응성 수용기

지순응성(slowly adapting : SA) 수용기, 속순응성(quickly adapting ; QA) 수용기란, 피부에 물체가 접촉하였을 때의 수용기가 순응을 하는 방식(임펄스의 방전시간과 빈도)의 차이를 나타낸다(**표 2**).

메르켈(Merkel) 촉반이나 루피니 종말로 대표되는 지순응성(SA) 섬유 수용기 기구는 자극이 가해져 있는 동안, 줄곧 임펄스를 발사하고, 자극이 강해지면 방전빈도도 증가한다. 따라서, 지속적으로 물체를 유지하거나, 힘을 유지할 때에 필요한 수용기이다.

한편, 속순응성(QA) 섬유 소용기 기구는 가해진 자극에 바로 순응하는 성질이 있으며, 물체에 접촉한 순간에 임펄스의 방전이 있을 뿐이고, 자극이 지속적으로 가해져도 방전하지 않고, 또한 자극을 강하게 해도 방전빈도는 증가하지 않는다. 진동수용기라고도 일컬어지고, 물체를 집었을 때와 놓을 때에 발화한다. 마이스너 소체와 파치니 소체가 이에 해당되고, 물체의 거칠고 매끄러운 것을 식별하거나, 집는 힘을 조절하는 역할을 담당한다.

2) 수용영역

"수용영역"이라는 것은 가하는 자극을 감수하는 신경원(neuron)의 공간적 확산을 가리킨다. 수용영역이 좁은 마이스너 소체와 메르켈 촉반은 예민한 감지능력을 갖고, 수용영역이 넓은 파치니 소체와 루피니 종말은 감도는 둔하나, 물체가 접촉하고 있는 피부면의 넓은 부분에서 같은 감각을 수용할 수 있다.

이들 수용기의 작용의 차이에 의해서, 우리들은 물체의 식별을 순간에 정확히 시행하고, 또한 다양한 물체의 파지와 조작이 가능하게 된다.

5 지각검사의 기초지식

a. 말초신경손상과 중추신경질환에 의한 지각장애의 차이

1) 말초신경손상에 의한 지각장애

말초신경 손상은 절상(incised wound), 자상(puncture wound), 둔한 힘에 의한 압박·좌멸·과신전, 방사선, 전격, 한랭 등에 의해서 일어난다. 그 결과, 신경의 단열이나 전도장애를 일으킨다. 지각장애가 일어나는 범위는, 손상된 신경의 지배영역이므로, 피부의 지각신경 지배〔피부분절 : dermatome〕(**그림 1**)를 알아둘 필요가 있다. 또한 수용기의 작용과 신경 재생에 대한 지식도 필요하다.

2) 중추신경질환에 의한 지각장애

중추신경질환(뇌졸중, 뇌성마비, 척수손상 등)에 의한 지각장애는 대뇌의 감각중추와 중추신경의 전도로의 장애에 의해서 일어나므로, 피부분절이 기준이 되는 경우(척수손상)와 되지 않는 경우(뇌졸중이나 뇌성마비)가 있다.

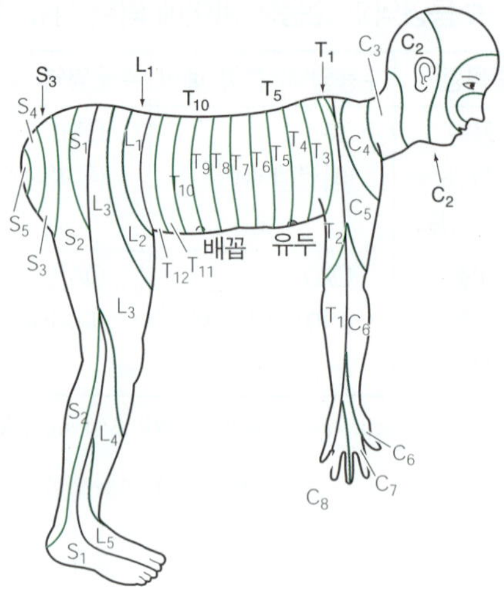

그림 1 분절성 감각분포를 기억하는 방법

네발로 기기에서 약간 전방을 보았을 때

C_2 : 두정과 하악을 연결하는 선. 삼차신경과의 경계

T_1 : 상지 중앙에서 약간 척측

T_5 : 유두를 지난다. T_{10} : 배꼽

L_1 : 대퇴부가 붙어있는 윗부분(앞). S_3 : 좌와 같음(뒤)

〔문헌 8에서 변경〕

b. 감각신경 전도로

감각신경의 전도로는 방어지각의 전도로(척수시상로)와 식별지각·심부지각의 전도로(후삭-내측모대로)의 두 가지가 있다. 주행하는(뻗는) 부위가 다르므로, 손상부위에 따라서 어느 것인가 한쪽이 침범되는 경우와 양쪽이 침범되는 경우가 있다.

아무튼 중추신경계, 말초신경계를 불문하고, 신경의 주행, 피부의 신경지배에 대한 지식은 반드시 필요하다. 상세한 것에 대해서는 해부학, 생리학의 교과서에서 확인해두는 것이 중요하다.

감각신경전도로에는 두 종류의 계통이 있다(**그림 2**). 전도로의 경로와 위치를 아는 것이, 질환의 장소를 특정하거나, 치료방법과 수단을 선택하는 데에 도움이 된다.

1) 방어지각은 척수시상로

위험으로부터 몸을 지키는 방어지각(통각·온도각·1차성 촉각)의 신경섬유의 경로는 아래의 순서대로이다. 감각신경섬유가 교차하는 위치에 주의한다.

① 자극은 신체표면(피부)과 신체 심부(근육·관절)로부터 들어온다.

② 척수후신경절에(1차 신경원)

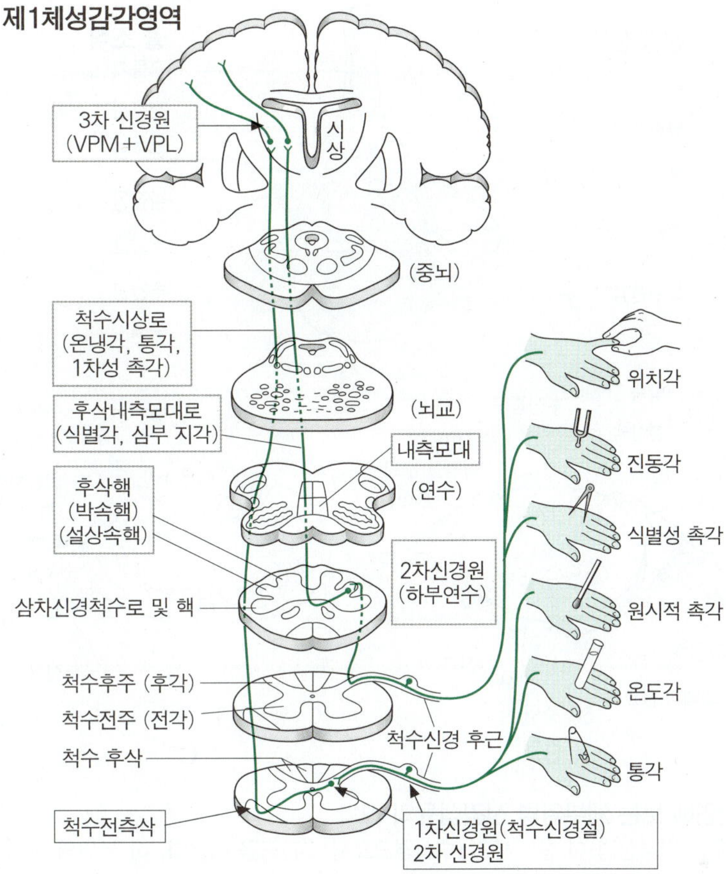

그림 2 감각신경의 전도로 〔문헌 9에서 일부 변경〕

③ 신경원을 바꿔 타고(2차 신경원), 후근에서 척수 후각으로 들어간다.

④ 동일 척수의 전교련을 지나서 반대측의 전측삭에 도달한다. 척수백질에서는 운동로(척수측삭)도 감각로도 신체부위에 따른 신경섬유의 경로가 정해져 있다(**그림 3**). 감각로인 전측삭은 신경섬유가 내측으로부터 외측으로 향해서, 경수(C)·흉수(T)·요수(L)·천수(S)의 순서로 배열하여 있다.

⑤ 척수에서 연수·뇌교·중뇌를 경과하여 시상후외측복측핵(VPL핵)에 도달한다(외측척수시상로라 한다).

⑥ 시상에서 신경원을 바꿔 타고(3차 신경원), 내낭후각을 통과하여, 중심후회(제1체성감각영역 : 전방에서 3, 1, 2영역)에 도달하고, 온도각의 종류·세기·장소를 특정한다.

● 방어반응의 기전

방어반응이란 생체가 통증이나 열 등의 위험에 신속하게 자동적으로 대처하는 반응을 말한다.

온도각을 전달하는 1차 신경원의 축삭돌기

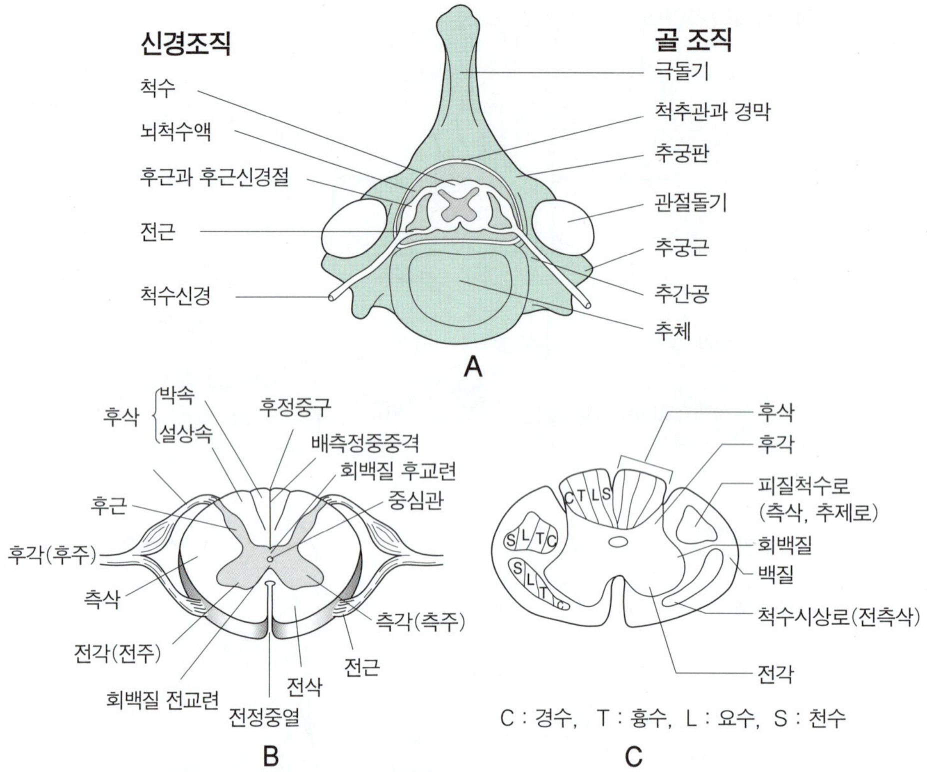

그림 3 척수 횡단면에 보는 체부위별 신경섬유의 배치

전근(운동신경)과 후근(감각신경)이 합쳐서, 척수신경으로서 추간공을 나온다. 이 부위의 장애로 운동마비와 지각장애가 동시에 일어나는 구조상의 의미를 이해할 수 있다.

A : 경추의 상면도. 척수 · 신경근 · 척수신경을 나타낸다.

B : 척수 횡단면

C : 척수의 횡단면과 전도로의 신체부위. 척수시상로(방어지각의 전도로)와 피질척수로(운동의 전도로)는 외측으로부터 내측으로 향해서 차례로 천수부터 경수에로 배열하고, 반대로 식별지각과 고유감각을 전도하는 섬유는 외측이 경수로 되어있다. 이 배열이 척수의 부분손상을 받았을 때의 운동마비가 나타나는 방법과 지각장애가 나타나는 방법에 크게 영향을 준다.

〔A : 문헌 10, B : 문헌 11, C : 문헌 8에서

는, 척수후각에서 소형의 개재신경원과도 시냅스를 형성한다. 이 개재신경원이 짧은 축삭에서 운동신경원과 시냅스결합을 하고 있고, 침해자극에 대해서 무의식적인 반사운동(방어반응)을 일으킨다.[12)]

2)식별지각과 심부지각은 후삭-내측모대로

① 자극(식별성 촉각, 고유수용각, 진동각)은 신체표면(피부)과 신체 심부(근육 · 관절)로부터 들어온다.

② 척수신경절에(1차 신경원)

③ 척수후근으로부터 같은 측 후삭(척수 후부의 백질)에 들어가고, 연수까지 상행한다.

④ 후삭은 신경섬유가 척수시상로와는 반대로, 내측으로부터 외측으로 향해서, 천수(S) · 요수(L) (박속을 형성) · 흉수(T) ·

경수(C) (설상속을 형성)의 순서로 배열하여 있다.

⑤ 하부연수의 박속핵, 설상속핵에서 신경원을 바꿔 타고(2차 신경원), 반대측으로 옮겨가(교차하여), 내측모대를 형성하면서 상행하여, 시상의 후외측복측핵(VPL핵)에 도달한다(후삭-내측모대로라 한다).

⑥ 시상 VPL핵에서 신경원을 바꿔 타고(3차 신경원), 내낭후각을 통과하여, 중심후회(제1체성감각영역 : 전방에서 3, 1, 2영역)에 도달한다. 이 부분은 방어지각의 경로와 동일하다. 시상은 모든 감각의 중계기지이다.

⑦ 대부분의 감각은 제1체성감각영역의 3영역에 들어간다. 3a영역은 근육 · 관절로부터의 정보를 받고, 3b영역은 피부로부터의 정보를 받는다.

2영역에는 물체의 특징에 반응하는 신경원(특징추출 신경원)이 존재한다. 즉, 크기에 관여하는 신경원이나, 집기와 쥐기를 구별하는 신경원 등이다.[9]

그리고, 이와무라 등[13]은 2영역과 1영역에서 손가락의 넓은 면에 접촉한 물체를 식별하는 신경원의 존재를 확인하고 있다.

⑧ 제1체성감각영역과 운동영역의 피질간 결합이며, 손가락의 신속한 운동이 일어난다.

손가락의 수의운동의 경우, 말초수용기로부터의 지각정보는 제1체성감각영역으로부터 연합영역을 얻어 운동영역으로 간다고 일반적으로는 생각되고 있으나, 이와무라 등[13]은 체성감각영역에서 처리되어 피질간 결합을 통해서 직접 운동영역으로 보내지고, 신속한 운동반응을 일으킨다고 하고 있다.

6 지각검사의 실제

a. 검사 실시상의 일반적 주의

1) 충분한 오리엔테이션과 문진

① 선별검사(screening test)표(표 3)에 따라서 청취하여, 기입한다.

- 주된 호소 : 지각에 한정하지 않고, 신체기능이나 ADL에서 곤란 받고 있는 것을 묻는다.
- 지각이상의 유무 : 어느 부분에, 어떻게, 언제 강하게 느끼는지를 묻는다. 비장애측과 비교하여 어떤가를 물으면 알기 쉽다.
- ADL상의 에피소드

② 검사의 목적을 예를 들어 설명한다.

- 목적 : 지각장애는 검사를 하지 않으면 간과되기 쉽다. 따라서, 지각장애가 있는 경우의 일상생활에 대한 영향을 알기 위해 검사한다.
- 예 :
  - 온도각장애에서는 화상(burn)의 위험이 크다.
  - 관절의 감각이 없으면, 손이나 발의 움직임이 나빠진다.
  - 손의 촉각이 없으면, 신속하게 정확하게 물체를 다룰 수 없다.

2) 실시하는 지각검사의 종류의 우선순위

① 말초신경 손상

손상을 받은 말초신경의 지배영역을 따라서, 3개의 방어지각(통각, 온각, 촉각)과 동적 2점 식별각을 검사한다. 지각장애가

표 3 중추성질환의 지각 선별검사(screening test)

환자 성명 :	질환명 : 마비 측(R, L)	제 회	검사일 : 년 월 일 검사명 :

Ⅰ. 환자의 주관과 관찰로부터

1. 이상지각의 호소
   paresthesia (자극되면 불쾌하게 느낀다) −, + ( )
   dysethesia (자발적인 마비나 통증) −, + ( )
2. ADL상의 에피소드
   탐색장애(포켓 안의 물건) −, + 정교성장애 (글씨쓰기, 젓가락, 단추 끼우기) −, +
   파지한 물건의 낙하(젓가락, 찻잔, 봉지) −, +
   온도각장애(마실 것, 세수, 목욕) −, + 환측 사용 (양손, 건측만)

Ⅱ. 선별검사(screening test) : 방어지각 (통각이나 온도각의 어느 것), 식별지각, 심부지각으로부터 아래의 것을 시행한다.

	오른손		왼손	
1. 통각	무지 손바닥 중앙	정상, 둔마, 탈실, 과민 정상, 둔마, 탈실, 과민	무지 손바닥 중앙	정상, 둔마, 탈실, 과민 정상, 둔마, 탈실, 과민
2. 온도각(50°)	무지 손바닥 중앙	정상, 둔마, 탈실 정상, 둔마, 탈실	무지 손바닥 중앙	정상, 둔마, 탈실 정상, 둔마, 탈실
3. 동적 촉각(국재)(음차)	지복	Ⅰ, Ⅱ, Ⅲ, Ⅳ, Ⅴ	지복	Ⅰ, Ⅱ, Ⅲ, Ⅳ, Ⅴ
4. 동적 2점 식별각	지복	인지(mm)	지복	인지(mm)
5. 입체각	자력, 보조 = 들도록 해준다 테니스공 마비 측 : 정, 오 비마비 측 : 정, 오 100원 동전 마비 측 : 정, 오 비마비 측 : 정, 오 논평 : ① 탐색방법 1. 망설이지 않고 바로 회답 2. 망설이고 시간이 걸린다. ② 시간 ( )			
6. 관절 정위 (무지 찾기 테스트)	근위 중간위 원위	얼굴 주위 /3 복부 앞 /3 무릎 주위 /3	근위 중간위 원위	얼굴 주위 /3 복부 앞 /3 무릎 주위 /3

뚜렷한 경우, 수술 전 · 수술 후의 손상의 상태, 및 회복의 상태를 보기 위해 **표 4**의 모든 검사를 시행한다.

② 중추신경질환

지각에 관한 호소가 없어도, 아래의 것은 간편하게 검사할 수 있는 선별검사로서 실시한다(검사하지 않으면 알아차리지 못하는 경우가 있다). 장애가 뚜렷하면, 관련되는 다른 검사도 실시한다.

- "방어지각"에 대해서는 "온각"이나 "촉각"의 검사를 시행한다(침습자극이 적은 검사부터).
- "식별지각"에 대해서는 "동적 2점 식별각"의 검사를 시행한다(중추성 마비의 회복단계가 낮아도 실시가능. 회복단계가 양호하다면, "입체각"의 검사를 시행한다).
- "심부지각"에 대해서는 "무지 찾기 테스트(관절 정위각)"을 시행한다(상지가 공간의 어디에 있는지를 아는 것은 취

표 4 말초신경 손상의 병태와 이에 상응하는 지각검사

병태	지각검사
손상부위, 범위	지각신경 전도속도, Tinel 징후를 조사한다. 지각 지도화(mapping)에 의해서 장애영역을 확인한다.
손상 정도	각 지각의 종류마다(통, 온, 냉, 촉각)의 역치를 조사한다. 정적 · 동적 2점 식별검사(s2PD, m2PD)를 시행한다.
수초의 재형성과 축삭의 재생	지각신경 전도속도, Tinel 징후를 조사한다.
종말기관에의 신경지배 (지각 재교육의 적응)	회복순서 : 통각(온냉각) → 30cps → 동적 촉각(moving touch) → 정적 촉각(constant touch) → 256cps → light touch
종말기관의 성숙	역치 : ① Semmes-Weinstein monofilament ② 30cps, 256cps 국재 : 자극부위의 정위(정적 촉각, 동적 촉각) 분포밀도 : 2점 식별검사(s2PD, msPD)
지각기능의 실용성 지각 재교육 프로그램의 결정	Moberg의 pick-up test[4,6], 재질 식별 테스트 Dellon의 object recognition test[4] Watson board test

s2PD : static two-point discrimination
m2PD : moving two-point discrimination

[문헌 14에서]

침 중에서의 몸의 아래로의 손의 끌어들임이나, 휠체어에 손이 말려 들어가는 등의 위험을 피하는 것에 연결된다).

3) 테스트방법의 설명

① 대상자가 눈을 뜨고 이해할 때까지 실연(demonstration)을 섞어서 설명한다.

② 원칙적으로는 눈을 뜨고, 비장애 측(건측) → 장애 측(환측)으로 대답하는 방법을 연습한다.

③ 테스트는 눈을 감거나 눈가리개(eye mask), 스크린(시각을 차단하는 물건)을 이용한다. 비장애 측(건측)→ 장애 측(환측)으로 자극하여, 차이가 있는지, 어떠한 느낌인지 등을 지시된 방법으로 대답을 시킨다.

4) 테스트 중의 피로에 주의

① 지각 테스트는 종류도 많고 번잡하며, 집중력을 필요로 하기 때문에 피로하기 쉽다.

② 피로가 관찰되면 중지하고, 날을 다시 정해서 시행한다.

③ 테스트방법을 고안하여 간략하게 한다.

- 예 1 : 위험방지가 주목적이라면, 우선은 방어지각과 무지 찾기 테스트를 시행한다.
- 예 2 : 손의 기능의 사용이 가능하다면 Moberg의 pick-up검사를 시행한다.[4)]
- 예 3 : 보행기능이 있을 것인데도 잘 걸을 수 없는 경우는 하지의 운동 · 위치각 검사를 시행한다.

5) 테스트의 실시장소

① 조용하고 안정될 수 있는 장소를 선정한다(너무 넓지 않고, 기분 좋은 온도, 소음이 없는 방).

② 피부를 노출할 필요가 있는 경우는, 남의 눈에 띄지 않도록 주의한다.

6) 테스트에 대한 응답과 기록방법

① 암시를 주거나, 유도하지 않는다.
- 오 : 둔한 느낌이 들지 않습니까?
- 정 : 어떠한 느낌이 듭니까?

② 표현방법 · 기록방법 : 각 검사항목에 적혀있는 매뉴얼에 따라서 시행한다. 또한, 대상자가 표현한 말을 그대로 기록하는 편이 좋다.
- 오 : 환자는 이상감을 호소한다.
- 정 : "만지면 따끔따끔하다"라 말한다.

7) 테스트의 준비

① 필요한 테스트기기, 기록용지를 갖추고, 테스트장소를 정해둔다(중단되지 않도록, 미리 스태프의 양해를 구한다).

② 대상자의 호소가 없어도 선별검사(screening test)의 준비를 한다.

③ 대상자의 질환과 예측되는 지각장애의 특징을 사전에 조사해둔다.

b. 지각검사법

아래에 나타내는 각 검사법은 문헌 4, 14, 및 Sensory Rehabilitation연구회의 구성원(이와사키, 사와)이 중추성 질환에서 시행하여 온 각종 기법에서 발췌한 것이다.

1) 통각검사

검사기구	정량형 지각계(algesiometer) A형, B형, 안전핀 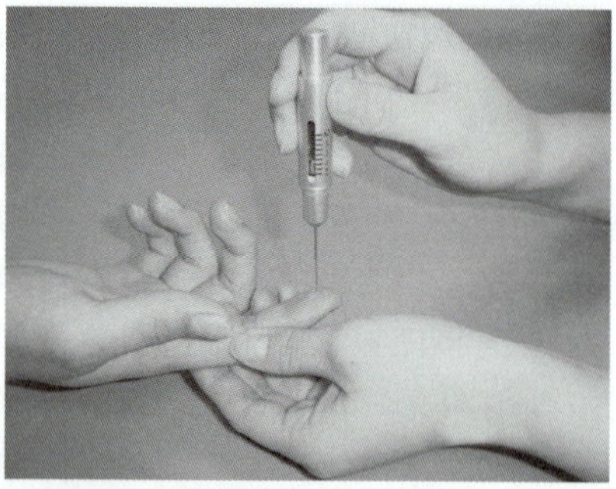
검사방법	① A형은 1~10g의 가중(무게를 가함). 기구에 부착되어 있는 분동(저울추)을 모두 떨어뜨려, 10g(그램)으로 조용히 자극을 가한다. 통증을 느끼는지 접촉하고 있는 느낌(촉각)인지를 확인한다. ② 통증을 과민하게 느끼면, 분동을 올려서 가한 무게를 줄인다. ③ 10g로 통증을 느끼지 않는 경우는 B형(10~20g의 가중)을 사용한다. * 안전핀은 통증을 느끼는지 아닌지의 판정뿐이다. 가중량이 명확하지 않기 때문에 하기하는 기준으로 판정할 수 없으나, 간편하기 때문에 임상에서 빈번하게 사용되고 있다. 사용 기구를 명기하여 둘 것.
판정기준	정상 : 10g의 가중으로 통증을 느낀다. 둔마 : 10g 이상에서 통증을 느낀다. (가중량을 g로 기재) 탈실 : 20g에서도 통증을 느끼지 않는다. 과민 : 8g 이하에서 통증을 느낀다. (가중량을 g로 기재)
주의사항	① 자극을 통증으로 느끼고 있는지, 접촉한 느낌인지를, 끝이 둥근 핀으로 때때로 확인한다. ② 느끼는 통증의 종류(예리한 통증, 둔통, 방산하는 통증)도 기재한다.
수용기	자유 신경종말(천자통 Aδ섬유, 작열통 C섬유)
검사의 의미	말초신경 손상 후 가장 빠르게 회복한다[6]. 외상 예방교육을 조기에 시행하는 기준이 된다.
기록방법	상기 판정기준 이외에, 통각지연(자극시보다 늦게 통증을 느낀다). 2중 지각(자극 시에는 촉각을, 2~3초 후에 통각을 느낀다)이 있다. 이상지각에는 paresthesia(자극이 상이한 불쾌감)와 dysesthesia(자발적인 마비나 통증)이 있다.
표시방법	둔마 /// 탈실 ××× 과민 …… 이상지각 · · ·

2) 온도각 검사

검사기구	온도계(0℃ 10℃, 50℃, 60℃) 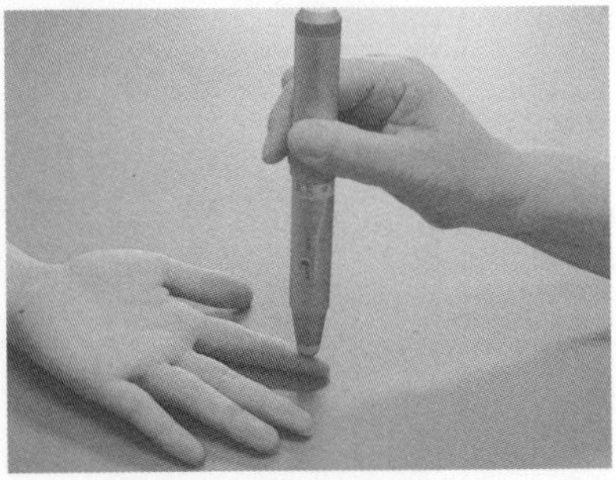
검사방법	10℃와 50℃에 설정한 온도계를 각 1개씩 준비하여, 무작위로 손의 각 구획에 대해서 수직으로 1초 동안 대고, 차가운지, 따뜻한지를 대답시킨다. 느끼지 않는 경우는 0℃와 60℃로 검사를 한다.
판정기준	정상 : 10℃와 50℃를 알 수 있다. 둔마 : 0℃와 60℃를 알 수 있다. 탈실 : 0℃와 60℃를 모른다.
주의사항	① 자극을 온도각과 상이한 감각(따끔따끔한 느낌, 통증 등)으로서 파악하고 있지 않은지 확인한다. 다른 감각을 유발하고 있는 경우에는 그 상태를 기술한다. ② 가느다란 바늘로 온열 또는 냉각자극을 가해도, 온도의 변화를 느끼는 것은 곤란하므로, 온도각의 검사에는 어느 정도의 넓이를 가진 자극이 필요하다.
수용기	자유 신경종말(온각 C섬유, 냉각 $A\delta$섬유와 C섬유)
검사의 의미	말초신경 손상 후 조기에 회복하기 때문에, 신경의 회복상태의 기준이 된다[6]. 장애되어 있는 경우에는, 외상이나 화상예방 등의 환자교육을 한다.
표시방법	둔마 /// 탈실 ××× 과민 …… 이상지각 · · · 통각과 같은 표시방법이다. 색깔로 구분하면 보기 쉽다(통각 = 녹색, 온각 = 적색, 냉각 = 청색). 중추신경장애에서도 보다 정확하게 표기하고 싶은 경우는 손의 분획도를 사용한다.

3)정적 검사(촉각의 역치를 조사한다)

검사기구	Semmes-Weinstein monofilament 임상에서는 2.83번(녹색), 3.61번(청색), 4.31번(보라색), 4.56번(적색), 6.65번(적색)의 5개의 필라멘트를 사용한다. 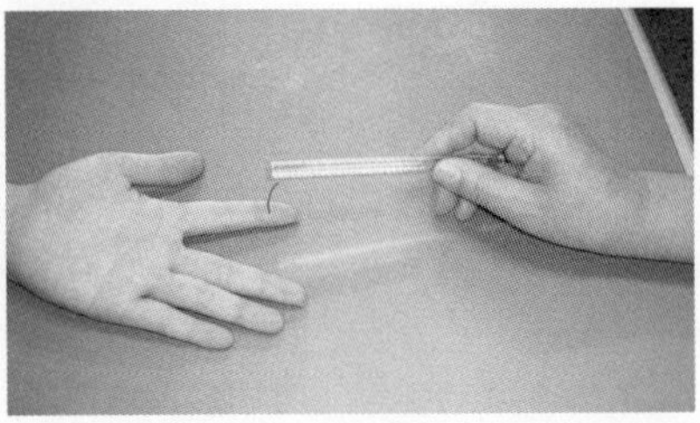
검사방법	① 처음에 2.83번을 사용하여, 손바닥, 손가락, 손 등을 조사하고, 정상과 비정상의 영역을 대략적으로 파악한다. ② 같은 번호의 필라멘트로 손가락 끝에서 시작하여, 근위부로 진행한다. 검사자는 필라멘트를 잡고, 대상자의 손으로부터 2.5㎝의 높이에 태세를 갖추고, 검사부위에 1.5초 들여서 피부에 필라멘트를 내려, 1.5초 걸려서 필라멘트가 휠 때까지 힘을 가하며, 다시 1.5초를 들여서 원래의 위치로 되돌린다(그림 4). 2.83번과 3.61번에서는, 같은 장소에 3회 자극하여, 그 중 1회라도 응답이 있으면 감지할 수 있었다고 간주한다. 4.31번, 4.56번, 6.65번에서는, 1회의 자극으로 감지할 수 없으면 다음 단계(보다 굵은 필라멘트)로 진행한다.
판정기준	촉각 정상 : 2.36번~2.83번을 감지. 촉각 저하 : 3.22번~3.61번을 감지. 방위지각 저하 : 3.83번~4.31번을 감지. 방위지각 탈실 : 4.56번~6.65번을 감지. 측정 불능 : 6.65번을 감지 불능.
주의사항	① 필라멘트는 피부 면에 대해서 수직으로 대고, 피부 위를 미끄러지지 않도록 한다. ② 대상자에게 예측되지 않도록, 자극의 타이밍을 변화시키는 것이 필요하다.
수용기	메르켈 촉반(SA Ⅰ), 루피니 소체(SA Ⅱ)
검사의 의미	① 물체를 파악할 때, 물체가 갖는 부드러운, 딱딱한, 무거운 등의 성상에 따라서 파지력을 조절하고, 파지한 물체가 떨어지지 않을 정도로 가압을 조절하는 데에 중요한 기능이다. ② 말초신경 손상에서는, 어느 신경이 어느 수준에서 손상되어 있는가를 예측할 수 있다. ③ 포착성 신경장애의 조기진단에 효과적이다.
기록방법	대상자가 느낄 수 있었던 필라멘트의 번호에 따라서, 검사용지에 지정된 색깔로 매핑(mapping)을 한다. 6.65번을 감지할 수 없는 경우에는, 적색 빗금으로 표시한다(그림 4).
표시방법	촉각 정상 : 녹색, 촉각 저하 : 청색, 방어지각 저하 : 보라색, 방어지각 탈실 : 적색, 측정 불능 : 적색 빗금

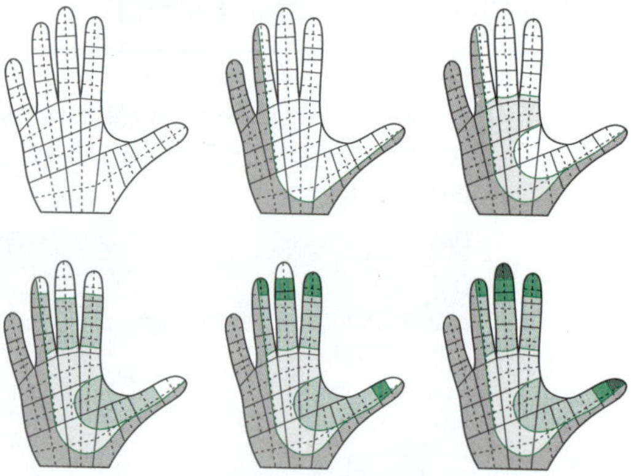

녹색 청색 보라색 적색 적색선

매핑의 순서

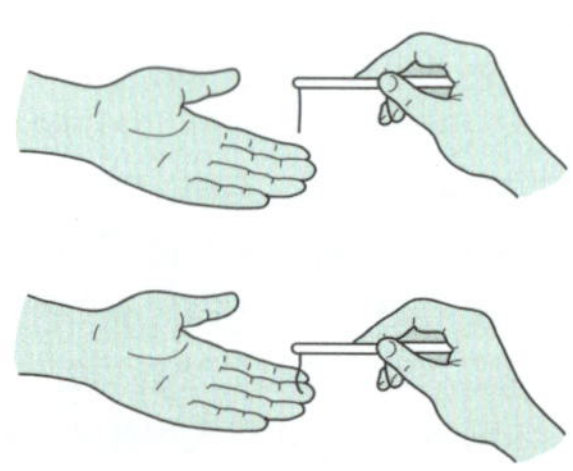

필라멘트 데스터를 대는 방법

그림 4 촉각의 역치 검사표(말초신경 손상 검사결과 예)

Semmes-Weinstein monofilament의 검사순서(5단계법) : 검사방법과 결과의 해석은 본문 "3) 정적 검사" 참조.

① 2. 83번의 필라멘트부터 시작. 지각할 수 있었던 구획을 필라멘트와 같은 색깔로 칠한다. 지각할 수 없는 부분을 순차 역치(threshold)가 높은 필라멘트로 검사하고, 칠하다 남은 것이 없어질 때까지 시행한다.

② 순서는 원칙적으로 건측의 장측→배측→환측의 장측→배측, 요측→척측, 원위→근위

③ 녹색과 청색의 필라멘트는 3회 중 2회 알 수 있으면 식별 가능으로 한다. 보라색과 적색의 필라멘트는 1회 알 수 있으면 식별 가능으로 한다.

4) 동적 촉각검사(촉각의 역치를 조사한다)

검사기구	30cps와 256cps의 음차 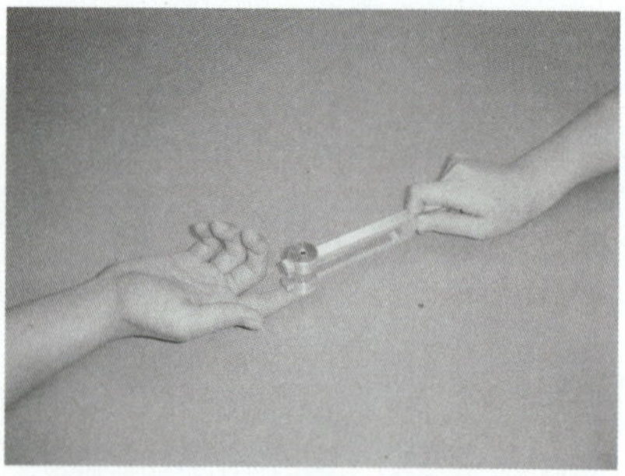
검사방법	① 진동을 가하는 부위가 움직이지 않도록 손가락을 배측으로부터 고정하거나, 손아래에 타월 등을 포개서 깔아둔다. ② 우선, 30cps 음차를 가볍게 두드려서 진동시키고, 그 손잡이를 가볍게 검사부위에 대서, 응답을 조사한다. ③ 진동을 느끼지 않는 경우, 두 갈래로 갈라진 끝(prong end)을 가볍게 대고, 진동을 느낄 수 있는지 어떤지를 조사한다. ④ 다음으로, 256cps 음차로 마찬가지로 검사를 시행한다.
판정기준	정상(E) : 30cps 또는 256cps 음차의 손잡이로 감지할 수 있다. 둔마(P) : 30cps 또는 256cps 음차의 두 갈래로 갈린 끝(prong end)으로 감지할 수 있다.
주의사항	진동각과는 상이한 감각(압각이나 온도각)으로 응답하고 있지 않는지를 확인한다. 이 때, 진동을 도중에 멈추거나, 음차를 미지근한 물 등으로 데우면 좋다.
수용기	30cps 음차에서는 마이스너 소체, 256cps 음차에서는 파치니 소체.
검사의 의미	① 동적 촉각은 사포(sand paper)나 천 등의 성질을 식별하는 기능이나, 정교성 동작에 관여한다. ② 말초신경 손상의 경우, 이들의 음차에 의해서, 동적 촉각의 수용기 · 신경단위의 손상상태나 회복상태를 조사할 수 있다. ③ 포착성 신경장애의 조기진단에 효과적이다.
기록방법	30cps 또는 256cps 음차의 손잡이로 감지할 수 있으면 정상(E)이라 기록한다. 또한, 음차의 두 갈래로 갈라진 끝(prong end)으로 감지할 수 있으면 둔마(P)라 기록한다.
표시방법	정상 : (E) · (+), 둔마 : (P) · (↓)(↓ ↓)(↓ ↓ ↓)

5) 정적 2점 식별각 검사

검사기구	Disk-Criminator, 또는 끝을 신장시켜 가지런히 한 클립 등 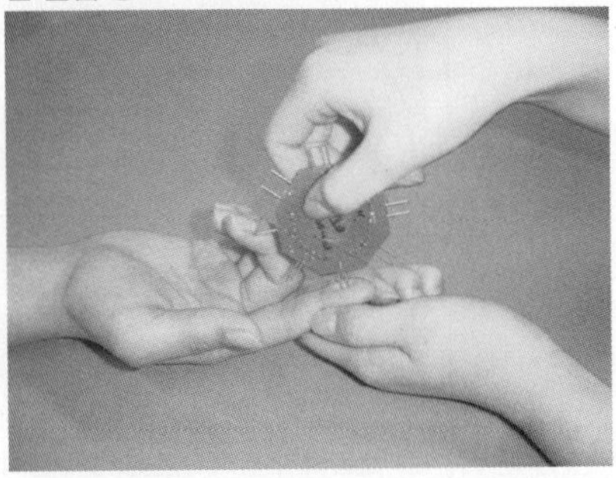
검사방법	① 검사에 앞서, 대상자에게 2점과 1점의 자극을 가하여, 미리 자극을 이해시켜 둔다. ② 지복의 장축과 평행으로, 피부 창백부(blanch)를 만들지 않을 정도의 압력으로 2점 자극을 가한다. 때때로 1점 자극을 가함으로써, 2점의 자극으로서 식별하고 있는 것을 확인한다. 차츰 거리를 좁혀, 2점과 식별할 수 있는 최단거리를 측정한다. ③ 5㎜부터 시작하여, 대상자의 반응이 양호한 동안은 자극은 1회만으로도 좋으나, 반응이 늦어지거나, 오답하기 시작하면 같은 간격의 자극으로 3회 시행하여, 그중 2회 반응할 수 있는 최단거리를 조사한다. 5㎜를 식별할 수 없는 경우, 차츰 2점간 거리를 넓혀서 검사한다.
판정기준	정적 2점식별 < 5㎜ 정상 6㎜ < 정적 2점식별 <10㎜ 양 11㎜ < 정적 2점식별 <15㎜ 가 (미국의 손 외과학회에 따른다)
주의사항	① 대상자에게 2점과 1점의 자극이 어떠한 것인지를 미리 가르쳐 둔다. ② 2점 자극을 동시에 가할 것.
수용기	메르켈 촉반, 루피니 종말
검사의 의미	① 말초신경 손상 후, 정적 2점 식별각의 개선은 역치에 도달한 지순응형(SA)의 수용기의 분포밀도를 예측할 수 있다. ② 중추성 질환에서는, 제1체성감각영역 3b영역에의 투사나 주변 억제의 기능을 조사할 수 있다.
기록방법	정상, 양, 가, 불가

6) 동적 2점 식별각 검사

검사기구	Disk-Criminator 또는 전항(정적 2점식별각 검사)과 같은 상태의 클립 등 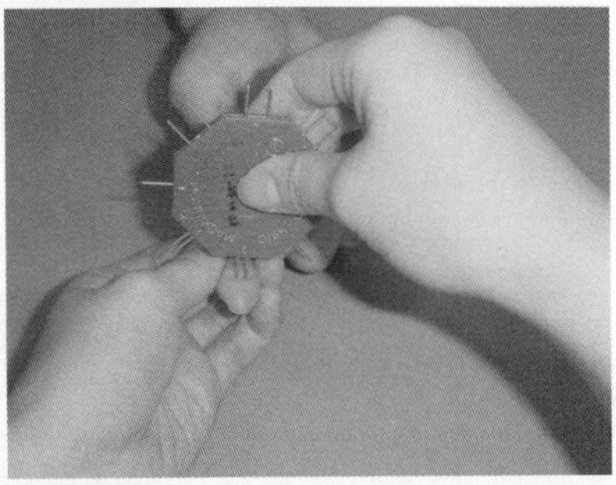
검사방법	① 검사에 앞서, 대상자에게 2점과 1점의 자극을 가하여, 미리 자극을 이해시켜 둔다. ② 손가락의 장축에 대해서 직각으로 2점을 대고, 지복 중앙에서 손가락 끝까지 피부를 가볍게 누르면서 약 2초 동안 걸려서 움직인다. 때때로 1점 자극을 가함으로써, 2점의 자극으로서 식별하고 있는 것을 확인한다. 차츰 거리를 좁혀 2점이라 식별할 수 있는 최단거리를 측정한다. ③ 5㎜부터 시작하여, 대상자의 반응이 양호한 동안은 자극은 1회만으로도 좋으나, 반응이 늦어지거나, 오답하기 시작하면 같은 간격의 자극으로 3회 시행하고, 그중 2회 반응할 수 있는 최단거리를 조사한다. 5㎜를 식별할 수 없는 경우, 차츰 2점 사이를 넓혀서 검사한다.
판정기준	[45세 이하] [46세 이상] 동적 2점식별 (Dellon에 따름[6]) <3㎜ 정상 / >4㎜ 비정상 / ≤6㎜ 물체식별 양호 ; <4㎜ 정상 / >5㎜ 비정상
주의사항	① 대상자에게 2점과 1점의 자극이 어떠한 것인가를 미리 가르쳐둔다. 각각의 자극을 반대로, 예컨대 1점 자극을 2점이라, 2점 자극을 1점이라 응답하는 것 같으면, 이 검사는 적응이 되지 않는다. ② 2점 자극을 동시에 가할 것.
수용기	마이스너 소체, 파치니 소체
검사의 의미	① 말초신경 손상 후, 동적 2점식별각의 개선은 역치에 도달한 속순응형(QA)의 수용기의 분포밀도를 예측할 수 있다. 이 값은 정적 2점식별가 보다도 조기에 회복하고, 물체의 식별기능과 가장 관계가 있다. ② 중추성 질환에서는 제1체성감각영역 3b영역에의 투사나 주변 억제의 기능을 조사할 수 있다. ③ 뇌졸중 편마비에서는 이 값과 입체각과의 상관성이 가장 강하다. ④ 회복이나 악화가 있다고 판단하기 위해서는 정적, 동적 2점식별각 모두 2㎜ 이상의 값의 변화가 필요하다.
기록방법	판정기준대로 한다.

7) 입체각 검사

검사기구	① 재질이 같고 형상이 다른 물체의 식별 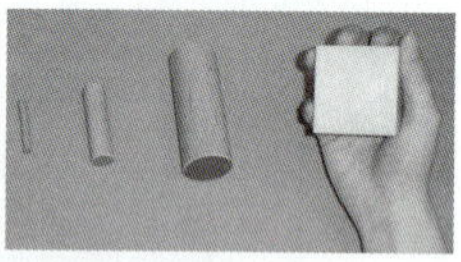 ② 일상물품의 식별 큰 물품 : 주발, 스푼, 포크, 빗, 연필 작은 물품 : 안전핀, 클립, 동전, 열쇠, 못, 스톱워치 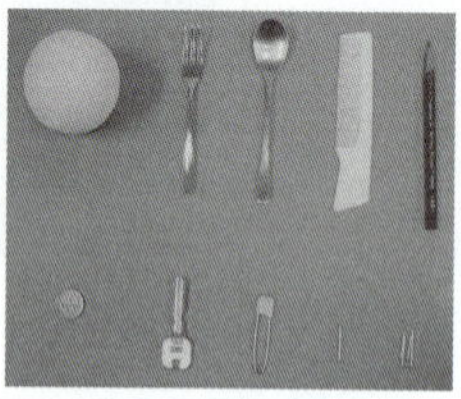
검사방법	① 오리엔테이션으로서, 물품을 보여주고 그 명칭을 말할 수 있는지 어떤지를 확인하여 둔다. 하나씩 건네주고, 알 수 있으면 바로 대답하도록 지시한다. 물품명이 나오지 않으면 어떠한 느낌이 드는지를 말하게 한다. ② 검사는 눈을 감고 시행한다. ③ 대상자의 손 안에 하나씩 물품을 넣고, 그 이름을 말하게 한다. 손을 움직일 수 없는 대상자에게는 검사자가 대신해서 물품을 움직인다. ④ 회답까지에 걸리는 시간을 측정한다. 틀린 경우에는 "무엇과 착각을 하였는가", "어떠한 느낌이 들었는가"를 기록한다. 제한시간은 하나의 물품에 대해서 30초.
판정기준	5 단계 평가로 판정한다. 5 : 신속하게 10/10 정답, 4 : 7/10~9/10 정답, 3 : 3/10~6/a0 정답, 2 : 1/10~2/10 정답, 1 : 0/10
수용기	복합지각이므로, 온갖 수용기가 관여한다.
검사의 의미	① 식별지각을 검사하는 가장 간편한 방법이고, 신변에 있는 물품으로 검사할 수 있다. ② Moberg의 pick-up test도 마찬가지로 일상물품을 사용한다. ③ 이것을 보다 엄밀하게 한 것이 Dellon의 Object Recognition Test[6]이며, 재질을 같은 금속으로 통일하고, 형상이 다른 12품목이 사용된다(날개 달린 나사, 나사, 열쇠, 6각형 너트 대와 소, 4각형 너트, 1 cent, 10 cent, 워셔(washer), 안전핀, 클립). 이 경우도 30초 이하에서 회답하고, 그 동안, 손가락에서 떨어뜨리지 않는 것이 조건이다. Dellon은 동적 2점식별각은 6㎜에서 식별 가능한 손가락이 1개라도 있으면 모두 식별 가능하게 된다고 언급하고 있다.[6]

8) 운동 · 위치각 검사

검사기구	고니오미터 또는 전기각도계 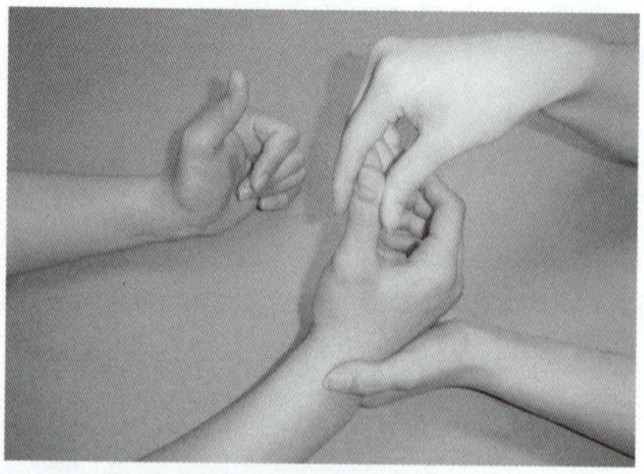
검사방법	① 운동각과 위치각을 동시에 검사한다. ② 대상자를 눈을 뜨게 하여 사지를 들고 실연한다(검사방법, 대답방법의 설명). ③ 검사는 눈을 감고 시행한다. ④ 마비 측 사지의 측면(내측과 외측)을 들고, 움직이면서 어느 쪽으로 움직이는가를 말하게 한다(운동각). 회답방법(상 · 하 · 좌 · 우 등)을 가르쳐 둔다. 움직임이 멈춘 부분(설정각도)에서 어떠한 형태로 되어있는가를 비마비측에서 모방(모방각도)하게 한다(위치각). ⑤ 위치각은 사지 말단일수록 침해되기 쉽다. 말초에서 중추로 검사한다. ⑥ 근위관절은 원위관절에 비하여 작은 움직임을 알아차릴 수 있다. 또한, 운동 · 위치각 검사에서는 작은 움직임(정상 ROM의 1/10)과 큰 움직임(정상 ROM의 1/2)에서 평가한다. 작은 움직임과 큰 움직임은 각각 5회씩 검사한다.
판정기준	5단계 평가로 판정한다(작은 움직임 : 정상 ROM의 1/10 = 작게 휘두름, 큰 움직임 : 정상 ROM의 1/2 = 크게 휘두름) 5 : 작게 휘두름에서 비마비 측과 동등한 속도로 정확하게 대답할 수 있다. 4 : 작게 휘두름에서 비마비 측보다 약간 부정확하지만 4/5 정답을 한다. 3 : 작게 휘두름에서 1/5~3/5 정답, 크게 휘두름에서 1/5~4/5 정답을 한다. 2 : 작게 휘두름을 모른다. 크게 휘두름에서 1/5~4/5 정답을 하든가, 크게 휘두름으로 움직이고 있는 것은 알 수 있다. 1 : 크게 휘두름에서도 움직이고 있는 것을 모른다.
주의사항	좌우 비교를 위해 비마비 측을 검사할 때의 모방(위치각)은 잘 기억한 후에 안정자세로 되돌리고, 재현을 시킨다.
수용기	관절수용기, 근방추, 건방추
기록방법	각 관절운동에서의 작게 휘두름에서 크게 휘두름까지의 5단계 평가의 1~5를 기록한다.
표시방법	○/5와 같이 표시한다. 예) 무지 : 2/5 수근관절 : 2/5 주관절 : 4/5

9) 관절 정위각 검사(무지 찾기 테스트)

검사기구	특별히 없음 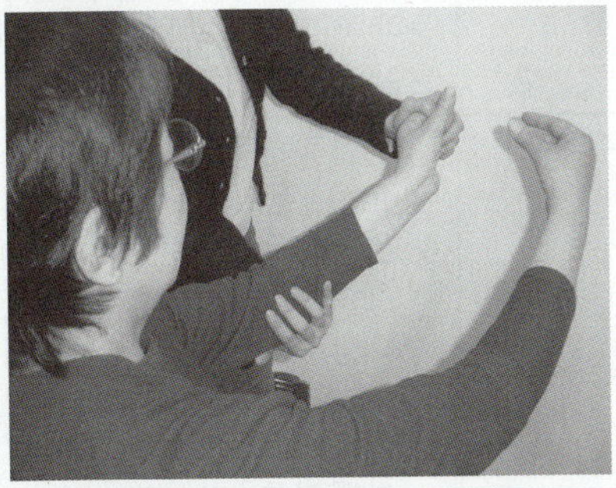
검사방법	① 처음에 눈을 뜨고 실연한다. 이 때 좌우 어느 쪽인가의 손으로 무지를 잡고 동작을 시행할 수 있는지를 확인한다. ② 다음으로 눈을 감도록 지시하고, 검사자는 한쪽 손으로 대상자의 한쪽 손가락을 싸는 것처럼 쥔다. 이 때, 무지를 떼어서 유지하고, 검사자의 다른 손으로 대상자의 팔꿈치의 부근을 잡고, 공간 내의 임의의 위치에 대상자의 상지를 고정한다. 이 상지를 "고정지"라 부른다. ③ 고정한 후, 검사자는 대상자에게 고정지의 무지 끝을 반대 측의 무지와 인지로 잡도록 지시한다. 이 움직이는 상지를 "운동지"라 부른다. ④ 고정지의 위치를 1회의 동작마다 변경하여 검사를 반복하고, 수회 이상의 결과를 종합하여 장애정도를 판정한다. ⑤ 고정지를 근위(얼굴 주위), 중간위치(복부 앞), 원위(무릎 주위)에서 고정한다.
판정기준	이상이 없을 때에는 원활, 신속하게 무지를 잡을 수 있으나, 이상이 있을 때는 그 정도에 따라 장애정도를 판정한다. 1도 : 수 ㎝ 이상 벗어나거나, 즉각 교정하여 목표에 도달한다. 2도 : 수 ㎝ 이상 벗어나고, 고정지의 무지 주변을 찾아, 운동지가 고정지의 일부에 접촉하면, 그것을 거들어주도록 하여 무지에 도달한다. 3도 : 10 ㎝ 이상 벗어나고, 운동지는 공간을 찾고 용이하게 목적하는 고정지에 도달하지 않는다. 운동지가 우연히 고정지에 접촉하지 않으면 대상자는 단념해 버린다.
주의사항	사전에 운동지의 손가락-코 시험 · 손가락 - 귀 시험을 시행하고, 정상적으로 수행할 수 있다는 것을 확인해 둔다.
수용기	관절수용기, 근방추, 건방추

(계속)

(계속)

검사의 의미	① 고유감각의 장애를 선별(screening)할 때, 그리고 상지의 도달기능의 장애를 조사하고 싶을 때에 매우 간편하고 도움이 되는 검사이다. ② 무지로 대표되는 공간에서의 손의 위치를 인지할 수 있는지 어떤지를 조사한다. ③ 검사결과가 나쁜 경우에는, 시각에 의존한 도달동작을 하는 것을 학습해버려, 고유감각을 작동시켜 손의 위치를 인지하는 것을 방해할 가능성이 있기 때문에, 용이하게 도달동작을 시행시키지 말아야 한다. ④ 무지의 위치의 인지는 어깨, 팔꿈치, 팔, 손가락으로부터의 고유감각 정보가 필요하고, 이들이 통합되는 것도 필요하다.
기록방법	이상이 있을 때는 1~3도의 장애정도를 기록한다.

10) 진동각 검사

검사기구	128cps 또는 256cps의 음차 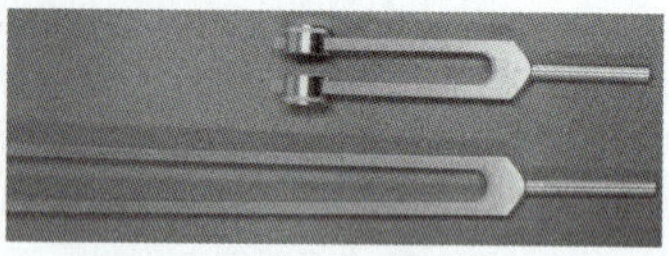
검사방법	① 오리엔테이션(눈을 뜨고 검사방법과 대답하는 방법의 지시). ② 음차를 제시하여, 대상자의 건측 관절의 골돌기부에 대고 진동각을 느끼면 "예 '라 말하게 한다. 다음으로 환측에 대고 진동을 느끼면 " 예' 라 말하게 한다. 이 때 검사자는 비마비 측과 같은 느낌인지 어떤지를 묻는다. 이상의 것을 눈을 뜨고 시행하고, 오리엔테이션 후에 눈을 감고 검사를 시작한다. ③ 대상자의 양측에서 비교하는 경우는 눈을 떠도 좋다. 대상자의 답에 의문이 있어 검사자가 인위적으로 진동을 멈추고 검사하는 경우는 눈을 감게 한다. ④ 검사순서로서는 흉골에 대고, 다음에 사지말단의 골 돌기부로부터 중추부를 향해서 음차를 대고, 진동을 느끼는지 어떤지를 묻는다. 손가락 끝은 손톱에 댄다.

판정기준	정상 : 비마비 측과 같은 세기로 느낀다. 둔마 : 비마비 측보다 약하게 느낀다. 탈실 : 느끼지 못한다.
주의사항	① 관절각, 진동각은 척수 후삭을 지난다. 이 경로는 운동의 피드백을 한다. ② 손발을 움직일 수 없는 중증 환자나 운동실행 등으로 관절각검사가 부정확하게 되는 대상자에게는 진동각 검사를 하여 피드백 기능의 유무를 조사하면 좋다. 이것이 장애된 경우, 손의 어색함, 섬세한 일을 할 수 없는 등의 호소가 있다.
기록방법	정상, 둔마, 탈실 중 어느 것인가를 기록한다.
표시방법	정상 둔마 탈실

●인용문헌

1) 平山惠造：感覚・知覚・認知の呼称について. 脳神経 37:912, 1985
2) 平山惠造：神経症候学. 文光堂, 1971
3) 日本手の外科学会(編)：手の外科学用語集. 第 2 版, 南江堂, 2002
4) 中田眞由美, 岩崎テル子：知覚をみる・いかす. pp2–24, pp48–50, p67, p81, 協同医書出版社, 2003
5) 中田眞由美, 内田博美：感覚・知覚検査. 日本センソリーリハビリテーション・ワークショップテキスト, 1992
6) Dellon AL (著), 内西兼一郎(監訳)：知覚のリハビリテーション—評価と再教育. pp33–38, 113–114, 協同医書出版社, 1994
7) 岩村吉晃：体性感覚野の生理学. 神経進歩 35:974–987, 1991
8) Waxman SG: Correlative Neuroanatomy. 24th ed, pp48–50, McGraw-Hill, New York, 2000
9) 平山惠造：神経症候学. p726, 文光堂, 1971
10) Wilkinsons IMS (著), 岩田　誠, 他(訳)：簡要神経学. p83, メディカル・サイエンス・インターナショナル, 2000
11) 荒木淑郎：最新神経病学. 改訂第 3 版, p341, 金芳堂, 1997
12) Gertz SD (著), 内山昭雄(訳)：リープマン神経解剖学. pp110–111, メディカル・サイエンス・インターナショナル, 1996
13) Iwamura Y, Tanaka M: Postcentral neuron in hand region in area 2; Their possible role in the form discrimination of tactile objects. *Brain Res* 150:662–666, 1978
14) 中田眞由美：手の知覚障害に対する評価とそのアプローチ. OT ジャーナル 24:491, 1990

VII 반사검사

A. 반사란?

반사란 자극에 따라서 무의식적으로 출현하는 인체의 반응이다. 반사의 흐름을 간략화 하여 언급하면 다음과 같이 된다. 주어진 자극을 감각수용기가 수용하고, 그것을 구심성 신경이 중추신경계에 전달하고, 중추신경계는 자극에 따라서 원심성 신경에 흥분을 전달하여 효과기의 반응을 일으킨다는 일련의 흐름으로 구성된다(**그림 1**). 일단 자극이 주어지면, 이 흐름은 무의식적으로 수행된다.

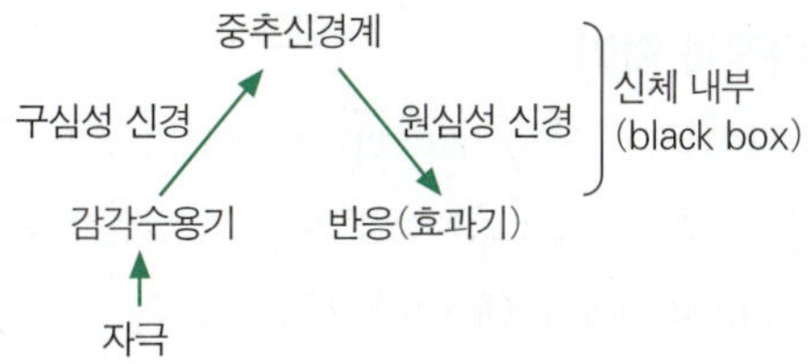

그림 1 반사의 흐름

B. 반사검사

반사검사는 검사자가 어떠한 자극을 주어, 그 반응(신체 외부로부터 조작이나 관찰이 가능)으로부터 black box(신체 내부)에 일어나고 있는 변이를 추찰하려고 하는 것이라 할 수 있다.

반사검사의 범주에는 자세반사나 소아의 발달검사의 일부 등도 포함되지만, 이 항에서는 아래에 보여주는 반사에 대해서 언급한다.

- 건반사(tendon reflex)
- 표재반사(superficial reflex)
- 병적 반사(pathologic reflex)

1 의미와 목적

반사검사는 반사의 일련의 흐름으로부터 수용기나 신경경로, 중추신경계에 일어나고 있는 변이를 추찰하려고 하는 진단적 의미가 크다.

진단적 관점으로부터는 최근, 화상진단이 진보하여, 신체 내부에서의 변화를 시각적으로 확인할 수 있게 되었다. 또한, 작업치료의 치료적 관점으로부터는 반사검사에서 이상이 관찰되어도(예 : 건반사의 항진), 직접적으로 치료에 결부되는(건반사를 억제하는) 것은 아니다. 따라서, 작업치료에서는 반사검사는 다른 검사측정의 결과와 아울러서, 치료 프로그램을 세울 때의 참고정보를 얻는다는 의미 쪽이 크다.

대상자에게 과도한 부담을 주지 않는다는 관점에서는 반사검사를 실시하기 전에 대체정보를 얻어야 하고, 이들을 얻을 수 없을 때에 실시해야 할 것이다.

2 각 반사검사의 방법[1)]

a. 건반사

1) 특징과 의미

건반사는 심부반사(deep reflex) 또는 심부건반사(deep tendon reflex), 근 신장반사(muscle stretch reflex)라고도 불린다.

건반사 검사는 골격근의 건을 두드린다. 즉, 급격하게 신장하였을 때에, 자극된 근육 자체가 수축하는 반사이다. 건반사는 **그림 2**에 나타낸 것 같은 경로를 취하는 단시냅스반사 이고, 다음과 같은 특징이 있다.[2)]

- 반응이 출현하는 시간이 짧다.
- 반응은 자극된 근육과 같은 근육에 출현한다.

건반사는 정상인에게 출현한다. 건반사가 항진하여 있는 경우는 반사중추(**표 1**)보다 상위의 장애를 생각할 수 있다. 그러나, 정상인에서도 건반사가 항진하는 일이 있으며, 일부분의 건반사 항진만으로는 진단적 의미는 적다. 상하지 · 좌우차를 포함한 전신적 검사를 시행하거나, 다른 반사나 감각검사 등의 결과와 아울러서 종합적으로 판단해야 한다. 건반사 항진에 병적 반사 등을 수반하는 경우, 추체로 장애 가 의심된다. 또한, 건반사가 항진하여 있으면, 일반적으로 근긴장은 항진하여 있는 경우가 많다.

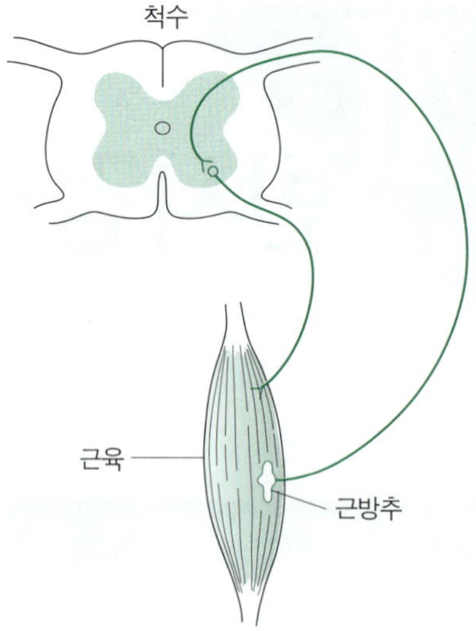

그림 2 단시냅스반사의 경로

건반사가 감약 · 소실하여 있는 경우는, 반사궁의 장애나 근력저하를 생각할 수 있다. 감각장애를 수반할 때는 다발성 신경장애가 의심된다.

건반사는 전신에서 검사가 가능하지만, 임상에서 사용되는 대표적인 검사를 아래에 열거한다.

[상지]

- 흉근반사(**그림 3**)
- 상완이두근반사(**그림 4**)
- 상완삼두근반사(**그림 5**)
- 완요골근반사(**그림 6**)

[하지]

- 슬개골반사(**그림 7, 8**)
- 아킬레스건반사(**그림 9**)

2) 검사방법

검사에 사용하는 기기는 망치(hammer)이다. **그림 10**에 나타낸 것처럼 망치에는 여러 가

표 1 반사궁의 총괄

반사		구심성신경	중추	원심성 신경
건반사	하악반사	삼차신경	뇌교	삼차신경
	두후굴반사	삼차신경	$C_{1\text{-}4}$	상부경수 전근
	상완이두근반사	근피신경	$C_{5,6}$(주로 C_5)	근피신경
	상완삼두근반사	요골신경	$C_{6\text{-}8}$(주로 C_7)	요골신경
	완요골근반사	요골신경	$C_{5,6}$(주로 C_6)	요골신경
	회내근반사	정중신경	$C_{6\text{-}8}$, Th_1	정중신경
	흉근반사	외·내흉신경	C_5~Th1	외·내흉신경
	수지굴근반사	정중신경	C_6~Th1	정중신경
	슬개건반사	대퇴신경	$L_{2\text{-}4}$	대퇴신경
	아킬레스건반사	경골신경	L_5, $S_{1,2}$	경골신경
	하지내전근반사	폐쇄신경	$L_{3,4}$	폐쇄신경
	슬굴근반사	좌골신경	L_4~S_2	좌골신경
표재반사	각막반사	삼차신경	뇌교	안면신경
	재채기반사	삼차신경	뇌간 및 상부척수	삼차, 안면, 설인, 미주 신경 및 호기에 관계되는 척수신경
	인두반사	설인신경	연수	미주신경
	복벽반사	5~12흉신경	$Th_{5\text{-}12}$	5~12흉신경
	거고근반사	대퇴신경	$L_{1,2}$	음부대퇴신경
	족저반사	경골신경	L_5, $S_{1,2}$	경골신경
	항문반사	음부신경	$S_{3\text{-}5}$	음부신경

[문헌 1에서]

지의 것이 있으나, 50~150 g 정도의 무게이고 흔들기 쉬운 것을 선택한다. 망치는 손목의 스냅(snap, 손목의 놀림)을 살려서 흔들도록 한다. 또한, 항상 일정한 흔드는 폭과 세기가 되도록 연습이 필요하다.

건반사는 다음과 같이 실시한다.

① 피검사자에게 편안한 자세를 취하게 하고, 힘을 빼고 이완하도록 지시한다.

② 근육을 적당하게 신장함으로써 반사가 출현하기 쉬워지므로, 검사하는 근육을 가볍게 신장한다.

③ 망치로 건을 두드리고, 근육의 반응(관절 운동 또는 근 수축)을 본다.

부위에 따라서는 건을 직접 두드리는 것이 아니라, 검사자의 손가락으로 누르고, 그 위를 두드리도록 한다(상완이두근 등).

피검사자가 탈력할 수 없는 경우, 대화 등으로 주의를 딴 데로 돌리면, 정확한 반응을 얻을 수 있다. 또한 반사가 감약 또는 소실하여 있는 경우, 양손을 끼고 좌우로 강하게 당기도록 지시하거나[엔드라식법(Jendrassik maneuver)], 치아를 악물게 하면, 반응이 강화되는 일이 있다.

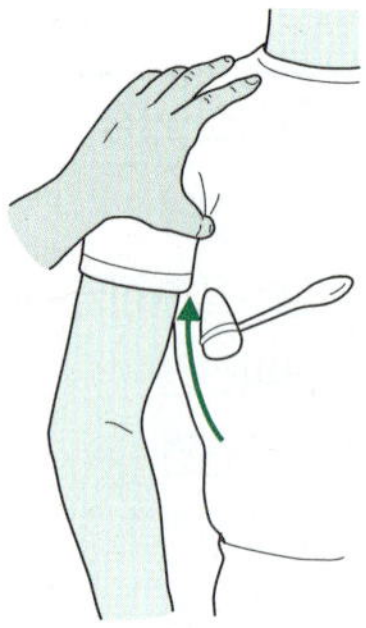

그림 3 흉근반사

중추 : C_5~Th_1

피검사자의 자세 : 배와위 또는 앉은 자세. 상완을 가볍게 외전시킨다.

검사자의 조작 : 무지(또는 인지)로 대흉근의 상완골 부착부를 가볍게 압박하고, 망치로 검사자의 손가락을 두드린다.

반응 : 정상에서는 대흉근의 수축을 느낄 정도의 반응이 있다. 항진하여 있는 경우, 상지의 내전과 내회전이 일어난다.

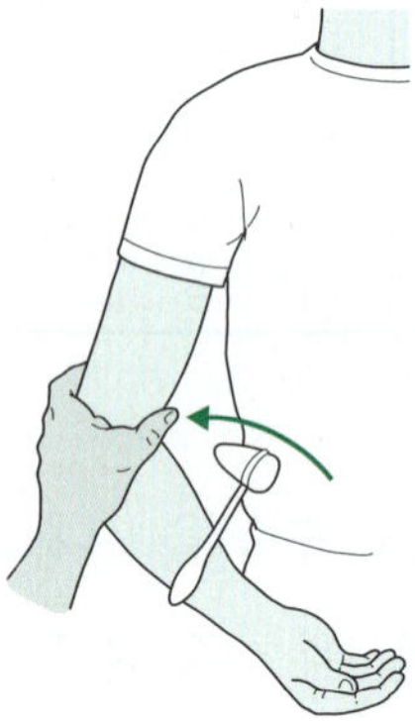

그림 4 상완이두근반사

반사중추 : $C_{5,6}$

피검사자의 자세 : 앉은 자세 또는 배와위. 상완을 가볍게 외전시키고, 팔꿈치는 굴곡, 전완을 회외시킨다.

검사자의 조작 : 피검사자의 팔꿈지를 잡고, 무지로 상완이두근의 건을 덮는다. 망치로 검사자의 무지를 두드린다.

반응 : 상완이두근의 수축에 의해서 주관절이 굴곡한다. 좌우를 비교하는 것이 중요하다(주: 이 검사에 의해서 주관절의 신전이 일어나는 경우가 있다. 이것을 역전 상완이두근반사라 한다).

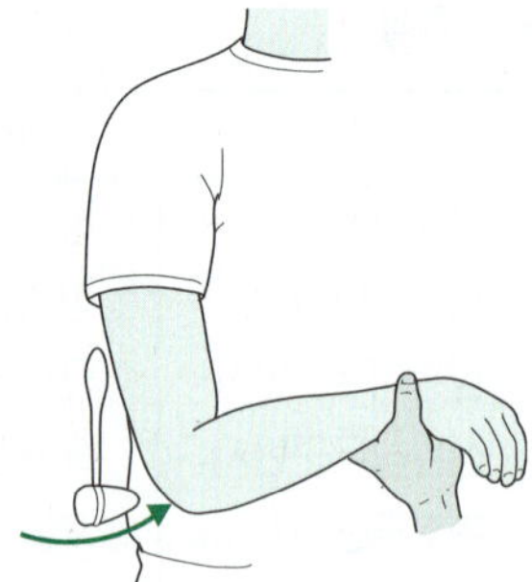

그림 5 상완삼두근반사

반사중추 : $C_{6\text{-}8}$

피검사자의 자세 : 배와위 또는 앉은 자세. 주관절을 반굴곡위치로 하게 한다.

검사자의 조작 : 피검사자의 전완 원위를 지지하고, 망치로 주두의 바로 위의 상완삼두근건을 두드린다.

반응 : 상완삼두근의 수축에 의해서 주관절의 신전이 일어난다. 반사가 약할 때는, 무지를 건에 대면서 두드리고, 근육의 수축을 촉지하여 본다.

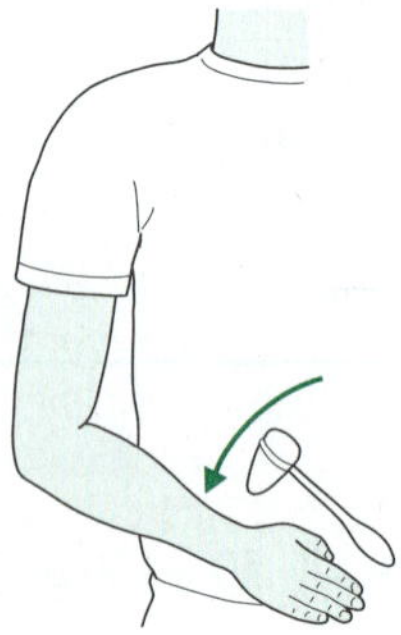

그림 6 완요골근반사

반사중추 : $C_{5,6}$

피검사자의 자세 : 배와위 또는 앉은 자세. 주관절을 가볍게 굴곡시키고, 전완은 회내외의 중간위치로 한다.

검사자의 조작 : 앉은 자세의 경우, 전완 원위를 아래로부터 지지한다. 망치로 요골 원위를 두드린다.

반응 : 완요골근의 수축에 의해서 주관절이 굴곡한다. (주: 주관절의 굴곡이 일어나지 않고, 손가락의 굴곡이 강하게 일어나는 경우가 있다. 이것을 역전 요골반사라 한다).

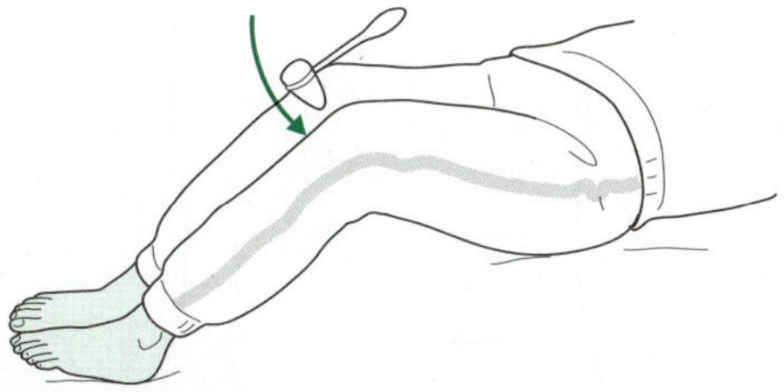

그림 7 슬개건반사

반사중추 : $L_{2\text{-}4}$

피검사자의 자세 ① : 배와위. 양 슬관절을 120~150° 굴곡시키고, 양 하지를 가지런히 하여 침대 위에 놓는다. 반사가 출현하기 어려울 때는 검사 측의 하지가 위로 되도록 발을 꼬게 한다.

검사자의 조작 ① : 슬와부로부터 피검자의 하지를 지지하고, 족저부가 약간 접지하여 있는 상태로 한다(족저부와 침대의 마찰력을 경감한다). 망치로 슬개골의 원위에 있는 슬개건을 두드린다.

피검자의 자세 ② : 의자에 얕게 걸터앉게 한다. 족저는 약간 접지하거나, 뜨게 한다. 또는 검사 측의 하지가 위로 되도록 발을 꼬게 한다.

검사자의 조작 ② : 슬개건을 두드린다.

반응 : 대퇴사두근의 수축에 의해서 슬관절이 신전한다.

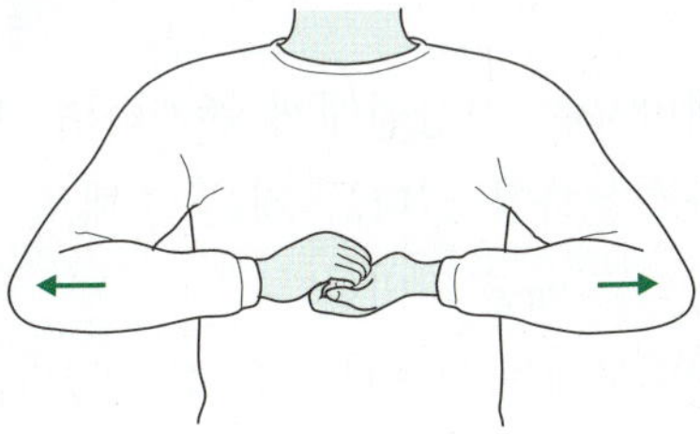

A

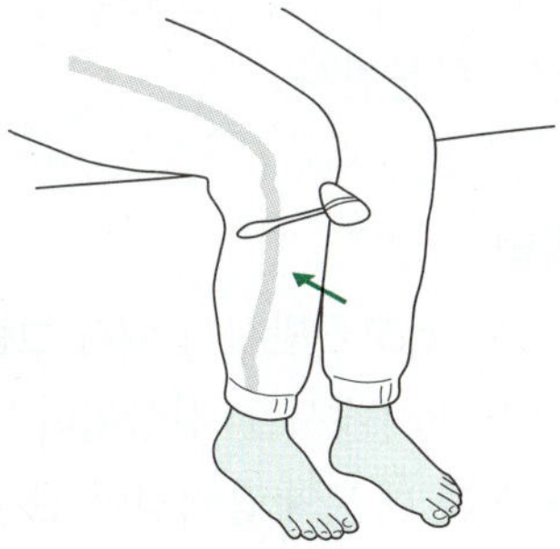

B

그림 8 슬개건반사의 강화법

반사가 감약 내지는 소실하고 있을 때의 강화법

A : 검사자에게 양손을 끼고 강하게 당기게 하고, 동시에 슬개건을 두드린다(옌드라식법).

B : 또는 검사 측의 하퇴를 약간 후방으로 밀고, 피검사자에게 가볍게 되밀도록 시키면서, 슬개건을 두드린다.

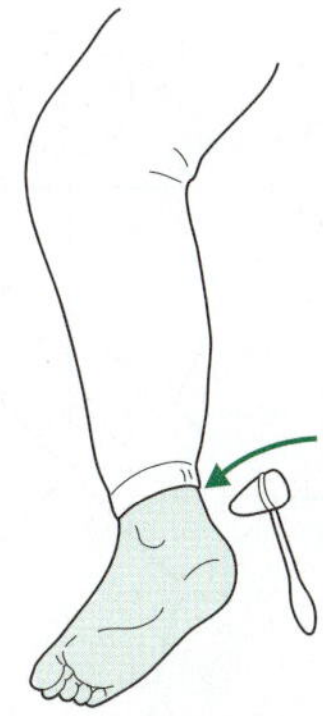

A

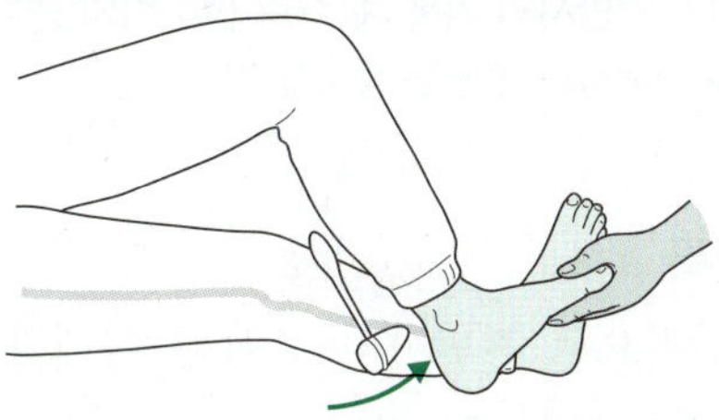

B

그림 9 아킬레스건반사

반사중추 : L_5, $S_{1,\,2}$

피검사자의 자세 : 배와위

A : 하지를 외전시키고, 무릎을 가볍게 굴곡시킨다.

B : 또는, 하지를 교차시키고, 족관절을 배굴시킨다.

검사자의 조작 : 아킬레스건을 두드린다. A, B 모두 족관절을 배굴시키면서 두드리면 반응을 잘 감지할 수 있다.

반응 : 하퇴삼두근의 수축에 의해서 족관절이 저굴한다.

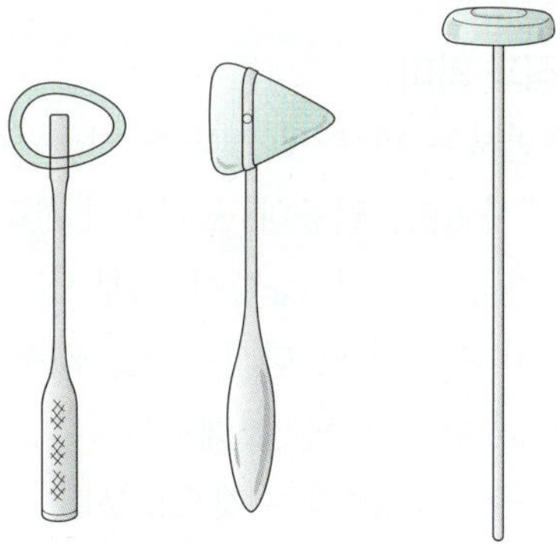

그림 10 각종 망치

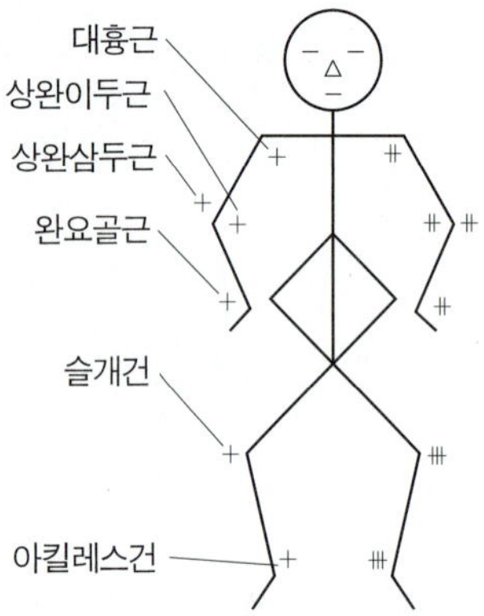

그림 11 건반사의 기록 예(좌측 편마비의 증상사례)
기호에 대해서는 본문을 참조할 것.

3) 기록

일반적으로 건반사의 결과는 아래와 같이 하여 기록한다(**그림 11**).

- 소실 : − 또는 0
- 약간 감약 : ±
- 정상 : +
- 약간 항진 : ++
- 항진 : +++
- 뚜렷한 항진 : ++++

b. 표재반사

1) 특징과 의미

표재반사는 피부 및 점막을 자극하여 일어나는 반사이며, 일종의 도피반사라 할 수 있다. 자극(침해자극)이 피부 · 점막의 수용기에서 수용되고, 다시냅스를 경유하여 효과기인 근육의 수축을 초래한다.

다시냅스반사라는 것으로부터, 표재반사에는 다음과 같은 특징이 있다[2].

- 반응이 출현하는 시간이 느리다.
- 반응이 출현하는 범위가 넓다.

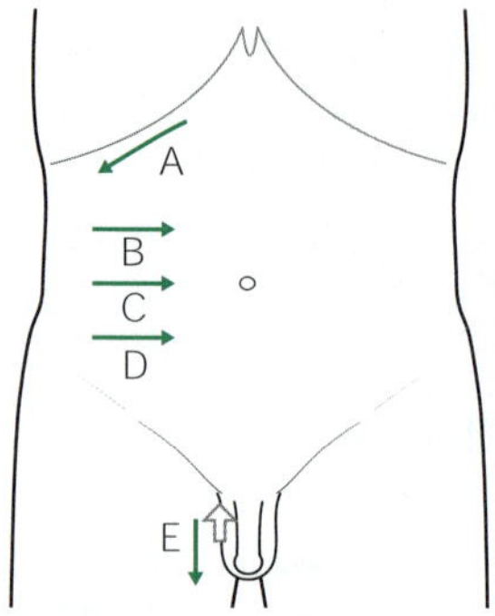

그림 12 복벽반사와 거고근반사
A : 늑골연을 따라서 문지른다(중추 $Th_{5,6}$).
B : 배꼽과 늑골연 사이를 수평으로 문지른다($Th_{6\text{-}9}$).
C : 배꼽의 높이를 수평으로 문지른다($Th_{9\text{-}11}$).
D : 배꼽보다 아래를 수평으로 문지른다(Th_{11}~L_1).
E : 대퇴 내측을 아래를 향해서 문지른다($L_{1\text{-}2}$).
〔문헌 1에서〕

- 가중(summation)에 의해서 자극을 반복하면 반응이 강해질 가능성이 있다.

표재반사는 정상인에게 존재하며, 반응이 감약 · 소실하여 있다는 것은 추체로 장애나 반사궁의 장애를 의미한다.

표재반사에는 다음과 같은 것이 있다.

- 점막반사 : 각막반사, 재채기반사, 구토반사
- 피부반사 : 복벽반사, 거고근반사, 둔부반사, 족저반사, 항문반사

2) 검사방법

복벽반사와 거고근반사의 예를 **그림 12**에 나타냈다. 복벽반사에서는 정상이라면, 자극된 측에 배꼽 또는 백선의 움직임이 관찰된다.

3) 기록(그림 13)

표재반사가 정상적으로 출현한 경우 「+」, 감약하여 있는 경우 「±」로, 출현하지 않는 경우 「−」로 표시한다.

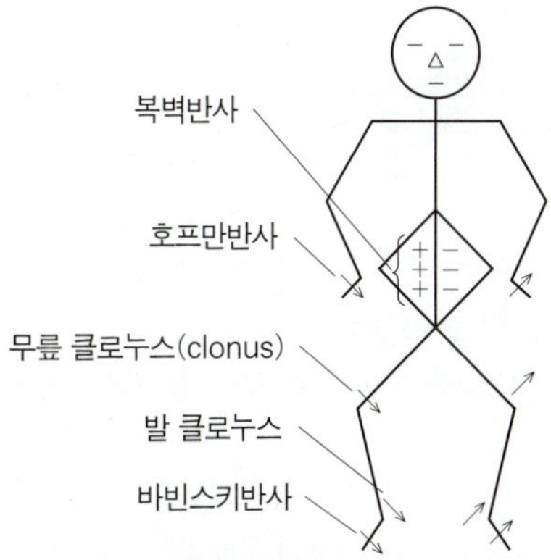

그림 13 표재 · 병적 반사의 기록 예 (좌측 편마비의 증상사례)
기호에 대해서는 본문을 참조할 것.

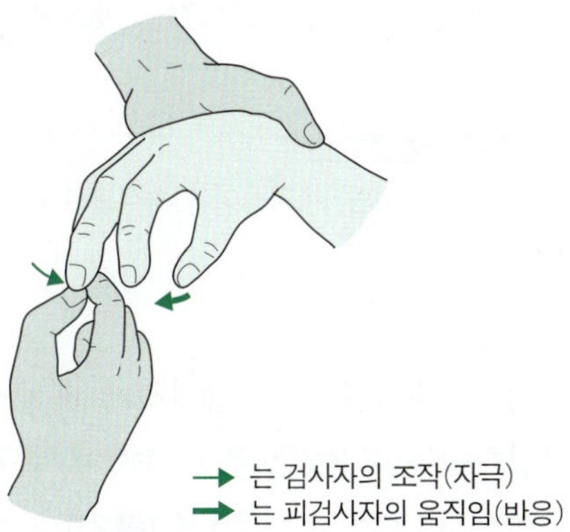

그림 14 호프만반사
검사법 : 피검사자의 수부(hand)를 파지하고, 그림과 같이 중지를 튀긴다.
양성반응 : 무지가 내전 · 굴곡한다.

c. 병적 반사

1) 특징과 의미

병적 반사란 피부 또는 근육 · 건에의 자극에 의해서 정상인에게는 볼 수 없는 반응이 출현하는 것이다. 반응의 출현은 병적 의미, 특히 추체로 장애를 의미하는 일이 많다.

병적 반사에는 매우 많은 것이 있으나, 아래

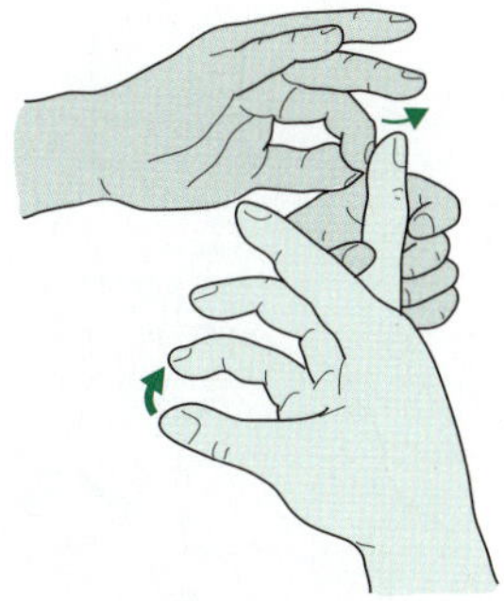

그림 15 트룀너반사
검사법 : 중지를 파지하고, 그림과 같이 튀긴다.
양성반응 : 무지가 내전 · 굴곡한다.

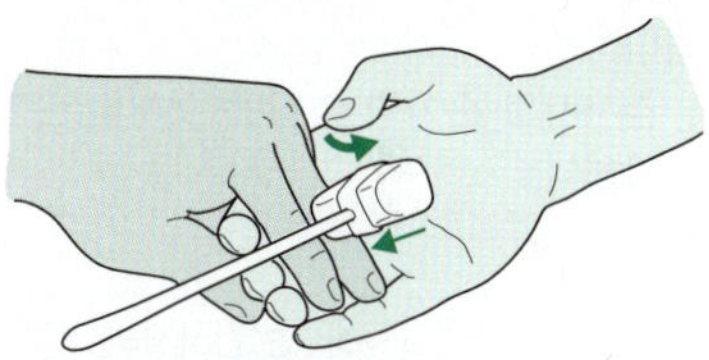

그림 16 와르텐베르크반사
검사법 : 피검자자 측의 손가락을 검사자의 손으로 파지하고, 그 위를 망치로 두드린다.
양성반응 : 무지가 내전 · 굴곡한다.

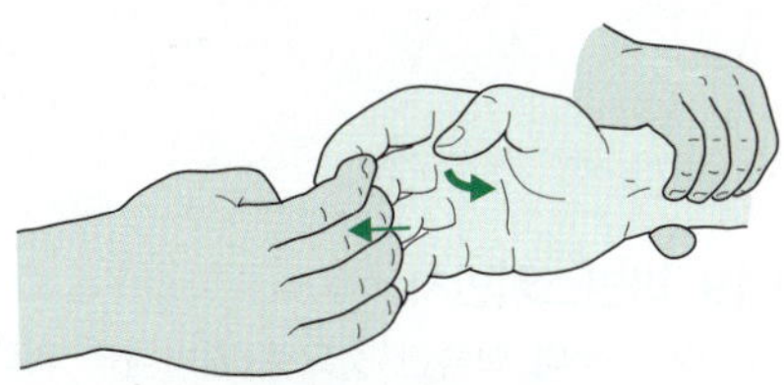

그림 17 와르텐베르크 징후
검사법 : 검사 측의 전완을 파지하고, 손가락을 걸어서 당기도록 한다.
양성반응 : 무지가 내전 · 굴곡한다.

에 그 몇 가지를 나타낸다.

[상지]

- 호프만(Hoffman)반사 **(그림 14)**
- 트룀너(Trömner)반사 **(그림 15)**
- 와르텐베르크(Wartenberg)반사 **(그림 16)**
- 와르텐베르크 징후 **(그림 17)**
- 파악반사 **(그림 18)**

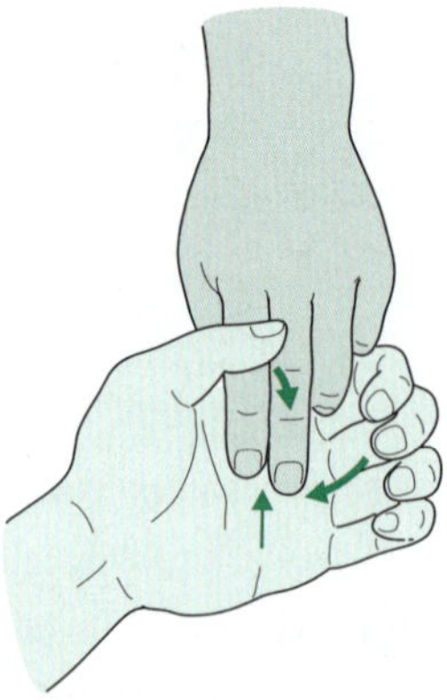

그림 18 파악반사

검사법 : 피검사의 손바닥을 검사자의 손가락으로 문지른다.

양성반응 : 검사자의 손가락을 잡는 것처럼 손가락을 굴곡한다.

→ 는 검사자의 조작 (자극)
➡ 는 피검사자의 움직임 (반응)

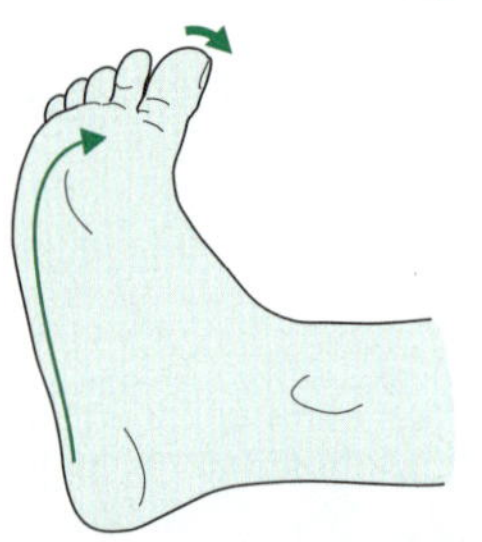

그림 19 바빈스키반사

검사법 :열쇠 등의 뾰족한 것으로 발바닥의 외측연부터 엄지발가락 방향을 향해서 문지른다.

양성반응 : 무지가 신전한다.

[하지]

- 바빈스키(Babinski)반사 (**그림** 19)
- 쿨로누스(무릎 및 발) (**그림** 20, 21)

클로누스(간대성경련)는 건반사가 뚜렷하게 항진하여 있다는 것을 의미한다. 무릎 클로누스는 하지를 신전시키고, 슬개골을 강하게 하방(족 방향)으로 밀어내리면, 슬개골이 율동적으로 움직이는 것을 말한다(**그림** 20). 발 클로누스에서는 배와위에서 무릎을 가볍게 굴곡시키고, 족저를 잡고 급격하게 배굴시키면 하퇴삼두근이 율동적으로 수축하여, 족관절이 연속적으로 저굴 · 배굴한다(**그림** 21).

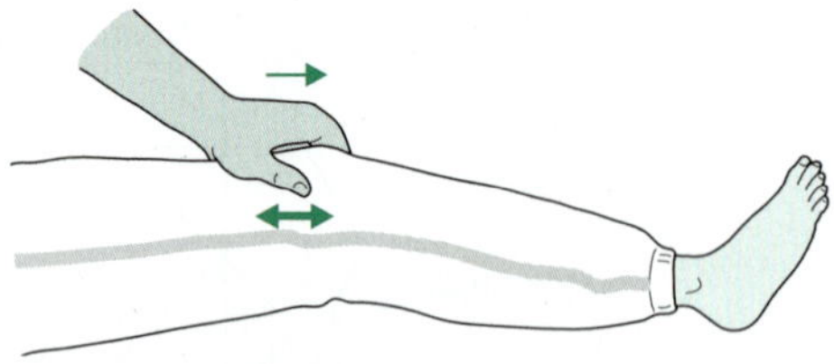

그림 20 무릎 클로누스

슬개골을 하방(족 방향)으로 밀면, 슬개골이 율동적으로 움직인다.

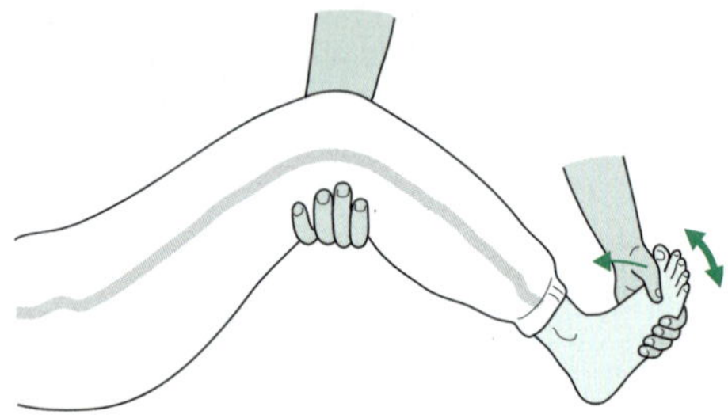

그림 21 발 클로누스

족관절을 배굴시키면, 족관절이 연속적으로 저굴 · 배굴한다.

2) 검사방법

대표적인 병적 반사의 실시방법은 **그림** 14~21에 나타냈다.

3) 기록(그림 13)

검사한 반사명과 그 반응을 기록한다. 반응이 출현한 경우, 양성으로서 「↖(+)」 하고, 의심스러운 경우는 「↖(±)」, 출현하지 않는 경우는 「↘(-)」로 기록한다.

C. 치료에 대한 시사

일반적으로 근긴장이 항진하면 건반사도 항진하는데, 근긴장이 저하하여 있는 것처럼 보여도 건반사가 항진하여 있는 경우도 있다(얼핏 보기에 이완되어 있는 모양)[3]. 이와 같이 반사검사를 통해서 근긴장의 정도나 성상을 알 수도 있다.

그러나, 모두에 언급한 것처럼, 각 반사검사는 진단적 의미가 크다. 반사검사에서 이상이 관찰되었다 해도, 그것이 즉각 작업치료의 치료에 결부되는 일은 적다. 따라서, 흥미로 반사검사를 실시하는 것은 삼가야 한다. 작업치료에서 각 반사검사를 실시할 때는 그 목적을 명확히 하고, 대상자에게 여분의 부담을 주지 않도록, 먼저 대체정보를 얻을 수 없는지를 검토한 다음에, 최소한의 검사를 실시해야 한다.

● 인용문헌

1) 田崎義昭, 斎藤佳雄(著), 坂井文彦(改訂)：ベッドサイドの神経の診かた. 改訂 16 版, 南山堂, 2004
2) 石川友衛：神経生理学. リハビリテーション医学全書 3-I, 第 3 版, 医歯薬出版, 1998
3) 上田　敏：目でみる脳卒中リハビリテーション. 東京大学出版会, 1981

VIII 자세반사검사

A. 자세반사란?

자세반사군에는, 대별해서 정상적인 운동발달 중에서 일시적으로 출현하여 차츰 소실하는 반사(원시반사나 긴장성 자세반사)와 성장에 수반해서 출현하는 반응(정위반응 및 평형반응)의 두 종류가 있다.

소실하여 가는 자세반사군은 척수나 뇌간에 반사중추를 가진 반사이다. 이들의 반사는 그 후의 운동발달의 기초를 이루고, 수의운동을 시행하기 위한 중요한 준비단계로 되어있다. 중추신경계(central nervous system; CNS)의 성숙과 함께 이들의 반사군은 억제되고, 보다 상위의 CNS에 통합중추를 가진 자세반사 · 반응으로 대체된다. 이 반사 · 반응은, 사람이 중력에 적응하여 활동을 수행하기 위해 필요하게 된다.

B. 자세반사검사

자세반사검사는 반사검사의 일종이기 때문에, 다른 반사검사와 마찬가지로, 검사자가 준 자극에 대해서 무의식적으로 일어나는 피검사자의 반응을 본다. 자세반사에서는 수동적으로 특정 자세를 취하게 하는 것, 피부나 고유수용기에 대한 감각입력 등이 자극이 된다. 반응으로서는 일정한 자세를 취하거나, 정형적인 운동이 관찰된다. 또한, 각종의 동작을 시행시켜, 그 안에 나타나는 반응을 보는 일도 있다.

자세반사에는 각각의 통합중추가 있고(**그림 1**), 검사결과로서의 반응은, 발달과정에 있는 소아에서는 CNS의 성숙상태를 나타내고, 성인의 경우는 CNS의 기능상태를 나타낸다.

1 의미와 목적

자세반사검사에 의해서 CNS의 성숙수준 · 기능상태를 알 수 있다. 발달과정에 있는 소아에서는, 소실하여야 할 시기를 넘어서 원시반사가 잔존하여 있거나, 출현해야 할 시기가 되어도 정위반응(righting reaction)이나 평형반응이 관찰되지 않는 것은 CNS의 미성숙을 의미하고, 발달장애를 나타내는 지표가 된다.

성인에서 CNS가 손상된 경우, 정상에서는 볼 수 없는 반사가 출현하거나, 정상적으로 출현해야 할 반사가 소실하거나 한다. 이들의 현상은 보다 하위에 통합중추가 있는 반사가 상위중추의 억제로부터 해방되어 출현한 것이라

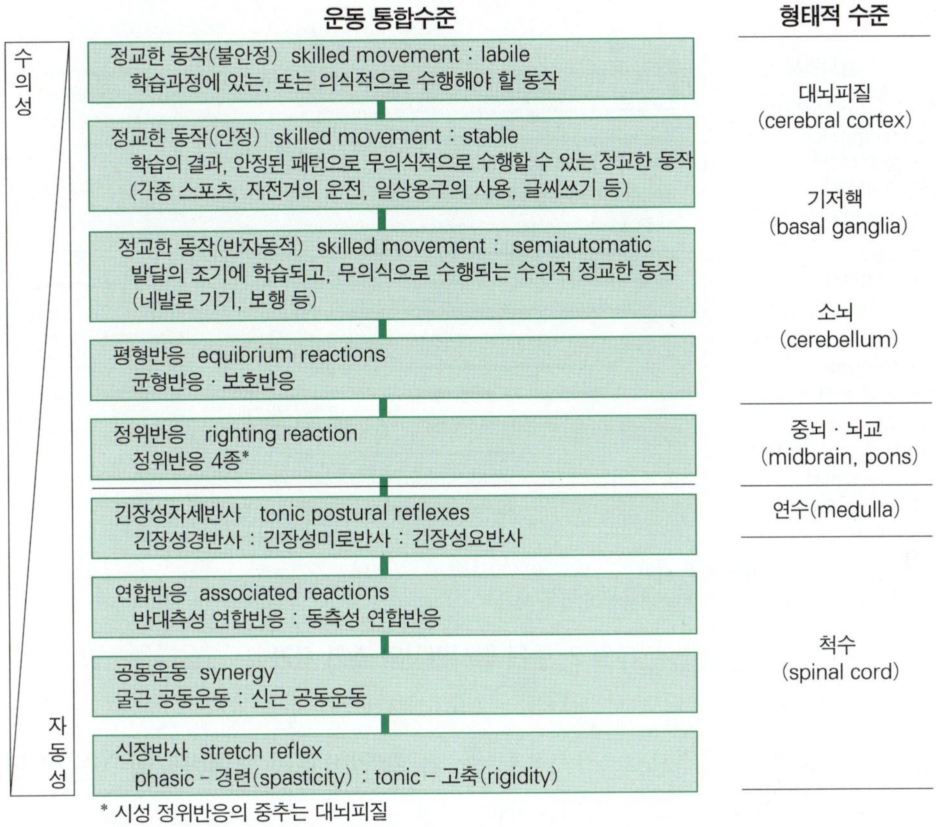

그림 1 운동 통합의 여러 수준 〔문헌 1에서 변경〕

생각되고 있다.

자세반사검사의 결과는 다른 검사결과와 아울러서, 목표설정이나 치료 프로그램 입안, 효과판정에 사용할 수 있다.

자세바사검사를 실시하는 것은 발달도상에 있는 소아, 성인에서는 CNS에 손상이나 질환이 있는 경우이다.

2 기초지식

a. 원시반사

원시반사는 척수 및 뇌간부에 중추를 가진 반사군이며, 태생 시부터 발달하고, 출생 시에는 이미 존재한다. 원시반사는 정상적인 성숙에 수반해서 생후 2~4개월부터 소실하기 시작한다. 주된 원시반사에는 **그림 2**에 보여주는 것 같은 것이 있다.

b. 자세반사

자세반사 · 반응은 하위의 CNS에 통합중추를 가진 긴장성 반사군(긴장성 자세반사 이하)과 이보다 상위에 통합중추를 가지는 반응군(정위반응 이상)으로 나뉜다(**그림 1**). 긴장성 반사군은 CNS의 성숙과 함께 잠재화 하지만,

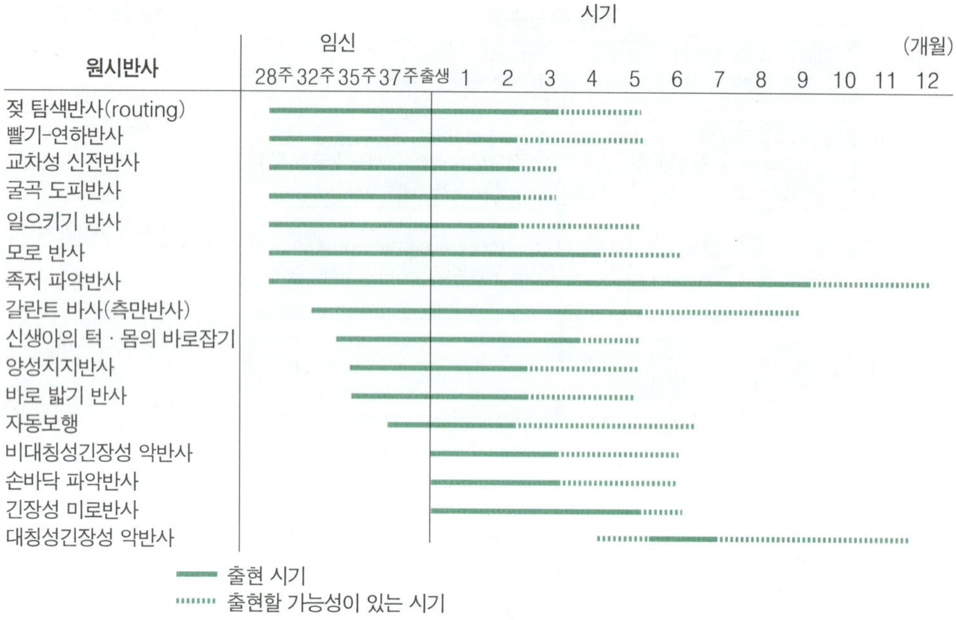

그림 2 주된 원시반사와 출현 시기

수의운동을 시행할 때의 배경으로 되어있다. 성인에서는 정위반응을 의식적으로 억제할 수 있어, 검사에서는 소실하여 있는 것처럼 보이는 일이 있다. 평형반응은 평생을 통해서 존재한다.[1-3]

c. 양성징후와 음성징후[1)]

양성징후 또는 양성증상이란 척수나 뇌간수준에서 통합되는 원시반사나 긴장성반사군이 언제까지나 잔존하거나, 일단 통합되어 잠재화한 반사가 CNS의 손상에 의해서 다시 출현(현재화)하는 것을 말한다.

이에 반해서, 음성징후 또는 음성증상이란 상위의 CNS에서 통합되는 정위반응이나 평형반응이 CNS의 손상으로 출현하지 않게 되는 것을 말한다[이 단원 IX의 표 2(178 페이지) 참조].

d. 정위반응과 평형반응의 기능적 의미[2, 3)]

정위반응은 체간과 사지의 위치관계를 바르게 유지함과 동시에, 공간에서의 머리의 정상적인 위치(예, 얼굴이 수직으로, 입이 수평으로 유지된다), 및 머리와 체간과의 정상적인 위치관계를 유지하거나, 수정하는 자율적인 반응이다. 성인에서는 정위반응의 일종인 경성 정위반응이나 신체에 대한 신체의 정위반응 등은 반드시 관찰되는 것은 아니다. 이것은 중뇌나 뇌교에서 통합되는 이들의 반응이 상위의 CNS로부터 억제되었다고 생각된다. 그러나, 건강한 성인에서도 배와위에서 경부(neck)를 굴곡하면(두부를 들어올린다), 이에 따라서 복부의 근육도 근긴장이 높아지거나, 실제로 근 수축이 관찰된다. 이러한 현상은 자세를 바꿀(몸 구르기나, 앉은 자세가 되는, 일어서는 등) 때에 정위반응이 기초로 되어있다고 생각할 수 있다.

평형반응은 사람의 동작의 온갖 장면, 특히 넘어짐의 위험이 있을 때에 균형을 유지하거나, 수정하거나 하는 데에 도움이 되는 자율적인 방응이다. 평형반응에 의해서 외적인 힘(예 : 외부로부터 밀리거나 하는 힘)이나 내적인 중력중심의 변화(예 : 물체에 손을 뻗히려고 할 때)에 대응해서 신속하게 신체를 적응시킬 수 있다. 중력중심 이동이 지지기저면 내에 있거나, 느린 변화라면 그 자세를 되돌려서 유지하려고 한다. 중력중심이 지지기저면을 크게 벗어나는 경우나 급격한 중력중심 이동을 강요된 경우, 상지로 신체를 지지하려고 하거나, 하지를 앞으로 내딛거나 한다[상지의 보호신전방응, 호핑(hopping)반응]. 이러한 것으로부터 평형반응은 세밀한 중력중심 이동에 대응해서 일정한 자세를 유지하는 것이나 상하지의 기능적 활동(reach나 보행)에 도움이 되고 있다고 생각할 수 있다.

정위반응이나 평형반응이 장애되면 일상생활 전반의 동작(몸 구르기나 일어나기라는 기본동작, 앉은 자세나 선 자세에서의 상지의 기능적 사용, 보행 등)이 영향을 받는다.

3 검사방법

아래에, 성인의 뇌혈관장애(cerebrovascular accident; CVA) 등, CNS가 손상된 대상자에게 관찰되는 자세반사 · 반응의 이상과 검사방법에 대해서 언급한다.

a. 공동운동

양성징후의 하나인 공동운동에는 **표 1** 및 **그림 3**에 나타낸 것처럼 굴근 공동운동과 신근 공동운동의 두 종류가 있다. 공동운동에는 다음과 같은 특징이 있다.[1)]

- CVA의 발병 직후, 비교적 조기부터 관찰되는 일이 있다.
- 반사적으로도[b항 "연합반응" 참조], 수의적으로도 공동운동을 일으킬 수 있게 된다.
- 각 공동운동 중에서도 출현하기 쉬운 요소

표 1 공동운동 패턴

부위		굴근 공동운동	신근 공동운동
상지	견갑대	내전 · 거상	외전 · 하강
	견관절	외전 · 외회전	내전* · 내회전*
	주관절	굴곡*	신전
	전완	회외	회내
	수근관절	장굴	장굴 또는 배굴
	손가락	굴곡	굴곡 또는 신전
하지	고관절	굴곡* · 외전 · 외회전	신전 · 내전* · 내회전
	슬관절	굴곡	신전*
	족관절	배굴 · 내번	저굴* · 내번
	발가락	신전	굴곡

* 출현하기 쉬운 요소 [문헌 4에서]

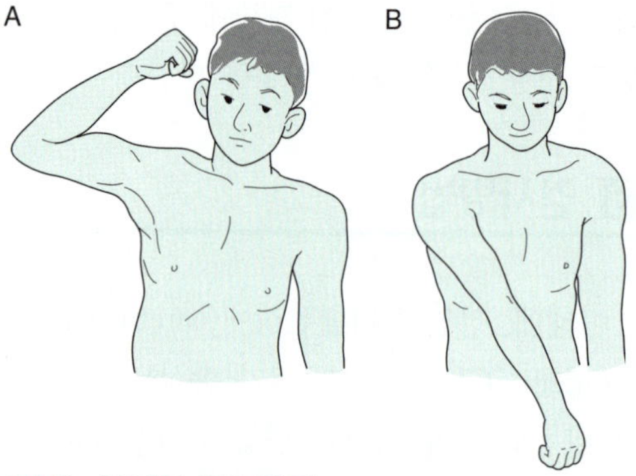

그림 3 상지의 공동운동
A : 굴근 공동운동, B : 신근 공동운동

와 출현하기 어려운 요소가 있으며, 공동운동의 전체 요소가 관찰되는 일은 드물다.

- 상하지에서도 차이가 있고, 상지에서는 굴근 공동운동이, 하지에서는 신근 공동운동이 출현하기 쉽다.
- 공동운동이 지배적인 상황에서는 공동운동으로부터 일탈한 분리운동을 시행하는 것이 곤란하다.

공동운동을 유발하려면, 대상자에게 건측으로 악력계를 쥐게 하는 등, 강한 운동을 시키거나(반사적), 단관절의 운동을 시행시킨다(수의적). 반응으로서는 **그림 3**에 보여주는 것 같은 공동운동, 또는 공동운동의 일부가 관찰된다. 전형적인 공동운동을 나타내는 일은 드물다.

b. 연합반응

CVA의 편마비환자에서, 건측의 근육을 강하게 작동시키면, 환측에 근 수축이 야기되어 관절운동이 관찰되거나, 근긴장이 높아지는 현상을 연합반응이라 한다. 출현하는 운동은 공동운동 또는 그 공동운동의 일부이다. **표 2**에 나타낸 것처럼 상지에서는 대칭성의, 하지에서는 내외전은 대칭성의 굴곡신전은 비대칭성의 운동이 관찰된다.

표 2 연합반응

1. 반대측성 연합반응 (contralateral associated reactions)
- 상지(대칭성)*
  - 건측지의 굴곡 → 환측지의 굴곡
  - 건측지의 신전 → 환측지의 신전
- 하지
  - (i) 내외전 · 내외회전에 대해서는 대칭성(Raimiste의 반응)
    - 건측지의 내전 → 환측지의 내전(및 내회전)
    - 건측지의 외전 → 환측지의 외전(및 외회전)
  - (ii) 굴곡신전에 관해서는 상반성*
    - 건측지의 굴곡 → 환측지의 신전
    - 건측지의 신전 → 환측지의 굴곡

2. 동측성 연합반응 (homolateral associated reactions)
주로 동종*
- 상지의 굴곡 → 하지의 굴곡
- 하지의 신전 → 상지의 신전 등

*예외도 결코 적지 않다. [문헌 1에서]

연합반응을 보려면, 상기와 같이 대상자에게 악력계를 쥐게 하거나, 건측의 상하지로 저항운동을 시행시킨다. 또는 정신적으로 긴장된 경우에도 연합반응이 관찰되는 일이 있다.[2)]

c. 긴장성 자세반사

긴장성 자세반사라 불리는 일련의 자세반사도 양성징후의 하나이다. **표 3**에 나타낸 것 같은 종류가 있고, 경부나 요부의 움직임, 자세 등에 의해서 상하지의 근긴장이 변화한다.

검사로서는 경부나 요부의 움직임을 시행시

표 3 자세반사

A. 긴장성 경반사(TNR) - 상부 경수수준

① 비대칭성긴장성 경반사(ATNR)
경부의 염전(torsion) → 얼굴을 돌린 측이 상하지의 신근 우위
→ 반대측의 굴근 우위

② 대칭성긴장성 경반사(STNR)
1) 경부의 굴곡 → 상지 굴근 우위, 하지 신근 우위*
2) 경부의 신전 → 상지 신근 우위, 하지 굴근 우위*

B. 긴장성 미로반사(TLR) - 연수수준

1) 배와위 → 상하지 신근 우위
2) 복와위 → 상하지 굴근 우위

C. 긴장성 요반사(tonic lumbar reflex)

(시마모토 · 지지쓰 - 처수수준?)
상반신을 우로 염전하였을 때
1) 우 → 상지 굴근 우위, 하지 신근 우위
2) 좌 → 상지 신근 우위, 하지 굴근 우위

D. 기타

1) 측와위 → 상위 측의 상하지의 굴근 우위
→ 하위 측의 상하지의 신근 우위
2) 선 자세 → 상지 굴근 우위
→ 하지 신근 우위

TNR : tonic neck reflex
ATNR : asymmetric tonic neck reflex
STNR : symmetric tonic neck reflex
TLR : tonic labyrinthine reflex
*하지에 대해서는 인간에서는 상지와 같은 패턴을 취한다는 설도 있다(지지쓰). [문헌 1에서]

키거나, 배와위나 복와위의 자세를 취하게 하여, 환측 상하지의 근긴장을 관찰한다. 편마비 환자에서는 약간의 근긴장의 변화에 지나지 않는 경우도 있으며, 또한 일상생활이나 훈련 장면에서 이들의 자세반사를 사용하고 있는 일 도 있으므로, 실제장면에서의 상황도 아울러서 검사하는 편이 좋다.

d. 정위반응

정위반응(바로잡기 반응)에는 다음과 같은 종류가 있다(**표 4**)[2, 3, 5, 6].

- 목에서 일어나는 정위반응
- 신체에서 일어나는 두부의 정위반응
- 신체에서 일어나는 신체의 정위반응
- 미로에서 일어나는 정위반응
- 시각에서 일어나는 정위반응

이들의 반응은 정상적인 성장과정에 있는 소아에서는 반드시 발생하지만, 성인에서는 의식적으로 억제할 수 도 있고, 반드시 정형적인 반응이 관찰되는 것은 아니다. 성인에서는 운동이라기보다도, 전신적인 근긴장의 변화가 관찰된다. 이 근긴장의 변화가 자세변화를 용이하고 동시에 원활하게 하는 기초로 되어있기 때문에, 동작관찰이 중요하다.

CNS가 손상되면 이들의 반응이 소실하든가 또는 감약한다(음성 징후). 그 결과, 대상자는 몸 구르기나 일어나기 등이 동작이 곤란해지거나, 과도한 노력을 필요로 하게 된다.

e. 평형반응

평형반응은 지지면이 고정되어 있는 장소에서 대상자의 신체를 움직이든가, 경사대와 같은 움직이는 것에 대상자를 태워서 지지면을 움직여서, 검사할 수 있다.[2, 3, 5, 6] 평형반응의 검사 예를 **그림 4~7**에 나타냈다. 평형반응은 피부나 관절의 고유수용기, 전정미로에의 자극을 수용하고, 뇌간과 그 이상의 중추(대뇌피질이나 소뇌를 포함)에 걸친 종합적 시스템[1)]이 조정하여 신속한 반응을 가능케 하고 있다.

표 4 정위반응

종류	조작	반응
목에서 일어나는 정위반응*	배와위로 하여 두부를 한쪽으로 회전한다.	두부와 같은 방향으로 신체가 회전한다.
신체에서 일어나는 두부의 정위반응	배와위로 하여 체간을 한쪽으로 회전한다.	체간과 같은 방향으로 신체가 회전한다.
신체에서 일어나는 신체의 정위반응	배와위로 하여 두부를 한쪽으로 회전한다.	두부가 회전하고, 이어서 양 어깨, 마지막으로 골반이 회전한다.
미로에서 일어나는 정위반응	눈을 가리고 복와위, 측와위로 하여 공간에 유지한다. 요부를 지지하여 전후좌우로 기울인다. 배와위에서 일으켜서 앉게 한다.	두부를 수직으로 유지하려고 한다.
시각에서 일어나는 정위반응	눈을 가리지 않고 위와 같은 조작을 한다.	위와 같은 반응이 관찰된다.

* 신생아성의 정위반응에서는 체간이 통나무모양으로 회전하는 것에 반해서, 이 정위반응은 체간의 축회전을 수반하는 것이다.

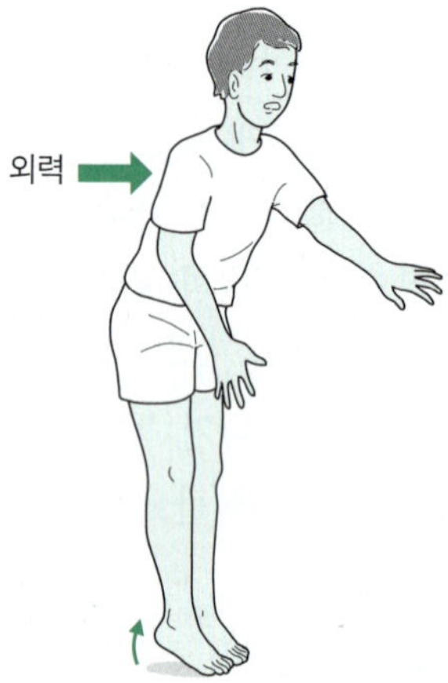

그림 4 평형반응의 검사 예(1)
선 자세에서 배부가 갑자기 전방으로 밀리면, 상지는 전방으로 신전하고, 손가락은 벌어진다. 족부는 발끝서기가 되어 선 자세를 유지하려고 한다.

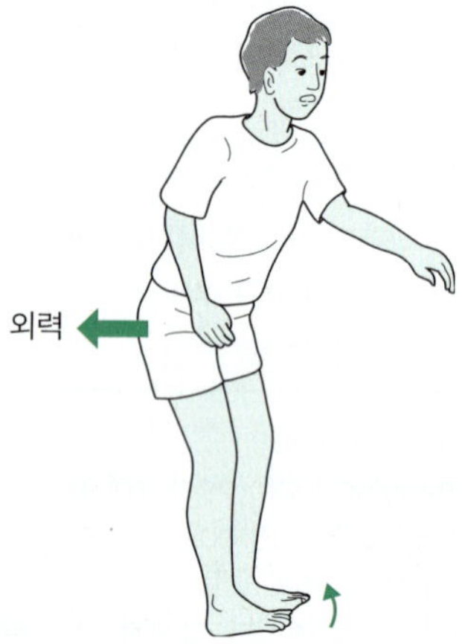

그림 5 평형반응의 검사 예(2)
선 자세에서 골반부가 갑자기 후방으로 당겨지면, 상지는 전방으로 신전하고, 족부는 배굴하여 선 자세를 유지하려고 한다.

검사는 다음과 같은 요소를 조합하여 시행한다.

- 신체를 움직이는 방법 : 수의적(예 : 물체에 손을 뻗히다) 또는 수동적(예: 신체를 밀다, 경사대를 움직이다)
- 신체를 움직이는 속도 : 천천히, 또는 급격하게
- 중력중심 이동의 범위 : 지지기저면 내에서, 또는 지지기저면을 벗어나도록
- 검사자세 : 배와위에서 선 자세까지의 각 자세(네발로 기기나 한쪽 무릎서기를 포함)

일반적으로 평형반응의 정상반응은 다음과 같다.

- 중력중심 이동이 느리고, 지지기저면의 범

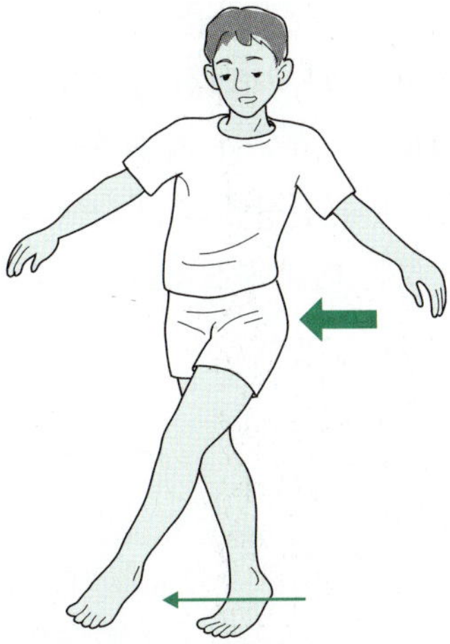

그림 6 평형반응의 검사 예(3)
선 자세에서 골반부가 갑자기 측방으로 밀리면, 일단은 하지를 외전(이 경우는 좌측)하여 선 자세를 유지하려고 한다. 선 자세를 유지할 수 없는 경우, 하지를 교차시켜 앞으로 내딛어 선 자세를 유지한다.

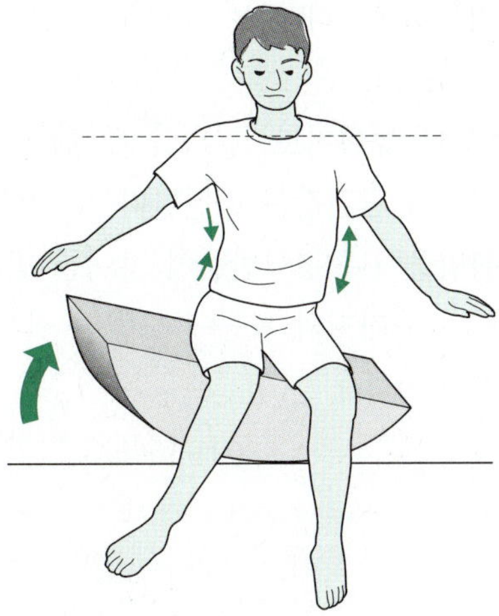

그림 7 평형반응의 검사 예(4)
경사대에 앉고, 천천히 기울여가면 중력중심이 걸린 측(이 경우는 좌측)의 체간은 신장하고, 반대측의 체간은 단축한다. 양 상지는 외전하고, 양 어깨는 수평으로, 두부는 수직으로 유지된다.

위 내일 때 : 그 자세를 유지하려고 한다. 일반적으로, 이 때 중력중심이 이동한 측의 체간이 신장하고, 반대측의 체간이 단축하는 현상이 관찰된다.

- 중력중심 이동이 급격할 때, 또는 지지기저면을 크게 벗어날 때 : 앉은 자세나 선 자세에서는, 신체를 보호하려고 하여 중력중심이 이동한 측의 상지가 신전하고, 손가락이 외전한다. 하지에서는, 한쪽 하지의 앞으로 내딛기(선 자세에서의 각 방향으로의 중력중심 이동), 또는 족관절의 배굴과 체간이나 상지의 전방이동(선 자세에서의 후방으로의 중력중심 이동)이 관찰된다.

CNS가 손상되면, 이들의 방응이 소실하든가 또는 감소한다. 그 결과, 대상자는 앉은 자세나 선 자세 등의 자세를 유지할 수 없게 되거나, 상지나 하지의 기능적인 사용(ADL이나 옮겨타기 · 보행 등)이 곤란하게 된다.

C. 치료에 대한 시사

CNS가 손상되면 공동운동이나 연합반응이 출현한다. 또는 정위반응(바로잡기 반응)이나 평형반응이 장애를 받아, 대상자의 기능적인 활동을 방해한다. 이들은 정상적 자세반사기구의 혼란이라 생각되고, 특히 정위반응이나 평형반응을 장애하고 있는 배경의 하나에 비정상적 근긴장이 있다고 생각된다.[2)]

뇌혈관장애 등의 발병 직후는 뇌기능의 혼란상황이나 의식장애 때문에, 앉은 자세나 선 자세 등의 항중력 자세를 취하는 것만이 아니라, 몸 구르기나 일어나기 등의 기본동작을 시행하는 것도 곤란한 일이 있다. 근긴장도 저하하여 있는 경우가 많다. 이러한 상태라 할지라도, 신체의 양측에 균등하게 체중이 부하되도록 포지셔닝(positioning)을 갖추고, 환측에도 마찬가지로 감각이 입력되도록 하는 것이 훗날의 기능회복이나 기능적 활동을 위해 중요하다.

활동성이 높아져도, 건측을 주체로 활동을 하면 환측의 근긴장은 항진한다. 이것에 의해서 정위반응이나 평형반응이 장애를 받고, 이 때문에 여러 가지의 활동에 노력이 필요하여, 더욱 더 환측의 근긴장을 항진시킨다는 악순환에 빠지게 된다. 이러한 경우도, 신체 양측에 대에 대해서 균등한 체중부하나 감각입력을 하는 것이, 근긴장을 조정하여 활동수행을 용이하게 하는 데에 중요하다.

●인용문헌

1) 上田　敏：目でみる脳卒中リハビリテーション. 東京大学出版会, 1981
2) Bobath B (著), 紀伊克昌(訳)：片麻痺の評価と治療. 原著 3 版/新訂, 医歯薬出版, 1997
3) Bobath B (著), 梶浦一郎, 大川敦子(訳)：脳損傷による異常姿勢反射活動. 原著 3 版, 医歯薬出版, 1988
4) Predretti LW (編), 宮前珠子, 他(監訳)：身体障害の作業療法. 改訂第 4 版, 協同医書出版社, 1999
5) Barnes MR, 他(著), 眞野行生(監訳)：運動発達と反射—反射検査の手技と評価. 理学療法・作業療法のための神経生理学プログラム演習 2, 医歯薬出版, 1983
6) 福田恵美子：発達的側面の評価法. 石川　齋, 古川　宏, 他(編)：図解作業療法技術ガイド—根拠と臨床経験にもとづいた効果的な実践のすべて, 第 2 版, pp165–191, 文光堂, 2003

Ⅸ 근긴장 검사

A. 근긴장이란?

신경 지배를 갖는 근육은 안정상태에서도 지속적으로 수축하고 있으며, 이 안정 시의 긴장상태(tension)를 근긴장 또는 근 토누스(muscle tonus)라 한다[1]. 단일근(군)의 근긴장만이 아니라, 전신적 관점에서의 근긴장의 분포상태를 자세근긴장(postural tone : 자세톤)이라 하는 경우도 있다.[2]

정상적인 근긴장은 자세유지나 운동의 준비단계로서 도움이 된다. 자세유지를 위해서는 항중력 활동이 필요하고, 근긴장은 충분히 높아야 한다. 또한 원활한 운동을 시행하려면, 근긴장은 운동을 방해하지 않을 정도로 낮아야 한다.[1, 2]

B. 근긴장 검사

근긴장은 안정상태에서의 사지의 시진 및 촉진, 수동운동, 근전도, 동작관찰 등에 의해서 검사한다.

근긴장검사의 대상이 되는 것은 말초신경 · 근육의 장애, 척수 후삭을 침해하는 질환, 구체적으로는 폴리오, 척수성진행성근위축증, 다발성근염, 근이영양증 등이 있다. 또한 경수손상이나 척추증, 척추관협착증 등의 척수질환, 소뇌나 대뇌기저핵에 장애를 주는 질환[파킨슨(Parkinson)병, 파킨슨증후군, 진행성핵상성마비, 다계통 변성질환, 올리브교소뇌위축증 등], 대뇌질환(뇌혈관질환, 두부외상, 뇌종양, 다발성경화증 등)도 대상이 된다.

1 의미와 목적

근긴장검사를 실시함으로써 근긴장의 정도나 그 분포를 알 수 있다. 그 결과와 원인질환이나 다른 검사측정의 결과를 합쳐서, 근긴장을 정상화하는 치료 프로그램을 입안하거나, 효과판정을 할 수 있다. 더욱이, 근긴장이상에 의한 변형의 진행이나 일상생활에 대한 영향을 예측하거나, 이들을 방지하는 방법을 고안하는 데에도 도움이 된다.

2 기초지식[1-13]

a. 근긴장에 관한 신경생리학의 기초

- 근방추(muscle spindle) : 근방추는 골격근(추외근이라고도 불리고, α운동신경 지배이

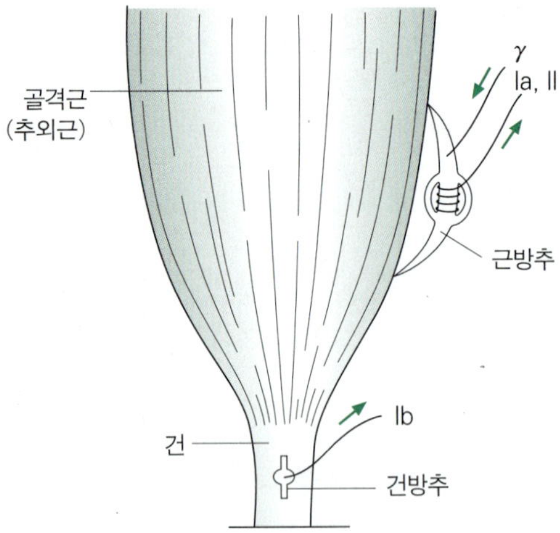

그림 1 근방추와 건방추의 배치(모식도)

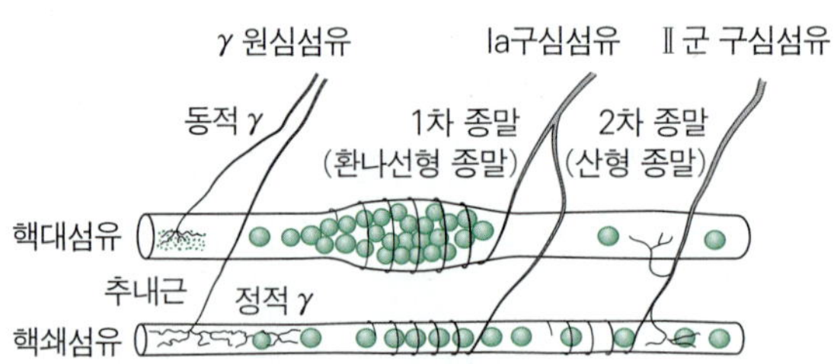

그림 2 근방추의 신장수용기(문헌 1에서)

다)과 병렬로 부착하여 있다(그림 1). 근방추는 근육의 감각수용기의 하나이며, 골격근에 가해지는 신장상태를 중추에 전달하는 작용이 있다. 이 감각을 전달하는 구심성 섬유로서는 골격근이 신속하게 신장된 것을 중추에 전달하는 Ⅰa섬유와, 지속적으로 신장되어 있는 것을 전달하는 Ⅱ섬유가 있다. 근방추로부터의 구심성 정보는 반사경로를 통해서 그 근육 자체를 수축시키게 된다(신장반사) (후술, 다음 페이지).

근방추 안에 있는 추내근은 γ운동신경의 지배를 받고 있으며, 골격근의 변화에 따라서 근방추의 길이를 조정하고 있다. γ운동신경에는 동적 γ와 정적 γ가 있고, 전자는 신장의 속도, 후자는 길이의 변화에 대한 반

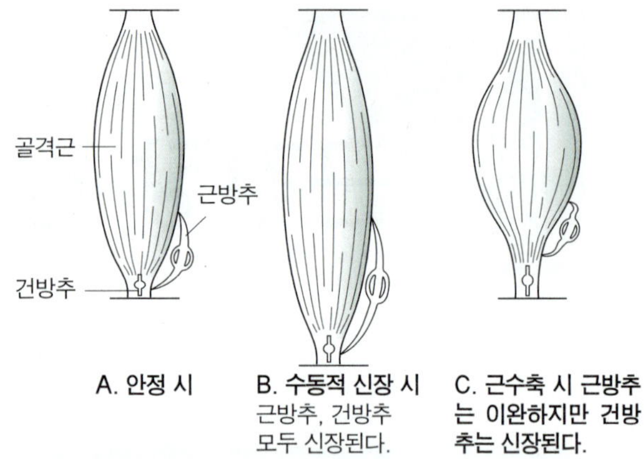

그림 3 근방추와 건방추의 관계

응을 증가시킨다(그림 2).

- 건방추(tendon spindle) : 건방추도 골격근의 신장 수용기의 하나이다. 골지건기관(Golgi tendon organ)이라고도 한다. 근방추가 골격근과 병렬로 있는 것에 반해서, 건방추는 직렬의 관계에 있다(그림 1). 따라서, 골격근이 수동적으로 신장되었을 때만이 아니라, 자신의 근육이 수축하였을 때도 구심성 임펄스를 발사하여, 그 정보를 중추에 전달한다. 감각신경은 Ⅰb섬유이다. 건방추로부터의 정보는 반사성으로 그 근육 자체의 수축을 억제한다(자기억제) (후술, 다음 페이지).

골격근의 수동적 신장에서는 근방추의 역치(자극에 대한 감수성)쪽이 낮기 때문에, 건방추보다 먼저 구심성 임펄스를 발사한다. 이에 반해서, 자신의 근육이 수축하였을 때는 근방추는 이완하여 임펄스 빈도는 저하하지만, 건방추는 신장되기 때문에 임펄스 빈도는 증대한다(그림 3).

- 근긴장의 발생 : 건방추로부터는 지속성 임펄스는 인지되지 않지만, 근방추(특히 항중력근에 있는 근방추)로부터는 정상적 상태

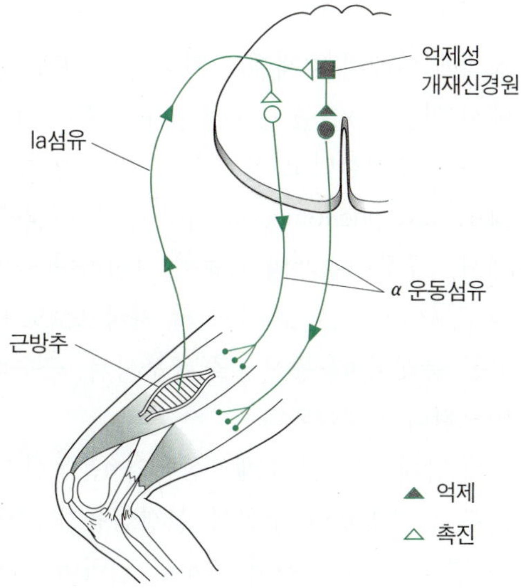

그림 4 건반사(상반신경 지배)

슬개건을 망치로 두드리면, 근방추로부터의 임펄스는 Ia 섬유를 상행하여 척수 내에서 단시냅스로 α운동섬유에 전달되어, 신근을 흥분시키고, 동시에 굴근에는 억제성 개재 신경원을 통해서 억제에 작용하고, 무릎이 신전한다.
〔문헌 9에서〕

에서도 낮은 빈도의 지속적인 구심성 임펄스가 있다. 따라서, 근긴장에 관여하고 있는 것은 근방추라 생각된다. 근방추로부터의 구심성 임펄스에 의해서 중추신경으로부터의 지속적인 원심성 임펄스가 조정되어, 안정 시에서의 지속적인 근 수축 즉, 근긴장을 발생시킨다고 생각된다.

골격근을 지배하는 α운동신경과 추내근을 지배하는 γ운동신경에는 다음과 같은 관계가 있다.

- **α-γ 연관성** : 근육이 수축하면 근방추는 이완하기 때문에, 근 수축상태에 맞춰서 근방추의 길이를 조절하여, 감수성을 조정할 필요가 있다. 추내근이 이 역할을 수행하고 있다. 이러한 골격근과 추내근의 관계의 조정은 상위중추로부터의 운동지령에 의해서 이루어져 있고, 이것을 α-γ연관성이라 한다.
- **γ환** : 위에서 언급한 것처럼, 척수하행로는 α운동신경과 γ운동신경의 양자에 작용한다. 일반적으로, α운동신경의 흥분에 의해서 골격근은 수축하지만, γ운동신경에 강한 흥분상태가 일어난 경우에도 α운동신경이 영향을 받은 것 같은 반응을 나타내고, 골격근의 근긴장이 변화하거나, 관절운동이 관찰된다. 이 때의 γ운동신경-근방추-구심성신경으로 구성되는 회로를 γ환(γ loop)이라 한다.
- **신장반사(stretch reflex)** : 골격근이 신속하게 신장되었을 때에, 그 신장된 근육이 수축하는 반사(상동성 신장반사)이다. 단시냅스 반사이며, 근방추의 Ia 심경섬유로부터의 임펄스가 척수에 전달되어, α운동신경을 흥분시켜 근 수축이 일어난다(**그림 4**). 건반사는 이 신장반사를 보는 검사이다.
- **자기억제(autogenetic inhibition)** : 골격근을 수동적으로 강하게 신장하면, 신장반사가 일어나 저항을 느낀다. 더욱이 신장을 계속 가하면 정항감이 소실한다. 이 현상을 자기억제 또는 Ib억제라 한다. 이것은, 골격근의 신장에 의해서 근방추만이 아니라 건방추도 흥분하여, 건방추의 Ib섬유가 척수 내에서 다시냅성으로 그 신장된 근육을 억제하도록 작용하기 때문이다. 이 자기억제는 강한 신장이나 근수축에 의한 근섬유의 단열을 방지하는 의미가 있다.
- **상반성 신경지배(reciprocal innervation)** : 주동근이 수축(흥분)할 때에 길항근은 이완(억제)한다. 이러한 관계를 상반신경 지배라 한다(**그림 4**). 정상적인 상태에서의 상반

신경 지배는 주동근의 수축과 길항근의 이완이 10 : 0과 같은 극단적인 상태가 아니라, 상대적인 수축 · 이완상태이며 이것에 의해서 원활한 운동이 가능하게 된다.

b. 근긴장의 이상

근긴장의 이상에는 저하와 항진이 있다. 근긴장이 저하한 상태를 근긴장 저하(hypotone) 또는 이완(flaccid), 저긴장(low tone)이라 한다.

항진된 상태를 근긴장 항진(hypertone)이라 하고, 대표적인 것에, ① 경련(spasticity), ② 고축(rigidity), 양자가 혼합된 ③ 경련고축(rigidospasticity)의 상태가 있다(또한 용어 번역의 차이로부터, 각각 ① 경축, ② 강강, ③ 경고축 · 강강경련 · 고경축이라고도 일컬어진다).

이 밖에, 제뇌경직, 제피질경직, 파라토니아(탈력 곤란) 등의 상태가 있다.

1) 경련

경련은 감각운동계의 장애이며, 일반적으로는 건반사의 항진, 클로누스, 접는 주머니칼 현상(후술, 다음 페이지) 등을 수반하는 근긴장의 항진상태라 하고 있다. 이들 현상의 배경에 있는 것은 속도에 의존한 상동성 신장반사 즉, 근육을 신속하게 신장하였을 때의 근육반사의 항진상태를 생각할 수 있다. 이 반사항진은 상지에서는 굴근에, 하지에서는 신근에 강하게 인지된다.

경련상태가 관찰되는 신경생리로서는 다음과 같은 것을 생각할 수 있다.

중추신경계의 상위중추는 하위중추에 대해서 촉진과 억제의 기능을 갖지만, 상위중추의 장애에 의해서 억제계의 기능이 제거되어, 위에서 언급한 γ환을 통해서 하위중추의 기능이 강하게 출현한다고 생각된다. 이것을 해방현상(release phenomenon)이라 한다. 이것에 의해서, γ운동신경계의 기능이 항진하여 근방추의 감수성을 높이고, 약간의 자극으로도 Ia섬유를 통해서 α운동신경을 흥분시켜, 근수축을 일으킨다고 생각된다.

이 밖에, 장애된 추체로섬유의 α운동신경 접합부에 근방추의 구심성 신경섬유가 측아를 낸 결과, α운동신경의 흥분성 입력이 증가하여 신장반사가 항진한다는 설도 있다.

경련의 발생기전에 관한 확정적인 정설은 아직 없다. 상기 이외에도 시냅스전억제의 저하나 반회억제의 제어이상 등, 몇 가지의 가설이 있으나, 추체로만이 아니라 대뇌기저핵 · 뇌간 등 근긴장에 관한 이른바 추체로 등의 신경기구가 복잡하게 얽혀 일어나는 것으로 생각된다.

2) 고축

고축은 근육의 신장속도에는 관계가 없으며, 수동운동의 시작부터 끝까지, 근육의 길이가 변화할 때에 저항감을 나타내는 상태를 말한다. 이것은 길이에 의존한 긴장성 신장반사의 항진상태이다. 근육이 신장되고, 긴장이 일정하게 유지되어 있는 동안, 지속적으로 근방전이 인지된다. 고축은 굴근 · 신근에서 큰 차이는 없다. 또한, 일반적으로 고축에서는 건반사는 항진하지 않거나, 약간 항진할 뿐이다.

고축상태에서는 전체 가동범위에 걸쳐서 같은 정도의 세기로, 연관(lead pipe)을 굽히는 것 같은 저항감이 느껴지는 연관모양 저항

(lead pipe phenomenon)이나, 수동운동의 시작부터 끝까지 덜컹덜컹 하는 율동적인 저항이 느껴지는 톱니바퀴현상(cogwheel phenomenon)이 인지된다. 연관모양 저항은 일반적으로 γ계의 기능항진에 의한 Ⅱ섬유를 통한 긴장성 신장반사의 항진상태라 생각되고, 톱니바퀴현상은 연관모양 저항과 진전(tremor)이 조합된 것이라 생각된다.

3) 경련고축

경련고축은 수동적 신장의 초기에 강한 저항을 나타내고, 그 후, 근육신장을 계속하고 있는 동안, 전체 가동범위에 걸쳐서 약한 저항이 느껴지는 것을 말한다.

c. 근긴장이상에 관련되는 현상

- 접는 주머니칼 현상(clasp knife phenomenon) : 근육을 수동적으로 신속하게 신장하면 최초는 저항이 느껴지지만, 더욱 신장을 가하면 저항이 소실하는 현상을, 접는 주머니칼 현상(잭나이프 현상), 또는 신장반응이라 한다. γ계의 항진에 의한 신장반사의 항진에 자기억제가 조합된 현상이라 생각된다.
- 클로누스(clonus ; 간대성경련) : 근육을 급속히 신장하고, 그 자세를 유지하면 그 근육이 율동적으로 수축과 이완을 반복하는 현상이다. 슬개골을 하방으로 밀었을 때에 대퇴사두근에 관찰되는 무릎 클로누스나, 족관절을 배굴시켰을 때의 하퇴근에 관찰되는 족(발) 클로누스가 알려져 있다. 클로누스는 γ계의 항진에 의한 신장반사의 반복이라 생각된다.
- 추체로 장애와 추체외로 장애 : 추체로계는 대뇌운동영역에서 연수의 추체를 지나 하강하는 피질척수로를 포함하는 계통이며, 추체외로계는 그 이외의 대뇌기저핵을 중심으로 한 운동에 관한 신경로이다. 실제의 운동에서는 이들의 두 계통이 독립하여 작용하는 것이 아니라, 장애도 명확히 나눌 수 없지만, 종전보다 편의적으로 추체로 장애와 추체외로 장애로 나뉘어 있고, 경련은 추체로 장애로, 고축은 추체외로 장애로 분류되어 있다(표 1).
- 양성징후와 음성징후 : 상위운동신경섬유의 병변에 의해서, 정상에서는 볼 수 없는 징후가 출현한다. 이들을 양성징후라 한다. 또한, 그때까지 볼 수 있었던 정상적인 운동이 장애되는 일이 있으며, 이들을 음성징후라 한다(표 2). 경련이나 고축은 양성징후의 하나이다.

3 검사방법[1, 3-10)]

근긴장은 기온이나 실온, 정신적 긴장이나 감정, 노력, 통증, 각성상태 등에 의해서도 영향을 받는다. 따라서, 근긴장의 평가에 있어서는, 같은 대상자에 대해서는 가능한 한 동일조건에서 시행하도록 해야 한다. 또한, 발병부터의 기간에 따라서는, 근육의 기질적 변화(점탄성의 증가)에 의해서 영향을 받는다는 것도 염두에 두어야 한다.

근긴장검사에는 주관적인 방법과 객관적인 방법이 있다(표 3). 근긴장은 안정상태만이 아니라, 동작 시에서의 변화에 대해서도 관찰하지만, 수동적인 검사는 안정상태에서, 심신 모두 이완할 수 있는 자세, 일반적으로는 배와위

표 1 중추신경 장애에 의한 근 토누스 항진상태의 종류와 그 특징

	경련	고축
책임병소	추체로	추체외로
근 신전시의 장력이 출현하는 방법	근육의 수동적 신전 초기에 강한 장력이 출현하지만, 어느 정도 신전되면 장력은 갑자기 감약한다. 접는 주머니칼 모양.	근육의 수동적 신전의 기간 중 일정한 저항이 느껴진다. 톱니바퀴현상, 연관모양 저항.
출현 측	편측 또는 양측 상지에서는 굴근, 하지에서는 신근에 강하다.	양측 좌우차이가 있는 일이 있다.
운동마비	강하다	없거나 약간
바빈스키징후	양성	음성
심부 건반사	항진	항진 또는 약간 항진
수반하는 다른 신경 징후	족(발) 클로누스(간대성경련)	여러 가지의 불수의 운동이 합병하는 일이 많다.
뇌졸중과의 관계	뇌졸중에서 자주 관찰된다.	뇌졸중에서는 전형적인 것은 관찰되지 않는다. 파킨슨병에 전형적으로 출현한다.

[문헌 12에서]

표 2 상위운동신경 병변에서의 양성징후와 음성징후

양성징후	음성징후
• 경련(근긴장의 항진) 건반사의 항진 접는 주머니칼 현상 클로누스 • 척수 자동반사의 출현 공동운동 연합반응 병적 동시수축 • 병적 반사의 출현 바빈스키반사 등	• 정교성 동작의 장애 • 근력저하 근 출력의 저하 속도의 저하 • 개개의 근육의 선택적 분리운동의 장애

표 3 근긴장의 평가

1. 주관적 평가 • 시진 및 촉진 근육 · 건의 윤곽 근육의 경도 • 수동운동 신전성 피동성 2. 객관적 평가 • 근전도 침근전도 유발근전도 • 생체역학적 평가	3. 동작 시의 평가 • 연합반응 • 능동 · 수동 가동범위 4. 일상생활활동의 평가 • 관절구축에 의한 영향 • ADL 수행 시의 영향

에서 시행한다.

a. 주관적 검사

1) 시진 및 촉진

안정 시에서의 근육이나 건의 윤곽(relief)의 명확성을 시진에 의해서, 근육의 경도를 촉진에 의해서 검사한다. 근긴장이 저하하여 있는 경우, 근육이나 건의 윤곽이 분명하지 않고, 근복은 평탄하게 보인다. 근복을 잡고 좌우로 움직이면 크게 움직이고, 부드러운 느낌이 든다. 하지는 외회전 자세를 취하는 일이 많다.

표 4 MACS(Modified Ashworth Clinical Scale)

0 :	근긴장의 증가 없음.
1 :	가벼운 근긴장의 증가 있음. 환부의 굴곡 또는 신전운동을 시키면, 걸림과 그 소실, 또는 가동범위의 마지막에 약간의 저항이 있다.
1+ :	가벼운 근긴장 증가 있음. 걸림이 명백하고, 가동범위의 1/2이하의 범위에서 약간의 저항이 있다.
2 :	다시금 명백한 근긴장의 증가가 거의 전체 가동범위를 통해서 인지되지만, 환부는 용이하게 움직일 수 있다.
3 :	상당한 근긴장의 증가가 있고, 수동운동은 곤란하다.
4 :	환부는 굳어져 있어, 굴곡 또는 신전할 수 없다.

[문헌 9에서]

근긴장이 항진하여 있을 때는 건이 두드러져 보이거나, 촉진하면 딱딱한 느낌이 든다.

2) 수동운동에 의한 검사

수동운동에서는, 신전성(extensibility) 및 피동성(passivity)을 본다.

신전성이란 근육을 수동적으로 천천히 신전하여, 관절의 가동범위를 보는 것이다. 근긴장 저하에서는 정상보다도 가동범위가 넓어지는 과신전성(hyperextensibility)의 상태가 인지된다. 근긴장이 항진하여 있으면, 정상보다도 가동범위는 좁아지는 일이 있다.

피동성이란 관절을 수동적으로 움직였을 때의 저항감이나 말초관절의 움직임의 정도이다. 관절을 수동적으로 어느 정도 급속히 움직여서, 저항감(접는 주머니칼 모양, 연관모양, 톱니바퀴모양)과 그 세기를 본다. 저항의 단계부여로서는 MACS(Modified Ashworth Clinical Scale)가 있다(표 4).

선 자세 또는 앉은 자세에서 양 어깨를 잡고

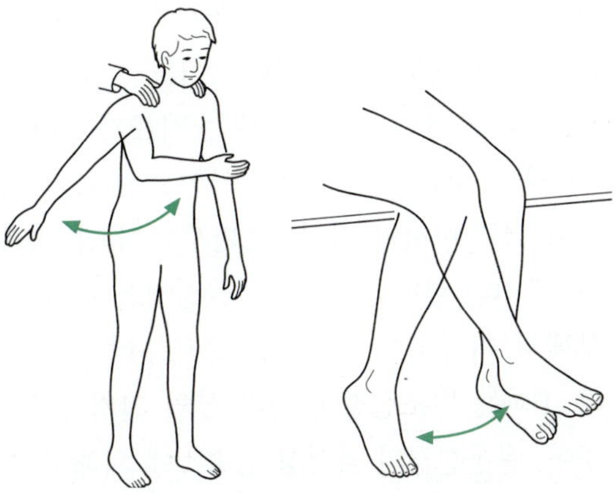

그림 5 shoulder shaking test(좌)와 pendulum test(우)

전후로 흔들었을 때의 상지의 움직임(shoulder shaking test)이나, 바닥에 발이 닿지 않도록 하여 하퇴를 흔들어 움직였을 때의 진폭의 크기나 지속시간을 본다[흔들이 운동검사(pendulum test)](그림 5). 근긴장이 저하하여 있을 때에 움직임이 크고, 지속시간도 길어진다. 근긴장이 항진하여 있으면 진폭이 작고, 움직임도 바로 정지한다.

검사할 때의 운동속도로 근긴장이 변화하는 일이 있으므로, 가능한 한 일정한 속도로 검사할 필요가 있다. 또한, 고령자에서는 힘을 빼는 것이 곤란한 일이 있어, 운동속도를 바꾸거나, 주의를 딴 데로 돌리는, 정신적인 긴장을 제거하는 등의 연구가 필요하다.

b. 객관적 검사

객관적 검사로서는 근전도에 의한 방법이나 생체역학적 방법 등이 있다.

1) 근전도

근전도에 의한 평가에는 침근전도에 의한

방법 이외에, 유발근전도에 의한 H파, F파, T파의 측정이 있다.[11] 이들은 어느 것도 척수신경기능의 흥분성을 나타내는 지표가 된다.

H파는 말초신경을 약한 자극으로 전기자극하여, 신장반사인 단시냅스반사를 유발 기록한 것이다. 일반적으로는 경골신경을 무릎 하부에서 자극하고, 가자미근으로부터 도출한다. F파는 말초신경에 최대 상의 전기자극을 주어, 운동신경의 역행성 임펄스에 의해서 전각세포가 자기 흥분하여, 동일 신경섬유를 지나서 근육에 응답한 것이다. F파는 대부분의 골격근에 의해서 도출 가능하다. T파는 건반사에 의한 반응을 도출한 것이다.

파형의 출현빈도, 진폭 등으로부터 근긴장의 정도를 판정한다. 근긴장이 항진하여 있으면, 이들은 증대한다.

2) 생체역학적 방법

생체역학적 방법 중, 기계적 수동운동에 의한 방법은 등속성 운동기기(torque machine)를 사용해서 수동운동을 시켜, 저항 토크(torque)를 측정하는 방법이다. 또한 앉은 자세에서의 하퇴의 흔들이 운동검사에 전기각도계를 부착하여, 관절 각도를 시간경과에 따라서 측정하는 방법도 있다. 이들은 어느 것도 기기를 필요로 하기 때문에, 임상에서는 주로 간편한 주관적 검사를 사용한다.

c. 동작할 때의 검사

근긴장의 정의는 안정 시의 근육의 긴장상태이다. 이 정의에 따르면, 안정 시에 시행하는 검사가 근긴장을 나타내는 것이라 할 수 있다. 근긴장 이상과 각 동작의 이상은 별개의 것이지만, 근긴장 이상이 각 동작에 여러 가지의 영향을 주는 일이 있어, 동작 시의 이상의 배경도 보아둘 필요가 있다.

1) 연합반응

기본동작(몸 구르기에서 선 자세까지)이나 신속한 보행, 불안정한 길의 보행 등, 과도한 신체적 노력이나 정신적 긴장을 필요로 하는 동작을 할 때는 팔꿈치의 굴곡이나 무릎의 신전이 관찰되는 일이 있다. 이것은 연합반응이라 불리고, 장애된 뇌기능의 능력을 넘어선 과제에 대한 척수수준에서의 overflow라 생각된다. 연합반응은 근긴장의 항진을 배경으로 하여 출현한다.

2) 능동 · 수동 관절가동범위의 차이

중추신경계가 장애를 받으면 중추성 마비가 출현하지만, 이것과는 별도로 상반신경 지배의 장애에 의해서 비정상적인 근육 억제가 관찰되는 일이 있다. 이것에 의해서, 능동 관절가동범위와 수동 관절가동범위에 차이가 인지된다. 예컨대, 수동 관절가동범위가 제한되어 있지 않아도, 상완이두근의 근긴장이 항진하여 있으면 상완삼두근이 과도하게 억제되어, 능동운동으로 팔꿈치를 신전하는 것은 곤란해진다. 이것은 근긴장의 항진과 상반신경 지배의 장애에 의해서, 길항근인 상완이두근의 억제가 충분히 이루어지지 않은 상태라 생각된다.

d. 일상생활활동(ADL)에 대한 영향

근긴장 이상, 특히 근긴장 항진상태는 일상생활에 유리하게 작용하는 일도 있다. 예컨대,

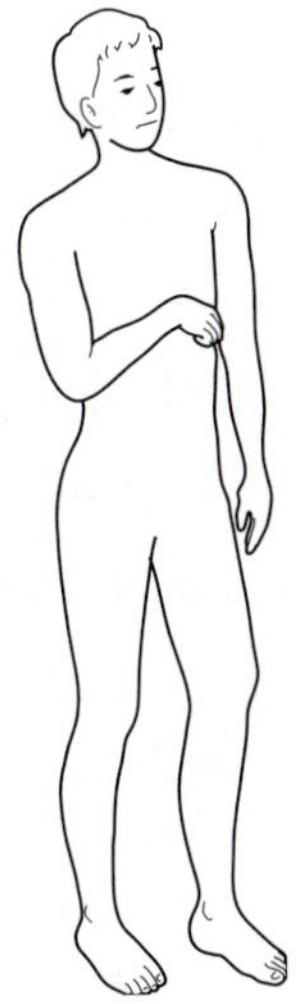

그림 6 뇌졸중(우) 편마비 환자의 전형적 자세

대퇴사두근의 경련은 옮겨타기(transfer)나 보행의 보조가 되는 일도 있다. 그러나, 그 대부분은 일상생활에 불리한 영향을 미친다. 아래는, 경련에 의한 일상생활에 대한 영향의 한 예이다.

1) 관절구축에 의한 영향

경련상태가 만성화하면 상하지는 일정한 자세를 취하기 쉬워진다. 이것을 베르니케-만(Wernicke-Mann)의 자세라 한다(그림 6). 그리고, 근육의 기질적 변화가 일어나고, 구축이 일어난다.

상지에서는 견관절의 내전 · 내회전, 팔꿈치나 손가락의 굴곡이 일어나기 쉽다. 이것에 의해서 착탈의동작이 곤란해지거나, 겨드랑이나 손가락이 불결하게 되어 피부질환에 걸리거나, 악취를 뿜는 일도 있다. 손가락이 강하게 꽉 쥐어져 있으면 손톱을 깎기 어려워져, 뻗은 손톱이 손바닥으로 파고드는 일도 있다.

또한, 하지 내전근의 지속적인 근긴장 항진에 의해서 내전구축이 일어나, 배설 후의 처리나 청결유지가 어려워질 때가 있다.

2) 일상생활활동을 수행할 때의 영향

과도한 근긴장 항진으로 통증이 발생하거나, 팔꿈치가 굴곡하여 흉부에 밀어붙여짐으로써 불면을 호소하는 일도 있다.

하지에서는 양성 지지반응 모양의 하지 신전, 또는 굴곡도피반사 모양의 하지 전체의 굴곡, 족관절의 내번첨족, 족지(발가락)의 굴곡[독수리 발톱(claw toe)]이 관찰된다. 이들은 어느 것도 옮겨타기 · 보행능력에 영향을 미친다. 선 자세를 취하려고 하면, 슬관절이 강하게 굴곡하여 하지 전체가 굴곡하는 일이 있다. 이것은 옮겨타기나 보행 그 자체를 곤란하게 한다. 내번첨족을 방치하고 보행을 계속하면, 반장슬 이 되어 슬관절의 불안정성이나 통증을 일으키는 일이 있다. 클로누스도 보행을 곤란하게 한다. 또한 첨족이 있으면 약간의 층계차이에도 발이 걸려 비틀거리기 쉬워지고, 넘어짐에 연결되는 일도 있다. 발가락의 굴곡은 보행 시의 통증의 원인이 되는 일도 있다.

C. 치료에 대한 시사

뇌혈관질환 등에 수반하는 근긴장이상, 특히 경련이나 고축이라 불리는 근긴장이 항진한 상태는 자세유지나 수의적인 운동을 방해할 뿐만 아니라, 대상(보상)동작에 의한 과도한 노력이 거듭 근긴장을 항진시켜, 만성화하면 관절구축이나 변형, 때로는 통증을 일으켜, ADL의 수행을 곤란하게 한다. 근긴장을 정상화하고, 이들의 연쇄를 단절하는 것은 운동기능 회복만이 아니라, 부차적인 장애를 방지하는 데에도 중요하다.

근긴장의 항진에 대해서는 지속적인 신장이나 양호한 자세유지, 환측에 대한 체중부하, 물리치료, 장구치료 등이 시행된다. 심한 근긴장 항진에 대해서는 약물치료나 수술이 선택되는 일도 있다.

근긴장저하에서는 자세를 조정하거나 표재감각이나 고유감각 등의 감각자극에 의해서 근긴장을 높이는 것이 시도된다. 근긴장 저하와 아울러서 근력저하가 관찰되는 경우, 근력강화도 고려해야 하는 경우도 있다. 또한 근긴장의 불균형에 의해서 약화된 근육의 과신장이 염려되는 경우, 부목(splint)이나 양호한 자세에 의한 보호가 필요하게 되는 경우도 있다.

●인용문헌

1) 岡島康友：痙縮への対応. 臨床リハ 9:693–699, 2000
2) Bobath B (著), 紀伊克昌(訳)：片麻痺の評価と治療. 原著第 3 版/新訂, 医歯薬出版, 1997
3) 辛島修二, 他：筋緊張の評価. 理学療法 8:361–367, 1991
4) 千田富義：筋緊張異常. 理学療法 14:246–249, 1997
5) 辛島修二：脳卒中片麻痺患者の筋緊張と関節可動域に対する治療の効果判定. 理学療法 15:527–531, 1998
6) 新藤政臣：筋トーヌス. 総合リハ 29:831–835, 2001
7) 吉尾雅春：筋緊張. PT ジャーナル 36:206–207, 2002
8) 鴨下　博：痙縮の新しい理解. 臨床リハ 11:893–899, 2002
9) Bohannon RW, Smith MB: Interrater reliability of a Modified Ashworth Scale of muscle spasticity. *Phys Ther* 67:206–207, 1987. 長谷公隆：痙性・固縮. 浅山　滉, 石神重信, 畑野栄治, 他(編)：脳卒中リハビリテーション外来診療, 臨床リハ別冊, pp122–127, 医歯薬出版, 1997
10) 関　勝, 他：痙性の評価. 臨床リハ 11:45–49, 2002
11) 鈴木俊明：筋緊張異常. 石川　齋, 武富由雄, 他(編)：理学療法技術ガイド—理学療法臨床の場で必ず役立つ実践のすべて, 第 2 版, pp146–153, 文光堂, 2000
12) 藤田　勉, 他(編)：脳卒中最前線—急性期の診断からリハビリテーションまで. 第 3 版, 医歯薬出版, 2003
13) 石川友衛：神経生理学. 第 3 版, リハビリテーション医学全書 3-I, 医歯薬出版, 1998

X 협동성 검사

A. 협동성이란?[1]

목적에 맞고 동시에 효율적인 운동을 시행하려면, 관절가동범위나 근력이라는 운동계만이 아니라, 신체상황이나 환경으로부터의 정보에 기초하여 운동계를 조정하는 신경계의 작용이 필요하다. 이 신경계의 조정능력을 협동성(coordination)이라 하고, 협동성이 유지된 운동을 협동운동이라 한다.

신경계의 조절에 의해서 근 수축의 아래의 3가지 점이 결정된다.

- 언제, 어느 시점에서(timing)
- 어느 근육을(spacing)
- 어느 정도의 세기로 수축시키는가(grading)

B. 협동성 검사

협동성 검사에서는 운동검사, 탁상검사, 기기에 의한 검사 등으로 운동을 시켜 장애를 밝힌다. 협동성 검사는 정성적인 것(동작검사)이 많아, 결과를 기록용지 등에 객관적으로 남기는 것이 곤란한 일이 많다.

협동성 검사의 대상이 되는 것은 소뇌성 질환, 척수성 질환, 전정미로성 질환, 대뇌성 질환, 말초신경성 질환 등이 있다[후술하는 2.b항 "실조증의 분류" 참조].

1 의미와 목적

협동성 검사에서 밝혀지는 것은 각 관절의 협동운동장애의 성상이나 정도이다. 이들의 결과는 치료 프로그램 입안이나 치료효과의 판정재료가 되지만, 단독으로 사용한다기보다는, 그 원인이나 협동운동장애가 다른 구체적인 동작, 예컨대 일상생활활동(동작)(activities of daily living; ADL)에 미치는 영향 등과 아울러서, 종합적인 관점에서 대응책을 생각하거나, 효과판정을 하도록 해야 한다.

2 기초지식

a. 협동운동 장애[2, 4]

근력저하나 추체로 장애 등이 인지되지 않음에도 불구하고, 협동운동의 장애가 인지되는 경우를 실조증(ataxia)이라 한다. 실조증이란 상기 3개 근 수축의 요소가 장애된 상태이며, 협동운동 장애의 일종이라 할 수 있다. 실조증에는 사지의 협동운동 장애와 체간의 평형기능 장애가 포함된다.

협동운동 장애의 일종인 실조증의 주된 임상증상에는 다음과 같은 것이 있다.

- 측정장애 : 목표에 사지를 도달시키려고 할 때, 사지가 목표보다 바로 앞에서 멈추거나(측정 과소), 지나쳐버리는(측정 과대) 것을 말한다.
- 기도진전 : 마찬가지로, 목표에 접근함에 따라 진전(tremor)이 심해지거나, 사지가 그리는 궤적이 커지는 것을 말한다. 측정 장애의 일종이라 생각된다.
- 반복 길항운동장애 : 길항하는 운동(예컨대 회내 · 회외 등)의 전환을 원활하게 할 수 없는 것을 말한다.
- 시간측정 장애 : 운동의 시작이나 정지가 정상보다도, 또는 건측보다도 시간적으로 늦어지는 것을 말한다.
- 운동 분해 : 복합적인 관절운동을 동시에 시행할 수 없고, 개개의 관절운동으로 분해하여버리는 것을 말한다. 예컨대, 상지를 전방거상하고, 팔꿈치를 신전한 자세에서 귀를 만지도록 지시하면, 어깨와 팔꿈치의 움직임이 복합된 직선적인 움직임이 되지 않고, 팔꿈치의 굴곡이 일어나며, 이어서 어깨의 굴곡이 일어난다는 2개의 운동으로 분해한다(**그림** 1).
- 협동수축 이상 : 일련의 동작(예컨대, 일어나기 동작)에서 운동의 순서나 원활성이 장애되는 것을 말한다. 운동 분해나 측정 장애 등의 몇 가지 장애가 복합하여 일어난다고 생각된다.
- 실조성 보행 : 소뇌질환이나 전정신경 장애에서는, 양 발을 벌리고, 체간의 동요에 대해서 균형을 취하면서 천천히 보행한다(명정보행). 한쪽의 소뇌장애에서는 같은 측으로 넘어지기 쉽다. 심부감각장애에서는 양 발을 벌리고, 하지의 움직임은 급속히 커지며, 발꿈치를 세게 내리치는 것처럼 걷는다.
- 롬베르크(Romberg) 징후 : 양 발을 가지런히 하고, 발끝을 떼고 선 자세를 취한다. 눈을 뜰 때와 눈을 감았을 때의 선 자세 유지 상태를 비교한다. 눈을 감았을 때에 균형이 크게 무너지는 경우, 롬베르크 징후가 양성이라 한다. 건강한 사람에서도 눈을 감은 선 자세를 장시간 계속하는 것은 곤란한 경우가 있으므로, 다른 증상과 아울러서 하는 감별이 필요하다.

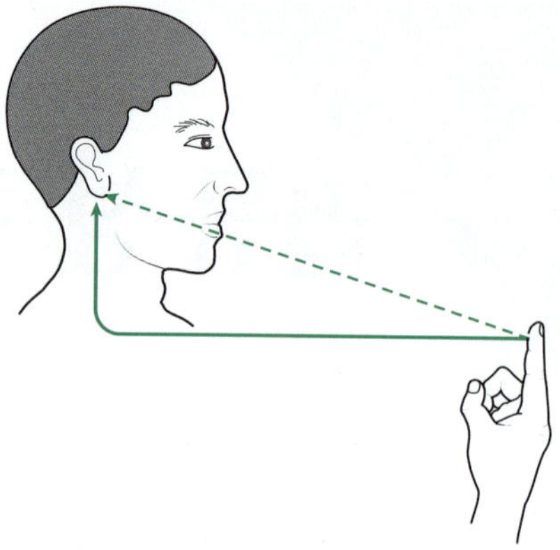

그림 1 운동 분해
정상에서는 점선과 같은 궤적을 그리지만, 실조증 환자는 실선과 같은 궤적을 그린다. 〔문헌 4에서〕

b. 실조증의 분류(그림 2)

실조증은 신경계의 장애부위에 기초하여, 다음과 같은 분류가 이루어진다.

1) 소뇌성 실조증

소뇌성 실조증에서는 위에서 언급한 실조증의 임상증상이 출현하는 이외에, 안구운동장

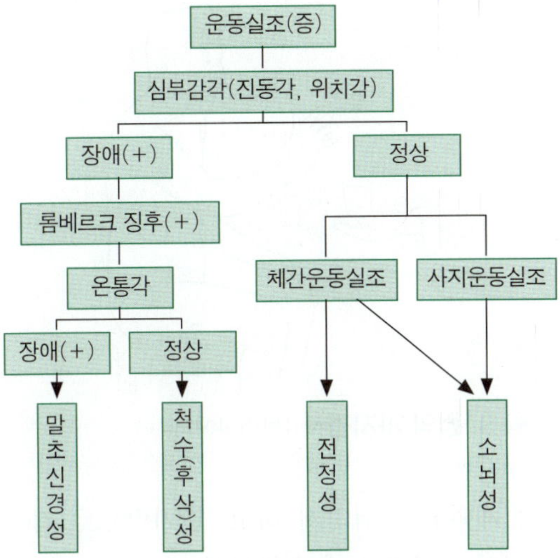

그림 2 운동실조증을 판별하는 방법 〔문헌 4에서〕

애(추시운동장애, 안진)나 구음장애(단철성 언어 · 폭발성 언어), 근긴장의 저하 등이 관찰된다. 롬베르크 징후는 음성이다.

소뇌성 실조증을 일으키는 질환에는 소뇌혈관질환(출혈 및 경색), 소뇌종양, 소뇌변성증(척수소뇌변성증) 등이 있다. 일반적으로, 소뇌혈관질환은 다른 소뇌질환에 비해서 기능예후는 좋다.

또한, 중뇌 · 뇌교 · 연수의 혈관병변으로도 운동실조를 나타내는 일이 있다.

2) 척수성 실조증

척수후삭의 장애에 의해서 고유감각의 피드백이 이루어지지 않기 때문에 실종증상을 나타낸다(감각성 실조증). 소뇌성 실조증과 달리, 롬베르크 징후는 양성이 된다.

척수성 실조증을 일으키는 질환으로서는 척수로가 유명하지만, 척수를 침해하는 질환(척추증성척수증이나 척수종양)에서도 실조증을 나타내는 일이 있다.

3) 전정미로성 실조증

전정미로성 실조증에서는 사지의 운동실조는 없으며, 기립 · 보행 시의 평형장애가 특징이다. 기립하면 양 발을 벌려서 서고, 불안정하며, 눈을 감음으로써 천천히 동요가 증가한다(전정미로성 롬베르크 징후).

전정미로성 실조증을 나타내는 질환으로서는 메니에르(Ménière)병이나 전정신경염 등이 있다.

4) 대뇌성 실조증

전두엽, 측두엽, 두정엽의 장애에서도 실조증이 일어난다고 한다. 특히 전두엽의 종양으로 소뇌성 실조증에 유사한 증상이 병소와는 반대측에 출현한다. 기타의 수반증상에 의해서, 소뇌성 실조증과의 감별을 한다.

뇌교나 내낭을 중심으로 한 라쿠나 경색이나 종양, 탈수질환에 의해서, 편마비와 같은 측의 소뇌성 실조증모양의 증상을 수반한 실조성 부전마비(ataxic hemiparesis)도 있다.[5]

5) 말초성 실조증

말초성 실조증에서는 운동신경 · 감각신경의 어느 쪽이 주로 침해되는가에 따라서 증상이 다르지만, 감각장애, 건반사의 저하 · 소실이 인지되고, 각 실조증상은 눈을 감으면 강화된다. 그 중 심부감각장애를 주증상으로 하는 후삭형 운동실조를 나타내는 것은 실조성 말초신경장애라 불린다.[6]

말초성 실조증은 다발성신경근염이나 길랑-바레(Guillain-Barré)증후군, 당뇨병성 신경병증(neuropathy), 알코올성 신경병증 등 말초신경을 장애하는 질환에서 관찰된다.

3 검사방법[4]

a. 운동검사

1) 상지의 검사

상지의 검사에는 다음과 같은 것이 있다.

- 손가락-코 시험(측정 장애 · 협동수축 이상 · 기도진전) : 상지를 외전시킨 자세에서 인지로 자기 코의 끝을 만지게 한다. 눈을 뜨고 · 눈을 감고 시행시켜 그 차이를 본다.
- 코 · 손가락 · 코 시험(측정 장애 · 협동수축 이상 · 기도진전) : 인지로 자기 코와 검사자의 손가락 끝을 번갈아 만지게 한다.
- 손가락-귀 시험(운동 분해) : 인지로 같은 측의 귀를 만지게 한다(**그림 1** 참조).
- 무릎치기 시험(반복 길항장애) : 앉은 자세를 취하게 하고, 대퇴부 위에서 회내와 회외를 신속하게 시행시킨다.
- 컵 파지시험 : 컵을 들게 한다(**그림 3**). 손가락을 과도하게 벌리는 것과 상지의 큰 운동 궤적이 관찰된다(측정 장애 · 협동수축 이상 · 기도진전).
- 되튐(반동)현상(시간측정 이상) : 대상자의 팔꿈치를 굽히고, 검사자는 그 손목을 잡는다. 대상자에게 팔꿈치를 강하게 굽히도록 지시한다. 검사자는 그것에 저항을 주고, 갑자기 손을 뗀다. 정상에서는 팔꿈치의 굴곡을 바로 멈출 수 있으나, 소뇌성 실조증에서는 운동을 멈출 수 없고, 자기의 신체를 쳐 버린다. 이 검사를 시행할 때는, 검사자가 또 한쪽의 손으로 대상자의 신체를 방어한다.

2) 하지의 검사

- 발가락-손가락 시험(측정 장애 · 기도진전) : 배와위를 취하게 하고, 발가락으로 검사자의 손가락을 만지게 한다.

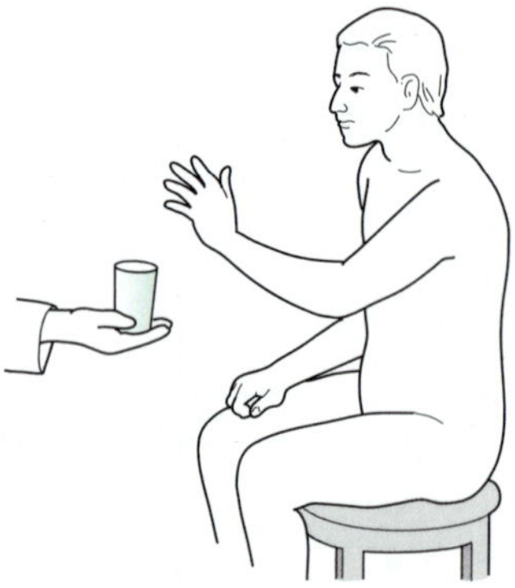

그림 3 컵의 파지검사 (문헌 4에서)

- 발꿈치-무릎 시험(측정 장애 · 협동수축 이상) : 배와위에서 한쪽의 발꿈치를 반대측의 무릎에 붙이고, 원래로 되돌리는 동작을 반복시킨다. 눈을 뜨고 · 눈을 감고 시행시키고, 그 차이를 본다.
- 정강이 두드리기 시험(측정 장애 · 협동수축 이상) : 배와위에서 한쪽 하지를 신전 거상시키고, 그 후, 반대측 무릎에 붙여, 하퇴를 따라서 발꿈치를 미끄러지게 하는 운동을 반복시킨다. 눈을 뜨고 · 눈을 감고 시행시켜 그 차이를 본다.
- 바닥 두드리기 시험(반복 길항운동 장애) : 앉은 자세를 취하게 하고, 발바닥으로 마루바닥을 율동적으로 두드리게 한다.

3) 체간의 검사[7]

- 체간의 균형 : 끝에 걸터앉은 자세를 취하게 하고, 검사자가 대상자의 양 하지를 들어 올려, 균형이 무너지게 하여, 체간의 반응(동요 · 실조)을 본다(체간 실조 · 평형기능 장애)

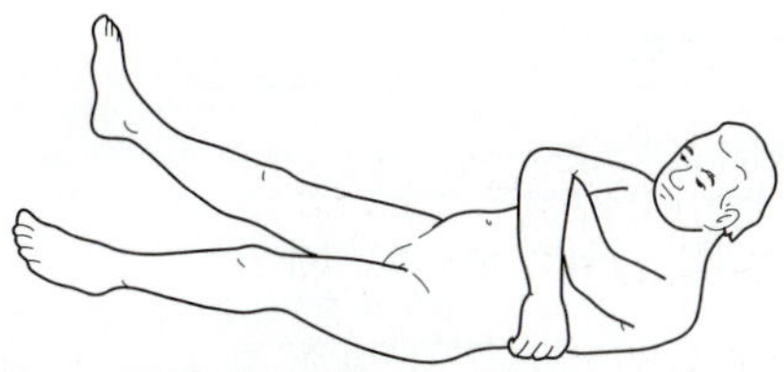

그림 4 일어나기 검사 (문헌 4에서)

4) 기본동작의 검사

- 일어나기 : 배와위에서 양 팔짱을 끼고 일어나게 한다(**그림** 4). 소뇌장애에서는 일어날 수 없고, 하지, 특히 환측의 하지를 높이 올려버린다(협동수축 이상).

5) 선 자세 · 보행의 검사

- 선 자세 균형 : 선 자세를 취하게 하고, 후방으로 젖히도록 시킨다(**그림** 5). 정상에서는 무릎을 굴곡하고, 체간을 후경시켜 균형을 잡지만, 소뇌장애에서는 무릎의 굴곡이 관찰되지 않고, 후방으로 넘어져버린다(협동수축 이상).
- 발 이음 보행 : 후방의 발의 발끝에 전방의 발의 발꿈치가 닿도록 하여 일직선상으로 걷게 한다. 경증의 실조증의 경우는 신체의 동요나 불안정성이 강화된다.

b. 탁상검사

- 협동성 테스트 : **그림** 6에 나타낸 테스트를 시행시킨다.
- 선 긋기 검사 : 10 cm 떨어진 평행선 사이를 연결하도록 선을 긋게 한다(**그림** 7). 실조증이 있으면 선을 바로 앞에서 멈추거나, 지나쳐 버린다(측정 장애). 또는 선의 떨림이 관찰된다.

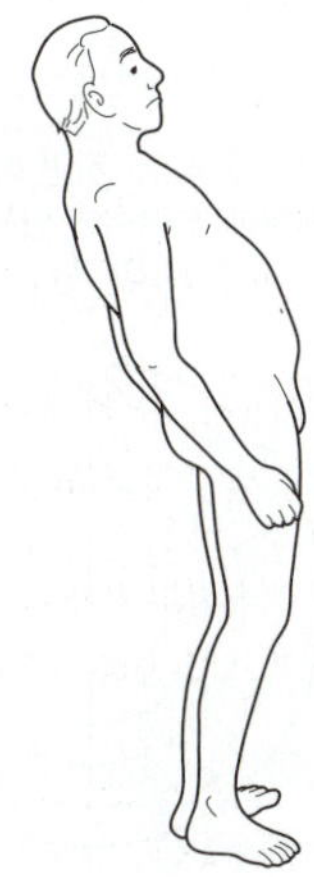

그림 5 선 자세 균형검사 (문헌 4에서)

- 글씨쓰기 : 주소나 성명을 적게 한다. 실조증이 있으면, 서서히 글씨가 커진다(대자증).

c. 기기에 의한 검사

기기를 사용한 검사에는 다음과 같은 것이 있다.

- 연속사진 · 비디오 촬영 : 운동검사를 연속사진이나 비디오로 촬영하여, 사지가 그리는 궤적을 본다.[9] 컴퓨터를 사용해서 촬영 화상을 데이터 처리하는 방법도 있다.
- 중력중심 동요계 : 중력중심 동요계를 사용해서 선 자세 중력중심 동요를 측정한다. 다리를 벌린 폭, 눈을 뜸 · 눈을 감음 등, 조건을 바꿔서 비교 검토한다.

실조증상을 나타내는 환자에서는 이 밖에 근력이나 근긴장, 감각, 안구운동, 발성 · 발화의 상태, ADL 등도 아울러서 평가해둘 필요가 있다.

성명 ______ 진단 ______ 검사연월일 ______ (테스트 회째) 검사자명 ______

Ⅰ 연필(HB)을 사용하여, 지면 상방 10㎝의 위치에서 그림 안을 향해서 점을 찍는다.
팔꿈치를 책상에 붙여서는 안된다. 매초 1점의 속도로, 검사자의 박수에 맞추면서
50점을 찍는다(50초의 예정). 연필로 테스트할 수 없는 경우는, 사인펜 등 사용한 것을 명기한다.

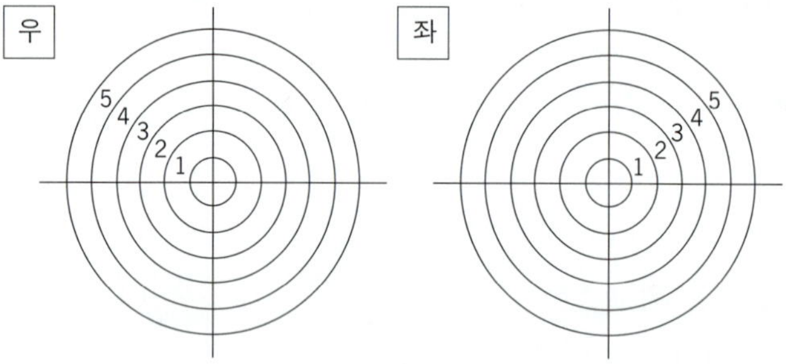

삐져나온 점수의 수

	우	좌
1		
2		
3		
4		
5		
우		

소요된 시간(50회)

	우	좌

Ⅱ. 세로선의 틈새(끊어진 곳)를 누비고 나가 곡선을 그린다. 선에 닿지 않도록 주의 하면서 가급적 빨리
(연필 HB를 사용. 팔꿈치는 뜨지 않도록 한다)

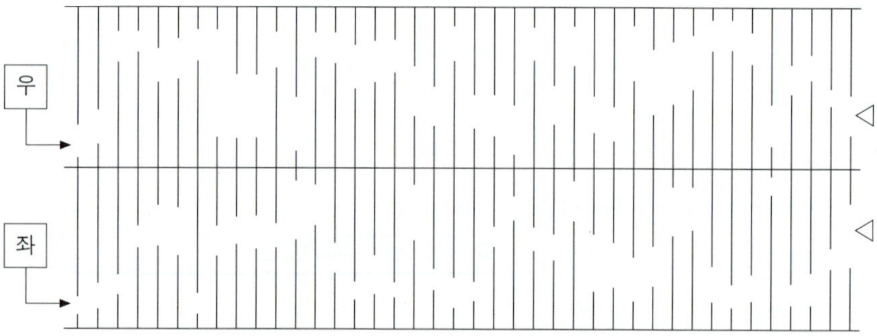

(우)

초	틀린 수

N:11~16 N:0~2

(좌)

초	틀린 수

N:14~21 N:0~2

Ⅲ. 원 안에 하나씩 점을 찍고 우측으로 진행한다. 팔꿈치는 뜨지 않도록 한다. 연필 HB 사용.

(연습)

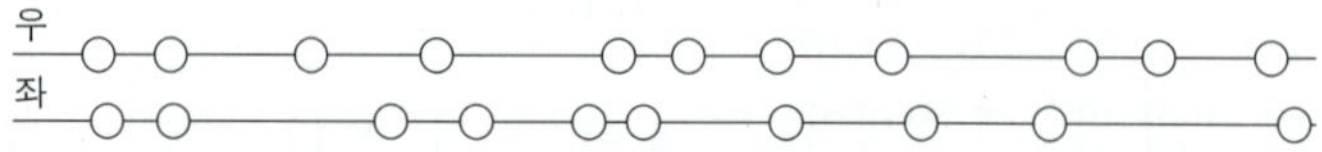

틀린 수 / 찍은수

(정식 테스트) 1개에 소요되는 시간(3초, 5초)(○로 에워싼다). 검사자의 신호와 함께 하단으로 진행한다.

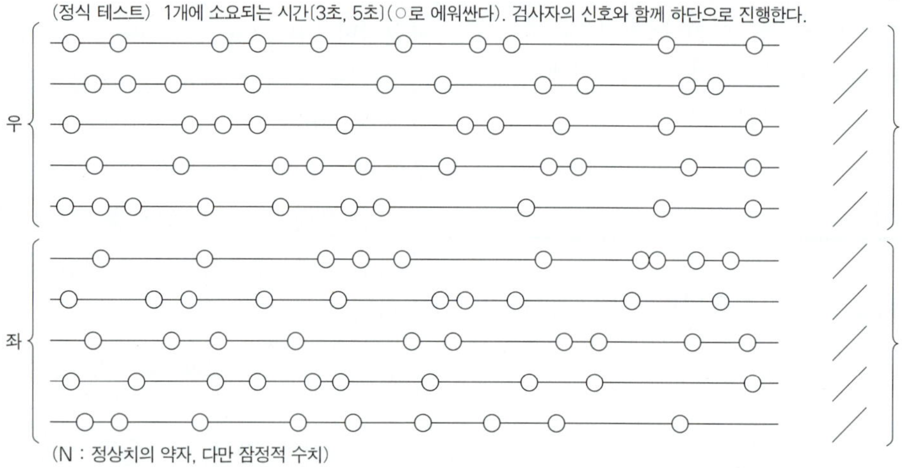

우 N:1/5~10 (3초당)

좌 N:1/2~8 (3초당)

(N : 정상치의 약자, 다만 잠정적 수치)

그림 6 협동성 테스트(상지) 〔문헌 8에서〕

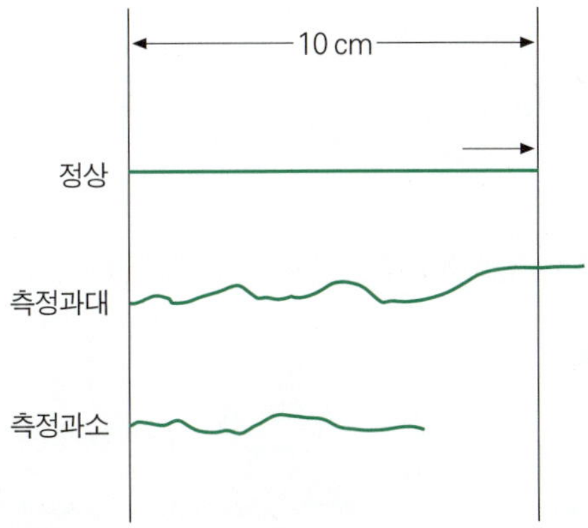

그림 7 선 긋기 검사

C. 치료에 대한 시사

실조증상의 치료에는 시각을 이용한 방법, 고유감각을 이용한 방법(추 부하, 탄성붕대 장착법 등), 기타의 기법(고유수용성 신경근 촉진법)이 있다. 치료의 원칙은 원인에 따라서 이용 가능한 감각을 이용하고, 바른 운동을 반복하여 학습함으로써, 운동제어의 방법을 피드백(feedback)에서 피드포워드(feedforward)로 이행시키는 것이다. 어느 경우에도, 대상자는 의식이 청명하고(맑고), 의욕이나 이해력, 집중력이 있을 필요가 있다.

실조증상이 강한 경우나 영속한다고 생각되는 경우, 실조증상에 의한 위험성을 방지하는 것도 아울러서 고려해야 한다. 체간실조가 심하면, 앉은 자세나 선 자세 유지, 옮겨타기 동작, 보행 시에 넘어질 위험성이 있다. 상지의 실조증이 심하면, 식사나 몸 단정히 하기를 위한 용구로 신체에 상처를 입힐 우려가 있다. 게다가 하지의 실조증상이 심한 경우, 옮겨타기 동작이나 보행에서 위험성이 있다.

어떤 동작에서 어떠한 위험성이 있는가를 확인한 다음에, 자제유지를 위한 체간의 고정, 넘어짐 방지를 위한 난간의 설치, 움직이기 쉬운 가구 등을 배제한다. 날붙이(칼날 등)나 뾰족한 물건의 사용에 주의한다. 사지에 대한 추(weight) 부하 등, 위험방지의 대응을 생각하여 실시한다.

●인용문헌

1) 沖田一彦：協調性運動. 奈良　勲(監修), 吉尾雅春(編)：運動療法学 総論, 標準理学療法学 専門分野, 医学書院, 2001
2) 菅田忠夫, 他：脊髄小脳変性症—診断から在宅生活まで. 総合リハ 25:1017–1042, 1997
3) 松本昭久, 他：病態と生理—脊髄小脳変性症を中心に. 総合リハ 27:905–910, 1999
4) 田崎義昭, 斎藤佳雄(著), 坂井文彦(改訂)：ベッドサイドの神経の診かた. 改訂 16 版, 南山堂, 2004
5) 神田　直：Ataxic Hemiparesis. 総合リハ 27:933–936, 1999
6) 小國英一, 他：末梢神経障害による運動失調. 総合リハ 27:927–931, 1999
7) 内山　靖, 他：運動失調症の躯幹強調能と歩行移動能力. 総合リハ 18:715–721, 1990
8) 上田　敏：目でみるリハビリテーション医学. 東京大学出版会, 1971
9) 生田宗博：パフォーマンスの評価. 理学療法 8:369–376, 1991

XI 뇌신경 검사

A. 뇌신경

1 뇌신경 검사의 의미

뇌신경질환의 진단은 의사의 중요한 역할이다. 신경학적 진찰법[1]은 최근 발달한 뇌기능화상진단법과 함께 뇌신경기능의 장애와 그 회복이나 예후를 판단하는 기법이다. 뇌신경장애의 진찰법[1]은 간편한 도구를 사용해서 일정한 순서와 형식에 따라, 신경학적 징후를 단시간에 판단할 수 있다.

뇌는 그 영역에 따라서 기능 국재성(localization)을 가지며, 뇌의 손상부위에 따른 기능장애나 불수의운동이라는 징후가 출현한다. 뇌졸중이나 두부외상에 의한 뇌신경학적 증후는 복잡하다. 그러나, 대상자의 신경증후를 바르게 판단할 수 있으면, 화상진단에 의한 책임병소의 추정을 학습할 수 있다[2]. 더욱이, 대상자의 뇌신경 징후의 추이를 파악함으로써, 회복상태를 파악하는 것도 가능하다.

신경학적 소견은 얼굴의 표정, 눈의 움직임, 이야기하는 방법 등, 다양한 일상생활활동(ADL) 중에 파악하는 것이 가능하다. 시신경 손상이 있으면, 시야의 장애가 발생하여, 대상자의 시야결손에 의한 간과(못보고 빠뜨림)를 치료자는 알아차릴 수 있고, 안면신경 마비가 있으면 입술을 다물 수 없으며, 이에 더해서 불명료한 발음을 나타내는 일이 있다. 대상자의 일상생활에 일어나는 다양한 병적 행동과 그 장애를 정확하게 판단하고, 이들에 대한 치료와 원조를 하기 위해서는, 작업치료사가 신경학적 진찰법을 사용해서, 대상자의 상태를 의학적으로 정확하게 파악할 필요가 있다.

2 뇌신경 증후와 뇌신경을 기억하는 방법

뇌신경 (cranial nerves)은 좌우 12쌍이 있다. 후각신경과 시신경(제1뇌신경과 제2뇌신경)의 신경섬유는 대뇌에 지접 접속하여 있다[3]. 한편, 동안신경에서 설하신경(제3뇌신경에서 제12뇌신경)까지의 신경섬유는 뇌간부로부터 접속하기 때문에, 이들의 뇌신경장애의 유무를 검사하면, 뇌간장애의 부위진단에 유용하다고 한다.

뇌간의 장애에서는 운동마비, 감각장애, 안구운동장애, 의식장애, 호흡순환장애 등의 증후를 나타낸다. 뇌간에는 뇌신경핵의 대부분이 포함되기 때문에, 뇌간장애의 부위는 뇌신경마비에 의해서 판단할 수 있다. 뇌신경에 장애가 인지되면, 그것이 뇌간 내의 병소인지, 그보다

표 1 뇌신경과 그 기능적 분류

뇌신경(cranial nerves)	기시	분포	기능적 분류
1. 후각신경(olfactory nerve)	비점막 후각부	후구	지각신경
2. 시신경(optic nerve)	안구(신경세포 층)	1차 시각영역	지각신경
3. 동안신경(occulomotor nerve)	동안신경 주핵	상검거근, 상직근, 내측직근, 하직근, 하사근	운동신경
4. 활차시경(trochlear nerve)	활차신경핵	상사근	운동신경
5. 삼차신경(trigeminal nerve)	능뇌(삼차신경의 운동핵), 주지각핵, 척수로핵, 중뇌로핵	지각부 : 안면 운동부 : 심두근, 저작근, 악설골근, 악이복근	혼합신경
6. 외전신경(abducent nerve)	뇌교(외전신경핵)	외측직근	운동신경
7. 안면신경(facial nerve)	연수 상부 · 뇌교 배부 (안면신경핵)	운동신경섬유 : 천두근, 경돌설골근, 악이복근, 등골근(stapedius m.) 미각신경섬유 : 설하선, 악하선	혼합신경
8. 청각신경(auditory nerve)	내이	연수, 뇌교 배부	지각신경
9. 설인신경(glossopharyngeal nerve)	연수	설근	혼합신경
10. 미주신경(vagus nerve)	연수(미주신경 배측핵, 의핵, 고속핵)	두부, 경부, 흉부, 복부	혼합신경
11. 부신경(accessory nerve)	연수, 경수	흉쇄유돌근, 승모근	운동신경
12. 설하신경(hypoglossal nerve)	연수(설하신경핵)	설근	운동신경

말초의 병소인지를 구별할 필요가 있다.

뇌신경의 종류는, "냄새를 맡다(1. 후각신경), 보다(2. 시신경), 움직이다(3. 동안신경), 자동차(4. 활차신경)의 3개(5. 삼차신경) 이외(6. 외전신경), 얼굴(7. 안면신경), 듣다(8. 청각신경), 혀(9. 설인신경)에 헤매다(10. 미주신경), 부(11. 부신경) 혀 밑(12. 설하신경)이라 기억하면 좋다.

B. 뇌신경의 기능적 분류

뇌신경은 뇌(뇌간을 포함)에서 나오는 말초신경✓섬유이며, 말초 장기로부터 뇌에 신호를 전달하는 구심성 섬유(afferent nerves) 또는 지각신경(sensory nerves)과, 중추에서 말초로 신호를 전달하는 원심성 섬유(efferent nerves) 또는 운동신경(motor nerves), 및 양자의 혼합으로 이루어진 것, 게다가 자율신경섬유가 부가된 것이 있다.

뇌신경을 그 기능으로부터 분류하면 복잡하지만, 1 · 2 · 8은 지각신경계, 3 · 4 · 6 · 11 · 12는 운동신경계, 5 · 7 · 9 · 10은 지각 · 운동 · 자율신경계의 혼합신경계이다(표 1).

1 구심성 신경

구심성 신경은 체성(somatic)과 내장(visceral)으로 분류된다. 온각 · 통각 · 촉각은 일반 외수용성 지각(general exteroceptive sense)이라 불리고, 삼차 · 설인 · 미주신경이 주로 관장한다. 시각과 청각은 특수 외수용성 지각(special exteroceptive sense)이라 불리고, 시신경 및 내이신경인 와우신경이 이들의 지각 신호를 뇌에 보낸다. 근육 · 건 · 관절로부터의 신호를 전달하는 고유수용성의 신경섬유로서는, 삼차신경 내의 일부의 신경섬유가 교근(masseter muscle)의 지각을 전달한다.

내장지각에서 특수한 것은 미각과 후각이다. 미각의 신호는 안면 · 설인 · 미주신경이 전달한다. 후각신경은 후각신호를 전달한다.

2 원심성 신경

체성원심성의 신경에는 안근의 운동을 관장하는 동안신경, 활차신경, 외전신경 및 설하신경이 있다. 내장성원심성의 것으로서는 동공조절과 폭주반사를 관장하는 동안신경 내의 부교감신경섬유가 있다. 또한 누선 · 악하선 · 설하선 분비를 촉진하는 안면신경 내의 중간신경, 이하선 분비를 촉진하는 설인신경, 흉복부 내장에 널리 분포하는 미주신경은 내장성 원심성의 뇌신경으로 분류된다.

C. 뇌신경의 검사법

1 후각신경(제1뇌신경)

a. 신경의 주행

후각세포-후각신경-후구-후삭-후뇌(해마회, 해마구 부근). 후각신경은 후각세포의 후구까지 뻗는 중추성의 축삭으로부터 전두엽 복측의 후각로를 포함한다.

b. 검사방법

피검사자의 눈을 감게 하고, 향수, 담배 등을 피검사자의 비공(nares)에 접근시켜 한쪽씩 냄새를 맡게 한다. 냄새를 느끼는가, 또한 그 냄새가 어떠한 종류의 것인가를 청취한다. 냄새를 맡게 하는 경우, 담배를 사용하면 간편하다. 문진만으로, 생략하는 일도 있다.

c. 병태

후각저하 · 탈출, 착후, 환후

d. 원인

말초신경장애(전두개 저부 골절, 전두엽 종양, 뇌저부 수막염, 기형, 노화), 뇌종양, 두부외상, 코 질환, 해마구의 종양, 히스테리, 구상회(uncinate gyrus)발작(환후 발작), 통합실조증 등

2 시신경(제2뇌신경)

뇌졸중의 대상자에서, 식사나 착탈의의 장면에서 간과(빠뜨리고 봄)가 있고, 고차신경 기능장애의 하나인 반측공간실인의 의심이 있는 경우는, 시력이나 시야의 장애가 시신경의 장애에 의해서 일어난 것인가, 시신경의 장애가 아니라 뇌기능의 문제인가를 판단하기 위해 시신경의 검사가 필요하다. 시력이나 시야

장애 또는 반측공간실인에 대한 작업치료는 각각의 내용이 다르기 때문에, 대상자의 검사 결과에는 충분히 주의한다.

a. 신경의 주행

시신경-시교차-시삭-외측슬상체-시방선-후두엽 시각영역(조거구). 시신경은 발생학적으로 중추신경의 일부라 하는 망막의 신경절세포의 축삭이고, 수초를 만드는 것은 핍돌기교세포이다. 망막에서 나온 신경섬유는 시신경 교차부에서 비(코)측 절반은 반대측으로 교차하고, 이(귀)측 절반은 교차하지 않고 같은 측의 시삭을 경유하여 외측슬상체에 도달한다. 이 해부학적 특징에 의해서, 시야장애의 패턴으로부터 시신경로의 장애부위가 동정(identification)된다(**그림 1**). 시야검사에서는, 후두엽까지의 시각로의 이상을 검사하게 된다.[4)]

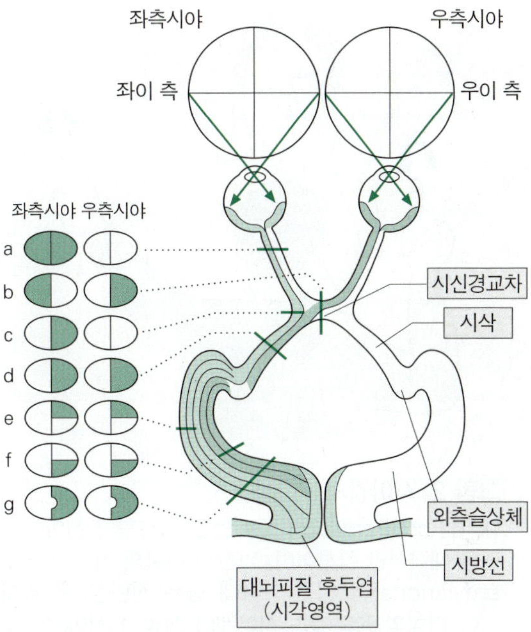

그림 1 시신경의 장애부위와 시야 이상

시신경과 대뇌(시각영역)까지의 손상과 시야이상의 관계를 나타냈다(a : 단안성 시야결손, b : 양이측 반맹, c : 일측 반맹, d : 동명반맹, g : 동명반맹 중 시야중심의 시력이 유지되는 황반회피를 수반한다). 망막에서 나온 신경섬유는 시신경 교차부에서 비(코)측 절반은 반대측으로 교차하고, 이(귀)측 절반은 교차하지 않고 같은 측의 시삭을 거쳐 외측슬상체에 도달한다. 이 해부학적 특징에 의해서 시야장애의 패턴으로부터 시신경로의 장애부위가 동정(identification)된다. 일측의 전맹(단안성 시야결손)은 시신경 교차보다 전방의 시신경의 병변에 의한 것이며, 시야의 절반이 보이지 않는 병태는 반맹이라 불린다(양 이측 반맹 · 이측 반맹 · 동명반맹 등).

b. 검사방법 : 시력, 시야, 안저검사

1) 시력검사

대상자의 호소로부터 이상의 유무를 확인한다. 나안과 교정시력에 의한 랑돌트(Landolt)환의 분해 능력을 확인한다. 명함이나 신문 등을 30~40 cm 눈에서 떼고 읽게 하는 것만으로도 좋다.

시력이 현저하게 저하하여 있을 때는, 눈앞의 손가락을 셀 수 있는지를 시험한다(눈앞 손가락 판별시험). 눈앞의 손가락을 보고 인지할 수 없을 때는, 눈앞에서 손을 움직이고, 그것을 판별할 수 있는지 아닌지를 시험한다(눈앞 손의 움직임 판별시험).

빛을 보고 인지할 수 있는지 아닌지에 대해서는 약간 어두운 방에서, 빛을 눈에 반복해서 쬐고, 명암(광각)을 느끼는지 어떤지를 시험한다(광각 판별시험).

2) 시야검사

시야의 결손, 반맹의 유무를 조사한다. 대좌법(confrontation test)으로 검사한다(**그림 2**).

피검사자와 검사자의 눈의 거리가 약 80 cm의 간격이 되도록 마주보고, 우측의 눈을 오른

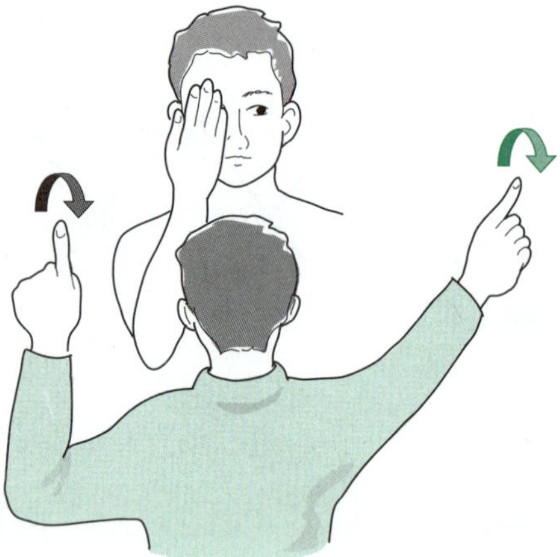

그림 2 시야검사

대좌법(confrontation test)법은 검사자의 시야를 이용한 대략적인 검사이며, 약간의 시야의 축소, 마리오트(Mariotte)의 맹점의 확대 등은 진단할 수 없다. 시야 이상의 진단에는 시야계나 정량적 시야계에 의한 정확한 검사가 사용된다.

손으로 가리게 한다. 검사자는 왼눈을 감고, 피검사자의 왼눈으로 검사자의 오른 눈을 주시하게 한다. 검사 중은 피검사자의 시선이 고정되어 있는지를 감시한다. 검사자는 양손을 전측방으로 펼쳐서, 자기 시야의 좌우 양끝(손가락과 손가락의 간격은 100~120 cm 정도)에 두고, 한쪽의 손가락을 움직여서, 피검사자에게 움직이고 있는 쪽의 손가락을 가리키도록 지시한다. 마찬가지로 피검사자가 가린 눈을 바꿔서 좌우의 시야를 검사한다.

3) 안저검사

안저경을 사용해서 시행한다. 유두의 변화, 망막, 혈관의 변화를 관찰한다. 보통은 의사가 시행하고, 작업치료사가 확인하는 일은 거의 없다. 다만, 시야의 결손이나 시력의 저하가 있는 경우, 시신경이 안구 내에 병변이 있는지 어떤지를 판단하기 위해, 작업치료사는 이 검사의 의미를 이해하여 둘 필요가 있다.

① **유두 변화**

- 유두 부종, 울혈유두 : 뇌압 항진, 시신경염(다발성경화증) 등
- 시신경 위축 : 다발성경화증, 뇌종양, 중독, 레베르(Lever)병, 중심망막동맥 폐색 등에서 관찰된다.
- 포스터 · 케네디(Foster Kennedy)증후군 : 전두엽 저부 종양, 특히 골막종에서 관찰된다. 같은 측의 시신경 위축, 후각 탈출, 반대측의 울혈유두가 관찰된다.

② **망막 변성**

- 망막색소 변성증 : 신경근 질환에 합병하지만, 유전성으로 단독으로 관찰되는 일도 있다.
- cherry-red spot : 리피도시스 때에 관찰된다.

③ **혈관 변화-세동맥 경화증** : 중증정도에 따라서 1~4도의 쉐이에(Scheie) 분류 또는 케이스-바그너(Keith-Wagner)의 분류가 사용된다.

c. 병태

맹. 반맹, 시야결손, 시공간실인, 관상 협착, 유두 변화, 시신경 위축 등

d. 원인

시신경 위축은, 다발성 경화증, 뇌종양, 중독, 레베르병, 중심망막동맥 폐색 등에서 관찰된다.

후두엽의 병변(특히 뇌혈관장애)에서의 반맹 때, 황반부의 중심시력이 반원형으로 잔존

하여 황반회피라 불린다. 중심 암점의 확대는 구후시신경염, 중심망맥락염 때에 인지된다. 망막색소 변성증, 유기수은 중독 등으로 구심성 시야 협착이 인지된다. 히스테리의 대상자에서의 시야 협착에서는, 시야는 원방에서도 확대되지 않고 "터널을 들여다보고 있는 것 같다"라 표현되는 관상 협착이 자주 관찰된다.

고전형 편두통에서는 발작 전에 일과성 섬광 암점(scintilating scotoma)이 인지되는 일이 있다. 유두부종이나 울혈 유두는 뇌압항진, 시신경염(다발성경화증) 등에서 관찰된다.

3 동안신경(제3뇌신경), 활자신경(제4뇌신경), 외전신경(제6뇌신경)

대상자에게 사시나 안구운동에 이상이 관찰되는 경우, 동안신경, 활차신경, 외전신경이 장애되어 있을 가능성이 있고, 이들의 검사를 시행한다.

동안신경은 동공을 축소하는 기능(부교감신경)과, 활차신경이나 외전신경과 함께, 안구를 운동시키는 기능이 있다(**그림 3**). 이들 3개의 신경은 외안근 및 내안근을 지배하기 때문에, 한번에 검사할 수 있다.

동안신경은 안구의 상(상직근)·내(내직근)·하(하직근)·내측상전(하사근)을 지배한다. 동안신경은 안검을 올리는 운동(상안검거근)을 지배하고, 그 장애로 안검하수가 발생한다. 더욱이, 상구에서 중뇌수도 주위의 회백질인 에딩거-베스트팔핵(Edinger-Westphal nucleus)에 기인하는 부교감신경에 의해서 산동(동공이 커지다)이 일어난다. 안검하수와 산동이 한 눈에 일어났을 때, 내경동맥과

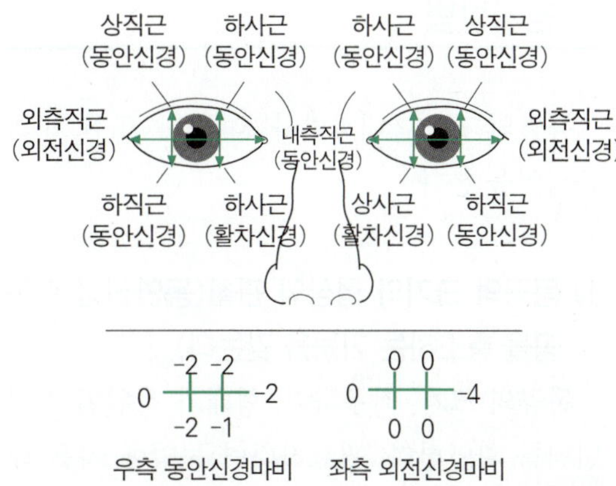

그림 3 안구운동에 관여하는 근육 및 그 신경지배
하단은 우측 동안신경마비, 좌측 외전신경마비 때의 기재 예를 나타냈다. 안구운동마비는 정상(0)부터 완전마비(-4)로 하고, 예컨대, 운동범위가 절반정도라면 (-2)라 표기한다.

후교통동맥의 분기부에 만들어진 뇌동맥류의 존재를 의심하는 것은 그 부근을 동안신경이 지나고 있기 때문이다.

동공괄약근을 지배하는 섬유는 동안신경의 주변부에 존재하기 때문에, 동맥류에 의한 신경압박이나 뇌허니아, 외상성 동안신경장애 때에 가장 용이하게 장애를 받기 쉽다. 한편, 당뇨병관련 동안신경마비 때는(중심부에 있는 영양혈관의 폐색기전에 의해서 일어나기 때문에) 장애되기 어렵다고 한다.

a. 신경의 주행

신경세포체는 동안신경과 활차신경이 중뇌에 있고, 외전신경은 뇌교에 있다. 동안신경은 외측직근과 상사근 이외의 안근에 부포한다. 활차신경은 상사근에 분포한다. 또한 외전신경은 외측직근에 분포한다.

b. 검사방법

동공의 크기, 대광반사를 본다. 또한 눈의 움직임을 본다.

1) 동공의 크기와 형상의 관찰(동안신경은 동공을 축소하는 기능을 갖는다)

동공의 크기, 좌우차이, 형태가 정원인지 아닌지를 확인한다. 필요하다면 눈앞에 자를 대고 동공의 직경을 측정한다. 동공의 직경은 정상에서 2.5~4.0 mm이고, 2.5 mm보다 작을 때는 축동(miosis), 5.0 mm보다 클 때는 산동(mydriasis)이라 한다. 동공의 좌우 크기가 다른 병태를 동공부동(anisocoria)이라 한다.

① 아가일 · 로버트슨 동공(Argyll Robertson pupil)
동공강직증의 일종이다. 동공의 축동, 부정형, 동공의 직접 또는 간접 대광반응(light reaction)의 결여가 있고, 근지축동은 정상이다(대광 · 근견 해리). 척수로, 신경매독, 송과체질환, 뇌간의 탈수성질환에서 관찰된다.

② 호르네르(Horner)증후군
경부교감신경연쇄, 또는 그 중추경로의 장애에 의해서, 동공산대근이 교감신경에 지배되어 있기 때문에 부교감신경 우위의 상태가 되어 일어나는 증후군이다. 안검하수, 축동, 안열 협소, 안구 함몰, 발한 저하, 코 막힘이 병변 측에서 일어난다.

2) 동공반사의 관찰(동안신경)

빛을 한 눈의 동공으로 향하게 하면, 그 동공은 축소하고, 빛을 대지 않은 또 한쪽의 동공도 축소한다. 대광반사는 시신경장애(맹), 동안신경장애에 의해서도 일어난다.

약간 어둡게 한 방에서 회중전등이나 펜 라이트를 사용하여 빛을 피검자의 시야 밖으로부터 신속하게 시야에 넣는다. 정상이라면, 빛이 들어간 동공이 신속하게 수축한다[직접 대광반사(direct light reflex)]. 대광반사는 직접 빛이 닿은 안구의 축동(직접 대광반사)과 반대측의 빛이 투입되지 않았던 측의 축동(간접 대광반사)을 검사한다.

근거리를 응시하였을 때의 축동(폭주조절반사)에 대해서도 관찰한다. 이들로부터, 시신경에서 중추에 이르는 신경로 장애의 부위를 추정한다[다음 항 "근견반사" 참조].

● 대광반사의 병태

시력저하가 인지되지 않은 상태에서 산동하고, 대광 · 조절반사가 소실하여 있는 경우는 중뇌의 장애나 동안신경장애, 동공괄약근 자체의 장애에 의한 것이다. 이 증상은 텐트 절흔 허니아, 동맥류 등에서 관찰된다.

시신경이 장애되면, 대광반사는 환측의 직접반사, 건측의 간접 양 반사 모두 장애되지만, 다른 측의 간접반사는 유지된다. 동안신경의 장애에서는 환측의 직접 및 간접반사가 장애되지만, 건측의 간접반사는 정상이다.

3) 근견반사의 관찰

피검사자에게 먼 곳을 주시시키고, 동공의 크기를 확인해 둔다. 다음으로 피검사자의 미간에서 10~20 cm 정도의 부분에서 검사자의 손가락 또는 연필을 신속하게 응시하도록 지시하고, 동공의 크기의 변화를 관찰한다(**그림 4**). 이 시험에서는, 양 눈을 내전시키기 위한 내측직근의 수축에 의해서 일어나는 폭주조절

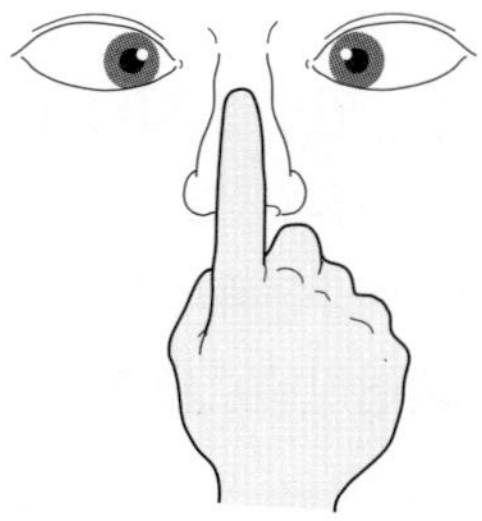

그림 4 **근견반사**
피검사자에게 먼 곳을 주시시키고, 동동의 크기를 관찰한다. 다음으로 피검사자의 눈앞 10~20 ㎝ 부근에 손가락 또는 연필을 놓고, 피검사자에게 신속하게 주시시킨다. 정상이라면 양 눈이 폭주하여 동공은 수축한다.

반사와 눈앞의 지표를 망막에 결상시켜려고 하는 동공의 조절반사의 양쪽이 일어난다.

4) 눈의 움직임을 본다(동안 · 활차 · 외전신경) (그림 5)

비정상 안구운동과 병소부위를 표 2에 나타냈다.

① 눈의 움직임에 대한 판단

- 정상적인 양 눈은 좌우 공동하여 움직인다.
- 좌우에의 눈의 움직임은 공동성일지라도, 한쪽의 움직임이 느린 일이 있고, 느린 측에 주시장애가 잠재할 가능성이 있다.
- 정상적인 안구의 추적은 지표를 움직였을 때에 원활(smooth)하다. 움직임이 원활하지 않을 때는 비정상이며, 단속적(saccadic)이라 표현한다.
- 지표를 추적하는 안구운동에는, 원활하

표 2 **비정상 안구운동과 병소부위**

비정상 안구운동	병태	병소부위
중뇌수도증후군 (cerebrum aqueduct syndrome)	①폭주안진, ②함몰안진, ③상방 · 수직성 주시장애, ④수직안진, ⑤동공이상, ⑥간대성 폭주운동발작, ⑦외안근마비를 나타낸다.	중뇌수도 주변 회백질의 장애에 의해서 일어나는 증후군이며, 원인질환으로서 송과체 종양, 중뇌경색, 시상출혈을 들 수 있다.
안구 상하운동 (ocular bobbing)	양측 반구장애를 나타내는 혼수증상사례, 뇌교의 광범위한 장애로 관찰된다.	아랫방향의 갑작스런 안구 공동 편시이며, 천천히 정상적인 위치로 되돌아오는 주기성 안구 수직운동. 의식장애 때에 인지된다.
안구 클로누스-미오클로누스 증후군 (opsoclonus-polymyoclonus syndrome)	양 눈에서의 신속하고 비율동적인 다방향의 공동성 불수의 운동. 체간운동실조에 의한 시선을 바꾸는 등의 안구운동으로 유발된다.	성인에서는 소뇌 치상핵이 추정되어 있다. 원인은 암성 신경병증(neuropathy)의 증상, 바이러스뇌염에 의한 것이 많다. 소아에서는 신경아세포 종양에 합병하는 일이 있다.
시소 안진 (seesaw nystagmus)	간헐적으로 한 눈이 상전하면, 다른 눈이 하전하고, 양 눈이 시소와 같이 번갈아 움직이는 현상. 자주 회전을 합병한다.	중뇌 및 간뇌, 뇌교 · 연수의 장애

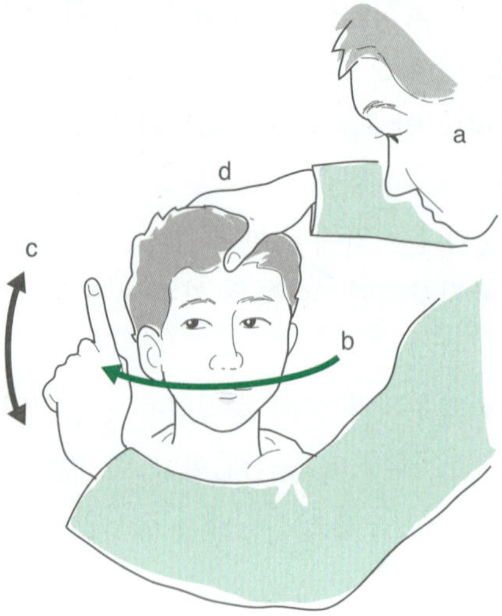

그림 5 안구운동 검사법

a. 안구운동의 기능검사는 피검하자와 마주보고, 눈 앞 30～50 ㎝에 검사자의 인지 또는 지표를 놓고, 그 끝을 응시시킨다.
b. 피검사자에게 머리를 움직이지 않고 눈만으로 손가락 끝을 쫓도록 지시한다. 안구의 좌우의 움직임을 보고 내 · 외측직근의 작용을 관찰한다.
c. 우측 또는 좌측을 주시시키고, 그 위치에서 손가락을 상하로 움직여서, 상 · 하직근, 그리고 상 · 하사근에 지배되는 안구의 움직임을 본다.
d. 피검사자의 두부를 한쪽 손으로 가볍게 눌러두면, 피검사자가 주시장애를 보정하려고 하는 머리의 회전운동을 촉지할 수 있다.

고 연속적인 활동성 추적안구운동(smooth pursuit eye movement)과 시점의 급속한 변화에 대응하는 순간적이고 급속한 충동성 안구운동(saccadic eye movement 또는 saccades)이 있다.

- 측방주시 때에는 소뇌장애징후인 안구운동의 순방향으로의 과잉반응(overshoot)이나 일시적 흔들이모양의 역반응(undershoot)이 관찰된다.
- 느린 안구운동(slow eye movement) : 천천히 하는 지표의 움직임에는 상하좌우로 안구를 움직여서 추적 가능하지만, 충동성 안구운동만이 선택적으로 장애되어, 안구가 아니라 얼굴을 움직여버리는 병태, 느린 안구운동은 뇌교부의 뇌간 망상체의 방정중부의 장애나 척수소뇌변성증으로 일어난다고 한다.

② 기재방법

안구운동의 기재방법을 **그림** 3에 나타냈다. 안구운동을 관장하는 근육과 지배신경을 확인하고, 완전운동마비(-4)에서 정상(0)까지의 5단계 평가로 기록한다. 예컨대, 안구운동이 대략 절반이라면 -2로 한다.

5) 안구(안위)의 관찰

안구의 돌출, 함몰의 유무, 사시의 유무, 공동편시 (양측의 안구가 한쪽을 응시한다), 주시마비의 유무, 자발안진의 유무를 확인한다.

① 수평성 공동편시

측방주시로의 장애로 출현한다. 뇌교보다 상방의 장애에서는 안구가 병측으로 공동편시를 일으키고(병소방향을 보다), 뇌교보다 하부에서의 장애, 또는, 간질과 같은 자극성 병소에서는 편시의 방향이 반대가 된다. 대뇌의 측방주시로의 경로는 성기기 때문에, 장애가 광범위하지 않으면 공동편시는 나타나지 않는다. 뇌교에서는 측방주시로는 조밀하여, 공동편시, 측방주시장애는 지속된다.

② 수직성 공동편시

시상출혈 때에, 자주 상방주시장애나 양 눈의 하방으로의 편시, 하내방으로의 편시(코끝을 응시하게 된다)가 인지된다.

③ 수직성 주시마비

중뇌에 수직성 주시운동중추가 있기 때문에, 중뇌의 장애로 수직주시마비가 일어난다. 중뇌에 유래하는 수직주시마비는 상방주시마비가 많고, 시상출혈, 시상 · 중뇌경색, 송과체 종양, 파킨슨병 등에서 관찰된다. 고령자에서는 자주 상방주시의 제한이 인지되기 되므로 감별에는 주의가 필요하다.

④ 내측종속(MLF)증후군

피검사자에게 외측을 주시시키면 반대측의 눈이 내전하지 않는다. 폭주운동은 정상이고 내전한다. 외전 눈에 안진이 인지된다. 병소는 동안신경핵과 외전신경핵 사이를 연락하는 내측종속(medial longitudinal fasciculus; MLF)에 있다. 다발성경색증, 뇌종양, 뇌혈관장애 때에 관찰된다 (그림 6).

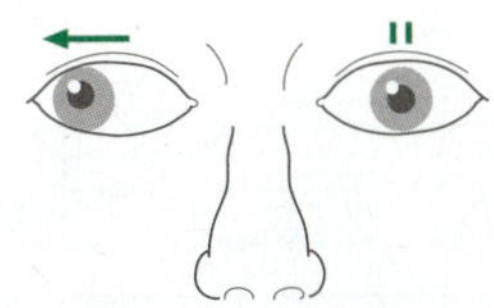

그림 6 내측종속(MLF)증후군
피검사자에게 외측을 주시시키면, 반대측의 눈이 외전하지 않는다. 폭주운동은 정상이고 내전한다. 외전 눈에 안진이 인지된다. 병소는 동안신경핵과 외전신경핵 사이를 연락하는 MLF에 있다. 다발성경화증, 뇌종양, 뇌혈관장애 때에 관찰된다.

6) 안진

피검사자의 눈앞에서 줄자의 눈금 등을 주시시켜, 천천히 움직여서 안구의 동태를 조사한다. 정상이라면, 안구운동을 검사할 때, 눈으로 지표를 추적하여, 좌우상하로 안구가 30° 정도 회전하도록 시키면, 안구가 한 방향으로 천천히 지표의 진행방향으로 움직이고 (느린 상), 이어서 반대방향으로 급격히 움직인다[빠른 상(phase)]. 빠른 상의 방향을 안구의 방향으로 한다. 병태로서는 느린 상의 방향에 장애가 있다고 한다.

안진은 그 방향, 진폭의 크기, 빈도를 관찰한다. 안진은 수평성 안진이 가장 많고, 수직안진이나 회전안진 등도 관찰된다.

① 시동성 안진

이동 중의 기차 등으로부터 밖의 경치를 볼 때에 일어나는 생리적인 안구의 불수의 운동이고, 정상에서는 지표가 움직인 쪽으로 천천히 안구가 운동하고, 급속히 원래로 되돌아온다.

② 주시안진(gaze nystagmus)

피검사자에게 정중부에서 지표를 주시시켰을 때에 일어난다. 양방향으로 같은 속도로 움직이는 것을 흔들이모양 안진이라 하고, 선천성 안진에 많이 관찰된다. 극단적으로 측방을 보았을 때에도 일과성으로 안진이 일어나 극위안진이라 불리지만, 병태적 의미는 적다. 주시안진의 기재방법을 그림 7에 나타냈다. 정면시에서도 안진이 발현하는 것에서는, 회전성 현기증, 오심 · 구토를 수반하는 일이 많다.

주시에 의한 안진은, 말초 전정로, 소뇌, 뇌간부 장애에서 볼 수 있고, 바비탈(barbital ; 수면제, 진정제)과 같은 약물중독에서도 관찰된다. 좌우방향 주시에서 주시방향성 안진을 나타내는 것은, 좌우에의 안진이 거의 같은 속도라면, 뇌간 및 소뇌의 비특이적 장애를 의미한다.

③ 순회전성 안진

정방향성(좌우방향 주시이고 방향이 같은 회전성 안진)인 경우는 하부뇌간, 연수의

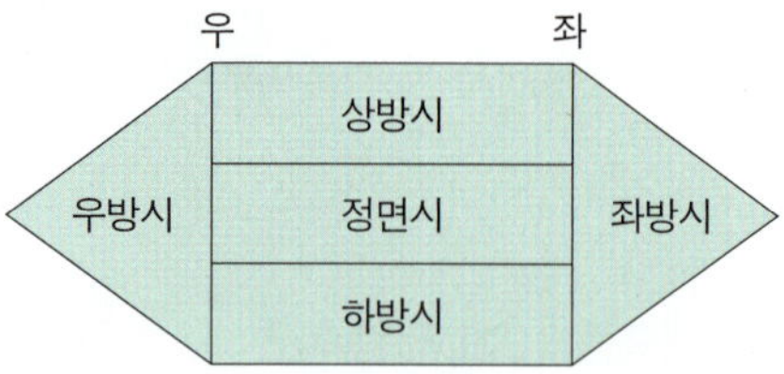

안진의 상태	기호와 그 의미
안진 없음	○
안진의 존재를 의심	
안진의 방향	→ 수평성 / ↑ 수직성 / ↷ 회전성 / ↖ 사행성 / ↷→ 혼합성
진폭	→ 소타성 (1㎜ 이하) / ➔ 중타성 (1~3㎜) / ➔ 대타성 (3㎜ 이상)
빈도	≻→ 소빈타성 (40/분 이하) / ≻≻→ 중빈타성 (40~100/분) / ≻≻≻→ 대빈타성 (100/분 이상)

그림 7 주시안진의 기재 기호
위 그림의 안구 시위치에 안진의 방향, 진폭, 빈도를 간략기호로 기재한다.

장애를 의심한다. 만성으로 경과한 것이고, 시계방향 회전에서는 좌측에, 반시계방향 회전에서는 우측에 병소가 있다. 이 경우, 현기증이 적고, 평형기능장애가 현저하다. 왈렌버그(Wallenberg)증후군의 급성기에서는 안진의 방향은 단기간 안에 변화하는 일이 있다.

④ 자발성 안진

주시의 영향을 제거해도 일어나는 안진을 말한다.

⑤ 수직안진(downbeat nystagmus)

수직안진이고 정면시에서도 안진이 있는 경우, 또는 하안검방향이고, 정면시에서도 안진이 있을 때는 연수하부의 장애를 추정한다. 아놀드-키아리(Arnold-Chiari)기형, 또는 이 기형을 수반하는 두개저 함입(basilar impression)에서 관찰된다. 척수소뇌변성증에서도 수직안진이 관찰되고, 이 안진의 발현에는 소뇌 정중부의 장애도 생각되고 있다.

⑥ 상안검 방향의 수직안진(upbeat nystagmus)

드물게 관찰되지만, 그 발생기전은 불명이다. 정중시에서 투박하고 큰 상향성 안진이 있고, 상방시에서 더욱 뚜렷해지고, 하방시에서 감소하는 것은 소뇌 전 충부의 장애와 관계가 있다. 정중시에서 약간 상향성 안진이 있고, 하방시에서 안진이 강력해지며, 반대로 상방시에서 안진이 약해질 때는 연수 병변이 추측된다.

⑦ 브룬스(Bruns) 안진

일측 주시에서 진폭이 크고 빈도가 낮으며, 타측 주시에서 진폭이 작고 빈도가 높은 안진을 말한다. 소뇌 교각부 종양에서 관찰되고, 진폭이 크고 빈도가 낮은 측의 뇌간에 장애가 있다고 한다.

4 삼차신경(제5뇌신경)

대상자의 몸 단정히 하기나 식사에서, 세수할 때 얼굴의 일부를 씻지 않고 남기거나, 면도할 때 수염을 일부 깎지 않고 남기는 경우 또는 저작의 힘이 저하하거나, 식사 때 먹다 흘린 것이 아랫입술이나 턱 부근에 붙어있어도 알아차리지 못한다는 증상이 있을 때는 삼차신경이 장애되어 있을 가능성이 있다.

a. 신경의 주행

얼굴의 감각과 깨무는 근육(교근)을 지배한

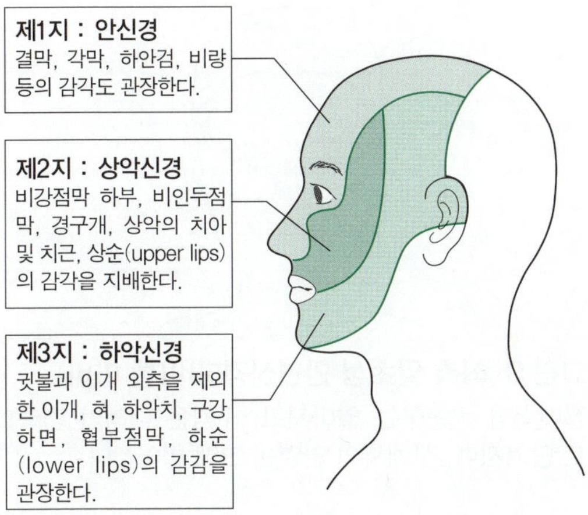

그림 8 3차신경의 3분지에 의한 안면신경의 감각지배

다. 신경세포는 중뇌와 뇌교에서 경수 상부까지 널리 분포하고, 지각근과 운동근에 의해서 뇌교 외측면으로부터 나와, 측두골의 추체 끝에서 경막의 삼차신경강에 들어간다. 지각근은 상차신경절을 형성하고, 시신경, 상악신경, 하악신경의 3분지를 낸다(삼차신경의 3분지 — 제1지 : 안신경, 제2지 : 상악신경, 제3지 : 하악신경).

b. 검사방법

1) 감각검사

얼굴의 피부를 붓(촉각)이나 핀(통각) 등을 사용해서 자극하여, 감각을 검사한다. 삼차신경의 3분지에 의한 말초 지배를 **그림 8**에 나타냈다. 삼차신경 척수로 및 삼차신경핵의 장애에 의해서, 촉각은 인식할 수 있으나 온통각은 장애 된다는 감각해리가 일어난다.

2) 각막반사의 관찰

탈지면 또는 티슈페이퍼를 꼬아서 각막의 부분을 가볍게 자극한다. 정상에서는 양 눈이 신속하게 감긴다. 각막반사의 구심로는 삼차신경, 원심로는 안면신경이다. 각막반사의 중추는 뇌교에 있기 때문에, 삼차신경 제1지가 마비되면, 각막반사는 양측성으로 감약 또는 소실된다.

3) 운동기능의 검사

깨무는 힘과 교근의 크기, 근긴장을 진찰한다. 피검사자에게 어금니를 서로 꽉 깨물도록 지시하고, 양측의 교근과 측두근을 촉진한다. 이어서, 입을 벌리게 해서 하악이 한쪽으로 기우는지 어떤지를 본다.

이빨을 서로 깨물었을 때의 상하치의 위치와 입을 벌렸을 때의 상하치의 위치의 전위(displacement)를 확인한다. 근수축이 일어나지 않거나, 한쪽의 수축이 명백히 약할 때는 하악신경 마비를 의심한다. 하악근의 운동신경은 양측 지배이기 때문에, 한쪽에만 운동마비가 있는 경우는 신경핵보다도 말초장애에 의한 것으로 추찰된다.

5 안면신경(제7뇌신경)

구각이나 안검, 주름 등에 의해서 특징지어지는 대상자의 표정에서 좌우 비대칭이 인지된다. 대화 중에 구순(입술)을 사용하는 파열음(파퍄퍼펴포표푸피 등)을 잘 발음할 수 없다는 증상이 있을 때는 안면신경이 장애되어 있는 가능성이 있다. 발음이나 연하에 이상이 인지될 때는 설인신경 및 설하신경의 검사도 아울러 시행한다.

a. 신경의 주행

뇌교 하부의 피개에서 기시하여, 뇌교이 후연에서 나온다. 두개강을 나와 내이도를 지나서, 중간신경과 합류하여 측두골 추체부의 안면신경관을 지나고, 이하선을 경유하여 안면근에 분포한다. 안면의 근군, 전경부의 광경근, 누선, 타액선, 혀 앞 2/3의 미각을 지배한다.

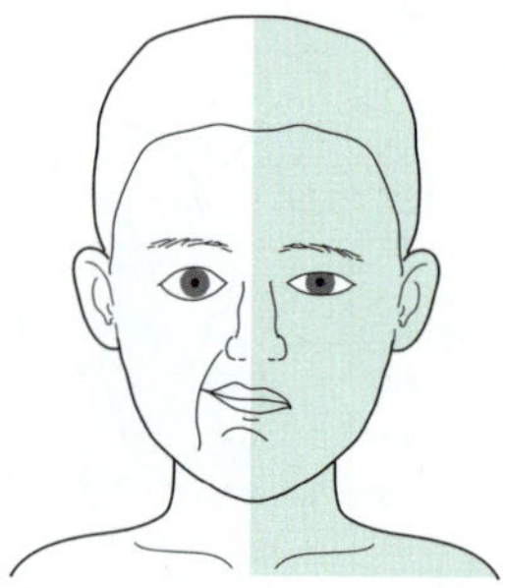

그림 9 좌측 말초성 안면신경마비(벨 마비)
장애측의 비순구는 얕아지고, 구각은 내려가 건측으로 당겨지며, 장애측의 안열은 크게 벌어진다.

b. 검사방법

1) 얼굴모양의 검사

눈, 비순, 구순을 관찰하고, 웃는 표정 등으로 대조적인 움직임이 있는지 어떤지를 확인한다. 정상에서도 표정은 좌우대칭이 아니기 때문에, 가벼운 변화의 경우는 안면신경마비라 판단할 수 없다.

일측성의 안면근 부전 또는 완전 마비를 말초성 안면신경마비〔벨 마비 (Bell's palsy)〕(그림 9)라 하고, 장애측의 비순구는 얕아지며, 구각은 내려가 건측으로 당겨지고, 장애측의 안열은 크게 벌어진다. 벨 마비 등의 말초성 마비에서는, 반측 안면근 전체의 마비가 되지만, 안면근의 상부는 대뇌피질의 양측으로부터 지배되어 있기 때문에, 뇌경색 등에서는 하부의 안면근만 마비가 일어난다.

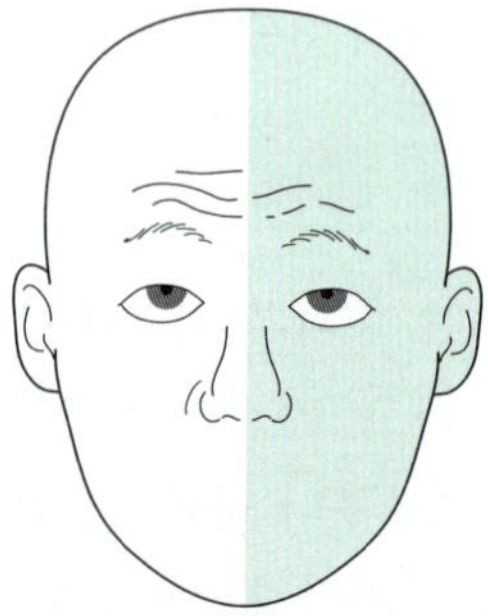

그림 10 상안면근의 검사
이마에 주름살이 좌우 마찬가지로 생기는 지를 관찰한다. 한쪽에서 주름살이 소실되어 있는 경우는 말초성의 안면신경마비를 의심한다. 중추신경마비에서는 이마의 주름살은 양측이 같다.

2) 상안면근의 검사

전두근의 시험을 위해, 피검사자에게 눈썹을 올리게 하거나, 피검사자에게 검사자의 손가락을 주시시켜 상방을 쳐다보게 한다(그림 10).

말초성의 안면신경마비에서는 한쪽에서 주름이 소실한다. 중추신경마비에서는 이마의 주름살은 정상이다. 다음으로 눈을 감게 하고, 뚜렷한 운동마비가 있으면 완전히 눈을 감을 수 없는 토안(lagophthalmos)이 된다.

3) 하안면근의 검사

피검사자에게 이빨을 드러내게 한다(그림 11). 상하치를 서로 물게 하여 두고, 입을 벌리게 한다. 이빨을 드러내고 "이"라 발성을 시켜도 좋다.

하안면근의 장애가 있으면, 구각은 건측으로 당겨지고, 장애 측의 입을 벌리는 것은 불

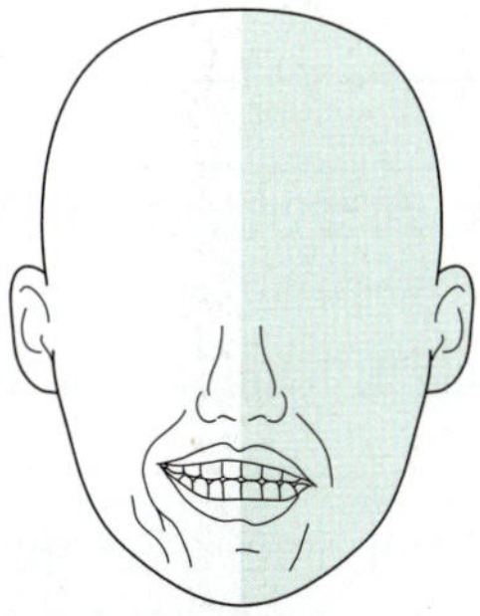

그림 11 하안면근의 검사
상하지를 깨문 채로 입술을 벌려서 입을 벌리게 한다. 하안면근에 장애가 있으면, 구각은 건측으로 당겨지고, 장애측의 입을 벌리는 것은 불충분하고 비순구는 얕아진다.

충분하고 비순구는 얕아진다. 또한 볼을 부풀리게 하면, 장애 측에서는 충분히 부풀지 않거나 또는 입술에서 공기가 샌다. 이 밖에, 휘파람을 불 수 없거나, 순음인 "파퍄퍼펴포표푸퓨"의 발음을 잘 할 수 없다는 증상이 있다.

4) 미각검사

혀의 미각을 소금물, 사탕물, 구연산 등에 담근 면봉 등을 피검사자의 혀의 전방에 묻혀서 미각을 검사한다.

c. 병태

안면신경의 장애에 의한 병태에 대해서는 표 3에 나타냈다.

6 청각신경(제8뇌신경)

부르거나 말을 걸어도 대상자가 반응을 하지 않을 때, 청각장애의 가능성이 있다.

a. 신경의 주행

신경세포는 연수 상부에 분포하여 있다. 또한, 청력의 기관인 와우(cochlea)와 신체의 균형을 잡는 전정기관에도 분포한다.

b. 검사방법

1) 청력검사

음차, 시계 등을 사용해서 청력을 검사한다. 피검사자에게 음차의 소리가 들리지 않게 되면 즉각 알리도록 지시하고, 소리가 들리지 않게 되었다고 피검사자가 호소한 후에, 검사자의 귀에 음차를 접근시켜 소리가 소실하여 있는지 어떤지를 확인한다. 이 때, 검사자에게 음차로부터 소리가 들리는 경우는 피검사자에게 난청이 있을 가능성이 있다.

피검사자에게 음차로부터의 소리가 들리고 있는지 어떤지를 확인하기 위해, 진동하고 있는 음차를 손으로 강제적으로 진동을 멈춰서, 들리다 · 들리지 않다를 피검사자에게 판단시키는 방법도 있다. 상세한 검사는 이비인후과의 의사 또는 언어청각사에 의한 청력계를 사용한 검사가 이루어진다.

2) 린네(Rinne)시험

진동하고 있는 음차를 소리가 소실될 때까지 두개골(보통은 유양돌기)에 접촉시켜 골(bone)로부터의 진동음이 소실된 후, 음차의 끝을 귀에 접근시켜서 소리가 들리는지 어떤지를 검사한다(그림 12). 정상에서는 공기 전도에 의한 청력은 골 전도보다 오래 지속된다. 이것을 "Rinne(+)"라 한다. 진동하고 있는 음차를 두개골에 접촉시켰을 때, 귀 입 부근에

표 3 안면신경(제7뇌신경)의 장애에 연관되는 병태

병태의 명칭	임상증상
람제이 · 헌트(Ramsey Hunt) 증후군	대상포진에 의한 무릎 신경절 장애가 원인으로 말초성 안면신경마비가 일어나는 것. 귀에 통증이 먼저 발생하며, 이개, 외이도, 고막 등에 수포가 생기고, 심한 안면신경마비를 일으킨다. 원인불명의 특발성 안면신경마비는 벨 마비라고도 일컬어지고, 가장 많이 관찰된다.
안면근 경련	일측성의 안검경련(blephalospasm)이 많다. 증상이 가벼운 경우는 하안검의 불수의 수축이 관찰된다. 증상이 심해지면 눈이 감겨버리거나, 하안면근의 수축을 수반하는 일도 있다. 뇌저동맥이 구불구불 뻗어 안면신경을 압박하고 있는 경우, 삼차신경통과 마찬가지로 뇌외과적인 압력제거술의 대상이 된다.
메이쥬(Meige) 증후군	양측의 안검경련과 로지스키네지를 특징으로 하는 얼굴의 불수의운동이다. 이 불수의운동은, 1일 내 변동, 일교차 변동이 뚜렷하고, 수면으로 소실된다. 평균 발생 연령은 50세이고, 잦은 눈 깜박임으로 발병한다. 차츰 안륜근 전체의 동기된(synchronized) 수축으로 특유의 "찌푸린 얼굴 모양"을 나타낸다. 추체외로계의 이상으로 발생한다.
개안(eye opening)실행	상안검 거근을 지배하는 동안신경의 핵상성 기능장애에 의해서 발생한 개안장애이다. 상안검 거근의 핵성, 핵하성 장애나 안검경련이 있는 경우는 개안실행이라 판단하지 않는다. 개안실행에서는 수의적 또는 반사적 폐안(eye closing) 후의 개안이 곤란하고, 개안 노력을 할 때에 전두근은 수축하고, 눈썹은 치켜 올려지며, 상안검의 피부는 신전하여 있다.
마이어손(Myerson) 증후군	미간을 손가락으로 가볍게 두드리고 있으면, 정상에서는 몇 초에서 눈 깜박임이 적어지고, 눈 깜박임이 멈춘다. 파킨슨병을 비롯한 추체외로계 질환에서는 언제까지나 눈 깜박임이 계속되거나, 또는 눈을 감아버린다.

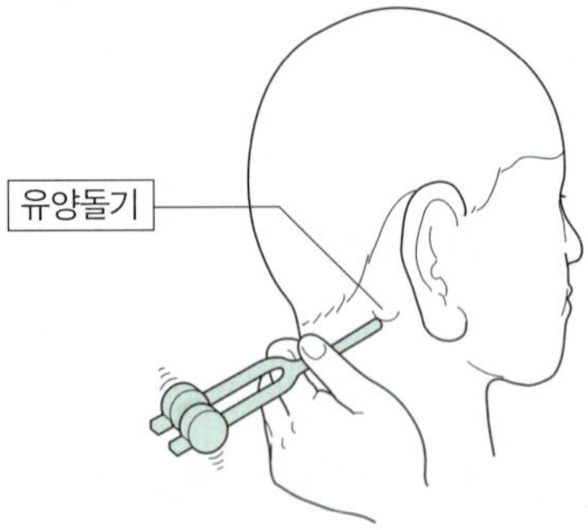

그림 12 린네시험
진동시킨 음차를 유양돌기에 대고, 진동이 들리지 않게 되면 음차를 외이공에 대고, 다시 소리가 들리는지 어떤지를 검사하다.

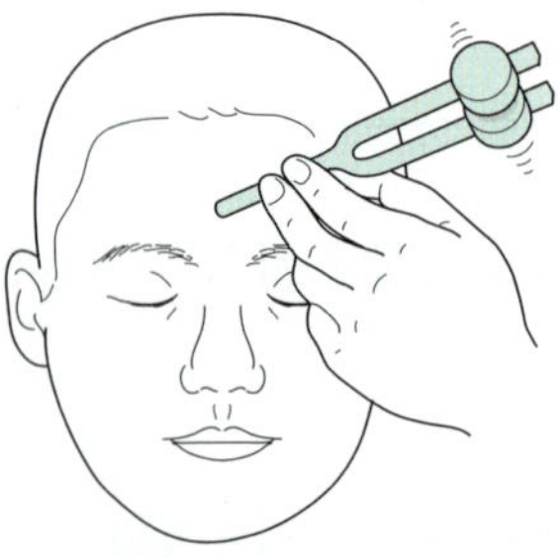

그림 13 웨버시험
진동시킨 음차를 전두(이마)의 중앙에 대고 좌우의 귀의 어느 쪽에 강하게 울리는지를 묻는다. 정상이라면 양측이 동등하다.

두었을 때보다 길고, 그리고 크게 들린다면 전도기전에 장애가 있다[Rinne(-)].

3) 웨버(Weber)시험

진동시킨 음차를 이마의 중심선상에 대고, 골 전도로 좌우의 어느 쪽에 진동이 큰지를 검사한다(그림 13). 정상에서는 양측이 동등하게 들리지만, 전음기관(중이)에 결함이 있으면 잘 들린 쪽의 귀에 장애가 있다(양성시험). 감음기관(외이)에 질환이 있는 경우는, 잘 들리는 쪽의 귀가 정상이다(음성시험).

7 설인신경(제9뇌신경) 미주시경(제10뇌신경)

설인신경 및 미주신경은 구개, 인두의 기능에 관여하며, 그 장애는 양자 섞여있는 경우가 많아, 개개의 신경장애를 명확하게 구별하기 어렵기 때문에, 함께 검사한다. 혀의 후방 1/3의 미각을 관장하지만, 일상 진찰에서는 검사를 하지 않는다.

a. 신경의 주행

설인신경은 연수의 문측 끝에서 나와 경정맥공을 빠져나가고, 인두와 혀의 후부 1/3에 감각지를 보낸다. 또한 운동성 섬유를 경상인두근에, 부교감신경절섬유를 이신경절에 보낸다.

미주신경은 상방의 설인신경, 하방의 부신경의 사이에서, 연수의 외측으로부터 다수의 소근(small root)에 의해서 기시한다. 경정맥공으로부터 두개골을 나와 인두, 후두, 기관, 폐, 심장, 좌측결장까지의 위장관에 분포한다.

설인신경은, 혀의 후방 1/3의 미각과 목구멍의 감각을 지배하고, 부교감신경인 미주신경과 공동으로 목구멍의 움직임, 연하, 구음기능을 관장한다.

b. 검사방법

1) 연구개, 인두의 관찰

피검사자자에게 입을 벌리게 하고 "아아, 아아"라 발음을 시켜, 연구개나 구개수의 편위 및 인두 후벽의 수축을 검사한다. 한쪽의 마비에서는 구개봉선, 구개수는 건측으로 편위하고, 건측의 연구개궁만 거상한다. 양측의 마비가 있으면 "아아"라 발음을 해도 구개수는 거상하지 않는다.

2) 인두반사의 관찰

설압자를 피검사자의 입 안에 넣고 인두 후벽, 편도부, 설근부 등에 접촉하면, 정상에서는 인두근이 급속하게 수축하여, 구역질이 나게 한다.

이 반사의 구심로는 설인신경, 원심로는 미주신경, 중추는 연수이다.

3) 연하검사

피검사자에게 소량의 물을 마시게 하고, 물을 꿀꺽 삼킬 수 있는지 어떤지, 코로 역류하지 않는지 어떤지를 검사한다.

잘 삼킬 수 없을 때는 코를 잡아본다. 코를 잡은 상태에서 삼킬 수 있다면, 연구개의 양측성 마비를 의심한다.

c. 병태

설인신경(제9뇌신경) 및 미주신경(제10뇌

표 4 설인신경(제9뇌신경) 및 미주신경(제10뇌신경)에 연관되는 병태

병태의 명칭	임상증상
커튼징후(curtain sign)	구개수를 거상할 때에, 한쪽의 상인두 수축근의 마비가 있으면 인두 후벽은 건측으로 당겨져, 마치 커튼이 한쪽으로 당겨진 것처럼 된다.
반회신경마비 (paralysis of recurrent nerve)	반회신경은 미주신경의 분지이며, 대동맥류나 종양에 의해서 압박되어 장애를 받아 성대의 마비가 일어난다. 쉰 목소리, 실성이 일어나고, 거듭 양측마비로 호흡곤란이 일어난다.
연구개반사 (soft palate reflex)	연구개를 설압자로 자극하면, 연구개의 양측성 거상, 구개수의 후퇴가 일어난다. 연구개의 양측마비에서는 비성(콧소리)이 된다.
구마비(bulbar palsy)	연수의 병변으로 설인신경, 미주신경, 설하신경이 양측성으로 장애되어, 발어 · 연하 · 저작을 할 수 없게 되는 병태이다. 양측성의 피질연수로의 장애로, 구음과 연하가 장애되는 것을 가성구마비(pseudobulbar palsy)라 한다. 가성구마비에서는 상당히 빠른 시기부터 장애되지만, 구마비에서는 상당히 후기까지 증상이 유지된다.
설인신경통 (glossopharyngeal neuralgia)	연하운동이나 편도부의 자극으로, 한쪽의 인두나 귀에 통증이 발생한다.

신경)에 연관되는 병태는 **표 4**에 나타냈다.

8 부신경(제11뇌신경)

순수운동성 신경이며 상부 승모근과 흉쇄유돌근을 지배하고 있다. 어깨를 움츠리게 하여 상부 승모근의 수축, 목을 회전시켜 흉쇄유돌근의 수축을 관찰한다.

a. 신경의 주행

연수의 외측 및 연수의 상위 5개의 경수절의 복외측부에서 나온 후, 합류하여 부신경간을 이루고, 다시 내지(internal ramus)와 외지(external ramus)로 갈린다.

내지는 미주신경과 합류하여 인두, 후두, 연구개에 분포한다. 외지는 독립하여 경정맥공을 지나, 어깨의 거상에 작용하는 승모근, 목을 좌우로 회전시키는 흉쇄유돌근에 분포하여 지배한다.

b. 검사방법

1) 상부 승모근의 검사

앉은 자세 또는 직립자세에서 양 어깨를 힘을 빼게 하여 상지를 늘어뜨리게 한다. 양 손가락 끝이 어느 위치에 있는가를 좌우에서 비교한다. 장애측이 건측보다 내려가 있다. 승모근의 근력 테스트를 시행해도 된다.

2) 흉쇄유돌근의 검사

검사자는 손으로 피검사자의 하악을 만지고, 또 한쪽의 손으로 흉쇄유돌근을 촉진하면서 두경부를 회전하도록 지시한다. 흉쇄유돌근에 마비가 있으면 근력은 약화되어 있다. 이 방법은 피검사자가 두경부를 회전시키는 방향과 반대측의 흉쇄유돌근을 검사하고 있는 것이 된다.

c. 병태

상부 승모근이나 흉쇄유돌근에 명백한 근위축이 인지되는 질환으로서, 안면견갑상완형 근 이영양증이나 근긴장성 이영양증 등이 있다.

9 설하신경(제12뇌신경)

설하신경은 순수운동신경이며, 설근을 지배하고, 혀의 지배에 관여한다.

a. 신경의 주행

연수 하부의 설하신경핵으로부터 나와, 설근에 분포한다. 기능으로서는 혀의 근육을 지배한다.

b. 검사방법

혀를 구강에 수용하고, 정지상태에서 입을 벌리게 하여, 혀의 섬유속성 연축, 위축의 유무를 관찰한다. 피검사자에게 혀를 전방으로 내게 하고, 치열로부터의 돌출 정도, 편위(deviation)의 유무를 관찰한다. 또한 혀를 좌우로 움직이게 하여 움직임을 관찰한다.

c. 병태

설근에 운동마비가 있는 경우, 혀를 내밀었을 때에 병변 측으로 편위한다. 혀를 전혀 밖으로 내지 않는 경우는 양측마비 또는 실행이 의심된다.

혀의 일측성 마비에서는 운동장애는 경증이고, 언어, 저작, 연하에도 심한 장애는 별로 볼 수 없다. 그러나, 양측성의 마비로 심하게 장애되고, 근위축성측삭경화증(amyotrophic lateral sclerosis; ALS)에서 인지된다.

뇌혈관장애에 수반하는 가성구마비에서는 혀의 현저한 운동장애가 일어나, 구음장애를 일으키지만, 혀의 위축은 일어나기 어렵다고 한다. 또한, 구음장애를 나타내는 혀의 현저한 운동장애가 일어나지만, 설근의 위축은 일어나지 않는다.

D. 뇌신경검사의 소견기록

뇌신경검사의 소견은 의사의 진찰기록에 기재되어 있다. 기록방법은 다양하지만, 신경과학 진료과에서의 기록이 참고가 된다(표 5). 작업치료에서는 의사의 뇌신경검사 소견을 작업치료 장면이나 ADL 장면에서 확인하여, 증상에 대해서 구체적으로 기록한다.

검사를 한 경우, 기록상 유의할 점은 검사를 하여 정상이었던 것도, 반드시 "정상"이라 기록하여 두는 것이다. 또한, 아마도 정상일 것이라고 판단하여 검사하지 않았던 부분을 "정상"이라 기록할 수는 없다.

뇌신경검사의 결과와 함께, 두부 단층촬영 영상검사(CT, MRI)와 척수액 검사 등의 소견과 대조하여, 병소부위와 원인에 대해서 기록해두면 좋다.

표 5 뇌신경검사의 기록

뇌신경	우	좌
후각신경(1)	□ 후각 : 정상(normal), 후각감퇴(hyposmia) · 후각탈실(anosmia) · 후각착오(parosmia)	□ 후각 : 정상(normal), 후각감퇴(hyposmia) · 후각탈실(anosmia) · 후각착오(parosmia)
시신경(2)	□ 시력(vision) : 정상(normal) · 저하(diminished) □ 시야(fields) : 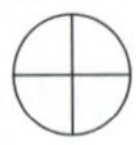 □ 안저(fundi) · 유두(papilla) : 정상(normal) · 부종(edema) · 충혈(hyperemia) · 위축(atrophy) □ 망막(retina) : 정상(normal) · 출혈(hemorrhage)	□ 시력(vision) : 정상(normal) · 저하(diminished) □ 시야(fields) : 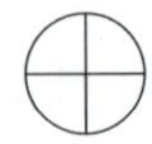 □ 안저(fundi) · 유두(papilla) : 정상(normal) · 부종(edema) · 충혈(hyperemia) · 위축(atrophy) □ 망막(retina) : 정상(normal) · 출혈(hemorrhage)
동안신경(3) 활차신경(4) 외전신경(6)	□ 안구위치(position) : 정상(normal) · 사시(strabismus) · 편위(deviation) · 안구함몰(eonophthalmos) □ 안구운동(movement) 정상(intact) · 장애(disturbed) 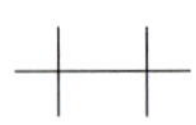 □ 폭주반사(convergence reflex) : 정상(normal) · 장애(impaired) □ 눈-머리 반사(oculo-cephalic reflex) : + − □ 안검하수(ptosis) : + − □ 복시(double vision) : + − 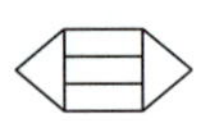 □ 안진(nystagmus) □ 동공(pupils) : 크기(size) : 정상(normal) · 축동(miosis) · 산동(mydriasis) (㎜)〉=형태(shape) : 정원(round) · 탄원(oval) · 부정(irregular) □ 대광반사(light reflex) 직선(direct) : 급속(prompt) · 지체(sluggish) · 소실(absent) 간접(consensual) : 급속(prompt) · 지체(sluggish) · 소실(absent) □ 모양체 척수반사(ciliospinal reflex) 급속(prompt) · 지체(sluggish) · 소실(absent) □ 백내장(cataracta) : + −	□ 안구위치(position) : 정상(normal) · 사시(strabismus) · 편위(deviation) · 안구함몰(eonophthalmos) □ 안구운동(movement) 정상(intact) · 장애(disturbed) 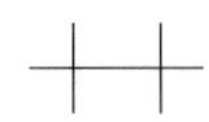 □ 폭주반사(convergence reflex) : 정상(normal) · 장애(impaired) □ 눈-머리 반사(oculo-cephalic reflex) : + − □ 안검하수(ptosis) : + − □ 복시(double vision) : + − 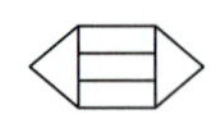 □ 안진(nystagmus) □ 동공(pupils) : 크기(size) : 정상(normal) · 축동(miosis) · 산동(mydriasis) (mm)〉=형태(shape) : 정원(round) · 탄원(oval) · 부정(irregular) □ 대광반사(light reflex) 직선(direct) : 급속(prompt) · 지체(sluggish) · 소실(absent) 간접(consensual) : 급속(prompt) · 지체(sluggish) · 소실(absent) □ 모양체 척수반사(ciliospinal reflex) 급속(prompt) · 지체(sluggish) · 소실(absent) □ 백내장(cataracta) : + −
삼차신경(5)	□ 통증, 온도(pain and temperature) : 정상(normal) · 과민(hyper) · 감약(hypo) · 탈실(absent) □ 촉각(touch) : 정상(normal) · 과민(hyper) · 감약(hypo) · 탈실(absent) □ 각막반사(corneal reflex) : 급속(prompt) · 지체(sluggish) · 소실(absent) □ 교근반사(jaw reflex) : + −	□ 통증, 온도(pain and temperature) : 정상(normal) · 과민(hyper) · 감약(hypo) · 탈실(absent) □ 촉각(touch) : 정상(normal) · 과민(hyper) · 감약(hypo) · 탈실(absent) □ 각막반사(corneal reflex) : 급속(prompt) · 지체(sluggish) · 소실(absent) □ 교근반사(jaw reflex) : + −
안면신경(7)	□ 얼굴모양(facial appearance) : 대칭적(symmetrical) · 비대칭적(asymmetrical) · 가면모양(masked) · 근 장애성(myopathic)	
	□ 안검열(palpebral fissure) : 정상(normal) · 협착(narrow) · 확대(wide)	□ 안검열(palpebral fissure) : 정상(normal) · 협착(narrow) · 확대(wide)

계속

표 5 뇌신경검사의 기록 (계속)

뇌신경	우	좌
안면신경(7) (계속)	□ 구순연(nasolabial fold) : 대칭적 : (symmetrical) · 평탄(flat) · 소실(disappear) □ 구각(mouth angle) : 정상(normal) · 거상(elevated) · 하수(drooped) · 편위(deviation) □ 주름(wrinkle forehead) : 정상(normal) · 장애(impaired) · 불가능(impossible) □ 폐안(close eyes) : 정상(normal) · 장애(impaired) · 불가능(impossible) □ 입의 움직임(movement of mouth) : 정상(normal) · 장애(impaired) · 불가능(impossible) □ 불수의 운동(involuntary movement) : + − □ 미각(taste, anterior 2/3) : 정상(intact) · 저하(diminished)	□ 구순연(nasolabial fold) : 대칭적 : (symmetrical) · 평탄(flat) · 소실(disappear) □ 구각(mouth angle) : 정상(normal) · 거상(elevated) · 하수(drooped) · 편위(deviation) □ 주름(wrinkle forehead) : 정상(normal) · 장애(impaired) · 불가능(impossible) □ 폐안(close eyes) : 정상(normal) · 장애(impaired) · 불가능(impossible) □ 입의 움직임(movement of mouth) : 정상(normal) · 장애(impaired) · 불가능(impossible) □ 불수의 운동(involuntary movement) : + − □ 미각(taste, anterior 2/3) : 정상(intact) · 저하(diminished)
청각신경(8)	□ 청각(hearing) : 정상(intact) · 저하(diminished) □ 린네시험(Rinne' s test) : 골 전도(bone conduction) · 공기 전도(air conduction) □ 웨버시험(Weber test) : 중심(mid line) · 우측편위(lateralized to right) □ 이명(tinnitus) : + − (character :) □ 현기증(vertigo or dizziness)	□ 청각(hearing) : 정상(intact) · 저하(diminished) □ 린네시험(Rinne' s test) : 골 전도(bone conduction) · 공기 전도(air conduction) □ 웨버시험(Weber test) : 중심(mid line) · 우측편위(lateralized to right) □ 이명(tinnitus) : + − (character :) □ 현기증(vertigo or dizziness)
설인신경(9) 미주신경(10)	□ 구개(palate movement) : 정상(normal) · 장애(disturbed) · 소실(absent) □ 인두반사(pharyngeal reflex) :정상(normal) · 지체(sluggish) · 소실(absent) □ 구개의 위치(position of palate) : 중앙(middle) · 우측편위(deviated to right) · 좌측편위(deviated to left) □ 연하(swallowing) : 액체(liquid), 고체(solid) : 정상(normal) · 장애(disturbed) □ 음성(voice) : 정상(normal) · 쉰 목소리(hoarseness) · 실성(aphonia)	
	□ 미각(taste, posterior 1/3) : 정상(normal) · 저하(diminished)	□ 미각(taste, posterior 1/3) : 정상(normal) · 저하(diminished)
부신경(11)	□ 흉쇄유돌근(sternocleidomastoideus) 근력(strength) : 정상(normal) · 저하(diminished) 위축(atrophy) : + − □ 승모근(trapezius) 근력(strength) : 정상(normal) · 저하(diminished) 위축(atrophy) : + −	□ 흉쇄유돌근(sternocleidomastoideus) 근력(strength) : 정상(normal) · 저하(diminished) 위축(atrophy) : + − □ 승모근(trapezius) 근력(strength) : 정상(normal) · 저하(diminished) 위축(atrophy) : + −
설하신경(12)	□ 혀 운동(movement of tongue) : 정상(normal) · 우측 편위(deviated to right) · 좌측 편위(deviated to left) □ 혀 형상변화(trophic change of tongue) : 정상(normal) · 비대(hypertrophic) · 위축(atrophic) □ 경축(fasciculation) : + − □ 혀 근긴장(myotonic reaction) : + −	

■ 끝맺는 말

작업치료사가 신경학적 진찰방법을 사용해서 뇌신경장애를 관찰·평가할 수 있는 것은 대상자의 치료과정을 정확히 기록하고, 대상의 회복이나 예후, 나아가서는 작업치료 효과의 지표로 하기 위해서도 효과적이다.

대상자의 언동, 표정 등의 거동을 잘 살펴보고, 뇌신경검사 소견과 대조하여 대상자를 이해하는 것은, 다른 직종과 연계하여 재활에 종사하는 작업치료사에게 중요한 의미를 가질 것이다.

뇌신경검사법을 작업치료사가 학습할 때, 의사의 진단과는 상이한 일상생활에 입각한 작업치료의 검사법으로서 사용될 것이 기대된다.

●인용문헌

1) 田崎義昭, 斎藤佳雄(著), 坂井文彦(改訂)：ベッドサイドの神経の診かた. 改訂 16 版, pp201–237, 南山堂, 2004
2) 平山惠造, 田川皓一(編)：脳卒中と神経心理学. 医学書院, 1995
3) 平沢　興(原著), 岡本道雄(改訂)：脈管学・神経系. 分担解剖学(2), 改訂第 11 版, pp390–423, 金原出版, 1982
4) 額田忠篤：脳卒中・高血圧ベッドサイドマニュアル. pp211–248, 医薬ジャーナル社, 1999

XII 상지기능 검사

상지기능검사는 기본적 동작에서의 상지의 퍼포먼스(performance : 운동과제를 수행할 때에 주위에서 관찰 가능한 행동[1])를 평가하기 위해 시행한다. 퍼포먼스를 저해하는 원인은 운동, 동작, 행위의 계층구조에 연관되어 있다. 따라서 평가할 때는, 그 운동, 동작, 행위의 계층의 자리매김을 명확히 해야 한다.

상지기능을 검사하기 위해서는 다양한 test battery를 사용하지만, 얻어진 결과에 의해서 동작을 저해하고 있는 능력인자(관절가동범위, 근력 등의 운동능력)를 특정하고, 게다가 행위의 제한(활동 제한)을 예측하는 것이 중요하다.

A. 상지기능의 정의

사람이 손으로 물건을 움직이려고 할 때, 견관절이 손을 운반하는 방향을 결정하고, 주관절이 손을 사용하는 장소로 운반하며, 그리고 수근관절 및 전완이 손가락으로 물건을 잡기 쉽고 놓기 쉬운 위치로 조정한다(**그림 1**). 이와

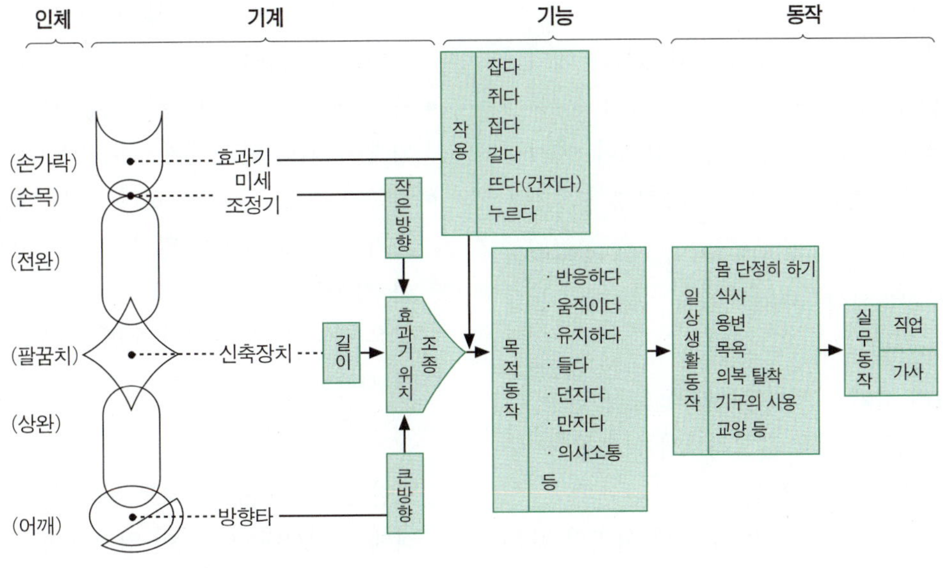

그림 1 상지의 기계적 요소의 모식도 〔문헌 2에서〕

같이, 어깨, 팔, 수근관절, 손가락의 전체에 의한 기능이 상지기능이다. 게다가, 손가락이 효과적으로 작용하려면, 눈과 손의 협응성, 손가락 감각기능, 체간의 안정성, 견갑대의 고정기능, 지적 기능 등이 관여하고 있다.[2, 3]

상지기능은 주로 물건에 손을 뻗히다(reach), 물건을 잡다(grasp), 놓다(release), 운반하다(move), 정치하다(position), 밀다(push) 등으로 나뉜다. reach기능에 대해서 나가오[4]는 일상생활활동(동작)(activities of daily living; ADL)을 수행하는 공간의 신체와의 상대위치를 보여주고 있다(**그림 2**).

손과 손가락은 들다 · 쥐다 · 할퀴다 · 쓰다듬다 · 박수를 치다 · 집다 · 꼬집다 · 쥐어뜯다 등의 여러 가지 동작이 가능하다. 그 기본이 되는 것은 "잡기(grasp)"와 "집기(pinch)"이다. 또한 "잡기"와 유사한 말에 "쥐기(grip)"가 있다. "잡기"는 5개의 손가락을 벌여서 순간적으로 물건을 잡는 동작이며, "쥐기"는 손가락을 가지런히 하여 지속적으로 잡고 있는 동작이다. 그러나, 양자는 별로 구별하지 않고 사용하고 있다.[5]

"잡기"나 "집기"의 형태에 대해서는 네이피어(Napier)의 대분류[6], 가마쿠라의 분류[7-9] 등, 다양한 분류가 이루어지고 있으나, 여기서는 대표적인 분류를 소개한다(**그림 3**).

- 통 잡기 : 손의 손바닥 면 전체가 유리병과 같은 원통형의 물체를 잡는다. 무지는 물체의 위를 덮는다.
- 갈고리 잡기 : 서류봉투를 들고 운반할 때처럼, 제2~5지를 갈고리로서 이용한다. 무지는 활동할 필요가 없다.
- 공 잡기 : 잡기를 공(ball)이나 사과와 같은 구형의 물체에 적용시킨다.

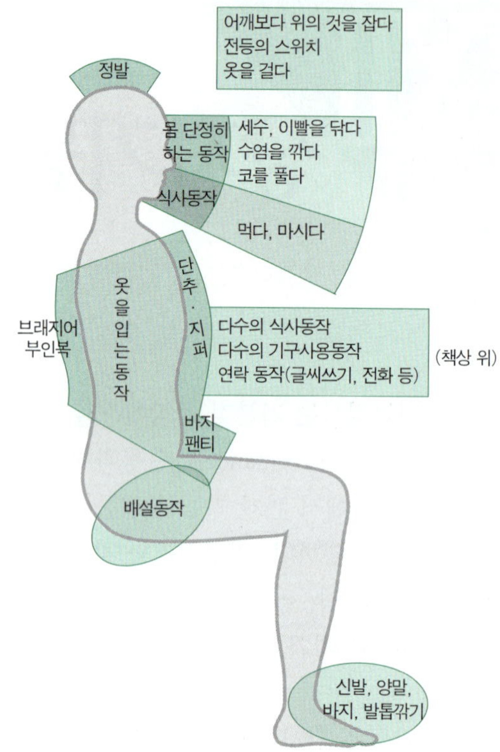

그림 2 생활동작과 상지작용영역 (문헌 4에서)

- 손가락 끝 잡기 : 구슬(beads)이나 핀과 같은 작은 물체를 집어 올리기 위해, 무지의 끝을 한 손가락 또는 몇 개의 손가락 끝과 대립시켜 사용한다.
- 측면 잡기 : 카드와 같은 얇은 물체를 무지와 인지 외측 면과의 사이로 잡는다.
- 장측면 잡기 : 무지가 하나, 또는 많은 다른 손가락과 대립하여, 말절의 장측면에 물체가 접촉한다. 이 파악은 지우게 또는 펜과 같은 작은 물체를 집어 올리고 유지하기 위해 사용된다. 큰 물체는 쥐기를 크게 함으로써 집을 수 있다.

또한 손의 척측은 힘에도 관여하고, 요측은 조작에 관여한다. 또는 이 양자가 협동함으로써 손의 척측으로 볼펜을 쥐고, 무지 측으로

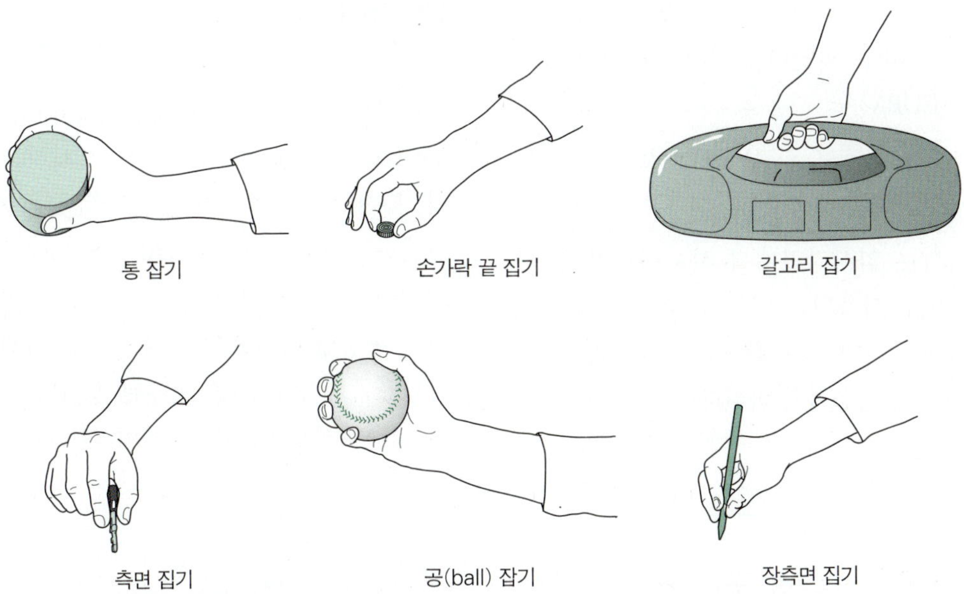

그림 3 "잡기"나 "집기"의 고전적 분류 〔문헌 10에서〕

뚜껑을 벗긴다는 동작이 가능해진다. 양손으로도, "좌측(잘 쓰지 않는 손)은 힘", "우측(잘 쓰는 손)은 조작)"의 역할이 있다.

B. 상지기능의 검사양식

상지의 기능검사는 대상 질환이나 목적에 따라서 각각 필요로 하는 항목이 다르기 때문에, 다음과 같이 분류할 수 있다.

① 일반적인 상지기능 테스트
- 악력검사
- 간이 상지기능 검사(STEF)[11)]
- 손가락 기능지수 테스트(FQ 테스트)[12, 13)]
- 젭슨 손 기능 테스트[14)]
- 퍼듀 · 페그보드 테스트[15)]
- 미네소타 손가락 조작성 평정 테스트(MRMT)
- 오코너 손가락 조작 테스트 등

② 편마비를 고유의 대상으로 하는 검사
- 브룬스토롬 테스트[16)]
- 우에다에 의한 편마비 기능 테스트[17)]
- 뇌졸중 상지기능 검사(MFT)[18)]
- 프렌차이 상지 테스트(FAT)[19, 20)]
- SIAS(Stroke Impairment Assessment Set)[21)]의 하위항목

③ 직업능력으로서의 상지기능 검사(정신장애영역을 포함)
- 후생노동성이 편집한 일반직업 적성검사
- 다케이 기기공업(주)에서 만든 일반직업 적성검사

④ 작업동작의 향상을 목적으로 한 것
- 모답cm법(MODAPTS)[22, 23)] 등

⑤ 영아의 발달단계에서의 상지기능검사
- 운동발달 연령검사[24)]

- 엔조지식 영유아 분석적 발달검사법[25]
- 에어하트 발달학적 파지능력 평가(EDPA)[26]
- 손의 기능을 선별(screening)하기 위한 활동표[27] 등

여기서는 임상장면에서 사용빈도가 높고, 공통적으로 사용되는 일반적 상지기능검사에 대해서 언급한다. 상세한 것에 대해서는 각각의 입문서를 참조하기 바란다.

1 간이 상지기능 검사[11] (그림 4)

간이 상지기능 검사(simple test for evaluating hand function; STEF)는 상지의 동작능력, 특히 움직임의 속도를 객관적으로, 게다가 간단하고 동시에 단시간(20~30분)에 파악하고, 또한 이것을 기초로 하여 치료 · 훈련의 효과를 판정할 목적으로, 가네코[11]에 의해서 개발 · 표준화되어, 시중 판매된 것이다. 편마비의 검사로서도 이용되는 일이 많아지고 있으

NO. 성명 남 연령 74 남 · (여) 병명 · 장애명 뇌경색 우편마비 검사일 04.12.8 검사자 T

	검사방 (우)	검사하는 손	제한시간	소요시간	득점 프로필 10	9	8	7	6	5	4	3	2	1	시간의 갯수	차이의 지표
검사 1 (큰 공)		우	30	10.0	5.9	7.7	9.5	11.3	13.1	14.9	16.7	18.5	20.3	30.0		1.2
		좌	30	9.0	6.5	8.6	10.7	12.8	14.9	17.0	19.1	21.2	23.3	30.0		1.4
검사 2 (중간 공)		우	30	8.8	5.3	7.1	8.9	10.7	12.5	14.3	16.1	17.9	19.7	30.0		1.2
		좌	30	9.4	5.6	7.4	9.2	11.0	12.8	14.6	16.4	18.2	20.0	30.0		1.2
검사 3 (큰 직각 사각)		우	40	15.3	8.7	11.4	14.1	16.8	19.5	22.2	24.9	27.6	30.3	40.0		1.8
		좌	40	12.8	9.5	12.5	15.5	18.5	21.5	24.5	27.5	30.5	33.5	40.0		2.0
검사 4 (중간 입방형)		우	30	14.0	8.3	10.7	13.1	15.5	17.9	20.3	22.7	25.1	27.5	30.0		1.6
		좌	30	13.4	8.7	11.1	13.5	15.9	18.3	20.7	23.1	25.5	27.9	30.0		1.6
검사 5 (나무 원판)		우	30	11.2	6.3	8.4	10.5	12.6	14.7	16.8	18.9	21.0	23.1	30.0		1.4
		좌	30	9.2	7.0	9.4	11.8	14.2	16.6	19.0	21.4	23.8	26.2	30.0		1.6
검사 6 (작은 입방형)		우	30	14.4	7.2	9.3	11.4	13.5	15.6	17.7	19.8	21.9	24.0	30.0		1.4
		좌	30	12.2	7.7	9.8	11.9	14.0	16.1	18.2	20.3	22.4	24.5	30.0		1.4
검사 7 (천)		우	30	17.0	6.1	8.2	10.3	12.4	14.5	16.6	18.7	20.8	22.9	30.0		1.4
		좌	30	14.0	6.8	9.2	11.6	14.0	16.4	18.8	21.2	23.6	26.0	30.0		1.6
검사 8 (금속 원판)		우	60	23.0	10.2	13.5	16.8	20.1	23.4	26.7	30.0	33.3	36.6	60.0		2.2
		좌	60	15.0	11.7	15.9	20.1	24.3	28.5	32.7	36.9	41.1	45.3	60.0		2.8
검사 9 (작은 공)		우	60	19.0	12.4	17.5	22.6	27.7	32.8	37.9	43.0	48.1	53.2	60.0		3.4
		좌	60	13.0	13.1	18.5	23.9	29.3	34.7	40.1	45.5	50.9	56.3	60.0		3.6
검사 10 (핀)		우	70	21.0	15.4	21.1	26.8	32.5	38.2	43.9	49.6	55.3	61.0	70.0		3.8
		좌	70	18.0	16.5	22.2	27.9	33.6	39.3	45.0	50.7	56.4	62.1	70.0		3.8

관찰사항

득점

우		좌	
10×		10×1	10
9×1	9	9×3	27
8×2	16	8×3	24
7×4	28	7×3	21
6×2	12	6×	
5×		5×	
4×1	4	4×	
3×		3×	
2×		2×	
1×		1×	
계	69	계	82

연령계급별 득점

연령계급	정상영역 최고	평균	최저
3	85	57	28
4	93	71	49
5	100	85	71
6	100	91	78
7	100	95	90
8	100	97	90
9	100	98	94
10	100	99	95
11~13	100	99	96
14~19	100	100	98
20~29	100	100	99
30~39	100	100	98
40~49	100	99	96
50~59	100	98	92
60~69	100	90	88
70~79	100	90	75
80 이상	100	83	66

그림 4 간이 상지기능검사(최초 검사) 〔간이 상지기능검사(STEF) 기록용지, 사카이 의료(주)에서〕

나, 중증의 마비에서는 검사가 곤란하다.

10종류의 sub-test로 구성되어 있으며, 각각 크기나 형태가 다른 물품을 파지하여 이동시키고 놓는다는 일련의 동작을 시행시킨다. 각 sub-test의 소요시간으로부터 득점 프로필에 따라 1~10점을 더하여, 좌우별로 합계 득점을 산출한다. 연령계급별로 건전한 사람에서의 정상범위가 제시되어 있다.

검사의 결과(득점)와 동시에 검사의 "경과"(검사 중에서의 상지의 각 관절의 움직임, 집기 형태, 체간 · 하지의 움직임, 앉은 자세 균형, 비검사 측의 반응, 그리고 표정 등)를 관찰한다.

2 손가락 기능지수 테스트[12, 13] (그림 5)

손가락 기능지수 테스트(finger function quotient test : FQ test)는 손가락의 기능장애나 치료의 개선 정도를 평가하기 위해, 지능지수와 같이 표준화된 지수를 얻는 것을 목적으로 개발된 테스트이다. 테스트 결과는, 손가락 기능지수(finger function quotient)에 의해서 표시된다[12].

검사의 구성은 ① 동작적 기능, ② 보조 손 기능, ③ 조절적 기능이라는 큰 항목이 있고, 그 하위항목으로서 동작기능에는 a. 지복 집기, b. 측면 집기, c. 회외, d. finger rolling, e. grip이라는 5종류의 sub-test가 있다.

보조 손 기능의 측정에는 손바닥면 고정이라는 1종류의 sub-test가 있다. 조절기능에는 간격유지, 타이밍, 격자모양, 양손 협동이라는 4종류의 sub-test가 준비되어 있다.

평점은 각각 10단계이며, 건강한 사람에서 가장 손재주가 없는 것이 FQ=100이 된다. 테스트의 소요시간은, 중증 장애자라도 1시간 이내이다. 건강한 사람의 낮은 수준의 기능을 100, ADL을 가까스로 자립 가능한 것의 기능이 20~30이 되도록 설정되어 있다. 이 때문에, 대상자가 건전한 사람의 몇 %의 기능인지를 나타내는 지수로 되어있다.[12]

검사기구의 비용이 높다는 것, 수납공간이나 고장의 문제 등이 약간 난점이다.

3 젭슨 손 기능 테스트[14]

젭슨 손 기능 테스트(Jebsen-Taylor hand function test)는 손 기능의 개선을 의도한 수술이나 장구, 물리치료나 작업치료, 약물치료의 치료효과를 판정하기 위한 테스트방법의 개발을 목적으로 한 것이다.

이 테스트의 특징으로서, ① 표준화된 과제를 사용해서 측정하여, 기준치와 비교한다, ② ADL에서 평소 사용되고 있는 손의 동작을 널리 평가한다, ③ 테스트한 손동작의 카테고리에서의 능력을 기록한다, ④ 단시간 중에 용이하게 테스트할 수 있도록 간단하게 이용할 수 있는 장치로 시행한다, 등을 들 수 있다.

sub-test는 글씨쓰기, 카드 넘기기, 작은 물건의 집기, 식사 흉내, 체커, 크고 가벼운 물품, 크고 무거운 물품의 7종류의 테스트에 의해서 구성되고(그림 6), 이들의 과제수행에 소요되는 시간을 측정한다. 이 테스트는 뇌성마비나 외상성 사지마비(경수 손상), 뇌졸중 편마비, 관절류마티스, 화상, 선천성 기형, 기타 질환의 대상자를 대상으로 하여 상용되고 있다.

Name	Age 45	Sex ♂
Disability 우측 편마비	Dominance (전) R (후)	Date 1972년 3월 23일

검사항목		기준 · 측정치	조점 좌	조점 우
동작적 기능	지복 집기 pulp pinching	15초간 2회씩 시행(trial)하여 상위 점을 취한다.	33	11
	측면 집기 lateral pinching	10초간 1,000g / 2,000g 좌 38 + 33 우 18 + 10	71	28
	회외 supination	1회	20′	0
	finger-rolling	1회	27′	0
	grip	10초간	600	200
보조 손기능	손바닥면 고정 palm fixation	내측방 2.0 + 내전방 2.5	4.5	
관절적 기능	간격유지 lifting control	각 집기 왕복을 2회	1° 03′	8분에서 피로 중지
	타이밍 transfer timing	30: + + + 35: + + + 40: − − − 85: + + + 90: + + + 95: + + + 100: − + −	95	35
	격자모양 drawing line		76	23
	양손협동 hands coordination		2° 34′	

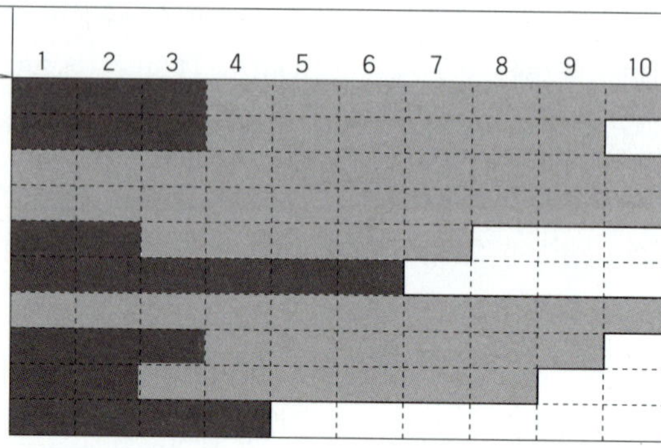

테스트 \ 평점	L	R
지복 집기	10	3
측면 집기	9	3
회외	10	0
finger rolling	10	0
grip	7	2
손바닥면 고정	6	
간격유지	10	0
타이밍	9	3
격자모양	8	2
양손 협동	4	

평점 합계: 좌 83 점, 우 23 점

FQ′ 83 점

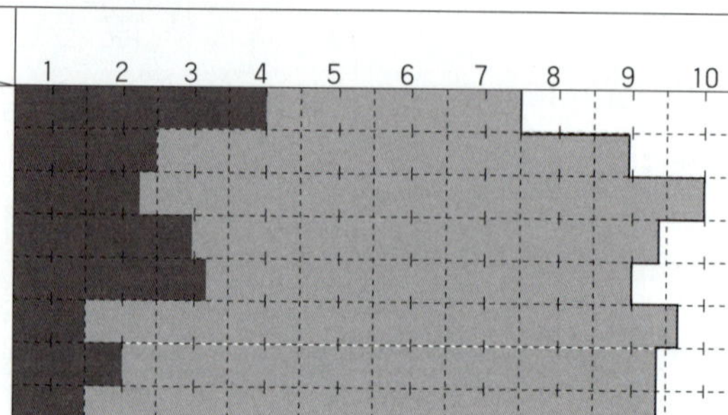

인자 \ 인자득점율	L	R
보조 손의 관여	70	33
수지근의 내구성	84	21
상지관절의 자유도	95	18
리듬의 생성과 전달	78	25
눈과 손의 협동	74	26
손가락의 분리운동	91	11
아치 · 노킹	88	15
손가락의 피드백	88	11

좌 FQ 84 점, 우 FQ 20 점

FQ′ 84 점

그림 5 손가락 기능지수 테스트(FQ test) 〔손가락 기능검사 실시 입문서, 다케이 기기공업(주)〕〔문헌 3에서〕

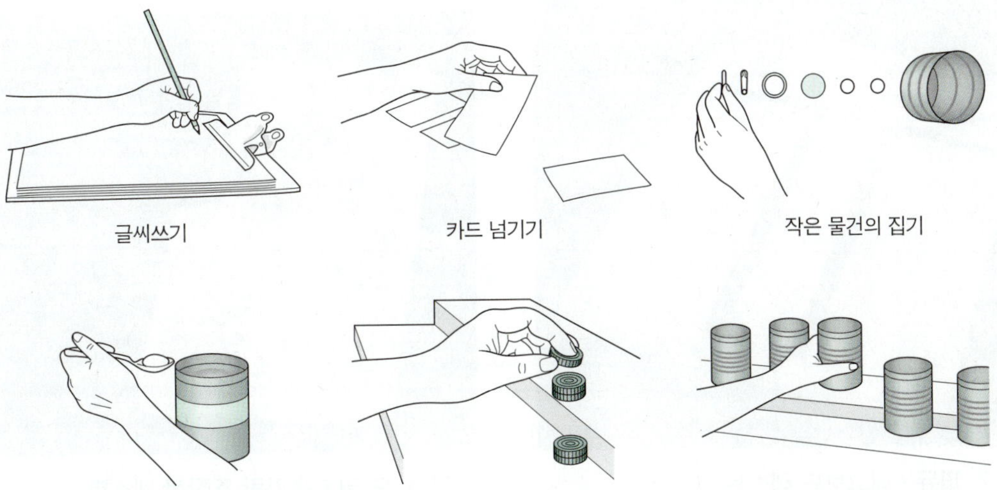

그림 6 젭슨 손 기능 테스트의 모식도 (문헌 14에서)

4 기타

a. 1~3 이외의 일반적 상지기능 테스트

- 퍼듀 · 페그보드 · 테스트(Purdue pegboard test)[15] (**그림 7**)는 조립작업, 패킹, 기계의 조작이나 수작업과 같은 생산공장의 종업원을 위한 정교성 테스트이다. 손, 손가락의 투박하고 큰 운동과 손가락 끝 집기 등의 조작성의 두 가지를 측정한다. 방법으로서는 연속하여 못의 페그(peg)를 구멍에 넣어간다. 개별적으로, ① 오른손, ② 왼손, ③ 양쪽의 손, ④ 우 플러스 좌 플러스의 양쪽의 손(R + L + B)의 합계, ⑤ 조립의 5개의 득점(score)이 얻어진다.

이 테스트는 다양한 산업현장에서 수천명의 작업인원에 대해서 실험되고 표준화되었다. 못 박기 판은 판(board)의 가장 위의 4개의 움푹 들어간 곳에 있는 핀, 금속 고리 및 볼드(bolt)로 구성된다. 개인이나 그룹으로도 사용된다. 시간은 오른손 30초, 왼손 30초, 양손 30초, 조립 1분이다. 전부 해서 약 10분 걸린다. 비언어적이기 때문에, 영어를 말하지 않는 그룹에서도 사용할 수 있다.

- 미네소타 손가락 조작성 평정 테스트(Minnesota rate of manipulation test ; MRMT)
- 오코너 손가락 조작성 테스트(O' Connor finger dexterity test) (**그림 8**)는 퍼듀 · 페그보드 테스트와 아주 유사한 것이다. 하나의 페그 구멍에 3개의 핀을 꼽는다. 이 테스트는 작은 것을 조립하는 현장에서, 시계나 손목시계의 작은 부품이나, 선반(lathe)작업에서 신속한 조작을 하기 위한 작업능력의 기준으로 사용되었다.

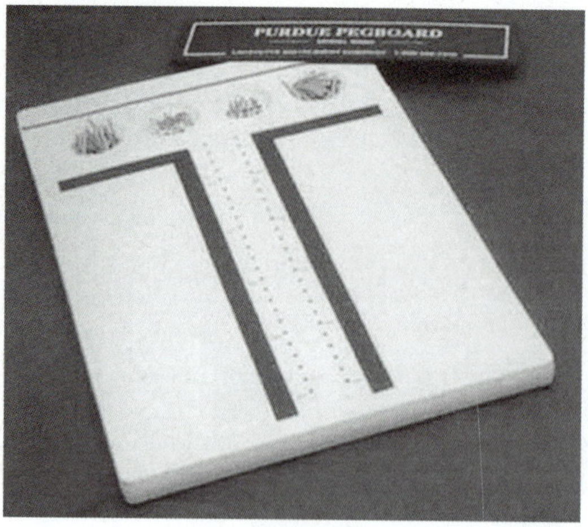

그림 7 퍼듀 · 페그보드 테스트

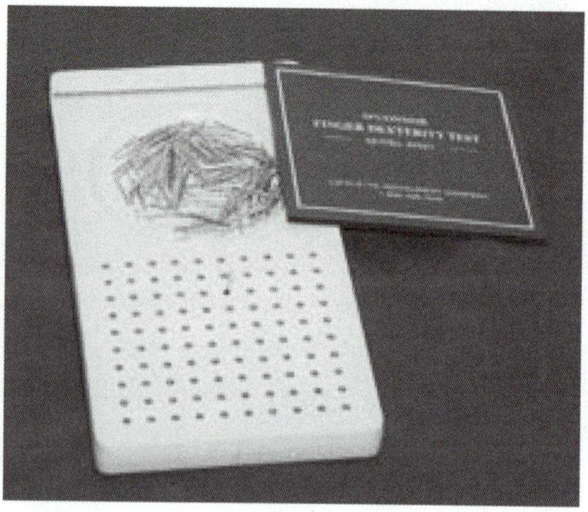

그림 8 오코너 손가락 조작성 테스트

b. 뇌졸중 편마비환자를 대상으로 한 상지기능 검사

- 브룬스트롬(Brunnstrom) 테스트는 편마비의 기능검사로서 널리 사용된다.[16]
- 우에다에 의한 편마비 기능 테스트는 손가락 모두 12 등급(grade)으로 되어있고, 5개의 sub-test로 구성되는 편마비 상지능력 테스트와 아울러서 편마비 상지의 종합적인 검사양식으로 되어있다.[17]
- 뇌졸중 상지기능 검사(manual function test; MFT)는 기능회복의 계시적 변화를 측정하여 기록하기 위해 개발되어 있다.[18]
- 프렌차이 상지 테스트[19, 20] (Frenchay arm test; FAT)는 마비측 상지의 기능회복을 평가하고 동시에 예후예측에도 이용할 수 있는 팔 기능 테스트가 수정된 것이다. subtest는 자를 누르다, 원 기둥(직경 12 cm, 높이 5 cm)을 잡고 들어올리다, 빨래집게를 조작하다, 물이 절반 들어간 유리컵을 들어 올리다, 머리를 빗다, 의 5개로 구성된다〔제3장 I "뇌혈관장애" (344 페이지) 참조〕.

c. 직업능력검사에서의 몇 가지의 sub-test[24]

작업치료에서는 대상자의 기본적 직업능력을 평가 · 훈련하는 기회도 많아, 표준화된 몇 가지의 직업능력검사가 이용된다. 이들 직업능력 검사, 특히 직업 적성검사의 sub-test 중에는 상지의 동작능력을 측정하는 것도 포함되어 있다. 현재, 작업치료의 임상에서 이용되는 직업 적성검사는 다음의 두 종류가 주이다 〔제7장 "취업의 평가" (719 페이지) 참조〕.

① 후생노동성이 편집한 일반직업 적성검사
② 다케이 기기공업(주)에서 만든 일반직업 적성검사

d. 모답츠법에 의한 작업능력 평가법[22, 23]

모답츠(modular arrangement of predetermined time standards; MODAPS)란 산업계에서 생산성 향상을 지향하여, 반복해서 시행되는 작업동작의 무리나 낭비를 제거하고, 작업효율을 올릴 목적으로 개발된 것이다. 수치를 MOD수로 하고, 각 동작에서의 표준시간을 설정하고 있다. 실제의 작업 중의 상지나 신체의 움직임의 관찰이나 작업시간의 실측을 시행하여, 소요시간의 MOD수의 합계를 산출하고, 표준시간과 비교함으로써 기능 정도를 알 수 있다. 이 밖에 장애자의 작업능력 평가를 위한 workability test가 있다〔제7장 "취업의 평가"(719 페이지) 참조〕.

e. 영아의 발달단계에서의 상지기능 검사

- 운동발달연령 검사(motor age test) (상지용)[24]
- 엔조지식 영유아 분석적 발달검사법 : 운동, 사회성, 언어의 발달에 관한 분석적 검사이며, 영유아의 건강진단에서 일반적인 진찰이나 신체 계측과 아울러서 사용되고 있다.[25]
- 에어 하트 발달학적 파지능력 평가(EDPA) : 파지의 발달과정을 3 섹션으로 분류하고, 평가하는 것.[26]
- 장애의 발견을 위한 선별(screening)에 사용되는 것.[27]

●인용문헌

1) 中村隆一(編著), 齋藤　宏, 長崎　浩(緒)：臨床運動学. 第 3 版, 医歯薬出版, 2002
2) 古賀唯夫, 原　武郎：自助具—機能障害と道具の世界. p14, 医歯薬出版, 1977
3) 古川昭人：上肢機能検査. 日本作業療法士協会(監修), 金子　翼(編)：作業療法評価法, 作業療法学全書, 第 3 巻, pp190–212, 協同医書出版社, 1991
4) 長尾竜郎：ADL の基本的概念. 理療 15:101–115, 1985
5) 中村隆一, 斎藤　宏, 長崎　浩：基礎運動学. 第 6 版, p14, 医歯薬出版, 2003
6) Napier J: The evaluation of the hand. *Sci Am* 56–62, 1962. 寺田和夫(訳)：手の進化. 自然 18:34–41, 1963
7) 鎌倉矩子：手のかたち手のうごき. p135, 医歯薬出版, 1989
8) 鎌倉矩子, 他：健常手の把握様式—分類の試み. リハ医学 15:65–82, 1978
9) Kamakura N, et al: Patterns of static prehension in normal hands. *Am J Occup Ther* 34:437–445, 1980
10) Brian RD, et al: Functional Human Movement: Measurement and Analysis. p166, Butterworth-Heinemann Medical, 1999
11) 金子　翼：片麻痺の上肢機能検査法. 総合リハ 22:1025–1032, 1994
12) 今田　拓, 他：手指機能評価の考察と実際：Finger Function Quotient(FQ). 総合リハ 5:407–417, 1977
13) 花村　都：Finger Function Quotient(FQ)(その 2)—CVA の FQ 調査結果について. 理・作療法 7:761–7685, 1973
14) Jebsen RH, et al: An objective and standardized test of hand function. *Arch Phys Med Rehabil* 50:311–319, 1969
15) Tiffin J: Purdue Pegboard Examiner Manual. Science Research Associated, 1968
16) Brunnstrom S: Movement Therapy in Hemiplegia. Harper & Row, 1970
17) 上田　敏：目でみる脳卒中リハビリテーション. 東京大学出版会, 1981
18) 細川　徹(編), 中村隆一, 長崎　浩(著)：脳卒中の機能評価と予後予測. 第 2 版, 医歯薬出版, 1997
19) Wade DT, et al: The hemiplegic arm after stroke; Measurement and recovery. *J Neruol Nerurosurg Psychiat* 46:521–524, 1983
20) Heller A, et al: Arm function after stroke: Measurement and recovey over the first three months. *J Neruol Nerurosurg Psychiat* 50:714–719, 1987
21) 千野直一(編)：脳卒中患者の機能評価—SIAS と FIM の実際. シュプリンガーフェアラーク東京, 1997
22) 日本モダプツ協会(編)：企業活性化と生産性向上のためのモダプツ法実践マニュアル. 技報堂出版, 1995
23) 佐藤　馨：作業療法におけるモダプツの用法. 理・作療法 8:318–326, 1974
24) Johnson MK, Zuck FN, Wingate K: The motor age test; Measurement of motor handicaps in children with neuromuscular disorders such as cerebral palsy. *J Bone Joint Surg* 33-A:698–707, 1951
25) 遠城寺宗徳, 合屋長英：遠城寺式乳幼児分析的発達検査法. pp1–6, 慶応通信, 1983
26) Erhardt RP (著), 紀伊克昌(訳)：手の発達機能障害. 医歯薬出版, 1988
27) Exner CE, et al: Development of hand skill. In: Case-Smith J, Allen AS, Pratt PN (eds): Occupational Therapy for Children, 3rd ed, Mosby, St. Louis, 1996

●참고문헌

29) 生田宗博(編)：ADL—作業療法の戦略・戦術・技術. 三輪書店, 2001
30) 石原義恕, 今野孝彦(編)：これでできるリウマチの作業療法. 南江堂, 1996
31) 石川　齊, 古川　宏(編)：図解 作業療法技術ガイド. 第 2 版, 文光堂, 2003
32) 中村隆一(編著), 齋藤　宏, 長崎　浩(著)：臨床運動学. 第 3 版, 医歯薬出版, 2002
33) 日本作業療法士協会(監修), 佐藤　剛(編)：発達障害. 改訂第 2 版, 作業療法学全書, 第 6 巻, 協同医書出版社, 1999
34) 鎌倉矩子：手のかたち手のうごき. 医歯薬出版, 1989

XIII 고차신경장애의 평가

A. 서론

1 고차신경장애란?

뇌에는 주로 정신을 관장하는 부분과 신체를 관장하는 부분이 있으며, 이 정신 또는 신체를 관장하는 부분에 손상이 발생하면, 각각의 활동성의 통합이 무너지는 일이 있다.

신체를 관장하는 부분, 해부학적으로는 전두엽 중심전회를 중심으로 한 부위, 또는 이 부위에서 기시하는 추체로 즉, 운동중추에 문제가 발생하면, 그 반대측의 손으로 젓가락을 잡으려 생각해도 팔이 올라가지 않고, 가령 팔이 올라가 젓가락을 잡을 수 있었다 해도, 손가락 끝이 생각하는 것처럼 움직이지 않는다는 상태가 된다. 이러한 현상은 중추성 운동마비 중에서도 편마비라 불린다.

이에 반해서, 정신을 관장하는 부분은 뇌의 각 부위에 점재하고 있다. 예컨대, 욕구나 의지 등의 정신에 관계하는 뇌의 부위가 손상되면, 밥을 먹고 싶다는 의욕이나 먹으려고 하는 의지가 발현되기 어려워져, 운동중추에 문제가 없어도, 결과적으로 스스로 젓가락을 잡으려 하지 않는다. 또한, 먹고 싶다는 욕구나 의지가 있어도, 젓가락을 보아서 그것이 젓가락이라고 알 수 있는 정신의 움직임 즉, 시각 인지에 문제가 있으면, 젓가락을 잡는 동작으로 결부되지 않는다. 또한, 욕구나 의지도 있고, 본 것이 젓가락이라고 아는 시각 인지가 정상이라도, 젓가락을 잡기 위해 신체의 어느 부분을 어떻게 사용하는지 기획하는 정신의 움직임 즉, 행위의 제어가 손상되어 버리면, 운동중추에는 잘못된 정보가 전달되어, 역시 젓가락을 잘 조작하는 동작이 나타나지 않는 상태가 된다. 이러한 정신의 움직임의 문제, 특히, 주의, 기억, 대상 인지, 신체 의식, 행위의 제어, 언어, 계산, 계량, 유추, 사고 등의 뇌의 정신기능이 기질적으로 장애된 상태를, 고차신경장애 또는 고차뇌기능장애, 신경심리학적 장애, 인지장애라 부른다.

뇌의 손상에 의한 정신기능 장애도, 신체기능 장애도, 최종적으로는 자유롭고 유익한 작업행동의 방해가 되어 나타난다. 그 원인이 정신에 있는지 신체에 있는지를 보고 판정하려면, 양자에 관한 지식도 동시에 아울러 갖고, 다양한 수단을 사용해서, 그 언어반응이나 행동반응으로부터, 양자의 어느 쪽에 문제가 발생하고 있는가, 그것이 만일 정신기능이라면, 무슨 정신기능에 문제가 발생하고 있는가를 짐작해가야 한다.

2 고차신경장애자에 대한 작업치료

고차신경장애자에 대한 유익한 작업치료를 전개하기 위해 필요한 것으로서, 가마쿠라[1]는 다음의 4개 항목을 열거하고 있다.

① 뇌손상자의 작업행동에 무엇이 일어날 수 있는지를 알 것
② 눈앞의 대상자에게 무엇이 일어나고 있는지를 파악하는 힘을 가질 것
③ 고차신경장애를 가진 대상자에 대해서, 자기가 무엇을 해낼 수 있는지를 알고 있을 것
④ 그 대상자에 대한 재활계획 전체 중에, 자기가 담당하는 작업치료계획을 적절히 자리매김하는 힘을 갖고 있을 것

본 항은 이 4개의 필요성 중에서도, ①과 ②에 중점을 둔 구성으로 되어있다. ①에 대한 내용으로서는 고차신경장애의 전반적 특징이나 기초지식, 작업행동상의 장애를, ②에 대해서는, 고차신경장애의 작업치료에서의 평가의 기초지식이나, 검사의 소개, 시행방법 등을 기재하였다.

B. 고차신경장애의 기초지식

1 고차신경장애의 전반적 특징

고차신경장애는 전반적으로 "파악하기 어렵다"는 특징을 갖고 있다. 실제의 임상이나 실습에서 대상자와 접할 때, 이러한 특징에 입각하고 있으면, 보는 측이 당황하는 것이 경감되고, 문제점의 정리와 초점화가 용이해지는 일이 있다. 야마토리[2]는, 고차신경장애를 파악하기 어려운 원인을 아래와 같이 설명하고 있다.

a. 신체증상과 정신증상의 차이

마비 등의 신체증상은 본인이나 주위의 사람에게 항상 눈에 띄는 것이며, "수족이 움직이지 않다 · 움직이기 어렵다"라는 상태는 항상성이 강한 것이다. 이에 반해서 고차신경장애는 그때의 상황이나 환경에 영향을 받고, 계시적으로 변화하여 흔적으로서 남기 어렵다. 또한, 다양한 기능이 서로 영향을 주는 "능력"으로서 나타나기 때문에, 작업행동상의 문제에 고차신경장애가 어떻게 관여하고 있는지를 규명하는 데에 시간이 필요하다. 이 자신에게 일어난 "보이기 어려운 변화"는, 전두엽 손상이나 우반구 손상에 관찰되는 뇌기능의 결손에 유래한 자기인식(awareness)의 장애와는 별개로, 고차신경장애가 자각되기 어렵다는 특징을 낳고, 보는 측에게도 알기 어려운 것이 된다.

b. 증상출현의 불규칙성

최근의 화상기술의 진보는 눈부시며, 뇌 화상정보는 고차신경장애의 작업치료에 효과적이다. 그러나 임상적으로는 각각의 대상자가 같은 병소를 갖고 있다 해서, 같은 고차신경장애가 반드시 출현하는 것은 아니라는 것을 경험한다.

예컨대, 피각(putamen) 출혈은 뇌혈관장애로서 잘 알려져 있으나, 우측의 이 부위에 출혈이 일어난 결과, 좌반측 공간무시가 일어나는 대상자도 있는가 하면, 전혀 무증상의 대상

자도 있어, 화상진단이나 의학적 진단명만으로 작업치료를 전개하지 않도록 유념해야 한다.

c. 증상의 복잡성

어떤 고차신경장애의 판별에 쫓겨, 교과서로부터 그 시사(suggestion)를 얻으려고 하였을 때에, 이것이라고 생각되는 증상의 이름까지는 도달하기는 하지만, 증상을 정의하는 상세한 부분에서 일치하지 않아 곤혹스러운 일이 있다. 이것에 신체증상이나 심인성의 정신증상, 기타의 고차신경장애가 부가되면, 대상자의 병태는 복잡해져, 더욱더 혼란스러워져 갈피를 잡을 수 없게 된다.

이러한 경우라 할지라도, 우리들은 대상자가 보이는 반응을 순순히 받아들이고, 교과서에서 보여주는 틀에 억지로 증상을 끼워 맞춘 이해를 하지 않도록 주의할 필요가 있다. 또한 병상 이해에 대한 실마리를 찾을 수 없는 경우에는, 지도자로부터의 의견이나 조언을 적극적으로 받고, 고차신경장애에 관여하는 다른 직종으로부터 면밀하게 정보 수집을 할 필요가 있다.

d. 증상의 불안정성

고차신경장애자의 문제행동을 관찰하고 있으면, 그 출현빈도나 나타나는 방법이 행동하는 환경이나 심리적 상태 등의 차이에 따라 변동하는 것을 알게 된다. 또한, 어떠한 순간에 이제까지 할 수 없었던 것을 할 수 있거나, 그 반대의 일이 일어난다. 작업치료를 시행할 때는 그 특징에 입각해서, 1회의 관찰로 끝나는 것이 아니라, 시간이나 날짜, 장소를 바꿔, 가급적 문제행동이 출현하는 공통사항이나 패턴을 파악할 필요가 있다.

e. 증상의 보이기 어려움

고차신경장애는 앞에서도 언급한 것처럼, 보이기 어렵다는 특징을 갖고 있기 때문에, 우리들은 대상자가 시행하려고 하는 행동에 어떠한 일이 일어나는가를 어느 정도 예측하여 접촉하지 않으면, 고차신경장애의 문제행동을 간과할 우려가 있다. 이러한 것을 방지하려면, 고차신경장애에 기인한 문제행동을 조금이라도 많이 알고, 보는 관점을 만들어 내야 한다. 이것에는 지도자나 경험자로부터 조언을 받고, 임상활동 중에서 훈련을 쌓을 필요가 있다.

2 고차신경장애의 전반적 파악방법

고차신경장애가 파악하기 어렵다는 특징을 가졌다고 해서, 눈앞에 있는 대상자를 단지 멍하니 보고만 있을 수는 없다. 어떻게든 고차신경장애와 그 사람을 이해하여야 한다. 이것에는 하나하나의 증상에 대한 상세한 지식을 축적하기 전에, 뇌의 전반적 · 총체적인 특성을 알고, 그 손상에 의해서 일어나는 고차신경장애를 대략적인 틀로 파악하는 것이 지름길이다. 여기서도 야마토리[2]의 문헌을 참고로 하면서 이야기를 진행시킨다.

a. 뇌기능을 계층적으로 파악한다

뇌를 비롯한 중추신경계는 계층적 구조로

지배되어 있다는 사고방법이 있다. 신경 구조적으로 보면, 대뇌에 가까우면 가까울수록 즉, 보다 고위일수록, 그 구조는 보다 복잡하고, 따라서 불안정하고 의도성이 높다. 그리고, 척수에 가까울수록 즉, 보다 하위일수록 구조는 단순하고 안정하여 자동성이 높다할 수 있다. 그리고 고위의 신경영역은 하위의 신경영역에 대해서 지배적 · 억제적으로 작용하고 있다고 간주할 수 있다.

이 사고방법으로부터 유도되는 결론의 하나는 뇌에 손상이 발생한 경우, 그 부위가 담당하고 있던 기능이 최초로 소멸 내지는 저하한다는 음성증상이 나타나고, 그 후, 양성증상으로서, 상위의 기능으로부터 해방된 하위의 기능이 비정상 상태로 출현한다는 것이다.

예컨대, 광범위한 피질수준의 손상에 의해서 노여워하기 쉬워지는 사람 등을 생각하면, 피질의 작용인 이성이나 지성의 기능부전이 일어나고(음성증상), 감정의 영역인 대뇌 변연계의 기능이 돌출한 것(양성증상)이라 추찰된다. 또한, 물품의 사용 장애를 나타내는 실행의 환자가, 연필로 글씨를 쓰려고 생각해도, 보통의 연필을 쥐는 방법이 실현되지 않고(음성증상), 시행착오를 하고 있는 중에, 성장발달의 단계에서 획득한 원시적인 쥐는 방법을 하는(양성증상) 것도 뇌에서의 계층의 특이성이라 할 수 있을 것이다.

또 하나의 계층적 파악방법으로부터 도출되는 결론은 신경결합이 불안정한 고차영역은 파괴되기 쉽고, 결합이 안정하여 있는 저차영역은 파괴되기 어렵다는 것이다. 즉, 의도적인 능력은 보다 심하게 침해되고, 자동적인 능력은 남기 쉽다는 의도적 능력과 자동적 능력의 해리가 일어난다.

검사장면에서 칫솔의 동작이 잘 되지 않는 실행의 환자가 잠자기 전에 병실의 세면대에서 아무 일 없이 양치질 하는 모습을 목격하는 일은 그다지 드물지 않다. 검사라는 의식적으로 시행해야 하는 장면 즉, 의도성이 강한 상황에서는 실행이 출현하기 쉽고, 잠자기 전에 이빨을 닦는다는 습관화된 자동성이 강한 상황에서는, 증상이 별로 두드러지지 않는다는 것이라 생각된다.

b. 뇌기능을 균형적으로 파악한다

대뇌는 대뇌종렬(longitudinal fissure of cerebrum)에 의해서 좌우반구로 갈리고, 그 좌우반구는 중심구에 의해서 전두엽과 두정엽으로, 외측구에 의해서 측두엽으로, 두정후두구에 의해서 후두엽으로 갈려 있으며, 그 해부학적 영역이 각각의 특이성을 갖고 기능을 하고 있다.

그러나, 이들은 단독으로 기능하고 있는 것이 아니라, 근접한 상반되는 영역끼리가 잘 균형을 유지하고, 모두 합쳐져 1단계 위의 기능성을 만들어내고 있다. 어느 쪽인가의 기능영역이 장애되면, 그 균형이 깨지고, 한쪽의 건전한 영역만이 돌출한 형태(증상)로서 표현된다는 사고방법이다.

1) 좌우반구 사이의 균형

좌우반구 사이에도 기능영역의 균형이 존재한다. 예컨대, 우반구는 좌측공간에 대한 주의를 돌리는 성질을 갖고, 좌반구는 우측 공간에 주의를 돌리는 성질을 갖는다는 공간에 대한 독자적 기능성이 있다. 이 상반되는 양자의 성질이 균형 있게 좌우 양 공간에 주의를 분배하고 있기 때문에야 말로, 공간 전체의 대상에 대한 적응행동을 취할 수 있는 것이다. 그러나 어느 쪽인가의 반구, 예컨대 우반구에 손상이 일어나면, 좌측 공간에의 주의가 저하하고, 좌반구의 우측 공간에의 주의가 우위로 작용해 버린다. 그 결과 좌측의 공간무시가 발생하는 것이다.

또한, 사람의 환경에 대한 적응행동도, 좌우 반구의 균형에 의해서 이루어진다. 좌반구는 각 지절을 움직이는 방법이나 동작의 조립, 행위의 기획 등, 행동에서의 양적 부분에 관여한다. 그리고 우반구는 좌반구가 시행한 양적 작용에, 리듬이나 유창성, 억양이라는 질적 기능을 부가함으로써 환경에 대한 적응행동이 된다. 우반구 손상자의 작업행동이 조잡하거나, 성급함이 항진하는 것은 우반구 손상에 의해서 행동의 질적 특성이 파괴되어, 좌반구가 가지는 양적인 부분이 돌출하여 나타난 것이라 생각된다.

2) 전후 사이의 균형

중심구를 경계로 전방의 전두엽을 운동뇌, 후방의 두정엽(주로 체성감각을 관장한다), 후두엽(주로 시각을 관장한다), 측두엽(주로 청각을 관장한다)을 종합하여 감각뇌라 하는 파악방법이 있다. 즉, 후방영역은 기본적으로 입력정보처리를 하고, 전방영역은 후방영역에서 입력 · 처리된 정보를 작업행동으로 변환하는 기능계이며, 이 서로 마주보는 2개의 기능계가 균형을 유지하여, 환경의 변화에 대응하고 있다는 사고방법이다.

임상증상에서 보면, 전두엽에 손상이 발생하고, 발병부터의 경과에 수반하여, 발동성 장애로부터 탈각하기 시작한 대상자의 작업행동의 특징은 환경자극으로부터의 영향을 받기 쉬운 행동을 취한다는 것에 있다. 예컨대, 대상자는 충분히 수면을 취하고 있음에도 불구하고, 훈련실에 와서 훈련용 침대를 보면, 거기에 앉아서 누우려고 하는 행동을 취하는 일이 있다. 또한, 산보하러 나가면, 끝없이 빈 캔이나 빈 병 등의 쓰레기를 줍는 등의 행동이 관찰된다. 침대=잠자다, 쓰레기=주워서 버린다는 것 같은 정형적인 자극과 행동도식이 상황의 필요성 · 필연성과는 관계없이 출현한다. 말하자면 "환경자극으로부터의 영향을 받은 행동", "환경에 의존한 행동"으로 파악할 수 있다.

반대로 두정엽이 손상을 받으면, 전두엽 손상과의 반대의 행동장애가 출현한다. 이것은 회피반응이라 불리고, 촉각자극을 손에 가하면, 환자는 그 자극으로부터 마치 도망치려는 것처럼 하여, 손을 당겨 들인다는 것이다.

전두엽 손상과 두정엽 손상에 관찰되는 이 두 가지 반응은 두정엽에는 환경자극에 대한 능동성 · 의존성이 전두엽에는 환경자극에 대한 도피성 또는 조절기능이 존재한다고 생각된다. 그리고 이 상반되는 2개의 기능계가 균형을 유지하고 있기에 개체와 환경 사이에 적절한 물리적 · 심리적 거리를 취할 수 있다고 할 수 있다.

이상, 뇌의 손상에 의해서 야기되는 고차신경증상을 파악하려면, 계층성으로서 증상을 이해하는 틀, 좌우의 균형으로서 증상을 이해하는 틀, 전후의 균형으로서 증상을 이해하는 틀이 있다는 것을 언급하였다. 이 3개의 요인이 전후 · 좌우 · 상하로 3차원적으로 조합되어, 뇌기능의 다면성, 고차신경장애의 복잡성을 만들어내고 있다.

3 고차신경장애가 작업행동에 미치는 영향

고차신경장애의 큰 틀을 이해한 다음은, 고차신경장애가 작업행동에 미치는 영향을 생각해야 한다. 그러나, 이 점에서 고심하는 것은 고차신경장애 그 자체를 파악하기 어렵다는 특성을 갖고 있다는 것과 또한 거기에 발생한 작업행동의 문제는 고차신경장애를 근저로, 대상자의 환경인자나 본인의 자질에 관계되는 개인적 인자 등이 복잡하게 얽혀, 문제점의 개별성을 강화하여, 초점화의 어려움으로 연결되어 있다는 것에 있다.

고차신경증상은 다양하여, 작업행동에 미치는 영향도 다양하기 때문에, 여기서도 고차신경장애를 좌반구 · 우반구라는 대략의 틀로 파악하여, 거기에서 볼 수 있는 작업행동에 대한 영향을 언급하기로 한다.

a. 좌반구 손상에 의한 영향

좌반구가 손상되면, 자기가 시행하려고 생각한 행위와 실제로 시행한 행위에 어긋남이 발생하는 경우가 있다. 이것은 실행(apraxia)이라 불리고, 이러한 상태에 이르는 원인은 당연히, 의지나 운동기관, 감각 등의 장애에 의한 것은 아니다. 실행은 관념운동실행, 관념실행, 지절운동실행 등으로 분류되고, 각각으로 운동이나 행위를 실패하는 방법에 대한 정의가 존재한다(표 1).

또한, 좌반구 손상에 의한 고차신경장애 중 또 하나의 대표적 존재는 실어이다. 실어란 의식의 내용을 말로 변환하여 표출하거나, 다른 사람이 표출하는 말을 해독하여 의미를 받아

표 1 실행의 증상 특징

분류	증상
관념운동실행	상징동작(몸짓동작이나 습관적 동작)의 장애, 및 단일물품의 사용 장애.
관념실행	계열동작에서의 복수 물품의 사용 장애.
지절운동실행	마비나 감각장애가 없음에도 불구하고, 숙달된 운동이 어색하고 서툴어진다.

[Liepmann에 의한 정의 분류에서]

들이는 기능이 장애된 상태를 말한다. 이것도 표 2에 나타낸 것 같은 분류와 정의가 있으나, 그 상세한 평가나 치료에 대해서는 언어청각사가 담당하는 일이 많다.

이러한 실어나 실행 등을 나타내는 대상자의 작업행동 특징은 무언가 작업행동을 일으켜도, 사소한 실패로 동요, 초조, 불안이 강화되거나(파국반응), 주어진 과제가 완성되어도 자신감이 없는 기분이거나, 무언가의 사고(thinking)를 해도 비관적인 방향으로 진행되고, 우울(depressive) 경향에 빠지거나, 방이나 자기 방에 틀어박히기 쉬워진다. 또한 아무렇지도 않은 일로 노여워하거나, 웃거나, 울거나 하는 등의 감정의 동요도 심하다. 총체적으로 환경에 대한 작용은 적어지고, 작업행동은 좁은 범위에 머무르게 된다.

좌반구 손상자의 작업행동이 왜 이러한 경향을 나타내는가, 좌반구가 갖는 고차신경기능으로부터 생각해 보자. "안녕히 계십시오(good-by)"를 하는 장면에서 팔을 빙글빙글 돌리거나, "이리와요"를 해봐"라고 해도 팔꿈치의 굴곡신전을 반복하면, 보고 있는 사람은 그 이상한 것을 바로 알아차린다.

도구의 사용 장애나 계열동작✓의 장애도 마찬가지다. 예컨대, 가위로 못을 박을 수 없

표 2 실어의 증상 특징

분류	증상
Broca 실어	•비유창, 노력성의 언어표출, 운율의 장애 •실구음, 문법장애
Wernicke 실어	•유창 다변한 착어성 발화, 자곤(jargon), 음운성 및 어성착어, 신조어
전도실어	•비교적 유창하고, 자기수정과 음운성 착어
전실어	•언어활동 모두에 걸친 광범위하고 중증의 장애, 재귀성 발화
혼합형 초피질성 실어 (언어영역 고립증후군)	•자발적 언어표출 거의 없음, 언어이해 불량 •반향언어증상
초피질성 운동실어	•자발어가 극단적으로 감소, 이해력은 보존 •명명, 복창은 양호
초피질성 감각실어	•Wernicke실어와 유사, 복창 보존
실명사실어 (건망실어)	•유창한 발어, 환어곤란(우외반응) •다른 장애는 적다

[문헌 3에서 일부변경]

으며, 차를 마시려면 차통이나 포트(pot)를 순서 바르게 사용해갈 필요가 있다. 즉, 거기에는 명확한 규칙(rule)이나 규범이 존재하고, 그 규칙이 깨진 동작이나 행위는 틀린 것이라 즉석에서 알게 된다.

실어에 이르러서는, 동작이나 행위보다 규칙이 명확하다. "안녕(good morning)"이라는 인사는 아침에 말하지 않으면 이상하고, "안녕"이라는 단어는 각 단음을 정확한 순번으로 바르게 발언하지 않으면 의미가 통하지 않는다.

결국, 좌반구 손상에 의한 고차신경장애는 규칙성에 따른 상징적, 기호적, 문절적 기능의 장애이고, 고차신경장애 중에서도 비교적 알기 쉬운 성질이라 할 수 있으며, 대상자도 자기에게 발생한 장애를 자기의 감각을 통해서 자각하기 쉬워진다. 이러한 이유로부터, 대상자가 자기의 작업행동이나 말하고 있는 것이 이상한 것을 알아차려, 그것을 수정하려고 조바심하면 할수록, 더 한층 장애가 심해지고, 이러한 상황에 동요해버린다. 그리고, 별개의 것을 시행하거나 이야기하려고 생각해도, 역시 마찬가지의 일이 일어나는 것은 아닌가라는 불안에 빠진다.

최종적으로 대상자가 자연히 몸에 익히는 서투른 자기방어의 방법은 증상이 출현하지 않도록, 다른 사람과 교류하지 않고 환경에 대한 작용을 적게 하여, 작업행동의 범위를 좁힘으로써 자기의 질서를 유지하려고 한다. 그 결과가 좌반구 손상에 의한 작업행동의 문제의 특징이 된다.

b. 우반구 손상에 의한 영향

우반구 손상에 의한 고차신경장애는 **표 3**과 같은 것이 알려져 있다. 이러한 고차신경장애자의 작업행동의 특징은 문제행동을 해결하는 방법을 제시해도 좀처럼 학습하지 않거나, 문제점을 지적해도 자신이 넘치는 것처럼 받아들이지 않거나, 무제해결의 방법이 단락적이거나 한다. 또한 사물에 대한 진지성도 저하하고, 감정의 움직임도 평탄한 경향을 나타낸다. 이들에 더하여, 상대방의 기분을 살피거나, 두 사람이 협력하여 무언가를 성취하는 것 같은 비언어적 의사소통이 장애를 받는다. 총체적으로 자기의 상태에 대한 인식은 저하하여 있고, 주위의 사건에 대해서 관여하는 방법은 부

표 3 우반구 손상으로 나타나는 고차신경장애

임상증상	
•전반성 주의장애	•disprosody
•좌반측 공감무시	•운동유지 곤란
•지각성 범주화 장애	•pacing
•구성장애	•다변 경향
•안 깊이 지각장애	•과잉 글씨쓰기
•체축의 일그러짐	•좌편마비 무인지 등

정확해지며, 주위의 사람과는 언어 상의 표면적인 교제가 된다.

우반구 손상의 작업행동은 왜 이러한 경향을 나타내는지, 우반구가 가지는 고차신경의 특성으로부터 생각해보자.

우선, 주의는 본인의 자질, 대처하는 자세, 흥미, 주위의 상황 등에 좌우되기 때문에, 장애의 유무를 구분하는 것은 어려우며, 주의장애를 기능분류에 적용시키는 것은 더 어려운 일이다.

또한 좌반측 공간무시에 관련되는 전후좌우 등의 공간 정의는 자기와 대상관계의 사이에서 만들어지는 상대적인 것이다. 예컨대, "우측"이라 해도, 그것이 얼굴을 돌린 위치의 우측인지, 몸의 정면에 대한 우측인지, 그것은 본인이 자기 속에서 정한 임의의 규정이 된다.

Pacing장애(달리는 페이스를 유지하는 등의 페이스를 말한다)의 검사에서는 문장을 천천히 읽고 들려주어, 그것과 같은 문장을 같은 속도로 읽게 하거나, 마찬가지로 글씨를 쓰게 한다. 그리고, 그 속도와 극단적으로 차이가 발생하면(빨라지는 경우가 많다) pacing장애를 의심하게 되는데, 원래 글씨를 빨리 쓰는 사람도 있는가 하면 말이 빠른 사람도 있다. 검사자가 임의로 정한 속도보다 빠르다는 것이나, 일부러 빨리 이야기하거나 쓰거나 할 필요성이 없는 장면에서, 그러한 행동이 출현한다는 사실은 존재하지만, 그곳에는 대비되는 "정상적 값"은 존재하지 않는다.

디스프로소디(dysprosody)〔회화에는 그 사람의 감정을 반영한 억양이 수반되는데, 이것을 프로소디(prosody)라 하고, 이 장애를 디스프로소디라 부른다〕나 다변 경향도 마찬가지이고, 감정 표출이나 회화의 양은 문화배경이나 개인의 자질에 의한 차이가 있다. 말수가 적은 사람이나 감정 표출이 풍부한 사람이 발병을 경계로 하여 다변이 되거나 한결같은 이야기를 하게 되면, 그 비정상성은 판단할 수 있으나, 그것이 어떻게 어느 정도 비정상인지를 말로 표현하는 것은 어렵다. 또한 디스프로소디는 언어활동에 수반하는 상대방의 감정의 수용에도 장애를 초래하기 때문에, 이 두 가지 증상이 합쳐지면, 실제의 회화에서 그 상황에 따라, 상대방의 기분을 헤아려서, 의미 있는 대화를 할 수 없게 된다.

이상과 같이, 우반구 손상에 의한 고차신경장애는 명확한 룰을 정하는 것이 어려운 상대적이고 임의적인 수준에서의 장애이며, 환경에서의 상황과 자기와의 관계를 포함하는 포괄적이고 통합적인 기능의 장애이다. 우반구 손상의 고차신경장애와 비교하면, 훨씬 보기 어렵고 이미지(image)화 하기 어렵기 때문에, 의식체험으로서 자각하기 어렵다는 것이 우반구 손상에 의한 작업행동의 문제의 특징이 된다.

표 4 평가방법의 종류

① **의학기록으로부터의 정보 수집**
진단, 특히 손상부위, 장애명, 발병으로부터의 경과, 현 병력, 금기, 주의사항, 작업치료, 의뢰 목적, 예후, 사회경력이나 가족력 등

② **관찰**
검사나 치료 중의 반응양식으로부터, 정서상태, 의식수준, 지남력, 의욕의 상태 등의 판단을 할 수 있다.

③ **면접**
환자가 직면하고 있는 문제나 잠재적인 문제, 환자의 희망, 작업경력이나 가치관 등을 의도적으로 묻는다.

④ **검사 · 측정**
증상이나 장애를 구조적인 방법으로 정성적으로 또는 정량적으로 확정한다.

[문헌 4에서]

C. 고차신경장애의 평가 기초

1 고차신경장애의 평가의 종류

작업치료의 평가는 질환을 불문하고, **표 4**에 나타낸 네 가지 방법이 주이지만, 고차신경장애의 작업치료 평가를 시행함에 있어, 이 방법에 배려해야 할 몇 가지의 요점이 있다.

우선, 의학기록이나 다른 부문으로부터의 정보 수집을 할 때에는 진단명이나 장애명은 물론, 발병으로부터의 경과나 현 병력, 다른 시설로부터의 요약서 등으로부터, 고차신경장애를 의심케 하는 에피소드나 소견이 없는지를 간파해야 한다. 관찰 중에서도, 특히 작업활동을 관찰하는 경우는 고차신경장애에 의한 문제행동을 예측하여 보아갈 필요가 있다. 또한, 면접이나 면담에서는 현재의 상황이나 자기의 상태에 대한 인식에 주의하면서 이야기를 추진하는 것이 중요하다.

검사 · 측정에서는 작업행동의 조사에서 얻은 결과를 염두에 두고, 치매검사나 지능검사 등을 이용하여 전반적인 뇌기능을 선별한(screening) 다음, 그 곳에 의심되는 문제에 대해서, 개별적으로 신경심리학적 검사를 시행하여 가는 것이 좋다고 생각된다.

2 고차신경장애의 평가의 바람직한 상태

"작업치료에서의 고차신경기능 평가의 바람직한 상태"로서 가마쿠라[5]는 다음과 같은 네 가지 요점을 들고 있다.

① 작업치료의 관점이나 관심은 대상자의 작업행동에 있으며, 뇌기능의 해명과는 별개의 것이다.
② 평가의 목표는 대상자의 현재의 작업행동이 왜 그와 같이 되어있는가? 그 원인을 이해하는 데에 있다.
③ 대상자의 작업행동을 이해하기 위해서는 상실된 기능과 잔존하여 있는 기능 즉, 뇌기능의 전모를 파악할 필요가 있다.
④ 검사는 이를 위한 수단의 하나이며, 다른 평가방법도 중요한 판단재료를 제공해 준다.

그리고, 검사의 내용을 결정함에 있어 중요시해야 하는 것은 대상자가 보여주는 작업행동이며, 의학적 진단명으로부터 검사내용을 결정하는 것은 부적절하다는 것을 강조하고 있다.

3 고차신경장애의 평가순서

고차신경장애자의 평가는 발병으로부터의

경과, 증상의 중증정도, 경제적 측면, 개인의 자질, 심리적 상황, 사회적 측면 등에 의해서 임기응변으로 대응하여, 진행시켜야 한다. 가마쿠라[5]는 평가의 순서를 가이드라인으로서 10단계로 나눠, 그 과정을 언급하였다(표 5).

D. 고차신경장애의 평가의 실제

1 뇌기능 전반을 파악하는 검사

손상을 입은 부위의 뇌기능은 기능저하 또는 기능소실에 이르고 있다. 기능이 저하하여 있는 경우는 그 부위가 담당하고 있던 신경기구를 알고, 기능저하의 수준을 알면, 남아있는 기능을 이용 · 강화할 수 있을지도 모른다. 또한, 그 부위의 기능이 완전히 소실되어버린 경우에는 건강한 뇌기능을 사용하여 대상(보상)이나 학습의 방법을 생각해야 한다.

이를 위해서도 뇌기능의 전모 즉, 뇌의 전반적 기능을 선별적으로 파악할 필요가 있다. 이것을 조사하는 데에, 어떤 종류의 지능검사나 치매검사를 응용할 수 있다. 그러나, 이것을 응용하는 목적은 지능지수나 합계 점수를 내는 것은 아니다. 검사항목이 어떠한 고차신경기능이나 능력과 연관되어 있는지를 알고, 거기서부터 고차신경장애와 잔존기능을 추찰하여 가는 데에 있다.

지능검사에서 잘 알려져 있는 웨히슬러 성인용 지능검사 · 개정판(japanese Wechsler Adult Intelligence Scale–Revised ; WAIS–R)은 전반적 뇌기능을 측정하는 데에 사용할 수 있다. WAIS–R은 언어성 검사(하위검사 : 지

언어성 검사	조점	평가점수(SS)
1 지식	3	2
3 수창	6	4
5 단어	0	1
7 산수	5	4
9 이해	7	3
11 유사	2	2
언어성 평가점수 합계 VSS		16

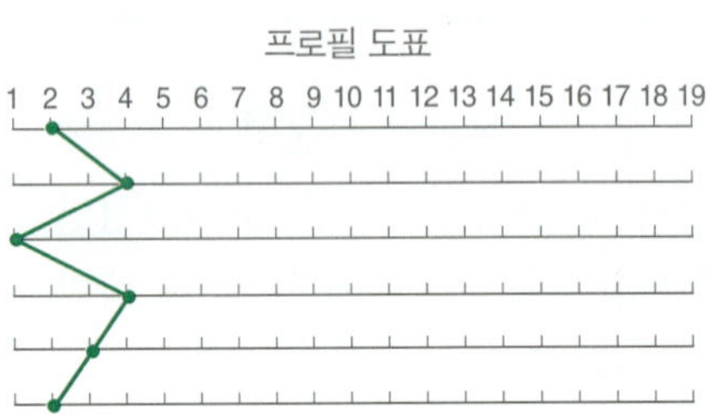

동작성 검사	조점	평가점수(SS)
2 회화 완성	9	6
4 회화 배열	11	7
6 블록 쌓기 모양	32	7
8 조합	27	7
10 부호	33	3
언어성 평가점수 합계 VSS		30

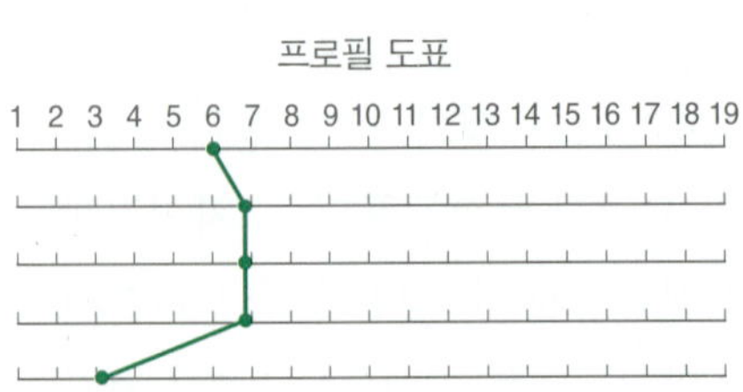

			관찰
언어성 평가점수 합계 VSS (16)	VIQ	53	
동작성 평가점수 합계 PSS (30)	PIQ	72	
전체 검사평가점주 합계 (46)	IQ	57	

그림 1 좌반구 두정엽 손상 실어증 사례의 WAIS–R 지능 테스트 성적 [문헌 6에서]

표 5 고차신경장애의 평가 순서와 그 내용

단계	평가과정의 상세
1. 기초정보를 확인하다 (준비)	개인 특정정보, 현 병력 및 의학적 진단, 신경학적 소견, 화상진단 소견,간호 소견, 기타
⇓	
2. 면담 A (심경을 묻다)	환자에 대해서 : 지금의 병 때문에 무엇이 곤란한가, 지금의 병은 어떠한 병인가, 머리가 돌아가는 상태는 어떠한가, 이제부터 어떻게 되고 싶은가 등 가족에 대해서 : 환자에 대해서 무엇이 곤란한가, 자기에 대해서 무엇이곤란한가 등
3. 면담 B (생활상황을 묻다)	환자와 간병인에 대해서 : ① 자조(self care)의 상황을 묻는다. ● 자력으로 시행하고 있는 것은 무엇인가, 받고 있는 간병은 어떠한 것인가? ② 생활관련 활동(APDL)의 상황을 묻는다. ● 시간관리는 가능한가, 혼자서 지낼 수 있는 시간은 어느 정도인가? 외래자 대응은 가능한가, 외출은 어떻게 하고 있는가? 용돈관리는 가능한가? 가계관리는 가능한가? ③ 시간을 보내는 방법을 묻는다. ● 일은 어떻게 하고 있는가? 자유시간은 어떻게 하고 있는가? ④ 자발적으로 하는 일은 무엇인가? 간병인에 대해서 : 환자에 대해서 무언가 불가해한 일은 있는가?
4. 면담 C (병전의 생활을 묻다)	환자와 간병인에 대해서 : 어떠한 일을 하고 있었는가? 여가시간을 어떻게 지내고 있었는가? 예컨대 어떠한 생활을 하고 있었는가? ⇓ 환자의 표현능력, 기억 재생능력도 어느 정도 알 수 있다.
⇓	
5. 1차 검사의 내용을 정해서 실시한다.	단계 1~4의 결과로부터 ○ 능동성 · 사고력 저하가 핵심? ──→ ○ WAIS-R ○ 기억장애가 핵심? ──→ ○ WMS-R or RBMT ○ 전경에 있는 것은 실어? ──→ ○ 실어증 검사 ○ 인지 · 행위 장애 ──→ ○ 인지 · 행위계 검사 ○ 최중증 지능저하? ──→ ○ 발달적 지능검사
6. 필요하다면 2차 검사를 실시한다.	행위 · 인지계 검사(자가제), Stroop Test/Trail Making Test/PASAT/AMT, 표준 고차 시지각 검사(VPTA), 행동무시 검사 일본어판(BIT), 표준 고차 동작성 검사(SPTA), 일본어 검정시험 문제/한자 검정시험 문제, Wisconsin Card Sorting Test/Behavioral Assessment of the Dysexecutive Syndrome(BADA), 기타
⇓	
7. 견해를 정리하여, 환자 및 가족 등에 전달한다.	신경심리학적 장애의 유무와 내용, 잔존 고차 뇌기능, 현재의 일상생활 (작업행동)이 그러한 이유, 일상행동(작업행동) 재건의 가능성, 앞으로의 선택지 ⇓ 즉 "나는 당신을 이렇게 이해하였습니다. 앞으로는 이렇게 하면 어떻겠습니까" 라는 것이다.
⇓	
8. (개입으로 진행한다면) 작업행동을 조사한다.	
⇓	
9. 개입 1차 계획을 만들어 실시한다.	
⇓	
10. 상황을 보고 검사를 추가한다.	

[문헌 5에서]

식, 수창, 단어, 산수, 이해, 유사)와 동작성 검사(하위검사 : 회화 완성, 회화 배열, 집짓기 블록 쌓기 모양, 조합, 부호)로 갈리고, 대상자의 성적 프로필을 작성할 수 있고(**그림 1**), 같은 세대의 표준편차와 대비할 수 있으므로 한눈으로 저하하여 있는 능력을 파악할 수 있다.

이 검사에 관해서도, 하위항목이 어떤 능력을 파악하려고 하고 있는지를 알지 못하면 응용할 수 없다. 지식은 기억의 파지력이나 통합력에 연관되어 있고, 수창은 주의력 및 기명력과 연관성이 있다.

단어는 언어영역의 발달정도나 기호의 처리에 대한 잠재적 능력을 볼 수 있으며, 산수는 계산능력, 정신 집중력과 연관성이 있다. 그리고, 이해는 추리능력, 판단력과 연관성이 있고, 유사는 관계의 파악, 개념형성과 연관성이 있다.

회화 완성은 중요한 부분의 식별능력과 연관성이 있으며, 회화 배열은 전체적 상황을 파악하는 능력, 계획력, 예측력과 연관성이 있다. 장난감 집짓기 블록 쌓기 모양은 시각계의 통합성과 동작의 속도, 추진력과 연관성이 있으며, 조합은 시각-운동의 협응, 상상력, 기민성과 관련이 있다. 또한 부호는 반응속도, 연합학습의 능력과 연관성이 있다.

마찬가지로 개정판 하세가와 간이 지능평가 스케일(HDS-R)(**표 6**)이나 Mini-Mental State Examination(MMSE)(**표 7**)도 선별검사로서 사용할 수 있다.

또한, 고차신경장애를 선별할 목적으로 고안된 것으로는 후다키 등[7]에 의한 검사가 있다(**표 8**). 이 검사는 WAIS-R과 비교하면 간단하게 실시할 수 있는 특징이 있으나, 정량화되어있지 않아, 실시결과의 판단에 한번 생각해볼 필요가 있다.

이 밖에, 지능 그 자체를 알고 싶은 경우는 일본판 레이븐 색채 매트릭스 검사(Japanese Raven's Coloured Progressive Matrices; RCPM)(**그림 2**), 코스 입방체 조합 테스트(**표 9**) 등이 있다.

이상의 검사를 시행함에 있어서 주의해야 하는 것은 질환의 특성에 맞춰서 검사를 선택할 필요가 있다는 것이다. 발동성이 저하하여 있거나, 검사에 대처하는 자세가 결여되어 있는 대상자에게는 검사를 실시하는 의미가 없다. 실어의 대상자에서는 언어를 매개로 이해·응답하는 WAIS-R이나 HDS-R 등은 정확한 답을 얻을 수 없다. 또한, 시각인지나 시공간 인지, 색채 인지, 시각구성 등에 문제가 있으면, 코스 입방체 조합 검사나 RCPM 등의 시행에 영향을 미칠 것이다. 한

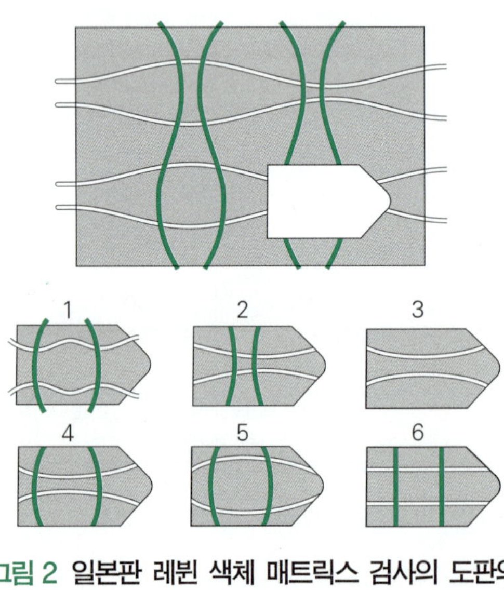

그림 2 일본판 레빈 색체 매트릭스 검사의 도판의 1예

위 그림의 빈 곳에 적합한 것을 아래의 1~6에서 선택한다. 〔문헌 6에서〕

표 6 양측 반구 손상 치매증상 사례의 개정 하세가와식 간이 지능평가 스케일(HDS-R)의 성적

	질문내용		배점
1	몇 살입니까? (2세까지의 오차는 정해)		⓪ 1
2	오늘은 몇 년 몇 월 며칠입니까? 무슨 요일입니까? (연월일, 요일이 정해에서 각각 1점씩)	년 월 일 요일	0 ① ⓪ 1 ⓪ 1 ⓪ 1
3	우리들이 지금 있는 곳은 어디입니까? (자발적으로 나오면 2점, 5초를 두고 "집입니까?" "병원입니까?" "시설입니까?" 중에서 옳은 선택을 하면 1점)		0 1 ②
4	이제부터 말하는 3개의 단어를 말해보시오. 나중에 또 질문하므로 잘 기억해두십시오. (이하의 계열의어느 것인가 하나에서, 채용한 계열에 ○표를 해둔다). 1 : a) 벚꽃, b) 고양이, c) 전차 2 : a) 매화꽃, b) 개, c) 자동차		0 ① 0 ① 0 ①
5	100에서 7을 차례로 빼시오. ("100-7은?" "거기서 다시 7을 빼면?" 이라 질문한다. 최초의 답이 정해가 아닌 경우, 중단한다).	(93) (86)	0 ① ⓪ 1
6	내가 이제부터 말하는 숫자를 거꾸로 말하시오("6-8-2, 3-5-2-9). 세 자릿수 거꾸로 말하기에 실패하면 중단한다)	2-8-6 9-2-5-3	⓪ 1 ⓪ 1
7	조금 전 기억하도록 한 말을 다시 한번 말해보시오. (자발적으로 회답이 있으면 각 2점, 회답이 없는 경우, 아래의 힌트를 주어, 정해이면 1점). a) 식물 b) 동물 c) 탈 것		a:⓪ 1 2 b:⓪ 1 2 c:⓪ 1 2
8	이제부터 5개의 물품을 보여줍니다. 그것을 감추겠으니, 무엇이 있었는지 말하시오. (시계, 열쇠, 담배, 펜, 동전 등 반드시 서로 관계가 없는 것)		0 1 2 ③ 4 5
9	알고 있는 야채 이름을 가급적 많이 말하시오. (대답한 야채의 이름을 우측 란에 기입한다. 도중에 막혀, 약 10초간 기다려도 나오지 않는 경우에는 거기서 중단한다) 5개까지는 0점, 6=1점, 7=2점, 8=3점, 9=4점, 10=5점	가지 오이 양배추 ……… ……… ……… ………	⓪ 1 2 3 4 5
		합계득점	10

만점 :30, cut-off point : 20/21(20 이하는 치매의 의심 있음)
[문헌 6에서]

표 7 Mini-Mental State Examination

최고점

지남력

5 ( ) 오늘은 언제입니까?
(연) (계절) (몇 시쯤) (일) (월)

5 ( ) 여기는 어디입니까?
(도) (시) (시의 어느 언저리) (병원) (병동)

기명력

3 ( ) 3개의 단어를 기억시킨다. 하나에 대해서 1초에 말한다. 3개 말한 다음에 무엇이었는지를 묻는다. 옳은 대답 1개에 대해서 1점을 준다. 3개 모두 기억할 때까지 반복하고, 반복횟수를 기록한다.

주의와 계산

5 ( ) Serial 7's. 옳은 대답 1개에 대해서 1점, 5개에서 그친다.

재생

3 ( ) 앞에서 반복한 3개의 말을 묻는다. 옳은 대답 1개에 대해서 1점

언어

9 ( ) 연필과 시계의 명명(2점)
복창 "티끌 모아 태산" (1점)
3단계의 명령 "큰 쪽의 종이를 집어, 절반으로 접어서 바닥에 놓다" (3점)
읽고 따른다. "눈을 감다" (1점)
도형의 모사(입방체 투시도) (1점)

총득점(=30) ( )

[문헌 6에서]

편, 지적운동실행 등의 동작성에 문제를 나타내고 있는 경우는 WAIS-R의 동작성 검사나 코스 입방체 조합 검사는 부적절하다. 지적 저하가 중증이거나 고령의 대상자는, 검사의 실시 자체가 불가능한 경우도 있다. 검사자는 그 검사가 무엇을 볼 수 있고, 검사자 자신이 무엇을 보고 싶은지 그 검사의 실시에 타당성이 있는가를 생각해서 시도해야 한다.

표 8 후다키 등에 의한 선별(screening) 검사

항목		질문내용
① 물품 호칭	호칭 pointing 촉각성	"이것은 무엇입니까?" "ㅇㅇ은 어느 것입니까. 손가락으로 가리키시오" 물품을 만지게 하고, "이것은 무엇입니까?" *호칭, pointing의 순서로 시행하고, 그 양쪽을 모두 할 수 없었던 경우만, 촉각성을 시행한다.
② 계열 지시		물품을 제시하고, "이 물건을 내가 말하는 대로 움직이시오. 내가 말을 끝내면 시작하시오"
③ 조작명령		위와 같다.
④ 복창		"나의 흉내를 내서 말하시오. 잘 듣고, 말이 끝나면 시작하시오"
⑤ 받아쓰기	단어 문장	"내가 말하는 대로 한글로 적으시오" "다음으로 한문으로 적으시오" "이번에는 문장이 되므로, 잘 듣고 적으시오"
⑥ 독해	음독 선택	카드를 제시하고, "이것을 읽으시오" 카드를 제시하고, 그림 카드 안에서 선택시킨다. "ㅇㅇ은 어느 것입니까?" 그림을 가리키시오"
⑦ 발어		검사 중의 회화에 의해서 관찰되는 것에 대해서, ㅇ으로 에워싼다. 문제가 없는 경우는 여백에 ∨, 해당하는 것이 없는 경우는 코멘트를
⑧ 계산		"이제부터 내가 말하는 암산을 하시오"
⑨ 기억		*숫자 1개 1초의 속도로 말한다.
	순창	"이제부터 5개의 숫자를 말하는데, 내가 말을 끝내면 마찬가지로 말하시오."
	역창	"다음에도 숫자를 말하는데, 이번에는 거꾸로 말하시오. 예컨대, 1, 2, 3의 거꾸로는 3, 2, 1 이지요. 이와 마찬가지로 답하시오"
	단어기명	"이제부터 말하는 말을 잘 듣고, 마찬가지로 반복하시오. 말이 끝나면 시작하시오" (3단어 제시, 답의 순서로 시행한다. 정답 후 "나중에 다시 한번 지금의 단어 3개를 묻겠으니 기억해 두시오" 라 말한다)
	5분 후 재생	행위의 항목 종료 후, "조금 전에 기억한 3개의 단어를 말하시오. 순번은 괜찮으니 기억하고 있는 것부터 말하시오"
	도형 재생	카드를 제시하고, 백지에 펠트펜으로 재생시킨다. 시각 입력뿐이고, 손가락으로 덧댐이 없음. "이 카드를 잘 보고 기억해 두시오". 1~2분 후, "기억하고 있었습니까? 그러면 종이에 적어봅시다.
⑩ 행위	자동사	"이제부터 내가 말하는 동작을 하시오" "가위 바위 보의 가위를 내시오". 할 수 없는 경우, 동작을 보고 모방. "흉내를 내시오". "다음으로 자기의 머리를 쓰다듬으시오". 할 수 없는 경우는 모방. "흉내를 내시오". 견본이 되는 손은 피검사자가 사용하는 손과 같은 측으로 한다(오른쪽이면 오른쪽). 할 수 없으면 배측을 보여준다.
	타동사	"이제부터 내가 말하는 동작을 하시오". 제스처 : "빗을 든 셈치고 머리를 빗는 흉내를 내시오". 물품사용 : "실제로 사용해서 해보시오. 빗으로 머리를 빗읍시다". 제서처 : "다음은 라이터를 든 셈치고 불을 붙이는 흉내를 하시오". 물품사용 : "실제로 해보시오. 라이터로 불을 붙이시오"
	운동유지(M.I.)	"두 눈을 감고, 입을 벌리고, 혀를 내미시오. (개개의 동작이 가능한 것을 확인 후) "끝"이라 말할 때까지, 그 동작을 계속하시오."

(계속)

표 8 후다키 등에 의한 선별(screening) 검사(계속)

항목		질문내용
⑪ 구성행위	블록 쌓기	견본의 카드를 제시하고, "이 4개의 장난감 집짓기 블록 쌓기 블록을 사용해서 이것과 마찬가지로 배열하시오"
	자발화	"둥근 시계를 그리시오. 문자판의 숫자를 모두 기입하고, 시간은 3시 30분입니다"
⑫ 신체인지	부위	"이제부터 내가 말하는 신체부위를 만지시오. 코, 어깨, 배"
	손가락 호칭	피검사자의 손가락을 가리키면서 "이 손가락은 몇째 손가락입니까" (이 때 손가락을 만지지 않는다)
	구령	"ㅇㅇ손가락은 어느 것입니까. 손가락으로 가리키시오". (환측은 건측으로 가리킨다)
	좌우 판별	"오른손은 어느 것입니까" "좌측 손가락은 어느 것입니까" 검사자는 양손을 제시하고, "나의 좌측 엄지손가락은 어느 것입니까"
	마비의 부인	"지금 당신은 어느 쪽 손이 부자유스럽습니까" 신체 반측의 관찰에 의한 무관심의 체크.
⑬ 색채 인지	호칭	카드를 1매씩 제시하고, "이것은 무슨 색입니까"
	매칭	3매의 카드를 세로로 배열하여 제시하고, "이제부터 건네주는 카드를 같은 색의 부분에 배열하시오". 1매씩 카드를 건네준다. 1매 건네주면 회수하고 다음의 카드를 건네준다.
⑭ 시공간 인지	2점 발견	용지를 환자의 정중앙에 설정하고, "이 종이에 몇 개의 점이 있습니까". 오답의 경우, 검사자가 좌우의 점을 손가락으로 가리켜보인다. "그러면, 2개의 점을 직선으로 연결하시오"
	선분 말소	용지를 환자의 정중에 설정하고, "이 종이 위에 있는 선에 1개씩 선을 부가하여 체크하시오". 시범을 별지에서 보여주고, 이해시킨 후, 검사를 시작한다.
	선분 2등분	용지를 환자의 정중에 설정하고, "이 종이 위에 있는 선이 보입니까. 그 선의 꼭 한가운데라고 생각하는 부분에 선으로 표식을 하시오"
	시각 소거(V.I.)	대면법으로 시야를 확인하고, 검사의 좌, 우, 양쪽의 손가락을 무작위로 움직인다. "나(검사자)의 코 주위를 본 채로, 눈을 움직이지 않고 양쪽의 손가락이 보입니까. (확인) 이제부터 순서대로 움직이겠으니, 어느 쪽 손가락이 움직였는지 가르쳐 주시오"

[문헌 7에서]

2 좌반구 손상에 의한 고차신경장애의 평가

a. 실행

1) 증상

앞에서 언급한 내용과 중복되지만, 실행(apraxia)이란 동작을 일으킬 의사가 있고, 운동기관의 마비가 없음에도 불구하고, 목적에 적합한 동작을 실시할 수 없는 상태를 말한다. 실행의 분류 및 정의는 여러 학자에 따라서 다르지만, 리프만(Liepmann)은 표 1(226페이지)에 나타낸 것처럼, 실행을 관념운동실행(ideomotor apraxia; IMA), 관념실행(ideational apraxia; IA), 지절운동실행(limb-kinetic apraxia; LA)으로 분류하였다.

리프만은 "안녕히 계세요"나 "경례" 등 사회적 의미를 가진 상징동작의 실행이 곤란하거나, 가위나 부엌칼 등의 단일 물품의 취급을 할 수 없게 되는 현상을 IMA라 하였다. 그리

표 9 우반구 손상 시공간실인 사례의 코스 입방체 조합 테스트 성적(IQ 49)

테스트	도판	제한시간	소요시간	합격여부	특점		
1	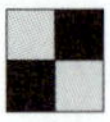	1.30	1.00	합격	3 0~0.20	② 0.21~1.30	
2	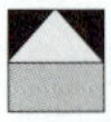	1.30	1.05	합격	5 0~0.30	④ 0.31~1.30	
3	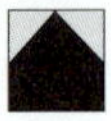	1.30	1.00	합격	6 0~0.20	5 0.21~1.35	④ 0.36~1.30
4		2.00		불합격	6 0~0.30	5 0.31~1.10	4 1.11~2.00
5		2.00		불합격	7 0~0.35	6 0.36~1.05	5 1.06~2.00
6		2.00			7 0~0.35	6 0.36~1.00	5 1.01~2.00
7	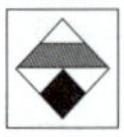	2.00			7 0~0.40	6 0.41~1.10	5 1.11~2.00
8		2.00			8 0~0.40	7 0.41~0.55	6 0.56~2.00
9		2.00			9 0~0.55	8 0.56~1.10	7 1.11~2.00
10	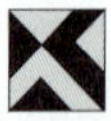	3.00			9 0~1.55	8 1.56~2.10	7 2.11~3.00
11		3.30			8 0~1.45	7 1.46~2.30	6 2.31~3.30
12	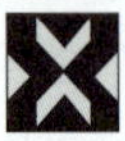	3.30			9 0~2.25	8 2.26~2.40	7 2.41~3.30
13	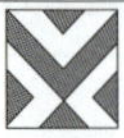	3.30			9 0~2.20	8 2.21~2.33	7 2.34~3.30
14	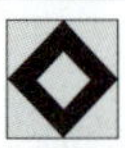	4.00			9 0~2.25	8 2.26~2.40	7 2.41~4.00
15	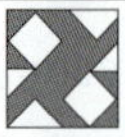	4.00			9 0~2.40	8 2.41~3.00	7 3.01~4.00
16	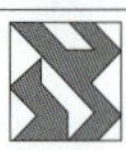	4.00			10 0~2.40	9 2.41~3.05	8 3.06~4.00
17	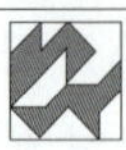	4.00			10 0~2.40	9 2.41~2.55	8 2.56~4.00
계					10 점		

[문헌 6에서]

고, 그 원인은 이제부터 시행하려고 하는 동작에 대한 운동기도와 실제의 운동기억과의 연락이 두절된 것에 있다고 언급하였다.[8)]

이 IMA의 최대의 특징은 자연스런 상황에서는 시행할 수 있는 동작도, 명령을 받거나, 필요가 없는데도 굳이 동작을 시행하려고 하면 잘못된 동작이 출현하는 것에 있다. 동작이 잘못되는 방식은 운동시작의 착수를 어떻게 해야 하는지 몰라 당혹하거나, 틀린 운동의 출현(착행위), 이해불능의 움직임(무정형 반응), 보속(perseveration), 불필요한 운동의 부가나 필요한 운동의 생략, 또한 시행착오 등이다.

마찬가지로 리프만은 흡연을 위해 필요한 담배, 성냥, 재떨이 등이나, 차를 마시기 위해 필요한 포트, 차통, 주전자, 찻잔 등, 2~3의 물품을 대상으로 한 일련의 행위(계열행위)의 장애를 IA로서 자리매김하고 있다. 증상의 특징은, IMA에 관찰되는 것 같은 요소적인 동작의 장애는 인지되지 않지만, 그 운동이 잘못된 대상으로 향해지거나, 행위의 순서가 전후하거나, 또한 시행해야 할 동작을 생략하거나 한다.

이들의 장애는, IMA와는 달리, 자동적 행위능력과 의도적 행위능력의 차이는 선명하지 않지만, 명백하게 의도적 상황에서 장애의 정도가 강하게 출현한다.[9)] 그리고 이들이 발생하는 원인은, 운동 수행공식 또는 운동기도가 장애된 것에 의한다고 언급하고 있다.

마지막으로 LA는 단추를 끼우다, 물건을 집다, 책장을 넘긴다는 숙련 또는 익숙해져 있을 동작을 시행하려고 하면, 손가락의 움직임이 어색하고, 서투름이나 졸렬함이 동작에 나타나는 것이 특징이다.

이상과 같은 실행 이외에도, 그림을 그리면, 선이 일그러지거나, 도형이 단순화하거나, 또한 블록 쌓기 블록이나 성냥을 사용한 구성행위를 할 수 없게 되는 구성실행이나, 입 · 혀 · 얼굴의 자동적 운동은 유지되어 있는데도, 이들의 수의적 운동을 수행할 수 없는 구강안면 실행 등이 있다.

2) 작업행동상의 문제

신경심리학의 교과서를 보면, 실행이 의도적 상황에서 일어나기 쉽다는 이유로부터, 일상생활의 자동성이 강한 상황에서는 문제가 되지 않는다는 것이 때때로 적혀있다. 하지만, 고차신경장애의 전반적 특징에서도 언급한 것처럼, 실행이 의도적 상황과 자동적 상황에서 해리되기 쉬운 것은 사실이기는 하지만, 일상생활 장면=자동적이라는 도식은 단락적이다. 일상생활에서의 작업행동은 보다 의도적인 수준과, 보다 자동적인 수준의 틈새를 요동하는 것이며, 그 사람이 익숙해진 동작이나 행위라 할지라도, 그 때의 환경이나 놓인 상황에 따라, 의도성과 자동성은 시소(seesaw)와 같이 당연히 변동할 것이다. 즉, 증상의 불안정성에도 기술하였지만, 시간, 장소, 날짜를 변경하여 증상을 추적할 필요가 있다.

또한 실행이 있는 대상자의 작업행동을 잘 관찰하고 있으면, 자기 나름의 고안을 하는 것을 볼 수 있다. 예컨대, 작업행동에서 물품을 사용하는 경우, 실행이 나나타기 어려운 쪽의 손으로 동작을 수행하고 있거나, 부엌칼을 솜씨 있게 사용할 수 없는 경우에는 부엌칼을 별로 사용하지 않는 식사형태로 하고 있거나, 실행이 출현하는 행위 자체를 피하거나, 도구를 가급적 사용하지 않아도 되는 동작을 선택한다. 이러한 고안은 그 후의 치료실시의 참고가 되는 일이 많으므로, 간과하지 않도록 주의할 필요가 있다.

실생활 속에서는 표 10과 같은 잘못이 작업 행동 속의 동작이나 행위에 출현하므로, 분류나 정의에 구애받지 않고, 대상자가 실제의 생활 속에서, 무엇이 어려운지를 추구해야 한다.

3) 검사

실행을 중심으로 한 행위의 장애를 계통적으로 조사하는 것이 가능한 것이, 개정판 표준 고차 동작성 검사(Standard Performance Test of Apraxia - Revised; SPTA-R)이다. 본 검사는 검색해야 할 행위를 13개의 큰 항목으로 설정하고, 이에 대응한 작은 항목과 "○○을 하시오"의 구두명령, "○○을 사용하시오"의 동작명령, 또한 "나의 흉내를 내시오"의 모방명령 등의 지시양식이 정해져 있다. 그리고, 그 지시양식에 따라서 출현한 반응을 상세하게 기록하여, 반응분류에 따라서 분류하여 간다(표 10에 의해서 제시한 오반응 분류와 다른 부분도 있으므로 주의할 것).

각 반응은 오류 득점으로 표시되며, 과제를 종료할 수 없었던 경우는 2점, 졸렬함 등 과정에 문제가 있으면서도 완료한 경우에는 1점, 정상적인 반응은 0점이 된다. 그리고, 최종적으로 수정 오류율을 산출하여, 이것을 기초로 한 프로필을 작성함으로써, 고차 동작성 기능 장애의 특징을 전반적으로 파악할 수 있다.

표 10 오반응 분류

1. 졸렬	서투르지만 과제의 행위는 가능하다.
2. 보속	앞의 과제의 동작이 다음의 과제에 반복된다. 관념운동실행 때에 흔히 출현한다.
3. 착행위	Signoret는 착행위를 의미성 착행위와 운동성 착행위로 나눴다.
• 의미성 착행위	다른 행위라 이해되는 행위에의 치환이다 (예 : 칫솔의 몸놀림 때에 분명히 빗의 몸놀림을 한다).
• 운동성 착행위	어중간한 손의 위치나 방향의 잘못으로, 모방에 의해서도 개선되지 않는다.
4. 무정형 반응	무엇을 하고 있는지 모른다. 부분적 행위도 포함된다.
5. 무반응	아무것도 반응하지 않는다.
6. 수정행위	목적으로 하는 행위에 대해서, 시행착오가 인지된다.
7. BPO (body parts as object)	신체의 일부를 사용하여 행위를 한다. 예컨대, 칫솔을 사용하는 몸놀림을 할 때에, 인지를 칫솔처럼 움직인다. 별로 솜씨가 좋지 않은 건강한 사람에게도 나타난다고 한다.
8. 음성화	행위 때에 동작을 음성화 해버린다. 예컨대, "기침을 하시오" 라는 지시에, "콩콩" 이라 말해버린다.
9. 곤혹	행위에 혼란스러움이 있고, 또는 어떻게 하면 좋을지 모르는 모습을 볼 수 있다.
10. 오사용	도구를 잘못 사용한다(예 : 초에 불을 붙이는 과제에서, 초를 성냥처럼 성냥갑에 비비댄다).
11. 위치의 잘못	대상은 바르게 파악하고 있으나 잘못된 위치에 적용시킨다(예 : 부엌칼을 사용할 때에 칼등으로 자르려고 한다).
12. 생략	계열동작에서 도중이 생략된다(예 : 차를 다리는 과제에서, 차의 잎을 주전자에 넣는 동작을 생략해버린다).
13. 부가	다른 동작이 부가된다.
14. 순서의 잘못	계열동작에서, 도구의 사용 순서를 틀린다.

[문헌 10에서]

b. 양측성으로 나타나는 신체 실인

1) 증상

신체 실인은 좌측편마비에 수반하여, 그 반

측 신체의 인지를 잘못하는 반측 신체 실인과, 좌반구 손상에 의해서 양측 신체의 인지를 잘못하는 양측의 신체 실인이 있다. 양측의 신체 실인은 좌우의 판단장애를 나타내는 좌우 실인, 무릎이나 팔꿈치 등 신체부위의 판단장애를 나타내는 신체부위 실인, 손가락의 판단을 나타내는 손가락 실인으로 나뉜다. 또한 게르스트만(Gerstmann)은 손가락 실인 · 좌우 실인에 좌반구 손상으로 나타나는 실산 · 실서를 더한 4개 증상을 증후군으로서 정리하여, 그 발현에는 공통의 기전이 있다는 것을 언급하고 있다.[11)]

2) 작업행동상의 문제

운동기능 훈련 등에서, 특정 부위를 움직이도록 명령받았을 때에, 그 지시를 이해할 수 없어, 틀린 반응을 일으킨다고 하고 있다.

3) 검사

계통적으로 확립된 검사는 적지만, WAIS-R의 하위항목의 조합으로 사용되는 인형, 손, 옆얼굴을 이용할 수 있다. 또한, 타네무라[12)]가 시안을 한 게르스트만증후군 관련검사를 이용하면, 증상의 검출이 가능하다.

3 우반구 손상에 의한 고차신경장애의 평가

a. 반측 공간무시

1) 증상

좌우반구 어느 쪽의 손상에서도 발생하지만, 임상적으로는 우반구 손상에 의한 좌반측 공간무시(unilateral spatial neglect: USN)가 수적으로 많고, 무시의 정도도 중증이다. 여러 설이 있는 발현기전 중에서, 여기서는 좌우반구 사이의 균형의 항목에서 소개한 킨스부른(Kinsbourne)의 주의 불균형설과 메슬람(Mesulam)에 의한 방향성 주의장애설[13)]을 아울러서 설명한다.

그들은, 사람이 외공간에 대해서 지각이나 운동의 작용을 하려면, 그 공간에 대한 방향성을 가진 주의가 필요하다고 하였다. 또한, 좌측의 공간에 대해서는 우반구가 우위로 기능을 하고, 우측의 공간에 대해서는 좌반구가 우위로 기능을 한다고 생각하였다. 그리고, 우반구는 좌측공간만이 아니라 우측공간에도 우위인, 즉 우반구는 좌반구에 비하여, 생리학적으로 방향성 주의로서 우위라고 생각하였다. 임상적으로 좌반측 공간무시가 많은 것은 이 때문이라고 생각된다(**그림 3**).

또한, 방향성 주의를 관장하는 기능계는 **그림 4**와 같이 4개의 부위로 구성되어 있다고 생각되고 있다. 전두엽은 반대측 공간에서의 운동출력의 통합을 관장하고, 두정엽 후부는 반대측 공간의 지각입력의 통합을 관장한다. 또한 대상회는 반대측 공간에 대한 동기부여를 하고, 망상체 부활계는 이들 3개의 부위를 부활하는 각성적 기반을 이룬다고 한다. 이 4개의 부위의 어느 것인가가 손상되어도, 그 부의의 특성에 따른 무시가 출현하지만, 손상이 광범위하면 할수록, 그 부위의 특성이 중복된 중증의 무시가 된다.

2) 작업행동 상의 문제점

이동 중에 좌측의 물체나 사람에게 부딪치다, 식사를 하면 좌측의 것을 먹지 않고 남기다, 좌측으로 돌아야 할 곳을 돌지 않기 때문

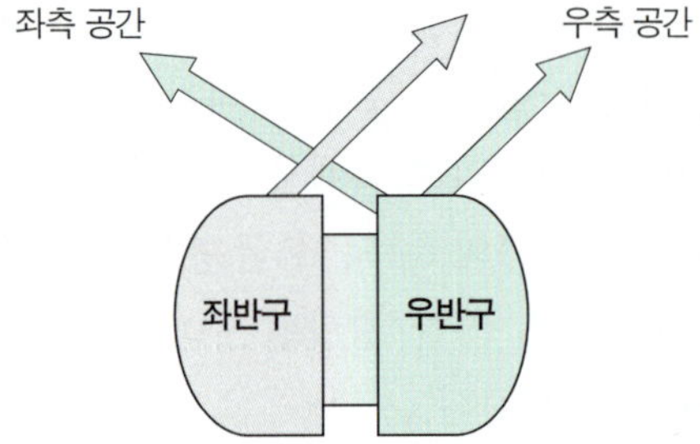

a. 우반구의 공간 우위성

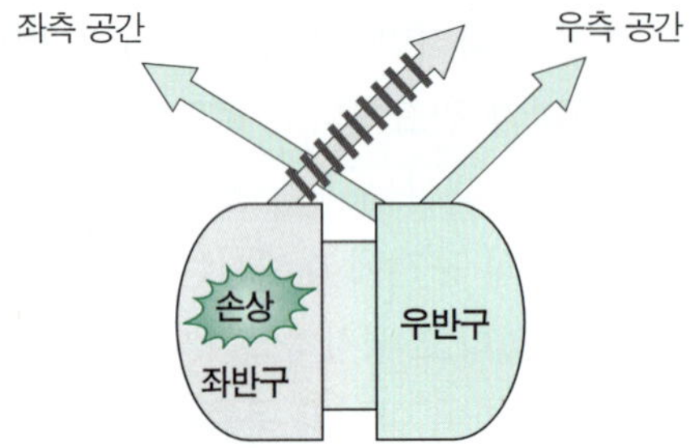

b. 좌반구 손상에서 우반측 공간무시가 일어나기 어려운 이유

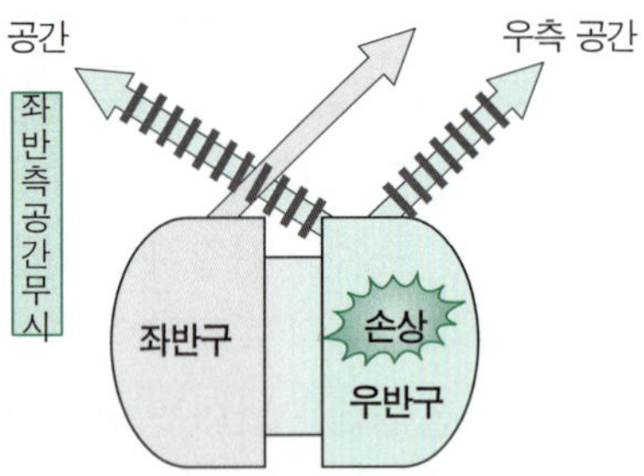

c. 우반구 손상으로 좌반측 공간무시가 일어나기 쉬운 이유

그림 3 반측 공간무시에서의 좌우 반구 사이의 균형

a. 우반구는 좌측 공간만이 아니라, 우측 공간으로도 방향성 주의를 갖는다.
b. 좌반구 손상에 의해서 우측 공간으로의 방향성 주의가 장애되어도, 우반구가 건강하면 좌우 공간에 주의를 기울일 수 있다.
c. 우반구가 손상되면, 좌반구가 가지는 우측 공간으로의 방향성 주의가 남아, 결과적으로 좌반측 공간무시가 일어난다.

에 미아가 되다, 책을 읽으면 좌측의 페이지나 문자를 못보고 넘기다, 글씨를 쓰면 우측으로 치우쳐버린다, 옷장 안의 좌측에 있는 의복을 발견할 수 없다, 물건을 수납하면 우측으로 치우치는 등, 다양한 작업행동 상의 장애를 나타낸다.

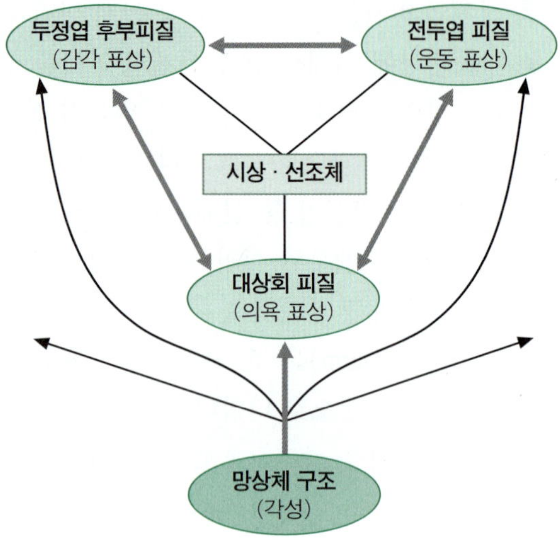

그림 4 방향성 주의의 네트워크
〔문헌 13에서 일부 변경〕

3) 검사

반측 공간무시를 대상으로 고안된 것이 행동무시 검사 일본판(behavioral inattention test : BIT)[14]이다. 상위검사로서 일반검사와 행동검사가 있다. 일반검사는 선분 말소시험(**그림 5**), 문자 말소시험, 별표 말소시험, 모사시험, 선분 이등분시험(**그림 6**), 그림 그리기시험의 6항목의 하위검사로 나뉘어 있다. 행동검사는 일상생활을 반영하도록 상정되어 있으며, 사진과제, 전화과제, 메뉴과제, 읽기과제, 시계과제, 동전과제, 베껴 쓰기과제, 지도(map)과제, 카드놀이 과제의 9개 항목의 구성으로 되어있다.

각각의 시험이나 과제에 대한 cut-off 점수가 설정되어 있으며, 일반검사에서는 cut-off의 합계 득점이 131점 이하의 경우에는, 거의 확실하게 반측공간무시가 있고, 행동검사에서

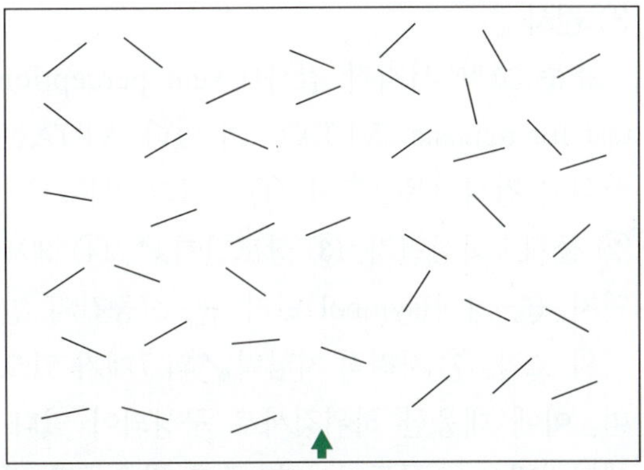

그림 5 선분 말소시험

화살표가 대상자 측에 오도록 정면 정중에 검사용지를 배치한다. 검사자는 중앙의 4선분 중 2개를 말소하여 견본을 제시한다. 중앙의 4선분을 빠트린, 좌우 36선분의말소수를 평가한다. 말소수가 34 이하는 비정상으로 한다.

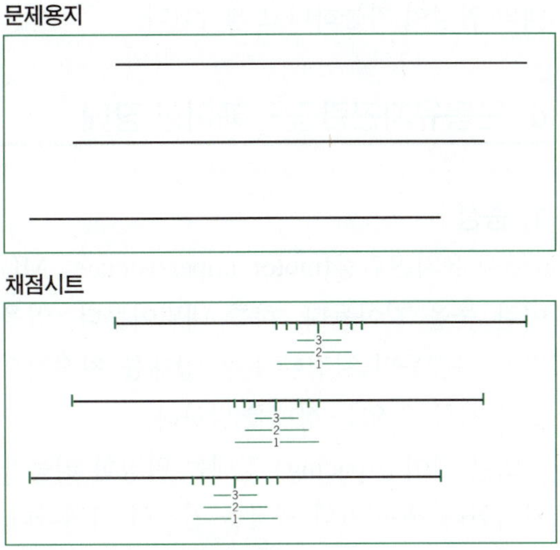

그림 6 선분 2등분시험

검사용지를 대상자의 정면 정중에 배지하지만, 상하의 규정은 없다. 각 선분의 범위를 제시한 후, 한가운데에 표식을 하게 한다. 중간점으로부터의 치우침은 채점시트를 이용해서 점수화 한다. 3개선분의 합계점수가 7점 이하는 비정상으로 한다.

는, 하위검사의 하나라도 cut-off 점수가 있으면, 반측공간무시가 있을 가능성이 높다고 한다.

b. 반측 신체무시(실인)

1) 증상

좌측 편마비에 수반해서 나타나는 좌반측 신체의 인지장애이며, 대상자에 따라 다양한 상태를 나타낸다. 예컨대, 마비되어 있는 팔을 보여주고, 마비되어 있다는 것을 가리켜도, "마비는 없다, 움직인다"라는 식으로 편마비를 적극적으로 부정하는 경우(편마비 부인)나 마비되어 있는 팔을 올리도록 명령하면, 건측의 팔을 올려서 태연하게 있거나 한다. 또한 "왼손이 어딘가로 가버렸다" 등과 같이 호소하는 경우(반신 상실감)도 있다.

어느 경우라도, 대상자가 적극적으로 이들의 상태를 호소하는 일은 적고, 검사자가 편마비나 환지의 상태를 물음으로써 발견되는 일이 많다.

2) 작업행동상의 문제

중증의 반측 신체무시는 급성기에서 각성수준이 낮고, 또한 중증의 이완성 마비 및 체성 감각장애를 수반하는 대상자에게 많다. 활동을 하지 않고 보조적 생활을 하고 있는 이 시기는, 신체 무시 만에 의한 큰 작업행동상의 문제가 인지되지 않는다.

그러나, 반측 신체무시는 USN과 함께 출현하는 일이 많다. 이 때문에, 급성기가 지나서 활동성이 향상되면, 시공간의 무시와 신체의 무시가 합쳐져서, 작업행동의 문제는 급속히 부상한다. 특히, 옷 입기나 몸 씻기를 우측 반신만 하고 태연하게 있거나, 좌측하지가 비정상 위치에 있어도 옮겨타기(transfer)를 하려고 한다. 또한 왼팔이 휠체어의 바퀴에 끼이어 있어도 개의치 않는 등의 위험행위는 반측 신체무시의 영향이라 생각된다.

3) 검사

필자가 아는 범위에서는 작업행동의 관찰과 편마비나 환지에 대해서 질문하는 방법이 효과적이라 생각된다. 얼굴이나 신체의 자발적 그림 그리기를 하게 하면, 무시측 신체의 그림 그리기가 부족해지는 일도 있으나, USN이나 구성의 장애가 영향을 주는 경우도 있으므로, 신중하게 판단할 필요가 있다.

c. 시지각 · 시공간 장애

1) 증상

우반구의 두정엽으로부터 후두엽을 중심으로 한 부위가 손상을 받으면, 선분의 수직 · 수평 · 장단(길고 짧음)의 판단이나, 물체의 대소(크고 작음)의 비교, 그리고 간단한 형체의 다르고 같은 판별이 부정확해지는 시지각 장애가 발생한다. 또한, 시각대상의 원근이나 안 깊이라는 시공간의 판단도 장애를 받는다.

2) 작업행동상의 문제

모사 등에서는 좌측 공간무시가 원인이 아닌 구성의 무너짐이 관찰되거나(구성장애), 형광등의 스위치의 끈을 잘 잡을 수 없다, 계단의 안 깊이에 맞춰서 발을 올려놓을 수 없다, 의복의 소매나 옷자락을 맞춰서 갤 수 없다, 옷장에 의복을 가지런히 수납할 수 없다, 세척한 식기를 물기를 빼는 바구니에 정리하여 배열할 수 없다, 가죽세공의 본뜨기나 도면 만들기가 잘 되지 않는 등의 문제가 인지된다.

3) 검사

표준 고차 시지각 검사(visual perception test for agnosia ; VPTA)[15]가 있다. VPTA는 상위의 검사항목으로서, ① 시각의 기본기능, ② 물체 · 화상인지, ③ 상모인지, ④ 색체인지, ⑤ 상징(symbol)인지, ⑥ 시공간의 인지와 조작, ⑦ 지리적 지남력의 7개가 있으며, 이에 대응한 하위검사로 구성되어 있다. 채점방법은 오류득점이며, 즉각 반응에서 정답은 0점, 지연 반응에서 정답 또는 일부의 오류는 1점, 무반응 · 오답은 2점이다.

시지각 · 시공간 장애에는 시각의 기본기능 및 시공간의 인지와 조작을 시행함으로써, 장애의 판정이 가능하다고 생각한다.

d. 운동유지곤란증 · 페이싱 장애

1) 증상

운동유지곤란증(motor impersistence ; MI)이란 눈을 감아둔다, 혀를 내밀어둔다, 입을 벌려두는 등의 일정한 운동 상태를 지속적으로 유지할 수 없는 상태를 말한다.

또한 페이싱(pacing) 장애는 일정한 리듬을 기억한다, 무언가의 동작을 천천히 시행한다, 또는 동작의 변조를 주어 유창하게 시행한다는 것 같은, 해위의 페이스(pace)의 조절이 곤란하게 된 상태가 된다.

2) 작업행동상의 문제

필자의 임상경험으로는, MI와 페이싱 장애는 공존하는 일이 많으며, 작업행동상의 문제를 정리 · 구분해서, 각각의 증상과 연관시키는 것은 어렵다.

그러나, 2개의 증상이 합쳐진 전반적인 작

업행동의 특징은, 조잡 · 조동 · 성급이라는 형태로 나타난다.

예컨대, 휠체어로부터 침대로 옮기기까지의 일련의 동작에서, 각 동작의 안전성이나 완료를 보지 않은 채로, 잇달아 동작을 하여버린다. 또한 모필(털붓) 경험이 오래된 사람에서도 붓으로 글을 쓰면, 붓에 특징적인 흐름이나 멈춤, 뻗힘 등의 리듬이 없어지고, 도저히 경험자라고는 생각할 수 없는 "서투른 글씨"가 된다.

3) 검사

MI에 대해서는 혀를 내밀고 있는 것의 유지, 눈을 감고 있는 것의 유지, 입을 벌리고 있는 것의 유지, 상지 거상의 유지, 눈을 감고 혀를 내밀고 있는 것의 유지 등을 30초 유지할 수 있는지 관찰한다. 눈을 감고 있는 것의 유지는 15초 이하, 혀를 내밀고 있는 것의 유지는 20초 이하를 비정상으로 하는 보고[16)]가 있다.

페이싱 장애의 검사는, 저속 리듬의 두드림(tapping), 변속 리듬의 두드림, 이야기(story) 등을 천천히 읽는 저속 음독검사, B5 정도의 백지에 글씨를 크게 천천히 쓰는 저속 확대 필기검사가 있다. 이들은 모두 검사자가 최초에 견본을 제시하고, 임의의 속도나 크기를 정한 다음 시행한다. 페이싱에 장애가 있는 경우는 두드림(tapping) · 읽기에서는 빠르고, 쓰기에서는 글씨가 작고 빨라지는 경향이 인지된다.

e. 프로소디 장애

1) 증상

일상의 언어생활에 쓰는 말에는 모국어나 방언의 특성, 이야기하는 방법의 의도적 제어, 그리고 감정의 움직임에 따라서 강세(stress), 속도, 높고 낮은 억양이 생긴다. 이 억양에 대한 것을 프로소디(prosody)라 부르고, 이 장애를 디스프로소디(dysprosody)라 한다. 실어에 수반하는 일이 많지만, 우반구 손상에서도 관찰된다.

우반구 손상의 디스프로소디의 특징은 감정의 움직임을 억양으로 나타내는 것이 곤란하게 됨과 동시에, 다른 사람의 억양 표출에 의한 감정의 움직임을 살피기 어려워진다. 대상자는 어제 있었던 즐거운 일을 말해주고 있지만, 그 말에 즐거운 말투의 프로소디를 수반하지 않고, 글을 억양 없이 내리읽고 있는 것 같거나, 회화의 흐름이 조금도 일치하지 않는 일이 있다.

2) 작업행동상의 문제

우반구 손상에 의한 디스프로소디는 상대방의 기분이나 처지가 되어 생각하거나, 대화하는 것이 불가능해지기 때문에, 결과적으로 병실 등에서는 같은 방에 있는 사람에게 상처를 주는 것 같은 발언을 하거나, 상대방의 상황을 개의치 않는 행동을 취하여 말썽이 되는 일이 있다.

3) 검사

디스프로디에 대해서는 검사자가 어떤 단어에 악센트, 억양을 붙여 읽고, 거기에 추찰되는 감정을 말하게 하거나, 대상자에게 문장을 읽을 때에 즐거운 말투, 무서운 말투가 수반하도록 지시하거나 하는 방법이 있으나, 유익한 검사방법은 보고가 되어있지 않다.

4 양측 전두엽 손상에 의한 고차 신경장애의 평가

1) 증상

전두엽은 운동뇌이다. 이 때문에, 이 영역이 손상되어 출현하는 음성증상은 전반적 행동의 결손 즉, 발동성 장애가 되어, 그 후의 양성증상은 이성이나 지성이 결여된 행동(욕구의존 행동, 기억의존 행동)이 된다. 또한 뇌의 전후 사이의 균형의 무너짐으로부터, 환경자극에 영향을 받은 두정엽 우위의 행동(환경의존 행동)도 동시에 출현한다. 이 밖에도, **표 11**에 나타내는 증상을 아울러 갖고, 여러 갈래에 걸쳐 증상을 나타내는 것이 전두엽 증상의 특징이다.

또한 최근에, 전두엽 손상에 의한 작업행동의 장애를 파악하는 새로운 틀로서, 수행기능(executive function)이라는 개념이 등장하였다. 이 수행기능이란 외계로부터 얻은 정보와 스스로의 안에 비축한 정보를 효과적으로 사용하여, 목적을 정하고, 목적 달성을 위해 대책을 세워, 효율적으로 그것을 시행하는 기능이라 정의된다. 이 기능은 자립적 · 창조적 활동을 시행하는 데에 반드시 필요한 능력이며, 전두엽 기능과의 관계가 깊다고 일컬어진다. 레자크(Lezak)에 의한 수행기능은 의지, 기획, 목적적 행동, 행위의 효율화라는 정신활동에 의해서 구성되어 있다. 각 구성요소에 대한 내용과 작업행동상의 문제를 **표 12**에 나타냈다.[17)]

2) 작업행동상의 문제

자기경험 예로부터 행동장애를 기술하면, 발병부터 얼마 안 된 무렵은 발동성 장애에 의해서 촉구 · 보조의 생활을 하고 있었으나, 그 후, 무위무동으로부터 탈피하기 시작한 최초의 행동은 집으로 돌아가고 싶다는 욕구에서 나오는 병원 내의 배회나 병원을 떠나는 행동(욕구의존 행동)이었다. 그 후, 활동성은 향상되지만, 별로 유익한 작업행동이라고는 할 수 없으며, 다른 대상자에게 간호사의 허가 없이 투약을 하여, 주의를 받아도 같은 것을 반복하는 행동도 출현하거나(기억의존 행동 : 편마비인 아내의 간병경험이 길었던 것이 원인이라 생각된다), 또한 충분히 수면을 취하고 있음에도 불구하고, 훈련실에 와서 침대를 보면 누워버리는 행동도 관찰되었다(환경의존 행동).

이 밖에, 크라프트 작업에 집중할 수 없다, 틀린 행동에 대해서 언어의 수정을 할 수 없다(언어에 의한 행위의 제어의 장애), 담당 직원의 이름을 외울 수 없다, 중증의 지남력 장애,

표 11 전두엽 손상에 의한 임상증상

언어면	반향언어, 반복언어, 글씨쓰기 과다
행동 · 동작면	발동성 장애, 욕구의존 행동, 기억의존 행동, 환경의존 행동, 사용행동, 모방행동, 반복 상동행동, 도구의 강박적 사용, 다른 사람의 손 징후, 경상동작, 본능성 파악반응, 인지의 장애에 의한 유익한 작업행동의 장애, 언어에 의한 행동의 제어의 장애
주의면	주의의 지속성 장애, 주의의 전환성 장애
기억면	정보의 조직화의 장애, 상기장애, 시간 marker의 장애, 작화
사고 · 지능면	유연하고 유창한 발상이 장애를 받거나, 유추나 추상적 사고가 곤란하다.
정서 · 인격면	조울적 반응, 진지성의 저하, 쉽게 노여워함, 무감정, 성적 괴롭힘 행위

표 12 수행기능의 구성요소와 그 내용, 및 작업행동상의 문제

구성요소	내용	문제
1. 의지	지금 하고 싶은 것이나 자기에게 필요한 것을 끝까지 확인하고, 자기의 현실적 미래상을 실감한 다음에 행동을 의도하는 능력이며, 행동의 목적을 의식하는 능력	스스로 무언가에 도전하는 것이나, 생각해서 자기 스스로가 능동적으로 행동을 일으키지 않는다. 또한 감정반응이 부족해진다.
2. 기획	목표에 이르기 위해, 상황을 고려에 넣으면서 복수의 수단을 상정하거나, 그 안에서 가장 적절한 수단을 선택하는 능력	충동적, 즉흥적으로 행동해버리기 때문에 실패하고, 실패하여도 별도의 수단을 선택할 수 없다.
3. 목적적 행동	행위의 시작, 유지, 변환, 정지의 프로그래밍	동작순서를 바르게 말할 수 있는데도, 일단 행동을 시작하면 그것이 불가능하거나, 작업을 중단하도록 지시하면, 그것에 동의하면서도 중지할 때까지 시간이 걸린다.
4. 해위의 효율화	스스로의 행위를 포함한 상황 전체를 모니터링하여, 상황이 설정한 목표를 향하고 있는가를 판단하고, 향하고 있지 않는 경우에 궤도 수정할 필요를 인식, 바른 궤도에 올리기 위한 수단을 살피고 판단하여, 실제로 수정하는 능력.	작업의 효율화를 위한 연구가 곤란하거나, 난잡한 작업공정이 된다.

[문헌 17에서]

여성 직원에 대한 성적 괴롭힘 행위 등도 인지되었다.

3) 검사

전두엽 손상자에 대한 검사를 시행하려면, 검사에 몰두할 만큼의 발동성이나 주의가 유지되어 있어야 한다. 또한 기억장애나 지적 저하, 각 의존행동이 중복되어 있는 것 같은 경우는 공연히 검사를 실시하지 않고, 우선 정성들여 작업행동의 관찰을 하는 편이, 유익한 정보를 얻을 수 있는 일이 많다.

대표적인 검사는 Keio Version Wisconsin Card Sorting Test(KWCST), Modified Stroop Test(MST), Fluency Test(FT), Tower of Toronto(TOT) 등이 있다. 표 13에 각각의 검사의 개요 및 시카지마 등[18, 19]에 의한 데이터를 기재하였다.

또한 수행기능 장애에 대한 계통적인 검사로서, Wilson 등[20]에 의해서 작성된 Behavioral Assessment of the Dysexecutive Syndrome (BADS ; 수행기능장애증후군의 행동평가법)이 있다.

BADS는 질문지와 6개의 하위검사로 성립되어 있으며, 질문지는 감정이나 인격, 동기부여, 행동, 인지의 4개 카테고리이고, 20개의 질문으로 만들어져 있다. 이것을 대상자와 대상자의 근친자의 양자에 시행하고, 그 결과를 비교함으로써 자기통찰이나 모니터링 기능을 평가할 수 있다고 한다.

하위검사는, 규칙 전환카드검사, 행위조립검사, 열쇠 찾기 검사, 시간 판단검사, 동물원 지도검사, 수정 6개 요소 검사의 6종류의 구

표 13 수행기능검사(전두엽 기능검사)

검사명	검사내용		건전 그룹	전두엽 손상 그룹	다른 뇌 영역 손상 그룹
KWCST	본 검사는 검사자로부터의 언어지시에 의해서, 환자는 검사자가 마음속에서 요구하고 있는 답을 유추하여, 개념이나 마음의 자세를 변환시킬 것이 요구된다. 검사는 4매의 자극 카드 아래에 색깔 · 형태 · 수의 3개의 분류 카테고리의 어느 것인가에 따라, 1매씩 반응카드를 놓아간다. 평가는 달성 카테고리 수와 보속(perseveration) 수로 이루어지며, 달성 카테고리 수란 분류해야 할 개념(예컨대, 색깔)이 6연속 정답을 한 것이 몇 회 있는지를 구하는 것이다. 보속은 분류 카테고리가 변환되었음에도 불구하고, 직전에 달성된 분류 카테고리로 분류해 버리는 Milner형 보속과 분류 카테고리에 의하지 않고 직전의 과오반응과 같은 카테고리로 분류해버리는 Nelson형 보속이 있다.	 달성 카테고리 수 Milner형 보속 Nelson형 보속		(*n* = 32) 2.2 16.3 11.1	(*n* = 20) 3.9 9.0 5.8
MST	환자는 검사자로부터의 지시에 따라 일상적, 습관적인 행위나 인지경향(스테레오 타입)의 억제가 요구된다. 본 검사는 part 1, part 2의 검사용지가 있으며, part 1은 24개의 점(dot)이 무작위로 적 · 청 · 녹 · 황색의 4색으로 배열되어 있고, 가급적 빨리 색깔 이름을 말하도록 요구된다. part 2는 적 · 청 · 녹 · 황색의 문자가 한자로 적혀 있으나, 그 한자는 한자와 다른 색깔이 칠해져 있으며, 환자는 한자를 읽는 것이 아니라, 칠해져 있는 색깔을 빨리 말해야 한다. 평가는 part 1과 2의 소요시간의 차이로 이루어진다.	 part 2의 소요시간 part 1과 2의 시간차	(*n* = 20) 28.0 11.5	(*n* = 23) 74.9(초) 40.0	(*n* = 25) 58.7 27.7
FT	1분간에 가급적 많은 단어를 열거하는 word fluency test(WFT)와 5분간에 가급적 많은 무의미한 추상도형을 그릴 것을 요구받는 design fluency test(DFT)가 있다. WFT는 다시 "다" "데" "사"의 머리문자로 시작되는 단어의 열거, 동물 · 과일 · 탈 것의 카테고리에 의한 단어의 열거, 가구와 색깔의 이름을 번갈아 변환하여 열거하는 과제가 있다.	 머리분자에 의한 열거 카테고리에 의한 열거 카테고리의 변환 DFT	(*n* = 20) 8.1 14.3 12.0 23.0	(*n* = 23) 3.2 8.6 5.5 5.8	(*n* = 25) 4.8 9.4 7.4 9.7
TOT	3개의 봉(bar) 안의 좌측 단에 겹쳐 쌓은 4매의 원판(백 · 황 · 적 · 흑색)을 우측 단으로 옮겨 바꾸는 것이 요구된다. 시행을 함에 있어 2개의 규칙이 있는데, 하나는 1회에 대해서 1개의 원판밖에 움직일 수 없다는 것과 두 번째는 색깔이 밝은 원판 위에 그보다 어두운 색깔의 원판을 올려놓을 수 없다는 것이다. 본 검사의 의미는 행동의 기획-감시-행동의 결과의 확인을 평가하는 것에 있으며, 각 원판을 어떠한 순서로, 어떻게 이동하여 최종적으로 우측 단의 봉으로 옮기는가를 계획하고, 그것에 기초하여 반응을 실행하며, 다시 실행한 행동이 틀린 경우는 그것을 피드백 하여 새로운 행동의 기획이 이루어지는지 어떤지를 평가한다.				

성으로 되어있다. 과제의 달성도와 소요시간에 대해서 0~4점의 5단계로 평가된다.

5 양측 후두엽 손상에 의한 고차 신경장애의 평가

a. 시각실인

1) 증상

시력이나 안구운동 등의 문제가 없는 즉, 잘 보이고 있음에도 불구하고, 보이고 있는 대상이 무엇인지 판별할 수 없는 상태이다. 특정의 대상 예컨대, 이미 아는 얼굴, 물체, 그림, 문자 등을 식별할 수 없는 일도 있는가 하면, 많은 종류의 대상을 동시에 식별할 수 없는 경우도 있다. 시각정보와 의미의 연합이 단절되어 있으므로, 목소리를 듣는 등의 청각을 사용하거나, 물체를 만지는 등의 촉각, 문자를 덧대는 등의 운동감각 등, 시각 이외의 감각을 사용하면 대상의 인지가 가능하다. 양측 후두엽의 장애에 의해서 발병한다고 생각된다.

2) 작업행동상의 문제

"잘 보이지 않는다, 보이는 느낌이 이상하다" 등의 호소로 시작되는 일이 많다. 라디오 카세트의 전원 스위치를 찾아낼 수 없다, 옷장의 양말이나 속옷을 찾아낼 수 없다, 의복의 안팎을 모른다, 많은 사람 속에서 특정의 사람을 찾아낼 수 없다, 도로의 표식이나 점포의 간판을 모른다, 신문이나 책을 읽을 수 없는 등의 문제를 나타낸다.

3) 검사

VPTA의 상위검사항목으로서, 시각의 기본기능, 물체 · 화상인지, 상모인지, 상징(symbol)인지를 이용할 수 있다.

6 주의장애의 평가

1) 증상

주의란 어떤 대상에 의식을 돌리고, 의식을 돌린 대상의 성질에 맞춰서, 의식을 조작하는 시스템이다. 방향과 조작을 받은 의식, 즉 주의는, **표 14**에 나타낸 특징을 가지는 전반성 주의와 반측공간무시에 관여하는 방향성 주의로 분류된다. 전반성 주의는, 다양한 고차 신경기능의 기반이며, 어떤 특정의 고차 신경기능이 적절히 기능하기 위해서는, 주의를 적절하고 동시에 효과적으로 동원할 필요가 있다.

또한 최근, 일상의 복잡한 정보처리에 대응하기 위해, 주의를 능동적으로 변화시키는 고차적인 주의 시스템이 있다고 일컬어지고 있다.[23] 이 시스템은 작동기억(working memory) · 작동주의(working attention)라 불리는 것으로, 널리 사회적 생활을 영위하기 위한 다양한 정신활동에 개재하고, 이것을 통합하는 역할의 일단을 담당한다.

주의장애는 고차 신경장애의 기반을 뒤흔드는 것이 되기 때문에, 이 문제는 비효율적이고 유익하지 않은 고차 신경활동이나 행동으로서 나타난다.

2) 작업해동상의 문제

무언가 지시를 해도 듣고 있지 않는, 훈련을 하고 있어도 집중할 수 없는, 위험이 있어도 개의치 않는, 하나의 자극으로부터 도피할 수 없는 등, **표 14**에 나타낸 장애 특성을 나타낸다. 작업행동을 수행할 수 없는 것은 아니지

표 14 전반성 주의의 분류와 그 특성

<table>
<tr><th colspan="2">게슈빈트(Geschwind)</th><th colspan="2">시카지마</th></tr>
<tr><th>분류</th><th>특성</th><th>분류</th><th>장애 특성</th></tr>
<tr><td>선택성</td><td>생체가 생존하여 가려면, 무수의 외재자극 중에서 필요한 소수에 주의를 돌리는 기능이 필요하다.</td><td>강도 · 지속성 · 용량</td><td>주의가 환기되기 어려우며,환기되어도 바로 감약한다. 주의할 수 있는 양이 적다.</td></tr>
<tr><td>지속성</td><td>사고나 행위가 효과적으로 선택되어 성립하기 위해서는, 선택된 자극에 돌린 주의를 일정시간 지속해야 한다.</td><td>선택성 · 집중성 · 안정성</td><td>일정한 곳에 주의가 정해지지 않고, 다른 중요하지 않은 자극에 의해서 용이하게 돌려진다(전도성 항진)</td></tr>
<tr><td rowspan="2">전도성</td><td rowspan="2">일정한 자극에 주의를 지속하면서도 필요가 있다면 보다 중요한 자극에 돌려서 종전의 주의를 중단하여 전도하는 것도 역시 필수적 기능이다. 주의를 하나의 자극에 집중하면서, 동시에 주의를 주위에 게을리 하지 않을 것이 요청된다. 이 주변에의 주의기능은 의식 하에서 활동한다.</td><td>전환성 · 용이하게 움직임</td><td>주의가 유연하게 다른 곳으로 돌려지지 않는다.</td></tr>
<tr><td rowspan="3">언어를 비롯한 고차 신경기능과 주의와의 연관성(언어나 의미의 주의에 대한 제어성)</td><td rowspan="3">기도나 노력, 내지는 말 등의 지시에 따라서 주의의 장애가 개선되지 않는다.</td></tr>
<tr><td>다방향성</td><td>전도를 가능케 하는 것이 이 다방향성 주의이다. 선택하고, 동시에 다방향성이어야 한다.</td></tr>
<tr><td>감도</td><td>주의의 분배를 결정하는 것은 생체의 상태이다. 생체가 공복이라면 식사에 대한 주의력(감도)은 항진한다. 어떤 하나의 테마를 계속 생각하고 있는 두뇌는 그 테마 관련 정보에 대한 감도가 항진한다.</td></tr>
</table>

[문헌 21, 22에서]

만, 질이 낮은 것으로 되어버린다.

3) 검사

대표적인 것으로서, 숫자 자릿수의 순창, 숫자 자릿수의 역창, 배열된 문자 · 도형 · 기호 · 숫자 등의 말소과제, 1부터 100까지의 세기(counting), 100부터 1까지의 세기, 100–7의 연속 감산, 단어의 역창, 끌어올리기가 있는 암산 등이 있다. 여기서는 청각을 사용한 audio-motor method(AMM)와 시각을 사용한 trail making test(TMT)의 시행방법과, 이와 관련된 데이터를 소개한다(표 15, 16).

주의장애의 평가를 시행함에 있어 주의할 점은 주의검사는 각 감각 · 지각을 매개로 시행하기 때문에, 이에 관한 장애가 있으면, 유용한 결과를 얻을 수 없다는 것이다. 예컨대, AMM은 노인성 난청이나 실어증에 배려해야 하고, TMT는 시야나 시력, 안구운동 장애가 있거나, 반측공간무시 등이 존재하면 검사할 수 없는 경우가 있다.

또 하나의 주의검사는 주의특성의 일부에밖에 대응하고 있지 않는 일이 있다. 검사의

표 15 AMM의 시행방법

tape recorder를 사용해서 청각적으로 제시된 "토, 도, 포, 코, 고"의 5종류의 어음을 1초에 1음의 속도로 제시하고, 목표 어음 "토"에 대해서, 두드림(tapping) 등에 의한 어떠한 반응을 구하고, 검사자는 검사용지에 환자가 반응한 모든 소리에 ○를 붙여간다. 각 어음은 무작위로 배열되어 있으며, 목표 어음 "토"는 1시행과정에 10회 출현하고, 전체에서 5시행과정이 시행되기 때문에 총 정답 수는 50개가 된다. 반응결과는 정답률과 적중률이라는 형태로 구해지고, 정답률은 반응한 정답 수/총 정답 수×100(%), 적중률은 반응한 정답 수/ 총 반응 수×100(%)으로 산출된다. 즉 환자가 정확하게 반응할 수 있었던 정답 수는 40개이고, 목표 어음과 그 이외에도 반응해버린 총 반응 수가 60개라 하면, 정답률은 40/50×100=80%, 적중률은 40/60×100=66.6%가 된다. 정답률은 주의의 양적 측면, 적중률은 질적 측면을 반영한다고 한다. 또한 혼다 등은 AMM을 전두엽 손상 군, 다른 뇌영역 손상 군, 건강한 군으로 시행하여 그 결과의 비교를 하고 있다.

AMM에 관한 데이터

	전두엽 손상 군 $n=12$	다른 뇌영역 손상군 13	65세 이하의 건강한 군 15	65세 이상의 건강한 군 10
정답률(%)	39.6	53.2	89.8	72.4
적중률(%)	70.3	36.6	91.4	65.0

[문헌 24에서]

내용을 확인하고, 주의의 특성을 망라할 수 있도록 복수의 검사를 시행해야 한다. 최종적으로 중요한 것은, 어느 주의 특성이 결손되어 있는지를 파악하고, 작업행동상의 문제와 대조하여, 납득할 수 있는 연관성을 유도해 내는 일이다.

7 기억장애의 평가

1) 기억의 특성

야마토리[26]가 정의하는 기억이란, "새로운 경험이 보존되고, 그 경험이 의식이나 행위 안에 재생되는 것"이다. 기억을 이해하려면 다면적인 방향에서 파악해야 한다. 여기서는, ① 기억의 과정, ② 기억의 시간적 구조, ③ 기억의 재생 분류, ④ 전향 건망과 역향 건망, ⑤ 지남력 장애, ⑥ 작화, ⑦ 기억 착오라는 기억에 관한 관점을 소개한다.

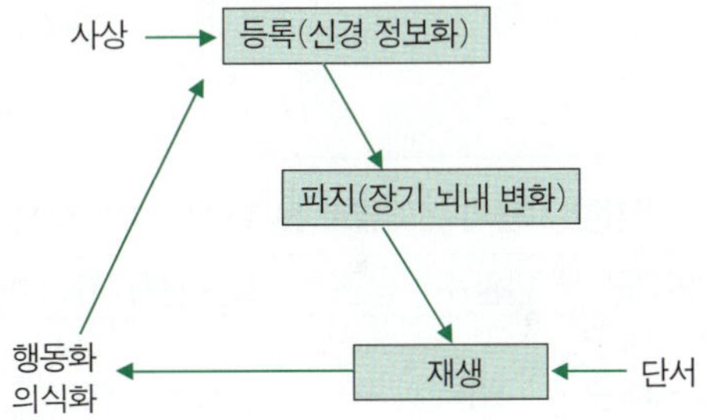

그림 7 기억의 3개의 과정(process)〔문헌 27에서〕

① 기억의 과정

기억은 3개의 과정에 의해서 성립한다(**그림 7**). 그것은 새로운 정보의 받아들임(=등록), 받아들인 정보의 보존(=파지), 보존된 정보의 상기(=재생)이다.

등록과정은 의식장애는 물론, 시각이나 청각 등의 감각 수준의 장애, 실어에 의한 이해 장애 등이 있으면, 효과적으로 시행되지 않는다. 또한, 주의는 정보원(대상)에 대한 방향부여를 한다는 것으로부터,

표 16 TMT의 시행방법

part A (TMT-A)와 part B (TMT-B)로 구성된다.

TMT-A는 시각적 탐색과제라 일컬어지고 있다. 환자에게는 ○으로 에워싼 1에서 25까지의 숫자가, 지면에 무작위로 배치되어 있는 것을 가르쳐 주고, 검사용지를 제시하면 가급적 빨리 1을 찾아내고, 25까지 연필로 선을 그어 연결해갈 것을 알린다. 또한 시행할 때에는 연필을 잡고 있지 않은 손으로 숫자를 탐색해서는 안 된다는 것과 연필을 일단 면에 붙이면 떼지 않도록 할 것을 주의로서 준다. 검사자는 환자가 실패한 경우는 그 때마다 지적하여 최후까지 선을 긋게 하여 검사를 종료한다.

TMT-B의 시행방법 및 주의사항은 TMT-A와 같지만, TMT-B의 표적(target)은, 숫자와 한글이 혼재하여 있다. 선을 긋는 순번은 "1-아-2-이-3-우-4-에-5-오-6-가……13"과 같이 숫자와 한글을 번갈아 연결해간다.

소요시간 및 양 과제의 소요시간의 차이로 평가한다. 아래에 도요쿠라 등[25]에 의한 TMT-A · B에서의 건강한 사람의 연대별로 본 성적을 나타냈다.

Trail Making Test A

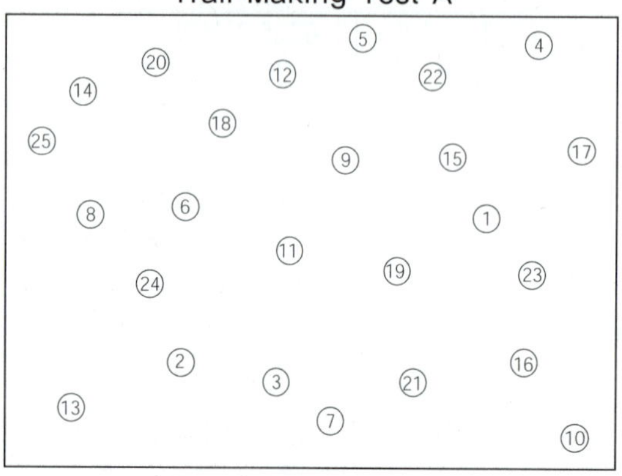

Trail Making Test B

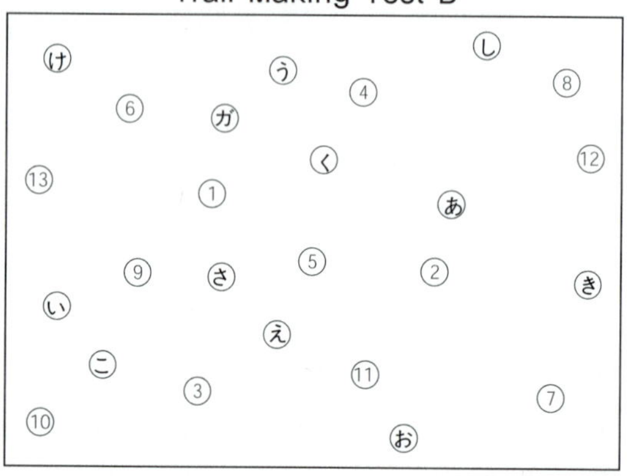

건강한 사람의 연대별로 본 TMT-A의 성적

연대군	인원 수	평균(초)	표준 편차	유의차검정
20세대 군	91	66.9	15.4	⊐NS (20세대–30세대)
30세대 군	58	70.9	18.5	⊐NS (30세대–40세대)
40세대 군	48	87.2	27.9	
50세대 군	45	109.3	35.6	
60세대 군	41	157.6	65.8	

유의차(의미 있는 차이) 검정의 항에는 유의차가 인지되지 않았던 조합만을 나타냈다. 따라서, 다른 모든 2군 사이의 비교(인접하지 않은 연대 군과의 조합도 포함하여)에는 유의차가 인지되었다(p<0.05).

건강한 사람의 연대별로 본 TMT-B의 성적

연대군	인원 수	평균(초)	표준 편차	유의차검정
20세대 군	91	83.9	23.7	⊐NS (20세대–30세대)
30세대 군	58	90.1	25.3	
40세대 군	48	121.2	48.6	⊐NS (40세대–50세대)
50세대 군	45	150.2	51.3	
60세대 군	41	216.2	84.7	

유의차(의미 있는 차이) 검정의 항에는 유의차가 인지되지 않았던 조합만을 나타냈다. 따라서, 다른 모든 2군 사이의 비교(인접하지 않은 연대 군과의 조합도 포함하여)에는 유의차가 인지되었다(p<0.05).

표 17 시간적 구조의 상호관계

신경학적 분류	즉시 기억	근시 기억	원격 기억
인지심리학적 분류	단기 기억	장기 기억	
시간적 관계	초 분	시간 일	연

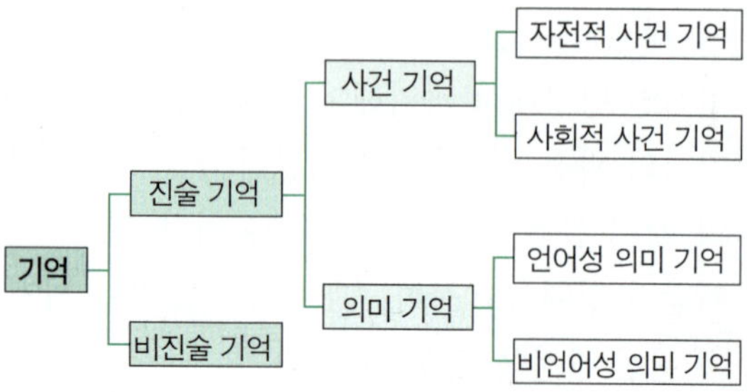

그림 8 기억의 재생 분류

주의 장애도 등록에 큰 영향을 준다.

② 기억의 시간적 구조

기억의 파지과정을 시간적으로 나눠서 파악하는 방법이 있다. 학문적인 입장에서 다소 파악방법이 다르지만, 대략 **표 17**과 같은 관계가 된다.

③ 기억의 재생 분류

재생되는 사안을 분류함으로써, 기억을 이해하는 방법이 있다(**그림 8**). 아래에 분류의 내용을 나타냈다.

- 진술 기억

  의식으로 재생되는 것이며, 언어를 통해서 사람에게 말할 수 있으므로, 진술기억이라 불린다.

- 비진술 기억

  행동으로 재생되는 것이며, 진술할 수 없는, 또는 진술의 필요가 없는 기억의 재생을 말하며, 비진술 기억 또는 절차 기억이라 불린다. 자동차나 자전거의 운전 등, 각종의 숙달동작에 관여한다.

- 사건 기억(에피소드 기억, 생활 기억)

  생활 속에서 일어난 사건이나 에피소드에 관한 기억의 재생이며, 시간, 장소, 감정의 정보가 수반한다. 예컨대, "저녁 때 집에서 먹은 감귤은 달았다"라는 재생이 이루어진 경우, 저녁이 시간, 집이 장소, 달콤한 감귤을 좋아하는 사람이라면, "기쁨"이 감정경험으로서 파지되어 재생된 것이 된다.

- 자전적 사건 기억

  "감귤을 먹었다"라는 것처럼, 자기가 직접 경험한 사건에 관한 기억의 재생을 말한다.

- 사회적 사건 기억

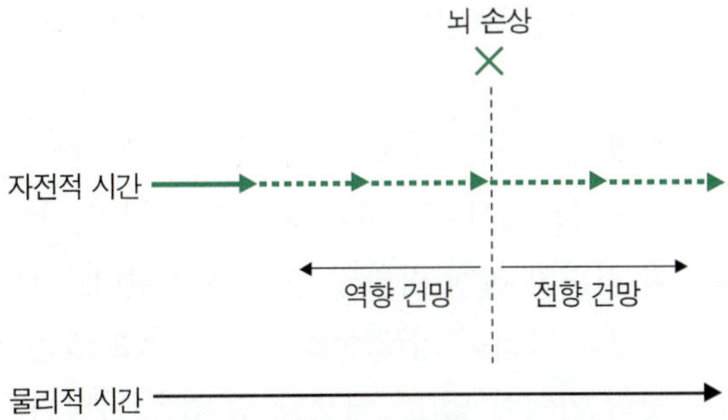

그림 9 전향 건망과 역향 건망(문헌 27에서)

  신문이나 뉴스를 통해서 간접적으로 얻은 사건, 정보의 재생을 가리킨다.

- 의미 기억

  성장과정에서 학습한, 사물이 존재하는 다양한 의미의 재생이다.

- 언어성 의미 기억

  "감귤은 무엇입니까"라 질문을 받고, "과일"이라 답하는 것 같은 언어적 약속성을 가진 사회에서 공유할 수 있는 기억의 재생이다.

- 비언어성 의미 기억

  "감귤=과일"은 사회 공유의 언어성 의미기억이 있으나, "감귤=달다"는 개인적이 차이가 있다. 이와 같이 사물에 대한 개인적 의미의 재생을 가리킨다.

④ 전향 건망과 역향 건망

무엇인가의 뇌 손상을 받은 시점을 경계로, 그 이전의 일을 재생할 수 없는 기억장애를 역향 건망, 그 이후의 것을 등록 또는 파지할 수 없는 것이 전향 건망이다(**그림 9**).

⑤ 지남력 장애

지남력이란 자기를 큰 시간적 공간적 환경 속에 정위(orientation)하는 능력이며, 시간적 지남력(연, 계절, 월, 일, 시각)과 장소적 지남력(지방, 도, 시, 동, 건물)이 있다.

⑥ 작화

기억장애에서 흔히 관찰되는 현상이며, 당혹 작화와 공상 작화의 두 종류가 있다.

당혹 작화는 상대방에게 질문 받고 있는 것의 기억이 없고, 재생할 수 없는 사실에 대해서도 알아차리지 못한다. 이 때문에 회화에서는 정보의 공백을 자동적으로 메우는 반응이 되지만, 그 사안 자체는 자실무근은 아니다.

공상 작화는 문자 그대로 공상의 산물이며, 당혹 작화에 비해서 유창하게 만들어지고, 그 내용은 명백히 현실로부터 일탈하여 있다.

⑦ 기억 착오

과거의 사실이 틀린 시간이나 상황에 끼워 넣어져 회상된 상태이다.

2) 증상

기억장애의 임상증상은 다양하다. 대표적인 것으로서, 코르사코프(Korsakov)증후군, 순수 건망증후군, 전뇌 기저부 건망 등이 있으며, 각각의 특징은 침해된 부위와의 연관성이 강한 것 같다(표 18).

3) 작업행동상의 문제

한마디로 말하면, 기억장애가 있으면 생활의 자율성이 상실되어 버린다. 과거와 현재와 미래의 결부가 없으므로, 그럭저럭 무기력하게 날을 보내는, 그때뿐인 생활을 보내게 된다.

어제 무엇을 하였는지 모른다, 오늘 하루를 무엇을 해야 좋을지 모른다, 내일의 예정을 세울 수 없다, 왜 입원을 했는지 모른다, 만난 사람을 모른다 · 생각해낼 수 없다, 병실을 모른다, 길을 헤맨다, 물건을 어디에 두었는지 생각나지 않는다 등, 기억을 기반으로 하는 작업

표 18 기억장애의 특성

증상명	병소	특성
코르사코프 증후군	간뇌(유두체, 시상)	1. 현재 진행 중인 사건의 기명 장애(즉, 전향 건망) 2. 역향 건망 3. 지남력 장애 4. 작화 5. 병식(insight)의 결여
순수 건망 증후군	측두엽 내측(해마)	1. 즉시기억의 보존 2. 근시기억의 장애(전향 건망) 3. 원격기억의 상기장애(역향 건망) 4. 지적 능력의 보존
전뇌 기저부 건망	전두엽 부측으로 내측면의 후방부터 대뇌 기저핵 전방	1. 개별정보의 기억은 장애되지 않지만, 복수의 정보의 종합관계를 조직하거나, 연관시켜 기억하는 것이 장애를 받는다. 2. 사건은 기억할 수 있으나, 그 사건에 대한 시간적인 관계를 기억할 수 없다. 3. 공상 작화에 가깝다. 4. 강한 역향 건망을 나타내지만, 단서에 의해서 회상은 개선된다.

[문헌 27에서]

표 19 일본판 WMS-R의 하위검사

정보와 지남력	
즉시재생 과제	① 정신통제 ② 도형의 기억 ③ 이론적 기억 I ④ 시각성 대 연합 I ⑤ 언어성 대 연합 I ⑥ 시각성 재생 I ⑦ 수창 ⑧ 시각성 기억범위
지연재생 과제	⑨ 이론적 기억 II ⑩ 시각성 대 연합II ⑪ 언어성 대 연합 II ⑫ 시각성 재생 II

[문헌 28에서]

행동에 큰 영향을 준다.

4) 검사

기억검사에는 언어자극을 매개로 하는 것과 시각자극을 매개로 하는 것이 있다. 여기서는 양자의 성질을 겸한 웨히슬러 기억검사법 · 개정판(Japanese Wechsler Memory Scale-Revised; WMS-R)[28]과 일본판 리버미드 행동기억 검사(The Rivermead Behavioral Memory Test; RBMT)[29]의 두 가지를 소개한다.

대상자의 기억장애에 의한 작업행동상의 문제가 경미하고, 기억장애의 원천에 파고든 작업치료 실시의 필요성을 느낀다면, WMS-R 쪽이 좋을지도 모른다. WMS-R의 구성과 내용은 **표 19**와 같은 것으로 되어있고(정보와 지남력은 산출에 포함되지 않는다), ①에서 ⑫의 하위항목의 순번으로 시행된다. 그 중, ①~⑧까지는 즉시 재생과제, ⑨~⑫까지는 30분 이상 간격을 두는 지연 재생과제로 되어있다.

표 20 RBMT의 하위검사의 구성과 개요

① 성명	얼굴 사진을 보여주고, 그 사람의 이름을 기억시키고, 지연(시간경과)을 둔 후에 재생시키는 과제
② 소지품	피검사자의 소지품을 빌려서 감추고, 검사종료 후에 피검사자에게 그 소지품의 반환을 요구시키는 과제
③ 약속	20분 후로 타이머를 설정하고, 타이머가 울리면 정해진 질문을 하는 약속의 기억
④ 그림	그림 이름을 부르게 하고, 지연(시간경과) 후에 재인시킨다.
⑤ 이야기	짧은 이야기를 들려주고, 직후 재생과 지연(시간경과) 재생을 시킨다.
⑥ 얼굴 사진	얼굴사진을 보여주고 성별과 연령에 대한 판단을 시켜, 지연(시간경과) 후에 재인식시킨다.
⑦ 코스	방 안에 일정한 코스(course)를 설정하고, 검사자가 길을 따라가는 것을 보여주어, 직후와 지연(시간경과) 후에 피검사자에게 길을 따라가게 한다.
⑧ 용건	⑦에서 코스를 따라가는 도중에서 어떠한 용건을 시행하는, 용건의 기억
⑨ 지남력과 날짜	날짜 등의 지남력을 묻는다.

[문헌 29에서]

WMS-R이 어떤 종류의 특수한 자극을 사용해서, 기억이라는 기능의 장애를 측정하는 특성이 강한 것에 반해서, RBMT는 기억장애에 의한 일상의 문제를 파악하기 위해, "일상생활상의 몇 가지 과제를 수행하는 기억을 해둔다", "일상생활을 적절히 보내는 데에 필요한 정보의 몇 가지를 유지해 둔다"는 것이 하위항목으로서 설정되어 있다. 작업행동상의 기억장애가 뚜렷한 대상자에게는 RBMT 쪽이 치료를 할 때에 직접 도움이는 정보를 줄지도 모른다, RBMT의 내용을 **표 20**에 나타냈다.

표 21 치매를 일으키는 질환의 분류

1. 근본적으로 치료가 곤란한 질명 : 뇌 변성질환
- 알츠하이머병(AD), 피크병, 레뷔소체형 치매 헌팅톤병, 파킨슨병, 척수소뇌변성증 등

2. 예방이 중요한 질병 : 뇌혈관성 장애[뇌혈관성 치매(VD)]
- 다발성 뇌경색, 뇌출혈, 빈스완거병 등

3. 치료가 가능한 질병
- 외과적 질환 : 정상압 수두증, 만성 경막하혈종, 뇌종양 등
- 대사성 질환 : 갑상선기능저하증, 비타민 결핍증 등
- 염증성 질환 : 뇌염, 수막염 등

4. 폐용성증후군

[문헌 30에서]

표 22 치매의 분류

1. 병인에 관련된 분류
- 1차성 치매
  치매의 본태, 병인이 아직 명백하지 않은 것(AD, 피크병 등)
- 2차성 치매
  치매의 원인질환의 병태가 명백한 것
  (뇌혈관성 치매, 뇌종양, 진행마비, 갑상선기능저하증, 정상압 수두증 등)

2. 상태에 관련된 분류
- 반점치매
  지적 뇌가 전반적으로 저하하는 것이 아니라, 어떤 기능은 저하하지만, 다른 기능은 비교적 잘 유지되어 있는 상태
- 전반 치매
  한결같이 지적 기능이 저하하는 것

3. 원인병소의 부위에 따른 분류
- 피질성 치매
  대뇌피질에 주된 병변을 가지는 것(AD, 피크병 등)
- 피질하성 치매
  대뇌백질을 포함하는 피질하에 주된 병변을 가지는 것(헌팅톤병, 파킨슨병 등)

[하세가와 가즈오 : 노년기 치매진료 매뉴얼. 일본의사회, 1999;7에서 인용 변경]

8 치매의 평가

1) 치매의 정의

한데 묶어 치매를 정의하면, 치매란 일단 획득된 지능의 장애이며, 여러 가지 병인, 손상 부위에서 일어날 수 있는 전반적 뇌기능의 저하에 유래한다. 여기서 말하는 지능의 장애란 기억장애를 주체로 하여, 이것에 실어, 실행, 실인 등의 고차 신경장애가 부가된 상태를 가리킨다. 이들의 장애는 만성적으로 지속되고, 추상적 사고의 장애나 판단장애, 대인관계의 장애, 직업이나 일상사회생활의 장애를 초래한다.

2) 치매를 일으키는 원인질환과 분류

표 21에 나타낸 것처럼, 치매를 일으키는 질환은 다양하며, 또한 다양한 관점에서의 치매 분류(**표 22**)가 존재한다.[31] 원인질환에 의해서, 병변이나 진행상황, 증상이 상이한 치매를 이해하려면, 원인질환별 치매의 정의도 알아둘 필요가 있다.

일본에서 많다고 일컬어지는 AD(Alzheimer's disease : 알츠하이머병)와 VD(vascular disease; 뇌혈관성 치매)의 정의를 **표 23, 24**에 기재하였다.

3) 증상과 작업행동상의 문제

앞에서 언급한 것처럼, 질환에 따라서 치매 증상은 다르며, 당연히, 발생하는 작업행동상의 문제도 다르다. 특히 감각뇌를 중심병변으로 한 AD와 운동뇌를 중심병변으로 하는 피크(Pick)병에서는 극과 극의 증상의 차이가 인지된다(**표 25**).

AD의 초기에서는, 사건기억의 등록(기명)

표 23 AD의 정의

A 아래의 두 가지에 의해서 명백해지는 다양한 고차 뇌기능장애
① 기억장애
② 아래의 고차 신경장애 중 적어도 하나
(a) 실어, (b) 실행(apraxia), (c) 실인, (d) 실행(performance) 기능의 장애
B 느린 발병과 지속적 진행
C 고차 신경장애에 의한 사회 · 직업상의 작용의 장애, 또는 이전의 사회 · 직업상의 기능수준으로부터의 의미 있는 저하
D A에 관찰되는 고차 신경장애는 아래의 것에 의하지 않는다.
① 진행성의 기억이나 고차 신경장애를 초래하는 중추신경계의 상태(뇌혈관장애, 파킨슨병, 헌팅톤병, 경막하혈종, 정상압 수두증, 뇌종양)
② 치매를 초래하는 신체상태(갑상선기능저하증, 비타민 B_{12} 또는 엽산의 결핍증, 니코틴산 결핍증, 고칼슘혈증, 신경매독, HIV감염증)
③ 물질유발성
E 이 장애는, 섬망 동안에만 발생한다는 일은 없다.
F 울병이나 통합실조증과 같은 1축 장애에 의해서는 설명되지 않는다.

[문헌 32에서]

표 24 VD의 정의

A 아래의 두 가지에 의해서 명백해지는 다양한 고차 신경장애
① 기억장애
② 아래의 고차 신경장애 중 적어도 하나
(a) 실어, (b) 실행, (c) 실인, (d) 실행기능의 장애
B 고차 신경장애에 의한 사회 · 직업상의 작용의 장애, 또는 이전의 사회 · 직업상의 기능수준으로부터의 의미 있는 저하
C 국소성의 신경 징후와 증상(심부건반사의 항진, 신전성 족저반응, 가성구마비, 보행장애, 1지의 근력저하), 뇌혈관장애를 시사하는 검사소견이고, 그것이 병인적으로 그 장애와 연관성이 있다고 판단되는 것(피질이나 백질을 포함한 경색병소)
D 이 장애는 , 섬망 동안에만 발생한다는 일은 없다

[문헌 32에서]

표 25 AD와 피크병의 상이점과 특이성

	중심병변	장애과정	고차 신경장애	
AD	대뇌의 후방영역(감각뇌)	측두엽 내측부에 발생하고, 측두, 두정엽, 후두엽으로 확산되며 차츰 전두엽이 침해된다.	측두엽 증상	• 기억장애
			측두-두정엽 증상	• 공간인지 장애 • 신체인지 장애 • 실행증
			후두엽 증상	• 시지각 · 인지장애
			전두엽 증상	• 병식 결여 • 발동성 장애
피크병	대뇌의 전방영역(운동뇌)	전두엽으로부터 측두엽에 걸친 국한성의 위축을 나타낸다.	전두엽 증상	• 발동성 장애 • 병식 결여 • 환경의존 행동 • 반복 상동행동
			측두엽 증상	• 기억장애

[문헌 33에서]

표 26 치매의 평가표

관찰에 의한 측정법	• 파라체크 노인 행동평가 개정 · 일본어판(PGSR) • 고령자용 다원관찰 척도(MOSES) • Crichton 노인 행동척도(CRS) • 기능 stage 평가(FAST)	• Hughes 임상 치매평가척도(CDR) • GBS 척도 • N식 노년자용 정신상태 평가 • 치매행동 장애척도(DBD)
자기보고에 의한 체크리스트와 질문지법	• 일본판 SF-36 • 산업의대 · 일상생활 만족도의 자기평가 • 고령자 인지기능장애 평가(IQCDE) • 행동 · 감정장애 척도(BMD)	• Teri 문제행동 체크리스트(BPC) • Niederhe 문제행동 체크리스트(BPC) • 자기평가척도 : 노인판(SASG)
면접법	• 개정판 하세가와식 간이 지능평가 스케일(HDS-R) • 국립 세임켄식 치매 screening test • N식 정신기능 검사 • Mini-Mental State Examination(MMSE) • Mental Status Questionnaire	• Alzheimer's Disease Assessment Scale(ADAS) • 자서전적 기억검사 • 개인사적 의미기억검사 • 고령자용 기억검사

[문헌 34에서]

장애, 및 서서히 출현하는 사건기억의 재생(상기)장애에 의한 작업행동상의 문제가 출현한다. 또한 무관심, 의욕저하, 우울상태가 작업행동상의 문제를 조장하는 경우도 있다.

이 시기는 병식(insight)이 유지되어 있기 때문에, 대상자 자신이 문제에 직면하면, 때맞추기식으로 반응하거나, 그 상황을 얼버무리는 반응이 관찰된다. 중기가 되면, 현저한 기억장애나 공간인지장애에 의한 배회가 출현하는 이외에, 감정 장애나 인격 장애도 나타나게 된다. 그리고, 말기에는 온갖 정신기능이 소실된다.

이에 반해서 피크병의 기억장애는 재생의 장애가 특징적이다. 그러나, AD와 같은 재생 소재 그 자체의 장애가 아니라, 재생 소재의 흔적을 따라가는 구동(drive)의 장애, 또는 "생각해내려고 하는" 의지의 장애이다. 등록장애도 나타내지만, 역시 등록대상에 무관심하거나, 등록하는 의지의 장애가 원인이라 일컬어지고 있다.

초기부터 인격의 붕괴가 뚜렷하고, 자기의 상태의 변화에 대한 병식도 부족하다. 또한, 의욕저하 및 발동성 장애 때문에, 자기 방이나 자기 집에 틀어박힘이 일어난다. 중기가 되면 반복 상동행동이나 환경의존 행동, 반도덕적 행동 등이 출현하고, 배회를 나타내는 경우는 특정장소를 왕래하는 주배회적 행동이 된다. 그리고 최종적으로는 정신기능의 전반적 황폐에 도달한다.

4) 검사

표 26에 나타낸 것처럼, 관찰에 의한 측정법, 자기보고에 의한 체크리스트와 질문지법, 그리고 면접법이 있다.

관찰에 의한 측정법은 기본적인 신체상태의 수준, 일상생활 활동의 수준, 정신 · 심리기능의 수준, 의사소통이나 대인교류 등의 사회적 수준까지 여러 갈래에 걸치기 때문에, 이러한 지식을 가진 대상자를 24시간 단위로 파악할 수 있는 관찰자나 그 협력이 필요하다.

자기보고에 의한 체크리스트와 질문지법은 문자 그대로 치매 대상자가 자기 자신이 체크하는 것이기 때문에, 그 범위는 한정되는 일이 많다. HDS-R이나 MMSE로 대표되는 면접법은 검사라는 틀에서의 지능 면에 취지를 두었기 때문에, 대상자의 전체상을 파악하는 데에는 결여된 부분이 있다.

가능하다면, 이들의 조합에 의한 대상자의 이해가 바람직하다.

●인용문헌

1) 鎌倉矩子：作業治療学 5「高次神経障害」の編集にあたって. 日本作業療法士協会(監修), 鎌倉矩子(編)：高次神経障害, 改訂第 2 版, 作業療法学全書, 第 8 巻, 協同医書出版社, 2000
2) 山鳥　重：高次脳機能障害の理解のために—理解のためのいくつかの鍵概念. OT ジャーナル 27:56–62, 1993
3) 本村　暁：臨床失語症学ハンドブック. p37, 医学書院, 1994
4) 清水　一：高次神経障害の患者に対する評価の特徴(障害特性への配慮). 日本作業療法士協会(監修), 鎌倉矩子(編)：高次神経障害, 改訂第 2 版, 作業療法学全書, 第 8 巻, pp32–36, 協同医書出版社, 2000
5) 鎌倉矩子：高次神経障害の作業療法評価—総論. 柴田澄江(監修)：聴く・観る・まなぶ 高次神経障害の評価法, pp1–12, 高次神経障害作業療法研究会, 2001
6) 種村　純：心理テスト. 土肥信之, 岩谷　力, 栢森良二(編)：精神機能評価, 増補版, pp31–51, 医歯薬出版, 1992
7) 二木淑子, 松本順子, 寺本みかよ, 他：当院における高次脳機能スクリーニングの問題点と有用性. OT ジャーナル 29:66–72, 1995
8) 島田睦雄：失行. 脳の心理学, pp126–152, 誠信書房, 1991
9) 山鳥　重：運動の高次障害. 神経心理学入門, pp147–150, 医学書院, 1985
10) 種村留美：動作の障害. 日本作業療法士協会(監修), 鎌倉矩子(編)：高次神経障害, 改訂第 2 版, 作業療法学全書, 第 8 巻, pp98–114, 協同医書出版社, 2000
11) 山鳥　重：身体意識の異常. 神経心理学入門, pp300–302, 医学書院, 1985
12) 種村留美：身体失認の評価—Gerstmann 症候群の症例を中心に. OT ジャーナル 31:1135–1139, 1997
13) 前島伸一郎, 石合純夫：半側空間無視の責任病巣と発現機序. 臨床リハ 20:8–13, 2002
14) BIT 日本版作製委員会：BIT 行動無視検査日本版. 新興医学出版社, 1999
15) 日本高次脳機能障害学会(編)：標準高次視知覚検査. 新興医学出版社, 1997
16) 山鳥　重：運動の高次障害. 神経心理学入門, pp134–135, 医学書院, 1985
17) 山崎せつ子：遂行障害の評価. 高次神経障害の作業療法評価, pp73–83, 日本作業療法士協会, 2002
18) 鹿島晴雄, 三村　將：前頭葉症候群. 土肥信之, 岩谷　力, 栢森良二(編)：精神機能評価, 増補版, pp167–177, 医歯薬出版, 1992
19) 鹿島晴雄：前頭葉. 平山惠造, 田川皓一(編)：脳卒中と神経心理学, pp2–11, 医学書院, 1995
20) Wilson BA, Alderman N, Burgess PW, et al: Behavioural Assessment of the Dysexecutive Syndrome. Thames Valley Test Comapany, 1996
21) 山鳥　重：一般症状. 神経心理学入門, pp43–55, 医学書院, 1985
22) 鹿島晴雄：注意障害と前頭葉損傷. リハ医学 32:249–297, 1995
23) 加藤元一郎：随意性注意の障害—反応選択と Supervisory Attentional Control. 神経心理学 11:70–84, 1995
24) 鹿島晴雄, 半田貴士, 加藤元一郎, 他：注意障害と前頭葉損傷. 神経進歩 30:847–857, 1986
25) 豊倉　穣, 田中　博, 古川俊明, 他：情報処理速度に関する簡便な認知検査の加齢変化—健常人における paced auditory serial addition task と trail making test の検討. 脳と精神の医学 7:401–409, 1996
26) 山鳥　重：記憶の現象学. 記憶の神経心理学, 神経心理学コレクション, pp1–25, 医学書院, 2002
27) 山鳥　重：生活記憶の障害. 記憶の神経心理学, 神経心理学コレクション, pp27–79, 医学書院, 2002
28) 杉下守弘：日本版ウェクスラー記憶検査法(WMS-R). 日本文化科学社, 2001
29) 綿森淑子, 原　寛美, 宮森孝史, 他：日本版リバーミード行動記憶検査. 千葉テストセンター, 2002
30) 田邉敬貴：なぜ今痴呆の症候学か. 痴呆の症候学, 神経心理学コレクション, pp1–9, 医学書院, 2001
31) 長谷川和夫：痴呆とは何か. 上田慶二, 平井俊策, 大塚俊男(編)：老年期痴呆診療マニュアル, 第 2 版, 日本医師会生涯教育シリーズ, pp2–9, 日本医師会, 1999
32) American Psychiatric Association (著), 髙橋三郎, 大野　裕, 染谷俊幸(訳)：DSM-IV-TR 精神疾患の分類と診断の手引. 新訂版, pp158–164, 医学書院, 2004
33) 田邉敬貴：痴呆の症候学. 神経心理学コレクション, 医学書院, 2000
34) 山田　孝：痴呆症患者の作業療法評価の視点. OT ジャーナル 32:1081–1085, 1998

●참고문헌

35) 望月　聡, 河村　満：前頭葉の機能解剖. 総合リハ 26:513–518, 1998
36) 鎌倉矩子：高次神経障害に対する作業療法. 矢谷令子(編)：作業療法概論, 改訂第 2 版, 作業療法学全書, 第 1 巻, pp149–156, 協同医書出版社, 1999

37) 日本高次脳機能障害学会(編)：改訂版標準高次動作性検査. 新興医学出版社, 1999
38) 山鳥　重：感情—認知活動の土壌(感情の神経心理学). 神経心理学 18:41–48, 2002
39) 石合純夫：記憶障害. 高次神経機能障害, pp179–200, 新興医学出版社, 1997
40) 時政昭次, 博野信次：痴呆症における日常生活活動の評価. OT ジャーナル 32:1093–1098, 1998

XIV 기분, 불안, 우울 검사

장애를 가지면서, 환경에 적응, 또는 재적응하는 것은 재활목표의 하나이다. 일상생활활동(동작)(activities of daily living; ADL)의 자립으로부터 재적응으로 향한 일련의 작업활동 속에서는 이해력, 판단력, 문제해결능력 등의 지적 기능이 요구된다. 충분히 지적 능력을 발휘하기 위해서는 감정이나 정신면의 안정이 필요하다. 작업치료 장면에서 대상자의 심리적, 정신적 측면의 정확한 평가는 작업치료 프로그램을 수행하기 위해 중요하다. 재활을 원활히 진행시키기 위해서도 감정이나 정신건강에 대해서 객관적으로 파악하여, 문제해결로 연결시킬 필요가 있다.

여기서는, 기분, 불안, 정신적 건강의 상태에 대해서 일반적으로 사용되는 평가법 중에서, ① 국제적으로 사용되고 있는 것으로 사용빈도가 높은 것, ② 회답자의 부담이 되지 않는 것, ③ 사용에 있어 특별한 훈련을 필요로 하지 않는 것, ④ 향후의 작업치료를 수행함에 있어 필요하다고 생각되는 것 등을 고려하여 열거하고, 일람표로 나타냈다(표 1~3). 이 중에는 시중에서 판매되는 평가 세트도 있으므로,

표 1 감정 · 기분의 평가

평가명	발표 연도	작성자 (일본어판)	목적	내용(항목)	해석	신뢰성 · 타당성
POMS (Profile of Mood States)[1, 2] (표 4)	원판 (1964) 일어판 (1994)	원판: McNair DM, Lorr M, Droppleman LF 일본어판: 横山和仁, 荒記俊一	기분을 평가하는 조사표(피검사자가 놓인 조건에 따라 변화한다. 일시적인 기분 · 감정의 상태를 측정한다)	6개의 기분척도 : ①긴장-불안(9) ②억울-침울해짐(15), ③노여움-적의(12), ④활기(8), ⑤피로(7), ⑥혼란(7)에 더하여, 계산에 사용하지 않는 더미 7항목의 계 65항목	표준화 데이터 (5,577명)를 참조한다.	일본어판 : 신뢰성(internal consistency, test-retest reliability), 타당성(criterion validity, construct, validity) 모두 확인
기분조사표 (The Mood Inventory)[3] (표 5)	1994	坂野雄二 福井和美 熊野宏昭	기분의 변화를 단시간 안에, 객관적, 다면적으로 측정한다.	①긴장과 흥분, ②상쾌감, ③피로감, ④억울감, ⑤불안감의 5개 인자에 각각 8항목씩 있으며, 총계 40항목	표준화 데이터를 참조한다.	신뢰성(test-retest reliability), 타당성(criterion validity, content validity) 모두 확인

표 2 불안 · 우울의 평가

평가명	발표 연도	작성자 (일본어판)	목적	내용(항목)	해석	신뢰성 · 타당성
SDS(Self-rating De-pression Scale: 우울병 자기평가척도)[4] (표 7)	원판 (1965) 일어판 (1983)	원판 : Zung WWK 일어판 : 福田一彦 小林重雄	우울병환자에서의 중증도 평가. 우울병, 우울 상태에 대한 치료효과의 평가 일반진료에서의 우울병, 우울상태의 Sreening	① 주된 감정(2), ② 생리적 수반증상(8), ③ 심리적 수반증상(10), 계 20항목	횡단조사 : 정상 대조군, 신경증 환자군, 평균득점 비교 종단조사(경시적 변화): 치료에 의한 병상의 완해, 회복에 수반하는 득점의 변화	일본어판 :신뢰성(internal consistency, test-retest reliability), 타당성(criterion validity) 모두 확인
일본어판 : 정신건강 조사표(General Health Questionnaire)[5-7]	원판 (1972) 일어판 (1985)	원판: Goldberg DP 일본어판: 中川泰彬, 大坊郁夫	정신장애의 발견과 증상 평가를 위한 조사표. 중대한 정신질환 진단을 목적으로 하는 것이 아니라, "일상 행활을 건강하게 지낼 수 없다" 라는 의미에서의 장애를 발견하는 것에 초점이 있다.	원저에는 60 항목판, 30항 목판, 28 항목판, 12항목판이 있으나, 일본어판에서 현재 출판되어 있는 것은 아래의 3종이다. • 60 항목판 • 30 항목판 • 28 항목판	횡단조사: 외적기준을 참조한다. GHQ-60 : 17점 이상을 문제있음, GHQ-28 : 6점 이상을 문제있음. 종단조사(경시적 변화): 외적 기준을 참조한다.	일본어판 : 신뢰성(internal consistency, test-retest reliability), 타당성(criterion validity, construct validity) 모두 확인
HAD척도(Hospital Anxiety and Depression Scale; HADS)[8, 9] (표 8)	원판 (1983) 일어판 (1993)	원판: Zigmond AS, Snaith RP 일본어판: 北村俊則則	신체질환을 가지는 환자에서, 신체증상의 영향을 받지 않고, 억울이나 불안 등의 증상을 평가한다.	2개의 하위척도 : ① 억울(7) ② 불안(7)의 계 14항목	판정기준을 참조한다. 어느 것(억울 · 불안)의 하위 척도도 모두 score 0~7: 문제없음 score 8~10: 의심스럽다 score 11~21: 문제 있음	일본어판: 신뢰성(internal consistency), 타당성(criterion validity) 모두 확인
상태-특성 불안 검사 (State-Trait Anxiety Inventory: STAI)[10]	2000	肥田野直 福原眞知子 岩脇三良 曾我洋子 Spielberger CD	상태불안(상태에 대한 일과성의 불안반응)과 특성불안(개인이 갖는 불안경향에 의한 불안을 측정한다.	2개의 하위척도 : ① 상태불안척도(20), ② 특성불안척도(20)의 계 40 항목으로 구성되어 있다. 그리고, 각각의 척도에 불안존재 척도(anxiety-present scale : P척도), 불안부재 척도(anxiety-absent scale : A척도)가 각 10항목씩 포함된다.	외적 기준을 참조한다(기준 타당성) 표준화 데이터(대학생 2,253명)를 참조한다.	일본어판 : 신뢰성(internal consistency, test-retest reliability), 타당성(criterion validity, construct, validity) 모두 확인

표 3 정신적 건강 · 심리적 적응의 평가

평가명	발표 연도	작성자 (일본어판)	목적	내용(항목)	해석	신뢰성 · 타당성
SF-36 건강조사표 (SF-36; The 36-item short form of the Medical Outcomes Study question-naire)[11,12]	원판 (1993) 일어판 (1998)	원판 : Ware JE 일본어판: 福原俊一	환자의 주관적인 건강정도를 측정한다.	8개의 하위척도: ① PF(신체기능) (10), ② RP(신체기능 부전에 의한 역할의 제한 (4), ③ BP(몸의 통증) (2), ④ GH(전체적인 건강감) (5), ⑤ VT(활력) (4) ⑥ SF(사회생활 기능) (2), ⑦ RE(정신상태의 변화에 따른 역할의 제한) (3), ⑧ MH(마음의 상태) (5)에 더하여, 1년 전의 건강상태와의 비교를 묻는 1항목의 계 36하목	일본어판 횡단조사 : 국민 표준치 (3,395명)를 참조한다. 종단조사 (경시적 변화) : 임상적 타당성 건강 정도를 데이터(그룹의 스코어 차이 또는 effect size)를 참조한다.	신뢰성(internal consistency), 타당성(criterion validity, construct, validity)모두 확인
The Notting-ham Adjust-ment Scale Japanese Version; NAS-J[13] (표 9)	원판 (1993) 일어판 (1999)	원판: Dodds AG, Bailey P, Pearson A, et al 일본어판: 鈴鴨요시미, 熊野宏昭, 岩谷 力	심리적 적응을 다면적으로 측정한다.	1)불안 · 울 6항목, 2)자존감정 4항목, 3)태도 4항목, 4)locus of control 3항목, 5)장애의 수용 6항목, 6) 자기효력감 4항목, 7)귀속 스타일 5항목, 전체항목 32항목으로 구성되어 있다.	모든 하위척도에서 고득점일수록 심리적 적응이 높다는 것을 보여준다. 표준 데이터를 참조한다.	신뢰성(internal consistency), 타당성(criterion validity, construct, validity)모두 확인

사용에 있어서는 반드시 매뉴얼을 참조하고, 평가순서를 확인하여 사용하기 바란다. 또한 원전을 찾아보아, 충분히 그 조사표의 목적을 이해한 다음에 사용하기 바란다.

〔주〕 감정, 정서, 기분의 용어에 대해서는, 연구자 등에 따라 사용방법에 혼란이 있으므로, 이 항에서는 신판 심리학사전(헤이본샤, 1991)의 정의에 따랐다.

감정(feeling) : 넓은 의미로 경험의 정감적, 또는 정서적인 면을 나타내는 총칭적 용어

기분(mood) : 즐거운 기분, 우울한 기분, 낙관적인 기분 등처럼, 어떤 길이를 가진 감정을 가리킨다.

1 감정 · 기분의 평가

우리들이 경험하는 감정경험에는 상태가 좋다고 느껴져 들뜬 기분이 될 때와 반대로 상태가 나빠 아무것도 하고 싶지 않을 때가 있다. 그 파동이 매우 격렬하여 일상생활에 지장이 있는 것 같은 경우, 장애(병)라 부른다. 이전에는 조울병이라 불렸으나, 최근에는 기분장

표 4 POMS

성명 (남 · 여) 세

항목	번호	전혀 없었다	조금 있었다	그저 그런 정도 있었다	상당히 있었다	매우 많이 있었다	번호	전혀 없었다	조금 있었다	그저 그런 정도 있었다	상당히 있었다	매우 많이 있었다	항목
							31						31. 동정하다
							32						32. 아무래도 잊기 쉽다
							33						33. 마음이 긴장되다
							34						34. 기진맥진하다
							35						35. 다른 사람을 신뢰하다
1. 교제하는 것이 즐겁다	1						36						36. 마음이 편안하다
2. 희망을 가질 수 없다	2						37						37. 고독하고 쓸쓸하다
3. 마음속으로 분개하다	3						38						38. 바로 싸우고 싶다
			⋮						⋮				
28. 노여워하다	28						63						63. 바로 발끈하다
29. 나는 불행하다	29						64						64. 죄악감이 있다
30. 다른 사람에게 도움이 되는 기분이 들다	30						65						65. 이것저것 걱정이다

※전부 기입하였는지 확인하시오.

[문헌 14에서]

애 또는 감정장애라 불리고, 기분의 병이라 생각되고 있다.

작업치료 장면에서는 "기분의 초조함"이나 "침울해짐" 등, 주관적인 기분의 변조가 관찰되는 일이 있다. 작업치료사에게 대상자 자신의 심리적 특징이나 상황과의 관계 속에서 시시각각 변화하고 있는 심리반응으로서의 기분 상태의 평가는 중요하다.

a. 기분 프로필 검사(POMS : 폼스)(표 4)

POMS(Profile of Mood States)는 성격경향을 측정하는 것이 아니라, 개인이 놓인 조건하에서 변화하는 일시적인 기분의 상태를 측정하는 테스트이다. 기분을 평가하는 테스트 방법에는 POMS 이외에 우울병 자기평가척도(SDS), 현재성 불안검사(MAS), 미네소타 인격목록(MMPI) 등이 있으며, 일본에서도 사용되고 있다. 이들의 방법과 POMS의 차이는 6종류의 기분척도를 동시에 측정할 수 있다는 것과 대상자의 성격경향이 아니라, 일시적인 기분의 변화를 측정할 수 있다는 점에 있다.

1950년대 후반, 정신장애를 평가할 목적으로 맥네어(D.M. McNair) 등에 의해서 미국에서 개발되었다[14]. 일본어판은 요코야마 등[1, 2] 등에 의해서 장성되어 있다.

조사표는, 6개의 기분척도 : ① 긴장-불안(9), ② 억울-침울해짐(15), ③ 노여움-적의(12), ④ 활기(8), ⑤ 피로(7), ⑥ 혼란(7)에 더하여, 계산에 사용하지 않는 더미 7항목의 계 65항목으로 구성된다. 대상자는 과거 1년간의 "기분의 상태"에 대해서 "전혀 없었다"(0점)부터 "조금 있었다", "그저 그런 정도 있었다" "상당히 있었다" "매우 많이 있었다"(4점)의 5단계부터 회답한다. 회답 후는 채점표에 각 척도마다의 구성항목의 득점을 합계한다. 이것을 기초득점이라 부른다. 이것을 표준화 득점(T 득점)으로 변환함으로써 결과의 해석이 용이해진다.

일본어판 POMS에서는 판정의 기준으로서, 모든 T득점이 40점에서 60점의 대상자는 "건전"이고, 하나라도 25점 이하 또는 75점 이상("활기"의 75점 이상은 제외)의 경우, "정신과 의사 등의 전문의의 검진을 고려" 그 이외의 대상자는 "다른 호소와 아울러 생각하여, 전문의의 검진을 고려"로 하고 있다.

현재는 정신 · 신경과, 진료내과, 직장 등에서 스트레스 체크, 교육훈련, 스포츠의 컨디션 만들기 등, 다양한 방면에서 널리 활용되고 있다. 최근, 단축판도 작성되었다.

b. 기분조사표(The Mood Inventory) (표 5)

1994년, 사카노 등[3)]에 의해서 개발된, 기분의 변화를 단시간 내에, 객관적, 다면적으로 측정하는 평가이다. ① 긴장과 흥분, ② 상쾌감, ③ 피로감, ④ 억울감, ⑤ 불안감의 5개 인자에 각각 8개 인자씩 있으며, 총계 40항목으로 구성된다. 각 항목에 대한 회답은, 1(전혀 적합하지 않는다)~4(매우 적합하다)의 4건법이다. 신뢰성, 타당성은 확인되어 있다.

항목내용은 일상적으로 사용되는 표현이 사

표 5 기분조사표(The Mood Inventory)

아래의 질문항목을 읽고 지금의 당신의 기분(지금 어느 정도 느끼고 있는가)에 가장 가까운 것을 선정하여, ○표를 하시오.
1 : 전혀 적합하지 않다 2 : 별로 잘 적합하지 않다 3 : 잘 적합하다 4 : 매우 적합하다

	1	2	3	4		1	2	3	4
1. 흥분하고 있다					21. 노여워하고 있다				
2. 차분한 기분이다					22. 생기발랄하다				
3. 아무것도 하고 싶지 않다					23. 이유 없이 지친 느낌이 들다				
4. 기분이 가라앉아 있다					24. 마음이 무겁다				
5. 장래의 일을 이것저것 생각해버린다					25. 당혹을 느끼고 있다				
6. 흥분하여 가만히 있을 수 없다					26. 초조해하고 있다				
7. 머리가 상쾌하다					27. 기운이 넘치다				
8. 몹시 귀찮다					28. 녹초가 되다				
9. 기분이 침울해져 우울하다					29. 괴롭다				
10. 어쩐지 불안하다					30. 자기 생각이 정리되지 않다				
11. 침착하지 못하다					31. 어찌할 바를 모르다				
12. 느긋한 기분이다					32. 마음이 긴장되다				
13. 매사에 마음이 내키지 않다					33. 집중할 수 없다				
14. 비참하다					34. 허무하다				
15. 여러 가지 생각이 스치다					35. 무언가 상태가 나쁜 일이 일어나지 않을까 걱정이다				
16. 긴장하고 있다					36. 안절부절 못하다				
17. 매사를 즐겁게 할 수 있다					37. 충실하고 있다				
18. 흥이 가시다					38. 누구로부터도 말을 걸어오지 않았으면 하다				
19. 낙담하고 있다					39. 혼자만인 것 같아 쓸쓸하다				
20. 자기 일이 마음에 걸리다					40. 뭔가 아쉽다				

긴장과 흥분 : 1, 6, 11, 16, 21, 26, 31, 36
상쾌감 : 2, 7, 12, 17, 22, 27, 32, 37
피로감 : 3, 8, 13, 18, 23, 28, 33, 38
억울감 : 4, 9, 14, 19, 24, 29, 34, 39
불안감 : 5, 10, 15, 20, 25, 30, 35, 40

[문헌 3에서 일부 변경]

표 6 대우울병 에피소드(Major Depressive Episode)의 지단기준의 개략

A. 아래의 증상 중, 5개(또는 그 이상)가 같은 2주일 사이에 존재하고, 병전의 기능으로부터의 변화를 일으키고 있다.
이들의 증상 중 적어도 하나는 (1)억울기분, 또는 (2)흥미 또는 기쁨의 상실이다.
주 : 명백히, 일반 신체질환, 또는 기분에 일치하지 않는 망상 또는 환각에 의한 증상은 포함하지 않는다.
① 거의 하루 동안, 거의 매일의 억울기분(슬픔, 공허감, 눈물이 많음 등)
② 거의 하루 동안, 거의 매일의, 모든, 또는 거의 모든 활동에 대한 흥미나 기쁨의 현저한 감퇴
③ 식욕의 감퇴나 현저한 체중감소, 또는 식욕의 증가나 현저한 체중증가
④ 거의 매일의 불면, 또는 수면과다
⑤ 거의 매일의 정신운동성의 초조 또는 제지
⑥ 거의 매일의 쉽게 피로해지는 느낌, 또는 기력의 감퇴
⑦ 거의 매일 느껴지는 자기평가의 저하, 자기에 대한 무가치감, 과도한 죄책감
⑧ 매일 인지되는 사고력이나 집중력의 감퇴, 결단이 곤란
⑨ 죽음에 대한 반복사고, 자살 염려, 자살기도
B. 증상은 혼합성 에피소드(Mixed Episode)의 기준을 충족하지 않는다.
C. 상기의 증상 때문에, 현저한 일상생활상의 곤란(기능장애)을 일으키고 있을 것.
D. 상기의 증상은 약물이나 신체질환에 의해서 야기된 것은 아닐 것.
E. 증상은 사별(separation by death)반응으로는 잘 설명되지 않는다.

[문헌 15에서 변경]

용되고 있으며 이해하기 쉬운 내용으로 되어 있다. 임상장면에서의 환자의 심리상태를 객관적으로 파악하는 것을 염두에 두고 개발된 척도이지만, 중학생 이상을 대상으로 한 조사에도 적합하다. 채점방법은 각 인자마다에 조합한 점수를 합계한다. 하위인자의 득점범위는 8점에서 32점이다.

2 불안·우울(depression)의 평가

불안이란 장래 일어날 것 같은 위험이나 고통을 예기하여 일어나는 감정이며, "마음이 죄어지다", "어쩐지 무섭다"라는 주관적 증상이나, 발한, 동계, 빈뇨, 설사 등의 생리적 증상을 수반한다. 대상이 명확하지 않다는 점에서 "공포"와 다르다.

억울이라 일컬어지는 기분의 침울해짐은 누구나가 일상생활에서 경험한다. 따라서, 억울의 정상 범위와 병적 범위의 구분을 하는 것은 어려워, 자칫 치료의 도입이 늦어지기 쉽다. **표 6**에 정신질환으로서의 억울의 진단기준을 나타냈는데, 기준에 미달한 경증의 억울상태는 높은 빈도로 발생한다고 알려져 있다. 대상자의 정신적 건강을 생각함에 있어 억울은 중요한 위치를 차지한다.

a. SDS(우울병 자기평가 척도)[4,16,17] (표 7)

SDS(Self-rating Depression Scale)는, 우울병 환자에서의 중증정도 평가와 우울병, 우울 상태에 대한 치료효과 평가의 목적으로 Zung[16]에 의해서 개발되었다. 일본어판은 후쿠다[4]에 의해서 작성되어 있다.

일반진료에서의 우울병, 우울 상태의 선별에 사용된다. 20개의 질문항목으로 구성된다.

표 7 SDS(우울병 자기평가 척도)

당신의 기분에 대해서 질문합니다.

1. 기분이 침울하고, 우울하다.	없음	때로는	자주	항상
2. 사소한 일로 울거나, 울고 싶어진다.	없음	때로는	자주	항상
3. 밤에 잘 잘 수 없다.	없음	때로는	자주	항상
4. 최근에 야위었다.	없음	때로는	자주	항상
5. 변비가 있다.	없음	때로는	자주	항상
6. 평소보다 동계가 있다(가슴이 두근거린다).	없음	때로는	자주	항상
7. 어쩐지 피로하기 쉽다.	없음	때로는	자주	항상
8. 침착하지 못하고, 가만히 있을 수 없다.	없음	때로는	자주	항상
9. 여느 때보다 안절부절 못한다.	없음	때로는	자주	항상
10. 자기가 죽는 편이 다른 사람이 편안하게 살 수 있다고 생각한다.	없음	때로는	자주	항상
11. 아침녘이 가장 기분이 좋다.	없음	때로는	자주	항상
12. 식욕은 보통으로 있다.	없음	때로는	자주	항상
13. 이성의 친구와 교제해보고 싶다 (차를 같이 마시는 친구가 필요하다).	없음	때로는	자주	항상
14. 기분은 언제나 산뜻하다.	없음	때로는	자주	항상
15. 여느 때와 다름없이 일(신병의 일)을 할 수 있다.	없음	때로는	자주	항상
16. 장래에 희망(즐거움)이 있다.	없음	때로는	자주	항상
17. 망설이지 않고 사물을 결정할 수 있다.	없음	때로는	자주	항상
18. 소용이 되는 인간이라 생각한다.	없음	때로는	자주	항상
19. 지금의 생활은 충실하고 있다고 생각한다(지금의 생활에 활기가 있다).	없음	때로는	자주	항상
20. 지금의 생활에 만족하고 있다.	없음	때로는	자주	항상

- 평가점수를 내는 방법 평가점수 = 조 점수 × 5/4 : 평가점수 50점 이상을 우울 상태
- 조 점수를 내는 방법
  설문의 1~10까지는 없음 …1점, 때로는 …2점, 자주 …3점, 항상 …4점
  설문의 11~20까지는 없음 …4점, 때로는 …3점, 자주 …2점, 항상 …1점
- 〈조 점수의 합계의 4/5가 평가점수〉
- 평가기준
  정상군 … 39점 이하
  경계군 … 40~49점
  울 상태 … 50점 이상

[문헌 17에서 일부 변경]

판정은 "없다 · 이따금 있다", "때때로 있다", "상당 동안 있다", "거의 언제나 있다"의 4단계이며, 각 항목마다 자기 판정하여 간다. 득점은 1점에서 4점까지이고, 최저 20점, 최고 80점이며, 득점이 높을수록 억울성이 높다는 것을 보여준다.

b. 일본판 GHQ 정신건강 조사표 (General Health Questionnaire)

골드버그(Goldberg)[5, 6]에 의해서 개발되고, 일본어판은 나카다 등[7]에 의해서 작성되어 있다. 중대한 정신질환의 진단을 목적으로

하는 것이 아니라, 신경증 환자의 증상을 파악, 평가, 신속한 발견을 위한 조사표이다. 질문내용이 일상적, 신변의 것으로 한정되어 있으므로, 인종, 종교, 문화, 사회가 달라도 위화감을 갖지 않고, 국제 비교연구도 가능하다.

원저에는 60항목판, 30항목판, 28항목판, 12항목판이 있으나, 일본어판에서 현재 출판되어 있는 것은 60항목판과 단축판인 GHQ 30, GHQ 28이 있다. 단축판 GHQ 30에서는, "일반적 질환경향", "신체적 증상", "수면장애", "사회적 활동장애", "불안과 기분 변조", "희사 염려와 우울 경향"의 6개 인자로 구성되어 있다. 단축판 GHQ 28에서는, 간소화를 목적으로 하여 "신체적 증상", "불안과 불면", "사회적 활동장애", "우울 경향"의 4개 인자로 구성되어 있다.

회답방법은 4단계로 구성되고 어느 것인가 자기의 상태에 일치하는 것을 ○으로 에워싼다. 채점방법은 4단계로 2분지적으로 0-0-1-1의 척도수치를 충당하는 GHQ 채점이 기본이며, GHQ 60항목판에서는 0~60의 수치를 취한다. 높을수록 신경증의 경향이 높다고 한다. 여러 외국에서는 11점 이하를 정상, 일본에서는 16점(28항목판에서는 5점) 이하를 정상으로 하고 있다.

c. HAD척도(Hospital Anxiety and Depression Scale; HADS) (표 8)

지그몬드(Zigmond) 등[8, 9]에 의해서 개발되고, 일본어판은 기타무라에 의해서 작성되었다.[9] 신체질환을 가진 환자에서, 신체증상의 영향을 받지 않고, 억울이나 불안 등을 평가하기 위해 개발되었다.

질문항목은 신체증상에 직접 기인하는 증상을 제외하여 구성되어 있다. 조사표 2개의 하위척도[① 억울(7)과 ② 불안(7)]의 계 14항목으로 구성된다. 각 항목의 회답에 대해서 0에서 3점을 준다. 억울의 하위항목에 관해서는, 8점 이상에서 경증의 기분장애가 있다고 한다.

d. 상태-특성불안검사(State-Trait Anxiety Inventory; STAI)

STAI는 1981년 시미즈 등에 의해서 표준화되어 있었으나, 이번에 스필버거(Spielberger)와의 공동연구 하에 2000년, 히다노 등[10]이 문화적 요인을 고려한 새로운 일본판을 개발하였다. 불안이 존재하는 항목과 불안이 존재하지 않는 항목을 동수(같은 수)로 하여, 높은 타당성을 유지하고 있다.

상태불안(상태에 대한 일과성의 불안상태)과 특성불안(개인이 가지는 불안경향에 의한 불안)을 평가한다. 2개의 하위척도[① 상태불안 척도(20)와 ② 특성불안 척도(20)]의 계 40항목으로 구성되어 있다. 그리고, 각각의 척도에 불안존재 척도(anxiety-present scale; P척도), 불안부재 척도(anxiety-absent scale; A척도)가 각 10항목씩 포함된다.

3 정신적 건강과 장애에 대한 심리적 적응의 평가

질병, 장애가 개인에게 주는 영향은 개인적 체험, 생활사이며, 객관적으로 비교하는 것은 곤란하다. 최근 이 개인적 체험을 건강, 만족도, QOL 등의 개념을 사용하여 구상화하고,

표 8 HAD척도(HADS) 일본어판

이 질문지는 당신이 최근에 어떻게 느끼고 있는지를 묻도록 편집되어 있습니다.
다음에 열거하는 14개 설문을 읽고 각각의 답 중, 당신이 이 1주일간의 상태에 가장 가까운 것에 ○표를 하기 바랍니다.
각각의 설문에 오래 시간을 들여서 생각할 필요는 없습니다. 우선 머리에 확 떠오른 답이 올바른 일이 많기 때문입니다.

이름　　　　날짜 :　년　월　일

1. 긴장감을 느낍니까? (A)
   ① 거의 언제나 그렇게 느낀다.
   ② 대개 그렇게 느낀다.
   ③ 때대로 그렇게 느낀다.
   ④ 전혀 그렇게 느끼지 않는다.
2. 이전에 즐겼던 일을 지금도 즐길 수 있습니까? (D)
   ① 이전과 완전히 같은 정도 즐길 수 있다.
   ② 이전보다 즐길 수 없다.
   ③ 조금밖에 즐길 수 없다.
   ④ 전혀 즐길 수 없다.
3. 마치 무언가 지독한 일이 일어날 것 같은 무서운 느낌이 듭니까? (A)
   ① 분명히 있고, 그 정도도 지독하다.
   ② 있으나 그 정도는 지독하지 않다.
   ③ 약간 있으나 마음에 걸리지 않는다.
   ④ 전혀 없다.
4. 웃을 수 있습니까? 여러가지 면이 우스운 것을 이해할 수 있습니까? (D)
   ① 이전과 같이 웃을 수 있다.
   ② 이전과 완전히 마찬가지로는 웃을 수 없다.
   ③ 명백히 이전만큼은 웃을 수 없다.
   ④ 전혀 웃을 수 없다.
5. 끙끙 앓는 생각이 마음에 떠오릅니까? (A)
   ① 거의 언제나 있다.
   ② 대개 있다.
   ③ 때로는 있으나, 자주는 아니다.
   ④ 그저 때때로 있다.
6. 기분이 좋습니까? (D)
   ① 전혀 그렇지 않다.
   ② 자주 그렇지 않다.
   ③ 때때로 그렇다.
   ④ 거의 언제나 그렇다.
7. 한가로이 의자에 걸터앉아, 그리고 느긋하게 편히 쉴 수 있습니까? (A)
   ① 할 수 있다.
   ② 대개 할 수 있다.
   ③ 할 수 있는 것이 자주 있지 않다.
   ④ 전혀 할 수 없다.
8. 마치 생각이나 반응이 느려진 것 같이 느껴집니까? (D)
   ① 거의 언제나 그렇게 느낀다.
   ② 대개 자주 그렇게 느낀다.
   ③ 때때로 그렇게 느낀다.
   ④ 전혀 그렇게 느끼지 않는다.
9. 위 (stomach)가 기분 나빠지는 것 같은 일종의 무서운 느낌이 듭니까? (A)
   ① 전혀 없다.
   ② 때때로 느낀다.
   ③ 상당히 자주 느낀다.
   ④ 매우 자주 느낀다.
10. 자기의 옷차림에 흥미를 잃었습니까? (D)
   ① 분명히 그렇다.
   ② 자기의 옷차림에 충분한 주의를 기울이지 않는다.
   ③ 자기의 옷차림에 충분한 주의를 기울이지 않을지도 모른다.
   ④ 자기의 옷차림에 충분한 주의를 기울이고 있다.
11. 꼭 언제나 움직여 돌아다녀야 할 만큼 마음이 안정되지 않습니까? (A)
   ① 매우 그렇다.
   ② 상당히 그렇다.
   ③ 별로 그렇지 않다.
   ④ 전혀 그렇지 않다.
12. 이제부터의 일을 즐거움으로 할 수 있습니까? (D)
   ① 이전과 같은 정도로 그렇다.
   ② 그 정도는 이전보다 약간 뒤떨어진다.
   ③ 그 정도는 분명히 이전보다 뒤떨어진다.
   ④ 거의 즐거움으로 할 수 없다.
13. 갑자기 불안이 엄습합니까? (A)
   ① 매우 자주 그렇다.
   ② 상당히 자주 그렇다.
   ③ 자주는 아니다.
   ④ 전혀 그렇지 않다.
14. 좋은 책이나 라디오나 TV의 프로그램을 즐길 수 있습니까? (D)
   ① 자주 그렇다.
   ② 때때로 그렇다.
   ③ 자주는 아니다.
   ④ 극히 이따금 밖에 없다.

모든 질문에 답하셨습니까? 다시 한번 보십시오.
(A) : 불안, (D) : 우울 ① : 0점, ② : 1점, ③ : 2점, ④ : 3점으로 계산한다. 아랫선의 항목은 역전항목
(A) (D) 각각에 0~7 : 정상　8~10 : 경계　11~21 : 문제 있음
※사용방법은 매뉴얼을 참조[9]

[문헌 8에서 변경]

평가척도를 작성하여 의료, 건강관리에 사용하고 있다. 여기서는 우선, 건강상태에 관한 주관적 평가를 측정하는 SF-36을 소개한다.

더욱이, 장애는 대상자의 심리면에 큰 영향을 준다. 그 한편, 대상자의 심리적 상태는 재활의 진행이나, 자립하기 위한 기능(skill)의 획득에 큰 영향을 준다. 그래서, 임상장면에서 자주 문제가 되는 "장애수용"에 관계하고, 보다 넓은 범위의 심리적 여러 변수를 포함하는 "장애에 대한 심리적 적응척도"를 다음에 채택한다.

a. SF-36 건강조사표(SF-36)

원판(The 36-item short form of the Medical Outcomes Study questionnaire)은 웨어(Ware)[18]에 의해서 1993년에 개발되었다. 일본에서는 후쿠하라 등[11, 12]이 표준화하고 있다. 건강 관련 QOL을 측정하기 위한 조사표이며, 의료평가에 사용된다. 평가표는 본 단원 XVI "흥미 · 역할 · QOL 평가"에 기재되어 있다(304페이지).

8개의 하위척도[① PF(신체기능-항목 10), ② RP(신체기능 부전에 의한 역할의 제한-항목 4), ③ BP(몸의 통증-항목 2), ④ GH(전체적인 건강감-항목 5), ⑤ VT(활력-항목 4), ⑥ SF(사회생활기능-항목 2), ⑦ RE(정신상태의 변화에 따른 역할의 제한-항목 3), ⑧ MH(마음의 상태-항목 5)]에 더하여, 1년 전의 건강상태와의 비교를 묻는 1항목의 계 36항목으로 구성된다. 신뢰성 · 타당성 모두 확인되었고, 국제비교에도 널리 사용되고 있다.

b. The Nottingham Adjustment Scale Japanese Version(NAS-J)
(표 9)

심리적 적응을 다면적으로 측정하는 척도 Nottingham Adjustment Scale은 시각장애인을 대상으로 Dodds 등에 의해서 개발되었다. 일본에서는, 스즈카모 등[13]에 의해서 The Nottingham Adjustment Scale Japanese Version(NAS-J)이 개발되었고, 시각장애인을 대상으로 하여 신뢰성, 타당성이 확인되어 있다.

NAS-J(ver 1.1)는, ① 불안 · 우울 6항목, ② 자존감정 4항목, ③ 태도 4항목, ④ locus of control(인생 · 상황 · 감정 · 사고의 원인을 자기 안과 밖의 어느 곳에 구하는가) 3항목, ⑤ 장애의 수용 6항목, ⑥ 자기효력감 4항목, ⑦ 귀속 스타일 5항목, 전체 32항목으로 구성되어 있다. 각 항목의 회답에 대해서 1~4 내지 5의 득점을 주어 하위척도마다 가산한 후, 0에서 100점의 범위로 변환한다. 모든 하위척도에서 고득점일수록 심리적 적응이 높다는 것을 보여준다.

표 9 NAS-J(The Nottingham Adjustment Scale 일본어판 ver 1.1)*

문 1 다음의 질문에, 최근의 당신이 들어맞는지 아닌지를 답하시오. 최근이란, 최근 수 주일을 말합니다.

1. 당신은 최근, 기운이 없고 침울해져 있다고 느끼고 있습니까?
2. 당신은 최근, 언제나 긴장하고 있다고 느끼고 있습니까?
3. 당신은 최근, 모든 일이 자기에게 덮치고 있다고 느끼고 있습니까?
4. 당신은 최근, 항상 안절부절 못하거나 흥분하거나 하고 있습니까?
5. 당신은 최근, 전혀 기운이 없고 아무것도 할 수 없다고 느낀 일이 있습니까?
6. 당신은 최근, 모든 일로부터 도망쳐, 죽어버리는 편이 좋다고 생각한 일이 있습니까?

1. 전혀 그렇지 않다　2. 조금 그렇다　3. 상당히 그렇다　4. 매우 그렇다

문 2 다음의 항목이 들어맞는지 아닌지를 답하시오.

1. 나는 가끔, 자기는 전혀 제구실을 못한다고 생각한다.
2. 나는 가끔, 소용이 없는 인간이라 생각한다.
3. 나는 자랑할만한 것이 거의 없다고 느끼고 있다.
4. 나는 자기의 일이 더 존중을 받았으면 하고 생각한다.

1. 매우 들어맞는다.　2. 들어맞는다.　3. 모른다.　4. 들어맞지 않는다.　5. 전혀 들어맞지 않는다.

문 3 다음의 항목에 대해서 그렇게 생각하는지 어떤지 답하시오.

1. 대부분의 시각장애인은 많은 사안을 자기 가슴에 간직해 두고 있다.
2. 시각장애인은 일반적으로 눈이 맑은 사람보다도 침울해지기 쉽다.
3. 시각장애인은 일반적으로 자신에게 만족하고 있지 않은 사람이 많다.
4. 시각장애인은 일반적으로 시각을 상실하는 것은 최악의 사건이라 생각하고 있다.

1. 매우 그렇다고 생각한다.　2. 그렇게 생각한다.　3. 모른다.　4. 별로 그렇게 생각하지 않는다.
5. 전혀 그렇게 생각하지 않는다.

문 4 다음의 항목이 들어맞는지 아닌지를 답하시오.

1. 지금의 상황 속에서 자기의 장래를 잘 살릴 수 있도록 하는지 아닌지는, 나에게 달려 있다.
2. 재활을 진행시키기 위해 내가 할 수 있는 일은 거의 없다.
3. 이제부터 앞으로, 더 잘 되는지 아닌지는, 자기 힘으로는 어떻게든 할 수 있는 것은 아니다.

1. 매우 들어맞는다.　2 들어맞는다.　3. 모른다.　4. 별로 들어맞지 않는다.
5. 전혀 들어맞지 않는다.

문 5 다음의 항목이 들어맞는지 아닌지를 답하시오.

1. 시각장애의 일로 싫은 생각을 하는 일은 거의 없다.
2. 눈이 맑은 사람에게 할 수 있고 나에게 할 수 없는 일이 있어도, 별로 마음에 걸리지 않는다.
3. 나는 자기 능력에 만족하고 있으며, 눈에 대한 것조차 고민하는 일은 없다.
4. 시각장애가 있어도, 하고 싶은 일은 대개 할 수 있고, 되고 싶은 인간이 되는 것도 가능하다.
5. 시각장애가 있어도, 나는 여러 가지의 것을 즐기고 있다.
6. 시각장애에 대한 것만 생각하여 심하게 침울해지는 일은 거의 없다.

1. 매우 들어맞는다.　2. 들어맞는다.　3. 모른다.　4. 별로 들어맞지 않는다.
5. 전혀 들어맞지 않는다.

계속

표 9 NAS-J(계속)

문 6 다음의 항목이 들어맞는지 아닌지 답하시오.

1. 나는 무언가 새로운 것을 배우려고 할 때, 최초에 잘 되지 않으면 바로 그만둔다.
2. 새로운 일이 자기에게 지나치게 어렵다고 생각될 때, 배우려고 하는 것을 회피한다.
3. 나는 어떤 일에 실패하면 할수록 열심이 대처한다.
4. 나는 간간히 체념해버리는 경향이 있다.

1. 매우 들어맞는다. 2. 들어맞는다. 3. 모른다. 4. 별로 들어맞지 않는다. 5. 전혀 들어맞지 않는다.

문 7 다음의 항목에 대해서, 당신이 어느 정도 그렇게 생각하는지를 답하시오.

1. 이제까지의 성공은 행운에 따른 것이다.
2. 이제까지의 성공은 밖으로부터의 영향에 따른 것이다.
3. 이제까지의 성공은 어쩌다가 상황이 잘 갖춰져 있기 때문이다.
4. 사물이 잘 되어가는 것은 단순히 행운이기 때문이다.
5. 사물이 잘 되어가는 것은 세상이 나를 도와주기 때문이다.

1. 언제나 생각한다. 2. 자주 생각한다. 3. 때때로 생각한다. 4. 거의 생각하지 않는다. 5. 전혀 생각하지 않는다.

[스즈카모 요시미, 구마노 히로아키, 이와타니 치카라 : 시각장애인에 대한 심리적 적응을 측정하는 척도 – The Nottingham Adjustment Scale 일본어판의 개발. 심신의학 41(8) : 610–618, 2001에서]

* 사용에 있어서는 판권자에게 연락할 것(연락처 : 교토대학 · 스즈카모 FAX 075–753–4644).

●인용문헌

1) 横山和仁, 他：日本版 POMS 手引. 金子書房, 1994
2) 横山和仁, 他：POMS(感情プロフィール検査)—日本語版の作成と信頼性および妥当性の検討. 日本公衛誌 37:913–918, 1990
3) 坂野雄二, 他：新しい気分調査の開発とその信頼性・妥当性の検討. 心身医学 34:629–636, 1994
4) 福田一彦, 他：SDS 使用手引. 三京房, 1983
5) Goldberg DP: The Detection of Psychiatric Illness by Questionnaire; A Technique for the Identification and Assessment of Non-psychotic Psychiatric Illness. Maudsley Monograph No.21, Oxford University Press, London, 1972
6) Goldberg DP, Williams PA: A User's Guide to the General Health Questionnaire; GHQ, National Foundation for Education Research, Nelson Publishing, Berkshore, 1988
7) 中川泰彬, 大坊郁夫：日本版 GHQ 精神健康調査票手引. 日本文化科学社, 1985
8) Zigmond AS, et al: The hospital anxiety and depression scale. *Acta Psychiatr Scand* 67:361–370, 1983
9) Zigmond AS, et al (著), 北村俊則(訳)：Hospital anxiety and depression scale(HAD 尺度). 季刊 精神科診断学 4:371–372, 1993
10) 肥田野 直, 福田眞知子, 岩脇三良, 他：新版 STAI マニュアル. 実務教育出版, 2000
11) 福原俊一：MOS Short-Form 36 Item Health Survey—新しい患者立脚型健康指標. 厚生の指標 46:40–45, 1999
12) 福原俊一, 鈴鴨よしみ, 尾藤誠司, 他：SF-36 日本語版マニュアル(Ver.1.2). パブリックヘルスリサーチセンター, 2001
13) 鈴鴨よしみ, 熊野宏昭, 岩谷　力：視覚障害者への心理的適応を測定する尺度—The Nottingham Adjustment Scale 日本語版の開発. 心身医学 41:610–618, 2001
14) 横山和仁, 下山輝一, 野村　忍(編)：診断・指導に活かす POMS 事例集. 金子書房, 2002
15) American Psychiatric Association (著), 髙橋三郎, 大野　裕, 染谷俊幸(訳)：DSM-IV-TR 精神疾患の分類と診断の手引. 新訂版, 医学書院, 2003
16) Zung WWK: A self-rating depression scale. *Arch Gen Psychiatry* 12:63–70, 1965
17) 土肥信之, 岩谷　力, 栢森良二(編)：精神機能評価. 増補版, p261, 医歯薬出版, 1992
18) Ware JE Jr.: SF-36 Health Survey: Manual & Interpretation Guide. The Health Institute, Boston, 1993

●참고문헌

19) 下妻晃二郎, 他：乳癌患者の QOL 評価研究のためのガイドライン. 日本乳癌学会, 2002 (URL：http://www.jbcs.gr.jp/QOL_Ver1/QOL.html)
20) 日本作業療法士協会(監修), 金子　翼(編)：作業療法評価法. 改訂第 2 版, 作業療法学全書, 第 3 巻. 協同医書出版社, 2000
21) 石川　齊, 古川　宏(編)：作業療法技術ガイド. 第 2 版, 文光堂, 2003
22) 堀　洋道(監修), 松井　豊(編)：心理測定尺度集(1)～(3). サイエンス社, 2001
23) 土肥信之, 岩谷　力, 栢森良二(編)：精神機能評価. 増補版, 医歯薬出版, 1992
24) Wade DT, et al: Measurement in Neurological Rehabilitation. Oxford University Press, New York, 1992
25) 松原達哉：心理テスト法入門—基礎知識と技法習得のために. 第 4 版, 日本文化科学社, 2002

XV 일상생활활동 평가

재활에서는 장애를 가지면서 환경에 적응, 또는 재적응하는 것이 큰 목표의 하나가 된다. 이 때문에, 생활과제(신변활동, 이동, 의사소통, 가사, 지역생활)의 평가는 중요한 의미를 갖는다.

1 일상생활활동(ADL)의 개념

일상생활활동은 "activities of daily living"을 약해서 ADL이라 일컬어진다. 우리말로서는 "일상생활활동", 또는 "일상생활동작"이라는 용어가 사용된다. ADL의 개념은 1945년 데버(Daever)와 브라운(Brown)에 의해서 탄생되었고, 러스크(Rusk)나 로톤(Lawton)에 의해서 발전되어 왔다. 그로부터 60년 가까이 경과하고 있으나, ADL의 개념이나 범위는 세계적으로 합의를 얻지 못하고 있다[1].

Pedretti[2]는 "일상생활활동(ADL) 및 생활관련 활동(instrumental activities of daily living; APDL)은 개인이 환경에서 자립하기 위한 자기유지(self maintenance), 이동, 의사소통, 가사, 지역생활 등의 활동이다"라 언급하고 있다. 일본 재활의학회 · 평가기준위원회[3]에서는 1976년, 평가에서의 ADL의 개념을 작성하였다(표 1). 여기서는 "활동"이 아니라 "동작"이라는 말이 사용되고 있다. "동작"과 "활동"의 오랜 논쟁이 있었으나,[4] ADL은 어떤 목적을 갖고 주위의 환경이나 사물에 작용하는 "행위" 그 자체를 볼 필요가 있다는 점에서, "일상생활활동(동작)의 용어가 사용되어 오고 있다.

일본작업치료사협회에서는 1990년의 교육 커리큘럼 개정에 있어 "일상생활활동"이라는 용어를 채택하고 있는데, 협회에서 정해진 정의는 아직 없다.

ADL을 인간발달의 면에서 보면, 영아기의 운동발달부터 시작하여, 신체적, 심리적, 사회적인 발달에 의해서 그 활동이 넓어진다. 기본적 생활습관을 익히고, 사회와의 상호작용을 받으면서 사회적으로 적응해간다. 청년기에서는 양친으로부터의 자립, 경제적 자립, 사회적 역할을 수행하여 간다. 노년기에서는 심신기능의 감쇠와 사회적 역할의 상실 등을 경험하면서 자립된 생활과 자기실현을 추구해간다.

이와 같이, ADL의 수행에는 운동 기능만이 아니라 감각통합기능, 지적 기능, 인지기능, 심리 · 정신적 기능, 사회적 기능의 요소, 그리고, 생활 · 사회 환경이나, 라이프사이클도 크게 관계한다. 따라서, 발달과정 영역의

표 1 ADL의 개념(일본재활의학회 · 평가기준위원회)

"ADL이란 한사람의 인간이 독립하여 생활하기 위해 기본적인, 게다가 각자가 모두 공통으로 매일 반복하는 일련의 신체 동작 군을 말한다. 이 동작 군은 식사, 배설 등의 목적을 가진 각 작업(목적동작)으로 분류되고, 각 작업은 다시 그 목적을 실시하기 위한 세부동작으로 분류된다. 재활의 과정이나, 목표 결정에 있어, 이들의 동작은 정상인과 양적, 질적으로 비교되고 기록된다"
주 :
1. ADL 평가의 대상이 되는 동작능력은 장애가 있는 인간이, 일정한 환경에서 발휘할 수 있는 남겨진 능력(ability)이며, 평가에 있어서 의지, 장구, 생활용구, 가정환경의 관여도 고려해야 한다. 사회보장 등의 목적을 위해 생물학적(해부학적) 수준에서의 장애, 또는 사회적 수준에서의 장애가 되는 경우도 있으나, 이것은 재활의학에서의 본래의 취지는 아니다.
2. ADL 평가의 대상이 되는 능력은 원칙적으로 신체운동기능이며, 정신활동이나 의사교환능력이 관여하는 경우도 있다. 신체운동기능장애를 수반하지 않는 다른 독립된 장애(정신, 시력, 청력, 언어 등만의 장애)에서의 일상생활동작 또는 생활기능에 관한 평가는 별도로 고려할 필요가 있다.
3. ADL의 범위는 가정에서의 신변의 동작(self care)을 의미하고, 넓은 의미의 ADL이라 생각되는 응용동작(교통기관의 이용 · 가사동작 등)은 생활관련 동작이라 해야 할 것이다.
4. ADL 평가의 내용에는 전직업적 또는 직업적 동작능력은 포함하지 않는 것으로 한다.
5. ADL 평가의 실시자는 동작을 재활의학적으로 음미할 수 있는 지식을 가진 사람이 되어야 할 것이 바람직하다.

[문헌 3에서]

작업치료의 ADL 평가에서는 발달과정 평가요소가 차지하는 비중이 크다. 정신기능 영역에서는, 생활기술의 평가(식사를 하는 방법, 금전의 관리, 몸의 차림새, 복약관리, 대인교류, 사회자원의 이용 등), 신체기능 영역에서는, 장애 특성에 맞춘 신체기능, 운동기능, 인지기능의 검사, 노년기의 ADL 평가는, 노년기의 특징에 입각한 검사가 중심이 된다. 그러나, 기본적으로 ADL의 평가는 인간의 생활 전체를 포괄적으로 지원한다는 관점을 잊지 말아야 한다.

인간의 생활 전체를 포괄적으로 지원하는 작업치료의 관점에서 생각하면, 기무라[5]가 언급하고 있는 것처럼, "ADL의 안에는 계층적으로 "동작" 수준과 "행위" 수준의 것이 있고, 동작과 행위의 양자를 포함하여 넓은 시야에서 "활동"으로서 일상을 보아가는 것이 작업치료에 "적합하다"고 생각된다.

2 ADL의 범위—ADL과 APDL, IADL, EADL

ADL의 개념과 마찬가지로, ADL에 어떠한 활동을 포함하는가, 그것을 어떻게 호칭하는가에 대해서도 많은 논의가 있었다. 현재 생각되고 있는 ADL을 그 내용에 따라서 분류하면, 셀프케어(신변처리)와 이동 동작, 및 그 밖의 활동으로 나뉜다.

셀프케어 또는 신변의 동작에는 식사, 목욕, 착탈의, 몸 단정히 하기, 배설 및 대소변의 조절이 포함된다. 이들의 항목은 각각의 활동이 이루어지는 장소에서 수행되는 것이야말로, 본래적인 "자립"이라 생각된다는 것으로부터, 이동 동작(기거, 옮겨타기, 보행 및 이동)도 기본적인 ADL로 한다는 사고방법도 있다. 이들의 활동은, 좁은 의미의 ADL 또는 표준적 ADL (standard ADL), 기본적 ADL (basic ADL)이라 불린다.

최근의 경향에 있는 것처럼, 재활의료가 병원이나 시설의 틀을 넘어 지역 안에서 전개됨

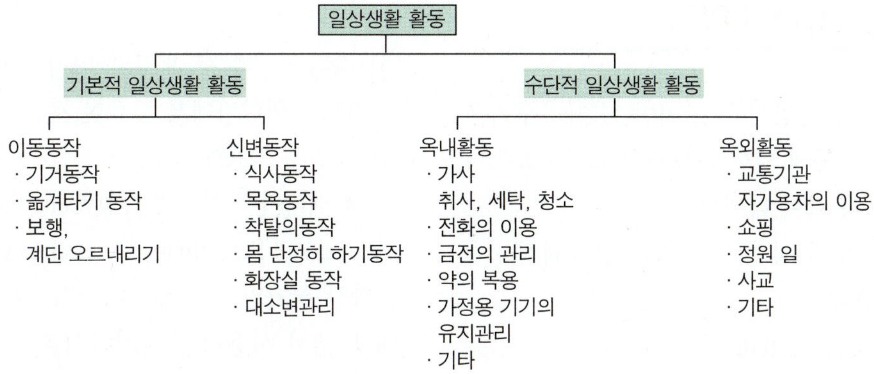
일상생활 활동
기본적 일상생활 활동
수단적 일상생활 활동
이동동작
· 기거동작
· 옮겨타기 동작
· 보행,
계단 오르내리기
신변동작
· 식사동작
· 목욕동작
· 착탈의동작
· 몸 단정히 하기동작
· 화장실 동작
· 대소변관리
옥내활동
· 가사
취사, 세탁, 청소
· 전화의 이용
· 금전의 관리
· 약의 복용
· 가정용 기기의
유지관리
· 기타
옥외활동
· 교통기관
자가용차의 이용
· 쇼핑
· 정원 일
· 사교
· 기타

그림 1 ADL의 분류

에 따라, 좁은 의미의 ADL의 자립을 추구하는 것만으로는 불충분하다고 생각하게 되었다. 개인이 그 생활을 유지하기 위해 필요한 좁은 의미의 ADL 이외의 항목으로서는 가사나 지역에서의 생활기능(skill), 건강관리, 안전관리 등, **그림 1**에 나타낸 것 같은 것을 생각할 수 있다. 이들의 활동에 대해서는, 넓은 의미의 ADL 또는 "생활관련 동작(APDL)(일본재활의학회), 수단적 ADL(instrumental ADL; IADL)"(Lawton 등[6]에 따름) 등의 용어가 사용된다.

이밖에, 호소카와 등[7,8]은 "수단적 ADL"과 "기본적 ADL"을 합쳐서, "확대 ADL(extended ADL: EADL)"이라 부를 것을 제한하였다(**그림 2**).

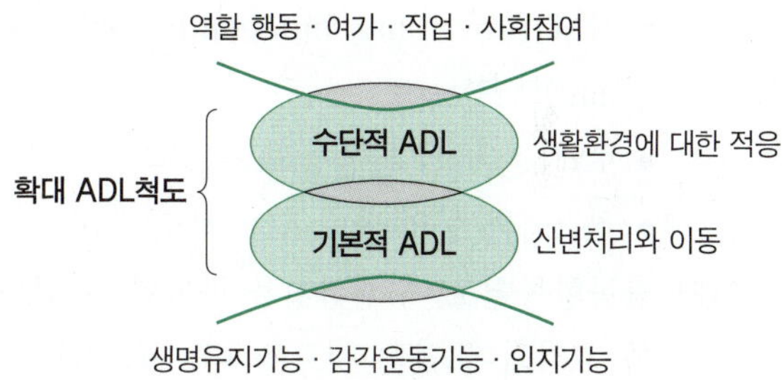

그림 2 확대 ADL의 자리매김(문헌 8에서)

3 ADL의 평가의 목적

ADL 평가의 목적은 ADL 수행능력의 파악에 있으며, 이것은 아래와 같은 의미를 갖는다.

① ADL 수행능력의 저해인자를 분명히 하여 작업치료(OT) 치료프로그램이나 향후의 예측에 도움을 줄 수 있다.

② ADL 수행능력을 객관적인 정보로 정리함으로써 경시적인 변화를 파악할 수 있고, 재활 팀의 스태프 사이에서 정보를 공유할 수 있다.

③ ADL 수행능력의 실용성을 알고, 사회복귀를 향해서 자조장구, 의지장구, 환경정비가 필요한지 어떤지를 검토할 수 있다. 또한, 퇴원(소)해서 갈 곳이나 시기를 결정하는 자료가 된다.

④ 장애연금이나 신체장애인수첩의 신청, 개호보험 인정의 기초 자료가 된다.

⑤ 표준화된 평가척도를 사용함으로써, 질환별, 성별, 연령층, 시설 간, 국제비교 등이 가능하고, 재활의 임상연구에 도움이 될 수 있다.

4 ADL 평가의 양식

ADL의 평가양식은 쓰치야,[4] 가마쿠라,[9] 하야가와[10] 등에 의한 분류가 있으나, 크게 나눠서 다음과 같이 나뉜다.

① 종합점수나 지수로 수량화 · 표준화한 평가양식
- Katz ADL Index[11]
- Barthel Index[12]
- Kenny Self-Care Evaluation[13]
- FIM(functional independence measure)[14, 15]
- 로켄(老研)식 활동능력 지표[16]
- 호소카와 등의 확대 ADL척도[7, 8] 등

② 활동항목별로, 수행상황을 파악할 수 있도록 고려되어 있는 것으로, 평가단계에 따라서 각 항목의 자립의 정도, 상황을 파악하는 것
- human care 협회[17]의 자립생활 자기평가
- 요시유키 등[18]의 일상생활 행동평가표
- 장애노인의 일상생활 자립도[19](자리보전 등) 등

③ 모의적 동작능력 측정방식 : 특정 조건 하에서 동작속도를 측정하고, 기초적인 신체능력을 정량적 변수의 시간으로 나타내는 것
- 모의적 ADL검사(simulated activities of daily living examination ; SADLE) [20]
- 일상생활 동작 테스트[21] 등

④ 동작 단계(step)별로 평가하는 것
- Klein-Bell의 ADL 스케일[22]
- 이쿠다[23]에 의한 ADL-T
- 가마쿠라[9]에 의한 흐름도(flow chart) 등

⑤ 기타 : 대상자 개인의 의지, 희망을 확인하고, 대상자에게 중요한 것을 치료사와의 협업의 목표에 두는 것
- 캐다나 작업수행 측정(Canadian Occupational Performance Measure ; COPM)[24]

각각 평가양식의 특징이 있고, 평가의 목적에 의해서 사용하는 평가양식을 조합하여 사용하는 것이 바람직하다. 평가에는 누구에게나 시행해야 하는 기본적 평가와, 특정 문제를 파고들기 위한 평가법이 있으며, 가마쿠라[9, 25]는 이 양자를 조합하여 사용하는 것이 좋고, 2단계 방식으로 시행하는 것이 좋다고 제안하였다. 1단계는 실행상황의 조사 "하고 있는 ADL"이며, 이것은 팀의 전체 구성원에게 공유된다. 2단계는 자립하고 있지 않은 영역의 평가에서 "하고 있지 않는 ADL"의 능력평가이다. 이것에 의해서, 평가자는 대상자가 자립할 수 없는 원인을 분석할 수 있고, 지도방침의 결정에 도움을 줄 수 있다. 더욱이, 문제가 없는 영역에까지 검사를 시행하는 낭비를 없앨 수 있다고 언급하고 있다. 현재, 2단계 째에 상당하는 "자립하고 있지 않는 영역"에 관한 평가법은 매우 적으며, Klein 등[22]이나 이쿠다 등[23], 가마쿠라[9] 등의 단계별식 흐름도식(flow chart)(**그림 3**) 등이 있다.

5 ADL평가에서의 유의사항

보다 좋은 재활적 치료를 시행하기 위해 필요한 정보는, ① 그 개인이 현재, 생활 속에서 발휘하고 있는 능력은 어떠한 것인가, ② 그 개인의 잠재능력은 어떠한 것인가, ③ 그 개인이 이용할 수 있는 자원은 무엇인가, ④ 그 개

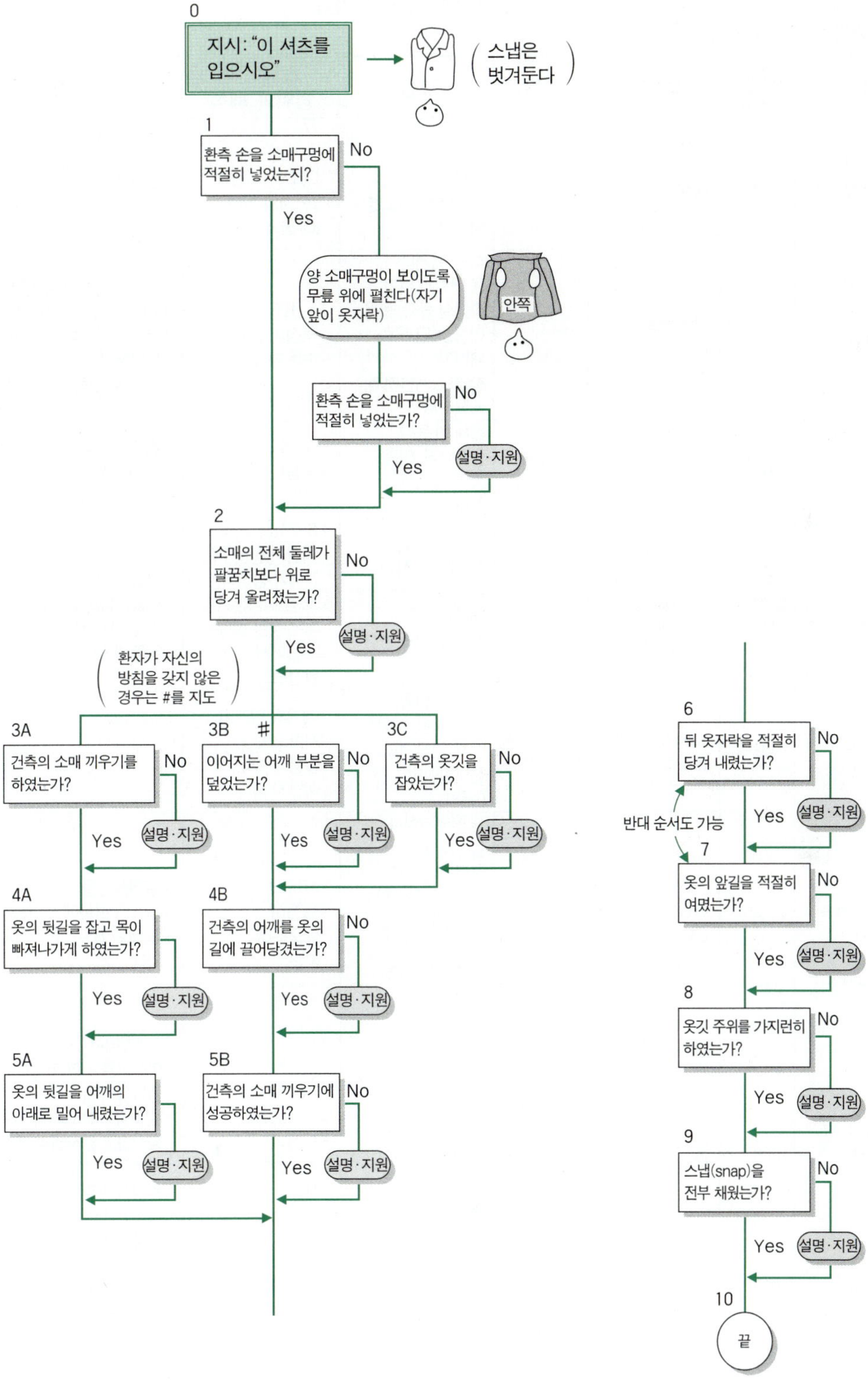

그림 3 가마쿠라에 의한 앞이 터진 셔츠의 입기(테스트를 위한 flow chart) [문헌 9에서]

표 2 주된 ADL 평가표

A : 기본적 ADL 평가표

평가명	발표 연도	작성자	항목	구성	스코어의 범위와 해석	적요
Katz Activities of Daily Living Index[11] (표 3)	1959	Katz S	6	목욕, 착탈의, 화장실에 가다, 옮겨타기, 대소변 억제, 식사	• A(자립)~G(모두 의존)의 7단계와 기타로 (O) 평가	• 실행상황을 평가한다. • 자립지표의 개념을 도입하고 있다. • A에서 G까지로 구분된 내용은 신뢰성이 높다.
Barthel Index (BI-원법)[12] (표 4)	1965	Mahoney F1	10	식사, 옮겨타기, 몸 단정히 하기, 화장실 동작, 목욕, 이동, 계단 오르내리기, 착탈의, 배변자제, 배뇨자세	• 1~100 • 득점이 높을수록 자립	• 환자의 능력을 평가한다. • 채점이 거칠고, 세세한 변화를 파악하기 어렵다는 문제점이 있다. • 타당성, 신뢰성이 있다.
Kenny Self-Care Evaluation[13] (표 5)	1965	Schoening HA	6(대항목) 17(소항목)	침대 위 동작, 옮겨타기, 이동, 착탈의, 위생, 식사	• 0~24 • 득점이 높을수록 자립	• 환자의 능력을 평가한다. • 평점의 세세한 부분은 정의되어 있지 않다.
PULSES Profile[26,27] (표 6 개정판)	1957 1979 (개정판)	Moskowitz E McCann CB Granger CV 등이 개량 평가표	6	신체상황(P) 상지(U), 하지(L), 감각적 요소(S), 배설기능(E), 지능, 정서 적응성 (S)	• 6~24 • 득점이 높을수록 장애가 심하다. • 16점 이상은 매우 심한 장애, 24점에서는 완전보조	• 의학적, 신체적, 정신적, 사회적 인자의 종합 평가 생활기능을 평가한다. • 12점이 Barthel Index 60점과 상응한다.
Klein-Bell의 ADL scale[22] (표 7 일부)	1982	Klein & Bell	6(영역) 170(항목)	착탈의, 이동, 배설, 목욕 · 위생, 식사, 긴급시의 전화발신의 6영역	• 개개의 단계가 자력으로 달성되는지 어떤지 평가	
FIM (Functional Independence Measure) (표 8 일본어판)[14,15]	1990	Granger CV	18	셀프케어[식사, 몸 단정히 하기, 청결, 착탈의 (상반신), 착탈의 (하반신), 화장실 동작] 배설조절, 옮겨타기, 이동, 의사소통, 사회적 인지	• 18~126 • 득점이 높을수록 자립	• 실행상황을 평가한다. • ADL의 변화에 예민하다. • Barthel Index와의 상관성이 있다.
WeeFIM[28] (표 9 일본어판)[29]	1990	McCabe MA	18	셀프케어[식사, 몸 단정히 하기, 청결, 착탈의 (상반신), 착탈의 (하반신), 화장실 동작] 배설조절, 옮겨타기, 이동, 의사소통, 사회적 인지	• 18~126 • 득점이 높을수록 자립	• 6개월에서 7세 미만까지의 어린이를 위한 기능적 자립 평가법이다. • 발달검사(쓰모리식 영유아 정신발달 검사법과 엔조식 영유아 분석적 발달 검사법)로 완전히 파악할 수 없는 ADL항목 마다의 자립도나 개호(간병)정도를 평가하는 것이 가능하다.
장애노인의 일상생활 자립도 (자리보전 정도)[19] (표 10)	1998	후생성 (현 후생노동성)	8	등급(rank) J (생활 자립)~등급 C (자리보전)		• "능력"의 평가가 아니라, "상태"의 자립도보다도 개호(간병)의 정도를 측정할 목적으로 작성되었다. • 개호보험에서의 개호 인정에 사용되고 있으며 간편하다.

[계속]

표 2 주된 ADL 평가표(계속)

B : 생활관련 동작(APDL) 평가표

평가명	발표 연도	작성자	항목	구성	스코어의 범위와 해석	적요
ESCROW Profile[31] (표 11)	1981	Fortinsky RH, et al	6	환경 "E", 사회 교류 "S", 가족 구성 "C", 경제 상태 "R", 종합 판단 "O", 취업 "W"	• 1점부터 4점으로 평가된다. • 1점은 그 항목에서 handicap이 없는 것을 나타낸다.	• handicap의 평가로서 개발된 것
FAI(Frenchay Activities Index)[32] (표 12 일본어판 FAI)[33,34]	1983	Holbrook M	15	식사의 준비, 식사의 뒤처리, 세탁, 청소나 정돈, 힘든 일, 쇼핑, 외출, 옥외보행, 취미, 교통수단의 이용, 여행, 정원일, 집이나 자동차의 손질, 독서, 취업	• 0점부터 3점으로 평가되고, 가산하여 합계점수를 낸다. • 0 (비활동적)~45 (활동적)	• 하치스가 등이 일본어판 FAI 자가평가표(SR-FAI)를 작성하였다. 자기평가로서 재현성이 확인되어 있다.
로켄식 활동능력 지표[16] (표 14)	1987	古谷野 亘	13	수단적 ADL, 지적 능동성, 사회적 역할에 관한 항목	• 0~13 • 득점이 높을수록 활동능력이 높다.	• 성별, 연령별의 표준치가 표시되어 있다. • 신뢰성 · 타당성이 증명되어 있다.
자립생활 자기 평가표[17,35] (표 14)	1989 1993 년에 개정	human care 협회	14(대항목) 7~13의 하위 항목	A:건강관리, B:자기신뢰 및 자기주장, C:라이프스 타일의 설정, D: 돈의 사용 방법, E:주거 일반, F:가사 일반, G:식사, H:사교와 의사소통, I:시간의 사용방법, J:권리와 정보, K:보조에 대해서, L:일, M:성, N:차별화 운동	• 각 하위 항목의 ○표로 자립과 미자립의 문제를 평가한다. 제1회부터 3회까지의 각 하위 항목 마다의 변화와 합계 점수의 변화에 의해서, 프로그램에 의한 자립생활능력의 향상을 계시적, 항목마다 평가한다.	• 어디까지나 자기평가이기 때문에, 평가결과가 대상자의 능력이나 경험, 생활경력, 가족력, 부모, 가족의 장애에 대한 사고 방법 등의 영향을 받는다는 것을 염두에 둔다.
CHART[36] (표 15 일본어판 CHART-J[37])	1992	Whiteneck GG	6영역 (32항목)	"신체적 자립", "오리엔테이션" "이동", "작업", "사회 통합", "경제"	• 0점부터 100점의 범위 • 점수가 높을수록 사회적 불이익이 적다는 것을 나타낸다.	• ICIDH에서의 사회적 불이익을 측정하는 척도 • 구마모토 등에 의해서 CHART-J(일본어판)가 작성되었다. 뇌졸증 후유증자와 척수 손상자에 대해서 신뢰성과 타당성이 증명되어 있다.
호소카와 등의 확대 ADL 척도[7,8] (그림 6)	1994	호소카와 데쓰	12	Barthel Index의 8항목과 로켄식 활동능력 지표의 수단적 자립인자로부터 4항목을 추출하여 구성되어 있다.	• 총점은 만점 12점, 최저점 0점 • 득점이 높을수록 활동능력이 높다.	• 성별 · 연령계층별의 평균치가 제시되어 있다. • 1차원 척도라는 것이 증명되어 있다. 고령자의 건강상태의 차이를 민감하게 파악할 수 있다.

인이 품고 있는 의사 또는 희망은 어떠한 것인가, 등이다. FIM이나 Barthel Index의 탁월성은 공통 언어, 데이터베이스로서의 유용성이지만, 데이터베이스에 적합한 평가표와 치료 내용을 결정하는 데에 적합한 평가표와는 반드시 같지는 않다.[25] 이러한 것을 평가자는 확실하게 의식할 필요가 있다.

더욱이 현재는 대상자는 의료의 소비자라는 의식이나 자기의 인생은 자기가 선택한다는 의식이 차츰 싹트고 있다. 작업치료사는 향후, 자기가 제공할 수 있는 서비스 메뉴를 설명할 수 있는 것만이 아니라, 치료나 평가의 기술 속에 대상자와의 의사소통을 배양하는 힘이나 대상의 희망을 간파하는 힘이 요구된다.

따라서, 일상생활 활동 평가에 있어서는 아래의 것을 유의하여 시행한다.

① 평가의 목적을 명백히 할 것 : 평가의 목적에 따라, 평가수단이 다르다. 대상자의 ADL의 실행상황(하고 있는 ADL)을 알고 싶은가, 팀 구성원과 공유하기 위한 상세한 정보를 얻고 싶은가, 할 수 있는 ADL의 능력을 알고 싶은가 등을 명확히 한다. 그리고, 이러한 것을 대상자, 간병인, 가족에게 명확히 설명할 수 있도록 할 것.

② "할 수 있다", "할 수 없다"의 관점만이 아니라, 아래의 점에 주의해서 평가하고, 그 결과를 기재한다.

- 어디서 : ADL실, 작업치료실, 병실, 시설의 복도, 자택의 욕실 등
- 언제 : 새벽녘인가, 저녁 무렵인가, 복약 후, 목욕 후인가 등
- 어떻게 : 지팡이 · 장구 · 자조장구를 사용하였는가, 복지기기나 생활설비의 상황, 더욱이 지팡이 · 장구 · 자조장구 · 복지기기를 사용한 경우는 어떠하였는가 등
- 평가의 방법 : 관찰(대상자의 실제의 동작이나 활동을 관찰한 것인가, 사진, 비디오 등으로부터 판단한 것인가), 청취(대상자 자신, 간호사, 케어 워커, 간병인, 가족 등)

③ 각 평가척도의 판정기준, 순서를 충분히 이해하여 평가를 시행해야 한다.

④ 복지용구의 활용, 주거환경 정비를 상정하여 평가를 시행한다.

⑤ 넘어짐 등의 사고는 충분히 주의하고, 안전하게 활동(동작)을 할 수 있도록 원조한다.

6 기본적 ADL의 평가

a. Katz Activities of Daily Living Index[11] (표 3)

클리브랜드의 Benjamin Rose병원의 스태프에 의해서 8년간 걸려서 1,001 증상사례의 2,000 이상에 이르는 평가결과로부터 개발되어, 1959년, Journal of Chronic Disease 지상에 최초로 보고가 되었다.[4]

Katz 등은 고령기 환자의 ADL기능의 쇠퇴에는 일정한 순서가 인지된다고 주장하였다. 그것에 따르면, 성인은 처음에 , 목욕, 착탈의 등 6종의 ADL영역의 모두에서 자립하고 있으나(지표 A), 마침내 6개 중의 하나에 자립성을 상실한다(지표 B). 더욱이 목욕과 기타의 하나(이하 순차로, 착탈의, 화장실에의 이동)의 자립성이 상실되어 가고(지표 C), 마지막으로 모든 자립성이 상실된다. 이 기능 쇠퇴

표 3 Katz의 일상생활 활동 지침

목욕, 착탈의, 화장실에 가다, 옮겨타기, 대소변 억제, 식사의 6개영역이며, 기능적으로 자립하고 있는지 의존하고 있는지를 평가한다. 이에 기초하여, A부터 G의 7단계로 분류한다. 자립이란, 감시, 지시, 보조가 없음을 의미한다.

A : 목욕, 착탈의, 화장실에 가다, 옮겨타기, 대소변 억제, 식사의 모든 영역에서 자립하고 있다.
B : 상기의 영역 중, 5개영역이 자립하고 있다.
C : 상기의 영역 중, 목욕과 또 하나의 영역을 제외하고, 4개영역에서 자립하고 있다.
D : 상기의 영역 중, 목 욕과 착탈의와 또 하나의 영역을 제외하고 3개영역에서 자립하고 있다.
E : 상기의 영역 중, 목욕과 착탈의와 화장실에 가다와 또 하나의 영역을 제외하고 2영역에서 자립하고 있다.
F : 상기의 영역 중, 목욕과 착탈의와 화장실에 가다, 옮겨타기와 또 하나의 영역을 제외 하고 1영역에서 자립하고 있다.
G : 모두 의존하고 있다.
O (기타) : 적어도 2개는 의존하고 있다. 다만, C, D, E, F로 분류되지 않는다(이 항목 은 A, B보다 낮고 G보다 높은 등급(rank)이 되지만, 평가의 변동성이 높은 것이 여기에 분류되는 경우가 많다).

- **목욕**(스펀지, 샤워, 욕조)
  자립 : 욕조의 출입이 자립, 신체의 일부(등, 다리)에 보조가 필요하다.
  의존 : 신체의 복수의 부위, 또는 목욕을 하지 않는다.
- **착탈의**
  옷장이나 서랍에서 옷을 꺼낸다. 하의, 상의, 지퍼조작, (사용한다면) 장구의 장착을 포함.
  자립 : 옷을 꺼내고, 혼자서 할 수 있다. 신발 끈을 매는 것은 제외한다.
  의존 : 옷의 꺼내기나 착탈의에 지원이 필요하다. 또는 전혀 할 수 없다.
- **화장실에 가다**
  자립 : 화장실에 가다, 배설 후의 뒤처리를 하다, 하의를 가지런히 한다, 야간의 변기사용
  의존 : 배설의 뒤처리, 하의를 가지런히 하다, 변기의 사용에 보조가 필요하다. 또는 완전 보조가 필요하다.
- **옮겨타기**
  자립 : 보조 없이 침대나 의자의 출입이 가능하다. 지팡이나 워커(walker)를 사용해도 상관없다.
  의존 : 침대나 의자의 출입에 보조가 필요하다. 침대로부터 출입하지 않는다.
- **대소변 금제**
  자립 : 배뇨, 배변은 혼자서 가능
  의존 : 실금이 있다. 설사약이나 카테터, 배뇨 · 배변에 보조가 필요하다.
- **식사**
  자립 : 접시에서 입으로 음식을 나르다(고기를 자르다, 빵에 버터를 바르는 것은 제외)
  의존 : 상기에 보조가 필요하다 : 경관영양

A부터 O의 단계와 각 영역의 관계

단계	목욕	착탈의	화장실에 가다	옮겨타기	대소변 금제	식사
A	○	○	○	○	○	○
B	어느 것인가 1영역이 의존하고 있다					
C	×	어느 것인가 1영역이 의존하고 있다				
D	×	×	어느 것인가 1영역이 의존하고 있다			
E	×	×	×	어느 것인가 1영역이 의존하고 있다		
F	×	×	×	×	어느 것인가 의존하고 있다	
G	×	×	×	×	×	×
O	적어도 2개는 의존하고 있다. 다만, C, D, E, F로 분류되지 않는다.					

[문헌 11에서]

는 인간의 발달이나 계통발생의 순서의 반대이다.

평가는 **표** 3의 결정에 따라, 동작영역의 자립이나 의존을 판정하고, 이들을 감안하여 A~G 및 O의 판정으로 진행하게 되어있다. 이 평가표는 한때는 잘 이용되었던 것이며[9], 실제로 시행하고 있는 생활동작의 상황을 평가한다.

b. Barthel Index(BI)[12] (표 4)

물리치료사인 바셀(D.W. Barthel)이 개발하고, 1965년에 마호니(F.I. Mahoney)에 의해서 Maryland State Medical Journal지에 발표된 ADL 평가법의 하나이다.

식사, 옮겨타기, 몸 단정히 하기, 화장실 동작, 목욕, 이동, 계단 오르내리기, 착탈의, 배변자제, 배뇨자제의 셀프케어의 10항목으로 구성된다. 각 항목의 실행상황을 "자립", "보조가 필요", "할 수 없다"의 어느 것인가로 판정한다. 각각의 항목은 종요정도에 따라 배점되어 있으며, 총합계 점수는 100점이다.

Granger 등이 일부 항목의 점수를 조정한 개정 Barthel Index를 발표하였고, 이 합계점수도 100점이다. Wade 등[38]은 합계 점수를 20점 만점으로 하는 표시방법을 사용하므로, 그 경우 5배하면 100점 만점이 된다. 퇴원 후의 상황의 상관성, 기능장애와의 상관성 등에 의해서, 종합점수로서의 타당성이 뒷받침되어 왔다. 그러나, 채점이 조잡하여, 세밀한 변화를 파악하기 어렵다는 문제점이 있다..

c. Kenny Self-Care Evaluation[13] (표 5)

1965년, 쉐닝(Schoening) 등에 의해서 보고가 된 평가법이다. 대상자의 능력을, 할 수 있는지 아닌지로 평가한다. 침대 위 동작, 옮겨타기, 이동, 착탈의, 위생 , 식사의 카테고리를 0점(완전보조)에서 4점(완전자립)까지의 단계로 평가한다. 다음으로, 대항목(6개의 카테고리)마다에 평균점수를 산출하고, 그 평균점수를 가산하므로, 총 득점의 최고점수는 24점이다. 평가방법의 각각의 카테고리에 합쳐서 17항목의 동작이 있다.

d. PULSES Profile[26, 27] (표 6)

마스코비츠(Moskowitz)와 맥캔(McCann)에 의해서 고안되고, 1957년에 Journal of Chronic Disease지에 발표된 평가표이다. 그 후, 그렌저(Granger) 등이 1979년에 개정 평가표를 발표하였다. PULSES Profile의 "PULSES"는 신체상황(physical condition), 상지기능(upper limb function), 하지기능(lower limb function), 의사소통과 시각(sensory components), 배뇨, 배변기능(excretory functions), 지원요소(support factors)의 머리문자이다. 6개의 항목 각각에 대해서 4단계(1에서 4점)의 척도로 평정된다. 전체 항목의 총점이 score(득점)가 된다. 완전자립은 6점이고, 완전보조는 24점이다.

e. Klein-Bell의 스케일[22] (표 7)

지도의 구체적 내용을 정할 목적으로 시행하는 평가법의 전형이다. 어떤 동작을 분해하

표 4 Barthel Index(BI-원법)의 매뉴얼

항목	점수	판정	기준
1. 식사	10	자립	접시나 테이블에서 자력으로 음식을 취하여, 먹을 수 있다. 자조장구를 사용해도 좋다. 식사를 타당한 시간에 끝낸다.
	5	부분보조	무언가의 보조 · 감시가 필요(음식을 잘게 써는 등)
2. 의자와 침대 사이의 옮겨타기	15	자립	모든 동작이 가능(휠체어를 안전하게 침대에 접근시킨다. 브레이크를 건다. foot rest를 들어올린다. 침대에 안전하게 옮긴다. 누운 자세가 된다. 침대 가정자리에 걸터 앉는다. 휠체어의 위치를 바꾼다. 이상의 동작의 반대)
	10	최소한의 보조	상기 동작(하나 이상) 최소한의 보조 또는 안전을 위한 지지나 감시가 필요.
	5	옮겨타기의 보조	자력으로 누운 자세에서 일어나서 걸터앉을 수 있으나, 옮겨타기에 보조가 필요하다.
3. 몸 단정히 하기	5	자립	손과 얼굴을 씻다, 정발을 한다. 양치질, 수염을 깎다(도구는 무엇이라도 좋지만, 서랍으로부터의 출납도 포함하여 도구의 조작 · 관리를 보조 없이 할 수 있다). 여성은 화장을 포함한다(다만, 머리를 땋거나, 머리형태를 가지런히 하는 것은 제외한다.).
4. 화장실 동작	10	자립	화장실에의 출입(걸터앉기, 떠남을 포함), 단추나 지퍼의 착탈과 더러워지지 않기 위한 준비, 화장지의 사용, 난간의 사용은 가능. 화장실 대신에 꽂기식 변기를 사용하는 경우에는, 변기의 세정관리가 가능하다.
	5	부분보조	균형 불안정, 의복 조작, 화장지의 사용에 보조가 필요하다.
5. 목욕	5	자립	욕조에 들어가다, 샤워기를 사용한다, 스펀지로 씻다, 이 모두가 어떠한 방법으로도 좋지만, 다른 사람의 지원 없이 가능하다.
6. 평지보행 (휠체어 구동)	15	자립	보조나 감시 없이 45m 이상 걸을 수 있다. 의지 · 장구나 지팡이 · 보행기(바퀴부착을 제외)를 사용해도 좋다. 장구 사용의 경우에는 선 자세나 앉은 자세에서 lock 조작이 가능할 것. 창착과 벗김이 가능할 것
	10	부분보조	상기 사항에 대해서, 약간의 보조나 감시가 있으면 45m 이상 걸을 수 있다.
	5	휠체어 사용	걸을 수는 없지만, 자력으로 휠체어 구동을 할 수 있다. 모퉁이를 돈다, 방향전환, 식탁, 침대, 화장실 등의 조작 등, 45m 이상 이동할 수 있다. 환자가 보행 가능할 때는 채점하지 않는다.
7. 계단 오르내리기	10	자립	보조나 감시 없이 안전하게 계단 오르내리기가 가능하다. 난간 · 지팡이 · 클러치의 사용이 가능하자. 지팡이를 든 채로 오르내리기도 가능하다.
	5	부분보조	상기 사항에 대해서 보조나 감시가 필요하다.
8. 착탈의	10	자립	보통 착용하고 있는 의류, 신발, 장구의 탈착(세밀한 착용방법까지는 필요조건으로 하지 않는다 : 실용성이 있으면 좋다)이 가능하다.
	5	부분보조	상기 사항에 대해서, 보조를 필요로 하지만 작업의 절반이상은 자기가 할 수 있으며, 타당한 시간 내에 종료한다.
9. 배변 조절	10	자립	배변의 자제가 가능하고 실패가 없다. 척수 손상환자 등의 배변훈련 후의 좌약이나 관장의 사용을 포함함.
	5	부분보조	좌약이나 관장의 사용에 보조가 필요하거나, 때때로 실패한다.
10. 배뇨 조절	10	자립	주야 모두 배변규제가 가능. 척수 손상환자의 경우, 집뇨 주머니 등의 장착 · 청소관리를 자립하고 있다.
	5	부분보조	때때로 실패한다. 화장실에 가는 일이나 소변기의 준비가 때맞춰 되지 못하거나, 집뇨 주머니의 조작에 보조가 필요하다.

[문헌 12에서]

표 5 Kenny Self-Care Evaluation

항목	활동	활동점수	항목점수 합계			항목점수
침대 위의 활동	침대 위 이동			÷2	=	.
	일어나기와 앉은 자세					
옮겨타기	앉은자세			÷2	=	.
	선 자세					
	화장실					
이동	보행			÷2	=	.
	계단					
	휠체어					
착탈의	상부체간과 상지			÷2	=	.
	하부체간과 하지					
	족부					
신체의 청결	얼굴, 머리카락, 상지			÷2	=	.
	체간, 회음부					
	하지					
	배변					
	배뇨					
식사					=	.
셀프케어 득점						

득점기준 0 : 모두 의존, 1 : 광범위한 보조, 2 : 중간정도의 보조, 3 : 소량의 보조 및/또는 감독, 4 : 자립

[문헌 13에서 일부 변경]

고, 순서에 따라 복수의 단계로 세분화되어 있다. 그 개개의 단계가 자력으로 달성되는지 아닌지를 평정한다. 전체는 착탈의, 이동, 배설, 목욕 · 위생, 식사, 긴급 시의 전화발신의 6영역에 걸쳐 있으나, 검사항목 수는 170이다.

f. FIM(Functional Independence Measure)[14, 15] (표 8)

1990년에 뉴욕주립대학 버펄로교의 그랜저를 중심으로 개발된 기능적 자립도 평가법이다. 재활 전체의 경과기록의 통일을 의도한 시스템(united date system; UDS)의 일부로 되어있다. 이 검사는 실제로 시행하고 있는 생활동작의 상황을 평가한다.

셀프케어 6항목, 배설조절 2항목, 옮겨타기 3항목, 이동 2항목, 의사소통 2항목, 사회적 인지 3항목의 계 18항목으로 구성된다. 기능수준은 자립 2단계, 부분보조 3단계, 완전보조 2단계의 계 7단계로 평가되며, ADL의 변화에 예민하다. 7단계의 표시는 각각 득점을 의미하고, 능력의 정도는 총득점으로 표시된다. 최고 득점은 120점, 최저는 18점이 된다.

이미 수 개 국어로 번역되어, 구미, 호주 등에서 널리 사용되고 있다. 일본에서는 케이오의 의학부 재활의학교실이 발행하고 있다.

표 6 PULSES Profile (개정판)

P – physical condition : 신체상황, 내장질환(심장혈관, 위장, 비뇨기, 내분비)과 신경장애에 의한 질환을 포함한다.

1. 의료나 간호의 진료나 지도를 3개월 이상 필요로 하지 않는 것 같은 의료의 문제가 안정되어 있다.
2. 의료나 간호의 진료나 지도를 3개월 이상 필요하지만, 매주는 아니다.
3. 적어도 매주 정기적인 의료나 간호의 주의가 필요한 것 같은 의료의 문제가 충분히 안정되어 있다고는 할 수 없다.
4. 적어도 매일 집중적인 의료나 간호의 관리(보조만의 케어인 경우도 포함)를 하는 것 같은 의료를 필요로 하고 있다.

U – upper limb function : 상지기능 : 주로 상지기능에 의한 셀프케어 동작(음식, 의류 상/하, 장구/의지, 몸 단정히 하기, 배뇨 · 배변의 뒤처리)

1. 상지의 기능장애가 없고, 셀프케어에서 자립하고 있다.
2. 상지에 어느 정도 기능장애가 있으나, 셀프케어에서 자립하고 있다.
3. 상지에 기능장애가 있거나 또는 없는 경우에도, 셀프케어에서 보조나 지도에 의존하고 있다.
4. 상지에 분명한 기능장애가 있고, 셀프케어에서 완전한 의존이다.

L – lower limb functions : 하지기능 : 주로 하지기능에 의한 이동(옮겨타기 : 의자/화장실/ 욕조 또는 샤워기, 보행, 계단, 휠체어)

1. 하지의 기능장애가 없고, 이동이 자립하고 있다.
2. 하지에 어느 정도의 장애는 있으나, 이동은 자립하고 있다 : 보행보조구의 사용, 장구 또는 의지, 기타 분명한 건축상 또는 환경적인 장벽도 문제가 되지 않고 휠체어동작이 자립하고 있다.
3. 하지에 기능장애가 있거나 또는 없는 경우에도 이동에서 보조나 지도에 의존하고 있거나, 또는 휠체어동작의 부분적 자립이나, 명백한 건축상 및 환경적인 장벽이 문제가 된다.
4. 하지에 분명한 기능장애가 있고, 이동에서 완전한 의존이다.

S – sensory components : 의사소통(말하고, 듣다)과 시각

1. 의사소통과 시각에 기능장애가 없고 자립하고 있다.
2. 경증의 구음장애, 경증의 실어, 안경이나 보청기 사용, 기준적 눈의 케어 등의 어느 정도의 기능장애가 있으나, 의사소통과 시각이 자립하고 있다.
3. 의사소통과 시각에서, 설명이나 지도의 지원에 의존하고 있다.
4. 의사소통과 시각에서, 완전한 의존이다.

E – excretory functions(bladder and bowel) : 배뇨 · 배변기능

1. 방광 · 직장괄약근의 완전한 의식적 조절이 이루어지고 있다.
2. 방광 · 직장괄약근이 사회활동에서 긴급한 대응을 할 수 있다, 또는 카테터, 기구, 보조장구 등, 보조 없이 케어를 할 수 있다.
3. 괄약근의 케어에 보조가 필요 또는 자주 실패한다.
4. 자주 실금상태이고 젖어서 더러워져 있다.

S – support factors : 지원요소. 지적 · 정서적 적응을 고려, 가족단위의 지원, 경제력

1. 평상적 역할을 수행하고, 습관적 과제를 수행할 수 있다.
2. 평상적 역할을 수행하고, 습관적 과제수행에서 얼마간의 가감이 필요.
3. 지원, 지도, 격려나 세밀한 배려에 의한 공적 또는 사적인 돌봄에 의한 보조에 의존.
4. 장기적 케어(만성병원이나 nursing home 등)에 의한 의존, 특별한 평가, 치료 또는 집중적 재활을 위한 한시적 입원을 제외한다.

이상 6항목에 대해서 각각 4단계의 평점이 이루어진다. 정상을 1점으로 하고, 장애가 심해짐에 따라 1점씩 가점한다. 전체 항목의 득점의 총계가 스코어로서 제시된다. 정상은 6점이고 환전자립을 의미하며, 완전보조는 24점이 된다.

[문헌 27에서]

표 7 Klein-Bell의 ADL 스케일(일부)

본 예의 항목에서는 미리 정한 설명서에 따라, 성공 시에 2점이 주어진다.

E. 쇼츠(shorts) / 팬티(pants)

23. 쇼츠를 발까지 가져간다.	(2)					
24. 오른쪽 다리를 우측 다리구멍에 끼워 넣는다.	(2)					
25. 왼쪽 다리를 좌측 다리구멍에 끼워 넣는다.	(2)					
26. 팬티를 허리까지 당겨 올린다.	(2)					
27. 지퍼를 올린다.	(2)					
28. 잠금장치를 채운다.	(2)					

F. 머리부터 뒤집어 쓰는 셔츠

29. 셔츠를 머리에 씌운다.	(2)					
30. 머리를 셔츠의 목 부분 구멍에 끼운다.	(2)					
31. 오른손을 우측 팔구멍에 넣는다.	(2)					
32. 오른쪽 팔꿈치를 소매에 끼운다.	(2)					
33. 왼손을 좌측 소매구멍에 넣는다.	(2)					
34. 왼쪽 팔꿈치를 소매에 끼운다.	(2)					
35. 셔츠의 길을 당겨 내린다.	(2)					

G. 단추를 여는 셔츠/스웨터/코트/재킷

36. 오른손을 우측 팔구멍에 넣는다.	(2)					
37. 오른쪽 팔꿈치를 소매에 넣는다.	(2)					
38. 왼손을 좌측 팔구멍에 넣는다.	(2)					
39. 왼쪽 팔꿈치를 소매에 넣는다.	(2)					
40. 옷깃을 목에 맞춘다.	(2)					

[문헌 22에서 일부 변경]

g. 어린이를 위한 기능적 자립도 평가법(WeeFIM)[29](표 9)

WeeFIM(functional independence measure for children)은 1990년, 맥케이브(McCabe) 등[28]에 의해서 개발되었다. 6개월에서 7세까지의 소아의 ADL평가법으로서, 성인의 FIM과 마찬가지로 일반 ADL 13항목과 심리사회 ADL 5항목의 계 18항목으로 구성되고, 그 평가척도는 주된 간병인에 의한 보조의 정도에 따라 7단계로 나뉘어 있다. 총 득점은 최저 18점에서 최고 126점 사이에 있다.

도이카와 등[30]에 따르면, WeeFIM의 총득점과 각 발달검사법(쓰모리식 영유아 정신발달검사법과 엔조지식 영유아 분석적 발달검사법)으로부터 구한 발달연령과 높은 상관성이 관찰되며, WeeFIM은, 발달검사로 완전히 파악할 수 없는 ADL항목마다의 자립도나 개호(간병)정도를 평가하는 것이 가능하다고 보고하고 있다.

표 8 기능적 자립도 평가법(FIM)

A : 뉴욕주립대학 연구센터에 의한 FIM(1990년판)

<table>
<tr><td rowspan="2">수준</td><td>7. 완전자립 (시간, 안전성)
6. 수정자립 (보조장구 사용)</td><td>보조자 없음</td></tr>
<tr><td>부분보조
5. 감시
4. 최소보조(환자 자신 : 75% 이상)
3. 중등도 보조(50% 이상)
완전보조
2. 최대보조(25% 이상)
1. 완전보조(25% 미만)</td><td>보조자 있음</td></tr>
</table>

		입원시	퇴원시	follow-up
셀프케어				
A. 식사	젓가락, 스푼 등			
B. 몸 단정히 하기				
C. 목욕				
D. 착탈의(상반신)				
E. 착탈의(하반신)				
F. 화장실동작				
배설조절				
G. 배뇨				
H. 배변				
옮겨타기				
I. 침대				
J. 변기				
K. 욕조, 샤워기	욕조, 샤워기			
이동				
L. 보행, 휠체어	보행, 휠체어			
M. 계단				
의사소통				
N. 이해	청각, 시각,			
O. 표출	음성, 비음성			
사회적 인지				
P. 사회적 교류				
Q. 문제해결				
R. 기억				
합계				

주의: 공란을 남기지 말 것. 위험성 때문에 검사 불능의 경우는 수준 1로 한다.

[문헌 14에서]

표 8 기능적 자립도 평가법(FIM)(계속)

자립	활동에 있어 다른 사람의 보조는 필요가 없다.
7 (완전자립)	어떤 활동을 구성하고 있는 모든 과제를 전형적으로, 일부를 수정함이 없이, 보조장구 또는 보조 없이 적당한 시간 내에 안전하게 할 수 있다.
6 (수정자립)	어떤 동작에 있어 다음 중 하나 이상이 필요하다 - 보조장구의 사용, 보통 이상의 시간, 안전(위험)성의 고려
보조	활동에 있어 다른 사람의 감시도는 보조를 필요로 한다. 또는 그 동작을 시행하지 않는다.
부분보조	환자가 절반(50%) 이상의 노력을 한다. 필요한 보조수준은 아래와 같다.
5 (감시 또는 준비)	환자는 신체적 접촉 내지는 대기, 지지 또는 촉구 이상의 보조는 필요가 없다. 또는 보조자가 필요한 물품을 준비하거나 장구를 장착하거나 한다.
4 (최소보조)	환자는 손으로 만지는 정도 이상의 보조는 필요하지 않다. 그리고 환자가 75% 이상의 노력을 한다.
3 (중등도 보조)	환자는 만지는 정도 이상의 보조가 필요하다. 또는 50% 이상 75% 미만의 노력을 한다.
완전보조	환자는 절반(50%) 미만의 노력밖에 하지 않는다. 최대 또는 완전보조가 필요하다. 필요한 보조의 수준은 아래와 같다.
2 (최대보조)	환자는 50% 미만의 노력밖에 하지 않지만, 적어도 25%는 하고 있다.
1 (완전보조)	환자는 25% 미만의 노력밖에 하지 않는다.

(평가항목별의 상세한 정의가 있으나, 여기서는 생략한다)

표 9 어린이를 위한 기능적 자립도 평가법 (WeeFIM)의 평가항목 및 척도

평가항목	
셀프케어	
• 식사	저작, 연하를 포함한 식사동작
• 몸 단정히 하기	구강 케어, 정발, 손 씻기, 세안
• 청결	목욕, 샤워 등으로 목부터 아래 (등 이외)를 씻는다.
• 착탈의(상반신)	허리보다 위의 착탈의 및 의지, 장구의 장착
• 착탈의(하반신)	허리보다 아래의 착탈의 및 의지, 장구의 장착
• 화장실동작	의복의 착탈, 배설 후의 청결
배설관리	
• 배뇨	배뇨 조절, 기구나 약물의 사용을 포함한다.
• 배변	배변 조절, 기구나 약물의 사용을 포함한다.
옮겨타기	
• 침대, 의자, 휠체어, 화장실	각각의 사이의 옮겨타기, 기립동작
• 목욕, 샤워	욕조, 샤워실에(부터)의 옮겨타기
이동	
• 보행, 휠체어, 기어가기	옥내에서의 보행, 휠체어 이동 또는 기어가기
• 계단	12~14단의 계단 오르내리기
의사소통	
• 이해	일상회화의 이해, 복수의 지시의 이해
• 표출	기본적 욕구, 사고의 표현(음성적, 비음성적)
사회적 인지	
• 사회적 교류	놀이에의 참여, 규칙의 이해
• 문제해결	일상생활상에서의 문제해결 (예) 전화를 건다, 식료품을 선별한다.
• 기억	게임이나 장난감의 놀이방법, 휴일이나 생일의 기억, 시나 노래의 기억, 이름, 연령, 성, 술래잡기의 흉내

평가척도		
자립		7. 완전자립(보조장구 등을 사용하지 않고, 보통의 시간 내에서, 안전하게) 6. 수정자립(보조장구 등을 사용. 시간이 걸린다. 안전성에 문제)
보조	부분보조	5. 감시 또는 준비(지켜보기, 지시, 준비가 필요) 4. 최소보조 (어린이 자신이 관제의 75% 이상) 3. 중등도의 보조 (어린이 자신이 과제의 50% 이상)
	완전보조	2. 최대보조 (어린이 자신이 과제의 25% 이상) 1. 완전보조 (어린이 자신이 과제의 25% 미만)

밑줄을 그은 항목은 FIM을 일부 어린이에 맞도록 수정하여 있다. [문헌 29에서 일부 변경]

h. 장애노인의 일상생활 자립도(자리보전 정도)[19] (표 10)

후생노동성이 1998년 "자리보전 제로작전"의 효과적인 추진과 노인보건복지계획의 작성, 실시를 위해 작성한 것이다. 개호보험에서의 개호인정에 사용되고 있으며 간편하다. 복지만이 아니라, 재활의 임상현장에서 사용하는 것도 필요하다.

표 10 장애노인의 일상생활 자립도(자리보전 정도) 판정기준

생활 자립	등급 J	무언가의 장애를 갖지만, 일상생활은 거의 자립하고 있고 혼자 힘으로 외출한다. 1. 교통기관 등을 이용해서 외출한다. 2. 이웃 근방이라면 외출한다.
준 자리보전	등급 A	옥내에서의 생활은 대략 자립하고 있으나, 보조 없이는 외출하지 않는다. 1. 보조에 의해서 외출하고, 낮 동안은 대부분 침대에서 떨어져서 생활한다. 2. 외출의 빈도가 낮고, 낮 동안도 자거나 일어나거나 하는 생활을 한다.
자리보전	등급 B	옥내에서의 생활은 무언가의 보조가 필요하고, 낮 동안도 침대위에서의 생활이 주체이지만, 앉은 자세를 유지한다. 1. 휠체어에 옮겨 타고, 식사, 배설은 침대에서 떨어져서 한다. 2. 보조 없이 휠체어에 옮겨 탄다.
	등급 C	하루 내내 침대 위에서 지내고, 배설, 식사, 옷 갈아입기에서 보조가 필요하다. 1. 자력으로 몸 구르기를 한다. 2. 자력으로 몸 구르기도 하지 않는다.
기간		등급 A, B, C에 해당하는 것에 대해서는, 언제부터 그 상태에 도달하였는가? 년 월 무렵부터(계속기간 년 개월간)

※판정에 있어서는 보조장구나 자조장구 등의 기구를 사용한 상태이더라도 지장이 없다.

ADL(일상생활활동)의 상황

1. 이동	a. 시간이 걸려도 보조 없이 혼자서 걷는다. b. 손을 빌리는 등 일부 보조를 필요로 한다. c. 전면적으로 보조를 필요로 한다.
2. 식사	a. 약간 시간이 걸려도 보조 없이 식사를 한다. b. 반찬을 잘게 썰어주는 등의 일부 보조가 필요하다. c. 전면적으로 보조를 필요로 한다.
3. 배설	a. 약간 시간이 걸려도 보조 없이 혼자서 할 수 있다. b. 변기에 앉혀주는 등 일부 보조를 필요로 한다. c. 전면적으로 보조를 필요로 한다.
4. 목욕	a. 약간 시간이 걸려도 보조 없이 혼자서 할 수 있다. b. 몸을 씻겨 주는 등 일부 보조를 필요로 한다. c. 전면적으로 보조를 필요로 한다.
5. 착탈의	a. 약간 시간이 걸려도 보조 없이 혼자서 할 수 있다. b. 소매를 끼워주는 등 일부 보조를 필요로 한다. c. 전면적으로 보조를 필요로 한다.
6. 몸 단정히 하기(몸가짐)	a. 약간 시간이 걸려도 보조 없이 자유로이 할 수 있다. b. 타월로 얼굴을 닦아주는 등 일부 보조를 필요로 한다. c. 전면적으로 보조를 필요로 한다.
7. 의사소통	a. 완전히 통한다. b. 어느 정도 통한다. c. 거의 통하지 않는다.

※판정에 있어서는 보조장구나 자조장구 등의 기구를 사용한 상태라도 지장이 없다. (계속)

표 10 장애노인의 일상생활 자립도(자리보전 정도) 판정기준 (계속)

판정에 있어서 유의할 사항

1. 이 판정기준은 지역이나 시설 등의 현장에서, 보건사 등이 무언가의 장애를 가지는 고령자의 일상생활 자립도를 객관적이고, 동시에 단시간에 판정하는 것을 목적으로 하여 작성한 것이다.
2. 판정에 있어서는 "~을 할 수 있다"라는 "능력"의 평가가 아니라, "상태", 특히 "이동"에 관여하는 상태상에 착안하여, 일상생활의 자립의 정도를 4단계로 등급을 나눔으로써 평가하는 것으로 한다. 또한, 본 기준에서는 아무런 장애를 갖지 않은, 이른바 건강한 노인은 대상으로 하지 않는다.
3. 자립도의 판정과 아울러서, 시읍면이 보건 · 복지서비스의 공급량을 측정하기 위한 기초 자료로 하기 위해 "이동", "식사", "배설", "목욕", "착탈의", "몸 단정히 하기(몸가짐)", "의사소통"이라는 개인의 일상생활활동(ADL)에 관한 항목에 대해서도 판정한다.
4. 보조장구, 자조장구, 지팡이나 보행기, 휠체어 등을 사용하고 있는 상태에서 판정해도 지장이 없다.
5. 4단계의 각 등급에 관한 유의사항은 아래와 같다.

   〈등급 J〉

   무언가의 신체적 장애는 있지만, 일상생활은 거의 자립하고, 혼자서 외출하는 사람이 해당된다. 또한 "장애 등"이란 질병이나 장애 및 이들의 후유증, 또는 노쇠에 의해서 발생한 신체기능의 저하를 말한다.

   J-1은 버스, 전차 등의 대중교통기관을 이용하여 적극적으로 또한, 상당히 멀리까지 외출하는 경우가 해당된다.

   J-2는 이웃 근방에의 쇼핑이나 노인회 등의 참여 등, 읍내의 거리정도의 범위까지라면 외출하는 경우가 해당된다.

   〈등급 A〉

   "준 자리보전"으로 분류되고, "자리보전 예비군"이라고도 해야 할 그룹이며, 이른바 house-bound에 상당한다. 옥내에서의 일상생활 활동 중 식사, 배설, 착탈의에 관해서는 대개 자기가 시행하고, 빈집을 지키거나 하지만, 부근에 외출할 때에는 간병인의 지원을 필요로 하는 경우가 해당된다. 또한 "침대에서 떨어져 있다"란, "기상"을 말하며, 이부자리를 사용하는 경우도 포함되지만, 침대의 사용은 본인에게도 간병인에게도 유용하며 보급이 도모되고 있기도 하므로 넓은 의미에서 침대라는 표현을 사용하였다.

   A-1은 자거나 일어나거나 하고는 있지만 식사, 배설, 착탈의는 물론, 기타의 낮 시간대도 침대에서 떨어져 있는 시간이 길고, 간병인이 있으면 그 보조 하에, 비교적 많이 외출하는 경우가 해당된다.

   A-2는 낮 시간대, 자거나 일어나거나 하는 상태이기는 하지만 침대에서 떠나 있는 시간 쪽이 길지만, 간병인이 있어도 드물게 밖에는 외출하지 않는 경우가 해당된다.

   〈등급 B〉

   "자리보전"으로 분류되는 그룹이며, 이른바 chair-bound에 상당한다. B-1과 B-2는 앉은 자세를 유지하는 것을 자력으로 하거나 보조를 필요로 하는가에 따라서 구분한다. 일상생활 중, 식사, 배설, 착탈의의 어느 것 인가에서는, 부분적으로 간병인의 지원을 필요로 하고, 1일의 태반을 침대 위에서 지내는 경우가 해당된다. 배설에 관해서는, 야간만, "기저귀"를 착용하고 있는 경우에는 지원을 필요로 하는 것으로 간주하지 않는다. 또한, "휠체어"는 일반의 의자나, 휴대용 변기 등으로 바꿔서 읽어도 지장이 없다.

   B-1은 보조 없이 휠체어에 옮겨 타고, 식사도 배설도 침대에서 떠나서 시행하는 경우가 해당된다.

   B-2는 보조 하에, 휠체어에 옮겨 타고, 식사 또는 배설에 관해서도, 간병인의 지원을 필요로 한다.

   〈등급 C〉

   등급 B와 마찬가지로, "자리보전"으로 분류되지만, 등급 B보다 장애의 정도가 무거운 사람의 그룹이며, 이른바 bed-bound에 상당한다. 일상생활활동인 식사, 배설, 착탈의의 어느 것 인가에서도 간병인의 지원을 전면적으로 필요로 하고, 하루 종일 침대 위에서 지낸다.

   C-1은 침대 위에서 상시 누워있는 경우가 해당된다.

   C-2는 자력으로 몸 구르기를 하는 일도 없고, 침대 위에 상시 누워있는 경우가 해당된다.
6. "ADL의 상황"은 a, b, c의 3단계로 분류하고, 각각 자립, 일부 보조, 전면 보조에 상당하는 것이다.

   a는 일상생활활동의 해당항목에 대해서 자립하여 있는 것을 나타낸다. 즉, 극단적으로는 길지 않은 시간 내에, 일련의 동작을 보조 없이 혼자서 종료할 수 있는 경우가 해당된다.

   b는 일상생활활동의 해당항목에 대해서 부분적으로 보조해주면 어떻게든 되는 경우가 해당된다. 혼자서 시행한 경우에 극단적으로 시간이 걸리고, 마무리가 불완전하게 되는 경우도 포함한다.

   c는 일상생활활동의 해당항목에 대해서, 혼자서는 일련의 동작을 수행하는 것이 완전히 불가능한 경우가 해당된다.

[문헌 19에서]

i. 이쿠다 등에 의한 ADL-T[23] (그림 4, 5)

노동성(현 후생노동성) · 뇌척수 손상자의 종합기능 연구에서의 ADL 평가법에 관한 분담연구에서 작성 · 소개된 것이다. 검사대상 항목은 식사, 몸 단정히 하기, 행위, 배설, 목욕의 5개 대항목을 선정하고, 각각에 하위항목을 설정하여 동작수행능력을 평가한다. flow chart 형식의 평가양식이며, 작업치료의 공통 평가로서 걸맞다고 소개되어 있다.[5]

7 생활관련 동작(APDL), 확대 ADL (EADL)의 평가

a. ESCROW Profile (표 11)

포틴스키(Fortinsky) 등[31]에 의해서 개발된 handicap 평가의 하나이다. 재가생활의 사회적 불이익이 되는 사항에 관한 평가를 시행하여, 그 문제가 되는 요소를 파악한다. ESCROW는 검사대상 항목인 환경 "E", 사회교류 "S", 가족구성 "C", 경제상태 "R", 종합판단 "O", 취업 "W"의 각각의 머리문자를 딴 명칭이며, 이 6개의 영역으로부터 구성된다. 이 검사에 의한 경과적 추이나 효과판정의 방법으로서, 각 항목의 득점을 기초로 레이더그램에 의한 능력이나 문제표시가 가능하다. 각 항목은 1점에서 4점으로 평가되고, 1점은 그 항목에서 핸디캡이 없다는 것을 나타낸다.

b. FAI(Frenchay Activities Index) (표 12)

1983년, 홀브룩(Holbrook) 등[32]은 뇌졸중 환자가 지역에서 생활하기 위해 필요한, 보다 고차의 기능의 평가로서 FAI를 개발하였다. ADL에서의 응용적인 활동이나 사회생활에 관한 15항목(식사의 준비, 식사의 뒤처리, 세탁, 청소나 정돈, 힘이 드는 일, 쇼핑, 외출, 옥외보행, 취미, 교통수단의 이용, 여행, 정원일, 집이나 자동차의 손질, 독서, 취업)을 평가항목으로 하였다. 일본에서는, 하치스가 등[33]이 일본어판 Frenchay Activities Index 자기평가표를 작성하여, 재현성이 확인되어 있다.[34]

c. 로켄식 활동능력 지표 (표 13)

로톤의 이론에 기초하여 후루타니야 등[16] 등에 의해서 개발되었다. 수단적*1 자립, 지적 능동성, 사회적 역할의 3인자 구조를 갖는다. 13의 질문항목이 있으며, "예", "아니요"의 회답을 요구한다. 긍정적인 해답에 대해서 득점의 범위는 0점에서 13점까지이며, 득점이 높을수록 활동능력이 높다는 것을 나타낸다. 질문 1~5는 수단적*1 ADL, 질문 6~9는 지적 능동성, 질문 10~13은 사회적 역할에 관한 항목이다.

d. 자립생활 자기평가표[17] (표 14)

자립생활 프로그램 매뉴얼은 휴먼 케어 협회로부터 1989년에 발행되어, 1993년에 개정되어 있다. 장애인 자신이 운영하는 자신의 프로그램이며, 정신적 자립을 포함한 종합적 프로그램을 목표로 하고 있다. 자립생활 자기평가표는 프로그램 수강자에 의한 성과와 미달

종 합 판 정

판 정 의 기 준

I 검사 연월일 ______ 검사 서명 ______

피검사자명 ______ 연령 ______ 성별 ______ 직업 ______

질환명 ______

장애(수준, stage 등) ______

II 판정

ADL 종합판정	
정상	
자립	
보조 적음	
보조 많음	
완전 보조	

항목별 판정점수	1	2	3	4	5
식사					
몸 단정히 하기					
착탈의					
배설					
목욕					
판정점수 합계					

III 판정의 기준

ADL 종합판정	항목별 판정점수 총계
정상	24~25점
자립	21~23점
보조 적음	18~20점
보조 많음	14~17점
완전보조	5~13점

각 대항목별 판정치		최소한 신변동작 득점	동작득점 합계	종합득점
1	전면 보조	7점 이하		
2	일부 보조	11점 이하		
3	최소한 신변동작 가능	12점 이하	15점 이하	
4	신변동작 가능	〃	16점 이하	18점 이하
5	정상적으로 가능	〃	〃	19점 이하

동작항목의 판정		판정기준
×	불가	전면보조 또는 일부보조 또는 감시를 요함, 지시. 또는 할 수 없다.
○	가	자립(보조장구, 자조장구의 사용도 가능)해서 동작을 할 수 있다.

그림 4 이쿠다 등에 의한 ADL-T 〔문헌 23에서〕

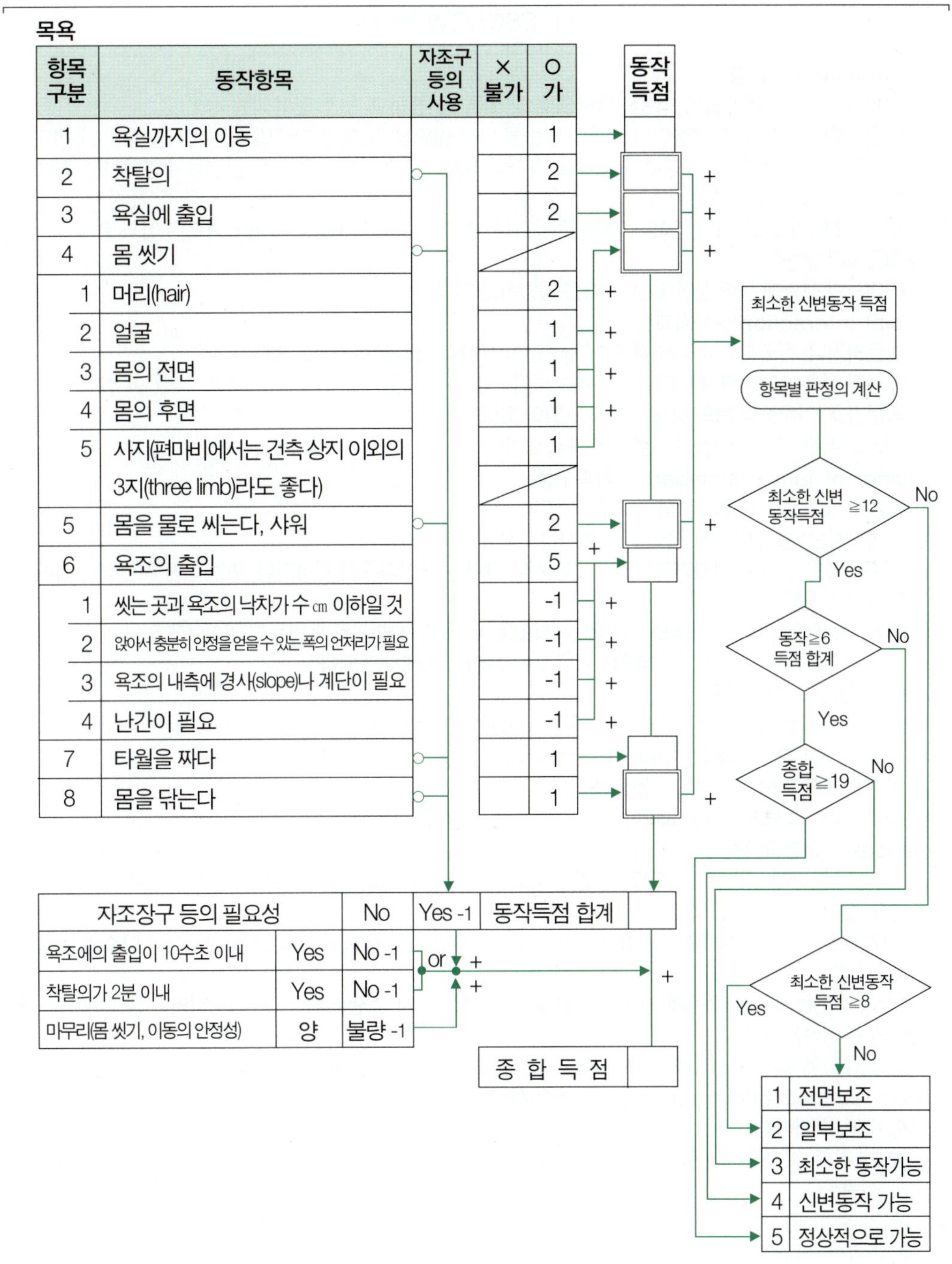

그림 5 목욕의 평가(이쿠다 등에 의한 ADL-T에서 일부 발췌) 〔문헌 23에서〕

성 과제를 스스로 확인하여, 다음의 단계로 연결하기 위해 사용된다. 이 평가표는 사회에서 자립한 생활을 영위하기 위해 필요한 능력을 평가하기 위해 많은 측면을 포함하고 있고, 프로그램 수강자에 한정되지 않고 응용할 수 있다. 그러나, 어디까지나 자기평가표라는 것을

표 11 ESCROW Profile

E — environment : 환경

1. ( )문제가 없다 : 주택의 출입, 각 층, 각 방으로의 이동이 안전하고, 보조 없이 가능하다.
2. ( )약간 : 주택의 출입, 자기 방이나 가족의 단란을 위해 필요한 각 층, 방으로의 이동이 가능하다. 그 이외의 방으로 가려면, 문지방이 있거나, 통로가 좁거나, 가구의 배치방법에 문제가 있는 등 곤란을 수반하지만, 어떻게든 혼자 힘으로 이동이 가능하다.
3. ( )많다 : 주택의 출입, 자기 방이나 가족단란을 위한 방으로는 보조가 필요하지만, 가족은 이 때문에 이사하는 것을 희망하지 않는다.
4. ( )집에서의 생활에 큰 지장이 있고, 이사를 희망하고 있다.

S — social interaction : 사회교류

1. ( )방문하거나, 전화하거나, 취미를 즐기거나 하여 사회적 접촉을 유지하고 있다.
2. ( )사회적 접촉이 한정되어 있다.
3. ( )방문간호, 카운슬링 등의 보조가 필요한 일이 있다.
4. ( )적어도 매주 지역 서비스에 의한 보조가 필요하다.

C — cluster of family members : 가족구성

(혼자 사는 경우, 답할 필요는 없고, 득점은 4점이 된다)

1. ( )가족구성은, 본인 이외에, 적어도 또 한사람으로 구성되어 있다.
2. ( )가족구성은, 상기와 마찬가지이지만, 긴급사태 때에는 보살펴주지 못하거나, 또는 어떤 시간대는 집에서 떠나 있지 않을 수 없다.
3. ( )본인의 장애에 의해서, 가족의 일의 양, 사회활동, 취미 등의 활동 등에 변동이 일어나고 있다.
4. ( )장애에 의해서, 가족관계가 험악해지거나 또는 붕괴를 초래하고 있다.

R — resources : 경제상태

1. ( )가족은 돈을 빌리지 않고, 장애에 수반하는 비용을 부담할 수 있다.
2. ( )장애에 수반하는 비용은, 가족이 차입금을 부담해야 한다.
3. ( )공적 비용에 의한 의료보조가 필요하다.
4. ( )생활보호나 의료보호가 필요하다.

O — outlook : 종합판단력

1. ( ) 다음의 분야에 기능장애가 없고, 본인의 능력은 자립하고 있다 : 문제해결, 타인에 대한 배려, 지각운동능력, 판단력, 신뢰성, 자존심 등의 분야
2. ( )상기의 분야에 다소의 장애가 있으나, 본인의 능력은 거의 자립하고 있다. 또는 판단력에 다소의 어려움이 수반되고 있다.
3. ( ) 상기의 분야의 장애 때문에, 본인의 능력개선에, 보조, 감시, 조언, 설득 또는 환경정비가 필요하거나, 또는 판단력에 큰 어려움이 있다.
4. ( )상기의 장애에 대해서 조언을 해도 효과가 없다. 또는 거의 판단을 내릴 수 없다.

W — work/school/retirement status : 취업/취학/정년 후 상황

취업자, 주부, 학생에 대해서,

1. ( )취업, 취학, 가사종사에 제한은 없다. full time으로 활동하고 있고, 장애에 의한 상실시간은 월평균 1일을 초과하지 않는다.
2. ( )취업, 취학, 가사종사에 제한이 수반되고, 파트타임이나 가벼운 작업 등에 한정된다. 상실시간은, 월평균 2~5일을 초과하지 않는다.
3. ( )직업보도시설이나 특수학교에 한정된다. 또는 상실시간은 월평균 1주일을 초과하는 일이 있다. 주부의 경우, 가사를 위해 외부로부터의 지원이 필요하다.

정년퇴직 후(장애에 의하지 않은)의 상황

1. ( )경제활동 이외의, 가정이나 지역에서의 일상 활동이나 역할에 충족하고 있다.
2. ( )경제활동 이외의, 가정이나 지역에서의 일상 활동이나 역할에 한정적이지만 충족하고 있다.
3. ( )경제활동 이외의, 가정이나 지역에서의 일상 활동이나 역할에 충족하고 있지 않다.

[문헌 31에서 일부 변경]

표 12 개정판 Frenchay Activities Index 자기평가표

최근 3년간의 생활을 되돌아보고, 가장 가까운 회답을 하나 선정하여 ○표를 하시오.

1. 식사의 준비 : 쇼핑은 이에 포함하지 않는다.
   1. ( )하고 있지 않다 2. ( )드물게 하고 있다 3 ( ) 때때로 하고 있다 (주에 1~3회 정도) 4. ( )1주일에 1회 하고 있다
2. 식사의 뒤처리
   1. ( )하고 있지 않다 2. ( )드물게 하고 있다 3 ( ) 때때로 하고 있다 (주에 1~3회 정도) 4. ( )1주일에 1회 하고 있다
3. 세탁
   1. ( )하고 있지 않다 2. ( )드물게 하고 있다 3 ( ) 때때로 하고 있다 (월에 1~3회 정도) 4. ( )1주일에 1회 하고 있다
4. 청소나 정돈 : 빗자루나 청소기를 사용한 청소, 의류나 신변의 정리 · 정돈 등
   1. ( )하고 있지 않다 2. ( )드물게 하고 있다 3 ( ) 때때로 하고 있다 (월에 1~3회 정도) 4. ( )1주일에 1회 하고 있다
5. 힘이 드는 일 : 이부자리의 올리고 내리기, 걸레로 마루바닥 닦기, 가구의 이동이나 짐의 정리 등
   1. ( )하고 있지 않다 2. ( )드물게 하고 있다 3 ( ) 때때로 하고 있다 (월에 1~3회 정도) 4. ( )1주일에 1회 하고 있다
6. 쇼핑
   1. ( )하고 있지 않다 2. ( )드물게 하고 있다 3 ( ) 때때로 하고 있다 (월에 1~3회 정도) 4. ( )1주일에 1회 하고 있다
7. 외출 : 영화, 연극관람, 식사, 음주, 회합 등에 나가는 일
   1. ( )하고 있지 않다 2. ( )드물게 하고 있다 3 ( ) 때때로 하고 있다 (월에 1~3회 정도) 4. ( )1주일에 1회 하고 있다
8. 옥외보행 : 산보, 쇼핑, 외출 등을 위해, 적어도 15분 이상 걷는 일
   1. ( )하고 있지 않다 2. ( )드물게 하고 있다 3 ( ) 때때로 하고 있다 (월에 1~3회 정도) 4. ( )1주일에 1회 하고 있다
9. 취미 : 원예, 뜨개질, 스포츠 등을 자기가 한다. TV에서 스포츠를 보는 것만으로는 취미에는 포함시키지 않는다.
   1. ( )하고 있지 않다 2. ( )드물게 하고 있다 3 ( ) 때때로 하고 있다 (월에 1~3회 정도) 4. ( )1주일에 1회 하고 있다
10. 교통수단의 이용 ; 자전거, 자가용, 버스, 전차, 비행기 등을 이용하는 일
    1. ( )하고 있지 않다 2. ( )드물게 하고 있다 3 ( ) 때때로 하고 있다 (월에 1~3회 정도) 4. ( )1주일에 1회 하고 있다
11. 여행 : 자가용, 버스, 전차, 비행기 등에 타고 즐기기 위해 여행하는 일
    1. ( )하고 있지 않다 2. ( )드물게 하고 있다 3 ( ) 때때로 하고 있다 (월에 1~3회 정도) 4. ( )1주일에 1회 하고 있다
12. 정원 일
    0. ( )하고 있지 않다 1. ( )풀 뽑기, 잔디 깎기, 물 뿌리기, 마당 청소 등의 정원 일을 때때로 하고 있다. 2. ( )정원 일을 정기적으로 하고 있다. 3 ( )정원 일을 정기적으로 하고 있다. 필요가 있으면 땅을 파서 바꿔 심기 등의 작업을 하고 있다.
13. 집이나 자가용의 손질
    0. ( )하고 있지 않다 1. ( )전구 기타의 부품의 교체, 나사를 죄는 등의 일을 하고 있다. 2. ( )게다가 페인트칠한 실내의 모양 바꾸기, 자동차의 점검, 세차 등도 하고 있다. 3. ( ) 상기 이외에 집의 수리나 자동차의 점검이나 정비도 하고 있다.
14. 독서 : 신문, 주간지, 팜플렛 등은 이에 포함시키지 않는다.
    0 : ( )읽고 있지 않다 1. ( )드물게 읽고 있다. 2. ( ) 때때로 읽고 있다(월 1회 이상) 3, ( )읽고 있다(월 2회 이상)
15. 일 : 상근, 비상근, 파트타임을 불문하지만, 수입을 얻는 것, 자원봉사활동은 일에 포함시키지 않는다.
    0. ( )하고 있지 않다 1. ( )1주일에 1~9시간 일하고 있다. 2. ( )1주일에 10~29시간 일하고 있다. 3. ( )1주일에 30시간 이상 일하고 있다.

[문헌 33, 34에서 일부 병경]

표 13 로켄식 활동능력 지표

매일의 생활에 대해서 물어보겠습니다.
아래 질문의 각각에 대해서, "예", "아니요"의 어느 것인가에 ○표를 하여 대답하시오. 질문이 많아져 있으나 번거로워도 전체의 질문에 답하시오.

질문		
(1) 버스나 전차를 사용해서 혼자서 외출할 수 있습니까?	1. 예	2. 아니요
(2) 일용품의 쇼핑을 할 수 있습니까?	1. 예	2. 아니요
(3) 자기가 식사의 준비를 할 수 있습니까?	1. 예	2. 아니요
(4) 청구서의 지불을 할 수 있습니까?	1. 예	2. 아니요
(5) 은행예금 · 우편저금의 입금과 출금을 자기가 할 수 있습니까?	1. 예	2. 아니요
(6) 연금 등의 서류를 작성할 수 있습니까?	1. 예	2. 아니요
(7) 신문을 읽고 있습니까?	1. 예	2. 아니요
(8) 책이나 잡지를 읽고 있습니까?	1. 예	2. 아니요
(9) 건강에 대한 기사나 프로그램에 관심이 있습니까?	1. 예	2. 아니요
(10) 친구 집을 방문하는 일이 있습니까?	1. 예	2. 아니요
(11) 가족이나 친구들과 상담을 하는 일이 있습니까?	1. 예	2. 아니요
(12) 환자를 병문안할 수 있습니까?	1. 예	2. 아니요
(13) 젊은 사람에게 자기가 말을 거는 일이 있습니까?	1. 예	2. 아니요

[문헌 16에서 일부 변경]

표 14 자립생활 자기평가표

A. 건강관리
1. 매일, 적당한 운동을 명심하고 있다.
2. 병에 걸렸을 때, 의사에게 자기 증상을 설명할 수 있다.
3. 부상이나 화상의 응급처치 방법을 알고 있다.
4. 기호품(알코올, 담배, 커피 등)의 양을 조절할 수 있다.
5. 영양의 균형을 생각해서 식사를 한다.
6. 약의 양이나 사용방법을 조정할 수 있다.
7. 마음이나 몸을 이완시키는 자기 나름의 방법을 알고 있다.
8. 의사와 예약을 하고 통원을 한다.
9. 이빨 닦기, 세수, 착탈의, 목욕 등을 말끔히 하고 있다.
10. 수면을 적당히 취하고 있다.
11. 휴식과 활동의 균형을 유념하고 있다.

B. 자기신뢰 및 자기주장
1. 자기 성격에서 좋아하지 않는 부분이 있다.
2. 장애가 있어도, 다른 사람과 마찬가지로 무엇이든 할 수 있다고 생각하고 있다.
3. 부당한 취급을 받았을 때에 항의할 수 있다.
4. 태어나서 좋았다고 생각한 일이 있다.
5. 자기의 장애에 대해서 설명할 수 있다.
6. 감정을 솔직히 표현한다.
7. 사물을 낙관적으로 생각한다.
8. 어떠한 경우에 자기주장을 해야 할지 알고 있다.

C. 생활양식(lifestyle)의 설정
1. 자기 인생의 목표가 있다.
2. 장기적 목표를 달성하기 위해, 지금 무엇을 해야 좋을지 알고 있다.
3. 생활신조를 갖고 있다.
4. 2개 중, 어느 쪽인가 선택해야 할 때, 어느 것인가 하나를 결정할 수 있다.
5. 감정을 폭발시키거나, 짜증을 내거나(장애와 관계가 있는 경우는 별개) 하지 않고, 문제를 처리할 수 있다.
6. 자기에게 중요한 것을 세 가지 말할 수 있다.
7. 어떻게 살고 싶은지를 생각한 일이 있다.
8. 실패를 두려워하지 않고, 몇 번이라도 도전한다.
9. 꿈을 갖고 있다.

D. 금전의 취급방법
1. 1만원으로 무엇을 어느 정도 살 수 있는지 알고 있다.
2. 자기 수입의 출처(급료, 연금, 수당, 고용보험 등)를 알고 있다.
3. 은행이나 우체국의 자기 계좌에서 입출금을 자기가 하고 있다.
4. 통장과 인감을 자기가 관리하고 있다.
5. 월부로 물건을 살 수 있다는 것을 알고 있다.
6. 충동구매를 하는 일은 없다.
7. 가계부를 기장한 일이 있다.
8. 각자 부담방법을 알고 있다.

E. 주거에 대해서
1. 자기 집에 경사대(slope)라든가 매달기용 호이스트, 난간 등을 어떻게 설치하면 사용하기 쉬운지를 알고 있다.
2. 개조에 대해서 가족 또는 집 주인과 이야기를 나눈 일이 있다.
3. 개조를 위한 지원제도 등을 알고 있다.
4. 주거를 선정할 때에 무엇이 판단의 기준으로서 중요한지(교통편, 환경, 집세, 집주인, 휠체어를 사용할 수 있는가)를 알고 있다.
5. 집을 빌리는 경우에 계약금이라든가 소개비 등이 필요하다는 것을 알고 있다.
6. 전기, 가스, 수도, 전화 등을 어떻게 하여 설치한다, 또는 그 지불방법도 알고 있다.
7. 공영주택의 입주 우선제도를 알고 있다.
8. 케어가 딸린 주택이란 무엇인지 알고 있다.

(계속)

표 14 자립생활 자기평가표 (계속)

F. 가사일반

1. 방을 청소하고 있다.
2. 쓰레기를 분류하여, 정해진 날에 내놓는 것을 알고 있다.
3. 의류의 정리를 하고 있다.
4. 광고를 보고 쇼핑에 간 일이 있다.
5. 점원과 다양한 말을 주고받으면서 쇼핑을 할 수 있다.
6. 물건이 손상되어 있거나, 틀렸을 때에, 교환하러 간 일이 있다.
7. 날짜나 물건의 색깔을 보고, 새 물건과 낡은 물건을 구분할 수 있다.
8. 세탁기의 사용방법(세탁, 탈수, 헹굼)을 알고 있다.
9. 건조기의 사용방법을 알고 있다.
10. 동전사용 세탁기의 이용방법을 알고 있다.
11. 이부자리를 햇볕에 말리고 있다.
12. 세일즈맨이 왔을 때, 필요 없는 물건이라고 거절할 수 있다.
13. 긴급 시, 소방차나 구급차를 부를 수 있다.

G. 식사

1. 밥을 지을 수 있다.
2. 구운 음식과 끓인 음식을 만들 수 있다.
3. 잘 만드는 요리가 있다.
4. 먹고 남은 것으로 간단한 요리를 만들 수 있다.
5. 다치지 않도록 고안하여 주방용품을 사용할 수 있다.
6. 장애에 따라서 고안된 주방용품(도마, 슬라이서(slicer), 미끄럼막이, 스푼)을 알고 있다.
7. 위생적인 식사 만들기를 명심하고 있다.
8. 봉지에 담은 것이나 냉동식품, 반찬의 사용방법을 알고 있다.
9. 첨가물이 적은 식품을 선정해서 사용하고 있다.
10. 공해를 일으키지 않는 세제나 비누를 사용하고 있다.
11. 영양이나 경제적 균형을 고려한 메뉴를 작성하고 있다.
12. 상한 음식을 구분할 수 있다.

H. 사교와 의사소통

1. 첫 대면하는 사람에게도 자기가 말을 건다.
2. 생각한 것을 숨기지 않고, 정직하게 서로 이야기를 나눌 수 있는 친구가 있다.
3. 편지나 전화, 선물을 하는 등으로, 교제를 유지한다.
4. 대화로 자기 의견을 말할 수 있다.
5. 그 자리의 상황에 맞춘 이야기 방법을 명심하고 있다.
6. 몸차림을 터득하고 있다.
7. 대화에 귀를 기울이고, 도중에 방해하지 않는다.
8. 표정이나 태도가 상대방의 기분에 영향을 준다는 것을 알고 있다.
9. 때와 장소를 분간하여, 인사를 할 수 있다(이웃과의 사귐이나 친척과의 사귐, 작업장에서)
10. 공동으로 사용하는 장소를 깨끗이 한다.
11. 관혼상제라는 말을 알고 있다.
12. 약속을 지킨다.

I. 시간을 사용하는 방법

1. 1일의 예정을 세워서, 이에 따라 행동을 한다.
2. 충실한 매일을 지내고 있다고 느낀다.
3. 스포츠를 하고 있다.
4. 취미를 갖고 있다.
5. 공부하고 싶은 일이 있다.
6. 지역의 일반시설을 이용하고 있다.
   예 : 시민회관, 도서관, 문화센터, 대학, 장애인 스포츠 센터, 동물원, 영화관, 미술관, 극장, 백화점, 게임센터, 콘서트홀 선술집, 까페
7. 자기가 계획을 세워서 여행을 한 일이 있다.
8. 상황에 따른 교통수단을 선택할 수 있다.

J. 권리와 정보

1. 장애인의 권리나 서비스를 알려고 할때는 어디에 가면 되는지 알고 있다.
   예 : 복지사무소, 사회복지협의회, 장애인 센터, 휴먼 케어 협회, 법률상담소, 의사상담
2. 이상의 어느 것인가를 이용한 일이 있다.
3. 연금, 수당, 생활보호 등에 대해서 알고 있다.
4. 연금이나 수당의 세원은 무엇인지 알고 있다.
5. 보조요금 보조, 장애인 의료보조, 일상 생활용구나 보조장구 보조 등의 제도에 대해서 조사한 일이 있다.
6. 투표한 일이 있다(하려고 생각하고 있다)
7. 운임의 할인증 제도를 알고 있다(버스, 철도, 고속도로, 비행기, 택시)

K 보조에 대해서

1. 어떠한 점에서 보조를 필요로 하고 있는지 정확하게 알고 있다.
2. 1일에 몇 시간의 보조가 필요한지 알고 있다.
3. 보조의 내용에 따라서, 보조자를 선정할수 있다.
4. 보조자에게 일을 부탁할 때, 시간을 효과적으로 사용하는 것을 이해하고 설명할 수 있다.
5. 보조자가 싫어하는 것도, 자기에게 필요하면 틀림없이 부탁한다.
6. 보조자의 기분에 좌우되지 않는다.
7. 보조자와의 트러블 해소방법을 알고 있다.
8. 상대방의 형편을 생각해서 보조를 의뢰 한다.
9. 보조자에게 사례하는 것을 명심한다.
10. 마음에 들지 않는 보조자를 거절한 일이 있다.

L. 일

1. 직업에 대해서 수입을 얻고 싶다고 생각하고 있다.
2. 자기의 직업적 흥미와 능력을 알고 있다.
3. 직업훈련 센터에 간 일이 있다.
4. 직업소개소에 간 일이 있다.
5. 장애인으로서의 노동에 대해서 생각한 일이 있다.
6. 돈과 연결되지 않아도, 삶의 보람이 있는 일을 하고 싶다고 생각하고 있다.
7. 취업하기 위한 자격을 얻으려고 노력 한 일이 있다.

M. 성

1. 자위행위는 해가 없다는 것을 알고 있다.
2. AIDS나 성병(매독, 임질 등)에 대해서 들은 적이 있다.
3. 피임법을 알고 있다.
4. 남성과 여성의 신체의 구조, 그 차이에 대해서 알고 있다.
5. 임신과 출산의 기전에 대해서 알고 있다.
6. 성행위의 전후에 청결히 하는 것이, 얼마나 중요한지를 알고 있다.
7. 성행위를 서로의 합의에 의해서만 해야 한다는 것을 알고 있다.
8. 좋아하는 사람과 데이트를 한 일이 있다.

N. 차별과 운동

1. 다른 장애를 가진 사람을 잘 알려고 생각한다.
2. 장애인 차별이란 무엇인지 알고 있다.
3. 그 이외의 차별에 대해서 알고 있다.
4. 장애인이라는 것은 부끄럽다고 생각하지 않는다.
5. 장애인이기 때문에 상당히 손해를 보고 있다고 생각한다.
6. 장애인의 운동에 참여하고 있다.
7. 참여는 하지 않지만 관심이 있다.

[문헌 17에서]

염두에 두고, 장면이나 대상자의 상황에 따라서 일부(표 14의 "M. 성", "N. 차별과 운동" 등)를 삭제하는 등의 배려가 필요하다.[17, 35]

e. CHART-J[36] (표 15)

CHART(Craig Handicap Assessment and Reporting Technique)는, 1992년, ICIDH(국제 장애분류)에서의 사회적 불이익을 측정하는 척도로서 미국에 있는 Craig병원의 화이트네크(Whiteneck) 등[36]에 의해서 개발되었다. WHO의 ICIDH에서의 "신체적 자립", "오리엔테이션", "이동", "작업", "사회통합", "경제적 자립"에 대응하는 6개의 영역 중 "오리엔테이션"을 제외한 5개영역에 의해서 구성되어 있다. 각 영역의 득점은 0점에서 100점의 범위이고, 점수가 높을수록 사회적 불이익이 적다는 것을 나타낸다.

CHART-J는 구마모토 등[37]에 의해서 작성된 일본어판이며, 뇌졸중 후유증자에 대해서 신뢰성과 타당성이 증명되어 있다.

f. 호소카와 등의 확대 ADL척도[7, 8] (그림 6)

기본적 ADL항목으로서 대소변 금제를 제외한 Bartherl Index의 8항목(식사, 옮겨타기, 몸 단정히 하기, 화장실동작, 목욕, 평지보행, 계단 오르내리기, 착탈의)과 수단적 ADL항목으로서 로켄식 활동능력 지표의 수단적 자립인자로부터 추출한 4항목(버스나 전차에 의한 외출, 일용품의 쇼핑, 식사의 준비, 예금의 입출금)과를 통합한 계 12항목으로 구성되어 있다. 각 항목 모두 자립의 경우에만 1점을 준다. 총점은 만점 12점, 최저점 0점이다. 성별, 연령, 계층별의 평균치가 제시되어 있다. 1차원 척도라는 것이 증명되어 있으며, Barthel Index나 로켄식 활동능력 지표보다도 고령자의 건강상태의 차이를 민감하게 파악할 수 있다 한다. 성별 · 연령계층별 평균치가 제시되어 있다.

Barthel Index 8항목	ADL-1	식사	1. 자립 · 0. 그 이외
	ADL-2	휠체어 · 침대 사이 옮겨타기	1. 자립 · 0. 그 이외
	ADL-3	몸 단정히 하기	1. 자립 · 0. 그 이외
	ADL-4	화장실 동작	1. 자립 · 0. 그 이외
	ADL-5	목욕	1. 자립 · 0. 그 이외
	ADL-6	평지보행	1. 자립 · 0. 그 이외
	ADL-7	계단 오르내리기	1. 자립 · 0. 그 이외
	ADL-8	착탈의	1. 자립 · 0. 그 이외
로켄식 활동능력지표 4항목	IADL-1	버스나 전차에 의한 외출	1. 자립 · 0. 그 이외
	IADL-2	일용품의 쇼핑	1. 자립 · 0. 그 이외
	IADL-3	식사의 준비	1. 자립 · 0. 그 이외
	IADL-4	예금의 입출금	1. 자립 · 0. 그 이외
		합계	**/12점**

그림 6 확대 ADL 척도 〔문헌 8에서〕

표 15 CHART-J

당신이 필요로 하는 지원에 대해서 묻습니다.

장애를 가지면, 지원이 필요하게 되는 일이 있습니다. 여기서는, 신체의 부자유 때문에, 케어를 받고 있는 것과 건망증 때문에 어떻게 하면 좋을지 모르게 되기 때문에, 다른 사람에게 도움을 받는 것을 나눠서 묻습니다.

신체적 자립

최초에 식사, 몸차림, 목욕, 착탈의, 인공호흡 등의 기기의 조작, 이동에 관계되는 지원에 대해서 묻습니다.

1 : 당신은, 매일, 식사, 목욕, 화장실, 착탈의, 이동 등의 동작을 할 때, 다른 사람에게 몇 시간 정도 도움을 받고 있습니까?

도우미나 자원봉사자에 의한 지원 (PI-a) 시간
가족에 의한 지원 (PI-b) 시간
• 도움이 필요 없다.

2 : 당신은, 위에 적은 매일의 케어를 제외하고, 일용품의 쇼핑, 취사, 세탁, 청소 등을, 월에 몇 시간 정도 도움을 받습니까?

월(PI-c) 시간
• 도움이 필요 없다.

3 ; 당신은, 집에서 월 몇 시간 정도, 캐뉼라(cannula)나 카테터의 교환, 욕창의 처리 등과 같은, 간호사나 의사에 의한 처치를 받고 있습니까?

월(PI-d) 시간
• 처치를 받고 있지 않다.

4 : 당신이 있는 곳에 와있는 시중드는 사람이나 간병인에게는 누가 지시를 내리고 있습니까? 가장 잘 들어맞는 것에 하나만 ○표를 하시오.

1. 자기 2. 자기 이외의 사람 3. 시중이나 간병을 받고 있지 않다 답 : (PI-e)

"신체적 자립"

(PI-x) = (PI-a) + (PI-b) + (PI-c)/30 + (PI-d)/30

(PI-e) = 2 라면 (PI-y) = (PI-x) × 4

(PI-e) = 1 또는 3 이라면 (PI-y) = (PI-x) × 3

"신체적 자립" 득점 = 100 - (PI-y)

인지적 자립

다음으로 건망증이나 어떻게 하면 좋을지 결정할 수 없고, 다른 사람에게 도움을 받고 있는 것에 대해서 묻습니다.

5 : 당신은, 건망증이나 어떻게 하면 좋을지 모르기 때문에, 집에 혼자 있는 것이 어려워, 다른 사람의 도움을 받은 일이 있습니까? 가장 잘 들어맞는 것에 하나만 ○표를 하시오.

1. 언제나 다른 사람의 신세를 지지 않고, 혼자서 지내고 있습니다.
2. 평소에는, 하루 종일 혼자서 있으나, 때때로 나에게 말을 걸어주는 사람이 있습니다.
3. 때로는, 하루 종일, 혼자서 지내는 일이 있습니다.
4. 때로는 1~2시간, 혼자서 지내는 일이 있습니다.
5. 나를 돌보아주는 사람은, 언제나 가까이 있어, 때때로 상태를 보러 와줍니다.
6. 언제나 나를 돌보아주는 사람과 함께 있습니다.

답 : (CI-a)

6 : 당신은 외출할 때에, 건망증이나 어떻게 하면 좋을지 모르기 때문에, 다른 사람이 어느 정도 필요하게 됩니까? 가장 잘 들어맞는 것에 하나만 ○표를 하시오.

1. 나는 어디를 가든, 사람의 도움은 필요 없습니다.
2. 익숙한 곳이라면, 나는 혼자서 외출할 수 있습니다.
3. 돌보아 주는 사람과, 함께 아니면 외출할 수 없습니다.
4. 누군가와 함께라도, 나는 외출을 시켜주지 않습니다.

답 : (CI-b)

7 : 당신은 다른 사람과 이야기를 하고 있고, 통하기 어렵다고 느끼는 일이 있습니까? 가장 잘 들어맞는 것에 하나만 ○표를 하시오.

1. 언제나 느낍니다.
2. 때때로 느낍니다.
3. 거의 느끼지 않습니다.

답 : (CI-c)

8 : 당신은, 하지 않으면 안 되는 중요한 일을 생각해낼 수 없는 일이 있습니까? 가장 잘 들어맞는 것에 하나만 ○표를 하시오.

1. 흔히 있습니다.
2. 때때로 있습니다.
3. 없습니다.

답 : (CI-d)

(계속)

표 15 CHART-J (계속)

9 : 당신은, 자기 자신이 돈의 사용방법을 결정하고 있습니까? 가장 잘 들어맞는 것에 하나 만 ○표를 하시오.
1. 모든 돈의 사용방법을 결정하고 있습니다(또는 부부가 결정합니다).
2. 중대한 돈의 사용방법 이외는, 자기가 결정하고 있습니다.
3. 그때마다, 필요한 돈만큼 타고 있습니다.
4. 자기가 돈을 갖는 일은 없습니다.
답 : (CI-e)

"인지적 자립"
선택지의 번호를 득점으로서 계산한다.
"인지적 자립" 득점 = [6 - (CI-a)] × 8 + [4 - (CI-b)] × 8 + [(CI-c) - 1] × 6 + [(CI-d) - 1] × 6 + [4 - (CI-e)] × 4

이동

당신의 평소에 지내는 방법에 대해서 묻습니다. 당신은 매일 어는 정도 잠자리(이부자리나 침대)에서 나와 움직이고 있는지를 묻습니다.
10 : 당신은, 평소 1일에 몇 시간 정도 잠자리에서 나와 일어나 있습니까?
(M-a) 시간
11 : 당신은, 평소 1주일에 몇일 정도 외출합니까?
(M-b) 시간
12 : 최근 1년간에, 당신은 몇 일 정도 외박하였습니까?(다만 입원은 제외합니다)
1. 없음 2. 1~2일 3. 3~4일 4. 5일 이상 답 ; M-c
13 : 당신은, 집의 출입에 누군가의 도움이 필요합니까?
1. 필요합니다. 2. 필요 없습니다. 답 : M-d
14 : 당신은, 가정에서 혼자서 침실, 부엌, 목욕탕 등에 갈 수 있습니까?
1. 할 수 있습니다. 2. 할 수 없습니다. 답 : M-e
당신의 외출에 대해서 묻습니다.
15 : 당신은, 혼자서 탈 것을 이용할 수 있습니까?(자가용차 등도 포함)
1. 할 수 있습니다. 2. 할 수 없습니다. 답 : M-f
16 : 당신은, 그 탈 것으로, 좋아하는 곳에 갈 수 있습니까?
1. 갈 수 있습니다. 2. 갈 수 없습니다. 답 : M-g
17 ; 당신은, 그 탈 것을, 언제나 사용할 수 있습니까?
1. 할 수 있습니다. 2. 할 수 없습니다. 답 : M-h
18 : 당신은, 그 탈 것을, 미리 수배하지 않아도 사용할 수 있습니까?
1. 사용할 수 있습니다. 2. 사용할 수 없습니다. 답 : M-i

"이동"
(M-x) = (M-a) × 2 + (M-b) × 5 + [(M-d) - 1] × 5 + [2 - (M-e)] × 5 + [2 - (M-f)] × 5 + [2 - (M-g)] × 5 + [2 - (M-h)] × 5 + [2 - (M-i)] × 5
(M-c) = 1이라면 (M-y) = 0
(M-c) 〉 1이라면 (M-y) =(M-c) × 5
"이동" 득점 = (M-x) + (M-y)

작업

당신이 매일 지내는 방법에 대해서 묻습니다.
19 : 당신은 일하고 돈을 받고 있습니까?
1. 예 → 1주일에 몇 시간정도입니까?((O-a)) 시간 2. 아니오.
20 : 당신은 대학, 전문학교에 다닌다, 또는 직업훈련을 받는 등의 일을 하고 있습니까?
1. 예 →1주일에 몇 시간정도입니까?(예습 복습을 포함합니다)((O-b)) 시간 2. 아니오.
21 : 당신은 취사, 세탁, 청소 등의 가사나, 육아 등의 가정 일을 하고 있습니까?
1. 예 → 1주일에 몇 시간정도입니까?((O-c)) 시간 2. 아니오.
22 : 당신은, 정원 일이나, 집의 손질 등을 하고 있습니까?
1. 예 → 1주일에 몇 시간정도입니까?((O-d)) 시간 2. 아니오.
23 ; 당신은 자원봉사활동에, 계속해서 참여하고 있습니까?
1. 예 → 1주일에 몇 시간정도입니까?((O-e)) 시간 2. 아니오.
24 : 당신은, 스포츠, 운동, 바둑장기, 영화감상 등의 레크리에이션을 하고 있습니까?
(TV를 보거나, 라디오를 듣거나 하여 지내는 시간은 포함하지 않습니다)
1. 예 → 1주일에 몇 시간정도입니까?((O-f)) 시간 2. 아니오.
25 : 당신은, 기타의 취미나 독서와 같은 활동을 하고 있습니까?
(TV를 보거나, 라디오를 듣거나 하여 지내는 시간은 포함하지 않습니다)
1. 예 → 1주일에 몇 시간정도입니까?((O-g)) 시간시간 2. 아니오.

"작업" 득점 = (O-a) × 2 + (O-b) × 2 + (O-c) × 2 + (O-d) × 2 + (O-e) × 2 + (O-f) × 2 + (O-g) × 2

(계속)

표 15 CHART-J (계속)

사회적 통합

당신의 가족이나 사귀고 있는 사람에 대해서 묻습니다.

26 : 당신은 혼자서 살고 있습니까?

1. 혼자서 살고 있습니다. 2. 혼자 살고 있지 않습니다.

(혼자 사는 경우는 27번으로 간다)

26a: 부부가 살고 있습니까? (입적 여부는 불문)

1. 예 2. 아니요

답 : (SI-a)

26b : 함께 사는 가족은 몇 명입니까? (SI-b) 명

26c : 같이 숙식을 하는 시중드는 사람은 몇 명입니까? (SI-c) 명

26d : 그 밖에 동거하고 있는 사람은 몇 명입니까? (SI-d) 명

27 : 부부가 같이 살지 않는 분에게 묻습니다. 교제를 하고 있는 애인이 있습니까?

1. 있습니다. 2. 없습니다. 답 : (SI-e)

28 : 월 1회 이상, 방문하거나, 전화를 걸거나, 편지를 쓰는 등의 교제를 하고 있는 친척 분은 있습니까?

1. 있다[(SI-f)]명 2. 없다.

29 : 월 1회 이상, 방문하거나, 전화를 걸거나, 편지를 쓰는 등의 교제를 하고 있는 직장동료나 반상회의 분은 있습니까?

1. 있다[(SI-g)]명 2. 없다.

30 : 월 1회 이상, 방문하거나, 전화를 걸거나, 편지를 쓰는 등의 교제를 하고 있는 친구나 알고 지내는 분은 있습니까?

(친척, 직장이나 반상회 등의 관계자를 제외합니다)

1. 있다[(SI-h)]명 2. 없다.

31 : 과거 1개월 동안에, 면식이 없는 사람에게 자기가 말을 건 일이 몇 번 있었습니까?(예컨 대, 무언가를 조회하거나 주문하거나 등). 가장 들어맞는 것에 하나만 ○표를 하시오.

1. 없다 2. 1~2회 3. 3~5회 4. 6회 이상 답 : (SI-i)

"사회적 통합"

(SI-a) = 1이라면 (SI-r) = 30

(SI-a) = 2 동시에 (SI-c) 또는 (SI-d) ≧ 1이라면 (SI-r) = 20

(SI-a) = 2 동시에 (SI-e) = 1이라면 (SI-s) = 20

(SI-r) > 0 동시에 (SI-e) = 1이라면 (SI-s) = 30 - (SI-r)

(SI-t) = [(SI-b) + (SI-f)] × 5 다만 (SI-t) ≦ 25

(SI-c) > 1이라면 (SI-u) = (SI-c) - 1 (SI-c) ≦ 1이라면 (SI-u) = 0

(SI-x) = [(SI-g) + (SI-u)] × 2 다만 (SI-x) ≦ 20

(SI-d) > 1이라면 (SI-v) = (SI-d) - 1 (SI-d) ≦ 1이라면 (SI-v) = 0

(SI-y) = [(SI-h) + (SI-v)] × 10 다만 (SI-y) × 50

(SI-i) = 1이라면 (SI-z) = 0

(S-i) > 1이라면 (SI-z) = (SI-i) × 5

"사회적 통합" 득점 = (SI-r) + (SI-s) + (SI-t) + (SI-x) + (SI-y) + (SI-z)

경제적 자립

경제적인 것에 대해서 묻습니다.

1 : 동거하고 있는 가족 전체의 수입은 1년간에 대략 어느 정도입니까?

(급료, 장애연금 · 수당, 연금, 임대료 수입 · 주식배당 · 이자, 어린이 양육비, 일가친척으로부터의 지원, 기타 모든 수입을 포함하시오)

1. 1,000만원 이하
2. 1,010~2,500만원
3. 2,510~4,000만원
4. 4,010~5,500만원
5. 5,510만원 이상

답 : (CS-a)

"경제적 자립" 득점 = [(CS-a) - 1] × 25

(주) 모든 영역 득점에서, 100점을 초과하는 점수가 산출된 경우, 득점을 100점으로 한다.

[문헌 37에서]

●인용문헌

1) 高岡　徹, 他：ADL・IADL の評価. 総合リハ 30:987–991, 2002
2) Pedretti LW (著)：宮前珠子, 清水　一, 山口　昇(監訳)：身体障害の作業療法. 改訂第 4 版, pp509–561, 協同医書出版社, 1999
3) 日本リハビリテーション医学会・評価基準委員会：ADL 評価について. リハ医学 13:315, 1976
4) 土屋弘吉, 今田　拓, 大川嗣雄(編)：日常生活活動(動作)—評価と訓練の実際. 第 3 版, 医歯薬出版, 1992
5) 木村信子：ADL の変遷. 日本作業療法士協会(監修), 早川宏子(編)：日常生活活動, 作業療法学全書, 第 10 巻, pp1–10, 協同医書出版社, 1994
6) Lawton MP, et al: Assessment of older people; Self-maintaining and instrumental activities of daily living. *Gerontologist* 9:179–186, 1969
7) 細川　徹：障害の概念規定と評価 ADL 尺度の再検討—IADL との統合. リハ医学 31:326–333, 1994
8) 細川　徹, 他：拡大 ADL 尺度による機能的状態の評価—(1)地域高齢者. リハ医学 31:399–408, 1994
9) 鎌倉矩子：ADL の評価. 伊藤利之, 鎌倉矩子(編)：ADL とその周辺—評価・指導・介護の実際, pp6–41, 医学書院, 1994
10) 日本作業療法士協会(監修), 早川宏子(編)：日常生活活動. 改訂第 2 版, 作業療法学全書, 第 10 巻, 協同医書出版社, 1999
11) Katz S, et al: Studies of illness in the aged; the index of ADL; standard measure of biological and psychosocial function. *JAMA* 185:914–919, 1963
12) Mahoney FI, et al: Functional evaluation; The Barthel Index. *Maryland State Med J* 14:61–65, 1965
13) Schoening HA, et al: Numerical scoring of self-care status; A study of the Kenny Self-Care evaluation. *Arch Phys Med Rehabil* 49:221–229, 1968
14) 道免和久, 他：機能的自立評価法(FIM). 総合リハ 18:627–629, 1990
15) 才藤栄一, 他：リハビリテーション医療における障害. リハ医学 31:321–325, 1994
16) 古谷野　亘, 他：地域老人における活動能力の測定. 日公衛誌 34:109–114, 1987
17) ヒューマンケア協会：自立生活の自己評価. 自立支援プログラムマニュアル, 第 2 版, pp83–86, ヒューマンケア協会, 1995
18) 吉行きみ子, 他：日常生活評価. 理・作療法 16:371–373, 1983
19) 介護支援専門員テキスト編集委員会(編)：介護支援専門員テキスト. 長寿社会開発センター, 1998
20) Potvin AR, et al: Simulated activities of daily living examination. *Arch Phys Med Rehabil* 53:476–498, 1972
21) 厚生省特定疾患(神経・筋リハビリテーション)調査研究班 ADL 分科会：日常生活動作テストの手引き. 1979
22) Klein RM, et al: Self-care skills; Behavioral measurement with Klein-Bell ADL scale. *Arch Phys Med Rehabil* 63:335–338, 1982
23) 生田宗博, 他：ADL 評価法に関する研究. 昭和 52 年労働省研究報告書, 脳・脊髄損傷者の綜合機能に関する研究, pp107–112, 1978
24) Law M, et al (著)：Canadian Occupational Performance Measure. CAOT Publications ACE, 1998. 吉川ひろみ, 上村智子(訳)：COPM カナダ作業遂行測定法, 第 3 版, 大学教育出版, 2001
25) 鎌倉矩子：ADL 評価とそのアプローチ. PT ジャーナル 36:129–134, 2002
26) Moskowitz E, et al: Classification of disability in the chronically ill and aging. *J Chronic Dis* 5:342–346, 1957
27) Granger CV: Outcome of comprehensive medical rehabilitation; Measurement by PULSES profile and the Barthel Index. *Arch Phys Med Rehabil* 60:145–163, 1979
28) McCabe MA, et al: Content validity of a pediatric functional independence measure. *Appl Nurs Res* 3:120–122, 1990
29) 里宇明元, 他：子供のための機能的自立度評価表(WeeFIM). 総合リハ 21:963–966, 1993
30) 問川博之, 他：こどものための機能的自立度評価法(WeeFIM)による小児の ADL 評価. 総合リハ 25:549–555, 1997
31) Fortinsky RH, et al: The use of functional assessment in understanding home care needs. *Med Care* 19:489–97, 1981
32) Holbrook M, et al: An activities index for use with stroke patients. *Age and Aging* 12:166–170, 1983
33) 蜂須賀研二, 他：応用的日常生活動作と無作為抽出法を用いて定めた在宅脳卒中高齢者の Frenchay Activities Index 標準値. リハ医学 38:287–295, 2001
34) 末永英文, 他：改訂版 Frenchay Activities Index—自己評価表の再現性と妥当性. 日本職・災医学誌 48:55–60, 2000
35) 梅村文子：日常生活活動(日常生活動作)の検査. 石川　齊, 古川　宏(編)：作業療法技術ガイド, 第 2 版, pp136–143, 文光堂, 2003

36) Whiteneck GG, et al: Quantifying handicap; A new measure of long-term rehabilitation outcomes. *Arch Phys Med Rehabil* 73:519–526, 1992
37) 熊本圭吾, 他：CHART 日本語版の作成. 総合リハ 30:249–256, 2002
38) Wade DT, et al: Measurement in neurological rehabilitation. Oxford University Press, New York, 1992

●참고문헌

39) 古川昭人：日常生活活動の検査. 日本作業療法協会(監修), 金子　翼(編)：作業療法評価法, 改訂第 2 版, 作業療法学全書, 第 3 巻, pp88–97, 協同医書出版社, 2000
40) 原　行弘, 他：社会適応障害. 総合リハ 24:951–957, 1996
41) 鎌倉矩子：ADL 能力障害. 総合リハ 24:939–948, 1996
42) 佐直信彦：各階層における評価と尺度—行為レベル. 岩谷　力, 他(編)：運動障害のリハビリテーション, pp53–65, 南江堂, 2002
43) 小林　武：日常生活活動. 奈良　勲(監修), 内山　靖(編)：理学療法評価学, 標準理学療法学 専門分野, pp209–217, 医学書院, 2001
44) 齊藤　宏, 松村　秩, 矢谷令子：姿勢と動作—ADL における扱いと手順. メジカルフレンド社, 1977
45) 日本リハビリテーション医学会・評価基準委員会：ADL 評価に関する検討—検討の経緯と結果. リハ医学 29:691–698, 1992
46) 日本作業療法士協会(監修), 早川宏子(編)：日常生活活動. 第 2 版, 作業療法学全書, 第 10 巻, 協同医書出版社, 1999
47) 矢谷令子, 福田恵美子(編)：作業療法実践の仕組み. 協同医書出版社, 2001

XVI 흥미, 역할, QOL 평가

작업치료 초기의 이론적 지도자인 마이어(Meyer)[1]는 작업치료라는 전문직이 출발한 무렵인 1922년에, 작업치료와 작업치료사의 본연의 모습을 다음과 같이 언급하였다. "이러한 일의 참된 개척자가 되려면, 유례가 드문 천부의 재능과 개성을 필요로 한다. 거기에는 왕도는 없다. 나의 천성과 기회에 충실할 것, 이것과 같은 것을 하도록 다른 사람에게 가르치는 것이 문제인 것이다.… (중략)… 결국은 환자의 천성의 능력과 **흥미**를 동시에 존중하는 연구와 재능이 필요한 것이다"[1].

마이어가 말하려고 한 것은, 작업치료사가 대상자에게 필요하다고 판단한 활동을 제공하는 것보다는 대상자의 흥미에 기초하여 활동을 제공하는 것이 필요하며, 따라서, 대상자의 흥미를 조사하는 것이 중요하다는 것이다. 후에 단톤(Dunton)[2]도 1957년에, 작업치료와 활동 선택에 관한 원칙의 하나에 "작업치료는 재미가 있어야 한다"라는 점을 들고, 이를 위해서는, "작업은 환자의 흥미와 능력의 범위 내에서 선택되어야 한다"라고 언급하였다.

또한, 작업치료에서는 대상자가 이제까지 담당해온 역할과 역할 균형을 파악하고, 역할 재건🔑을 위해, 다양한 기능(skill)(운동기능, 인지기능, 의사소통 기능, 대인교류 기능)을 훈련하게 되었다. 작업치료에서 기능(skill)을 훈련하는 의미는 대상자가 이제까지 담당해온 역할을 가능한 한 재건하기 위함이고, 이를 위해서는, 대상자의 이제까지의 역할을 알 필요가 있다.

그리고, 초기의 작업치료사인 슬레글(Slagle)은 마이어의 습관훈련(habit training)이라는 원칙을 실천에 옮기고 있는데[3], 그 목적을 다음과 같이 언급하고 있다.

"습관훈련은 … 다음의 두 가지 목적을 갖고 있다. (1) 환자의 갱생과 재활. ① 가능한 한, 환자를 지역사회에 복귀시키는 것, 또는 ② 환자가 병원사회의 일원으로서 보다 잘 받아들여질 수 있도록 하는 것. (2) 경제적인 이익을 가져올 것. ① 환자가 물건을 파괴하거나 게으름을 피우지 않도록 할 것. 이것에 의해서 찢어진 의복대금이나 드라이클리닝 대금을 절약할 것. ② 케어와 지도의 필요성을 적게 할 것"[3].

이러한 작업치료의 목적은, 오늘날에는 생활의 질(quality of life ; QOL)🔑을 높이는 데에 있다고 할 수 있다. 작업치료는 그 역사의 출발점부터, 대상자의 QOL을 높이는 것을 목표로 하여왔다.

이와 같이, 작업치료 실천에서는 대상자의

표 1 NPI 흥미 체크리스트의 항목의 번역

성명 ______________________ 검사자명 ______________ 년월일 ______________

하기의 활동에서 당신의 흥미에 대해서, 각 항목의 해당되는 부분에 체크하시오.

활동명	보통	강함	없음	활동명	보통	강함	없음
1. 원예 (gardening)				41. 체조 (exercise)			
2. 재봉 (sewing)				42. 배구 (volleyball)			
3. 카드놀이 (poker)				43. 목공 (woodworking)			
4. 외국어 (language)				44. 당구 (billiards)			
5. 클럽 활동 (social clubs)				45. 드라이브 (driving)			
6. 라디오 (radio)				46. 청소 (dusting)			
7. 장기 (bridge)				47.보석가공(jewelry making)			
8. 자동차 수리 (car repair)				48. 테니스 (tennis)			
9. 작문 (writing)				49. 요리 (cooking)			
10. 무용 (dancing)				50. 농구 (basketball)			
11. 자수 (needlework)				51. 역사 (history)			
12. 골프 (golf)				52. 기타 (guitar)			
13. 축구 (football)				53. 과학 (science)			
14. 유행가 (popular music)				54. 수집 (collection)			
15. 퍼즐 (puzzle)				55. 탁구 (table tennis)			
16. 휴일 (holiday)				56. 피혁가공 (leather work)			
17. 점 (solitaire)				57. 쇼핑 (shopping)			
18. 영화 (movies)				58. 사진 (photography)			
19. 강연 (lectures)				59. 회화 (painting)			
20. 수영 (swimming)				60. TV (television)			
21. 볼링 (bowling)				61. 연주회 (concert)			
22. 방문 (visiting)				62. 도예 (ceramics)			
23. 수선 (mending)				63. 캠핑 (camping)			
24. 바둑 (chess)				64. 세탁 (laundry)			
25. 바비큐 (barbeques)				65. 데이트 (dating)			
26. 독서 (reading)				66. 모자이크 (mosaics)			
27. 여행 (traveling)				67. 정치 (politics)			
28. 수공예 (manual arts)				68. 낙서 (scrabble)			
29. 파티 (parties)				69. 장식 (decorating)			
30. 연극 (dramatics)				70. 수학 (math)			
31. 스케이트 (shuffleboard)				71. 자원봉사 (service group)			
32. 다리미질 (ironing)				72. 피아노 (piano)			
33. 사회과학 (social studies)				73. 스카우트 활동(scouting)			
34. 클래식 (classical music)				74. 놀이 (plays)			
35. 마루 닦기(floor moping)				75. 의복 (clothes)			
36. 플라모델(model building)				76. 뜨개질 (knitting)			
37. 야구 (baseball)				77. 머리형 (hairstyling)			
38. 마작 (checkers)				78. 종교 (religion)			
39. 노래 부르기(singing)				79. 북 (drums)			
40. 가옥수선 (home repairs)				80. 잡담 (conversation)			

◎ 기타 특별한 흥미가 있으면, 기입하시오.

◎ 어린시절부터 현재까지의 흥미의 변화에 대해서, 기입(말)하시오.

[문헌 4에서]

QOL을 높이고, 역할을 재건하기 위해서 활동을 사용하지만, 그 활동은 대상자의 흥미와 능력에 기초하는 것이여 한다는 것을 이해할 수 있다. 본 절에서는 이들의 평가방법을 검토한다.

1 흥미의 평가

a. 흥미 체크리스트의 원판과 그 배경

작업치료에서 흥미에 관한 평가방법으로서 잘 사용되는 것의 하나에, 마츠츠유(Matsutsuyu)[4]에 의해서 개발된 NPI 흥미 체크리스트(neuropsychiatric institute interest checklist; 이하, 흥미 체크리스트)가 있다. 1969년에 작성된 이 흥미 체크리스트(표 1)는, 라일리(Reilly)[5]가 제기한 작업행동(occupational behavior)이라는 이론적 틀에 따라서 작성된 것이다.

흥미 체크리스트의 주된 목적은 대상자가 흥미를 나타내는 활동을 작업치료로 제공하는 것에 있으며, 그 구체적 목표는 대상자의 흥미의 세기를 분류하는 것, 분류(표 2)에 따라서 흥미의 형태를 아는 것, 개인적인 기호를 표현하는 능력을 검토하는 것, 흥미의 세기나 종류를 판별하는 능력을 검토하는 것 등이라 하고 있다.[4]

흥미 체크리스트는 회답자에게 80의 활동을 보여주고, 각 활동에 대한 자기의 흥미를 "강하다", "보통", "없다"의 어느 것인가에 체크하도록 요구하는 것이다(표 1). 80의 활동은 표 2에 나타낸 것처럼 다섯 가지로 분류되어 있으며, 대상자가 나타낸 활동을 앎과 동시에, 주로 어느 활동분류에 흥미를 가지는 경향에 있는지도 검토할 수 있다. 또한 80항목 이외에 특별한 흥미가 있는 경우에 기재하는 자유기재하는 난도 설정하여 있다. 대상자가 흥미 체크리스트를 기입한 후에, 치료사는 대상자에게, 어린이 무렵부터의 흥미 · 취미 · 오락 등을 질문하는 보충면접을 시행하도록 권장하고 있다.[4]

표 2 NPI 흥미 체크리스트의 분류

분류	활동번호
수공예적 기술적 활동 (12항목)	2, 8, 11, 28, 36, 43, 47, 56, 59, 62, 66, 76
신체적 스포츠적 활동 (12항목)	12, 13, 20, 21, 31, 37, 41, 42, 44, 48, 50, 55
사회적 레크리에이션적 활동 (32항목)	1, 3, 5, 6, 7, 10, 14, 15, 16, 17, 18, 22, 24, 25, 27, 29, 30, 38, 39, 52, 54, 58, 60, 63, 65, 68, 71, 72, 73, 74, 79, 80
일상생활활동적 활동 (12항목)	23, 32, 35, 40, 45, 46, 49, 57, 64, 69, 75, 77
교육적 문화적 활동 (12항목)	4, 9, 19, 26, 33, 34, 51, 53, 61, 67, 70, 78

[문헌 4에서]

b. 흥미 체크리스트의 개정

흥미 체크리스트는, 그 후 1981년에 샤파(Scahffa)[6]에 의해서, 1983년에 킬호프너(Kielhofner)와 네빌(Neville)[7]에 의해서 개정되었다. 킬호프너 등에 의한 개정판[8]에서는 활동 수는 68항목으로 감소하였으나, 흥미의 시간적 변화(과거 10년 전과 현재), 현재 시행하고 있는지 아닌지, 및 장래에 하고 싶다고 생각하는지 등을 묻는 난이 설정되어, 풍부한 정보를 가져오게 되었기는 하지만, 동시에 번잡해지고, 시간이 걸리게도 되었다.

표 3 고령자판 흥미 체크리스트

특정 활동에 대한 흥미 (고령자판)

성명 남 · 여 연령 이전의 직업

날짜 년 월 일

하는 방법 : 아래에 적힌 활동에 대해서, 당신이 그 활동에 흥미가 있는 경우는 공란에 ○표를 하시오.

활동명	흥미 있음		흥미 없음
	강함	약간	
1. 원예 · 야채 만들기			
2. 재봉			
3. 라디오			
4. 산보			
5. 시조			
6. 춤			
7. 노래를 듣다			
8. 노래를 부르다			
9. 애완동물이나 가축			
10. 강연회			
11. TV · 영화			
12. 지인을 방문			
13. 독서			
14. 여행			
15. 연회			

활동명	흥미 있음		흥미 없음
	강함	약간	
16. 씨름			
17. 청소 · 세탁			
18. 정치			
19. 부인회 · 노인회			
20. 복장 · 머리형 · 화장			
21. 산나물 · 버섯 따기			
22. 이성과의 교제			
23. 드라이브			
24. 게이트볼			
25. 요리			
26. 수집			
27. 낚시			
28. 쇼핑			
29. 그랜드 골프			

위에 적혀있는 것 이외의 것으로 흥미가 있는 것을 아래의 난에 기입하시오.

1.
2.
3.
4.
5.

6.
7.
8.
9.
10.

도쿄도립 보건과학대학원 지역작업치료학 분야 야마다 연구실

[문헌 10에서]

그런데, 흥미 체크리스트의 활동은 미국의 최대 인구인 중류계급의 흥미를 반영한 것이라 한다.[8)] 그러나 활동 중에는, 어떤 특정 집단이나 문화에 있어서는 부적절한 것이나 알려져 있지 않은 것, 현재는 이미 일반적이지 않은 활동도 포함되어 있다는 비판도 있다.[8, 9)] 또한 대상자의 질환이나 연령 등을 고려하면, 원판의 80항목은 물론, 개정판의 68항목도 많다는 비판도 있다. 이 때문에, 미국에서도, 지역이나 대상자의 특성에 따라서 변경되어 있는 경우도 적지 않다.[9)]

이러한 변경은 임상장면에서의 실천적 의미는 있지만, 신뢰성이나 타당성 등의 심리 측정적 특성에 관한 연구가 이루어져 있지 않기 때문에, 비교검토가 곤란하다는 한계도 있다.

야마다 등[10)]은 일본인의 고령자에게 사용할

수 있는 흥미 체크리스트(고령자판 흥미 체크리스트)를 작성하였다(표 3). 고령자의 부담을 가능한 한 적게 하기 위해, 체크리스트의 활동항목 수는 29활동으로 하고, 고령자에게 친숙한 활동으로 하고 있다.

이 고령자판은 우선 예비적인 고령자판을 작성하고(제1단계), 다음으로, 작성한 고령자판을 지역에서 보통의 생활을 하고 있는 고령자에게 실시하여 고령자의 흥미를 잘 반영하고 있는지 아닌지를 검토함과 동시에, 필요에 따라서 활동을 수정하고(제2단계), 마지막으로, 수정판을 지역에 있는 고령자에게 실시하여, 고령자판으로서 유용한지 아닌지를 검토한다는(제3단계) 단계를 거쳐 작성되었다. 고령자판은, 흥미의 분류(표 4)와 대조해보면, 수공예적·기술적 활동이 1항목으로 적어져 있기 때문에, 작업치료에서 제공할 수 있는 활동이 발견되지 않을 가능성도 있기 때문에, 원판과 마찬가지로, 실시 후의 면접에서 다시 흥미를 찾는 것이 필요하다.

c. 면접에 의한 평가

흥미는 체크리스트라는 지필(paper-pen)검사의 형태에 의한 것 이외에, 면접에 의해서도 명백히 할 수 있다. 표 5는 작업적 사례분석 면접과 평정척도(Occupational Case Analysis Interview and Rating Scale; OCAIRS)[11]의 면접항목 중에서, 흥미를 어떻게 질문하는가를 나타낸 질문의 예이다. 흥미를 질문한 후에, 그 사람의 흥미의 상태를 평가하는 기준을 나타내고 있다. OCAIRS 이외에, 후에 일괄

표 4 고령자판 흥미 체크리스트의 분류

분류	활동번호
수공예적 기술적 활동 (1항목)	2
신체적 스포츠적 활동 (5항목)	4, 21, 24, 27, 29
사회적 레크리에이션적 활동 (13항목)	1, 3, 6, 7, 8, 9, 11, 12, 14, 15, 16, 22
일상생활활동적 활동 (5항목)	5, 10, 13, 18, 19
교육적 문화적 활동 (5항목)	17, 20, 23, 25, 28

[문헌 10에서]

표 5 작업적 사례분석 면접과 평가척도(OCAIRS)양식 : 흥미의 부분

– 당신은 시간을 어떻게 보내는 것을 좋아합니까?

– 그 밖에, 특히 흥미를 갖고 있는 것이 있습니까?

– 이러한 것들을 어느 정도 시행하고 있습니까?

평점
5. 만족해야 할 다양한 흥미(4개 이상)를 명백히 한다 : 정기적으로 2개의 활동을 한다.
4. 만족해야 할 다양한 흥미(4개 이상)를 명백히 한다 : 부정기적 참여이다.
3. 몇 가지의(1~3개) 흥미를 명백히 한다 : 정기적으로 하나의 활동에 참여하고 있다.
2. 몇 가지의(1~3개) 흥미를 명백히 한다 : 특히 정해져서 참여하는 활동은 없다.
1. 어떠한 흥미도 명백히 하지 않는다.

표 6 역할 체크리스트

이 체크리스트의 목적은 당신의 생활의 주요 역할을 분명히 하는 것입니다.
이 체크리스트는 2부로 나뉘어 있고, 각각 10의 역할과 그 의미를 나타내고 있습니다.
각각의 페이지의 지시에 따라서, 해당되는 난에 체크하기 바랍니다.

제1부

각각의 역할의 적절한 난에 체크함으로써, 그 역할을 과거에 시행하고 있었는가, 현재 시행하고 있는가, 장차 떠맡을 것이라고 생각하는가를 나타내시오. 각각의 역할에 하나 이상이 체크되는 경우도 있습니다.

예컨대, 과거에 자원봉사를 하고 있었고, 현재는 자원봉사는 아니지만, 장차 자원봉사자가 되고 싶다고 생각하면, 과거와 미래의 난에 체크하게 됩니다.

제2부

아래에는, 제1부와 같은 역할이 적혀 있습니다. 각각의 역할의 난의 다음에는, 당신에게, 그 역할의 가치 · 중요성을 나타내는 난이 있습니다. 각각의 역할에 대해서 해당되는 난에 체크하시오. 이제까지 한 일이 없는 역할이나 장차에도 하지 않을 것이라고 생각하는 역할에도, 모든 역할에 체크하시오.

역할		제1부			제2부		
		과거	현재	미래	전혀 없음	조금 있다	매우 있다
학생 · 생도	파트타임이나 풀타임으로 학교에 통학한다.						
근로자	파트타임이나 상근으로 임금이 지불되는 일에 취업한다						
자원봉사	병원, 학교, 지역, 정치활동 등에 대해서, 적어도 주 1회는 서비스를 무료 제공한다.						
양육자	자식, 배우자, 친척, 친구 등의 다른 사람의 양육에 적어도 주에 1회는 책임을 갖는다.						
가정 유지자	집의 청소나 정원일이라는 가정을 깨끗이 유지하는 일에 적어도 주 1회는 책임을 진다.						
친구	적어도 주 1회는, 친구들과 무언가를 하거나, 함께 시간을 보낸다.						
가족의 일원	적어도 주 1회는 배우자, 친척, 자녀들과 함께 시간을 보낸다.						
종교에의 참여자	자기의 신앙에 수반하는 종교 활동이나 단체에 적어도 주 1회는 참여한다.						
취미인/애호가	재봉, 악기연주, 목공, 스포츠, 연극관람, 클럽이나 팀에의 참여 등, 취미나 아마추어로서의 활동에 적어도 주 1회는 참여한다.						
조직에의 참여자	생활협동조합, 농업협동조합 등의 조직에, 적어도 주 1회는 참여한다.						
기타: ________	위에 열거하지 않은 역할에서, 당신이 하여온 일이나 현재 하고 있는 것, 또는, 장차 하고 싶은 것을 선 위에 적고, 해당란에 체크하시오.						

[문헌 15에서]

하여 설명하는 작업수행경력 면접 개정판 (OPHI-H)[12] 중에도 흥미를 명백히 하는 방법을 나타내고 있으므로, 참고로 하기 바란다.

2 역할의 평가

a. 역할 체크리스트

역할 체크리스트(role checklist) (표 6)는 오크레이(Oakley) 등[13]에 의해서 개발된 것이다. 역할 체크리스트는 2부로 구성된다.

제1부에서는 학생(student), 근로자(worker), 자원봉사자(volunteer), 양육자(care giver), 가정 유지자(home maintainer), 친구(friend), 가족의 일원(family member), 종교에의 참여자(religious participant), 취미인 · 아마추어(hobbyist/amateur), 조직에의 참여자(participant in organizations)라는 10의 역할이 각각 "주에 1회는 시행되고 있다"라는 정의와 함께 제시되고 있다. 대상자는 각 역할에 대해서, "과거에 시행하고 있었다(과거)", "현재 시행하고 있다(현재)", "장차 시행할 것이다(미래)"라는 3개의 난의 해당되는 장소에 체크하도록 요구되고 있다.

제2부는 같은 역할에, 각각의 역할이 "전혀 가치가 없다", "조금은 가치가 있다", "매우 가치가 있다"의 3개의 난 중, 자기의 생각과 일치하는 하나의 난에 체크하도록 요구되는 것이다.

이 평가에 의해서, 제1부부터는 대상자가 습관적으로 담당하여온 "역할"과 장래의 "시간적 전망"에서의 역할을 분명히 할 수 있다. 또한 역할 균형도 알 수 있다. 제2부에서는 역할에 대한 가치를 분명히 할 수 있다. 더욱이, summary sheet에서 제1부와 제2부의 회답을 비교하여(표 7), 역할 가치와 역할 예상이 불균형 상태에 있는지 등, 종합적으로 알아차릴 수 있다. 이러한 결과는, 작업치료에서의 조정을

표 7 역할 체크리스트 · summary sheet

성명______________ 연령______ 날짜_________

성별: □남성 □여성 당신은 퇴직하여 있습니까. □예 □아니요

혼인상태: □독신 □기혼 □별거 □이혼 □사별

역할	인식된 의무			가치의 표명		
	과거	현재	미래	전혀 가치가 없다	조금은 가치가 있다	매우 가치가 있다
학생						
근로자						
자원봉사자						
양육자						
가정 유지자						
친구						
가족의 일원						
종교에 참여자						
취미인/아마추어						
조직에 참여자						
기타 ________						

[문헌 15에서]

논평

도모하는 등, 작업치료에서 대처할 필요가 있을지도 모른다.[14]

b. 일본판 역할 체크리스트

야마다 등[15]은 역할 체크리스트를 번역하여, 일본에서 사용할 수 있는지 아닌지를 16~77세의 건강한 사람 100명을 대상으로 검토하였다. 그 결과는 표 8~10에 나타낸 대로이다.

역할명의 번역상의 문제와 대상자의 역할 정의의 이해에 관한 문제 등이 시사되어, 이들을 수정하여, 일본판 역할 체크리스트로서 사용할 수 있도록 하고 있다.

c. 면접에 의한 평가

역할도, 흥미와 마찬가지로 지필(paperpen)

표 8 일본인 건강한 사람의 역할 체크리스트의 결과 : 각 역할 체크 인원수(과거 · 현재 · 미래별)

(n=100)

	학생	근로	자원봉사	양육	가정	친구	가족	종교	취미	조직
과거	87	47	11	35	46	67	70	5	50	14
현재	42	58	6	46	67	76	75	2	45	13
미래	16	65	27	70	73	73	79	12	62	30

[문헌 15에서]

표 9 일본인 건강한 사람의 역할 체크리스트의 결과 : 대상자가 체크한 역할 수(과거 · 현재 · 미래별)

(n=100)

	0	1	2	3	4	5	6	7	8	9	평균
과거	0	11	15	13	17	12	14	8	6	4	4.28
현재	0	2	6	23	26	26	9	7	1	0	4.28
미래	0	4	4	14	13	20	22	16	6	1	5.04

[문헌 15에서]

표 10 일본인 건강한 사람의 역할 체크리스트의 결과 : 각 역할별 가치부여의 인원수(과거 · 현재 · 미래별)

(n=100)

가치	학생	근로	자원봉사	양육	가정	친구	가족	종교	취미	조직
없음	0	1	5	3	0	0	0	47	1	31
약간	27	16	35	13	21	12	14	46	32	55
매우	73	83	60	84	79	88	86	7	67	14

[문헌 15에서]

표 11 작업적 사례분석 면접과 평가척도(OCAIRS)양식 : 역할의 부분

— 무엇을 하고 있습니까?라 질문을 받으면, 무엇이라 대답합니까?

— 당신은 ___________을 하고 있다는 것입니다만, 그 일에는 어떠한 책임이 있습니까?
(이제까지의 응답이나 사전에 얻은 정보로부터 "역할" 을 넣는다)

평점
5. 현실적으로 많은(5개 이상) 활동 또는 주된 역할의무를 이야기한다.
4. 현실적으로 몇 개인가의(3~4개) 활동 또는 주된 역할의무를 이야기한다.
3. 현실적으로 1개나 2개의 활동 또는 주된 역할의무를 이야기한다.
2. 얼마간은 현실적으로(또는 막연히) 활동이나 주된 역할의무를 이야기한다.
1. 주요 역할을 이야기하지 않는다.

[문헌 11에서]

검사에 의하는 이외에, 면접에 의해서 분명히 할 수 있다. **표 11**은 OCAIRS의 면접항목 중의 역할에 관한 질문이다. 그 사람의 역할상태의 평가기준도 나타냈다.

OCAIRS 이외에, OPHI-H 중에도 역할을 분명히 하는 방법을 나타내고 있으므로, 참고로 하기 바란다.

3 QOL의 평가

a. QOL 평가의 필요성

후쿠하라[16]는 QOL 평가가 필요한 이유로서, 성과(outcome) 연구에서의 대상자에 입각한 연구를 들고 있다. 성과는 경험적인 모델화가 용이하고, 직감적으로 이해할 수 있으며, 정량화할 수 있고, 또한 측정이 용이하다고 언급하였다.

의료에서의 성과는 대상자에게 제공된 의료가 가져오는 최종 산물(end point)이며, 최초의 상태와의 비교에 의해서 나타낼 수 있다. 1980년대에 본격화된 성과연구에서는 주민이나 대상자의 주관적인 평가지표를 중요시하게 되었다. 이 때문에 주관적인 지표의 중요성이 인식되어, QOL 평가, 특히 건강관련 QOL에 과한 평가방법이 개발되어 왔다.

b. QOL의 측정과 평가방법의 구조

QOL의 측정에서 가장 일반적인 데이터 수집방법은 자기기입식의 질문지법이지만, 대상자의 특성을 고려하여, 면접에 의한 데이터 수집도 이루어진다. QOL을 평가방법으로서 성과연구에 도입하는 경우에, 어떻게 측정하는가라는 것(척도 구성법)이 문제가 된다. 계량심리학에 기초하여, 신뢰성이나 타당성의 검증이 필요하게 된다. 작업치료에서는 건강관련 QOL이 중심이 되지만, 건강에 관련되지 않는 QOL도 있고, 또한, 삶의 보람이나 행복감이나 인생의 만족이라는 것도 평가하는 일이 있다.

필자는 당 대학원생인 교쿄쿠와 함께, 1965~2004년의 QOL 평가척도를 PubMed MEDLINE을 사용하여 수집하고, 어떠한 구성요소에 착안하고 있는지를 검토하였다. 624의 논문을 얻었으나, 원저논문일 것, 신뢰성, 타당성이 검증된 평가방법일 것, 2편 이상의 논문에서 주요 측정법으로 사용된 실적이 있을 것, 질병에 특화하지 않는 포괄적 QOL척도일 것을 조건으로 한 결과, 7개의 QOL 평가척도를 얻었다(**표 12**). KJ법에 의해서 구성요소를 검토한 결과, ① 충실한 생활, ② 정신기능, ③ 신체기능, ④ 작업기능상태, ⑤ 기초질환의 증상, ⑥ 경제상황, ⑦ 생활환경, ⑧ 인간관계의 8요소를 발견하였다.

표 12에는, 7개의 QOL 평가방법으로 평가하는 구성요소를 나타냈다. 이들의 평가척도에서는, 공통적으로 생활에 대한 가치관이 충분히 평가되어 있지 않다는 것이 밝혀졌다. 또한, 일본의 작업치료에서 흔히 사용되는 PGC 모랄 스케일은 이 안에는 포함되지 않았다.

c. QOL의 평가법

우에다[17]는 QOL의 구조로서, a)객관적 QOL과 b)주관적 QOL로 구분하며, a)는 다시, (1) 생물수준의 QOL, (2)개인수준의 QOL, (3)사회수준의 QOL로 구분하고 b)는

표 12 PubMed MEDLINE에 의한 질이 높은 QOL의 포괄적 평가법과 그 구성요소(야마다 · 교코쿠에 의함)

저자/연도	척도명	소요시간	구성요소	충실한 생활			정신활동						신체기능			작업기능 상태				기초질환의 증상				경제상황			생활환경			인간관계					일본어판
			하위 구성요소 / 구성요소수	전반적 건강감	생활의 만족감	생활의 질	심리적인 건강	정신의 건전한	인지기능	감정상태	스피리추얼	활력	신체의 건전한 상태	신체의 기능상태	신체의 능력	역할상태	작업수행	생활적응	목적	증후	통증	걱정걸이	피로하고 고달픔	경제상태	경제능력	경제적 불안	안전과 법률	의학적 케어의 상태	환경	가족관계	성적관계	친한 다른 사람	사회적관계	의료적과의 관계	
Kaplan[a] (1982)	Quality of Well-Being Scale(QWB)	12~20	4												*		*			*															일어판 없음
Ferrans 등[b] (1985)	Quality of Life Index(QLI)	10	4	*			*				*													*						*					일어판 없음
O' Boyle[c] (1991)	Schedule for the Evaluation of individual Quality of Life(SEIQoL)	-	3	*													*							*						*			*		일어판 없음
Ware 등[d] (1996)	MOS Short Form-36 (SF-36)	5분	8	*				*				*	*			*					*												*		후쿠하라 스즈카모
WHOQoL Group[e] (1998)	World Health Organization Quality of Life-100 (WHOQOL-100)	자기평가 20~30 면접:40~90	6	*		*	*							*				*											*				*		일어판 없음
WHOQoL Group[f] (1998)	World Health Organization Quality of Life-BREF (WHOQOL-BREF)	5	5	*	*		*						*		*						*			*					*				*		다자키, 나카네
Varni 등[g] (1998)	Pediatric Quality of Life Inventory(PedsQOL)	4	4						*					*			*																*		일어판 없음

a) Anderson JP, Kaplan RM, Berry CC, et al: Interday reliability of function assessment for a health status measure. The quality of well-being scale. *Med Care* 27:1076–1083, 1989
b) Ferrans CE, Powers MJ: Psychometric assessment of the Quality of Life Index. *Res Nurs Health* Feb 15(1):29–38, 1992
c) McGee HM, O'Boyle CA, Hickey A, et al: Assessing quality of life of the individual: the SEIQoL with a healthy and a gastroenterology unit population. *Psychol Med* 21:749–759, 1991
d) Stwart AL, Hays RD, Ware JE: The MOS short-form general survey. *Medical Care* 26:724–735, 1988
e) Skevington SM, Lotfy M, O'Connell KA; WHOQOL Group: The World Health Organization's WHOQOL-BREF quality of life assessment: psychometric properties and results of the international field trial; A report from the WHOQOL group. *Qual Life Res* Mar 13(2):299–310, 2004
f) The Whoqol Group: The World Health Organization quality of life assessment (WHOQOL): Development and general psychometric properties. *Soc Sci Med* Jun 46(12):1569–1585, 1998
g) Varni JW, Seid M, Kurtin PS: The PedsQL 4.0: Reliability and validity of the pediatric quality of life inventory version 4.0 generic core scales in healthy and patient populations. *Medical Care* 39:800–812, 2001
h) 福原俊一, 鈴鴨よしみ : SF-36, version2 日本語版マニュアル. NPO 健康医療評価研究機構, 2004
i) 田崎美弥子, 中根充文 : WHO/QOL-26 手引. 金子書房, 1997

(4)실재로서의 QOL(체험으로서의 인생의 질)이라 하고 있다.

1) SF-36 건강조사표

QOL의 측정법에서는, 의학영역에서 작성된 것은 상기 (1)과 (2)가 중심이 된다. 예컨대, SF-36(The 36-item short form of the Medical Outcomes Study questionnaire)[18, 19]는, ① 건강상태, ② 건강상태(1년 전과 비교), ③ 건강상으로 곤란한 활동(격렬한 운동 등 10항목), ④ 신체적 이유에서의 문제(예 : 시간을 줄이는 등), ⑤ 심리적 이유에서의 문제(위와 같음), ⑥ 신체적 이유에서의 대인관계의 문제, ⑦ 통증의 정도, ⑧ 통증에 의한 일 · 가사의 제한, ⑨ 건강상태(예 : 원기 왕성하였다 등), ⑩ 신체적 · 정신적 이유에서의 대인교류의 제한, ⑪ 전체적 상태, 를 묻는 36항목으로 구성되는 질문지법이다(④~⑪은 어느 것도 과거 1개월간에 대해서이다) (표 13).

2) WHO/QOL-26

근년 간행된 WHO/QOL-26[20]은, ① 신체적(6항목), ② 심리적(6항목), ③ 사회적(3항목), ④ 환경(8항목), ⑤ 종합(2항목)으로 구분된 QOL을 측정하고 있으며, 종합적인 QOL평가라 생각할 수 있다.

3) 생활만족도 지수(LSI-Z)

한편, 노년사회학의 영역에서 개발된 생활만족도 지수 Z(Life Satisfaction Index-Z)[21]는 나이를 먹는 것은 젊었을 적에 생각한 것보다도 좋은 것인가? 인생은 다른 사람에 비해서 복 받았다고 생각하는가? 인생에서 지금이 가장 싫은 때인가? 라는 주관적 QOL을 평가하려고 하고 있다.

d. 작업치료에서의 QOL 평가

작업치료에서의 QOL 평가는 작업치료 이외의 영역에서 개발된 것을 빌려 사용하고 있었으나, 최근에, 키르호프너 등[22]은 인간작업 모델을 이론적 배경으로, 질문지와 면접에 의한 생활만족도의 평가방법을 개발하였다.

1) 작업에 관한 자기평가

질문지법은 "작업에 관한 자기평가(occupational self-assessment ; OSA) (표 14)이며, 자기에 관한 부분과 환경에 관한 부분의 2부로 구성된다.

우선, 제1부의 21의 설문을 읽고, 각각이 자기에게는 "많은 문제가 있다", "약간 문제가 있다", "좋다", "매우 좋다"의 어느 것인가를 해당란에 ○표를 하고(step 1), 이어서, 같은 설문의 중요도를 4단계로 매기며(step 2), 마지막으로, 자기가 바꾸고 싶은 것을 4개 선정하여 우선순위를 매긴다. 같은 것을 제2부의 8개 설문에 대해서도 실시한다. 이것에 의해서 자기의 주관적인 만족도를 알 수 있다.

또한, 설문 1에서 11까지는 운동, 처리(문제해결), 대인교류 및 의사소통의 각 기능(skill)에, 12에서 16까지는 역할과 습관에, 17에서 21은 동기부여에, 22에서 29까지는 생활(집), 일, 레크리에이션의 장 등의 환경(작업행동장면)에 관한 것이다.

이 평가에 기초하여, 대상자의 주관적 QOL의 상태를 평가할 수 있고[23], 재평가에 의해서 작업치료의 효과를 볼 수 있다.[24]

2) 작업수행경력 면접 개정판(OPHI-Ⅱ)

면접법은 "OPHI-Ⅱ"(표 15, 16)으로, 작업역

표 13 SF-36 v2™ 일본어판

당신의 건강에 대해서

이 설문은 당신이 자신의 건강을 어떻게 생각하고 있는지에 대해서 묻는 것입니다.
당신이 매일을 어떻게 느끼고, 일상의 활동을 어느 정도 자유로이 할 수 있는지를 아는 데에 참고가 됩니다. 수고를 끼쳐 드려 죄송하지만, 부디 잘 협력해주시기를 바랍니다.

아래의 각각의 질문에 대해서, 가장 잘 들어맞는 것에 표식(∨)을 하시오.

문 1 당신의 건강상태는? (가장 잘 들어맞는 것에 표식(∨)을 하시오)

최고로 좋다	매우 좋다	좋다	별로 좋지 않다	좋지 않다
▼ □1	▼ □2	▼ □3	▼ □4	▼ □5

문 2 1년 전과 비교해서, 현재의 건강상태는 어떠합니까?
(가장 잘 들어맞는 것에 표식(∨)을 하시오)

1년 전보다, 훨씬 좋다	1년 전보다는, 약간 좋다	1년 전과, 거의 같다	1년 전 정도, 좋지 않다	1년 전보다, 훨씬 나쁘다
▼ □1	▼ □2	▼ □3	▼ □4	▼ □5

문 3 이하의 질문은 일상 흔히 하고 있는 활동입니다. 당신은 건강상의 이유로, 이러한 활동을 하는 것이 어렵다고 느낍니까? 어렵다면 어느 정도입니까? (가~차까지의 각각의 질문에 대해서, 가장 잘 들어맞는 것에 표식(∨)을 하시오)

	매우 어렵다 ▼	약간 어렵다 ▼	전혀 어렵지 않다 ▼
가) 격렬한 활동, 예컨대, 열심히 달리다, 무거운 물건을 들다, 격렬한 스포츠를 하는 등	□1	□2	□3
나) 적당한 활동, 예컨대, 집이나 정원의 청소를 한다, 1~2시간 산보하는 등	□1	□2	□3
다) 약간 무거운 물건을 들거나, 운반하거나 한다. (예컨대 쇼핑백 등)	□1	□2	□3
라) 계단을 몇 단 위까지 오른다.	□1	□2	□3
마) 계단을 1층 위까지 오른다.	□1	□2	□3
바) 몸을 앞으로 굽힌다, 꿇어앉다, 웅크리다.	□1	□2	□3
사) 1 킬로미터 이상 걷다.	□1	□2	□3
아) 수백 미터 정도 걷다.	□1	□2	□3
자) 100미터 정도 걷다.	□1	□2	□3
차) 자기가 욕조에 들어가거나, 착탈의를 한다.	□1	□2	□3

(계속)

표 13 SF-36 v2™ 일본어판 (계속)

문 4 과거 1개월간에, 일이나 평소의 활동(가사 등)을 함에 있어, 신체적 이유로 다음과 같은 문제가 있었습니까. (가~라까지의 각각의 질문에 대해서, 가장 잘 들어맞는 것에 표식(∨)을 하시오)

	언제나	거의언제나	때때로	드물게	전혀없다
가) 일이나 평소의 활동을 하는 시간을 줄였다.	□1	□2	□3	□4	□5
나) 일이나 평소의 활동을 생각한 만큼 할 수 없었다.	□1	□2	□3	□4	□5
다) 일이나 평소의 활동의 내용에 따라서는, 할 수 없는 것이 있었다.	□1	□2	□3	□4	□5
라) 일이나 평소의 활동을 하는 것이 어려웠다(예컨대 여느 때보다 노력을 필요로 하였다)	□1	□2	□3	□4	□5

문 5 과거 1개월간에, 일이나 평소의 활동(가상 등)을 함에 있어, 심리적인 이유로 (예컨대, 기분이 침울해지거나 불안을 느끼거나 하였기 때문에), 다음과 같은 문제가 있었습니까. (가~다까지의 각각의 질문에 대해서, 가장 잘 들어맞는 것에 표식(∨)을 하시오)

	언제나	거의언제나	때때로	드물게	전혀없다
가) 일이나 평소의 활동을 하는 시간을 줄였다.	□1	□2	□3	□4	□5
나) 일이나 평소의 활동을 생각한 것만큼 할 수 없었다.	□1	□2	□3	□4	□5
다) 일이나 평소의 활동을 여느 때만큼 집중하여 할 수 없었다.	□1	□2	□3	□4	□5

문 6 과거 1개월간에, 가족, 친구, 이웃사람, 기타의 동료와의 평소의 교제가 신체적 또는 심리적 이유로, 어느 정도 방해를 받았습니까? (가장 잘 들어맞는 것에 표식(∨)을 하시오)

전혀 방해를 받지 않았다	근소하게 방해를 받았다.	약간 방해를 받았다	상당히 방해를 받았다.	매우 방해를 받았다.
□1	□2	□3	□4	□5

문 7 과거 1개월간에, 몸의 통증을 어느 정도 느꼈습니까? (가장 잘 들어맞는 것에 표식(∨)을 하시오)

전혀 없었다	약간의 통증	가벼운 통증	중간정도의 통증	심한 통증	매우 심한 통증
□1	□2	□3	□4	□5	□6

(계속)

표 13 SF-36 v2™ 일본어판 (계속)

문 8 과거 1개월간에, 여느 때의 일(가사도 포함합니다)이 통증 때문에, 어느 정도 방해를 받았습니까. (가장 잘 들어맞는 것에 표식(∨)을 하시오)

전혀 방해를 받지 않았다	근소하게 방해를 받았다.	약간 방해를 받았다	상당히 방해를 받았다.	매우 방해를 받았다.
▼ □1	▼ □2	▼ □3	▼ □4	▼ □5

문 9 다음에 열거하는 것은 과거 1개월간에, 당신이 어떻게 느꼈는지에 대한 질문입니다. (가~자까지의 각각의 질문에 대해서 가장 잘 들어맞는 것에 표식(∨)을 하시오)

	언제나	거의언제나	때때로	드물게	전혀없다
가) 원기 왕성합니까?	□1	□2	□3	□4	□5
나) 상당히 신경질이었습니까?	□1	□2	□3	□4	□5
다) 어떻게도 되지 않을 정도로, 기분이 침울하였습니까?	□1	□2	□3	□4	□5
라) 안정되고, 온화한 기분이었습니까?	□1	□2	□3	□4	□5
마) 활력(에너지)에 넘쳐흘렀습니까?	□1	□2	□3	□4	□5
바) 침울해져 우울한 기분이었습니까?	□1	□2	□3	□4	□5
사) 완전히 지쳐 있었습니까?	□1	□2	□3	□4	□5
아) 즐거운 기분이었습니까?	□1	□2	□3	□4	□5
자) 피로를 느꼈습니까?	□1	□2	□3	□4	□5

문 10 과거 1개월간에, 친구나 친척을 방문하는 등, 사람과의 교제가, 신체적 또는 심리적인 이유로 시간적으로 어느 정도 방해를 받았습니까? (가장 잘 들어맞는 것에 표식(∨)을 하시오)

언제나	거의 언제나	때때로	드물게	전혀 없다
▼ □1	▼ □2	▼ □3	▼ □4	▼ □5

문 11 다음에 열거한 각 항목은 어느 정도 당신에게 들어맞습니까? (가~라까지의 각각의 질문에 대해서, 가장 잘 들어맞는 것에 표식(∨)을 하시오)

	완전히 그대로	거의 들어 맞다	무어라고도 말할 수 없다	거의 들어맞지 않다	전혀 들어맞지 않다
가) 나는 다른 사람에 비해서 병에 걸리기 쉽다고 생각한다.	□1	□2	□3	□4	□5
나) 나는 남들만큼 건강하다.	□1	□2	□3	□4	□5
다) 나의 건강은, 나빠질 것 같은 기분이 든다.	□1	□2	□3	□4	□5
라) 나의 건강상태는 매우 좋다.	□1	□2	□3	□4	□5

이것으로 설문은 끝입니다. 협력해주셔서 감사합니다.

표 14 작업에 관한 자기평가 개정판(OSA II)

이 체크리스트는 당신이 작업치료에서 대처할 수 있고 문제영역을 확인하기 위한 것입니다. 영역에는, 자기의 신변의 일, 개인적인 흥미와 가치, 습관, 기능, 그리고 환경이라는 항목이 포함되어 있습니다. 단계(step)를 따라서 실시설명을 하고 있으므로, 잘 읽고, 해당되는 난에 ○표를 하시오.

성명＿＿＿＿＿＿＿＿＿＿ 연령＿＿＿＿＿ 오늘의 날짜＿＿＿＿＿ 년＿＿＿ 월＿＿＿ 일

단계 1 아래에는 당신이 매일의 생활에서 시행하는 일에 관한 문장이 적혀 있습니다. 적혀 있는 각각의 것에 대해서, 어느 정도 잘 하고 있는지, 해당되는 난에 ○표를 하시오. 그 항목이 들어맞지 않는다고 생각되는 경우는 그 항목에 ×표를 하고 다음으로 진행하십시오.					**단계 2** 다음으로, 각각의 문장이 자기에게 어느 정도 중요한지를 생각해보고, 어느 것인가에 ○표를 하시오.				**단계 3** 자기 자신에 대해서 얻고 싶은 항목을 4개 선정 하시오. 그 중 가장 중요한 것에 1을, 두번째로 중요한 것에 2를, 세번째에 중요한 것에 3을, 네번째의 것에 4를 매기시오.	
자기에 대해서	이것을 하려면 많은 문제가 있다.	이것을하려면 약간 문제가있다.	이것은 잘하고 있다.	이것은 매우 잘하고 있다.	이것은 나에게 중요하지 않다	이것은 나에게 중요하다	이것은 나에게 약간 중요하다.	이것은 나에게 매우 중요하다.	바꾸고 싶은 것에 순번을 매기시오.	이 난에는 각각의 문장에 대한 생각을 자유로이 적으시오.
1. 자기의 과제에 집중하다	문제 있음	약간 문제	좋다	매우 좋다	중요하지 않다	중요하다	약간 중요하다	매우 중요하다		
2. 몸을 사용해서 해야 하는 것을 한다.	문제 있음	약간 문제	좋다	매우 좋다	중요하지 않다	중요하다	약간 중요하다	매우 중요하다		
3. 생활하고 있는 장소를 정리한다.	문제 있음	약간 문제	좋다	매우 좋다	중요하지 않다	중요하다	약간 중요하다	매우 중요하다		
4. 신체에 조심하다	문제 있음	약간 문제	좋다	매우 좋다	중요하지 않다	중요하다	약간 중요하다	매우 중요하다		
5. 돌봐주어야 할 사람을 돌보다	문제 있음	약간 문제	좋다	매우 좋다	중요하지 않다	중요하다	약간 중요하다	매우 중요하다		
6. 가야 할 곳에 가다	문제 있음	약간 문제	좋다	매우 좋다	중요하지 않다	중요하다	약간 중요하다	매우 중요하다		
7. 금전의 관리를 하다	문제 있음	약간 문제	좋다	매우 좋다	중요하지 않다	중요하다	약간 중요하다	매우 중요하다		
8. 기본적으로 필요한 것(식사, 복약)을 한다.	문제 있음	약간 문제	좋다	매우 좋다	중요하지 않다	중요하다	약간 중요하다	매우 중요하다		
9. 다른 사람에게 자기를 표현한다.	문제 있음	약간 문제	좋다	매우 좋다	중요하지 않다	중요하다	약간 중요하다	매우 중요하다		
10. 다른 사람과 잘 지내고 있다.	문제 있음	약간 문제	좋다	매우 좋다	중요하지 않다	중요하다	약간 중요하다	매우 중요하다		
11. 문제를 분명히 인지하여 해결한다.	문제 있음	약간 문제	좋다	매우 좋다	중요하지 않다	중요하다	약간 중요하다	매우 중요하다		
12. 느긋하게 쉬거나 즐긴다.	문제 있음	약간 문제	좋다	매우 좋다	중요하지 않다	중요하다	약간 중요하다	매우 중요하다		
13. 해야 할 일을 정리하다.	문제 있음	약간 문제	좋다	매우 좋다	중요하지 않다	중요하다	약간 중요하다	매우 중요하다		
14. 만족할 수 있는 일과가 있다.	문제 있음	약간 문제	좋다	매우 좋다	중요하지 않다	중요하다	약간 중요하다	매우 중요하다		
15. 자기의 책임을 확실히 수행한다.	문제 있음	약간 문제	좋다	매우 좋다	중요하지 않다	중요하다	약간 중요하다	매우 중요하다		
16. 학생, 근로자, 자원봉사자, 가족의 일원 등의 역할에 관여한다.	문제 있음	약간 문제	좋다	매우 좋다	중요하지 않다	중요하다	약간 중요하다	매우 중요하다		
17. 자기가 좋아하는 활동을 한다.	문제 있음	약간 문제	좋다	매우 좋다	중요하지 않다	중요하다	약간 중요하다	매우 중요하다		
18. 자기의 목표를 향해서 매진한다.	문제 있음	약간 문제	좋다	매우 좋다	중요하지 않다	중요하다	약간 중요하다	매우 중요하다		
19. 자기가 중요하다고 생각하는 것에 기초하여 정하고 있다.	문제 있음	약간 문제	좋다	매우 좋다	중요하지 않다	중요하다	약간 중요하다	매우 중요하다		
20. 하려고 결정한 것을 완수하고 있다.	문제 있음	약간 문제	좋다	매우 좋다	중요하지 않다	중요하다	약간 중요하다	매우 중요하다		
21. 자기 능력을 잘 발휘하고 있다.	문제 있음	약간 문제	좋다	매우 좋다	중요하지 않다	중요하다	약간 중요하다	매우 중요하다		

단계 1 아래에는 당신이 매일의 생활에서 시행하는 일에 관한 문장이 적혀 있습니다. 적혀 있는 각각의 것에 대해서, 어느 정도 잘 하고 있는지, 해당되는 난에 ○표를 하시오. 그 항목이 들어맞지 않는다고 생각되는 경우는 그 항목에 ×표를 하고 다음으로 진행하십시오.					**단계 2** 다음으로, 각각의 문장이 자기에게 어느 정도 중요한지를 생각해보고, 어느 것인가에 ○표를 하시오.				**단계 3** 자기 자신에 대해서 얻고 싶은 항목을 4개 선정 하시오. 그 중 가장 중요한 것에 1을, 두번째로 중요한 것에 2를, 세번째에 중요한 것에 3을, 네번째의 것에 4를 매기시오.	
자기에 대해서	이것을 하려면 많은 문제가 있다.	이것을하려면 약간 문제가있다.	이것은 잘하고 있다.	이것은 매우 잘하고 있다.	이것은 나에게 중요하지 않다	이것은 나에게 중요하다	이것은 나에게 약간 중요하다.	이것은 나에게 매우 중요하다.	바꾸고 싶은 것에 순번을 매기시오.	이 난에는 각각의 문장에 대한 생각을 자유로이 적으시오.
1. 생활하고 몸을 쉬는 장소	문제 있음	약간 문제	좋다	매우 좋다	중요하지 않다	중요하다	약간 중요하다	매우 중요하다		
2. 생산적(일 · 공부 · 자원봉사) 활동	문제 있음	약간 문제	좋다	매우 좋다	중요하지 않다	중요하다	약간 중요하다	매우 중요하다		
3. 생활하고 몸을 쉬기 위해 필요	문제 있음	약간 문제	좋다	매우 좋다	중요하지 않다	중요하다	약간 중요하다	매우 중요하다		
4. 생산적이 되기 위해 필요한 물건	문제 있음	약간 문제	좋다	매우 좋다	중요하지 않다	중요하다	약간 중요하다	매우 중요하다		
5. 자기를 지지하고 격려해주는 사람	문제 있음	약간 문제	좋다	매우 좋다	중요하지 않다	중요하다	약간 중요하다	매우 중요하다		
6. 자기와 함께 해주는 사람	문제 있음	약간 문제	좋다	매우 좋다	중요하지 않다	중요하다	약간 중요하다	매우 중요하다		
7. 자기가 중요하게 여기거나 좋아하는 것을 하는 기회	문제 있음	약간 문제	좋다	매우 좋다	중요하지 않다	중요하다	약간 중요하다	매우 중요하다		
8. 자기 갈 수 있어 즐길 수 있는 장소	문제 있음	약간 문제	좋다	매우 좋다	중요하지 않다	중요하다	약간 중요하다	매우 중요하다		

[문헌 22에서]

표 15 작업수행경력 면접 개정판(OPHI-II) 면접항목 〔요지 1〕

작업역할

작업역할의 부분은 그 사람의 생활 양식(lifestyle)을 만들어내고 있는 작업역할을 살피는 질문으로 구성된다.

근로자, 학생, 양육자의 역할

- 자기의 일에 대해서 이야기하시오.
- 당신은 왜 이 일(직업)에 취업하였습니까. 이 일 또는 공부를 선택하였습니까? _____ 을 보살피는 데에 책임을 갖게 된 것입니까?[현재의 모든 역할(학생/근로자/양육자)에 대한 질문을 한다]
- 당신은 _____으로서, 어떠한[책임을 갖고 있습니까/ 어떠한 것을 해야 합니까]?
- 그것을 하는 큰 이유는 무엇입니까?
- 당신은 자기를 어떠한 근로자/학생/양육자라고 생각합니까?

〔만일 현재, 학생이나 근로자가 아닌 경우〕

- 당신은 이제까지 일한 일이 있습니까? [예의 경우] 외 이일을 선택하였습니까?
  [아니요의 경우] 당신은 왜 일하지 않았습니까?
- 당신의 과거의 학생으로서의 경험은 어떠한 것이었습니까?

친구, 자원봉사자, 애호가, 취미인, 및 기타의 역할

- [일, 면한, 기타의 책임] 이외에, 무언가 특별한 것을 빈번하게 하고 있습니까?

가정유지 역할(현재, 학생 또는 근로자가 아닌 경우)

- 당신은[아파트, 단독주책, 기숙사, 노인 홈, 기타]에 살고 있지요?

종교/조직에의 참여

- 당신은 어떤 조직이나 절이나 교회 등의 그룹에 적극적으로 참여하고 있습니까?
- 왜 당신은 그렇게 하고 있습니까?

일과

일과의 부분에는, 그 사람이 시간을 어떻게 짜거나, 사용하거나 하는가라는 것과, 일상과제에 대한 민족, 그리고, 시간을 소비하고 있는 전형적인 작업행동에 관한 질문이 포함된다.

- 1주일 중에서, 전형적인 1일에 대해서 설명하시오.
- 주말과 주중을 지내는 방법은 어떻게 다릅니까? [예의 경우] 주말에 대해서 설명하시오.
- 당신은 이 일과에 만족하고 있습니까? [예의 경우] 그 일과의 어떠한 부분이 좋습니까?
  [아니요의 경우] 그 일과의 어떠한 부분이 싫습니까?
- 당신에게 정말 좋은 날[또는 정말 나쁜 날]이란 어떠한 1일입니까?
- 일과 중에서 가장 중요한 것은 어떠한 것입니까?
- 이제까지 일과가 변화한 일이 있습니까?
- 자기의 일과를 마찬가지로 유지하려면, 무엇이 가장 중요하다고 생각합니까?
- 자기의 일과 중에서, 바꾸고 싶은 것은 어떠한 것입니까?
- 현재, 일과의 일부로서 하고 있는 취미나 작품 만들기가 있습니까?
- 과거에, 일과의 일부로서 하고 있던 취미나 작품 만들기는 있었습니까?

작업행동 장면

작업행동 장면에서는, 사람들을 포함하는 그 사람의 작업과제와, 작업행동에 대한 환경의 영향에 관한 질문이 포함된다.

집

- 살고 있는 곳에 대해서 이야기하시오. [또는]_____ 에 살고 있지요. 어떠한 곳입니까?

아래의 질문은 "역할" 중 양육자의 역할에 관한 질문과 중복되고 있습니다. 만일 그 쪽을 먼저 질문한 경우에는 아래의 질문을 반복할 필요는 없습니다.

- [단독주택, 아파트, 기숙사]를 깨끗이 해두기 위해서는, 어떠한 일을 해야 합니까?
- 함께 살고 있는 사람이 있습니까?
- 만일 무언가 도움이 필요하다 하여, [가족, 배우자, 같은 방에 있는 사람 등]이 도와준다고 기대할 수 있습니까?
- 당신이 의기소침하여 있거나 혼란하여 있을 때에, [가족, 배우자. 같은 방에 있는 사람 등]은 기운을 복돋우어줄 것이라 기대할 수 있습니까?

[문헌 12에서]

표 16 작업수행경력 면접 개정판(OPHI-Ⅱ) 면접항목 〔요지 2〕

주된 생산적 역할장면

- [일하고 있는 장소, 다니고 있는 학교]에 대해서 이야기하시오.
- [일하고 있는 장소, 다니고 있는 학교]가 어떠한 곳인지를 설명하시오.
- [직장으로서, 학생으로서] 가장 교류하고 있는 사람은 어떠한 사람입니까?
- [직장동료, 동료, 상사, 동급생이나 친구들, 선생]과 잘 지내고 있습니까?
- [직장, 학교에서] 스트레스를 높이거나, 곤란하게 하고 있는 사람이 있습니까?
- 무언가 도움을 필요로 할 때에, [직장동료, 동료, 상사, 동급생이나 친구들, 선생]이 당신을 도와준다고 기대할 수 있습니까?
- 당신이 의기소침하여 있거나 혼란하여 있을 때에, [직장동료, 동료, 상사, 동급생이나 친구들, 선생]으로부터 조언을 듣거나, 지지해주는 것을 기대할 수 있습니까?

레저 장면

- 휴양을 취하거나, 이완하기 위해서는, 주로 어떠한 일을 합니까?
- 이완가거나, 휴양할 때에, 가장 많이 함께 하는 사람은 누구입니까?
- 이완가거나, 휴양할 때에는, 어떠한 분위기인지를 가르쳐 주시오. 이를 위해 최근에 한 일을 이야기하시오.

활동선택 및 작업선택

활동선택 및 작업선택의 부분에는 사람이 어떻게 하여 작업행동에 관계하는 선택을 하는가? 또한, 이들의 선택의 배경을 이루는 가치, 흥미, 및 개인적 원인귀속을 이해하기 위한 질문이 포함된다.

- 왜 [이 직업에 취업하게 되었습니까. 이 직종/공부를 선택한 것입니까. 부모에 대한 책임을 갖게 된 것입니까]?
- 자기가 정말 중요하다고 생각하고 있는 일을 하고 있습니까?
  - [예의 경우] 당신에게 있어 정말 중요한 것을 몇 가지 열거하시오.
  - [아니요의 경우] 당신이 하고 있지 않는 일은 무엇입니까. 그 이유를 말하시오.
- 이제까지, 자기에게 중요한 생활상의 사항을 선택할 수 있었습니까?
- 하고 싶다고 생각하고 있는 것을 계속 방해하여 온 일이 있습니까?
- 자기가 즐길 수 있는 것을 하기 위한 충분한 시간이 있다고 생각합니까?
  - [예의 경우] 당신은 자유로운 시간이 있습니까?
  - [아니요의 경우] 어째서, 자기에게는 시간이 없다고 생각합니까?
  - [답할 수 없는 경우] 이제 이 이상, 즐거움이 없다고 생각해버리는 것은 어째서입니까?
- 이제까지, 자기 자신의 목표를 세우거나, 장래의 계획을 세운 일이 있습니까?
  - [예의 경우] 목표를 최후까지 완수한 것을 예를 들어 가르쳐 주시오.
  - [아니요의 경우] 목표를 최후까지 완수할 수 없었던 것을 예를 들어 가르쳐 주시오.
- 장애나 곤란을 만났을 때에, 어떻게 대처합니까?
- 지금 직면하고 있는 최대의 도전은 무엇이라 생각합니까?

생활상의 중대한 사건과 변화, 성공과 실패, 경험, 장애의 기대

생활상의 중대한 사건의 부분에는, 그 사람의 인생에서의 전환기, 좋았을 때, 나빴을 때, 성공, 실패에 대해서 묻는 질문이 포함된다.

- 어떠한 사건이나 경험이 당신의 생활의 대부분을 형성하거나 바꿔온 것일까요?
- 인생을 되돌아보았을 때에, 가장 잘 하고 있던 시기는 언제라고 생각합니까?
- 자기의 인생에서, 가장 큰 성공은 어떠한 것이었다고 생각합니까?
- 인생에서, 최악의 시기였던 것은 언제였다고 생각합니까?
- 인생에서, 가장 큰 실패는 어떠한 것이었다고 생각합니까?
- 만일 장래를 자기가 바라는 것처럼 바꿀 수 있다 하면, 당신은 무엇을 하고 있는 것일까요?

[문헌 12에서]

표 17 작업수행경력 면접 개정판(OPHI-Ⅱ) 설정용지(발췌)

항목 평점	기준	설정자기록
1. 개인적 목표와 계획을 갖고 있다		
4	□[목표/개인적 계획]이 [노력을 환기시키고/힘껏 노력시키고/노력을 요구하고 있다. □장래의 [목표/개인적 계획]에 대해서, [에너지를 불태우고/흥분하고 있는 것처럼 느끼고 있다]	
3	□[목표/개인적 계획]은 [장점/한계]에 걸맞은 것이다. □[문제/도전]을 극복하기 위해 장래에 대해서 충분히 희망을 갖다. □[목표/개인적 계획]에 대처하는 것에 동기부여 되어있다.	
2	□[목표/예상된 계획]은 능력을 [과대/과소]하게 평가한 것이다. □[목표/개인적 계획]에 대처할 의욕이 충분하지 않다. □[목표/개인적 계획/장래]를 곤란한 것이라 생각하고 있다. □[약속/흥분/동기부여]가 한정되어 있다.	
1	□[목표/개인적 계획]을 분명히 할 수 없다. □[개인적 목표/바람직한 계획]은 갖고 있는 능력으로는 수행 불가능하다. □목표는 [장점/제한]과 [약간밖에/전혀] 관계를 갖지 않다. □장래에 대한 [약속/동기부여]가 결여되어 있다. □[서로 용납되지 않는/극단적인] [목표/개인적 계획] 때문에 동기부여가 되어있지 않다.	
2. 바람직한 작업적 생활양식을 분명히 한다.		
4	□특정의 생활양식에 매우 기울어져 있다. □생활하는 방식에 강한 감정을 가진다. □장래의 생활양식에 매우 강한 기호를 분명히 한다. □하나 이상의 매우 의미 있는 작업을 분명히 한다. □시간을 [짜는/채우는] 것에 명확한 우선순위의 생각을 갖다	
3	□약간의 [불안/불만]을 가진 바람직한 생활양식을 분명히 한다. □시간을 [짜는/채우는] 것에 적절한 우선순위의 생각을 갖다. □약간 [중요한/의미 있는] 하나 이상의 작업을 분명히 한다. □현재의 작업적 생활양식으로 기본적으로 행복하다.	
2	□바람직한 작업적 생활양식을 분명히 하는 것이 곤란하다. □현재의 작업적 생활양식에 대한 큰 [불안/불만]을 분명히 한다. □어떻게 시간을 [짜는/채우는]지를 분명히 하는 것이 곤란하다. □현재의 의미 있는 작업을 분명히 하는 것이, [곤란하다/열의를 상실하고 있다]	
1	□[생활양식/일과]가 매우 마음에 들지 않는다. □장래의 의미 있는 생활양식을 분명히 할 수 없다. □[가슴이 설레는/수행해야 할] 작업을 분명히 할 수 없다. □시간을 [짜는/채우는] 방법을 마음에 그릴 수 없다.	
3. 성공을 기대(예상)한다.		
4	□[장벽/제한/실패]를 극복하는 것에 큰 자신감을 갖다. □도전을 즐거움으로 한다. □개인적 효과성에 강한 신념이 있다. □생활이 향하는 방향을 조절하고 있다고 느끼고 있다. □낙담하지 않고 조절할 수 없는 상황을 받아들인다.	
3	□[장벽/제한/실패]를 극복하는 것에 적절한 자신감을 유지하고 있다 □성공에 대한 희망을 갖고 맞선다. □많은 영역에서 성공을 예상하고 있다. □개인적 효과성에 적절한 신념을 갖고 있다.	
2	□[장벽/제한/실패]에 [맞서는/자기조절 하는] 능력에 의심을 갖고 있다. □성공의 가망성은 부정확하다고 느낀다. □[장벽/제한/실패]를 극복하는 것에 자신감을 유지하는 것이 곤란하다. □도전에 직면하면, 용이하게 낙담해버린다.	
1	□자기의 수행능력을 비관적으로 보고 있다. □무력하다고 느끼고 있다. □자기를 조절할 수 없다고 느끼고 있다. □결과에 영향을 미치는 능력이 없다고 느끼고 있다. □[장벽/제한/실패]에 직면하면 체념해버린다.	
4. 책임을 받아들인다.		
4	□개인적 행위에 대한 합리적 책임을 받아들인다. □자기개선을 위해 피드백을 [추구한다/이용한다]	
3	□대부분의 개인적 행위에 대한 책임을 받아들인다. □과도하게 자기책임을 지거나, 비판적이지는 않다. □방책을 수정하기 위해 피드백을 이용한다. □개인의 행위에 대해서 책임을 지는 것을 피하는 경향에 있다. □개인의 실패에 대해서 [다른 사람/상황]을 비난한다.	

[문헌 12에서]

표 18 작업수행경력 면접 Ⅱ 평정용지

환자명 : ________________ **치료사명 :** **날짜**

작업 동일성 척도	1	2	3	4
1. 개인적 목표와 계획을 갖고 있다.				
2. 바람직한 작업적 생활양식을 분명히 한다.				
3. 성공을 기대한다.				
4. 책임을 받아들인다.				
5. 능력과 한계를 평가한다.				
6. 약속과 가치를 갖고 있다.				
7. 동일성과 의무를 인식한다.				
8. 흥미를 갖고 있다.				
9. 유효감을 갖는다(과거).				
10. 생활양식에 의미와 만족을 발견하였다(과거).				
11. 작업선택을 하였다(과거).				
작업 유능성 척도	**1**	**2**	**3**	**4**
1. 만족해야 할 생활양식의 유지				
2. 역할 기대를 충족시킨다.				
3. 목표를 향해서 일한다.				
4. 개인적 수행기준을 충족시킨다.				
5. 책임에 대해서 시간을 조직화한다.				
6. 흥미에의 참여				
7. 역할을 수행하였다(과거).				
8. 습관을 유지하였다(과거).				
9. 만족을 달성하였다(과거).				
작업행동 장면 척도	**1**	**2**	**3**	**4**
1. 가정 - 생활 : 작업형태				
2. 주된 생산적 역할 : 작업형태				
3. 레저 : 작업형태				
4. 가정 - 생활 : 사회적 집단				
5. 주요 생산적 역할 : 사회적 집단				
6. 레저 : 사회적 집단				
7. 가정 - 생활 : 물리적 공간, 대상물, 및 자원				
8. 주요 생산적 역할 : 물리적 공간, 대상물, 및 자원				
9. 레저 : 물리적 공간, 대상물, 및 자원				

key : 4 = 매우 유능한 작업기능　　3 = 적절하고 만족해야 할 작업기능
2 = 약간 작업기능 장애　　1 = 매우 작업기능 장애적

[문헌 12에서]

할, 일과, 작업행동 장면, 활동선택 · 작업선택, 중대한 사건의 5개영역에 관해서, 대상자에게 질문지, 면접 전체로부터, 작업 동일성, 작업 유능성, 작업 행동장면에 관한 본인의 상태나 만족도를 평정한다. 평정은 **표 17**에 예시한 기준에 따라서 매기고, **표 18**의 평정 요약 용지에 옮겨 기재한다. 이렇게 함으로써, 본인의 이야기(주관)로부터 얻은 치료사의 판단(객관)과 대비하여, 작업치료에 활용할 수 있다.[25]

●인용문헌

1) Meyer A: The philosophy of occupational therapy. *Arch Occup Ther* 1:1–10, 1922. Meyer A (著), 冨岡詔子(訳): 作業療法の哲学. 秋本波留夫, 冨岡詔子(編著): 新 作業療法の源流, pp151, 153, 三輪書店, 1991
2) Dunton WR (著), 冨岡詔子(訳): Choice of Occupation—作業の選択. 秋本波留夫, 冨岡詔子(編著): 新 作業療法の源流, p153, 三輪書店, 1991
3) Serett KD (著), 冨岡詔子(訳): エレナ・クラーク・スレイグル—作業療法の創始者にして指導者. 秋本波留夫, 冨岡詔子(編著): 新 作業療法の源流, p1277, 三輪書店, 1991
4) Matsutsuyu JS: The interest checklist. *Am J Occup Ther* 23:323–328, 1969. 山田 孝(訳): 興味チェックリスト. 作業行動研究 4:32–40, 1997
5) Reilly M: A psychiatric occupational therapy program as a teaching model. *Am J Occup Ther* 20:61–67, 1966
6) Scahffa M: Temporal adaptations and alcoholism. Unpublished master's thesis, Virginia Commonwealth University, Richmond, 1981
7) Kielhofner G, Nevill A: The modified interest checklist. Unpublished manuscipt, University of Illinois at Chicago, 1983
8) Kielhofner G, Mallinson T, de las Heras CG: 資料収集法. Kielhofner G(編著), 山田 孝(監訳): 人間作業モデル—理論と応用, 改訂第 2 版, pp203–246, 協同医書出版社, 1999
9) 北海道 OB 研究会: Matsutsuyu 先生とお話の会を開きました. 作業行動研究会ニュースレター 15:2–4, 2000
10) 山田 孝, 石井良和, 長谷龍太郎: 高齢者版興味チェックリストの作成. 作業行動研究 6:25–42, 2002
11) Kaplan K, Kielhofner G: The Occupational Case Analyisis Interview and Rating Scale. Slack, Thorofare, NJ, 1989
12) Kielhofner G, Mallinson T, Crawford C, et al (著), 山田 孝, 石井良和, 長谷龍太郎(訳): 作業遂行歴面接. 第 2 版, 使用者用手引, 日本作業行動研究会, 1999
13) Oakley F, Kielhofner G, Barris R, et al: The role checklist: Development and empirical assessment of reliability. *Occup Ther J Res* 6:157–170, 1986. 山田 孝(監訳), 竹原 敦(訳): 役割チェックリスト—開発と信頼性の経験的評価. 作業行動研究 6:111–117, 2002
14) Kielhofner G (編著), 山田 孝(監訳): 人間作業モデル—理論と応用. 改訂第 2 版, pp218–219, pp238–239, 協同医書出版社, 1999
15) 山田 孝, 竹原 敦, 石井良和, 他: 役割チェックリスト—日本版の検討. 作業行動研究 6:52–70, 2002
16) 福原俊一: いまなぜ QOL か. 池上直巳, 福原俊一, 下妻晃二郎, 他(編): 臨床のための QOL 評価ハンドブック, pp2–6, 医学書院, 2001
17) 上田 敏: 障害とは何か. 上田 敏: 目でみるリハビリテーション医学, 第 2 版, p3, 東京大学出版会, 1994
18) Stwart AL, Hays RD, Ware JE: The MOS Short-Form General Survey. *Medical Care* 26:724–735, 1988
19) 福原俊一, 鈴鴨よしみ: SF-36v2 日本語版マニュアル. NPO 健康医療評価研究機構, 2004 (http://www.SF-36.jp)
20) 田崎美弥子, 中根充文: WHO/QOL-26 手引. 金子書房, 1997
21) 中里克治: 心理学からの QOL へのアプローチ. 看護研究 25:13–21, 1992
22) Baron K, Kielhofner G, Goldhammer V, et al (著), 山田 孝, 石井良和(訳): 作業に関する自己評価使用者手引. 日本作業行動研究会, 1999
23) 鈴木ひろみ, 石井良和, 山田 孝: 退院要求をもつ患者に対するアプローチの検討—実用的スキルの指導と作業に関する自己評価による協業を通して. 作業行動研究 6:86–93, 2002
24) 鈴木新吾, 山田 孝, 石井良和, 他: 協業による作業療法への参加が意志的作業選択に変化をもたらした精神分裂病(統合失調症)患者の検討—「作業に関する自己評価」を手がかりとして. 作業行動研究 6:79–85, 2002
25) 山田 孝: 人間作業モデル—2 人の独身女性の生活物語. 作業療法 21:528–538, 2002

●참고문헌

26) Reilly M: The educational process. *Am J Occup Ther* 23:329–338, 1969. 山田 孝(訳): 教育の過程. 作業行動研究 2:32–43, 1994
27) Kielhofner G (編著), 山田 孝(監訳): 作業機能障害. 人間作業モデル—理論と応用, 改訂第 2 版, pp153–186, 協同医書出版社, 1999

이 단원의 키워드

- **해석** interpretation. 본래의 의미는 사물의 의미를 받는 사람 쪽에서 이해하여 설명하는 것. 작업치료에서는 면접 · 지도 · 지원계획 책정을 위해 분석하고 설명하는 것을 말한다.
- **생활기능** functioning. 국제생활기능분류(ICF)의 정의에서는 "생활기능이란 심신기능, 신체구조, 활동, 참여의 모두를 포함하는 포괄용어이다"라 하고 있다. "장애"라는 말이 이들의 장애나 제한 · 제약의 포괄용어라는 것과 반대가 된다.
- **라포르** rapport. 치료과정을 촉진하기 위한 치료자와 대상자 사이의 신뢰, 공감, 호흡이 맞는 등의 감각을 말한다.
- **수행의 배경** occupational contexts. 대상자가 바라는 작업이 가능하도록 지원하기 위해, 작업치료사가 이해해두어야 하는 대상자의 개인인자와 사회적 문화적 배경을 포함하는 환경 인자를 가리킨다.
- **role-playing** role은 역할. 역할연기법. 심리극에서 사용하는 정신치료적 방법이다. 스트레스가 있는 대인관계에서의 사건을 연기하거나 재연하거나 하여, 감정적 갈등을 이해하고, 치료한다. 상호이해를 촉구하기 위해 많은 영역에서 사용되고 있다.
- **1일 내의 변동** 1일 중에 일어나는 심신기능의 변화를 말한다. 생리적 변화[신장(키)]나 병적 변화(통증, 류마티스에 의한 아침의 뻐뻣해짐 등)가 있다.
- **비대, 위축, 부종** 비대(비후, 과영양 : hypertrophy)란 세포의 조직요소의 양적 증대에 의한 체적의 증가를 말하고, 반대로 위축(무영양 : atrophy)은 세포의 죽음과 재흡수, 조직 증식의 감퇴, 세포용적의 감소압박에 의한 체적의 감소를 말한다. 부종(edema)은, 세포와 세포 사이 조직에서의 수분상태가 과도하게 괴는 것을 가리킨다.
- **내당능 장애** 혈당치가 정상치로 복귀하는 것이 비정상적으로 지연되는 당뇨병이나 저혈당을 가리킨다. 포도당 부하시험(내당능시험)에서, 정상에서는 공복 시에 포도당 75mg을 경구섭취하면 혈당치는 즉각 상승하고, 2시간 이내에 정상치로 되돌아온다.
- **망상체 부활계** 뇌간부 중앙에 있는 망상체는 신경세포체가 흩어져 존재하고, 망상을 이루고 있기 때문에 그 이름이 있다. 망상체로부터 대뇌피질을 향해서 상행하는 신경섬유가 있으며, 망상체로부터 임펄스(활동전위)가 대뇌의 활동을 활발히 하여, 각성상태를 높이는 작용이 있기 때문에 부활계의 이름이 붙여져 있다.
- **외투** 대뇌반구(종뇌라고도 불린다)는 외투, 대뇌핵, 측뇌실로 크게 나눌 수 있다. 외투란 대뇌표면의 대뇌피질(회백질)로 구성되는 부분을 가리킨다.
- **제뇌경직** 뇌간부, 특히 중뇌의 장애로 일어나는 사지의 일정 근군의 긴장이 비정상적으로 높아지는 상태. 상지는 신전 · 내전 · 내회전, 하지는 고관절 내전, 무릎 신전, 족관절 저굴의 특징적 자세를 취한다.
- **심실성 기외수축** 심장의 박동 리듬은 동방결절로부터 시작되는 흥분 전도계에 의해서 만들어져 있다. 이 흥분 전도계 이외에서 어떤 자극에 의해서 심근이 흥분하면, 정상적인

박동리듬이 흐트러지게 된다. 심실에서 발생한 박동리듬의 흐트러짐을 심실성 기외수축이라 한다. 촉진에서는 정상적인 맥박리듬이 흐트러지고, 맥이 휴지하는(맥이 끊어지는) 것 같은 느낌이 든다.

- **심실 세동** 심방 자체에서 발생한 자극에 의해서 심방이 무질서하고 동시에 자주 흥분을 반복하는 상태. 심방이 충분히 수축할 수 없는 상태가 되어, 필요한 양의 혈액을 전신에 보낼 수 없는 심부전에 빠지기 쉽다.
- **복식호흡** 횡격막의 활동이 큰 호흡이고 횡격막 호흡이라고도 불린다. 흡기 때에 횡격막이 수축하여 하방으로 이동하고, 흉막강을 상하로 넓힌다. 이 때, 복부는 부푼다. 호기 때에는 횡격막이 이완하고 복부는 원래로 되돌아온다. 남성은 이 호흡방식이 우위이다.
- **흉식호흡** 늑골호흡 또는 흉곽호흡이라고도 불리며, 늑간근의 수축으로 흉곽을 거상하여 흡기를 시행한다. 여성에 이 경향이 강하며, 특히 임신 시에는 흉식호흡이 두드러지게 된다.
- **과환기증후군** 발작적인 과환기(과호흡)에 의해서 호흡곤란 · 질식감 · 사지의 이상지각 · 근육의 경련 · 입 마름 · 의식장애 등의 증상이 출현하는 상태. 불안신경증이나 히스테리 등 심인성의 요인으로 야기되는 일이 많으나, 신체적 인자(호흡중추의 기능장애)에 의해서도 일어난다. 과호흡증후군이라고도 한다.
- **청색증(cyanosis)** 동맥혈의 산소포화도가 저하한 경우에 피부나 점막이 자색이 되는 상태. 입술이나 손가락 끝에 일어나기 쉽다.
- **호흡중추** 호흡의 리듬을 형성하는 중추이며, 연수의 망상체 부분에 있다. 흡식근에 임펄스를 보내는 흡식중추와, 호식근에 임펄스를 보내는 호식중추가 있다. 체액의 이산화탄소 분압이나 산소분압, pH가 변화하면, 그 정보가 호흡중추에 전달되어, 반사성으로 호흡이 조정된다.
- **저혈당 증상** 혈액 내의 혈장 포도당(glucose)농도가 저하하였을 때에 출현하는 증상. 동계 · 식은땀 · 떨림 · 비정상적 공복감 · 구토 · 불안감 등이 일어난다. 또한, 두통이나 이상행동 · 경련 · 졸음 등도 일어나며, 최악의 경우는 혼수(저혈당증 혼수)에 빠진다.
- **기립성 저혈압** 누운 자세에서 앉은 자세나 선 자세를 취하였을 때에, 수축기 혈압(최고 혈압)이 20mmHg 이상 내려가는 것을 말한다. 현기증이나, 때로는 실신을 일으킨다. 장기간 병상에 누운 후의 혈압조정기구의 폐용성 저하나 자율신경계에 작용하는 약물, 순환혈액량의 감소, 전신성 대사성 질환 등으로 일어난다.
- **관절 내 유리체** "관절 쥐"라고도 불린다. 관절 구성조직(활막 · 연골 · 골 등)의 일부가 관절강 내에 유리된 것. 염증 · 변성 · 외상 등에 의해서 일어난다. 관절운동을 시행하면, 때로는 격통을 수반하는 일이 있다.
- **해부학적 자세** 얼굴을 전면으로 돌리고, 팔을 내리며, 손바닥을 앞으로 향한 직립 자세를 말한다.
- **골 지표** 체표로부터 만질 수 있는 골의 부위. 관절가동범위 측정에서 각도계를 맞추는 표식이 된다.

● **화골성 근염** 근육이나 연부조직 등이 골화하는 것을 말한다. 진행성의 것과 국한성의 것이 있다. 진행성의 것은 유전성이고, 척추나 큰 관절의 염증과 가동범위 제한이 일어나, 혀 · 심장 · 횡격막의 근육까지도 침해된다. 국한성의 것은, 탈구 · 골절 · 염좌 등 외상이 계기가 되어 일어난다. 무리한 관절가동범위 훈련이 계기가 되는 일도 있다. 화골성 근염이 관찰되면 안정이 필요하다.

● **경련** spasticity. 중추성 질환(뇌졸중 등)에서 관찰되는 근긴장의 이상이다. 건반사는 항진한 상태가 된다. 수동적으로 신속하게 사지를 움직이면, 최초는 저항이 느껴지지만, 도중부터 저항감이 소실한다(접는 주머니칼 현상). 상동성 신장 반사의 항진이라 생각할 수 있다.

● **골격근** 신체운동에 관계하는 근육. 하나 이상의 관절을 넘어, 골과 골 또는 골과 피부에 부착하는 것을 말한다. 이 밖에, 심장의 벽을 만드는 것을 심근, 내장을 만드는 근육을 평활근이라 한다.

● **손의 태세** 태세란 "자세를 갖추는 것, 신체를 갖추는 것"을 말한다. 손은 쥐기 · 집기 · 조작 · 물체를 누르는 등의 기능을 갖는데, 대상물과 그 목적에 걸맞은 손의 형태를 만드는 것을 "손의 태세"라 한다.

● **방어지각** 동물이 위험으로부터 몸을 지키기 위해 필요한 지각이며, 통각 · 온냉각 · 1차성의 촉각을 가리킨다. 이들은 모두, 척수시상로를 지나 중추에 침해자극을 전달하는 원시감각 또는 1차성의 감각이라 불려왔다. 식별지각 또는 복합감각과 대비가 된다.

● **자유종말신경** 침해자극(통각 · 온냉각)의 수용기에서 종말부에 특별한 구조를 갖지 않는 감각신경섬유이며, 모세혈관과 같이 피부에 널리 분포되어 있다. 가느다란 유수의(myelinated) A 섬유와 C섬유로 구성된다.

● **정적 촉각과 동적 촉각** 정적 촉각(constant touch)이란 피부의 1점을 자극하여 느끼는 지각이며, 파지력의 조정에 관여한다. 동적 촉각(moving touch)이란 피부면의 진동을 감지하는 지각이고 정교한 동작에 관여한다.

● **mapping** 손의 구획을 따라서 지각지도(map)를 만드는 것. 정적 촉각을 Semmes Weinstein monofilament로 검사하여, 감지할 수 있었던 필라멘트와 같은 색깔을 손의 구획에 도포하여(촉각의 역치 검사표), 지각장애의 유무와 정도를 시각적으로 표현한다.

● **운동각 · 위치각과 엄지 찾기 테스트** 운동각(motion sensation)과 위치각(position sensation)에 관한 기전은 고유수용기구라 불리며, 근육운동을 제어하고 평형을 유지하는 개체 내부의 자극수용기구이다. 엄지손가락 찾기 테스트는 이 정보를 기초로, 공간에서의 손의 위치를 인식하는 통합적 검사라 할 수 있다.

● **음차** tuning fork. 진동각 및 동적 촉각의 검사기구이다. 진동각에는 척수지배 수준이 있으며, 음차를 골 융기부에 대었을 때에 가장 예민하게 반응하기때문에 척수 손상의 진단에 편리하다. 이 경우는 128Hz의 음차가 사용된다. 한편, 말초신경 손상에서 수용기의 흥분성 · 전도성을 조사하는 동적 촉각검사에는 30cps[마이스너(Meissner)소체의 역치 검출]와 256cps[파치니(Pachini) 소체의 역치 검출]의 음차를 사용한다.

- **감각수용기** 감각기라고도 한다. 신체 내외의 환경의 변화를 자극으로서 최초로 받아 들이는 기관이다. 눈이나 귀와 같이 특정 자극을 받아들이는 것으로부터, 피부에 있는 촉압각 · 통각 · 온냉각의 수용기, 근육의 신장상황을 검지하는 근방추 · 건방추 등 각종의 것이 있다.
- **구심성 신경** 신체의 말초부터 중추에 정보를 전달하는 신경섬유. 모든 감각신경섬유는 구심성 신경섬유로 분류된다.
- **원심성 신경** 중추부터 신체 말초에 정보를 전달하는 신경섬유. 대뇌피질에서 피질 하로 하행하는 신경섬유. 운동의 지령을 전달하는 운동신경섬유, 자율신경섬유의 대부분은 이것으로 분류된다.
- **단시냅스 반사** 수용기에서 나오는 신경섬유와 효과기로 가는 신경섬유로 시냅스(신경섬유)를 만드는 형태의 반사. 수용기와 효과기는 1대 1의 대응이 있다. 건반사는 이 형태의 반사의 하나이다.
- **추체로 장애** 추체로란 대뇌피질의 운동영역이나 두정엽 연합영역에서 나오는 수의운동의 경로이며, 연수의 추체를 지나므로 이 이름이 있다. 추체로에는 피질 척수로와 피질연수로가 있다. 추체로가 장애를 받으면, 그 대뇌피질과는 반대 측의 반신의 운동마비, 신장반사의 항진, 바빈스키(Babinski)반사의 출현이 관찰된다.
- **도피반사** 굴곡반사, 굴곡도피반사, 침해(수용성)반사라고도 일컬어지며, 척수 수준에서 이루어지는 반사이다. 압핀을 밟았을 때에 하지가 굴곡하는 것처럼, 신체를 손상시킬 우려가 있는 것 같은 자극이 가해졌을 때에, 사지가 전체적으로 굴곡하여 자극으로부터 멀어지는 움직임을 한다.
- **침해자극** 체를 파괴하는 것 같은 자극을 말한다. 누르거나, 만지거나 하는 기계적 자극이나 온열자극으로도, 통증을 일으킬 만큼 강한 경우, 침해자극이 될 수 있다.
- **다시냅스 반사** 수용기와 효과기의 사이에 2개 이상의 시냅스가 존재하는 형태의 반사. 하나의 수용기로부터 들어온 자극은 복수의 효과기와 대응을 갖고, 광범위로 반응이 출현한다. 이 형태의 반사의 예의 하나에 도피반사가 있다.
- **가중** 시냅스 전의 신경섬유의 활동전위가 약해도 복수가 서로 겹쳐서 다음의 신경섬유에 활동전위를 발생시키는 것. 복수의 시냅스 전 신경섬유에 의한 가중을 공간적 가중, 같은 시냅스 전 신경섬유가 시간차를 갖고 자극을 주는 것을 시간적 가중이라 한다.
- **긴장성 반사군** 통합중추가 하위의 중추신경계에 있고, 정상적인 운동발달 중에서 일과성으로 출현하는 반사군. 자극이 주어지고 있는 동안은 반응을 계속한다. 반응에 다양성은 없고, 정형적인 반응을 취한다.
- **고유수용기** 근방추나 건방추 등이 이것에 상당한다["고유감각"의 해설(다음 장) 참조].
- **전정미로** 내이 중에 있는 미로의 삼반규관 및 전정기로 구성되는 감각수용기. 신체의 직진운동이나 회전운동 때에 속도변화를 감지한다. 시각과 함께 자세반사에 깊이 관여하고, 신체의 평형조절을 한다.
- **제피질 경직** 대뇌반구의 광범위한 장애에서 관찰되며, 사지의 근 긴장이 고조되고, 특유의 자세를 취하는 상태. 상지는 어깨가 내전하고, 팔꿈치 · 손 · 수지 관절은 굴곡하며,

하지는 신전 · 내전한다.

- **파라토니아** 탈력곤란. 주의를 기울이지 않았을 때는 수동적으로 움직여도 근육의 저항이 느껴지지 않지만, 힘을 빼도록 지시하여 관절을 수동적으로 움직이면 무의식적으로 힘이 들어가는 현상. 또한, 관절을 신속하게 수동적으로 움직이면 저항은 증가하고, 천천히 움직이면 저항은 적다.
- **신장반사** stretch reflex. 근육을 급격하게 신장하면 근방추가 흥분하여, 구심성 자극이 척수에 들어가고, 신장된 근육의 운동신경을 즉각 흥분시켜, 그 근육이 수축하는 현상이다.
- **연관모양 저항** lead pipe phenomenon. 근육을 신장하면, 연관을 굽히거나 펴거나 하는 것 같은 저항이 지속적으로 느껴지는 현상. 추체외로 증상의 하나라 하며, 파킨슨(Parkinson)증후군 등에서 관찰된다.
- **치차현상** cogwheel phenomenon. 근육을 신장하면, 톱니바퀴를 돌릴 때와 같은 단속적인 저항이 느껴지는 현상. 추체외로 증상의 하나라 하며, 파킨슨증후군 등에서 관찰된다.
- **접는 주머니칼 현상** clasp knife phenomenon. 근육을 급격하게 신장하면, 최초는 강한 저항이 있으나, 그대로 신장을 계속하면 갑자기 저항이 소실되는 현상. 잭나이프 현상이라고도 한다. 임상적으로 추체로증상의 하나라 하며, 근방추가 흥분하여 신장반사가 일어난 후에, 건방추가 흥분하여 자기억제가 발생한 것이라 생각된다.
- **클로누스** 간대라고도 한다. 근육을 갑자기 신장하면 율동적으로 근육이 수축하는 현상. 슬(무릎) 클로누스와 족(발) 클로누스가 유명하다. 임상적으로 추체로 증상의 하나라 하며, γ계의 항진에 의해서 신장반사가 반복하여 출현한 것이라 생각된다.
- **상반신경 지배** 굴근이 흥분하였을 때에 신근이 억제된다는 것처럼, 한쪽이 흥분하였을 때에는 다른 쪽을 억제하는 것처럼 작용하는 신경결합의 양식. 척수 수준에서의 작용이라 생각된다.
- **양성 지지반응** 족저부를 압박하거나, 체중을 걸면, 하지근의 근 긴장이 높아지는 반응. 족저부의 피부에 대한 압력과 손가락 사이의 신장이 촉발점이 되어 일어나고, 신체의 체위를 유지하고, 자세긴장을 유지하는 기구의 하나라 일컬어지고 있다.
- **굴곡 도피반사** "도피반사"의 해설(이전 장)을 참조할 것.
- **반장슬** 정상적인 슬관절의 신전각도(0°)를 넘어선 과신전의 상태를 나타내는 것.
- **단철성 언어** 소뇌성 질환에 관찰되는 발어장애의 하나이다. 발음의 강약의 변화가 현저하고, 음성이 두절되어 구분지어진 것 같은 이야기를 하는 방식이 된다.
- **폭발성 언어** 소뇌성 질환에 관찰되는 발어장애의 하나이다. 발음의 도중에 갑자기 강한 음을 발하는 이야기 방식을 말한다.
- **척수후삭** 척수의 후중앙부를 차지하는 부분이며, 근육이나 관절로부터의 심부감각, 진동각, 촉각의 일부를 전달하는 신경섬유가 지난다.
- **고유감각** 근육의 근방추, 건의 건방추는 스스로의 근육이 신장되는 세기나 속도를 검지하는 감각수용기이다. 그리고, 근방추나 건방추로부터의 감각정보는 스스로의 근육의 수축을 촉진하거나, 억제하거나 한다. 이와 같이, 감각수용기가 발하는 신

호에 의해서 그 감각수용기가 존재하는 기관이 자극되는 경우가 있으며, 그 감각수용기를 고유수용기, 그 감각수용기에 의해서 발생하는 감각을 고유감각이라 한다. 근방추나 건방추는 고유수용기에 해당한다. 근육이나 건으로부터의 감각은 강하게 의식되는 일은 없으나, 이것에 의해서 근 긴장이 조정되어 있다.

- **내낭** 대뇌피질에서 말초로 가는 중요한 신경섬유가 지나는 부위이며, 렌즈핵과 미상핵 및 시상과의 사이에 있고, 신경섬유가 모여 큰 다발을 이루고 있다. 뇌를 수평으로 잘라 보면 외측에 열린 V자형을 하고 있다. 전방을 전각, 굽어있는 부분을 슬, 후방을 후각이라 부른다. 전각은 전시상각과 전두교로가, 슬부는 피질핵섬유와 피질망상체가, 후각은 피질연수로 · 피질척수로 · 상시상각 등이 지난다. 특히 슬부로부터 후각에 걸쳐서는 운동신경섬유가 규칙적으로 밀집하여 있다. 뇌출혈 등이 일어나기 쉬운 부분이며, 손상부위에 따른 마비가 출현한다.
- **라쿠나 경색** 뇌의 가느다란 동맥(직경 0.5~15㎜)이 폐색하여 발생하는 허혈성 뇌경색. 병소부위나 경색의 크기에 따라서, 무증상의 것부터 폐색부위에 대응한 증상을 나타내는 것까지 다양한 것이 있다.
- **뇌신경** 두 종류가 있는 말초신경계통 중의 하나. 두개골을 출입하는 12쌍의 신경을 말한다. 또 하나는 척수신경이라 하고, 척수 또는 척주를 출입하는 신경계이다.
- **말초신경(계)** peripheral nervous system. 운동신경, 감각신경, 자율신경을 포함하며, 척수신경근, 신경속부터 앞의 말초부를 가리키고, 정중신경, 요골신경 등의 명칭을 갖는다. 완신경총이나 요신경총을 파생시킨다.
- **환후** olfactory hallucination. 냄새의 잘못된 감각을 말한다.
- **구회 발작 · 환후 발작** pseudosmia. 위후, 환후라는 실제로 존재하지 않는 냄새를 느끼는 주관적 감각을 수반하는 발작을 말한다.
- **핍돌기아교세포** oligodendrocyte. 희(핍)돌기[신경]아교세포. 신경세포와 함께 중추신경계 조직을 구성하는 3개 형태의 신경아교세포의 하나이다. 다른 2개는 성상아교세포 및 소아교세포이다. 특징으로서 여러 가지 수의 베일모양 또는 시트모양의 돌기를 가지며, 각각 축삭의 주위를 싸고, 중추신경섬유의 미엘린초를 형성한다. 회백질보다 백질에 다수 존재한다. oligodendria, oligodendroglia cells라고도 한다.
- **란돌트 환** Landolt ring. 시력측정에 사용된다. 도중에 틈새를 가지는 환상 지표를 말한다. 시력표에 사용된다.
- **시야** visual field. 눈을 움직이지 않고, 똑바로 앞을 보아 동시에 보이는 좌우의 범위. 보통, 눈에서 330㎜ 떨어진 위치의 호(arc)(구상 시야계)에 의해서 측정된다.
- **시공간 실인** visual-spatial agnosia. 물체를 국재(localization)하거나, 거리, 움직임, 공간관계를 인식하는 능력의 장애를 말한다. 후두엽의 병변으로 일어난다. 시각표시에서 많은 물체를 인식할 수 없는 것을 가리킨다. 어떤 광경의 하나의 물체 또는 몇 가지의 요소는 인식할 수 있으나, 전체는 인식할 수 없다. 마찬가지의 병대에, 동시실인, 동시인지불능(증)이 있다.
- **에딩거-베스트팔 핵** Edinger-Westphal nucleus. 중뇌의 동안신경핵에 있는 절전성 부교감신경 운동신경원의 작은 그룹을 말한다. 이 신경군의 축삭은 동안신경과 함께 뇌를 나와, 동공괄약근 및 모양체근을 지배하는 모양체신경절의 신경세포와 시냅스를

형성한다. 이 핵 또는 핵으로부터 나오는 원심성 섬유의 파괴에 의해서, 동공의 극도의 마비성 확장을 일으킨다. 뇌간하부 및 모든 척수 수준에 섬유를 내고 있다는 것도 보고가 되어있다.

- **뇌허니아** 뇌탈이다. 두개골에 결함이 있고, 두개골 결손부를 통해서 뇌 조직이 노출되거나 돌출하여 있는 상태를 말한다.
- **아길 · 로버트손 동공** Argyll Robertson pupil. 축동, 부정형, 동공의 직접 또는 간접 대광 반응(light reaction)의 결여, 또한 근견축동은 정상인(대광 · 근견 해리) 것을 특징으로 하는 동공강직증의 일종. 자주 척수로, 신경매독에서 관찰된다.
- **호르네르증후군** Horner syndrome. 호르너증후군이라고도 부른다. 교감신경성 안검하수(교감신경마비 측의 안검하수), 축동, 무한증을 나타내는 질환을 말한다. 안구 함몰은 실제보다 현저하다. 침해된 동공은 펜 라이트의 빛을 제거하면, 천천히 산동한다. 경부 교감신경 연쇄 또는 그 중추 경로의 장애에 의한다.
- **폭주조절반사** 양 안구가 하나의 공통점 · 근점을 향해서 내방으로 향하는 반사이다. 가까이를 볼 때 불수의적으로 양안의 폭주 · 조절 및 축동이 동시에 일어난다.
- **공동편시** 공액편시라고도 한다. 두 눈의 동일방향으로의 동등하고 동시에 일어나는 안구의 회전운동, 또는 그 동태가 지속되고 있는 상태를 말한다. 근육의 마비 또는 경련에 의해서 두 눈이 동일 측으로 편위한 상태이다.
- **벨 마비** Bell' s palsy. 보통, 편측성의 안면근의 부전마비 또는 완전마비를 말한다. 제7뇌신경의 기능장애에 의한다. 바이러스 감염이 원인이라 하며, 보통 탈수성의 마비형태이다.
- **이영양증** dystrophy. 영양실조(증), 형성이상(증)이라고도 하며, 조직이나 기관의 영영 결핍에서 오는 진행성 변화를 가리킨다.
- **근긴장성 이영양증** myotonic dystrophy(MD). 성인기에 발병하는 근이영양증의 일종이다. 뇌신경 지배영역이나 사지의 근 긴장과 근 위축을 특징으로 하는 진행성 질환이다. 보통 20대에서 발병하는 상염색체성 우성유전이다. 중증의 선천형은 여성 환자의 어린이에 한정되어 있다.
- **연축** contraction. 근육의 단축 또는 근 장력의 증가를 말한다. 근섬유의 순간적 경련성 수축이다. 근 수축이 1발의 활동전위로 야기되는 수축(twitch)도 이것에 포함된다.
- **상지** 그레인(crane)의 팔(arm)처럼 도달기능을 담당하는 팔(상완과 전완)을 상지(upper extremity), 물체를 다루는(조작하는) 부분을 손(hand)으로서 나눠서 사용하는 경우와 팔과 손을 함께 하여 상지라 하는 경우가 있다. 전자의 예는, 편마비 회복단계를 나타내는 Brunnstrom stage나 편마비 기능 테스트에서 사용된다. 일상 회화에서는 오히려 "손"이 상지와 수지(finger)를 동시에 가리키는 경우가 많다. 신체기능의 작업치료에서는 도달기능으로서의 팔과 조작기능을 담당하는 손을 나눠서 평가하여, 대응하는 경우가 많다.
- **인지** cognition. 사고, 학습, 및 기억과 관련된 정신활동을 포함하는 일반용어. 사람이 지식을 획득하는 과정이라고도 일컬어진다. 인지과학은 인간의 지식 · 기억의 획득이나 표현, 개념형성의 구조를 분석 · 해명하는 학제적 연구영역이다.

- **뇌의 기질적 장애** 뇌의 조직이 어떤 원인으로 장애를 받은 것. 연구의 진전으로 지적 · 정신적 질환의 대부분이 뇌 실질의 장애라는 것이 밝혀지고 있다.
- **신경심리학** 심리학의 한 분야. 뇌와 행동의 연관성을 다루고, 심리 테스트나 평가법을 사용하여 인지장애나 행동장애를 진단하여, 기능회복을 위한 재활을 처방한다.
- **의도성과 자동성** 중추신경의 역할의 차이이고, 발생적으로 오래 된 신경조직은 생명유지나 반사 · 반응을 관장하고 의식에 관계하지 않는 운동을 전개하여 "자동성이 높다"라 한다. 이와 비교해서, 발생적으로 새로운 신피질(종뇌)의 의식적 활동을 "의식성이 높다"라 한다.
- **발동성 장애** 스스로 움직이기 시작하는 것, 활동을 일으키는 것이 불가능한 상태를 말한다.
- **계열동작** 공간적 · 시간적으로 연속하고 순서가 있는 동작을 말한다. 일상생활활동 · 동작(ADL)은 일정한 순서로 이루어지는 계열동작의 예이다.
- **정동상태** 일반적으로는 정동이란 강한 감정, 흥분된 정신상태, 또는 명확한 대상에 돌려진 충동 · 불안이 강한 상태를 가리키고, 감정은 정신상태가 쾌 또는 불쾌라고 인지되는 기분을 말한다.
- **판별검사** screening. 선별시험. 명백한 특성이나 성질에 따라서 사람이나 물체를 나누도록 고안된 시험방법이며, 질환의 조기진단을 위해 사용된다.
- **표준편차(SD)** standard deviation. 통계용어이다. 빈도분포의 성질을 기술하는 데에 사용된다. 중심적 경향으로부터의 불규칙하게 분포된 정도를 나타낸다.
- **게르스트만 증후군** Gerstmann syndrome. 좌반구 후부 두정엽의 손상에 의해서 발생한다고 하는 4개 증상, ①수지실인, ②좌우 장애, ③실서, ④실산을 나타내는 증상을 말한다. 양측성 신체실인의 하나이다.
- **상모인지** 상모는 얼굴 생김새, 얼굴표정, 상모인지는 상모로부터 특정 사람을 분간하는 것을 말한다.
- **지리적 지남력** 지남력이란 자기가 관계되는 시간 · 장소 · 사람을 인식하는 것이다. 지리적 지남력은 어떤 장소에서 다른 장소로 가는 방법(코스나 방위)을 발견하는 능력을 말한다.
- **수행기능** executive function. 외계로부터 얻은 정보와 자기 안에 비축된 정보를 효과적으로 사용해서, 목적을 정하고, 목적 달성을 위한 대책을 세워, 효율적으로 그것을 시행하는 기능이다.
- **모니터링 기능** 활동의 실시상황을 지속적으로 감시하는 기능이다.
- **코르사코프증후군** Korsakov syndrome. 알코올 중독에 관찰되는 착란 및 중증의 기억장애를 주된 증상으로 한다. 특히, 기명력장애가 심하고, 환자가 그것을 착어로 보완하는 것이 특징이다.
- **적응** 기분이 그 상황을 받아들여(심리적 적응), 상황에 걸맞은 생각이나 행동을 할 수 있는 것(적응행동)을 말한다.
- **억울** 슬픔, 고독, 절망, 낮은 자기평가, 자책감을 특징으로 하는 일시적인 정신상태, 또는 만성적인 정신장애이고, 정신적 활동이 저하하여 초조감이나 틀어박힘, 식욕저하나 불면 등의 증상을 수반한다.

● **장애수용**	완전 치유가 곤란한 질병에 의한 후유증으로서의 장애를 가진 사람이 도피도 체념도 아니고, 장애와 함께 살려고 하는 전향적인 심리적 받아들임을 말한다.
● **자기실현**	인간에는 생명의 유지나 안전에 대한 욕구 이외에, 끊임없이 정신적으로 성장하려고 하는 강한 충동이 있다. 그것이 충족되어 창조적이고 독자의 인격이 완성에 가까워지고 있을 때 자기가 실현된다고 말한다. 머슬로(Maslow)의 욕구 계층설의 최고위의 욕구이다.
● **감각통합기능**	전정각, 촉각, 고유수용각의 입력 조절을 함으로써, 뇌가 감각을 처리하여 환경의 요구에 잘 반응하고 적응하는 기능이다. 에어즈(Ayres)의 감각통합치료이 유명하다.
● **자조장구**	self help device. 복지용구의 일종. 장애되어 있는 기능을 보완하여, 목적으로 하는 작업을 가능케 하는 도구이다.
● **역할 재건**	심신기능의 장애나 활동제한, 참여제약 등 때문에, 그 때까지 담당해온 역할을 할 수 없게 된 경우에 다른 역할을 개척하는 것을 말한다. 외근이 불가능하게 된 남편이 가사를 담당하고(아내의 역할), 아내가 밖으로 일하러 나가는 등을 들 수 있다.
● **생활의 질(QOL)**	quality of life. life에는 생명, 생활, 인생의 3가지 의미가 있으나, 사회행동학 영역에서는 "생활의 질"이라 번역하는 것이 적절한 경우가 많다. 생활의 충실도나 만족도를 말한다.
● **작업행동**	occupational behavior. 라일리(Reilly)의 작업행동이론에서는 탐색행동, 유능성의 추구, 달성행동을 말하며, 인간작업 모델에서는 목적으로 하는 결과를 달성하기 위한 정보나 출력을 가리킨다.
● **인간작업 모델**	킬호프너(Kielhofner)와 버크(Burke)가 1980년에 제창한 작업치료의 실천 모델이다. 인간을 정보처리 시스템으로 파악하여, 내부의 의지 · 습관화 · 수행의 세 가지 sub-system과 환경과의 상호교류를 설득한다.

제 3 장

신체기능 평가법

■ 전체

	GIO 일반교육목표	SBO 행동목표
1	뇌혈관 장애에 대한 작업치료 평가법을 수득한다	1) 뇌혈관 장애의 장애증상을 설명할 수 있다. 2) 뇌혈관 장애의 평가를 할 수 있다
2	경수 손상에 대한 작업치료 평가법을 수득한다.	1) 경수 손상의 장애증상을 설명할 수 있다. 2) 경수 손상의 평가를 할 수 있다.
3	말초신경 손상에 대한 작업치료 평가법을 수득한다.	1) 말초신경 손상의 장애증상을 설명할 수 있다. 2) 말초신경 손상의 평가를 할 수 있다.
4	관절류마티스에 대한 작업치료 평가법을 수득한다.	1) 관절류마티스의 장애증상을 설명할 수 있다. 2) 관절류마티스의 평가를 할 수 있다.
5	기타의 신경질환 · 신경근질환에 대한 작업치료 평가법을 수득한다.	1) 국가가 지정하고 있는 특정 질환을 질환군으로 분류하고, 그 특징을 설명할 수 있다. 2) 주된 질환의 평가법을 설명할 수 있다.

수득 체크리스트

□ ① 뇌혈관 장애의 장애증상을 설명할 수 있었다.
□ ② 뇌혈관 장애에 대한 평가계획을 입안할 수 있었다.
□ ③ 뇌혈관 장애에 대한 각종 평가법을 실시할 수 있었다.
□ ④ 평가결과를 정리하여 전체상을 요약하는 방법을 설명할 수 있었다.
□ ⑤ 평가결과로부터 작업치료의 치료 · 지도 · 지원의 대상이 되는 과제를 추출하는 방법을 설명할 수 있었다.

□ ① 경수 손상의 장애증상을 설명할 수 있었다.
□ ② 경수 손상에 대한 평가계획을 입안할 수 있었다.
□ ③ 경수 손상에 대한 각종 평가법을 실시할 수 있었다.
□ ④ 평가결과를 정리하여 전체상을 요약하는 방법을 설명할 수 있었다.
□ ⑤ 평가결과로부터 작업치료의 치료 · 지도 · 지원의 대상이 되는 과제를 추출하는 방법을 설명할 수 있었다.

□ ① 말초신경 손상의 장애증상을 설명할 수 있었다.
□ ② 말초신경 손상에 대한 평가계획을 입안할 수 있었다.
□ ③ 말초신경 손상에 대한 각종 평가법을 실시할 수 있었다.
□ ④ 평가결과를 정리하여 전체상을 요약하는 방법을 설명할 수 있었다.
□ ⑤ 평가결과로부터 작업치료의 치료 · 지도 · 지원의 대상이 되는 과제를 추출하는 방법을 설명할 수 있었다.

□ ① 관절류마티스의 장애증상을 설명할 수 있었다.
□ ② 관절류마티스에 대한 평가계획을 입안할 수 있었다.
□ ③ 관절류마티스에 대한 각종 평가법을 실시할 수 있었다.
□ ④ 평가결과를 정리하여 전체상을 요약하는 방법을 설명할 수 있었다.
□ ⑤ 평가결과로부터 작업치료의 치료 · 지도 · 지원의 대상이 되는 과제를 추출하는 방법을 설명할 수 있었다.

□ ① 특정질환의 질환군의 특징을 언급할 수 있었다.
□ ② 주로 작업치료의 대상이 되는 질환의 장애증상을 설명할 수 있었다.
□ ③ 파킨슨병의 평가법에 대해서 설명할 수 있었다.
□ ④ 척수소뇌 변성증의 평가법에 대해서 설명할 수 있었다.
□ ⑤ 근위축성 측삭경화증의 평가법에 대해서 설명할 수 있었다.
□ ⑥ 다발성 경화증의 평가법에 대해서 설명할 수 있었다.
□ ⑦ 진행성 근이영양증의 평가법에 대해서 설명할 수 있었다.
□ ⑧ 전선성 에리테마토데스의 평가법에 대해서 설명할 수 있었다.
□ ⑨ 중증 근무력증의 평가법에 대해서 설명할 수 있었다.
□ ⑩ 길랑-바레증후군의 평가법에 대해서 설명할 수 있었다.

■ I. 뇌혈관 장애의 평가 (p.344에서)

GIO 일반교육목표	SBO 행동목표
1 뇌혈관 장애의 장애증상을 이해한다.	1) 뇌혈관 장애의 임상증상을 언급할 수 있다.
2 뇌혈관 장애에 대한 평가방법을 습득한다.	1) 뇌혈관 장애를 평가하여 필요한 정보를 선택한다. 2) 뇌혈관 장애의 임상적 심신기능 · 신체구조 관계를 평가 선택한다. 3) 뇌혈관 장애의 임상적 활동 · 참가의 관계를 평가 선택한다. 4) 평가결과로부터 심신 기능 · 신체구조를 언급할 수 있다.

■ II. 경수 손상의 평가 (p.370에서)

GIO 일반교육목표	SBO 행동목표
1 경수 손상의 장애증상을 이해한다.	1) 경수 손상의 임상증상을 언급할 수 있다.
2 경수 손상에 대한 평가방법을 습득한다.	1) 경수 손상의 평가 내용을 언급할 수 있다. 2) 경수 손상의 항목을 들 수 있다. 3) 경수 손상의 관찰사항을 들 수 있다. 4) 경수 손상의 근력검사의 유의점을 언급할 수 있다. 5) 경수 손상의 관절가동범위 검사의 유의할점을 언급할 수 있다. 6) ASIA에 의한 경수 손상의 신경학적 평가의 구성을 언급할 수 있다. 7) Zancolli의 분류의 기능수준에 대응한 key muscle을 열거할 수 있다 8) 경수 손상의 ADL평가의 특징을 언급할 수 있다. 9) CHART의 검사영역을 언급할 수 있다.

수득 체크리스트

- ☐ ① 뇌혈관 장애의 임상증상을 언급할 수 있었다.

- ☐ ① 뇌혈관 장애를 평가할 때에 필요한 정보를 열거할 수 있었다.
- ☐ ② 뇌혈관 장애를 평가할 때에 필요한 심신기능 · 신체구조에 관한 평가를 열거할 수 있었다.
- ☐ ③ 병기별의 평가내용을 언급할 수 있었다.
- ☐ ④ 각 평가가 무엇을 목적으로 하여 실시하는지를 언급할 수 있었다.
- ☐ ⑤ 뇌혈관 장애를 평가할 때에 필요한 활동 · 참여에 관한 평가를 열거할 수 있었다.
- ☐ ⑥ 각 평가의 내용을 언급할 수 있었다.
- ☐ ⑦ 각 평가가 무엇을 목적으로 하여 실시하는지를 언급할 수 있었다.
- ☐ ⑧ 평가결과로부터 추출된 심신기능에 대해서 언급할 수 있었다.
- ☐ ⑨ 평가결과로부터 추출된 신체구조에 대해서 언급할 수 있었다.

수득 체크리스트

- ☐ ① 경수 손상의 임상증상을 언급할 수 있었다.

- ☐ ① 경수 손상에 대해서 평가해야 할 항목을 열거할 수 있었다.
- ☐ ② 각 평가의 내용을 언급할 수 있었다.
- ☐ ③ 각 평가가 무엇을 목적으로 하여 실시하는지를 언급할 수 있었다.
- ☐ ④ 경수 손상에 대한 면접항목을 열거할 수 있었다.
- ☐ ⑤ 경수 손상에 대한 관찰을 할 때에 주의해야 할 점에 대해서 언급할 수 있었다.
- ☐ ⑥ 경수 손상의 관찰사항을 열거할 수 있었다.
- ☐ ⑦ 경수 손상에 대한 근력검사의 유의할 점을 언급할 수 있었다.
- ☐ ⑧ 경수 손상에 대한 관절가동범위 검사의 유의할 점을 언급할 수 있었다.
- ☐ ⑨ ASIA에 의한 척수손상의 신경학적 평가의 구성을 언급할 수 있었다.
- ☐ ⑩ Zancolli의 분류의 기능수준에 대응한 key muscle을 열거할 수 있었다.
- ☐ ⑪ 경수 손상의 ADL평가의 특징을 언급할 수 있었다.
- ☐ ⑫ CHART의 검사영역을 언급할 수 있었다.

■ III. 말초신경 손상의 평가 (p.383에서)

GIO 일반교육목표	SBO 행동목표
1 말초신경 손상의 장애증상을 이해한다.	1) 말초신경 손상의 임상증상을 언급할 수 있다.
2 말초신경 손상에 대한 평가방법을 습득한다.	1) 말초신경 손상에 대한 작업치료 평가의 구성에 대해서 언급할 수 있다. 2) 말초신경 손상에 대한 작업치료 평가를 실시할 수 있다.

■ IV. 관절류마티스의 평가 (p.400에서)

GIO 일반교육목표	SBO 행동목표
1 관절류마티스의 장애증상을 이해한다.	1) 관절류마티스의 임상증상을 언급할 수 있다.
2 관절류마티스의 작업치료에 필요한 평가내용을 이해한다.	1) 관절류마티스에 대한 평가의 기본적 사항을 언급할 수 있다. 2) 관절류마티스에 대한 심리 및 그 심리에 대한 평가법에 대해서 언급할 수 있다. 3) 활동성에 대해서 언급할 수 있다. 4) 관절 종창에 대해서 언급할 수 있다. 5) 관절통에 대해서 언급할 수 있다. 6) 관절류마티스 대상자에 특이적인 관절 변형을 열거할 수 있다. 7) 관절류마티스에서 ADL을 평가하는 의미를 설명할 수 있다. 8) 관절류마티스에 사용되는 평가표를 열거할 수 있다. 9) QOL에 대해서 언급할 수 있다.

수득 체크리스트

- ☐ ① 말초신경의 구조에 대해서 설명할 수 있었다.
- ☐ ② 임상증상으로부터 말초신경 손상의 분류를 할 수 있었다.
- ☐ ③ 말초신경 손상의 치료에 대해서 설명할 수 있었다.

- ☐ ① 말초신경 손상에 대한 평가를 열거할 수 있었다.
- ☐ ② 각 평가의 목적을 언급할 수 있었다.
- ☐ ③ 각 검사 · 측정의 의미를 설명할 수 있었다.
- ☐ ④ 평가에 필요한 검사 · 측정을 실시할 수 있었다.
- ☐ ⑤ 관찰로부터 말초신경 손상에 의한 증상을 개략적으로 파악할 수 있었다.
- ☐ ⑥ 평가의 결과로부터 생활에서의 문제점을 명확히 할 수 있었다.

수득 체크리스트

- ☐ ① 관절류마티스, 교원병, 류마티스성 질환에 대해서 분류할 수 있었다.
- ☐ ② 관절류마티스의 병인, 병태, 임상경과를 설명할 수 있었다.
- ☐ ③ stage 분류, class 분류를 열거할 수 있었다.
- ☐ ④ 관절류마티스의 대상자의 경시적인 임상증상의 변화를 설명할 수 있었다.
- ☐ ⑤ 관절류마티스의 대상자 특유의 자세를 설명할 수 있었다.
- ☐ ⑥ 발병으로부터의 시기에 따른 임상증상의 차이를 정리할 수 있었다.

- ☐ ① 최초평가, 중간평가, 최종평가의 목적을 분류할 수 있었다.
- ☐ ② 필요한 위험관리, 정보수집, 평가항목을 선택할 수 있었다.
- ☐ ③ 관절류마티스 대상자의 심리적 특징을 설명할 수 있었다.
- ☐ ④ 관절류마티스 대상자에게 사용되는 심리검사를 열거할 수 있었다.
- ☐ ⑤ 활동성에 대해서 설명할 수 있었다.
- ☐ ⑥ 작업치료사가 활동성을 평가하는 의미에 대해서 설명할 수 있었다.
- ☐ ⑦ 관절 종창의 부위에 따른 측정방법을 정리할 수 있었다.
- ☐ ⑧ 관절통 측정의 의미와 한계를 설명할 수 있었다.
- ☐ ⑨ 관절류마티스 대상자에게 특이적인 관절 변형을 열거할 수 있었다.
- ☐ ⑩ 각각의 관절변형이 어떠한 변형인지를 언급할 수 있었다.
- ☐ ⑪ 관절류마티스에서 ADL을 평가하는 의미를 설명할 수 있었다.
- ☐ ⑫ 관절류마티스에 사용되는 평가표를 열거할 수 있었다.
- ☐ ⑬ QOL을 평가하는 의미에 대해서 설명할 수 있었다.
- ☐ ⑭ 전체 QOL과 건강관련 QOL의 차이를 설명할 수 있었다.
- ☐ ⑮ 관절류마티스의 대상자에게 사용하는 QOL 평가표를 열거할 수 있었다.

GIO 일반교육목표	SBO 행동목표
3 관절류마티스에 대한 평가방법을 습득한다.	1) 관절류마티스에 대한 평가를 실시할 수 있다.

■ V. 기타의 신경질환, 신경근질환의 평가 (p.434에서)

GIO 일반교육목표	SBO 행동목표
1 관절류마티스의 장애증상을 이해한다.	1) 특정질환이나 무엇인지를 언급할 수 있다. 2) 작업치료의 대상이 되는 신경질환 · 신경근질환의 장애증상을 언급할 수 있다. 파킨슨병 · 척수소뇌변성증 근위축성측삭경화증 · 다발성경화증 진행성 근이영양증 전신성 에리테마토데스 중증 근무력증 · 귈랑-바레증후군
2 각종 신경질활 · 신경근질환에 대한 평가법을 수득한다.	1) 각종 신경질환 · 신경근질환에 대한 작업치료 평가법에 대해서 언급할 수 있다. 2) 각종 신경질환 · 신경근질환에 대한 작업치료 평가를 실시할 수 있다.

수득 체크리스트

- ☐ ① 면접을 통해서 대상자의 신뢰를 얻도록 표현할 수 있었다.
- ☐ ② 관절 종창을 촉진할 수 있었다.
- ☐ ③ 가능한 한 객관적인 통증측정을 시행할 수 있었다.
- ☐ ④ 시신, 촉진, 계측으로 변형의 유무를 판단할 수 있었다.
- ☐ ⑤ 검사자 사이의 오차가 없도록 측정방법에 숙련할 수 있었다.
- ☐ ⑥ 고니어미터의 취급에 익숙해질 수 있었다.
- ☐ ⑦ 관절변형을 고려한 측정을 할 수 있었다.
- ☐ ⑧ 도수근력검사법에 익숙해질 수 있었다.
- ☐ ⑨ 관절통을 고려하면서 근력을 측정할 수 있었다.
- ☐ ⑩ 관절류마티스 특유의 자세에 기초한 측정방법을 고안할 수 있었다.

수득 체크리스트

- ☐ ① 특정질환이나 무엇인지를 언급할 수 있었다.
- ☐ ② 작업치료의 대상이 되는 신경질환 · 신경근질환의 몇 가지를 열거할 수 있었다.
- ☐ ③ 각종 질환의 증상이나 이것에 의해서 야기되는 장애에 대해서 언급할 수 있었다.

- ☐ ① 각종 신경질환 · 신경근질환에 대한 평가법을 열거할 수 있었다.
- ☐ ② 각 평가의 목적을 언급할 수 있었다.
- ☐ ③ 각 검사 · 측정의 의미를 설명할 수 있었다.
- ☐ ④ 평가에 필요한 검사 · 측정을 실시할 수 있었다.

I 뇌혈관 장애의 평가

A. 뇌혈관 장애의 기능평가

1 뇌혈관장애란?

뇌에는 심박출량의 약 20%라는 혈액량이 운반되고 있다. 특히, 손 · 발이나 얼굴의 운동을 관장하는 대뇌피질, 운동기능의 조정을 하는 대뇌기저핵이나 지각자극의 정보 분석 · 공동운동에 관여하는 시상 등의 회백질에는 많은 혈액이 공급되어 있다. 이들을 양육하는 뇌혈관에 어떠한 병변이 일어나면, 뇌의 국소증상을 중심으로 한 운동기능 · 지각 · 지능 · 고차뇌기능 등의 다양한 장애가 발생한다.

뇌혈관 장애의 임상증상은 병의 형태나 손상부위에 의해서 크게 다르기 때문에, 뇌나 신경에 관한 지식은 작업치료를 실시할 때의 위험관리 · 목표설정의 판단기준으로서 중요하다. 의료직의 기초지식으로서 이들을 충분히 학습하고, 이해하여 둔다.

2 뇌혈관 장애를 평가하기 전에

운동기능 장애나 정신기능 장애를 나타내는 뇌혈관 장애의 재활목표는 대상자의 장애나 연령 · 가족환경에 따라서 다르며, 비교적 오랜 경과를 거치는 일이 많다. 제4차 의료법 개정에서는 병원의 기능분화가 도모되었다. 뇌혈관 장애의 재활은 일반적으로 병상치료와 병원기능이 유사하기 때문에, 발병의 시간경과와 함께, **그림 1**과 같이 급성기 · 회복기 · 유지기로 나뉜다.[1] 병원의 기능과 시스템은 개별적으로 다르기 때문에, 사전에 병원의 기능(대상 질환, 입원기간, 재활 스태프의 직종, 재활의 흐름 등)을 알아둘 필요가 있다.

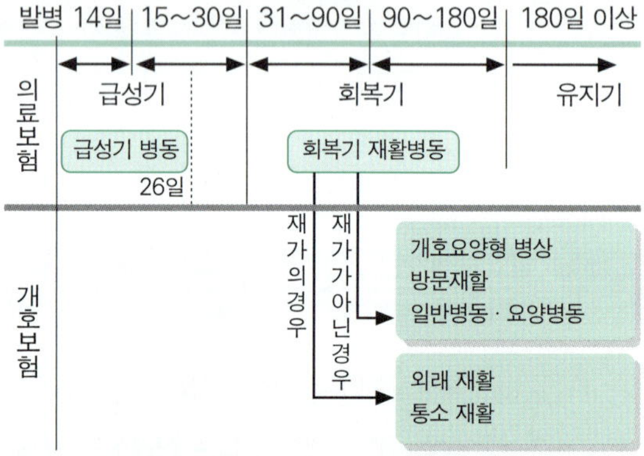

그림 1 제4차 의료법 개정에 따른 뇌혈관 장애에 대한 의료 · 개호보험 서비스의 흐름과 재활제공시설

B. 평가의 실제

대상자의 병기와 병원의 기능에 따라 재활 목적은 다르기 때문에(**표 1**), 대상자의 병기(병상)에 따라 기능평가도 다르다. 아래에, 대상

표 1 병기에 의한 재활목표와 작업치료의 목적

	급성기	회복기	유지기
재활목표	• 기상 • 내구성 향상 (신체 · 정신)	• 가정복귀 • 사회복귀 (직업 · 학업 · 지역사회)	• QOL의 유지향상
주된 작업치료의 목적	• 위험관리 • 합병증의 예방	• 심신기능의 회복 • ADL 및 APDL의 획득 • 장애수용 • 환경설비의 조종	• 시체기능의 유지 • 정신기능의 유지 • 가정 · 사회에서의 역할수행 • 취미의 개발 · 획득

표 2 평가에 필요한 정보

기초정보	• 성명, 연령, 성별, 발병연월일 • 주소, 직업, 보험의 종류 • 주치의와 병동
의학적 사항	• 진단명, 합병증, 금기사항 • 현 병력, 기왕력, 수술방식, 내복약 • 검사결과, CT · MRI의 화상 • 간호 상의 정보
사회적 사항	• 사회적 배경 : 직업(내용과 직장환경, 통근방법, 직장의 needs), 학력, 취미. 기호, 자원봉사활동 1일을 지내는 방법, • 가족적 배경 : 가족구성, 가족력, 가정 내에서의 본인의 역할, key person. • 환경적 배경 : 집의 형태(자가, 임대), 가옥구조(평면도), 거주지역 환경 • 경제적 배경 : 사회자원의 이용 상황(신체장애인 수첩의 유무, 개호보험 신청의 유무)

자의 병기에 준해서 평가를 언급한다.

1 급성기(bedside)에서의 작업치료 평가(발병~1주일 정도)

발병해서 얼마 안되는 이 시기는 혈압 · 맥박 등이 안정되지 않기 때문에 침상 곁(bedside)으로부터의 시작이 되는 일이 많다. 의사나 간호사에 의한 구명을 위한 의학적 관리가 중심이 되고, 작업치료사는 의사 · 간호사 · 물리치료사 등으로부터의 정보 수집과 함께, 체온 · 맥박 · 혈압 등의 생명징후(vital sign)의 체크〔제2장 III "의식의 평가 및 생명징후의 측정"(88 페이지) 참조〕를 하면서, 심신기능 · 신체구조의 평가를 하는 것이 필요하다.

a. 의학적 정보 및 기타의 정보 수집

재활의사의 지시서로부터 금기사항 · 지시내용을 확인하고, 주치의에게 구체적인 유의할 점이나 향후의 치료방침을 듣는다. 필요한 정보를 **표 2**에 나타냈다. 이 시기는 대상자의 의식수준이나 체력도 저하하여 있기 때문에, 피로정도를 고려하면서 단시간에 평가한다. 단시간에 평가할 수 있는 선별검사(screening test)(**표 3**)가 있으면 그것을 사용한다.

표 3 침상 곁(bedside)에서의 선별검사

초회 · 중간 · 최종　　　CVA Bed Side 평가 및 치료계획

ID

환자성명　　　님

상병명

담당 기재자　　　당당재활의

지시일H　년　월　일
입원일H　년　월　일
발병일H　년　월　일
기재일H　년　월　일

【전체상】

【의식수준(JCS)】

【위험관리】

【Br-stage】U/E　F　L/E

【실조】　(+　-　?)

【근 긴장】

【어깨 아탈구】　(+　-　?)

【실조】　(+　-　부위:　　)

【부종】　(+　-　부위:　　)

【관절가동범위】　Rt　Lt

견관절　굴곡:
　외전:
　외회전:
　내회전:
주관절　굴곡:
　신전:
수근관절　장굴:
　배굴:
손가락　제한(강　약　없음) (강　약　없음)
고관절
슬관절
족관절

【감각기능】

표재　(정상　둔마　탈실　?)
심부　(정상　둔마　탈실　?)
이상감각　(+　-　?)

【고차뇌기능】

실어　(+　-　?)　기타
실인　(+　-　?)
실행　(+　-　?)
치매　(+　-　?)
반측무시　(+　-　?)
MMSE　　점

【기본동작】

몸 구르기　미실시 완전보조 일부보조 감시 자립 난간
일어나기　미실시 완전보조 일부보조 감시 자립
앉은자세유지 미실시 완전보조 일부보조 감시 자립 난간
　Gatch 앉은자세　(　분) 미실시
　침대끝 걸터앉은 자세　(　분) 미실시
일어서기　미실시 완전보조 일부보조 감시 자립 난간
선 자세유지　미실시 완전보조 일부보조 감시 자립 난간

【ADL】

Barthel Index　점(별지참조)

【의사소통】

불가 YES-NO로도 가능 원할하게 가능
(　　)

【연하장애】(+　-　?)

【구음장애】(+　-　?)

【기타】

문제점	프로그램
① :	① :
② :	② :
③ :	③ :
④ :	④ :
⑤ :	⑤ :
⑥ :	⑥ :
⑦ :	⑦ :

STG	LTG
① :	
② :	
③ :	

[도쿄 산재병원 재활과]

b. 면접

면접이란 대상자나 가족 등과 대화에 의해서 의사소통을 도모하고, 재활에 필요한 정보를 수집하는 것이다. 면접목적은 대상자 · 가족의 신뢰관계의 형성과 함께, 이것으로부터 시작되는 작업치료에 대한 평가나 작업치료의 치료 · 지도 · 지원에 관한 설명을 하는 것이다.

제4차 의치료 개정(2002년 4월)에 의해서, 재활을 할 때에는 실시계획서(**표 4**)를 사용해서 대상자나 가족에게 재활목적도 설명하는 것이 의무부여 되었다. 다른 의료 스태프와 정보수

표 4 재활 종합실시계획서

환자성명		남·여	생년월일 년 월 일 (세)		잘쓰는손	우·우(교정)·좌
주치의	재활담당의	PT	OT	ST	간호	SW 등
진단명, 장애명(발병일, 수술일, 진단일)		합병증(조절상태):		재활경력:		
일상생활 자립도 J1, J2, A1, B1, B2, C1, C2			치매성 노인의 일상생활 자립도 판정기준:I, IIa, IIb, IIIa, IIIb, IV, V, M			

	평가항목·내용(콜론(:)의 뒤에 구체적 내용 기입)	단기목표(개월 후)	구체적 접근
심신기능·구조	□의식장애(JCS, GCS): □지남력장애: □기명력장애: □운동장애: □감각장애: □섭식장애: □배설장애: □호흡, 순환장애 □음성, 발화장애(구음, 실어): □관절가동범위 제한: □근력저하: □욕창: □통증: □반측공간무시: □주의력장애: □구성장애: □기타		
기본동작	몸구르기 (□자립, □일부보조, □완전보조) 일어나기 (□자립, □일부보조, □완전보조) 앉은 자세 (□자립, □일부보조, □완전보조) 일어서기 (□자립, □일부보조, □완전보조) 선 자세 (□자립, □일부보조, □완전보조)		
활동	활동정도(안정도의 제한과 그 이유, 활동 시의 위험에 대해서)		

활동	ADL(B.I)	자립	일부보조	완전보조	사용기구(지팡이, 장구), 보조내용	단기목표	구체적 접근
	식사	10	5	0			
	옮겨타기	15	10 ← 감시하				
	앉을 수 있으나 옮길 수 없다		→5	0			
	몸 단정히 하기	5	0	0			
	화장실 동작	10	5	0			
	목욕	5	0	0			
	평지보행	15	10 ← 보행기 등		보행:		
	휠체어 조작이 가능 →		5	0	휠체어:		
	계단	10	5	0			
	착탈의	10	5	0			
	배변관리	10	5	0			
	배뇨관리	10	5	0			
	합계(0~100점)			점			
	의사소통	이해					
		표출					

	평가	단기목표	구체적 접근
참여	직업 (□무직, □병결증, □휴직 중 □발병 후 퇴직, □퇴직 예정) 직종·업종·일의 내용: 경제상황: 사회참여(내용, 빈도 등): 여가활동(내용, 빈도 등):	퇴원해서 갈 곳(□자택, □친척집, □의료기관, □기타:) 복직(□현직복귀, □전직, □배치전환, □복귀불가, □기타:) 복직 시기: 일의 내용: 통근방법: 가정 내 역할: 사회활동: 취미:	
심리	억울: 장애의 부인: 기타:		
환경	동거가족: 친척관계: 가옥: 가옥주위: 교통수단:	자택개조 □불필요, □필요: 복지기기 □불필요, □필요: 사회보장 서비스 □불필요, □신체장애인 수첩, □장애연금, □기타: 개호보험 서비스 □불필요, □필요:	
제3자의 불이익	발병에 의한 가족의 변화 사회행활: 건강상 문제의 발생: 심리적 문제의 발생:	퇴원 후의 주된 간병인 □불필요, □필요: 가족구성의 변화 □불필요, □필요: 가족 내 역할의 변화 □불필요, □필요: 가족의 사회활동 변화 □불필요, □필요:	
1개월 후의 목표		본인의 희망 :	
		가족의 희망 :	
재활의 치료방침 :			외박훈련계획 :
퇴원 시의 목표와 예상시기 :			
퇴원 후의 재활계획(종류·빈도·기간) :			
퇴원 후의 사회참여의 전망 :			설명자 서명 :
본인·가족에 대한 설명: 년 월 일		설명을 받은 사람: 본인, 가족( ) 서명:	

〈재활 실시계획서 및 재활 종합실시계획서 기입상의 주의〉

1. 일상생활 자립도의 난에 대해서는, "장애노인의 일상생활 자립도(자리보전의 정도)의 판정기준"의 활용에 대해서(1992년 11월 18일 노건 제102-2호) 후생노동대신 관방 노인복지부장 통지에 의한 등급 J1, J2, A1, A2, B1, B2, C1 또는 C2에 해당되는 것일 것.
2. 치매노인의 일상생활 자립도 판정기준의 난에 대해서는 "치매성 노인의 일상생활 자립도 판정기준"의 활용에 대해서(1994년 10월 26일 노건 제 135호) 후생성 노인보건복지국장의 통지에 의한 등급 I, IIa, IIb, IIIa, IIIb, IV 또는 M에 해당되는 것일 것.
3. 활동의 난에서의 ADL의 평가에 관해서는, Barthel Index에 대신해서 FIM을 사용해도 좋다.

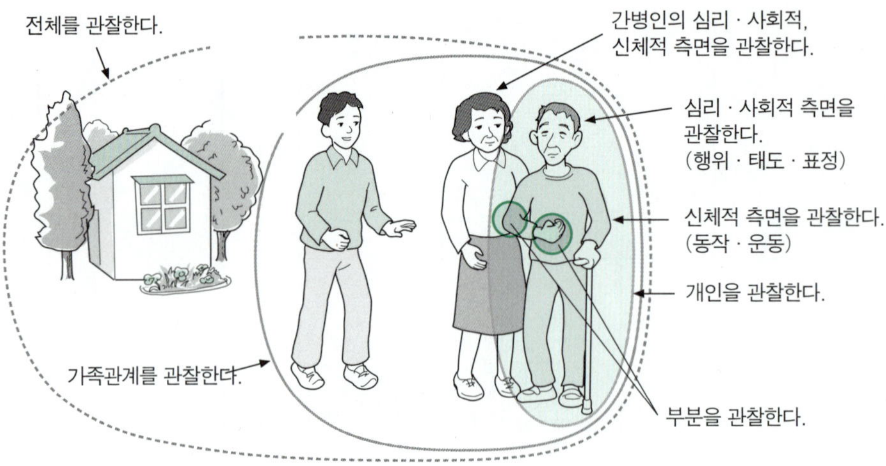

그림 2 **다안적인 관찰**

표 5 면접에 필요한 기본적 주의할 점

① 대상자가 자유로이 호소하고, 이야기할 수 있도록 배려한다.
② 전문적인 내용은 상대방이 질문할 수 있도록 알기 쉬운 말로 바꾼다.
③ 대상자와 의료직의 이해 정도나 인식의 차이가 있다는 것을 염두에 둔다.
④ 작업치료에 대해서 알기 쉽게 설명하고, 이해를 구한다.
⑤ 사회인으로서의 매너를 지킨다.
⑥ 대상자를 무시하고 key person과만 이야기하지 않는다.

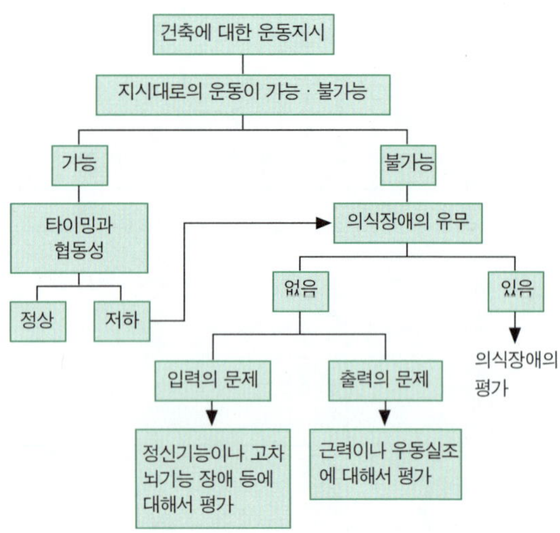

그림 3 **의식장애의 평가순서**(문헌 2에서)

집이 중복되지 않도록 역할을 정해서 면접에 임한다. 면접을 통해서, 대상자 · 가족의 작업치료에 대한 욕구(needs)나 정신상태 등도 파악한다. 대상자나 가족의 긴장을 풀고, 비밀 준수 의무나 사생활 보호의 관점으로부터도, 1인실에서의 대응이 바람직하다. 면접할 때의 기본적 주의할 점을 **표 5**에 나타냈다.

c. 관찰

관찰은 작업치료사의 관찰력을 사용해서 대상자의 동작이나 행동을 평가하는 방법이며, 측정의 수단으로서 가장 중요하고 동시에 기본적인 기술이다. 어떻게 관찰하는지에 따라서 대상자를 파악하는 방법은 크게 다르며(**그림 2**), 대상자의 문제점이나 재활목표도 다르다.

특히 급성기의 대상자는 의식장애나 언어장애 등을 가져, 충분한 의사소통을 취할 수 없는 일이 많고, 임상증상에서의 심신기능이나 신체구조의 관찰력이 중요하게 된다.

또한, 목표설정에는 가족관계를 포함한 환

경인자나 대상자의 성격 등의 개인인자도 중요하다. 환경인자는 아무렇지도 않은 듯한 가족간의 대화나 간병의 방법에, 개인인자는 병동이나 훈련실에서의 사람과의 관계하는 방법에 나타난다. 다양한 장면에서의 세밀한 관찰이 필요하다.

d. 심신기능평가

1) 의식장애

장애의 부위나 크기에 따라서 의식장애의 수준이 다르지만, 급성기에는 어떠한 의식장애를 갖는 일이 많다. 의식장애의 평가순서를 **그림 3**에 나타냈다. 의식장애의 평가방법으로서, Japan Coma Scale(JCS), Glasgow Coma Scale(GCS)이 있다〔제2장 III의 **표 2**(90 페이지) 및 **표 3**(91 페이지) 참조〕. JCS도 GCS도 급성기의 평가방법이며, 만성기에는 적합하지 않다.

2) 고차뇌기능(반측무시)장애

좌편마비(우반구 손상)의 대상자는 반측공간무시의 유무를 본다. 안구나 얼굴의 움직임을 관찰하고, 우측방향에서 말을 걸어도 대답은 하지만, 우측방향으로 안구나 얼굴을 돌리지 않는 경우는 반측공간무시를 의심한다. 의식의 각성과 함께 반측공간무시 증상은 소실되는 경우가 많다. 관찰에 의한 임상증상을 기록해 둔다.

e. 신체구조 평가

1) 반사 · 근 긴장(근 tonus) 이상

운동기능의 전도로가 장애를 받음으로써 일어나는 임상적 징후이다. 신경학적 진단과 함께 운동기능의 회복과정에도 관여한다.

① 반사

반사란 신체에 주어진 통증 · 마찰 등의 자극에 대해서 신체가 나타내는 방어반응이며, 망치나 바늘 등 간편한 도구로, 의식장애가 있는 대상자로부터도 정확한 정보를 얻을 수 있다. 심부 건반사의 항진 · 병적 반사 양성은 그 반사중추보다 상위의 운동신경원(motor neuron)의 병적 징후로서 진단된다. 신경학적 진단으로서 중요한 것을 **표 6, 7**에 나타냈다〔제2장 VII "반사검사"(155 페이지) 참조〕.

② 근 긴장(근 tonus)

골격근은 항상 불수의로 긴장한 상태에 있으며, 이 근 긴장을 근 토누스(tonus)라 부른다. 운동기능 장애에서는 다양한 변화를 나타낸다. 신체의 힘을 뺀 대상자의 팔꿈치 · 손 · 무릎 · 족관절 등을 수동적으로 움직여, 그 때 받는 저항으로부터 근 긴장의 이상을 관찰한다. 반듯이 누운 자세(앙와위)에서 건측과 환측을 검사하면 이해하기 쉽다.

근 긴장의 이상은 항진과 저하로 나뉘며, 항진 때에는 추체로 · 추체외로 장애를 의심한다(**표 8**).

- 근 긴장 항진 : 이것은 다시 "경련(spasticity)"과 "고축(rigidity)"으로 나뉜다. 경련은 급격하게 수동적 운동을 시행하면, 처음에

표 6 반사의 종류

반사의 종류	감각수용기	주된 반사
심부반사	근방추 · 건방추	• 슬개건반사 • 이두근반사 • 아킬레스건반사
표재반사	피부 · 점막	• 각막반사 • 족저반사 • 수장(손바닥)반사

표 7 상지 · 하지에 관찰되는 병적 반사

상지	• 호프만반사	• 대상자의 중지를 검사자의 손가락으로 가볍게 고정하고, 대상자의 중지 끝을 눌러서 하방으로 굴곡시킨 후, 급격히 놓으면, 대상자의 무지와 다른 손가락이 굴곡한다.
	• 트뢰너반사	• 대상자의 중지를 검사자의 손가락으로 가볍게 고정하고, 중지끝의 복부(belly)를 검사자의 손가락으로 상방으로 튕겨 올리면, 대상자의 무지와 다른 손가락이 굴곡한다.
하지	• 바빈스키반사	• 대상자의 외측 족저를 후방으로부터 전방으로 문지르면, 무지가 배굴하고(무지현상), 다시 각 발가락이 벌어진다(개선현상).
	• 차독반사	• 대상자의 발의 외과(lateral malleolus) 외측을 호(arc) 모양으로 문지르면, 무지의 배굴이 관찰된다.

표 8 추체로 장애와 추체외로 장애의 감별

		추체로 장애	추체외로 장애
근 토누스 항진	특징	경련 접는 주머니칼 형상	고축 연관현상
	분포	상지에서는 굴근 하지에서는 신근	사지, 체간 모든 근육
불수의 운동		(−)	(+)
건반사		항진	정상 또는 약간 항진
바빈스키반사		(+)	(−)
운동마비		(+)	(−) 또는 약간 (+)

는 저항이 크지만, 어느 부분까지 움직이면 저항이 감소하고, 마치 접는 주머니칼과 같은 현상을 나타낸다. 고축은 어느 방향으로의 수동적 운동에서도 처음부터 끝까지 연관(lead pipe)을 굽히는 것 같은 동일한 저항을 느낀다는 것으로부터, 연관현상이라 부른다.

근 긴장 항진을 수량적으로 나타내는 평가방법으로서, Modified Ashworth Scale (MAS)이 있다(표 9).

• 근 긴장 저하 : 관절의 수동운동에 대해서 저항감이 약화되거나 소실되고, 근육은 이완하여 있어 근복에 땅김(탄력)이 없다. 뇌혈관 장애의 초기증상, 소뇌질환이나 말초신경계 손상에 관찰된다.

2) 관절가동범위

관절가동범위의 제한은 관절을 에워싸는 피부 · 건 · 근육 · 관절낭 · 활액 등에 병적 변화가 일어난 때에 발생한다. 특히 뇌혈관 장애의 경우, 환측 상지는 ① 근 긴장 항진, ② 발병 직후의 환측 관리 불충분에 의한 견관절의 손상, ③ 견수증후군 등에 의하여, 건측 상지는 ④ 견관절 주위염 등의 기왕력이나 ⑤ 발병 후의 과잉 사용 등으로 통증을 수반하는 제한이 발생하는 일이 많다. 일상생활활동(동작)(activities of daily living; ADL)의 저해인자로 되기 때문에 통증의 유무를 확인하면

표 9 Modified Ashworth Scale(MAS)

0	: 근 긴장에 증가 없음.
1	: 약간의 근 긴장의 증가가 있고, 환부의 굴곡 또는 신전운동을 하면, 걸림과 그 소실, 또는 가동범위의 마지막에 약간의 저항이 있다.
1+	: 약간의 근 긴장의 증가가 있다. 걸림이 명백하고, 가동범위의 1/2 이하의 범위에서 약간의 저항이 있다.
2	: 더욱이, 분명한 근 긴장의 증가가 거의 전체 가동범위를 통해서 인지되지만, 환부는 용이하게 움직일 수 있다.
3	: 상당한 근 긴장의 증가가 있으며, 수동운동은 곤란하다.
4	: 환부는 굳어져 있어, 굴곡 또는 신전을 할 수 없다.

[문헌 4에서]

서 양측의 견관절 · 수근관절을 중심으로 부드럽게 살살 측정한다.

3) 운동기능 장애 : 편마비의 운동기능 평가

말초성의 운동장애는 근력평가의 수준에 따른(양적인) 변화를 보이지만, 중추신경마비의 운동장애, 편마비는 하나의 근육만을 선택하여 수의적으로 움직일 수 없고, 근육의 수축력의 개선이 아닌 특징적인 운동패턴(질적)을 나타낸다.

손사부위에 따라서 회복과정이나 도달 패턴은 다르지만, **그림 4**에 나타낸 것처럼, 대부분은 이완성 마비(Stage Ⅰ)부터 시작하여, 연합반응이나 공동운동을 거쳐 분리운동에 도달한다. 이 때문에, 편마비의 운동기능 평가로서, 연합반응이나 공동운동의 분리도나 운동감각 평가를 중심으로 한 브룬스트롬(Brunnstrom) 테스트가 사용된다(**표 10**).

우에다[7]는 정상적인 운동통합이 많은 수준에서 성립한다는 가설에 입각하여, 운동통합의 여러 수준의 가설 쉐마(**그림 5**)를 사용해서,

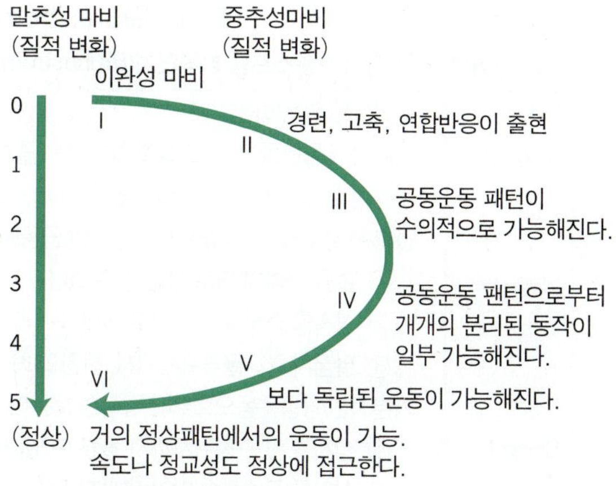

그림 4 말초성 마비와 중추성 마비의 회복과정의 차이 [문헌 5에서]

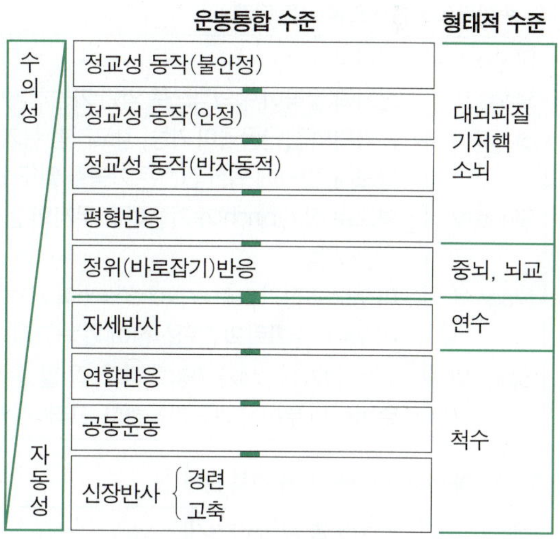

그림 5 운동통합의 여러 수준의 가설 쉐마
[문헌 7에서 일부 생략]

편마비의 질적인 운동장애에 대해서 설명하고 있다. 척수 수준의 신장반사가 가장 낮은 수준의 운동통합이고, **그림 5**에 나타낸 것처럼, 위로 올라갈수록 대뇌피질의 조절 하에, 수의성이 증가한다. 편마비는 뇌의 기질적 장애에 의해서 발생하므로, 그림 안의 선보다 위의 기능이 억제되고, 아래의 기능이 항진하기 때문에, 운동통합의 수준의 저하가 일어나, 경련 · 고

표 10 Brunnstrom Test(편마비 기능테스트)

1. 상지(어깨, 팔꿈치)의 브룬스트롬 회복단계(Brunnstrom stage)

Stage Ⅰ	수의운동 없음(이완기)
Stage Ⅱ	기본적 공동운동 또는 그 요소의 최초의 출현, 경축의 발현기
Stage Ⅲ	기본적 공동운동 또는 그 요소를 수의적으로 일으킬 수 있다. 경축은 강해지고, 최강이 된다.
Stage Ⅳ	경축은 감소하기 시작하고, 기본적인 공동운동으로부터 일탈한 운동이 출현한다. ① 손을 허리의 뒤로 움직일 수 있다. ② 상지를 전방 수평위치로 올릴 수 있다(팔꿈치는 신전위치에서). ③ 팔꿈치 90° 굴곡위치에서, 전완의 회내 · 회외가 가능하다.
Stage Ⅴ	기본적인 공동운동으로부터 독립한 운동이 대부분 가능. 경축은 더욱 감소한다. ① 상지를 옆 수평위치까지 올릴 수 있다(팔꿈치 신전, 전완 회내위치에서). ② 상지를 굴곡하여 머리 위까지 올릴 수 있다(팔꿈치 신전위치에서). ③ 팔꿈치 신전위치에서의 전완의 회내 · 회외가 가능하다.
Stage Ⅵ	분리운동이 자유로이 가능하다. 협동운동을 거의 정상으로 할 수 있다. 경축은 거의 소실된다.

2. 손가락의 브룸스트롬 회복 단계

Stage Ⅰ	이완성
Stage Ⅱ	손가락 굴곡이 수의적으로 약간 가능하거나, 또는 거의 불가능한 상태
Stage Ⅲ	손가락의 집단굴곡이 가능, 갈고리형 쥐기를 하지만, 뗄 수는 없다. 손가락 신전은 수의적으로는 할 수 없으나, 반사에 의한 신전은 가능한 일도 있다.
Stage Ⅳ	옆으로 집기(pinch)가 가능하고 무지의 움직임에 의해서 떼는 것도 가능. 손가락 신전은 절반 수의적으로 약간 가능.
Stage Ⅴ	마주보고 집기 palmar prehension이 가능하다. 원통 쥐기, 공 쥐기 등이 가능(서투르지만 어느 정도 실용성이 있다) 손가락의 집단신전이 가능(그러나 그 범위는 가지각색이다)
Stage Ⅵ	모든 집기(pinch)가 가능해지고, 잘 할 수 있다. 수의적인 손가락 신전이 전체 가동범위에 걸쳐 가능하다. 손가락의 분리운동도 가능하다. 그러나 건측보다 다소 졸렬하다.

3. 체간과 하지의 브룬스트롬 회복 단계

Stage Ⅰ	수의운동 없음(이완기)
Stage Ⅱ	하지의 수의운동이 약간 가능
Stage Ⅲ	앉은 자세나 선 자세에서, 고관절, 슬관절, 족관절의 굴곡이 가능
Stage Ⅳ	앉은 자세에서 발을 바닥 위로 활주시키면서, 무릎 굴곡 90° 이상 가능 앉은 자세에서 발꿈치를 바닥에 댄 채로, 족관절의 배굴이 가능
Stage Ⅴ	선 자세에서 고관절을 신전한 채로, 슬관절의 굴곡이 가능 선 자세에서 환측 족부를 약간 전방으로 내밀고, 슬관절을 신전한 채로, 족관절의 배굴이 가능
Stage Ⅵ	선 자세에서 고관절의 외전이, 골반 거상에 의한 외전각도 이상으로 가능 앉은 자세에서 내측, 외측의 슬굴곡근(hamstrings)의 교호수축에 의해 하퇴의 내회전 · 외회전이 가능 [족관절의 내번(inversion) · 외번(eversion)을 수반한다]

표 11 편마비 기능테스트 : 상지(우에다에 의한 12단계법)

테스트 No	자세	테스트의 종류		출발자세 · 테스트 동작	판정				검사일(월/일) /	/	/	/	/
1	배와위	신근패턴	연합반응(대흉근)	출발자세 : 환측의 손끝을 귀에 가까운 위치에 둔다(굴근 공동 운동 패턴의 형태) 테스트 동작 : 건측의 팔꿈치를 굽힌 위치에서, 도수저항에 대항하여 팔꿈치를 신전시켜 환측의 대흉근에 수축의 유무를 촉지한다. 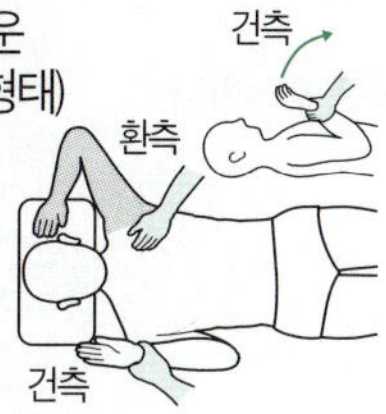	연합반응	불충분(무)							
						충분(유)							
2			수의수축(대흉근)	출발자세 : 1과 같음 테스트 동작 : "환측의 손을 반대 측의 허리 언저리에 뻗히시오"라 지시하고, 대흉근의 수축을 촉지한다. 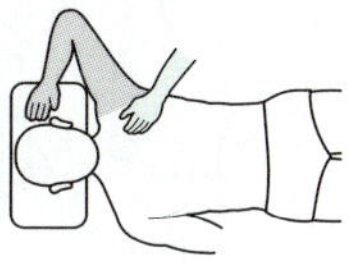	수의수축(대흉근의 촉지)	불충분(무)							
						충분(유)							
3			공동운동(수의운동)	출발자세 : 1과 같음 테스트 동작 : 2와 같은 동작으로 손끝이 어디까지 움직이는지를 본다(신근 공동운동) 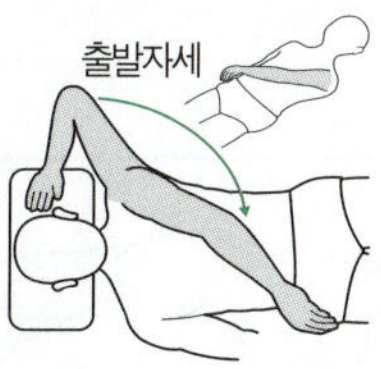	수의운동	불가능							
						가능	불충분	귀~유두					
								유두~배꼽					
							충분	배꼽보다 아래					
								완전신전					
4	앉은 자세	굴곡패턴	공동운동(수의운동)	출발자세 : 손끝이 건측의 허리의 부분에 오도록 둔다(팔꾼치 최대 신전위치, 전완 회내위치로 한다-신근 공동운동 패턴) 테스트 동작 : "환측의 손을 귀까지 가져가도록" 지시하고, 손끝이 어디까지 올라가는지를 본다. 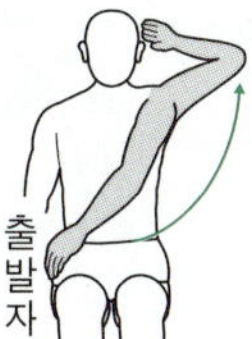	수의운동	불가능							
						가능	불충분	0~배꼽					
								배꼽~유두					
							충분	유두 이상					
								귀의 높이					
5		앉은 자세에서 손을 등뒤로		손을 등의 뒤로 돌린다. 손이 등의 중심선의 가까이에서, 5㎝ 이내에 도달하는지 아닌지를 본다. 한 동작으로 시행할 것. 체간을 크게 움직이지 않을 것. 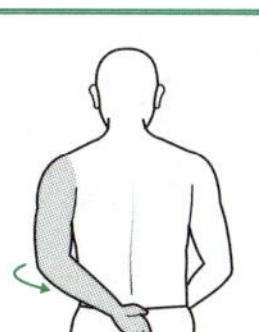	불가능								
					불충분	체측까지							
						체측을 넘지만 불충분							
					충분	척주보다 5㎝ 이내							

(계속)

표 11 편마비 기능테스트 : 상지 (계속)

테스트 No	자세	테스트의 종류	출발자세 · 테스트 동작	판정		/	/	/	/	/
6	앉은 자세	팔을 전방 수평위치로 거상	팔을 전방 수평위치로 올린다. (팔꿈치는 20° 이상은 굽지 않도록 주의한다. 견관절에서의 수평 내외전은 ±10° 이내로 유지한다) 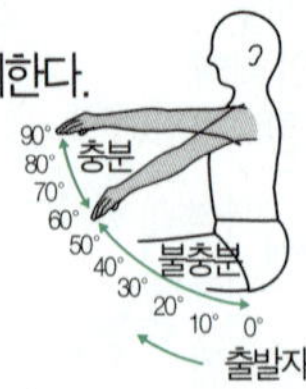	불가능						
				불충분	5°~25°					
					30°~35°					
				충분	60°~85°					
					90°					
7		팔꿈치 굴곡위치에서 전완의 회내	팔꿈치를 굽혀 전완의 회내(손바닥을 아래로 향할 것)를 시행한다. 팔꿈치를 체측에 딱 붙이고, 떼지 말것(붙지 않는 경우는 실격) 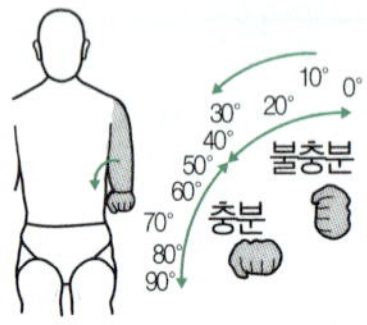	불충분	팔꿈치가 체측에 붙지 않는다.					
					체측에 붙지만 전완 회외위치					
					전완 중간 위치 유지 가능					
					회내 5°~45° 가능					
				충분	회내 50°~85°					
					회내 90°					
8		팔꿈치 신전위치에서 팔을 옆수평위치로 벌린다	팔꿈치 신전위치인 채로 팔을 옆수평으로 벌린다. 상지는 바로 옆에서 20° 이상 전방으로 내지 않도록 하고, 팔꿈치는 20° 이상은 굽지 않도록 주의한다. 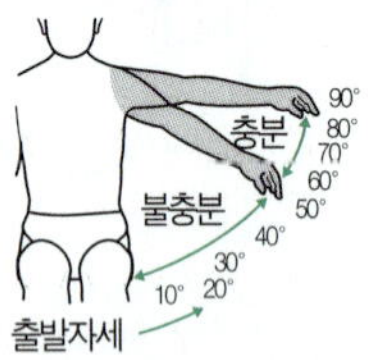	불가능						
				불충분	5°~25°					
					30°~55°					
				충분	60°~85°					
					90°					
9		팔을 전방상방으로 거상	만세를 부른다. 팔꿈치는 20° 이상 굽어지지 않도록 하고, 전방으로부터 가급적 위로 올린다. 상지는 옆으로 30° 이상 벌어지지 않도록 한다. 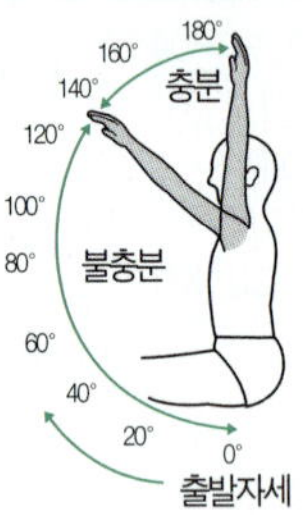	불충분	0°~85°					
					90°~125°					
				충분	130°~155°					
					160°~175°					
					180°					
10		팔꿈치 신전위치에서 회외	팔꿈치 신전위치에서 전방으로 올리고, 전완을 회외한다(손바닥을 위로 향한다). 팔꿈치는 20° 이상 굽히지 않고, 견관절은 60° 이상 전방 거상하도록 한다. 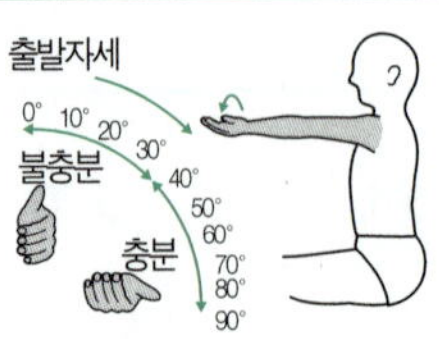	불충분	전방 거상 위치를 취할 수 없다					
					취할 수 있으나 전완 회외위치					
					중간위치를 취할 수 있다					
					회외 5°~45°					
				충분	회외 50°~85°					
					회외 90°					

(계속)

표 11 편마비 기능테스트 : 상지 (계속)

테스트 No	자세	테스트의 종류	출발자세 · 테스트 동작	판정		검사일(월/일)				
						/	/	/	/	/
11	앉은 자세	손을 어깨에서 머리위로 거상 손도 테스트①	손끝을 어깨에 붙이고, 똑바로 위로 거상한다. 이것을 가급적 빨리 10회 반복하는 데에 소요되는 시간을 측정한다. 거상할 때에 팔꿈치가 20° 이상 굽어있지 말아야 하며, 견관절은 130° 이상 거상할 것. 건측을 먼저 측정할 것. 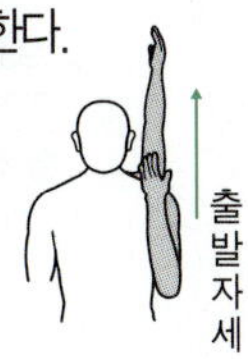	소요시간	건측	초	초	초	초	초
					환측	초	초	초	초	초
				불충분	건측의 2배 이상					
					건측의 1.5~2배					
				충분	건측의 1.5배 이하					

상지 예비 테스트 – 테스트 No. 11이 시행 가능한 경우 실시한다.

예비테스트	앉은 자세	팔을 옆 수평위치로 거상 스피드테스트②	팔꿈치 신전위치인 채로 팔을 옆 수평으로 벌린다. 이것을 가급적 빨리 10회 반복하는 데에 소요되는 시간을 측정한다. 상지는 바로 옆으로부터 20° 이상 굽지 않도록 할 것. 60° 이상의 측방거상을 시행할 것. 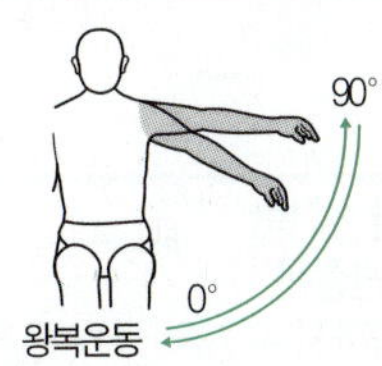	소요시간	건측	초	초	초	초	초
					환측	초	초	초	초	초
				불충분	건측의 2배 이상					
					건측의 1.5~2배					
				충분	건측의 1.5배 이하					

■ **상지 테스트의 종합판정** (해당하는 등급에 표식을 한다)

종합판정 (등급)	테스트 No.	판정	참고 (Br. stage)	검사일 (월/일)		
				/	/	/
0	1(연합반응)	불충분(2, 3, 4도 불충분)	I			
1	1(연합반응)	충분	II-1			
2	2(수의반응)	충분	II-2			
3	3, 4(공동운동)	한편 불가능 · 다른 쪽 불충분	III-1			
4		양쪽 모두 충분 또는 한쪽 불가능 · 다른 쪽 충분	III-2			
5		한편 불가능 · 다른 쪽 불충분	III-3			
6		양쪽 모두 충분	III-4			
7	5, 6, 7 (Br. stage IV의 테스트)	1개가 충분	IV-1			
8		2개가 충분	IV-2			
9	8, 9, 10 (Br. stage V의 테스트)	1개가 충분	V-1			
10		2개가 충분	V-2			
11		3개가 충분	V-3			
12	11(또는 예비 테스트) (스피드 테스트)	(Br. stage V의 테스트가 3개 모두 충분하고 동시에 스피드 테스트가 충분)	VI			

[문헌 8, 9에서]

표 12 편마비 기능테스트 : 손가락(우에다에 의한 12단계법)

테스트 No	테스트의 종류		출발자세 · 테스트동작	판정	검사일 (월/일) /	/	/
1	손가락의 집단운동	집단굴곡	출발자세 : 전완 중간위치 손가락 신전위치(가능한한) 수근관절은 중간위치(배굴위 1/4 이하까지 포함)~장굴위치를 취하기 어려운 경우, 검사자가 가볍게 지지해도 된다. 테스트 동작 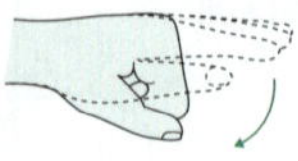	0 출발자세를 취할 수 없다. 또는 불능(출발자세는 취할 수 있다) 1 ROM의 1/4 미만 2 ROM의 1/4~3/4 3 ROM의 3/4 이상 출발점과 종점과의 차이로 판정한다. • 건측 손 ROM을 기준(4/4)으로 한다. • MP, IP의 각도를 서로 더하여 판정한다. 즉, 손가락 말절의 최종위치에 따라 판정하게 된다. • 전체 손가락이 가지런하지 않은 경우는 평균하여 판정한다.			
2	손가락의 집단운동	집단신전	출발자세 : 전완 중간위치 손가락 굴곡위치 (가능한한) 수근관절은 중간위치 (배굴위 1/4 이하까지 포함)~장굴위치의 범위 주 1 : 전완 중간위치를 취하기 어려운 경우는, 검사자가 가볍게 지지해도 된다. 테스트 동작 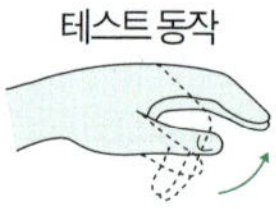	0 출발자세를 취할 수 없다. 또는 불능 (출발자세는 취할 수 있다) 1 ROM의 1/4 미만 2 ROM의 1/4~3/4 3 ROM의 3/4 이상 출발점과 종점과의 차이로 판정한다. • 건측 손 ROM을 기준(4/4)으로 한다. • 전체 손가락이 가지런하지 않은 경우는 평균하여 판정한다.			
3	수근관절의 분리운동	수근관절 배굴	출발자세 : 전완 중간위치 손가락 굴곡위치 주 1 : 손가락 굴곡은 3/4 이상 있으면 되고, 팔꿈치를 책상 위에 짚고, 손은 책상의 면에서 약간 뜨게하여 시행한다. 테스트 동작 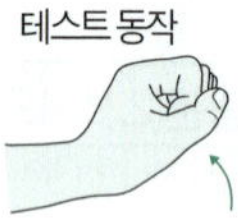	불충분 ROM의 3/4 미만 충분 ROM의 3/4 이상 • 테스트 시행 중의 수근관절 요척굴은 ROM의 1/4 이내면 된다.			
4	손가락의 분리운동	4지 (네 손가락) 굴곡위치에서의 인지 (index finger) 신전	출발자세 : 전완 중간위치 전체 손가락 굴곡위치 (ROM의 3/4 이상) 수근관절은 중간위치 (배굴위 1/4 이하까지 포함)~장굴위치의 범위 주 1 : 무지 · III~V지의 굴곡은 3/4 이상으로 자력으로 유지하고 있는 것이 조건. 도중에서 3/4 이하가 되는 경우는 이하가 되지 않는 범위에서 판정한다. 주 2 : 무지는 굴곡하여 있으면 그 위치는 불문으로 한다. 테스트 동작 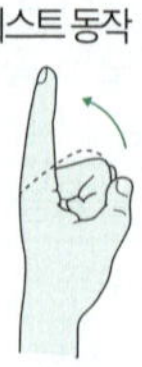	불충분 ROM의 3/4 미만 충분 ROM의 3/4 이상			

[계속]

표 12 편마비 기능테스트 : 손가락 (계속)

테스트 No	테스트의 종류		출발자세 · 테스트동작	판정[1]		검사일 (월/일) /	/	/
5	손가락의 분리운동	MP신전에서의 IP굴곡 (배굴위)	출발자세 : 전완 중간위치 수근관절 배굴 (ROM의 1/4 이상) MP신전 (ROM의 3/4 이상) 주 1 : 무지의 위치는 자유로이 하고 판정에는 포함시키지 않는다. 테스트 동작 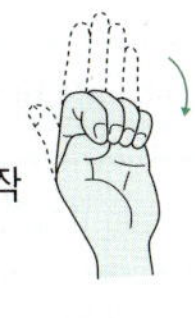	불충분	ROM의 3/4 미만			
				충분	ROM의 3/4 이상			
				• 배굴은 전체 ROM의 1/4 이상을 테스트 중, 자력으로 유지하고 있는 것이 조건이다. 도중에서 1/4 이하로 되는 경우는 1/4이 되지 않는 범위의 각도에서 판정한다. • 전체 손가락이 가지런하지 않은 경우는 평균하여 판정한다.				
6	손가락의 분리운동	사지 굴곡위치에서의 인지 신전 (배굴위)	출발자세 : 전완 중간위치 전체 손가락 굴곡위치 (ROM의 3/4 이상) 수근관절 배굴 (ROM의 1/4 이상) 주 1 : 무지는 굴곡하고 있으면, 그 위치는 불문한다. 테스트 동작 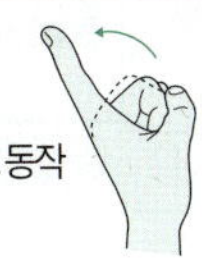	불충분	ROM의 3/4 미만			
				충분	ROM의 3/4 이상			
				• 배굴은 전체 ROM의 1/4 이상을 테스트 중, 자력으로 유지하고 있는 것이 조건이다. 도중에서 1/4 이하로 되는 경우는 1/4이 되지 않는 범위의 각도에서 판정한다. • 무지 · III~V지의 굴곡은 3/4 이상으로 자력으로 유지하고 있는 것이 조건이다. 도중에서 3/4 이하로 되는 경우는 3/4이 되지 않는 범위의 각도에서 판정한다.				
7	손가락의 분리운동	사지 굴곡위치에서의 소지 신전 (배굴위)	출발자세 : 전완 중간위치 전체 손가락 굴곡위치(ROM의 3/4 이상) 수근관절 배굴(ROM의 1/4 이상) 주 1 : 무지는 굴곡하고 있으면, 그 위치는 불문한다. 테스트 동작 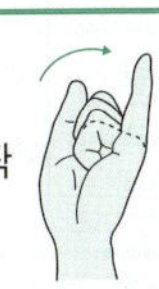	불충분	ROM의 3/4 미만			
				충분	ROM의 3/4 이상			
				• 배굴은 전체 ROM의 1/4 이상을 테스트 중, 자력으로 유지하고 있는 것이 조건이다. 도중에서 1/4 이하로 되는 경우는 1/4이 되지 않는 범위의 각도에서 판정한다. • I ~IV지의 굴곡은 3/4 이상으로 자력으로 유지하고 있는 것이 조건이다. 도중에서 3/4 이하로 되는 경우는 3/4이 되지 않는 범위의 각도에서 판정한다.				
8	speed test		연필을 책상 위에서 I, II지의 지복 집기로 5회(2~3㎝ 정도) 집어 올려서 뗀다. 5회로 판정하기 어려운 경우는 10회 시행시켜서 계측한다(스톱워치로 초단위로 소수점 1자리까지 측정). 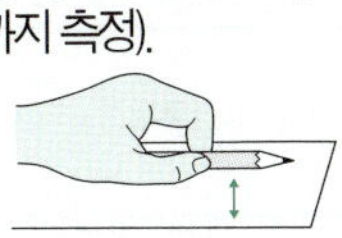 주 1 : 우선 건측 손으로 시행시켜 올바른 시행방법을 가르친 다음 환측 손으로 시행시킨다. 주 2 : III~V지는 3/4 이상 굴곡으로 유지하는 것을 조건으로 한다.	소요시간	계측은 10회분으로 하여 계산하고, 소수점 1자리까지 기재한다. 건측	초	초	초
					환측	초	초	초
				불충분	환측/건측의 비가 1.0을 초과한다. 또는, 환측의 소요시간이 8초를 초과한다.			
				충분	환측/건측의 비가 1.0을 이내이고, 동시에 환측의 소요시간이 8초 이내.			
9	연합반응		건측 손에 악력계를 들게 하고, 최대한 쥐게 하였을 때에, 환측 손가락의 굴곡이 일어나는지 아닌지를 관찰한다. 환측 손의 위치는 자유(무릎 위, 체측 등)	불충분	없다.			
				충분	있다.			

(계속)

표 12 편마비 기능테스트 : 손가락 (계속)

■ **손가락 테스트의 종합판정** (해당하는 등급에 표식을 한다)

종합판정 (등급)	테스트 No	판정			검사일 (월/일) /	/	/
0	9 (연합반응)	불충분		전체 테스트 불능			
1		충분		연합반응만 [있음]			
2	1 (집단굴곡)	0	불능	등급 2 : 테스트 1, 2 어느 것인가 또는 모두 1/4 미만			
3		1 2	ROM 1/4 미만 ROM 1/4~3/4	등급 3 : 테스트 1, 2의 한쪽이 1/4~3/4이고, 다른쪽은 불능~1/4 미만			
4		3	ROM 3/4 이상	등급 4 : 테스트 1, 2가 모두 1/4~3/4, 또는 한쪽이 3/4 이상이고 다른쪽이 불능~3/4 미만			
	1 (집단신전)	0	불능				
5		1 2	ROM 1/4 미만 ROM 1/4~3/4	등급 5 : 테스트 1, 2의 한쪽이 3/4 이상이고, 다른쪽은 1/4~3/4			
6		3	ROM 3/4 이상	등급 6 : 테스트 1, 2가 모두 3/4 이상			
7	3	충분	불충분	1) 등급 6에까지 도달하지 않은 경우에는 등급 7 이상으로 판정해서는 안된다. 2) No.3~7의 sub-test에 대해서 2개 연속하여 충분히 된 번호가 큰 테스트에 의해서 등급을 결정한다. 다만, 등급 7은 등급 6에 도달하여 있지 않으면, 테스트 3만 해도 된다.			
8	4	충분	불충분				
9	5	충분	불충분				
10	6	충분	불충분				
11	7	충분	불충분				
12	8 (speed test)	충분	불충분	테스트 3~7이 모두 충분한 경우만 실시한다.			

참고 : 등급 2~6의 판정기준을 참고를 위해 표에 나타냈다.

			집단 신전			
			0	1	2	3
			불능	1/4 미만	1/4~3/4	3/4 이상
집단굴곡	0	불능	0 또는 1	2	3	4
	1	1/4 미만	2	2	3	4
	2	1/4~3/4	3	3	4	5
	3	3/4 이상	4	4	5	6

[문헌 8, 9에서]

표 13 Japan Stroke Scale 조사표 (제5판)

환자명 : 연령 : 세 남 · 여 발병일시 : / / 시 무렵 검사일 : / /
진단명 : 마비측(우, 좌, 양측) 잘 쓰는 손(우, 좌, 양측) 검사자 :

1. Level of Consciousness(의식) :
 a) Glasgow Coma Scale

개안(Eyes Open)	언어(Best Verbal Responses)	운동(Best Motor Responses)
4 자발적으로 눈을 뜨다	5 지남력 양호	6 명령에 따르다
3 소리 질러 불러서 눈을 뜨다	4 혼란된 회화	5 통증에 적절히 반응
2 통증자극에 의해 눈을 뜨다	3 부적절한 말	4 굴곡도피
1 전혀 눈을 뜨지 않다	2 이해불능의 응답	3 이상굴곡반응
	1 반응 없음	2 신전반응(제뇌 자세)
		1 반응 없음

E + V + N = Total
( ) + ( ) + ( ) = □

A : 15 B : 14~7 C : 6~3

□A=7.74
□B=15.47
□C=23.21

 b) Japan Coma Scale
  Ⅰ 자극하지 않아도 각성하여 있는 상태
   9 완전히 정상
   8 대체로 의식이 청명하지만, 아직도 조금 개운치 않다 (Ⅰ-1)
   7 때 · 시간 · 장소를 모른다(지남력 장애) (Ⅰ-2)
   6 자기의 이름, 생년월일을 말할 수 없다 (Ⅰ-3)
  Ⅱ 자극하면 각성하는 상태
   5 보통으로 소리 질러 불러도 용이하게 눈을 Em다 (Ⅱ-10)
   4 큰 소리 또는 몸을 흔듦으로써 눈을 뜨다 (Ⅱ-20)
   3 통증 · 자극을 가하면서 소리 질러 부르는 것을 반복하면 가까스로 눈을 뜬다 (Ⅱ-30)
  Ⅲ 자극을 해도 각성하지 않는 상태
   2 통증자극에 대해서 뿌리치는 것 같은 동작을 하다 (Ⅲ-100)
   1 통증자극으로 약간 수족을 움직이거나 얼굴을 찡그린다 (Ⅲ-200)
   0 통증자극에 전혀 반응하지 않는다 (Ⅲ-300)

A : 9 B : 8~3 C : 2~0

2. Language(언어)
 1. 구두명령으로 주먹을 만든다(양측마비의 경우는 구두명령으로 눈을 뜬다)
 2. 시계를 보여주고 "시계"라 말할 수 있다.
 3. "벚꽃"을 반복해서 말할 수 있다.
 4. 주소, 가족의 이름을 잘 말할 수 있다.

A : All B : 3/4 or 2/4 C : 1/4 or 0/4(None)

□A=1.74
□B=2.95
□C=4.42

3. Neglect(무시) : (가능한 한 뒷면의 선분을 사용할 것)
 A. 선분 2등분시험 정상
 B. 선분 2등분시험에서 반측공간무시
 C. 마비를 알아차리지 못한다. 또는 1측의 공간을 무시한 행동을 한다.

□A=0.42
□B=0.85
□C=1.27

4. Visual Loss of Hemianopia(시야결손 또는 반맹)
 A. 동명성의 시야결손 또는 반맹 없음
 B. 동명성의 시야결손 또는 반맹 있음

□A=0.45
□B=0.91

5. Gaze Palsy(안구운동 장애)
 A. 없음
 B. 측방시를 자유로이 할 수 없다(불충분)
 C. 안구는 편위한 채로이고 반대 측으로 측방시할 수 없다(완전 공동편시 또는 정중 고정)

□A=0.84
□B=1.68
□C=2.53

6. Pupillary Abnormality(공동이상)
 A. 공동이상(대광반사 and/or 공동의 크기의 이상) 없음
 B. 편측의 동공이상 있음
 C. 양측의 동공이상 있음

□A=1.03
□B=2.06
□C=3.09

7. Facial Palsy(안면마비)
 A. 없음
 B. 편측의 비순구가 얕다
 C. 안정 시에 구각이 하수하여 있다

□A=0.31
□B=0.62
□C=0.93

8. Plantar Reflex(족저반사)
 A. 정상
 B. 어느 것이라고도 말할 수 없다
 C. 병적 반사(Babinski 또는 Chaddock) 양성(1회라도 인지되면 양성)

□A=0.08
□B=0.15
□C=0.23

9. Sensory System(감각계)
 A. 정상(감각장애가 없다)
 B. 무언가의 가벼운 감각장애가 있다
 C. 분명한 감각장애가 있다

□A=0.15
□B=0.29
□C=0.44

10. Motor System(운동계) (누운 자세에서 검사한다)
 Hands(손) A : 1 B : 2 or 3 C : 4 or 5
  1. 정상
  2. 엄지손가락과 새끼손가락으로 고리를 만든다.
  3. 곁에 놓은 컵을 들 수 있다.
  4. 손가락은 움직이지만 물건은 잡을 수 없다.
  5. 전혀 움직이지 않는다.

□A=0.33
□B=0.66
□C=0.99

 Arm(팔) A : 1 B : 2 or 3 C : 4 or 5
  1. 정상
  2. 팔꿈치를 뻗힌 채로 팔을 거상할 수 있다.
  3. 팔꿈치를 굴곡하면 거상할 수 있다.
  4. 팔은 어느 정도 움직이지만 들어 올릴 수 없다.
  5. 전혀 움직이지 않는다.

□A=0.66
□B=1.31
□C=1.97

 Leg(하지) A : 1 B : 2 or 3 C : 4 or 5
  1. 정상
  2. 무릎을 뻗힌 채로 하지를 거상할 수 있다.
  3. 자력으로 무릎서기가 가능
  4. 하지는 움직이지만 무릎서기를 할 수 없다.
  5. 전혀 움직이지 않는다.

□A=1.15
□B=2.31
□C=3.46

TOTAL = □
CONSTANT -14.71
SCORE = □

*주 : 실제의 카드에는 뒷면에 길이 25㎝의 굵은 선이 인쇄되어 있으나, 지면 형편상 생략한다.

[문헌 10에서]

축 등의 다양한 비정상운동(질적인 운동장애)이 일어난다.

따라서, 그림 안의 선보다 아래의 기능항진에 의한 근 긴장의 이상, 자세반사〔제2장 VIII의 **표** 3(169 페이지) 참조〕의 이상, 연합반응, 공동운동 등의 정상상태에서는 볼 수 없는 양성현상이 관찰되며, 선보다 위의 기능 억제에 의해서, 정상상태에서는 존재하는 정위(바로잡기) 반응(righting reaction), 평형반응 등이 결여되는 음성현상이 관찰된다. 이와 같이 **그림** 5를 사용하면, 대상자의 임상증상이나 평가내용을 이해하기 쉽다.

이러한 질적 변화를 통해서, 서서히 분리운동은 가능해지지만, 손상의 크기나 부위에 따라서 Stage Ⅴ에 도달하지 않는 대상자는 많다. 또한, 브룬스트롬 테스트에는,

① 개개의 가 · 불가의 기준이 불명확하고 검사자의 판단에 의해서 검사결과가 다르다.
② 하지의 테스트가 불완전하고, 상지와 하지의 sub-test에 일관성이 없다.
③ 회복이 장기간에 걸치는 편마비 테스트로서는 지나치게 대충이다.

등의 문제점이 있다. 이들을 해결하여 변경한 편마비 테스트로서, 우에다[8, 9]에 의한 12단계법이 있다. 세밀하게 평가기준이 제시되어 있으며, 대상자의 임상증상에 보다 가깝게 판단하기 쉽다. 상지의 편마비 테스트를 **표** 11에, 손가락의 기능 테스트를 **표** 12에 나타냈다.

또한, 뇌졸중 급성기의 중증정도를 포괄적으로 평가하는 것으로서, JSS(Japan Stroke Scale)가 있다(**표** 13). ① 의식, ② 언어, ③ 무시, ④ 시야결손 또는 반맹, ⑤ 안구운동 장애, ⑥ 동공이상, ⑦ 안면신경, ⑧ 족저반사, ⑨ 감각계, 운동계의 10항목의 평가항목으로 구성된다.

뇌의 기질적 회복이나 훈련경과에 의해서, 개선이 인지되기 때문에, 정기적으로 재검사 및 평가를 시행한다.

2 급성기(작업치료실)에서의 작업치료 평가(1주일째 이후)

의식수준의 개선과 함께 신체구조의 평가를 더해간다.

a. 심신기능 평가(지적 기능을 중심으로)

뇌혈관 장애의 경우, 지적 저하를 일으키는 일이 많다. ADL훈련의 학습상황이나 일상회화 등으로부터 지적 저하가 의심되면, 지능검사를 한다.

지능검사로서 가장 간편한 것은, 언어성 평가인 개정 하세가와식 간이 지능평가 스케일(HDS-R)〔제6장의 **표** 11(709페이지) 참조〕, 언어성과 동작성 평가를 포함한 Mini-Mental State Examination(MMSE)〔제2장의 XIII의 **표** 7(233페이지) 참조〕이다. 또한 언어능력에 문제가 있는 대상자의 경우는 4색의 입방체를 조합시키는 코스(Kohs) 입방체 조합 테스트를 사용한다.

그러나, 이들의 지능검사는 어디까지나 지능의 중증정도를 검사하려면 효과적이지만, 직장이나 학교복귀의 판단을 할 때에는 웨히슬러(Wechsler) 성인용 지능검사 · 개정판(WAISR)을 사용한다. 그리고, 작업치료의 치료 · 지도 · 지원의 큰 저해인자가 되는 고차뇌기능장애에 관해서는, 병상에 따른 보다 세밀

한 검사가 필요하기 때문에, 제2장 XIII "고차 뇌기능장애의 평가"(221페이지)나 참고문헌을 참조하기 바란다.

b. 신체구조 평가

1) 반사 · 근 긴장

반사 · 근 긴장은 신체구조의 회복에 따라서 실시한다.

2) 관절가동범위

신체구조의 회복이나 활동량의 증가에 수반하여, 근 긴장이 항진하여, 제한을 초래하는 일이 많다. 적절히 계측하고, 제한이 발생한 경우의 의학적 치료나 프로그램을 새로이 생각한다.

3) 운동기능 장애 : 편마비의 운동기능 평가

회복에 따라서 실시하고, 새로운 프로그램의 작성으로 연결시킨다. 환측 상지나 손가락이 브룬스트롬 테스트에 기초하여 Stage Ⅴ · Ⅵ로 개선된 경우는 간이 상지기능 검사(simple test for evaluating hand function ; STEF)〔제2장 XII의 **그림** 4(197페이지) 참조〕나, 악력 · 근력 테스트를 실시한다.

또한, 뇌혈관 장애의 건측 손에도 정교성의 저하를 일으키는 일도 많다. 건측의 정교성 동작이나 잘 쓰는 손 교환이 필요한 경우도, 건측의 STEF나 손가락 기능지수 테스트(finger function quotient test ; FQ test)〔제2장 XII의 **그림** 5(198페이지) 참조〕에 의한 기능평가를 시행하여 둔다.

4) 감각 · 지각의 평가

환측의 상지기능 예측에는 지각이 크게 관여한다. 지각은 대상자의 주관적인 호소와 검사협력이 필요하기 때문에, 의식 · 지적 수순이 개선되면 실시한다. 또한, 치료, 지도, 지원을 시작한 후 2~3일이 지나도 앉은 자세가 안정되어 있지 않은 경우는 특히 위치각, 운동각, 압각의 심부감각이나 체간기능, 바로잡기(정위) 반응의 유무 등의 평가가 필요하다. 언어장애나 지적 저하가 있는 경우는 판정내용을 기재한다.

또한, 브룬스트롬 테스트에 기초한 손가락의 단계(stage)에 따라서 감각검사를 시행한다.

- Stage Ⅲ 이하 : 표재감각이나 심부감각의 탈실, 환측과 건측의 둔마의 비교, 저림(마비)의 유무의 평가
- Stage Ⅳ 이상 : 중량 판별, 수장부(손바닥)의 2점식별, 물체인지검사를 추가한다.

5) 앉은 자세(끝에 걸터앉은 자세) 균형 · 선 자세 균형의 평가

ADL 획득을 위한 기본동작이며, 앉은 자세 · 선 자세의 유지가 가능해지면 시행하고, 어느 것도 정적 · 동적 균형을 본다.

- 정적 앉은 자세균형을 ① 난간 사용, ② 지켜보기의 필요성의 유무로 평가한다.
- 전후좌우로 저항(외란)을 가하여, 방어반응이나 바로잡기(정위) 반응이 보이는지를 관찰한다.
- 동적 앉은 자세 균형을 ① 건측의 무릎이나 발목이나 물체에의 리치(reach)가 가능한가? ② 환측의 무릎이나 발목이나 물체에 리치가 가능한가를 평가한다. 선 자세 균형도 앉은 자세의 균형과 마찬가지로 관찰하

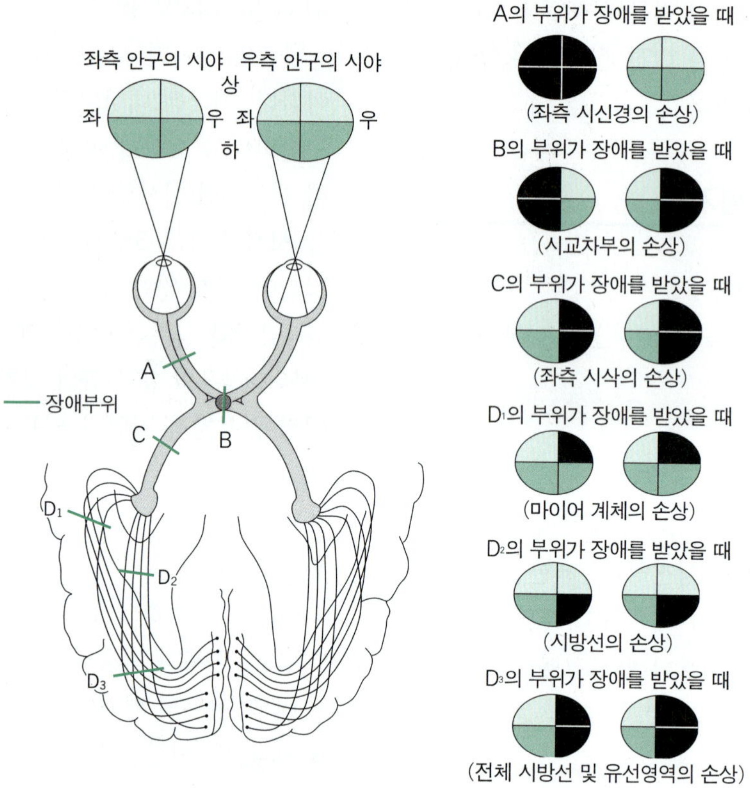

그림 6 여러 가지 부위에서의 시로의 손상과 시야장애
흑색으로 칠한 부분이 시야결손을 나타낸다. 〔문헌 11에서〕

고, 평가한다.

c. 뇌신경 평가

뇌신경은 주로 두부나 안면, 혀 · 인두 · 머리의 운동 · 지각을 관장하는 신경이며, 뇌출혈 · 뇌간부 · 뇌간부 주위의 경색 등으로 뇌신경 증상을 나타내는 일이 많다〔제2장 XI "뇌신경검사"(190페이지) 참조〕.

아래에 ADL 수행이나 훈련에 중요한 시신경과 청신경에 대해서 언급한다.

1) 시신경

시각증상은 손상부위에 따라 크게 다르다. **그림 6**에, 시각전도로와 부위에서의 시각장애를 나타냈다. 반측무시와 반맹은 합병하는 일이 많지만, 손상부위에 따른 반측무시와 반맹의 유무를 이해하고, 평가를 시행한다.

2) 청신경

청각을 관장하는 와우신경과 평형각이나 위치각을 관장하는 전정신경계로 구성된다.

ADL의 저해인자가 되는 전정신경계 장애로서, 안구의 불수의 운동인 "안진"에 의해서 현기증을 호소하는 일이 있다. "안진"은 대상자의 좌우 안구의 불수의운동으로 판단한다.

수족 · 신체의 평형기능검사로서는 롬베르크(Romberg)검사와 일각(한쪽 다리) 기립검사가 있다. 일각 기립검사는 한쪽 발 서기로 흔들림의 정도 · 좌우차이를 눈을 떴을 때와

표 14 SIAS(stroke impairment assessment set)

〈운동기능〉

1) 상지 근위 (knee-mouth test)
앉은 자세에서 환지의 수부(hands)를 건측 무릎(대퇴) 위에서 수부를 입까지 가져간다. 이 때, 어깨는 90°까지 외전시켜 무릎 위로 되돌린다. 이것을 3회 반복한다. 어깨, 주관절에 구축이 있는 경우는 가동범위 내의 운동을 가지고 과제 가능하다고 판단한다.
0 : 전혀 움직이지 않는다.
1 : 어깨의 약간의 움직임이 있으나 수부가 유두에 도달하지 않는다.
2 : 어깨, 팔꿈치의 공동운동이 있으나 수부가 입에 도달하지 않는다.
3 : 과제 가능. 중등도 또는 뚜렷한 어색함이 있다.
4 : 과제 가능. 약간의 어색함이 있다.
5 : 건측과 색다르지 않다. 정상

2) 상지 원위 (finger-function test)
손가락의 분리운동을, 무지~소지의 순서로 굴곡, 소지~무지의 순서로 신전한다.
0 : 전혀 움직이지 않는다.
1 : 1A : 약간의 움직임이 있다. 또는 집단굴곡 가능.
1B : 집단신전이 가능
1C : 분리운동이 일부 가능
2 : 전체 손가락의 분리운동 가능. 그러나 굴곡신전이 불충분.
3 : 과제 가능(충분한 굴곡신전으로 전체 손가락의 분리운동이 가능). 중등도 또는 뚜렷한 어색함이 있다.
4 : 과제 가능. 약간의 어색함이 있다.
5 : 건측과 색다르지 않다. 정상

3) 하지 근위(고관절) (hip-flexion test)
앉은 자세에서 고관절을 90°보다 최대 굴곡시킨다. 3회 시행한다. 필요하다면 앉은 자세 유지의 보조는 가능.
0 : 전혀 움직이지 않는다.
1 : 대퇴에 약간의 움직임이 있으나 족부는 바닥에서 떨어지지 않는다.
2 : 고관절의 굴곡운동이 있다. 족부는 바닥에서 떨어지지만, 충분하지는 않다.
3~5 : knee-mouth의 정의와 동일하다.

4) 하지 근위(무릎) (knee-extension test)
앉은 자세에서 슬관절을 90° 굴곡위치로부터 충분히 신전(-10° 정도까지)시킨다. 3회 시행한다. 필요하다면 앉은 자세 유지의 보조는 가능.
0 : 전혀 움직이지 않는다.
1 : 하퇴에 약간의 움직임이 있으나 족부는 바닥에서 떨어지지 않는다.
2 : 슬관절의 신전운동이 있다. 족부는 바닥에서 떨어지지만 충분하지는 않다.
3~5 : knee-mouth의 정의와 동일하다.

5) 하지 원위(foot-pat test)
앉은 자세 또는 누운 자세. 앉은 자세는 보조 없이도 가능. 종부(heel) 를 바닥에 붙인 채로, 족부의 배굴 · 저굴을 3회 반복하고, 그 후 가급적 빨리 배굴 · 저굴을 반복한다.
0 : 전혀 배굴하지 않는다.
1 : 약간의 배굴운동이 있으나 전족부은 바닥에서 떨어지지 않는다.
2 : 배굴운동이 있다. 족부는 바닥에서 떨어지지만 충분하지는 않다.
3~5 : knee-mouth의 정의와 동일하다.

〈근 긴장〉

6) 상지 근 긴장 (U/E muscle tone)
주관절을 수동적으로 신전굴곡시켜, 근 긴장의 상태를 평가한다.
0 : 상지의 근 긴장이 뚜렷이 항진.
1 : 1A : 상지의 근 긴장이 중등도(분명히) 항진
1B : 수동적 근 긴장의 저하.
2 : 상지의 근 긴장이 약간 항진
3 : 정상. 건측과 대칭적.

7) 하지 근 긴장 (L/E muscle tone)
슬관절의 수동적 신전굴곡에 의해서 평가한다.
6의 "상지"를 "하지"로 바꿔 읽는다.

8) 상지 건 반사 [U/E DTR (biceps or triceps)]
0 : biceps 또는 triceps반사가 뚜렷하게 항진. 또는 용이하게 clonus (팔꿈치, 수근관절)가 유발된다.
1 : 1A : biceps 또는 triceps반사가 중등도(분명히) 항진
1B : biceps 또는 triceps반사가 거의 소실
2 : biceps 또는 triceps반사가 약간 항진
3 : biceps 또는 triceps반사 모두 정상. 건측과 대칭적

9) 하지 건반사 [L/E DTR (PTR or ATR)]
0 : 1B, 2, 3 : biceps, triceps를 PTR, ATR로 바꿔 읽는다.
1 : 1A : PTR 또는 ATR반사가 중등도(분명하게) 항진. unsustained clonus가 인지된다.

〈감각〉

10) 상지 촉각 [U/E light touch (손바닥)]
0 : 강한 피부자극도 모른다.
1 : 중증 또는 중등도 저하
2 : 약간 저하. 또는 이상감각 있다.
3 : 정상

11) 하지 촉각 [U/E light touch (발바닥)]
0 : 강한 피부자극도 모른다.
1 : 중증 또는 중등도 저하
2 : 약간 저하. 또는 이상감각 있다.
3 : 정상

12) 상지 위치각 {U/E position [무지(엄지손가락 or 인지)]}
손가락을 수동적으로 운동시킨다.
0 : 수동운동의 움직임도 모른다.
1 : 전체 가동범위의 운동이라면 방향을 안다.
2 : ROM의 10% 이상의 움직임이라면 방향을 안다.
3 : ROM의 10% 미만의 움직임으로도 방향을 안다.

13) 하지 위치각 {L/E position[무지(엄지발가락)]}
발가락을 수동적으로 운동시킨다.
0 : 수동운동의 움직임도 모른다.

(계속)

표 14 SIAS(stroke impairment assessment set) (계속)

1 : 전체 가동범위의 운동이라면 방향을 안다.
2 : ROM의 50%이상의 움직임이라면 방향을 안다.
3 : ROM의 50%미만의 움직임으로도 방향을 안다.

〈관절가동범위〉

14) 상지관절 가동범위 (U/E ROM)
수동적 견관절 외전을 시행한다.
0 : 60° 이하
1 : 90° 이하
2 : 150° 이하
3 : 150° 이상

15) 하지관절 가동범위 (L/E ROM)
0 : -10° 이하
1 : 0° 이하
2 : 10° 이하
3 : 10° 이상

〈통증〉

16) 통증 (pain)
원 질환에 유래하는 통증의 평가이며, 기왕증으로서의 정형외과적, 내과적 통증은 포함시키지 않는다. 또한 구축신전 시의 통증도 포함시키지 않는다.
0 : 수면을 방해할 만큼의 현저한 통증
1 : 중등도의 통증
2 : 치료를 요하지 않는 경증의 통증
3 : 통증의 문제가 없다.

〈체간〉

17) 수직성 (vertically test)
0 : 앉은 자세를 취할 수 없다.
1 : 정적 앉은 자세로 측방성의 자세 이상이 있다. 지시에 의해서도 수정이 되지 않고, 보조를 필요로 한다.
2 : 정적 앉은 자세로 측방성의 자세이상(기울기 15° 이상)이 있으나, 지시에 의해서 수정 · 유지가 가능하다.
3 : 정적 앉은 자세는 정상

18) 복근 (abdominal MMT)
휠체어 또는 등받이 의자에 앉아, 체간을 45° 후방으로 기울이고, 등받이에 기대어, 수직 위치까지 일어날 수 있는지를 평가한다. 저항을 가할 경우에는, 흉골 상부를 누른다.
0 : 수직위치까지 일어날 수 없다.
1 : 저항을 가하지 않으면 일어날 수 있다.
2 : 약간의 저항에 대항하여 일어날 수 있다.
3 : 강한 저항에 대항하여 일어날 수 있다.

〈시공간 인지〉

19) 시공간 인지 (visuo-spatial deficit)
50㎝의 테이프를 눈앞 약 50㎝에 제시하고, 중앙을 건측 손가락으로 가리키게 한다. 2회 시행하고, 중앙으로부터의 벗어남이 큰 값을 채용한다.
0 : 15 cm 이상
1 : 5 cm 이상
2 : 3 cm 이상
3 : 3 cm 미만

〈언어〉

20) 언어 (speech)
실어증에 관해서 평가한다. 구음장애는 포함시키지 않는다.
0 : 완전실어증. 전혀 의사소통을 할 수 없다.
1 : 1A : 중증감각성실어증(중증혼합성실어증도 포함)
1B : 중증운동성실어증
2 : 경증실어증
3 : 실어증 없음

〈건측 기능〉

21) 건측 악력 (grip strength)
건측의 구체적 ㎏수를 기재할 것. 참고로서,
0 : 악력 0㎏
1 : 악력 10㎏ 이하
2 : 악력 10~25㎏
3 : 악력 25㎏ 이상

22) 건측 대퇴사두근력 (quadriceps MMT)
앉은 자세에서의 건측(반대측) 무릎 신전근력을 평가한다.
0 : 중력에 대항하지 않는다.
1 : 중등도의 근력저하
2 : 약간의 근력저하
3 : 정상

● SIAS 배점표

항목	상지	하지
① 운동기능		
• 근위	0~5	0~5 (고관절) 0~5 (슬관절)
• 원위	0~5	0~5
② 근 긴장		
• 건반사	0~3	0~3
• 근 긴장	0~3	0~3
③ 감각		
• 촉각	0~3	0~3
• 위치각	0~3	0~3
④ 관절가동범위	0~3	0~3
⑤ 통증	0~3	
⑥ 체간		
• 복근	0~3	
• 수직성	0~3	
⑦ 시공간 인지	0~3	
⑧ 언어	0~3	
⑨ 건측 기능	0~3	0~3
합계점수	76	

감았을 때의 양쪽을 검사하고, 시각의 보정의 유무를 본다.

또한, 포괄적인 뇌혈관 장애에 의한 편마비의 평가방법으로 SIAS(stroke impairment assessment set)가 있다(표 14). SIAS는 ① 운동기능, ② 근 긴장, ③ 감각, ④ 관절가동범위, ⑤ 통증, ⑥ 체간기능, ⑦ 시공간 인지, ⑧ 언어, ⑨ 건측 기능의 9개의 평가항목으로 구성된다. 편마비의 기능평가에 필요한 기능평가를 포함하고 있으며, 기능장애 전반 및 회복과정을 비교적 간편하게 평가할 수 있다.

3 회복기 재활병동에서의 작업치료 평가(2개월 내지 3개월 이후)

재가를 향한 집중적인 ADL훈련, 환경조정, 간병(개호)지도가 이루어진다. 상기의 심신기능 · 신체구조의 평가를 시행함과 동시에, ADL능력의 평가, 장애수용 등, 정신증상의 파악이 필요하다.

a. 활동 · 참여

1) 기본적 ADL 평가

ADL평가의 목적은, 대상자의 ADL 수행능력을 파악하는 것이다. ADL 수행의 저해인자를 명확히 하여, 치료 프로그램 작성의 자료로 함과 동시에, 회복경과로부터 치료효과의 판정 · 예후예측 · 퇴원시기의 자료로 한다.

ADL 평가로서 가장 사용되는 평가에, Barthel Index〔제2장 XV의 표 4(283페이지) 참조〕나 기능적 자립도 평가법(functional independence measure; FIM)〔제2장 XV의 표 8(287페이지) 참조〕이 있다.

Barthel Index는, 3단계 평가이기 때문에 단시간에 평가를 할 수 있으나, 채점이 거칠고 ADL능력의 세밀한 변화를 반영하기 어려워, 평가내용의 상세한 기재가 필요하다.

FIM은 의사소통이나 사회적 인지능력의 평가항목이며, 실제로 시행하고 있는 ADL능력(병동에서의 ADL)과 보조의 정도로 7단계로 평가한다. 이 때문에 ADL 능력의 세밀한 변화를 파악하기 쉽지만, 보조량의 정도가 세밀하게 규정되어 있기 때문에, 판정이 어렵고 평가시간이 필요하다. 그러나, 실제로 필요한 보조의 부분을 파악할 수 있기 때문에, 재활 회복기 병동에서는 가족에게 구체적인 보조방법 지도를, 대상자에게는 "할 수 없는 ADL"항목을 중심으로 치료 · 지도 · 지원을 할 수 있다.

2) 생활관련 활동(APDL)

ADL은 신변의 동작(기본동작)에 한정되지만, 지역사회 안에서 독립된 생활을 영위한다는 관점에서, APDL에서는 다시 공통성이 높은 활동을 부가하였다.[14)]

그 안에는, 종전의 교통기관의 이용, 전화를 거는 등의 APDL에 더하여, 쇼핑 · 식사의 준비 · 청소세탁 · 금전의 출납 · 복약의 관리 · 화기단속이나 문단속 등의 항목을 부가한 Lawton 등[15)]에 의한 IADL 스케일(표 15)이나, APDL을 포함한 고령자의 활동능력의 평가척도가 되는 후루타니아 등[16)]의 로켄식 활동능력 지표〔제2장 XV의 표 13(296페이지) 참조〕가 있다. 이들은 회복기나 유지기의 재활에서 중심이 되는 평가이다.

표 15 Lawton의 IADL 스케일

항목	득점
A. 전화의 사용	
1. 자기로부터 적극적으로 전화를 건다 (번호를 조사해서 거는 등).	1
2. 알고 있는 2~3개의 번호에 전화를 건다.	1
3. 전화를 받지만, 자기로부터는 걸지 않는다.	1
4. 전화를 전혀 사용하지 않는다.	0
B. 쇼핑	
1. 모든 쇼핑을 혼자서 한다.	1
2. 작은 쇼핑은 혼자서 한다.	0
3. 모든 쇼핑에 시중드는 사람이 필요하다.	0
4. 쇼핑은 전혀 하지 않는다.	0
C. 식사의 지원	
1. 메뉴, 조리, 상차리기를 적절히 혼자서 한다.	1
2. 재료가 있으면 적절히 조리를 한다.	0
3. 조리가 끝난 식품을 데워서 상을 차린다. 또한 조리하지만 영양적 배려가 불충분하다.	0
4. 조리, 상차림을 다른 사람에게 부탁할 필요가 있다.	0
D. 가옥유지	
1. 자기가 가옥을 유지한다. 또는 힘든 작업만 때때로 지원을 필요로 한다.	1
2. 접시 닦기, 침애 꾸미기(bed making) 정도의 가벼운 작업을 한다.	1
3. 가벼운 작업을 하지만, 충분한 청결을 유지할 수 없다.	1
4. 모든 가옥유지 작업에는 지원을 필요로 한다.	1
5. 가옥관리 작업에는 전혀 관여하지 않는다.	0
E. 세탁	
1. 자기의 세탁은 자기가 한다.	1
2. 양말 정도의 작은 것은 자기가 세탁한다.	1
3. 모두 다른 사람에게 부탁한다.	0
F. 외출 시의 이동	
1. 혼자서 대중교통기관을 이용한다. 또는 자동차를 운전한다.	1
2. 택시를 이용하고, 다른 대중교통수단을 사용하지 않는다.	1
3. 간병인 또는 동행자가 있을 때에 대중교통기관을 이용한다.	1
4. 간병인이 동행한 택시 또는 자동차 이용에 한정된다.	0
G. 복약	
1. 적정량, 적정시간의 복약을 책임 있게 한다.	1
2. 사전에 나눠서 주면 올바르게 복약한다.	0
3. 자기의 복약에 책임을 질 수 없다.	0
H. 가계관리	
1. 가계관리를 자립해서 시행한다(예산, 수표발행, 차입금 반환, 청구서 지불, 은행에 가는 일).	1
2. 일용품의 구입은 하지만, 은행관련, 큰 물건의 구입에 관해서는 지원이 필요하다.	1
3. 화폐를 다룰 수 없다.	0

[문헌 15에서]

b. 환경인자 · 개인인자

재가생활을 함에 있어서의 평가방법으로서, ESCROW Profile이 있다〔제2장 XV의 **표 11**(294페이지) 참조〕. 학생에서는 묻기 어려운 대상자의 가족구성이나 경제상태는 평가표를 사용하면, 빠뜨리지 않고 물어, 정보를 얻기 쉽다.

쾌적하게 재가생활을 보내는 요점은 ① 가족 · 친구의 지원, ② 주택환경, ③ 개호보험 서비스의 활용이다. 이 때문에, 생활지원의 전문직종으로서, 재가에 필요한 복지용구의 적응 · 가옥구조의 조사 등을 시행하는 것도 필요하다.

4 기타

병기에 따른 뇌혈관 장애의 평가를 **그림 7**에, 그 밖에 신체장애에서의 평가내용을 **그림 8**에 나타냈다.

우선은 실습지에서 사용되고 있는 평가 자료를 참고로 한다. 또한 다양한 임상증상을 구현화해야 할, 보다 수치화된 여러 가지 평가방법이 고안되어 있다. 대상자의 임상증상에 대해서, 학교에서 학습한 지식과 평가방법과를 조화(matching)시킴과 동시에, 전문직이 되는 독자 여러분은 보다 새로운 지식의 학습과 연찬을 쌓는 것이 중요하다.

급성기		회복기	만성기
침대 곁(bedside)	작업치료실		
• 의식장애 (+) vital check ROM 건반사 근 긴장 병적 반사			정기적으로, 또한 이변을 느꼈을 때에 수시로 시행한다.
• 의식장애 (–) 편마비 기능 테스트 지각검사 자세반사 기본동작	건측기능평가 · 재측기능평가 · 기능평가 STEF · MFT · FQ Barthel Index	 FIM IADL scale	
• 고차뇌기능 장애의 유무 〈관찰에 의해서판단한다〉	고차뇌기능검사 지능검사(MMSE · HDS-R)	WAIS-R 가옥구조 ESCROW Profile 복지용구의 적응	N식 노년자 정신상태 척도 울병 자기평가 척도 PGC moral scale 로켄식 활동능력 지표
• 포괄적 평가법 JSS	SIAS		

그림 7 **병기에 따른 뇌혈관 장애의 평가**

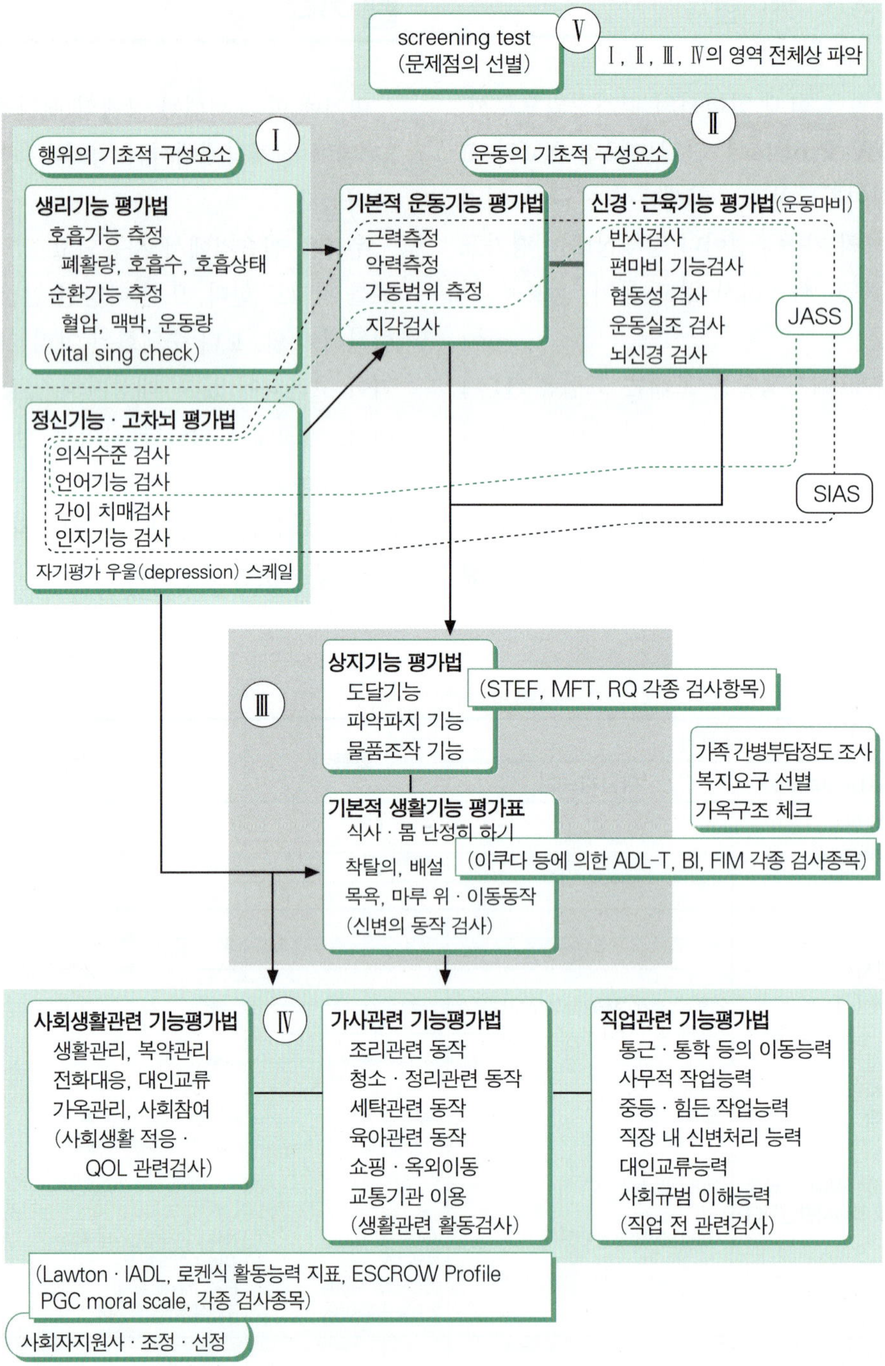

그림 8 신체장에서의 작업치료 평가의 관점(평가법과 관련 검사종목의 구성에 대해서)
〔문헌 17을 참고로 작성〕

●인용문헌

1) 田崎義昭, 斎藤佳雄(著), 坂井文彦(改訂)：ベッドサイドの神経の診かた, 改訂 16 版, p289, 南山堂, 2004
2) 吉元洋一, 森重康彦, 千住秀明：理学療法評価表. 理学療法学テキスト 第 2 巻, p244, 神陵文庫, 1996
3) 田崎義昭, 斎藤佳雄(著), 坂井文彦(改訂)：ベッドサイドの神経の診かた. 改訂 16 版, p179, 南山堂, 2004
4) Bohannon RW, Smith MB: Interrater reliability of a modified Ashworth scale of muscle spasticity. *Phys Ther* 67:206–207, 1987
5) 上田　敏：目でみるリハビリテーション医学. 第 2 版, p16, 東京大学出版会, 1994
6) Brunnstrom S (著), 佐久間穣爾, 松村　秩(訳)：片麻痺の運動療法. 医歯薬出版, 1974
7) 上田　敏：目でみる脳卒中リハビリテーション. p10, 東京大学出版会, 1981
8) 上田　敏, 他：片麻痺手指機能テストの標準化—12 段階手指機能テストおよび 5 段階上肢能力テスト. リハ医学 22(3):158–159, 1985
9) 上田　敏：片麻痺の評価. 武田薬品, 1987
10) 後藤文男：日本脳卒中学会・脳卒中重度スケール(急性期)の発表にあたって. 脳卒中 19:1–5, 1997
11) 馬場元毅：絵でみる脳と神経—しくみと障害のメカニズム. 第 2 版, JJN ブックス, p111, 医学書院, 2001
12) 道免和久：脳卒中片麻痺患者の機能評価法 Stroke Impairment Assessment Set(SIAS)の信頼性および妥当性の検討(1)—麻痺側運動機能, 筋緊張, 腱反射, 健側機能. リハ医学 32:113–122, 1995
13) 園田　茂：脳卒中片麻痺患者の機能評価法 Stroke Impairment Assessment Set(SIAS)の信頼性および妥当性の検討(2)—体幹, 高次脳機能, 感覚項目, 帰結予測. リハ医学 32:123–132, 1995
14) 伊藤利之：生活関連動作(活動)の概念と評価. 総合リハ 22:543–547, 1994
15) Lawton MP, et al: Assessment of older people: Self-maintaining and instructional activities of daily living. *Gerontologist* 9:179–186, 1969
16) 古谷野　亘, 他：地域老人における活動能力の測定—老研式活動能力指標の開発. 日本公衛誌 34:109–114, 1987
17) 日本作業療法士協会(監修), 金子　翼(編)：作業療法評価法. 改訂第 2 版, 作業療法学全書, 第 3 巻, p45, 協同医書出版社, 2000

●참고문헌

18) 聖マリアンナ医科大学病院リハビリテーション部作業療法科：ポケット版 OT 臨床ハンドブック. 三輪書店, 1999
19) 太田富雄, 他：急性期意識障害の新しい grading とその表現方法(いわゆる 3・3・9 度方式). 第 3 回脳卒中の外科研究会講演集, pp61–66, にゅうろん社, 1975
20) Teasdale G, Jannett B: Assessment of coma and impaired consciousness; A practical scale. *Lancet* 2:81–84, 1974
21) 加藤伸司, 他：改訂版長谷川式簡易知能スケール(HDS-R)の作成. 老年精神医学雑誌 2:1339–1347, 1991
22) Folstein MF, et al: “Mini-mental state”; A practical method for grading the cognitive state of patients for the clinician. *J Phychal Res* 12:189, 1975
23) Mahoney F, Barthel D: Functional evaluation; The Barthel Index. *Maryland State Med J* 14:61–65, 1965
24) 千野直一(監訳)：FIM；医学的リハビリテーションのための統一的データセット利用の手引き. 第 3 版, 医学書センター, 1991
25) Forninsky RH, Granger CV, Seltzer GB: The use of functional assessment in understanding home care needs. Medical Care 19:489–497, 1981
26) 厚生労働省：平成 14 年版厚生労働白書. pp58–78, 2002
27) 奈良　勲(監), 内山　靖(編)：理学療法評価学. 第 2 版, 標準理学療法学 専門分野, 医学書院, 2004
28) 深川明世, 他：脳卒中急性期リハビリテーション実践マニュアル. *Monthly Book Medical Rehabilitation* 1:43–50, 2001
29) 米本恭三, 石神重信, 石田　暉, 他(編)：リハビリテーションにおける評価. Ver. 2, 臨床リハ別冊, 医歯薬出版, 2000
30) 石川　齊, 古川　宏(編)：図解 作業療法技術ガイド. 第 2 版, 文光堂, 2003
31) 日本リハビリテーション医学会：ADL 評価について. リハ医学 13:315, 1976
32) 馬場元毅：絵でみる脳と神経—しくみと障害のメカニズム. 第 2 版, JJN ブックス, 医学書院, 2001
33) Pedretti LW (著), 宮前珠子, 他(訳)：身体障害の作業療法. 第 4 版, 協同医書出版社, 1999
34) 田崎義昭, 斎藤佳雄(著), 坂井文彦(改訂)：ベッドサイドの神経の診かた. 改訂 16 版, 南山堂, 2004
35) 日本作業療法士協会(監修), 金子　翼(編)：作業療法評価法. 改訂第 2 版, 作業療法学全書, 第 3 巻, 協同医書出版, 2000

II 경수 손상의 평가

A. 경수 손상이란?

척수는 경수, 흉수, 요수, 천수, 미수로 구성된다. 그 기능은 상지, 체간, 하지에 뇌의 명령을 보내는 운동신경의 전도로이며, 또한, 말초신경으로부터의 감각정보를 뇌에 전달하는 전도로이기도 하다. 나아가서는, 혈관 · 한선 · 입모근의 기능이나 배뇨 · 배설을 관장하는 자율신경계의 조정기능도 있다. 이들의 운동기능, 감각기능, 자율신경기능은 수절마다에 지배영역이 명확하다.

척수의 손상에 의해서 이들의 기능이 장애를 받으면, 손상된 수절에 의해서 기능장애의 상태가 달라진다. 척수 손상에는 경수 손상, 흉수 손상, 요수 손상이 있다. 경수 손상은 상지와 체간의 손상부위 이하와 하지의 마비를 나타내고, 흉수, 요수 손상은 체간과 하지의 마비가 된다. 작업치료에서는 상지마비를 수반한 경수 손상자의 치료에 임하는 일이 많기 때문에, 이 절에서는 경수 손상의 평가에 대해서 언급한다.

경수 손상의 원인은 외상성과 질병의 두 가지로 크게 나뉜다. 외상성의 원인에는 교통사고, 고소 전락, 넘어짐, 타박 밑에 깔림, 스포츠 등이 있다. 척수질환으로서는 척수염, 척주관 협착, 추간판 허니아, 종양 등이 있다. 부상연령은 20대 전후와 60대에 피크(peak)가 있다. 경수 손상의 신경학적 증상은 손상을 받은 척수의 높이(손상된 신경학적 수준)와 완전히 손상되었는가, 부분적으로 손상을 받았는가(손상 정도)에 따라서 잔존기능이 다르다. 사고에 의한 경수 손상 후의 경과는, 부상직후에 척수 쇼크에 빠지고, 그 후, 급성기, 회복기, 유지기를 거치지만, 대부분의 경우는 휠체어 사용이 되고, 상지에도 마비가 남는다는 비가역적인 중증 장애를 갖고 사회복귀를 하게 된다.

평가의 목적은 목표의 설정과 예후예측, 치료계획 입안, 그리고 치료효과 판정을 하기 위함이다. 경수 손상에서는 척수 쇼크기부터의 회복 후 급성기의 평가에 의해서 어느 정도의 예후예측을 하는 것이 가능하다. 중증의 장애를 갖고 사회복귀하게 되는 경수 손상자에서는 예후예측에 기초하여 퇴원 후의 생활의 전망을 세워, 급성기부터 가옥개조나 직장이나 학교의 조건 등의 사회적 · 물리적 환경의 준비를 시작하는 것이 필요하다. 왜냐하면, 이들의 준비에는 계획에서 완성까지 시간이 소요되기 때문이다. 그리고 준비의 과정에서는 대상자에 관여하는 모든 직종 사이에서 공통의 인식을 갖고 진행시킬 필요가 있다.

B. 평가해야 할 항목

작업치료 평가를 시작하기 전에, 의학적 정보나 간호 상의 유의할 점, 병동에서의 일상생활활동(동작)(activities of daily living; ADL)에 대한 충분한 정보를 얻는 것이 평가계획을 세우는 데에 중요하다.

평가에는 면접, 관찰, 신체기능검사(ROM 측정, 근력검사, 지각검사, 건반사, 상지기능검사), ADL, 그리고 사회참여에 관한 정보수집이 포함된다(표 1).

최초평가는 급성기에 병동의 침상 위에서 시작되는 일이 많으며, 금기사항이나 내구성에 주의해서 시행할 필요가 있다. 또한, 각 직종에서 마찬가지 검사를 하는 경우에는, 그 정보를 공유함으로써, 같은 검사를 하여 대상자의 부담을 증가시키는 일이 없도록 배려할 필요가 있다. 상세한 검사는 작업치료실에 올 수 있는 체력이 붙은 다음에 시행하는 것이 타당하다고 생각한다.

아래에, 각 검사법에서의 유의할 점에 대해서 언급한다.

표 1 척수 손상의 작업치료 평가내용

① 의학적 정보의 수집
② 면접
③ 관찰
④ 신체기능검사(관절가동범위 측정, 근력검사, 지각검사, 건반사 및 근 긴장의 검사, 상지기능검사)
⑤ ADL의 검사
⑥ 사회참여의 검사

C. 평가의 유의할 점

1 의학적 정보 및 기타의 정보수집

외상성의 경수 손상에서는, 사고의 원인, 사고에 수반하는 손상의 종류(CT나 MRI소견)와 의학적인 처치(수술의 유무와 경부의 고정방법), 척수 이외의 외상, 사고로부터의 경과에 대해서 정보를 얻는다. 질환에 따른 경수 손상의 경우는 질환명, 병력, 현재의 치료내용(약물치료이나 수술 등), 이번의 입원목적 등의 정보를 차트에서 수집한다.

급성기에서는 전신상태의 관리가 최우선되기 때문에, 호흡상태, 배담의 상태, 발열의 유무, 혈압의 확인은 필수적이다. 또한 침대 위에서 훈련을 시작하기 전에, 경부의 고정에 의한 운동범위와 부하량의 확인, 욕창의 유무와 예방방법, 통증의 부위, 기립성저혈압의 상태에 대해서 파악해둔다(표 2). 급성기의 ADL은 대부분이 보조에 의하지만, 그 방법에 대해서 간호기록 등으로부터 정보를 얻어둔다.

사회적 측면으로서, 가족, 직업, 생활경력,

표 2 의학적 정보 등의 정보수집

① 사고의 원인
② 사고에 수반하는 손상의 종류(CT나 MRI 소견)
③ 의학적인 처치(수술의 유무와 경부의 고정방법)
④ 척수 이외의 외상
⑤ 현 병력
⑥ 호흡관리
⑦ 배담방법
⑧ 욕창의 유무와 병동에서의 예방법
⑨ 병동에서의 기립성저혈압의 상태
⑩ 병동에서의 ADL

학력, 경제상태, 가옥주거환경 등은 사회복귀의 준비를 위해 반드시 얻어야 할 정보이다. 이들의 정보는 평가내용이나 순서를 선택하기 위한 기초가 된다.

2 면접

최초 면접을 급성기에 침대 위에서 시행하는 경우는 대상자의 의식수준이나 내구성을 고려해서 시행한다. 면접은 차트정보를 확인하도록 가족구성이나 부상 전의 상황 등에 대해서 묻고, 그 후, 부상 시의 상황과 그 후의 경과에 대해서 묻는다.

부상 시 및 그 후의 경과에 대해서는 다른 스태프로부터 같은 것을 몇 번이나 질문 받는 경우도 있으므로, 그러할 때에는 작업치료사가 차트의 내용을 이야기해주고 확인시키는 방법이라도 좋다. 면접은 대상자에게 질문하는 것만이 아니라, 이제부터 시작되는 작업치료에 대해서 평가내용이나 평가결과가 사용되는 방법, 치료 · 지원내용을 설명하고, 이것에 의해서 대상자와의 신뢰관계의 실마리를 형성한다. 면접을 할 때에는 전문적 지식에 의해서 대상자의 질문에 답하는 것이나, 대상자가 이야기해준 것을 작업치료사로서의 말로 되풀이하는 등의 방법으로, 대상자를 존중하고 동시에 적극적인 경청의 태도를 보이는 것이 중요하다. 또한, 침대 위에서는 대상자의 피로에 주의하고, 면접시간을 조정한다.

부상 전의 상황에 대한 질문에서는 가족구성, 지역사회나 일에서의 역할, 교육경력, 직업경력, 종교, 여가활동, 사회적 관심 등의 정보를 수집한다. 이러한 일들은 때로는 대상자의 사생활을 침해하는 일도 있어, 무리하게 캐어묻지 않도록 한다. 특히 부상 전의 생활에 대해서 묻는 것은 대상자가 부상 전의 일에 대해서 생각이 나서, 현 상황에 대한 생각이나 욕구를 이야기하는 계기가 된다. 또한 사고의 상황이나 그 후의 경과를 묻는 가운데, 지금 걱정하고 있는 일이나 장애에 대한 태도 등, 현재의 심경에 대해서 어느 정도 알 수 있다. 예컨대, 사고가 자신의 과실인 경우와 다른 사람에 의한 과실인 경우와는 장애에 대한 태도에 차이가 있는 일이 많다(표 3).

표 3 면접내용

① 가족구성
② 학력
③ 직업경력
④ 가정에서의 역할
⑤ 현직의 구체적 역할이나 직장환경
⑥ 지역에서의 활동
⑦ 여가활동이나 취미
⑧ 사회적 관심
⑨ 종교
⑩ 사고의 원인과 상황
⑪ 욕구(needs), 등

면접의 결과는 우선해야 할 목표나 평가의 순서를 정하는 참고가 되며, 대상자와의 신뢰관계를 구축하는 첫걸음이 된다는 것을 충분히 의식해서 시행하는 것이 중요하다.

3 관찰

관찰은 면접, 검사 등의 모든 장면에서 시행된다. 급성기에는 혈압이나 체온의 변동이 일어나기 쉽고, 표정이나 안색, 호흡 등에 건강상태가 나타나므로, 특히 치료 · 훈련 전에는 충분한 관찰이 필요하다. 기립성저혈압일 때에는 안면이 창백해지고, 현기증, 구토 등의 증상이 나타난다는 것을 이해하여 둔다.

이야기하는 방법이나 목소리의 상태는 발성이나 호흡의 상태를 아는 실마리이지만, 동시에 이야기의 내용에 대한 대상자의 태도를 반영하는 경우가 있다. 사고의 보상이나 가족관계 등의 이야기에서 말을 우물거리는 경우는 이야기하고 싶지 않다고 생각하고 있거나, 작업치료사가 왜 그러한 것을 묻는가라고 의문을 갖는 경우가 있다. 초기평가에서 이러한 태도가 나타난 경우는 깊이 개입하지 않도록 한다.

누운 자세 · 앉은 자세의 관찰에서는 구축의 원인이 되는 자세(회복한 근육만이 작용하고, 그 방향으로만 관절운동이 일어나는 것에 의함), 근 긴장의 상태나 근육의 이완이 가능한지 어떤지 등에 대해서 알 필요가 있다. 수의운동의 관찰에서는 경부, 견갑대, 상지의 가동범위를 알고, 급성기에서 요구되는 너스콜(nurse call)이나 식사의 자립에 대해서, 그 자세나 방법을 결정하는 실마리로 한다. 식사동작에 대해서는 앉은 자세의 각도와 내구성, 상지기능의 관찰로부터, 식사를 시작할 수 있는지 어떤지, 그 때 어떠한 자조장구나 복지기기가 필요한지 등을 결정하게 된다. ROM 측정이나 근력검사 등의 표준화된 검사에 더해서, 수의운동을 관찰하는 것은 ADL 동작의 자립 가능성이나 동작획득의 방향부여를 위해 필수적이다.

4 신체기능검사

척수 손상의 장애증상은 척수가 손상된 높이(수준)와 정도에 따라서 결정된다. 손상의 상태는 CT나 MRI 등의 화상진단과 함께, 근력검사와 지각검사의 소견이 중요한 결정인자가 된다.

a. 관절가동범위(ROM) 측정

관절가동범위(range of motion; ROM)의 측정은 수동적으로 살살 조심해서 한다. 특히 마비부위에 대해서는, 급격하고 무리한 운동을 함으로써 관절 주위조직을 손상시키거나, 건(tendon)을 신장시켜 버리는 일이 없도록 한다. 급성기에는 경추 고정 때문에 견관절의 전체 가동범위의 측정은 금기이며, 굴곡, 외전은 정상 ROM의 약 1/2 정도에 그친다. ROM 제한이 있는 부위에 대해서는 통증이나 경련, 근육이나 건의 단축 등을 체크해서 원인을 생각한다. 수근관절이나 손가락의 관절을 측정할 때에는, 전완에서 손가락에 걸친 굴근군이나 신근군을 신장하지 않도록 주의할 필요가 있다.

손가락의 관절은 후술하는 tenodesis action을 가능케 하기 때문에, 약간 굴곡위치로 해두는 일도 있으나, 주관절이나 수근관절의 관절가동범위 제한은 후의 ADL동작 등의 획득에 중대한 영향을 준다. 이 때문에, 관절가동범위 제한의 부위만이 아니라, 경련이나 불균형인 근육의 회복에 의한 관절구축의 징후도 파악해두는 것이 중요하다.

b. 근력검사

근력검사는 예후예측과 훈련의 지표로서 중요한 검사이다. 수절마다 대표적인 근육을 순차로 검사하여간다. 경수는 1수절이라도 수절

표 4 잔콜리의 사지마비 상지기능 분류(완전손상)

그룹	기능수절수준	잔존 운동기능	sub-group	분류
1. 주관절 굴곡 가능 그룹	C5~C6	상완이두근 상완근	A. 완요골근 기능 없음	C5A
			B. 완요골근 기능 있음	C5B
2. 수근관절 신전 가능 그룹	C6~C7	장 · 단요측 수근신근	A. 수근관절 배굴 약함	C6A
			B. 수근관절 배굴 강함	
			I 원회내근 요측수근굴근 상완삼두근 — 기능 없음	C6B I
			II 원회내근 기능 있음	C6B II
			III 원회내근 요측수근굴근 상완삼두근 — 기능 있음	C6B III
3. 손가락 신전 가능 그룹	C7~C8	총지신근 소지신근 척측수근신근	A. 척측 손가락 완전신전 가능	C7A
			B. 전체 손가락 신전 가능하지만 무지의 신정이 약하다.	C7B
4. 손가락 굴곡 가능 그룹	C8~Th1	고유인지신근 장무지신근 심지굴근 척측수근굴근	A. 척측 손가락 완전굴곡 가능	C8A
			B. 전체 손가락 완전굴곡 가능	
			I 천지굴근 기능 없음	C8B I
			II 천지굴근 기능 있음	C86B II

[문헌 1에서]

의 상위와 하위에서는 회복하는 근육에 차이가 있고, 일반적으로는 잔콜리(Zancolli)의 분류가 참고가 된다(표 4). 근복의 부위를 정확히 관찰하고, 대상자에게 측정하는 근육의 부위나 운동을 자각시켜서 힘을 넣게 한다. 특히 감각둔마가 있는 부위에서는 시각적으로 확인할 수 있는 자세에서 시행한다.

검사방법은 기본적으로 도수근력검사법[2)]에 따라 시행하지만, 반드시 측정자세를 정확히 취할 수 없는 경우도 있다. 체간이 안정된 자세에서 시행하고, 고정부를 확실하게 눌러, 대상(보상)동작에 속지 않도록 함으로써, 어느 정도의 측정은 가능하다. 좌우차이가 있는 경우나 부전마비의 경우에는 회복의 순서에 따르지 않는 근육의 수축도 관찰되는 것에 주의한다. 급성기에서는 약간의 근력의 회복도 간과하지 않는 것이 필요하고, 특히 근력이 단계 1 또는 2의 경우는 회복 가능성이 있는 근육으로서 훈련계획을 세운다. 근력단계 1 또는 2라고 생각되는 근육의 측정에서는, 길항근을 이완시키는 것이 중요하다. 왜냐하면 길항근이 근력저하 하여 있지 않은 경우나, 길항근에 건반사의 항진 등이 있는 경우는 스스로 이완하는 것이 어렵고, 이러한 때는 수동적으로 근육을 신장하여 근 긴장을 이완시켜 검사할 필요가 있다.

c. 지각검사

지각검사는 지각신경의 분절성 감각분포

표 5 감각기능 스케일의 key sensory point

수절	key sensory point
C4	견봉
C5	완요골근 기시부
C6	무지구
C7	중지구
C8	소지구
T4	유두 수준
T6	흉골 검상돌기 수준
T10	배꼽 수준
L1	고관절 내전근 기시부
L2	대퇴 내측 중앙
L3	슬개골 내측
L4	내과(medial malleolus)
L5	족배(발등) 내측
S1	발꿈치 내측
S2	슬와(popliteal fossa)
S3	둔부 주름 중앙
S4-5	항문 피부점막 이행부

(dermatome)(142페이지)에 기초하여 촉각과 통각에 대해서 검사한다. 손상 수준 부근에서는, 수절의 경계선을 따라서 정상, 둔마, 탈실의 영역을 확인한다. 부전마비의 경우에는 전신의 촉감, 통감을 검사함과 동시에, 가능하면 온도각에 대해서도 검사하고, 감각해리의 유무를 확인한다. 감각검사는 정신적 내구성을 필요로 하고, 피로하기 쉽기 때문에, 급성기에서는 대상자의 표정에 주의하여 검사를 진행시킨다.

d. 건반사 및 근 긴장의 검사

경련이 있는 부위나 건반사가 항진하여 있는 부위는 촉찰이나 건반사, 신장반사의 검사에 의해서 확인하여 둔다. 경련에 대해서는 근 긴장이 항진하는 자세나 동작에 대해서 관찰하는 것이 중요하다. 근 긴장의 항진부위는 근육의 위축은 적지만, 관절구축을 일으키기 쉽기 때문에 주의를 요한다. 또한, 경련에 의해서 갑자기 하지의 클로누스(clonus)가 일어나, 균형이 무너지는 일도 있다.

e. 상지기능검사

경수 손상을 파악하는 특징적인 방법으로서 테노데시스 액션 (tenodesis action; 건 고정효과)(125페이지)이 있다. 테노데시스 액션이란 건성의 고정을 이용하여 동작을 하는 것으로, 경수 손상에서는 마비된 손가락의 파지동작을 수근관절의 굴곡과 신전을 함으로써 대상(보상)하여 시행하는 것을 말한다. 테노데시스 액션을 위해서는 수근관절의 신전근력과 손가락의 형태를 평가할 필요가 있으며, 특히 수근관절을 신전하였을 때에 무지와 다른 손가락으로 측면 집기의 형태를 취할 수 있는지 어떤지를 검사, 관찰한다.

상지기능 검사는 리치(reach)범위, 테노데시스 액션을 포함한 파지의 방법과 양손의 협동성, 체간의 안정성을 관찰한다. 테노데시스 액션의 이용에 의해서 파지동작을 획득한 후에는 간이 상지기능검사(simple test for evaluating hand function; STEF)를 객관적 평가로서 이용할 수 있다(214페이지). STEF는 손을 사용하는 방법의 숙달이 숫자로 표시된다는 것 때문에 효과를 알기 쉽고, 때로는 대상자에 대한 격려가 된다. 파지하는 대상의 크기나 무게, 형태에 의한 손을 사용하는 방법의 관찰은, 그 후의 도구를 사용하는 방법을 시사해준다.

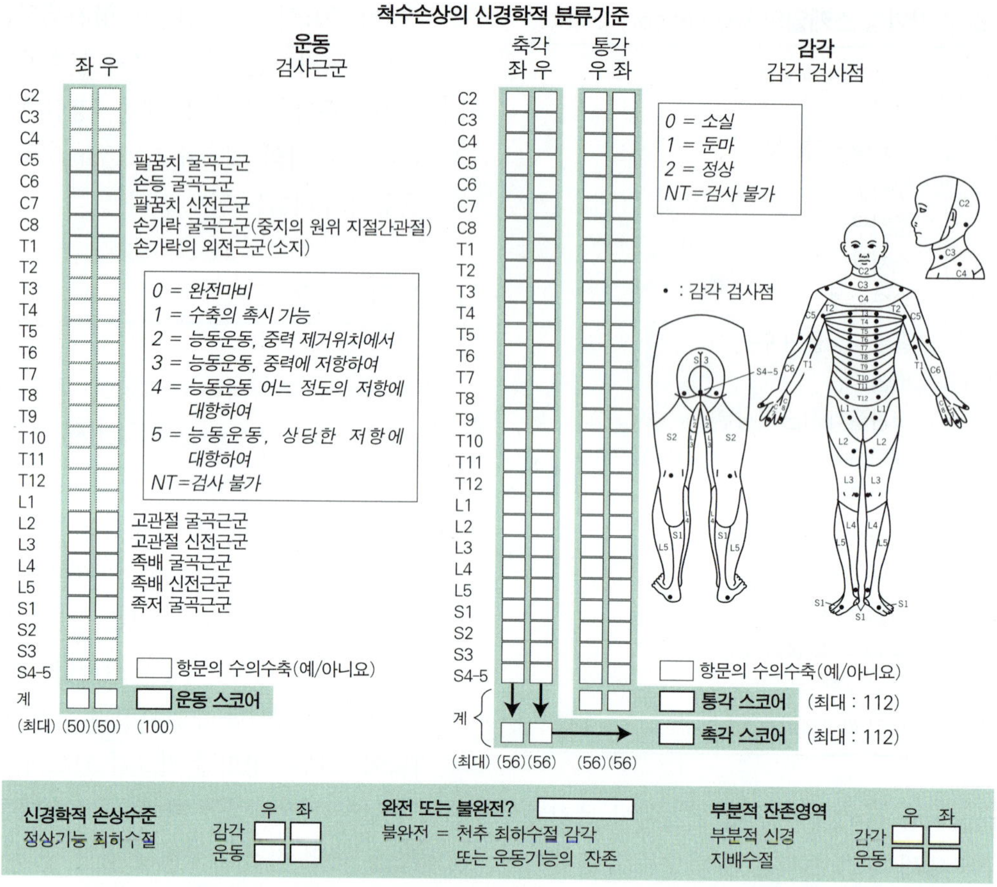

그림 1 ASIA에 의한 척수손상의 신경학적 · 기능적 국제 평가법 〔문헌 3에서〕

f. ASIA의 신경학적 평가

치료효과나 예후를 종합적으로 상세하게 조사하는 것을 목적으로, American Spinal Injury Association(ASIA ; 미국 척수손상협회)은 신경학적 및 기능적 분류의 기준으로서 ISCSCI (International Standards for Neurological and Functional Classification of Spinal Cord Injury)를 발표하였다(**그림 1**). 이 평가방법은 국제적으로 인정되고 있으며, 일본에서도 활용되고 있다.

이 검사는 운동기능 스코어와 지각기능 스코어의 득점결과로부터, 신경손상 수준과 기능장애 스케일, 임상증상 분류를 판단할 수 있도록 구성되어 있다.

운동기능 스코어는 C5에서 S1까지의 10개 척수절을 대표하는 근육(key muscle)에 대해서, 0~5점의 6단계로 판정한다. 득점은 상지 5개 근육과 하지 5개 근육을 합친 10개 근육에 각각 0~5점의 평가를 하고, 좌우의 득점을 합계한 값이 된다. 좌우의 10개 근육이 모두 5점인 경우가 만점이고 100점이 된다.

지각기능 스케일은 체표의 C2부터 S4-5가 지배하는 28개영역에 검사해야 할 점(key

sensory point)이 규정되어 있고, 그 부위의 촉각과 통각을 검사한다. 주된 수절과 key sensory point의 관계는 **표 5**와 같다. 평가는 탈실, 둔마, 정상의 3단계를 0~2점으로 시행한다. 득점은 28개의 검사부위를 좌우 합계하고, 정상에서는 112점이 된다. 또한 운동기능 스케일도 검사가 불가능한 상태를 "NT"라 기재한다.

신경손상 수준은 기능이 잔존하여 있는 최하위의 수절명으로 표현된다. 운동기능은 근력이 3점 이상인 최하위 수절의 번호로 나타내고, 감각기능은 촉각과 통각이 정상인 최하위 수절명으로 나타낸다.

기능장애의 중증정도 스케일(ASIA Impairment Scale)은 프란켈(Frankel) 분류를 변경한 것이며, 완전 손상과 부전 손상의 단계에 대해서 명확히 한 것이다(**표 6**). 이 분류에서의 완전 손상은, S4-5역역의 운동 · 감각기능 모두 완전 상실이라 정의하고 있다.

임상증상 분류는 부전마비의 특징적인 신경학적 증상을 나타내는 것을 아래의 다섯 가지로 나눠서 분류하고 있다.

① 척수중심 손상형 : 대부분이 경수 손상에서 관찰되고, 상지기능 장애가 하지기능 장애보다도 중증이다.

② 브라운 · 세칼(Brown-Séquard) 손상형(척수 반측 손상형) : 척수 반측의 손상에 의한 것으로, 손상과 같은 측의 심부감각과 운동기능과 반대 측의 온통각을 상실하고 있다.

③ 척수 전삭 손상형 : 심부감각이 잔존하고, 운동기능과 온통각을 상실하고 있다.

④ 원추 손상형 : 척주관 내의 원추와 신경근(root)의 장애이며, 이완성의 방광직장 장애와 하지마비를 나타내는 것과, 구해면체 반사와 배뇨반사가 유지되어 있는 것이 있다.

⑤ 마미 손상형 : 요수 · 천수 신경근의 손상에 의해서 방광 · 직장 · 하지의 이완성 마비가 된다.

표 6 ASIA에 의한 기능장애의 중증도 스케일

□A = 완전	S4-5 천수절의 운동 · 감각기능의 결여
□B = 부전	운동기능의 결여. 감각은 신경학적 수준으로부터 S4-5 천수절에 걸쳐서 잔존하고 있다.
□C = 부전	운동기능은 신경학적 수준이하에서 잔존. 표적근군의 대다수는 3 이하이다.
□D = 부전	운동기능은 신경학적 수준이하에서 잔존. 표적근군의 대다수는 3이나 그 이상이다.
□E = 정상	운동 · 감각기능장애는 완전히 회복. 반사의 이상은 있어도 좋다.
임상증후군	□척수중심 손상형 □브라운 · 세카르 손상형 □척수 전삭 손상형 □원추 손상형 □마미 손상형

[문헌 1에서]

ASIA의 기능평가는 예후예측이나 기능변화의 조사에 사용되고, 작업치료사의 평가로서 사용되는 일은 적으나, 그 의미에 대해서 이해하여 둘 필요가 있다.

5 ADL 검사

ADL의 평가에는 대표적인 것으로서 Barthel Index(BI), 기능적 자립도 평가법(functional independence measure; FIM)이 널리 활용되며(287페이지), 경수 손상의 평가에서도 ADL 획득의 조사나 변화를 간편하게 나타낼 때에는 효과적이다. 그러나, 대상자의 잠재능력을 이해하고, 목표나 훈련계획을 세우는 데에는 충분하지 않다.

경수 손상의 경우에는 손상부위에 의한 운동기능 수준은 ADL의 도달정도와 깊이 관계가 있다. 손상 수준에 의한 잔존기능에는 여러 학자에 따라 약간의 차이가 있으나, 일반적으로는 잔콜리의 분류를 기준으로 ADL의 도달목표를 열거하고 있는 일이 많다. **표 7**은 경수 손상자 기능수준과 ADL 도달정도와 그 동작을 위해 사용되는 자조장구나 복지기기에 대해서 정리한 것이다.

ADL의 획득에는 연령, 성별, 체형, 운동능력, 합병증의 유무가 영향을 준다고 일컬어지고 있다. 몇 개의 시설이나 병원에서의 ADL 획득 조사결과에 대한 보고가 있으나, **표 7**에는 연령이 중년기까지의 합병증이 없는 경우에 거의 획득이 가능하다고 생각되는 ADL동작을 게재하였다. 또한 경수 손상의 ADL은 설비가 갖추어짐으로써 가능해지는 동작이 있고(예컨대, C6의 직각 옮겨타기(transfer)에서는 휠체어 좌석 면과 침대가 같은 높이이고, 그 사이에는 틈새가 없는 경우에 가능해진다), 이 표는 환경설정이 있다는 것을 전제로 하고 있다.

척수 손상의 ADL은 상기와 같이, 운동기능 수준에 크게 영향을 받기 때문에, 손상 수준에 따라서 획득할 수 있는 ADL을 나열한 평가표는 문제점이나 목표설정, 훈련계획을 생각하는 데에도 유용하다.

표 8의 평가표는 수절마다에 도달하기 쉬운 동작부터 순차로 나열함으로써, 1수절 중에서의 차이(예컨대, 잔콜리의 분류에서의 C5A와 C5B의 차이)를 나타낼 수 있도록 하였다. 결과의 기재는 작업치료실에서의 훈련 시작일, 작업치료실에서의 동작 획득일, 병동에서의 동작 획득한 날을 기입하고, 이것에 의해서 작업치료사와 병동의 연계를 도모하여, 병동에서의 ADL 자립까지를 목표로 하여 평가할 수 있다. 또한, 평가표의 비고란에는 자조장구 등의 용구의 사용이나 환경설정을 기입하여, 구체적인 상태나 자립할 수 없는 이유를 알 수 있도록 함으로써, 상세한 평가를 가능케 하고 있다.

경수 손상의 ADL은 잔존능력을 최대한으로 활용하여 대상(보상)동작을 시행하기 때문에, 시간적으로도 노력적으로도 부담이 크다. 퇴원 시에는 퇴원 후의 물리적 환경을 갖춤과 동시에, 생활 전체 속에서 ADL을 위한 노력과 시간을 어떻게 배분하는지도 고려한다. 또한, ADL의 가능성에 대해서 평가하기 위해서는 실제장면에서의 동작관찰과 동작분석이 필요하기 때문에, 입원 중인 병동에서는 퇴원 후의 환경에 가까운 설정으로 평가할 필요가 있다.

6 사회참여의 평가

재활의 최종목표는 퇴원 후의 생활에서 개인의 상황에 따라 보통의 사회적 역할을 수행하고, 사회참여가 가능하도록 하는 것이다. 이를 위한 퇴원 시 평가로서, 어디에, 어떠한 형태로 퇴원하는가라는 정보수집이 필요하다. 많은 경수 손상자는 휠체어가 보통의 이동수단이 되기 때문에, 퇴원 후의 활동장소(자택, 직장, 학교 등)인 가옥상황에 대해서 평가한다. 또한 일이나 학교생활로 되돌아가는 경우에는, 휴직, 휴학 등의 현황에 대해서 알고, 퇴원까지의 절차나 기한을 구체적으로 계획하

표 7 경수 손상자의 기능수준과 ADL 도달가능 동작

수준	key muscle	도달 가능한 ADL	자조장구 · 복지기기
C4	견갑거근	• touch sensor 등의 nurse call의 사용 • chin control에 의한 전동휠체어 조작 • touch sensor나 호기 sensor를 사용하는 환경제어장치에 의한 OA기기나 침대의 조작 • 개인용 컴퓨터 조작	전동 리프터(lifter) 전동 침대 mouth stick이나 head pointer
C5A	삼각근 상완이두근	• 전동휠체어의 조작 • 페이지를 넘기다 • 스푼, 포크로 식사	e자형 joy stick portable spring balancer 포켓부탁 수근관절 고정 장구
C5B	상완이두근 완요골근	• 실내에서 수동휠체어 조작 • 스푼, 포크로 식사 • 얼굴을 닦다, 양치질 • 개인용 컴퓨터 조작 • 휠체어 조작용 장갑의 착탈 • 전화를 걸다 • 리모콘에 의한 OA기기, 침대 등의 조작 • 다리를 길게 뻗고 앉은 자세의 유지 • 휠체어 위에서 압력제거를 할 수 있다 • 양손으로 컵을 들고 마시다	휠체어 구동용 장갑(수근관절 고정) 포켓부착 수근관절 고정 장구 휠체어 조작용 장갑 손잡이가 달린 컵
C6A	요측수근신근	• 침대 난간을 사용한 몸 구르기 • 침대 위에서의 전후, 좌우의 이동 • 스푼, 포크에 의한 식사 • 손으로 집어서도 먹을 수 있다 • 세수, 정발, 수염 깎기 • 머리부터 뒤집어쓰는 셔츠, 양말, 신발의 착탈 • 지퍼를 올리고 내리기	 만능 커프 양말, 신발의 루프 지퍼의 고리
C6B	장단요측수근신근 대흉근 전거근	• 앙와위에서의 일어나기 • 측와위의 유지 • 휠체어와 침대 사이의 전방 옮겨타기 • 푸시업(push up)을 할 수 있다 • 휠체어와 자동차 사이의 옮겨타기 • 자동차의 운전 • 반찬을 잘게 할 수 있다. • 손톱 깎기 • 남성은 수뇨기의 착탈이 가능하다 • 매립식 변기에의 옮겨타기 • 다리를 뻗고 앉은 자세에서의 좌약 삽입 • 바지의 착탈 • 둔부의 피부 점검 • 자주식 shower chair에 의한 목욕	 옮겨타기용 받침대, 휠체어 고정 쇠장식 liding board 개조차, 핸들 선회장치 만능 커프, 큰 손잡이 손톱 깎기 받침대 자기도뇨용 개량 카테터 매립식 변기 좌약 삽입기 바지의 루프

계속

표 7 경수 손상자의 기능수준과 ADL 도달가능 동작 (계속)

수준	key muscle	도달 가능한 ADL	자조장구 · 복지기기
		• 씻는 받침대에 옮겨타기 • 씻는 받침대 위에서의 몸 씻기, 머리 감기 • 샤워 사용	휠체어 좌석 면과 같은 높이의 받침대 루프 부착 타월
C7	상완삼두근 지신근 요측수근굴근	• 옆으로 옮기기(측방 옮겨타기) • 양변기에 옮겨타기 • 변기에서의 좌약 삽입 • 욕조에의 출입	난간 좌약 삽입기
C8	수지굴근	• 젓가락의 사용 • 바닥에서 휠체어에 옮겨타기	

표 8 경수 손상용 ADL 평가표

성명		연령 발병 또는 부상	진단명		입원일 OT처방일
기능수준	순서	ADL항목	OT자립일	병동자립일	사용자조구, 설비 등
C5수준	1	nurse call을 누르다			
	2	Gatch up으로 앉은 자세유지			
	3	침대 위에서의 식사			
	4	페이지를 넘기다			
	5	전동휠체어의 조작			
	6	리모콘의 조작			
	7	양치질			
	8	정발, 얼굴 닦기			
	9	실내에서의 휠체어 조작			
	10	식당에서의 식사			
	11	글씨쓰기			
	12	전화를 걸다			
	13	끈을 사용해서 몸 구르기			
	14	휠체어 구동용 장갑의 착탈			
	15	휠체어 위에서의 압력제거동작			
C6수준	16	상의의 착탈			
	17	복약			
	18	손톱 깎기			
	19	휠체어 위에서의 압력제거동작			
	20	일어나기			
	21	앉은 자세에서의 침대 위 이동			
	22	피부의 관찰			
	23	바지, 팬티, 양말의 착탈			
	24	직각 옮겨타기			
	25	세면장에서의 세수, 양치질			
	26	자기 도뇨(남성)			

계속

표 8 경수 손상용 ADL 평가표 (계속)

성명		연령 발병 또는 부상	긴단명		입원일 OT처방일
기능수준	순서	ADL항목	OT자립일	병동자립일	사용자조구, 설비 등
	27	매립식 변기에서의 배변			
	28	다리를 뻗고 앉은 자세에서의 좌약 삽입			
	29	욕실에서의 몸 씻기, 머리감기(옮겨타기는 보조)			
	30	자동차로 옮겨타기			
C7	31	휠체어 위에서의 푸시업			
	32	옆으로 옮기기			
	33	양변기로 옮겨타기			
	34	소변기의 세정과 교환			
	35	배변 후의 뒤처리			
	36	자동차로 휠체어 싣기			
C8수준	37	젓가락의 사용			
	38	바닥에서 휠체어로 옮겨타기			

여, 직장이나 학교생활에서 필요한 활동을 어떻게 시행할 수 있는지를 평가한다.

사회활동에 대한 평가는 몇 가지가 제안되어 있는데, 척수 손상자를 대상으로 한 평가에는 국제장애분류(International Classification of Impairments, Disabilities and Handicaps; ICIDH)의 사회적 불이익을 측정하는 척도로서, Craig병원의 Whiteneck 등에 의해서 개발된 CHART(Craig Handicap Assessment and Reporting Technique)가 널리 이용되고 있다. CHART는 사회적 불이익을 정의하기 위한 6개의 차원인 "오리엔테이션", "신체자립", "이동성", "작업", "사회적 통합", "경제적 자립" 중의 "오리엔테이션"을 제외한 5개영역에 대해서 평가할 수 있도록 구성되어 있다. 미국에서 유용성이 확인되어 있으며, 대상자의 사회참여 평가로서 활용되고 있다.

일본에서는 질문항목이 실정에 맞지 않다고 생각되는 항목(작업 중의 자원봉사활동이나 경제적 자립에서 구체적으로 연간수입을 묻는 등)이 몇 가지 있으나, 일본에서의 경수 손상자를 대상으로 하여 CHART를 사용하였다는 보고도 있고, 현재 일본어판 CHATR-J가 개발되어 있다〔제2장 XV의 **표** 14(296페이지) 참조〕.

경수 손상의 작업치료는 병원에서만 이루어지는 것이 아니라, 외래진료나 재가지원의 경우에는 사회참여의 관점에서 평가하는 것이 중심이 된다고 생각한다.

■ 마지막으로

평가는 면접 · 관찰부터 시작하여, 다양한 검사 · 측정을 통해서 대상자의 장애증상을 파악하고, 적절한 예후예측과 이에 기초한 목표를 향해서 확실한 훈련 · 지원을 제공할 수 있도록 이루어지는 것이다. 경수 손상의 경우에는 신체기능과 ADL 도달정도의 검사가 중심이 되지만, 마음의 상태의 변화에 대해서 배려하는 것이 적절한 지원으로 연결된다. 이것은 간편하게 평가할 수 있는 것은 아니지만, 일상의 태도 변화나 대수롭지 않은 언동에 주의하고, 또한 다른 부문과의 정보교환을 긴밀히 하여, 대상자의 마음의 변화에 민감한 것도 평가의 중요한 영역이라고 생각된다.

●인용문헌

1) 石田　暉：脊髄損傷. 米本恭三(監修), 石神重信, 石田　暉, 他(編)：最新リハビリテーション医学, 第 2 版, p240, 医歯薬出版, 2005
2) 安藤徳彦, 水落和也：脊髄損傷. 米本恭三, 石神重信, 石田　暉, 他(編)：リハビリテーションにおける評価, Ver. 2, 臨床リハ別冊, pp185–192, 医歯薬出版, 2001
3) 石田　暉：脊髄損傷. 米本恭三(監修), 石神重信, 石田　暉, 他(編)：最新リハビリテーション医学, p203, 医歯薬出版, 1999

●참고문헌

4) 高橋秀寿, 木村彰男：社会参加と QOL. 総合リハ 30:231–236, 2002
5) 木村利和, 広重　靖, 上田利一, 他：頸髄損傷者の(運動麻痺–完全型)に関する総合背損センター上肢残存機能分類表に基づく日常生活動作の自立の可能性について. 総合リハ 21:37–44, 1993
6) 谷津隆男：頸髄損傷者の日常生活活動の達成可能率. 総合リハ 29:461–468, 2001
7) 津山直一(監), 二瓶隆一, 木村哲彦, 陶山哲夫(編)：頸髄損傷のリハビリテーション. 国立身体障害者リハビリテーションセンターマニュアル, pp154–168, 協同医書出版社, 1998
8) 青柳紀代, 他：脊髄損傷者の社会的不利に影響を与える要因. リハ医学 36:599–605, 1999
9) 藤代有美子, 他：外傷性脊髄損傷者の社会参加について. 総合リハ 29:151–159, 2001
10) Pedretti LW (編), 宮前珠子, 清水　一, 山口　昇(監訳)：身体障害の作業療法. 第 4 版, pp851–874, 協同医書出版社, 1999
11) 神奈川リハビリテーション病院脊髄損傷マニュアル編集委員会：脊髄損傷マニュアル—リハビリテーション・マネージメント. 第 2 版, pp144–163, 医学書院, 1996

III 말초신경 손상의 평가

A. 말초신경 손상이란?

말초신경이란 중추신경으로부터의 명령을 골격근 등에 전달하고, 감각기관으로부터의 정보를 중추신경에 전달하는 전도경로이다. 상지의 말초신경은 신경근(root)으로부터 지(손가락)신경에 이른다. 이 사이에서 절단, 압박, 견인, 마찰 등의 기계적인 손상이나 온열, 전기, 방사선에 의한 손상, 대사장애나 염증에 의한 손상 등에 의해서, 손상부위 이하의 근육의 마비나 지각장애, 자율신경장애를 나타내는 것이 말초신경 손상이다.

1 말초신경의 구조 (그림 1)

보통, 정중신경이나 척골신경이라 불리는 말초신경은 신경상막(epineurium)으로 덮여 있는 신경간을 말하며, 그 내부는 신경주막(perineurium)으로 덮인 신경속(funiculus)이 몇 개 모여서 그룹을 이루고, 이들의 간극은 신경결합조직으로 메워져 있다.

신경속 내부에는 신경내막(endoneurium)으로 싸인 신경섬유(nerve fiber)가 조밀하게 집합하여 있다. 신경속에는 운동신경, 지각신경, 자율신경의 신경섬유가 섞여 있다. 이 신경섬유는 축삭(axon)과 이를 둘러싼 슈완세포(Schwann cell) 및 수초(myelin sheath)로 구성되어 있다. 수초의 유무로 유수신경과 무수신경으로 나뉜다. 유수신경섬유에는 일정한 거리를 두고 수초가 상실된 잘록한 부분(절)이 있고, 이 부분은 랑비에 결절(node of Ranvier)이라 불린다.

2 말초신경 손상의 분류 (표 1)

말초신경 손상은 손상을 받은 신경학적 수준이나 범위에 따라서 마비증상이 다르다. 예컨대, 완신경총부분에서의 손상은 상지 전체에 미치는 운동 및 지각장애, 자율신경 장애를 나타내고, 각 신경수준에서의 손상에서는 그 지배영역에 한정된 마비증상을 나타낸다. 또한 손상 정도에 따라서 마비의 정도나 예후가 결정된다. 말초신경의 손상정도를 분류한 것이, 세돈(Seddon)의 분류나 선더랜드(Sunderland)의 분류이다.

선더랜드의 분류(1951)는 임상의 병태를 5개의 형태로 나누고 있다.

1) 제1도 손상

일과성의 전도장애이며, 신경의 각 조직의

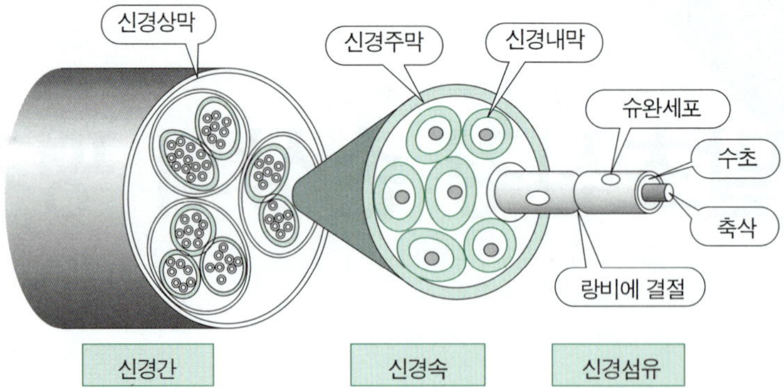

그림 1 말초신경의 구조

표 1 말초신경 손상의 분류

		1	2	3	4	5
분류	선더랜드	1	2	3	4	5
분류	세돈	neurapraxia (일과성 전도장애)	axonotmesis (축삭단열)	neurotmesis (신경단열)		
임상증상	운동장애	+	+	+	+	+
임상증상	지각장애	±	+	+	+	+
임상증상	자율신경장애	±	+	+	+	+
임상증상	자연회복	○	○	△	△~×	×
조직학적 변화		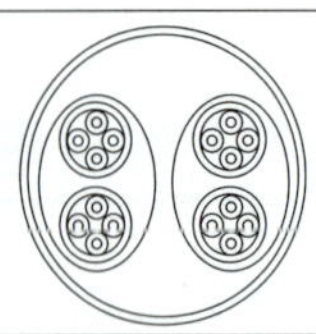	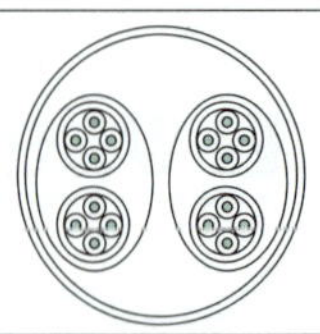	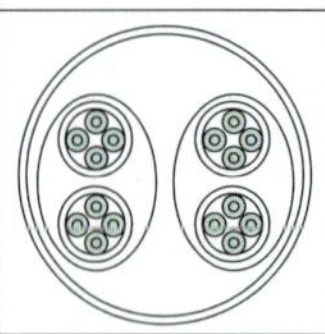	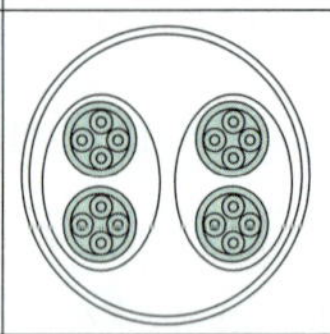	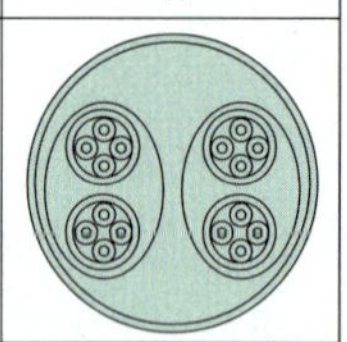
수초 손상		+	+	+	+	+
축삭 손상			+	+	+	+
신경내막 손상				+	+	+
신경주막 손상					+	+
신경상막 손상						+

연속성은 유지되고, 월러(Waller) 변성은 일어나지 않는다. 조직상, 수초의 가역적 붕괴가 증명되어 있다. 근육의 마비가 주체이고, 지각장애, 자율신경장애는 인지되지 않거나 경증이다. 마비는 완전회복을 기대할 수 있다.

세돈의 분류에 의한 일과성 전도장애(neurapraxia)에 상당한다.

2) 제2도 손상

축삭 및 수초가 손상된 것이며, 신경내막보다 외측의 조직은 잘 보존되어 있기 때문에, 신경섬유로서의 연속성은 유지되어 있다. 운동, 지각 및 자율신경기능의 완전한 마비를 나타낸다. 손상부위보다 말초에 월러 변성이 일어나고 그 후, 축삭의 재생에 의해서 원래의 신경종말에 도달할 수 있으며, 완전한 기능의 회복을 기대할 수 있다. 임상적으로는 1일 1~2 mm 정도의 속도로 축삭이 신장하고, 티넬(Tinel)징후의 전진이 인지된다.

이 손상은 세돈의 분류에 의한 축삭단열(절

단)(axonotmesis)에 상당한다.

3) 제3도 손상

제2도의 손상에 더하여, 신경내막의 손상을 수반한 것이 제3도의 손상이다. 당연히, 손상부위보다 말초에 월러 변성이 일어나지만, 신경내막이 손상되어 있기 때문에 신경속 내부의 섬유화가 일어나, 재생 축삭의 진행을 저해한다. 또한 재생 축삭은 원래의 신경내막관에 반드시 들어갈 수 없고, 별개의 내막관 내에 잘못 들어가 버려 "신경과오 지배(misdirection)"를 일으킬 가능성이 있다. 이들의 것으로부터, 기능의 회복에는 시간이 걸리고, 완전한 회복이 곤란하다.

이 손상은, 세돈 분류에서 말하는 축삭단열과 신경단열(neurotmesis)의 중간형이라 생각된다.

4) 제4도 손상

신경간(줄기)의 연속성은 유지되어 있으나, 손상이 신경주막까지 미친 상태이고, 손상부위에는 현저한 반흔 형성과 위성신경종(pseudo-neuroma)이 형성된다. 기능적인 회복에는 한계가 있으며, 수술적 치료가 필요한 경우가 많다.

5) 제5도 손상

신경상막이 손상되고, 신경간(줄기)의 연속성이 완전히 두절된 상태이다. 자연치류는 전혀 바랄 수 없으며, 신경 봉합술이나 신경 이식술이 필요하다.

제4도 손상과 제5도 손상이 세돈 분류에서 말하는 신경단열에 상당한다.

3 치료

말초신경 손상의 치료는 발병으로부터의 시기와 그 마비증상에 따라서 정해진다. 향후 회복을 기대할 수 있는 경우에는 보존치료이 채택된다. 신경손상 후에 일어나는 부종의 발생, 근육의 마비나 부동(immobility)에 의한 관절가동범위 장애, 지각장애에 의해서 일어나는 외상 등의 2차적 합병증의 예방과, 탈신경근의 위축의 방지나 국소순환의 개선에 의한 근육이나 수용기 등의 효과기의 보존이 치료의 주목적이 된다.

회복을 기대할 수 없는 경우에는 수술치료을 채택한다. 수술치료은 크게 나눠서 두 가지 목적이 있다.

하나는, 전도경로로서의 신경 자체의 수복을 목적으로 한 것이고, 신경박리술이나 신경봉합술, 신경이식술 등이 있다. 이 경우, 수술 후는 보존치료에 준한 대응이 이루어진다.

또 하나는 신경손상에 의해서 상실된 기능 자체의 재건을 목적으로 한 기능재건술이며, 신경이행술, 근 · 건 이행술 등이 있다. 이 경우, 수술 전에 재건되는 기능에 관여하는 관절운동은 충분히 유지되어 있어야 한다. 또한, 근 · 건 이행술에서는 이행하는 근 · 건(힘의 원천)의 근력강화도 필요하다. 일반적으로 이행한 근 · 건은 도수근력검사에서 1단계 내려간다고 하며, 적어도 근력단계 4이상의 근력을 얻어두는 것이 바람직하다. 수술 후는, 각각의 재건술에서의 프로토콜에 기초하여 치료가 이루어진다.

보존치료을 채택한 경우에도, 경과 상, 신경의 회복이 바람직하지 않을 때는 그 후, 수술치료을 시행하는 경우도 있다.

표 2 평가항목

	신경기능	상지기능	활동 · 참여 · 개인인자
관찰	● 상지 · 손의 자세, 움직임 ● 피부의 색조와 변화 ● 발한상태 ● 손톱의 변화 ● 연부조직의 위축 ● 피부의 탄력 ● 피부온도 ● 근육의 위축	● 부종의 유무 ● 상지의 움직임, 협동성 ● 손가락의 움직임 ● 집기(pinch), 쥐기(grip)의 형태	● 손의 사용상황 ● 손의 취급 ● 자세 ● 표정 ● 퍼포먼스(performance)
면접	● 어떠한 증상인가? ● 증상이 발현하는 것은 언제인가? ● 어떠한 경과인가? ● 통증 · 저림(마비)	● 합병손상에 대해서 ● 이제까지의 치료내용	● 잘 쓰는 손 ● ADL상의 문제 ● 직업과 그 작업내용 ● 습관과 취미 ● 주된 호소와 희망 ⇓
검사 · 측정	● 신경유발검사 ● 선별검사(screening test) ● 도수근력검사 ● 지각검사 ● 자율신경기능검사	● 부종의 평가 ● 관절가동범위검사 ● 악력 · pinch력 검사 ● 상지기능검사 ● 수지기능검사	● ADL검사 ⇒ ● 심리 · 정신면 ● 사회적 측면

B. 평가해야 할 항목 (표 2)

말초신경 손상에 대한 작업치료 평가는 현재의 신경기능이나 상지기능 및 그 개인의 생활이나 심리면, 사회면에 어떠한 영향이나 연관성이 있는지를 파악하고, 또한 그 개인의 잔존하여 있는 능력에 대해서 파악한 다음에, 향후 어떠한 문제가 일어나는가를 명백히 하는 것이 목적이다. 그리고, 전체의 치료방침에 기초하여 "지금, 무엇이 중요한지"를 생각하여, 작업치료가 전개되어 간다(**그림 2**).

평가항목은, 손상된 신경기능의 평가, 말초신경 손상을 가진 상지 · 수지기능의 평가 및 활동 · 참여 · 개인인자에 대한 평가로 구성된다. 이들의 평가는 우선 차트나 의사로부터 현병력(**표 3**)에 대한 정보를 수집한 다음에 이루어진다.

1 신경기능의 평가

말초신경 손상에 의해서 일어나는 운동장애나 지각장애, 자율신경장애의 상태를 파악한다. 또한, 이들로부터 신경손상의 신경학적 수준이나 범위, 정도를 판단하고 어느 정도 잘 살펴보면서 치료계획을 입안할 수 있다.

2 상지 · 수지기능의 평가

말초신경 손상이 상지나 수지(finger)의 기능에 어떠한 영향을 미치고 있는지를 파악하는 것이 목적이 된다. 신경손상에 의해서 일어나는 자율신경장애나 운동마비에 의한 부동

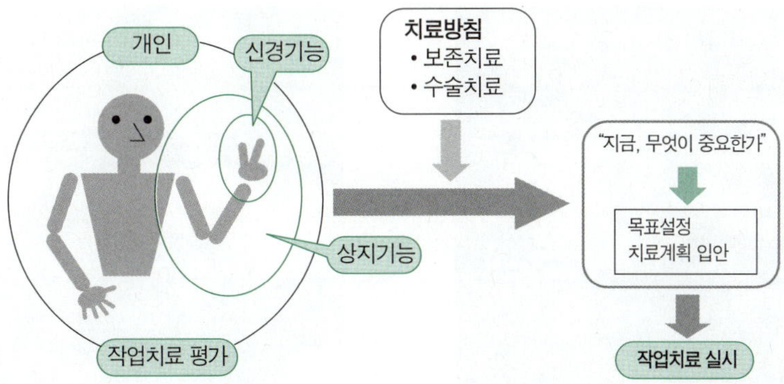

그림 2 평가의 요약

표 3 현 병력의 정보

- 진단명
- 발병일, 발병기시
- 발병원인, 발병기전
- 이제까지의 치료와 치료내용
- 증상과 그 내용
- 합병손상, 합병증
- 기왕력
- 화상진단학적 검사, 전기진단학적 검사결과
- 치료방침, 치료목표
- 치료내용 : 투약, 수술(목적, 내용, 소견), 고정 · 안정 자세, 그 기간
- 금기 · 주의할 점
- 대상자에 대한 설명의 유무와 내용

은, 부종의 발생을 초래하고, 관절가동범위 제한을 일으키기 쉬우며, 상지기능을 현저하게 저하시키는 요인이 된다. 운동기능의 회복을 위해서는 관절의 가동성이 충분히 획득되어 있어야 한다.

또한, 신경손상은, 직접적으로 그 상지기능에 영향을 미친다. 악력이나 핀치(pinch)력, 상지 · 수지기능의 검사 · 측정을 함으로써, 운동기능이나 지각기능의 실용적인 측면의 파악이 가능해진다.

3 활동 · 참여 · 개인인자의 평가

이 평가는 말초신경 손상을 입은 것에 의한 개인의 수행능력, 심리 · 정신면, 사회적 기능면을 명백히 하는 것을 목적으로 하고 있다.

말초신경의 손상은 그 범위나 정도에 따라서는 중증의 마비를 나타내고, 회복에 장기간을 요하거나 통증이나 저림을 수반하는 경우가 있으며, 개인에 대해서 상당한 스트레스가 걸리는 것은 면키 어렵다. 현재, 대상자가 어떠한 심리적 상황에 있는지를 파악하는 것은 향후의 치료훈련과정을 원활하게 진행시켜가기 위해 매우 종요한 일이다.

개인의 사회적 측면의 평가는 신경손상에 의한 운동마비나 지각장애, 통증이나 저림 등의 증상에 의해서, 또한 마비가 회복하는 기간이나 치료에 필요한 시간 등에 의해서 받는 대상자의 사회적 역할에 대한 영향을 파악하기 위해, 대상자의 직업내용, 역할이나 경제상태 등의 정보를 얻음으로써 이루어진다. 특히 직업내용에 대해서는, 마비증상이 직접적으로 영향을 주는 것 같은 신체작업인지, 영향이 있는 경우는 어떠한 동작이 곤란한지에 대해서 대상자로부터 충분히 청취할 필요가 있다.

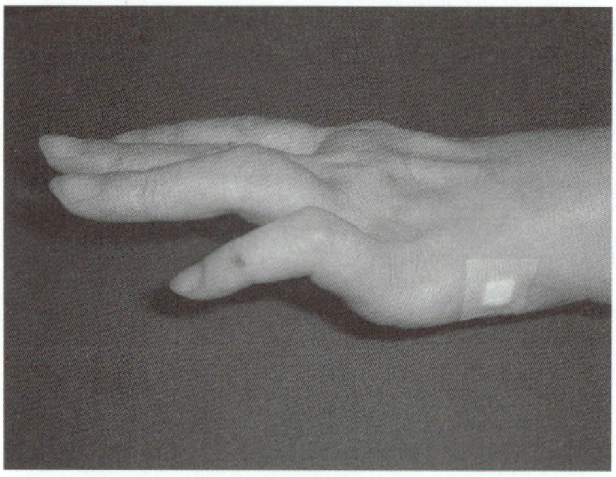

그림 3 척골신경 손상사례
약지, 소지가 claw변형자세를 취하고 있다.

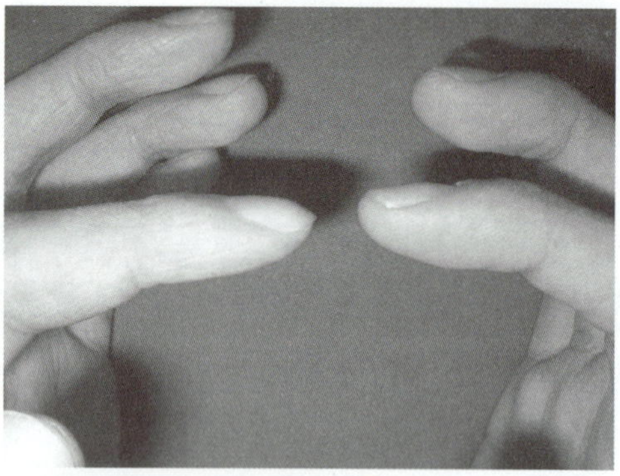

그림 4 자율신경장애
정중신경 손상사례. 좌측 인지(index finger)의 지두의 위축과 손톱의 변형이 관찰된다.

C. 평가의 유의할 점

1 관찰

관찰에 의해서 개략적인 마비증상을 파악할 수 있다. 예컨대, 근육의 위축이나 손의 변형자세(그림 3), 손의 움직임, 사용방법 등으로부터, 어느 정도의 운동이나 지각기능의 파악이 가능하다. 또한 자율신경장애는 그 신경의 지배영역에서의 발한장애나 혈행장애, 피부의 영양상태를 관찰함으로써 확인할 수 있다(그림 4).

관찰은 장애영역만이 아니라, 상지 전체로서, 또한 대상자 전체에 걸쳐서 시행하는 것이 중요하다.

2 면접

면접의 목적은 대상자의 입장에서 그 말초신경 손상에 대한 정보를 얻는 것, 개인적인 생활 장애에 대한 정보를 얻는 것이다.

마비증상이 시작된 것은 언제인가, 어떠한 증상인가, 현재의 상황은 어떠한가, 이제까지 어떠한 치료를 받아왔는가, 의사로부터 어떠한 설명을 들어 왔는가 등, 대상자 자신으로부터 구체적으로 청취하는 것이 중요하다. 이들의 정보는 마비의 경과를 어느 정도 파악하는 데에 도움이 될 뿐만 아니라, 대상자가 어떻게 자기의 장애를 파악하고 있는가라는 심리적 측면에 대한 정보를 가져오게 하는 것에 연결된다. 또한, 대상자의 일상생활상의 문제나 직업과 그 작업내용, 취미 등에 대해서도 구체적으로 청취함으로써, 개인적인 생활 장애를 명백히 할 수 있다.

면접을 할 때에는, 대상자의 표정이나 말하는 방법, 반응방법 등의 관찰도 동시에 하여두는 것이 중요하다.

통증이나 저림(마비)의 존재는 그 대상자에게 매우 큰 문제가 된다. 그러나 호소에는 개인차가 있어, 객관적으로 파악하는 것이 상당히 어렵다. 대상자의 호소를 항목을 세워서 정리하고, 신경증상이나 개인적 배경 등도 고려하면서 분석할 필요가 있다. 구체적인 평가에 대해서 표 4에 나타냈다.

표 4 통증 · 저림(마비)의 평가

① 발현시기	언제부터 일어났는가?
② 부위, 분포, 범위	어디가, 어느 범위에서 아픈가?(마비되는가)
③ 성질, 세기	어떠한 통증(마비)인가?
④ 시간	언제 아픈가?(마비되는가), 지속적인가? 단속적인가? 통증(마비)은 어느 정도의 시간이 계속되는가?
⑤ 유발, 악화인자	일기, 온도, 습도, 환지의 사용이나 자세, 자세에 의해서 통증(마비)이 일어나는가, 또는 나빠지는가?
⑥ 완해인자	온도, 습도, 사지의 위치, 자세, 약물, 안정 등에 의해서 통증(마비)이 경감되는가?
⑦ 생활에 대한 영향	일상생활이나 수면에 영향을 주는가?
visual analogue scale(VAS)	10㎝의 선분상의 좌측 끝을 "통증 없음", 우측 끝을 "견디기 어려운 최대의 통증"이라 하였을 때, 현재의 통증의 정도에 해당하는 부분에 표식을 하게 하여, 좌측 끝으로부터의 길이(㎜)로 통증의 정도를 평가한다.

3 검사, 측정

a. 신경유발검사, 선별(screening)검사

신경유발검사는 신경의 손상부위에 압박이나 고타(tapping), 신장을 가함으로써 신경증상을 유발하여, 그 손상된 신경, 부위를 특정하는 것이다(표 5).

선별검사는, 특정의 자세를 검사함으로써 손상된 신경을 특정할 수 있는 것이다(표 6). 각 검사에 있어서, 단지 양성, 음성이라 판단하는 것만이 아니라, 왜 그러한 반응이 일어났는지를 생각하는 것은 일상생활상의 문제점을 파악하는 것에도 연결된다.

b. 도수근력검사(MMT)

도수근력검사(manual muscle testing; MMT)는 신경기능을 직접적으로 반영하는 검사이다. 근육의 마비의 정도로부터 손상된 신경의 범위나 신경학적 수준, 정도를 판단할 수 있고, 예후에 대해서도 어느 정도 파악할

표 5 신경유발검사

	방법	양성반응	손상된 신경 · 부위
티넬징후	손상된 신경의 말초부터 신경간을 가볍게 두드린다.	그 신경지배영역에 방산통	지각신경 축삭의 재생 상황
팔렌(Phaleu) 테스트	손가락 신전위치, 수근관절 굴곡위치로 약 1분간 유지한다.	무지, 인지, 중지의 마비, 방산통의 악화	수근관증후군, 정중신경
회내 테스트	저항을 걸어 전완 회내 운동을 시행시킨다.	전완 근위부의 통증	주관절부에서의 정중신 경장애, 회내근증후군
FDS 테스트	인지, 약지, 소지를 신전 위치로 유지하고, 저항을 걸어서 중지만을 굴곡시킨다.	전완 근위부의 통증	주관절부에서의 정중신경장애, 천지굴곡근 중추의 궁(arch)에 의한 장애
elbow flexion test	주관절을 최대굴곡위치, 수근관절 신전위치로 유지시킨다.	3분 이내에 척골신경영역의 미비의 악화	주부관에서의 척골신경 장애 주부관증후군

표 6 선별(screening)검사

	방법	양성반응	손상된 신경 · 부위	의미
perfect "O" test (그림 5)	무지와 인지로 원을 형성케 한다.	눈물방울의 형태를 나타낸다.	정중신경, 전골간지	장무지굴근과 인지심지굴근의 마비에 의한다.
프로망(Froment) 징후(그림 6)	key pinch에 의해서 종이를 끼워서, 당김에 저항하여 유지시킨다.	무지의 IP관절이 굴곡한다.	척골신경	무지내전근의 마비에 의해서 장무지굴근으로 장무 지굴근으로 대상(보상)하려한다.
Wartenberg징후	손가락의 내전운동을 시킨다.	소지의 내전을 할수 없고, 외전위치가 된다.	척골신경	골간근의 마비에 의한다.
cross finger test	인접한 손가락 끼리 서로 겹치게 한다.	서로 겹치게 할 수 없다.	척골신경	골간근의 마비에 의한다.

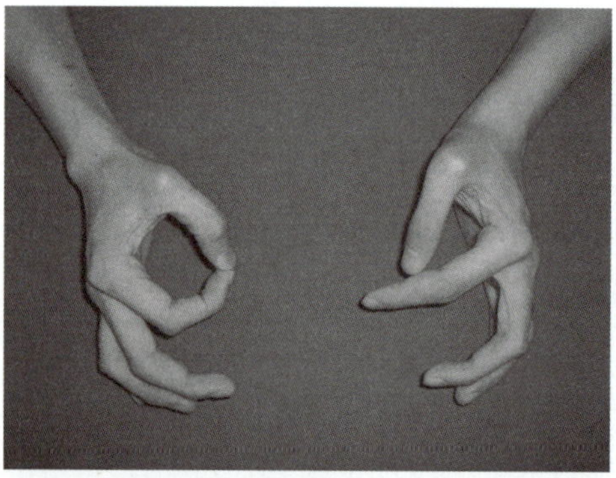

그림 5 perfect "O" test

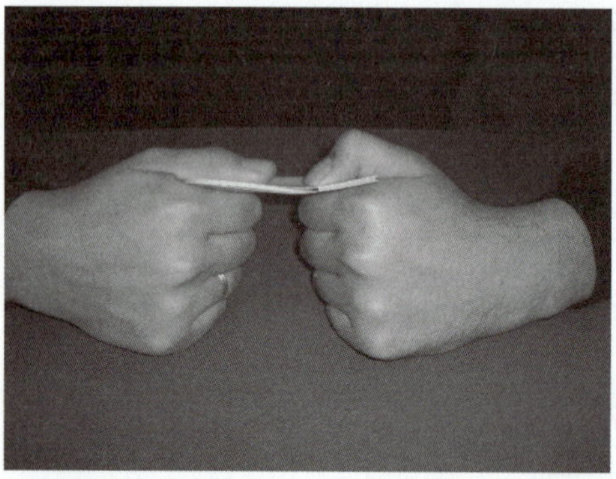

그림 6 프로망 징후

수 있다. MMT는 다니엘스(Daniels) 등의 방법에 준해서 이루어지지만, 관절운동이나 근군이 아니라, 가능한 한 근육단위에 의한 판정을 하여야 한다. 검사시행상의 요점을 표 7에 나타냈다.

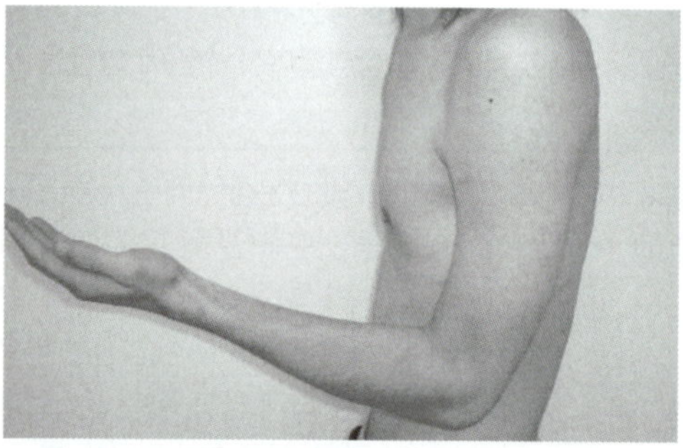

그림 7 대상(보상)운동(좌측 완신경총 손상사례) 상완이두근이 마비되어 있으나, 완요골근, 원회내근의 대상(보상)으로 팔꿈치 굴곡이 가능

c. 지각검사

말초신경 손상에서의 지각검사는 그 신경 손상의 정도나 범위를 직접적으로 반영하는 방어지각검사와 역치검사, 지각기능의 질과 실용면의 파악을 목적으로 한 기능검사가 있다(표 8).

말초신경 손상이 상지 전체에 미치는 경우는 방어지각검사와 역치검사에 의해서 장애영역과 정도를 파악하는 것이 주체가 된다. 대부분의 경우, 장애영역은 수절수준 또는 각 신경지배영역을 반영한다. 신경 손상이 손, 특히 수장(손바닥)부에 미치는 경우는 손의 기능은 그 지각기능과 밀접하게 결부되어 있다는 것

표 7 도수근력검사의 요점

근육의 촉진(palpation) 피검사 근육을 반드시 촉진하여, 운동을 할 때에 수축하여 있는 것을 확인한다.
건측과의 비교 건측의 같은 부분의 근육과 동등한 최대저항에 대항하는 것이 가능하여 근력단계 5로한다. 특히 수지근(손가락 근육)은 각각에서 건측과 비교한다.
근력단계 0인가 1인가의 판정 피검사 근육의 수축 유무는 그 신경의 손상상황이나 회복경향의 판단 상 중요한 의미를 갖는다. 근육의 수축이 인지되지 않는 근력단계 0의 경우, 비교적 신경손상은 중증이며, 신경의 연속성이 단절되어 있는 것도 생각할 수 있다. 또한, 근육 수축이 있는 근력단계 1의 경우, 적어도 신경의 연속성이 있어, 회복을 기대할 수 있다.
지배신경의 파격 신경이 분명히 단열되어 있음에도 불구하고, 그 지배근육의 수축이 인지되는 경우는 다른 신경지배의 가능성이 있다. 이러한 신경지배의 파격은 무지구근이나 제1배측골간근 등에서 자주 인지되어, 정중신경, 척골신경 손상에서는 주의를 요한다.
속임수 운동(trick movement) 근육의 마비가 있음에도 불구하고, 마치 그 근육이 움직이고 있는 것처럼 보이는 경우이며, 아래와 같은 예가 있다.
건 부착부의 파격 장무지신근이 마비되어 있음에도 불구하고, 단무지외전근군의 일부가 무지 말절골 배측에 부착하여 있음으로써 무지 IP관절의 신전이 가능한 경우
동적 건성 고정효과 수근관절 신전에 수반하는 손가락의 굴곡 등, 길항근의 수축에 의해서 마비근이 수동적으로 신전되어 긴장하여, 마치 마비근이 움직이고 있는 것처럼 보이는 경우
반발운동 길항근을 최대한으로 수축하고, 갑자기 이것을 이완시킴으로써 마비근이 그 탄성에 의해서 마치 움직이고 있는 것처럼 보이는 경우
중력의 이용 중력을 이용하여 관절운동을 일으키는 경우
대상운동(compensatory movement) 주동작근이 마비되어 있어도, 인접하는 보조근이나 협동근이 대상(보상)적으로 그 근육의 움직임을 할 수 있다. 예컨대, 상완이두근이 마비되어 있어도 원회내근이나 수근관절 굴근의 작용에 의해서 팔꿈치 굴곡운동이 일어나는 슈타인들러(Steindler)효과 등이 있다(그림 7).

으로부터, 장애의 정도나 질을 상세히 파악할 필요가 있다. 어느 경우에서도, 검사결과는 지각을 지도로 만들어(mapping) 둔다(**그림 11**).

지각검사를 바르게 시행하기 위해서는, 대상자에 대해서 충분한 검사 전의 오리엔테이션을 시행할 필요가 있다. 검사마다 눈을 뜬 상태에서 건측이나 정상영역, 환측의 "느끼는 방법"을 확인해 둔다. 다음으로, eye mask나 screen으로 시각을 차단하여 검사를 시행하도록 한다. 대상자의 반응 방법도, 느꼈을 때만 "예"라 간결하게 답하도록 설명해두는 것이 중요하다.

표 8 평가에 필요한 정보

검상의 종류		검사기구	방법	목적 · 의미
방어지각검사	통각	통각정량형 지각계 (그림 8)	• 건측에서 통증으로서 느끼는 압력을 기준으로 하여, 환측에의 자극을 시행한다. • 자극을 통증으로서 느끼고 있는지를 확인한다.	● 신경 손상 후 조기에 회복 ● 장애되어 있는 경우 ⇒장애예방의 교육이 필요하다.
		루렛 지각계	• 장애영역의 판정이 가능 • 장애영역에서 정상반응영역으로 이동시켜, 정상적으로 통증으로서 인식한 부분에서 응답시키도록 한다.	
	온도각	온각계 (그림 9)	• 냉온(10° C)과 난온(50° C)으로 설정한 온각계의 첨단을 피부에 수직으로 약 1초간 대고, 차가운지 따듯한지를 대답하게 한다.	
역치검사	정적 촉각 (constant touch)	Semes-Weinstein monofilament test; SWT (그림 10, 표 9)	• 2.83번의 필라멘트로 손가락 끝에서 검사를 시작한다. • 대상자의 손의 2.5㎝의 높이에서 1.5초 들여서 수직으로 내리고 1.5초 들여서 휘게 하여, 다시 1.5초 들여서 뗀다. • 4.08번까지의 필라멘트는 동일부위를 3회 자극하여, 그 중 1회라도 응답이 있으면 감지하였다고 간주한다. • 4.17번 이후의 필라멘트에서는, 1회만의 자극으로 한다. • 지정된 색깔로 mapping한다 (그림11).	● slowiy-adapting mechano-receptor ⇒물체를 찌그러뜨리지 않고, 떨어뜨리지 않고 지속적으로 파지하는 기능
	동적 촉각 (moving touch)	30cps 음차 256cps 음차 (그림 12)	• 진동을 가하는 부위를 고정한다. • 30cps의 음차를 진동시켜, 음차의 끝을 검사부위에 댄다. • 마찬가지로 256cps의 음차로 검사한다. • 정상영역과 비교하여 응답을 기재한다.	● quickly-adapting mechano-receptor ⇒손가락 안에서 물체를 움직여서, 압력의 변화로 성상을 감지하는 기능 ● 재질의 식별기능에 관여
기능검사	정적 2점 식별각	Disk-Criminator® (그림 13)	• 검사 전에 눈을 뜨고 미리 2점과 1점 자극을 주어, 확인해둔다. • 눈을 감고 손가락의 장축과 평행으로, 피부의 창백한 부위를 만들지 않는 정도의 압력으로 2점 자극이나 1점 자극을 준다. • 2점과 식별할 수 있는 최단거리를 조사한다.	● 정적 촉각의 수용기의 분포밀도를 측정 ● 지복 : 3~5㎜에서 정상 ● 지복 : 10㎜ 이내이면 실용적
	동적 2점 식별각		• 검사 전에 눈을 뜨고 미리 2점과 1점 자극을 주어, 확인해둔다. • 눈을 감고 손가락의 장축에 대해서 교차하도록 2점을 대고, 지복 중앙부에서 지첨(손가락 끝)까지 압력을 걸면서 약 2초 걸려서 움직인다. • 무작위로 2점 자극, 1점 자극을 주고, 2점과	● 동적 촉각의 수용기의 분포밀도를 측정 ● 지복 : 4 mm 이내에 정상 ● 지복 : 6 mm 이내이면 물체 식별가능

(계속)

표 8 평가에 필요한 정보 (계속)

검상의 종류		검사기구	방법	목적 · 의미
			식별할 수 있는 최단거리를 조사한다.	● 과오 신경지배를 검사
기능검사	정적 국재 (static localization)	SWT(4.31번)	● 눈을 감고 4.31번의 필라멘트를 사용해서 자극을 가하여, 즉석에서 자극을 가한 부위를 사인펜 등으로 표시시킨다. ● 자극점을 그림으로 나타내고, 대상자가 표시한 부위가 어긋나 있는 경우에는 그 점을 화살표로 나타낸다(그림 14).	● 정상 수치 정적→지복: 3 mm 이내의 오차 동적→지복: 자극선과 평행, 동시에 3 mm 이내의 오차 손바닥: 자극선에 대해서 45° 이내, 15 mm 이내의 오차
	동적 국재 (dynamic localization)	지우개가 부착된 연필 등	● 눈을 감고 검사부위에 대해서 근위에서 원위를 향하여 약 1㎝ 움직인다. ● 대상자에게 그 부위와 움직임을 재현시킨다. ● 실제의 자극선과 대상자가 나타낸 선의 어긋남을 측정한다.	
	식별능력	Moberg's picking-up test	● 물품의 집어 올리기, 그것을 떨어뜨리지 않고 파지하여, 용기 안에 넣는 일련의 동작에 대해서, 그 운동기능과 지각기능을 감사할 수 있다(그림 15).	
		Dellon's object recognition test	● 동일 소재에 의한 상이한 물품으로 식별능력을 검사한다.	

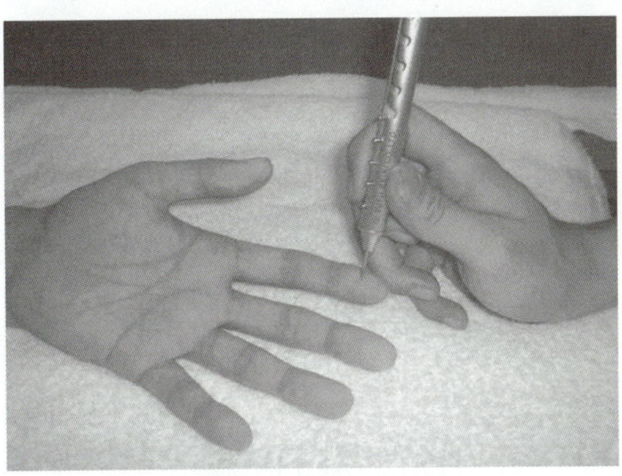

그림 8 정량형 지각계

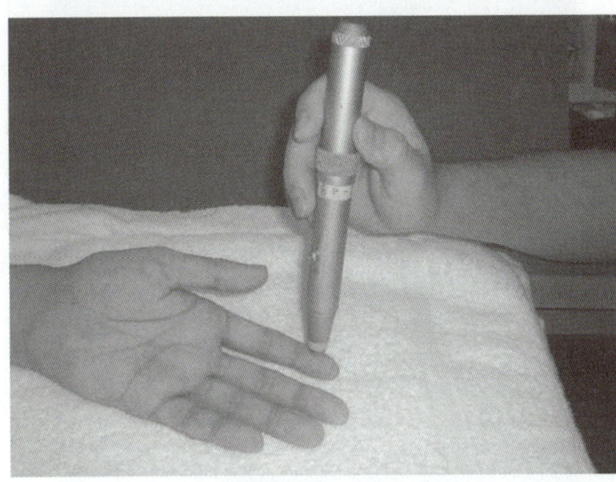

그림 9 온각계

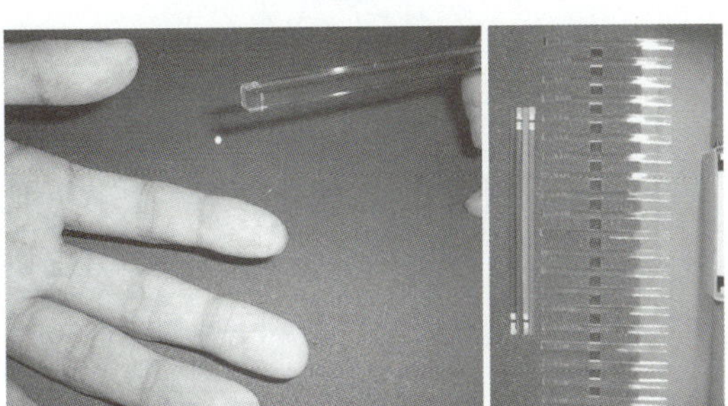

그림 10 SWT에 의한 정적 촉각검사

표 9 SWT 평가기준

색상	기준	필라멘트 번호
녹색	촉각 정상	2.36-**2.83**
청색	촉각 저하	3.22-**3.62**
자색	방어지각 저하	3.83-**4.31**
적색	방어지각 소실	**4.56-6.65**
적색 빗금	측정 불능	**6.65 반응 없음**

굵은 글씨의 필라멘트로 검사

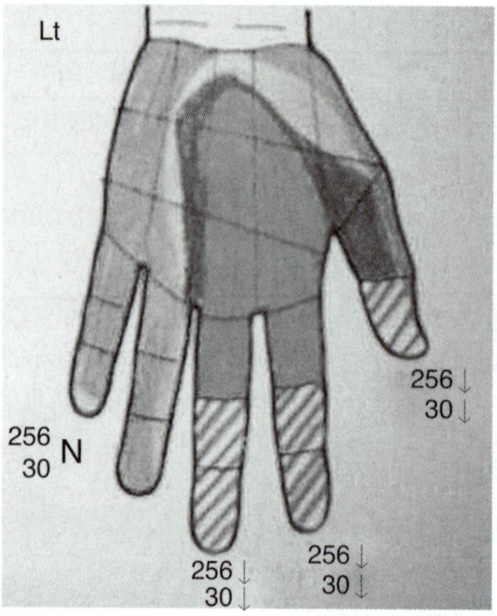

그림 11 지각지도 만들기(mapping)

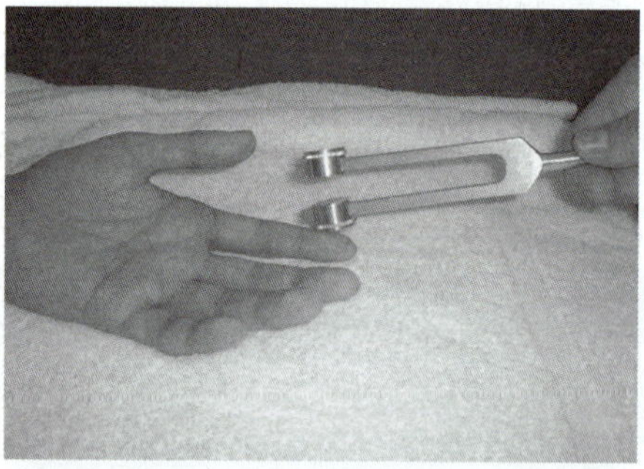

256cps 음차

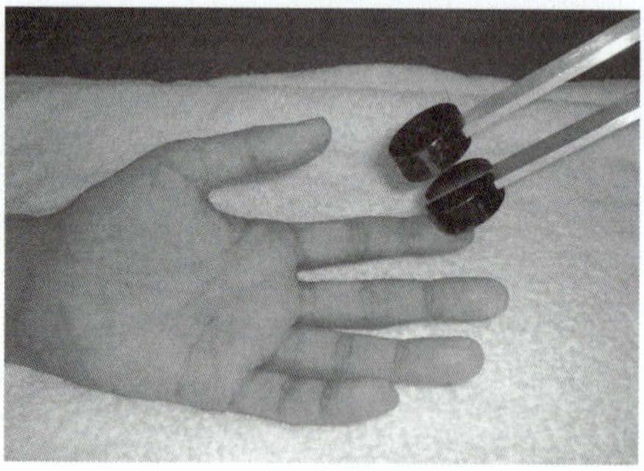

30cps 음차

그림 12 동적 촉각검사

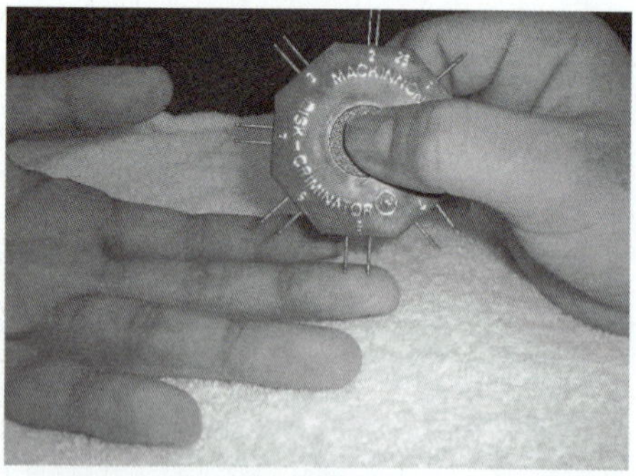

정적 2점식별

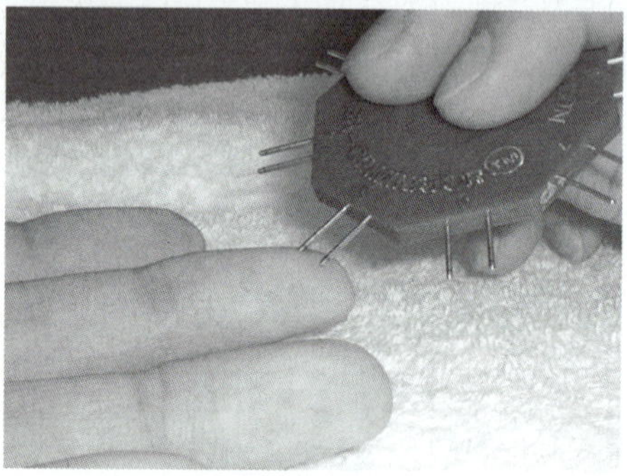

동적 2점식별

그림 13 2점식별각 검사

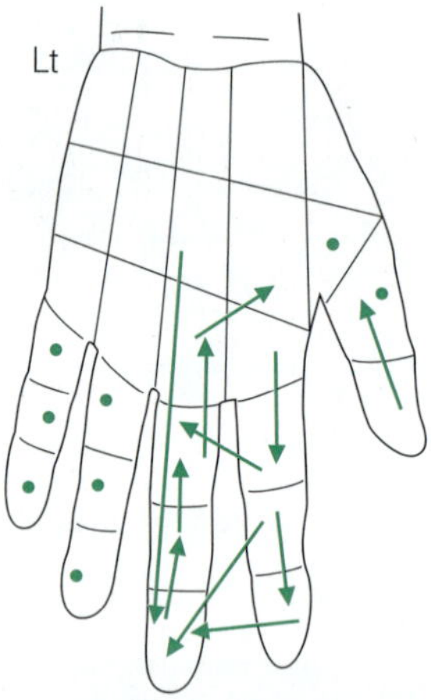

그림 14 정적 국재

d. 자율신경 기능

자율신경 장애는 피부의 색조나 온도, 발한, 손톱의 변화, 손가락 끝의 위축, 피부의 살결 등을 건측과 비교함으로써 관찰할 수 있다. 보다 객관적으로 파악하는 경우는 사쿠라이 몬타니아법 발한 테스트 용지를 사용한다(그림 16).

e. 부종의 평가

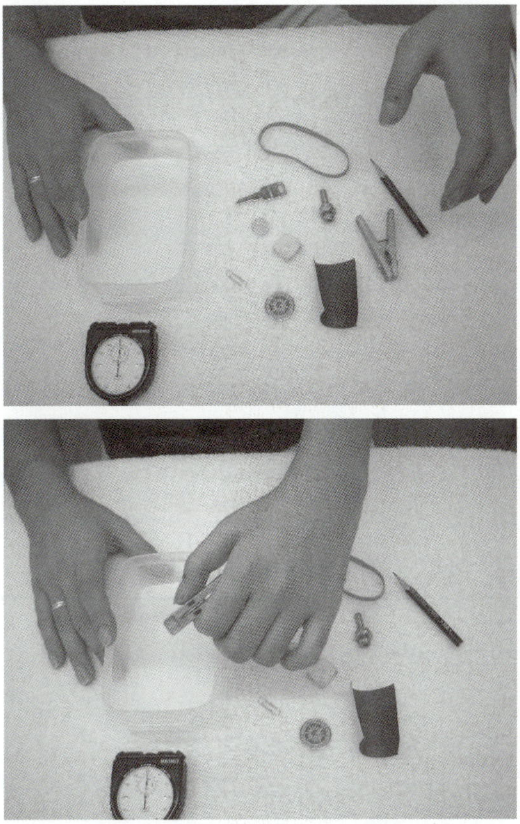

그림 15 Moberg's picking-up test
일상물품 약10개 품목을 준비하고, 처음에는 눈을 뜨고 하나씩 물품을 쟁반(tray)안에 넣는 시간을 좌우 각각의 측정을 한다. 다음으로 눈을 감고 마찬가지로 하나씩 물품을 넣는 시간을 측정한다. 각각의 2회씩 반복한 평균시간을 구한다. 환측과 건측의 차이가 작을수록, 또한 눈을 떴을 때와 눈을 감았을 때의 차이가 작을수록 지각기능이 양호하다 할 수 있다. 〔기준〕 눈을 감고 한 시간/눈을 뜨고 한 시간의 비율이 건측에서 2.5

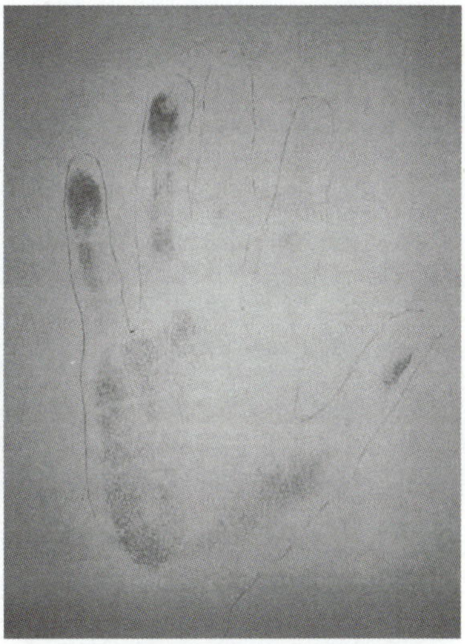

그림 16 사쿠라이 몬타니아법 발한 테스트(정중신경 손상 사례)

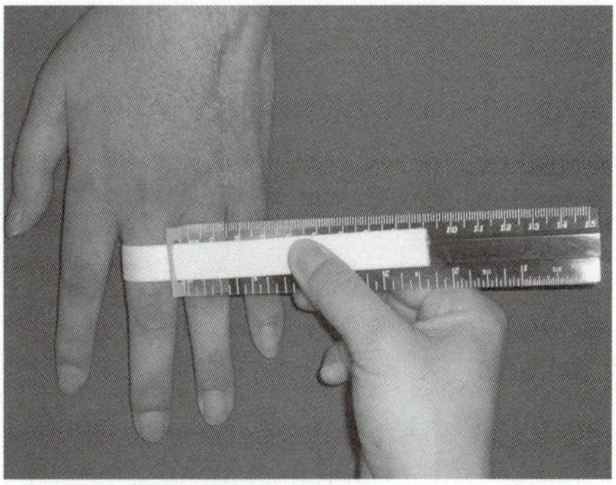

그림 17 부종의 측정

자율신경 손상에 의한 혈행 장애나 근육의 마비에 의한 부동(immobilization) 등에 의해서 말초신경 손상 후, 용이하게 부종이 생긴다. 부종이 장기간 계속되면 섬유성 결합조직의 증식이 일어나, 경화되어감으로써 관절 가동범위의 제한이 일어나기 쉽기 때문에, 조기부터 부종의 예방이나 소실에 노력해야 한다.

부종의 평가방법에는 둘레길이의 측정과 용적의 측정이 있다. 임상적으로 간편한 것은 둘레길이의 측정이며, 손가락의 관절 사이나 손바닥부위, 수근관절, 전완부 등 미리 측정부위를 정해두고, 경시적으로 동일부위를 측정하도록 한다(그림 17).

f. 관절 가동범위 측정

말초신경 손상은 근력 불균형에 의해서 발

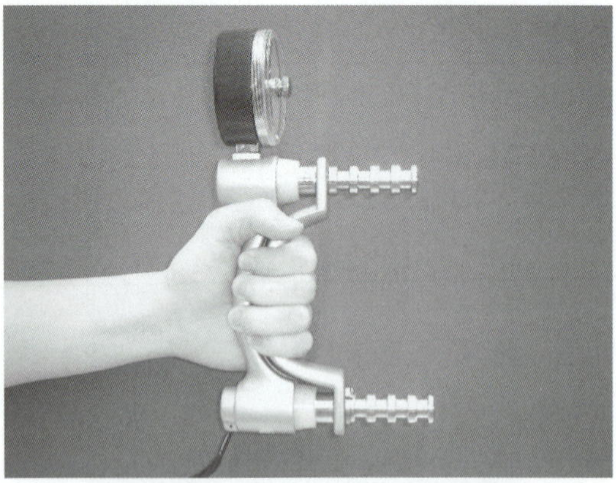

그림 18 부종의 측정

생하는 관절자세의 변형, 부종의 존재, 통증이나 저림에 의한 부동경향 등, 2차적으로 관절가동범위(range of motion ; ROM) 제한의 발생이 관찰되는 일이 많다. 또한 골절 등의 합병손상이나 주변조직의 손상, 이들의 치료를 위한 고정이나 안정 등에 의해서도 관절의 구축이 일어나기 쉽다. 따라서, 마비가 미치고 있지 않은 부분까지 ROM 제한이 일어나는 일도 있어, 견갑골의 가동성도 포함하여 검사할 필요가 있다.

ROM의 측정은 수동 · 능동운동 모두 시행한다. 수동 ROM은 주로 관절 자체의 자유도를 측정하는 것이며, ROM 제한이 있는 경우에는 그 원인이나 요인에 대해서 이제까지의 경과나 마비의 상태 등을 고려하여 분석할 필요가 있다. 능동 ROM은 주로 그 관절을 움직이는 근력이나 건의 활주성의 관여가 커서, 측정자세에 따라서 변화해버린다. 따라서, 어떠한 자세로 측정한 결과인지를 명기해두어야 한다.

말초신경 손상의 경우, 그 마비의 회복에 장기간 시간이 걸리는 경우가 있어, 현 시점에서의 ROM 제한을 문제로 하는 것만이 아니라, 향후 일어날 수 있는 ROM 제한을 예측하는 것도 중요하다.

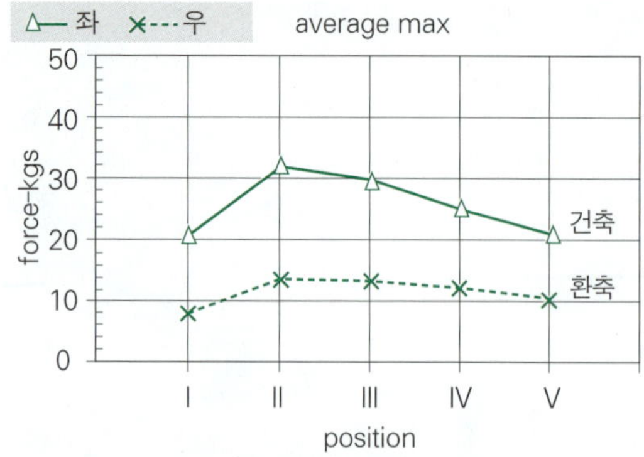

그림 19 악력검사결과(척골신경 손상 사례)

g. 악력 · 핀치(pinch)력의 측정

악력의 측정은 5단계로 쥐는 폭을 측정할 수 있는 자마형 악력계(Jammer hand-dynamometer) (그림 18)를 사용한다. 측정방법은, 주관절을 90° 굴곡시켜서 전완, 수근관절 중간위치에서 악력계를 쥐게 하여, 단계 1부터 단계 5까지 쥐는 폭을 차례로 바꿔서 건측 손, 환측 손 모두를 시행한다. 정상에서는, 각 측정치를 그래프로 만들면 단계 2 또는 단계 3에서 측정한 수치를 정점으로 하는 산모양의 곡선을 나타낸다. 근육의 마비가 있으면 각 단계의 수치는 저하하고, 완만한 곡선이 된다(그림 19). 또한, 단계 1에서의 측정치가 다른 단계와 비교해서 저하하여 있는 경우, 주로 수내근의 근력저하를 짐작할 수 있다. 반대로 단계 5의 측정치가 저하하여 있는 경우에는, 수내근에 비하여 외래근의 근력이 저하하여 있는 것을 생각할 수 있다.

핀치력은 지첨 집기(tip pinch), 지복 집기(pulp pinch) (무지와 인지, 무지와 중지로 각각 측정), 측복 집기(lateral pinch), 3점 집기(three point pinch)의 4종류의 형태로 측정한

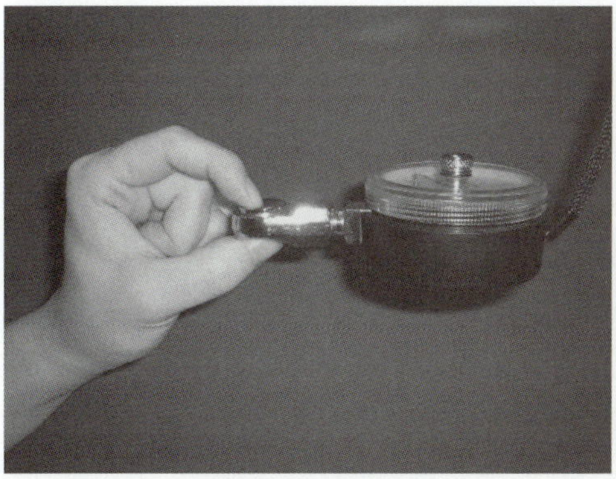

지첨 집기(tip pinch)

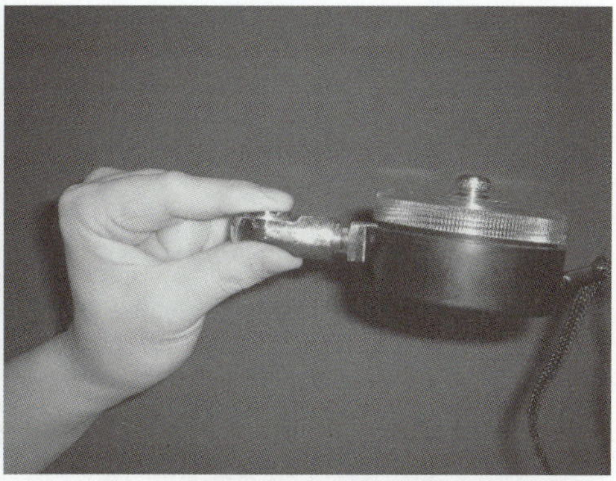

지복 집기(pulp pinch)

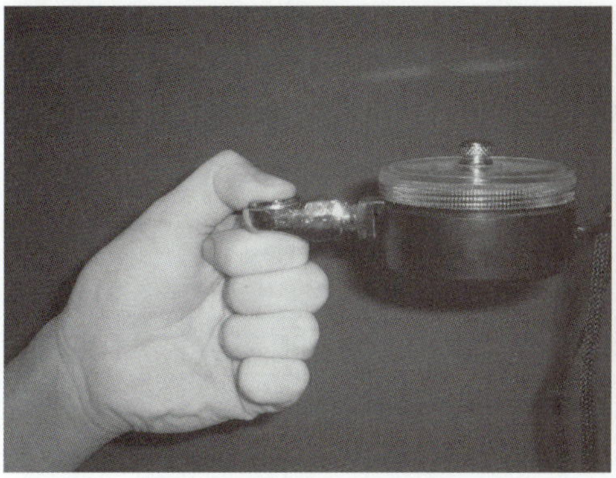

측복 집기(lateral pinch)

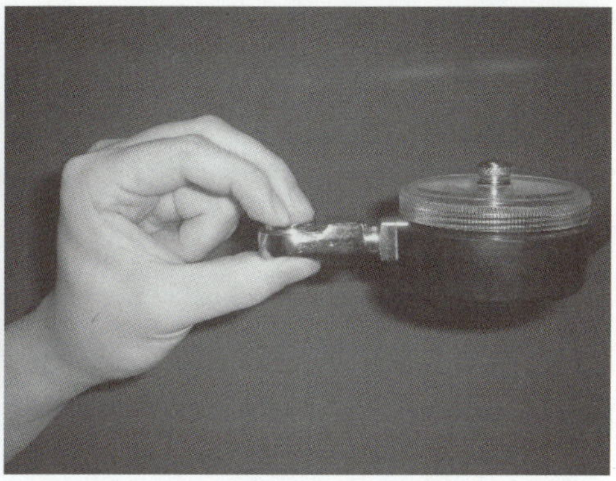

3점 집기(three point pinch)

그림 20 핀치력 검사

다(**그림 20**). 반드시 건측 손도 측정한다.

악력과 핀치력 측정은 말초신경 손상에 의한 근력저하를 반영하고, 실용적인 기능의 파악에 도움이 된다. 마비되어 있던 근육이 도수근력검사에서 가령 근력단계 4 이상의 근력이 있었다 해도, 실용적인 쥐기 동작이나 집기 동작의 수행에는 결부되지 않는 경우가 많다. 마비근을 포함하여 쥐기(grip)나 집기(pinch)동작에 필요한 각 근육의 근력균형이 갖추어져서 비로소 실용적이 된다는 것을 의식하여 측정해야 한다.

h. 상지 · 수지기능검사

신경 손상에 의한 운동 · 지각장애를 보다 구체적으로 파악하기 위해, 상지 · 수지기능검사를 시행한다. 표준화되어 있는 주된 검사는 다음과 같은 것이 있다[제2장 VII "상지기능검사"(211페이지) 참조].

- 간이 상지기능검사(simple test for evaluating hand function ; STEF)
- Purdue Pegboard Test
- Minnesota Rate of Manipulation Test (MRMT)
- Jebsen–Taylor Hand Function Test
- O'Connor Finger Dexterity Test

이들의 검사는 점수화되어, 정상인의 평균치와의 비교가 가능하지만, 어떠한 동작에 문제가 있는가, 운동기능이나 지각기능과의 연관성에 대해서 분석하는 것이 중요하다.

그림 10 일본 손의 외과학회에 의한 기능평가

지각기능 평가

S_0	단독 지배영역의 지각 탈실
S_1	단독 지배영역에 심부지각이 있다. 또는 거기서 SWT의 #20(적색)을 지각할 수 있다.
S_2	단독 지배영역에 표재성 통각 및 촉각이 있으나, 자각적 판단으로 정상의 50% 미만이다. 또는 거기서 SWT의 #10(황색)을 지각할 수 있다. 또는 단독 지배영역의 정적 2점식별이 11~15㎜의 범위에 있다.
S_3	단독 지배영역에서의 표재성 통각 및 촉각이 있으나, 자각적 판단으로 정상의 50% 이상이다. 또는 SWT의 #6(청색)을 지각할 수 있다. 또는 정적 2점식별이 6~10㎜의 범위에 있다.
S_4	단독 지배영역에서의 정적 2점식별이 6㎜ 이내이다. 또는 SWT의 #4(녹색)를 지각할 수 있다.

주 • paresthesia를 수반하는 경우는 P, causalgia를 수반하는 경우는 C를 부기한다(예컨대, S2P, S3P와 같이).
• SWT는 Semmes Weinstein monofilament test
• 일본 손의 외과학회가 고안한 SWT에 의한 기준으로 되어 있다.

운동기능 평가

A. 정중, 척골, 요골신경의 종합적 운동기능 평가법으로서는 신경별로 선정한 6개의 특정근육(주 1)의 MMT로 계측한 근력(0~5점의 6단계법)의 합계의, 이들의 근력이 정상인 경우의 백분비율로서 표현한다.

$$\text{각 신경 운동기능도} \quad \frac{\Sigma(\text{MMT}_1 \cdots + \text{MMT}_6)}{6(\text{근육 개수}) \times 5(\text{근력})} \times 100$$

B. 손상(또는 장애)신경의 운동기능의 자연경과 또는 치료에 의한 회복정도를 평가하기 위해서는, 신경별로 선정한 평가대상 근육 중 손상(장애)수준보다 원위의 운동지(motor ramus)에 지배되는 근육만으로 평가한다. 이 때도 손상되어 있는 근건(muscle tendon)은 평가의 대상으로 하지 않는다.

예컨대 수근관절 수준에서의 척골신경 손상에서는,
〔평가대상 근육〕
• ABQ, ADP, IV3, ID1

손상부위보다 원위의 척골신경 운동기능도

$$= \frac{\text{MMT}(\text{ABQ} + \text{ADP} + \text{IV3} + \text{ID1})}{4 \times 5} \times 100$$

C. 상기의 방법으로 산출한 특정 신경의 운동기능도는, 아래와 같은 5단계 평가로서 표시한다.

단계	운동기능도
M0	0%
M1	39% 이하
M2	40~59%
M3	60~79%
M4	80% 이상

주 1 : (1) 정중신경 원회내근(PT), 중지 또는 약지천지굴근(FDS), 인지심지굴근(FDP), 장무지굴근(FPL), 단무지외전근(APB) 요측수근굴근(FCR)
(2) 척골신경 척측수근굴근(FCU), 소지심지굴근(FDP), 소지외전근(ABQ), 무지내전근(ADP), 저3장측골간근(IV3), 제1배측골간근(ID1)
(3) 요골신경 완요골근(BR), 요측수근신근(ECR), 총지신근(EDC), 척측수근신근(ECU), 장무지외전근(APL), 장무지신근(EPL)

주 2 : 평가의 대상으로 선정한 상기의 근육 중, 손상되어 있는 것은 평가의 대상으로 하지 않는다.

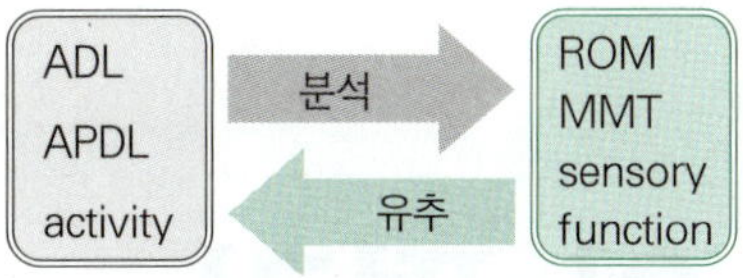

그림 21 ADL 평가

i. ADL 평가

말초신경 손상사례는 대부분이 편측성이기 때문에, 일상생활활동(동작)(activities of daily living; ADL)은 건측을 이용하여 수행 가능하다. 따라서, 기존의 ADL 평가로는 대상자의 실제의 문제를 파악하는 것은 어렵다.

마비의 범위나 정도, 환측이 잘 쓰는 손의 경우나 그렇지 않는 경우, 또는 대상자의 생활범위나 생활형태 등에 의해서, 개개의 대상자에서의 생활상의 문제는 달라진다. 따라서, 우선 대상자로부터 구체적인 정보를 얻는 것이 필요하다. 각각의 생활상의 동작에 대한 "할 수 있다", "할 수 없다"의 판단이 아니라, "할 수 있지만 곤란하다는 것", "시간이 걸린다는 것", "보통과 다른 자세나 방법으로 시행하고 있다는 것" 등을 구체적으로 청취하도록 한다. 이러한 정보를 얻은 다음에, 그 요인을 신경기능이나 상지기능으로부터 분석하는 것이 중요하다. 또한 반대로, 대상자의 신경기능이나 상지기능으로부터 ADL상의 문제점을 유추하여, 그 대상자에게 확인함으로써, 생활에서의 문제점을 명확히 하는 것도 중요하다(그림 21).

D. 말초신경 손상의 기능평가

말초신경 수복 후의 성적 판정기준에는 많은 것이 있으나, 일본 손의 외과학회가 손의 기능평가법의 일부로서 작성한 방법에 대해서 소개한다(표 10).

지각기능 평가는 S_0~S_4까지의 5단계로 나뉘고, SWT에 의한 정량적인 판정을 도입하고 있다. 또한, 이상감각(parethesis)나 카우살지아(causalgia)의 존재를 병기할 수 있도록 되어 있다.

운동기능 평가는 평가대상 근육을 각각 6개로 규정하고, 해당근육의 도수근력검사에 의한 측정치의 합계와 정상 근력의 합계치를 비교하여, 각 신경에서의 운동기능도로 하고 있다. 이것을 평가표에 적용하여 M1~M4의 5단계 평가로 하고 있다.

● 인용문헌

1) 仲木右京, 他：末梢神経損傷. 日本作業療法士協会(監修), 金子　翼(編)：身体障害, 改訂第 2 版, 作業療法学全書, 第 4 巻, pp114–126, 協同医書出版社, 1999
2) 中田眞由美：ハンドセラピーの評価. 鎌倉矩子, 山根　寛, 二木淑子(編)：作業療法士のためのハンドセラピー入門, pp17–36, 三輪書店, 2001
3) 中田眞由美：末梢神経損傷のハンドセラピー. 鎌倉矩子, 山根　寛, 二木淑子(編)：作業療法士のためのハンドセラピー入門, pp61–76, 三輪書店, 2001
4) 内西兼一郎(編著)：末梢神経損傷診療マニュアル. 金原出版, 1991
5) 椎名喜美子, 志水宏行：末梢神経損傷. 石川　齊, 古川　宏(編)：図解 作業療法技術ガイド, 第 2 版, pp542–562, 文光堂, 2003
6) Hunter JM, et al (編), 津山直一, 田島達也(監訳)：ハンター・新しい手の外科—手術からハンドセラピー, 義肢まで. 第 3 版, 協同医書出版社, 1994

IV 관절류마티스의 평가

A. 관절류마티스란?

관절류마티스(rheumatoid arthritis; RA)란 다발성의 관절염을 주된 호소로 하는 원인불명의 진행성 염증성 질환이다.

RA는 관절류마티스라는 단일 질환의 병명이며, 류마티스성 질환(rheumatoid disease)이나 교원병(collagen disease)이라는 명칭과 혼동하지 말아야 한다. 류마티스성 질환이란, RA, 전신성 에리테마토데스 등의 염증성 결합조직 질환, 변형성 관절증 등의 변성성 질환, 통풍 등, 병인 · 병태가 상이한 근골격계의 통증을 공통의 증상으로 하는 질환군의 총칭이다. 한편, 교원병이란 류마티스성 질환 중 RA나 전신성 에리테마토데스, 류마티스열 등, 결합조직의 염증을 주로 하는 질환군의 총칭이다. 교원병이라는 단일 질환은 존재하지 않는다.

RA는 손이나 발의 관절종창, 통증, 아침의 뻣뻣해짐으로 발병한다. 서서히 관절주위의 골 및 연골의 파괴, 변형이라는 관절증상(표 1)을 일으키고, 일상생활에 지장을 초래하게 된다. 또한 피하결절이나 폐섬유증 등 관절외 증상(표 2)도 병발하는 것으로부터 전신성 질환이라 생각되고 있다.

류마티스라는 말은 그리스어로 "흐름"을 의미하며, 히포크라테스시대의 체액 병리역학설에 기초한 개념이다. RA라는 질환이 언제부

표 1 관절증상

1. 아침의 뻣뻣해짐
2. 활막염(관절종창, 관절액이 굄, 부종)
3. 관절통
4. 관절변형
5. 관절동요(무티랑스형, 오페라글라스 변형)
6. 관절가동범위 제한

표 2 관절외 증상

1. 피부증상
   류마토이드결절, 혈관염
2. 눈 증상
   상강막염, 건조성 각결막염(쉐그린증후군의 합병에 의함)
3. 호흡기증상
   간질성 폐렴, 폐섬유증, 흉막염
4. 순환기증상
   심막염, 심근염, 심낭액이 굄, 대동맥염
5. 소화기증상
   약제성 위궤양
6. 신장증상
   약제성 신장장애
7. 신경증상
   말초신경 장애, 수근관증후군
8. 혈액학적 증상
   저색소성 소적혈구성 빈혈, 펠티(Felty)증후군, 혈소판감소증

터 일어났는가에 대해서는 불명이지만, 의학 논문에 발표된 것은 19세기에 들어와서부터라 한다.

본 질환에는 오랜 동안 "만성관절류마티스"라는 병명이 사용되어 왔다. 그러나, 최근에 병태 해명의 진보에 수반하는 치료체계의 변화에 따라 RA의 조기발견, 조기치료의 중요성이 강력히 주장되어, "만성"이라는 말의 의미가 본 질환의 경과와 반드시 합치하지 않는다는 점도 지적되어 왔다. 그래서, 일본류마티스학회에서 병명의 변경이 검토되어, 2002년 4월부터 본 질환의 병명은 "관절류마티스"로 변경되었다.

1 역학

역학적으로 RA의 인종에 따른 치우침은 없다. 전 세계에서의 유병률은 지역에 따른 빈도의 차이를 고려해도 인구의 약 0.3~1.5%(일본은 0.5~0.7%)라 일컬어지고 있다.[1, 2] 여성에 많은 질환이며, 남녀비는 1 : 2.5~4라 한다. 발병연령은 비교적 젊고, 여성의 경우 35~55세, 남성에서는 40~60세에 그 절정(peak)이 있다. 다만, 최근 고령자의 발병이 증가경향에 있다[3].

2 병인 · 병태

RA의 병인은 감염, 유전 등의 여러 가지 설이 있다. 현재로서는, 간엽세포 가설과 T세포 가설이라는 두 가지 사고방법이 유력하다고 한다. 유전적 요인이 관여하고 있다는 것은 확실하다고 하며, 일란성 쌍둥이에서의 발병 일치율은 15~34%로서 매우 높다[1, 2].

병태로서, RA는 관절 내의 활막을 중심으로 염증이 일어난다. 병리학적으로 초기에는 림프구 침윤, 혈관 내강 폐색 등 미소혈관계의 손상이 일어난다. 림프구, 대식세포(macrophage), 다핵백혈구 등의 세포로부터 염증에 관한 사이토카인이나 프로스타글란딘, 활성효소 등이 방출되어, 활막이 증식 · 비후한다고 생각되고 있다. 증식된 활막 등으로부터는 판누스(pannus)라는 영증성 육아가 침윤한다. 판누스는 관절연골의 표면을 파괴함과 동시에 골수 내에 침윤하고, 판누스와 골에 접한 부분에는 파골세포가 출현한다. 파골세포는 관절연골에 덮여있지 않은 부분부터 골을 파괴한다.

3 경과

자연경과는 스미스(Smyth)[4]의 부류(**그림 1**)가 알려져 있다. 이것은 RA의 자연경과가 개인에 따라서 다르다는 것에 의한 것으로, 크게 3개 형태로 나뉘어 있다. 완해와 악화를 반복하는 다주기형이 50%로 가장 많다. 이들의 경과 중에서, 약 25%의 비율로 팔꿈치, 슬관절 외측, 후두부 등의 피하에 무통성의 결절이 발생한다(류마토이드 피하결절).

기간이 장기화되면, 누액, 타액의 분비저하〔쉐그렌(Sjogren)증후군〕, 신장장애나 소화관 운동 장애를 주로 하는 아밀로이드시스(amyloidosis)의 합병률이 높아진다.

4 진단과 분류

RA의 진단에는 미국류마티스학회(American College of Rheumatology; ACR)[5]의 1987년 개정 기준이 사용되고 있다[6](**표 3**). 최

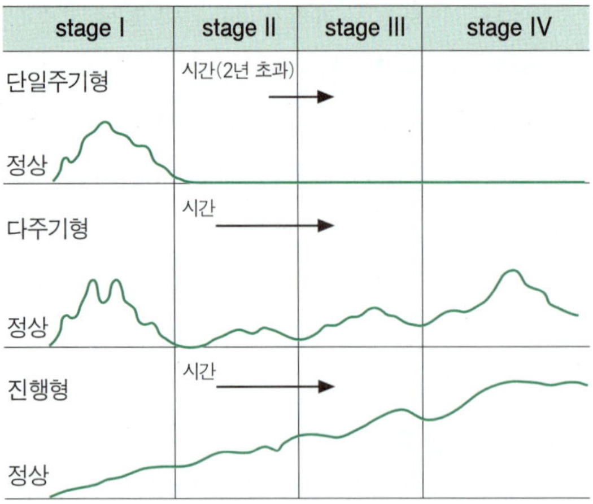

그림 1 스미스의 분류
〔문헌 4를 변경한 다음, 임상 코스만을 발췌〕

표 4 일본류마티스학회에 의한 조기 RA 진단기준 (1994년)

1. 3관절 이상의 압통 또는 수동운동 중에 통증
2. 2관절 이상의 종창
3. 아침의 뻣뻣해짐
4. 류마토이드 결절
5. 적혈구 침강속도 20㎜ 이상의 높은 수치 또는 CRP 양성
6. 류마토이드 인자 양성

이들 6항목 중, 3항목 이상을 충족하는 것을 조기 RA라 판정한다.
이 진단기준에 해당되는 환자는 상세하게 경과를 관찰하고, 병태에 따라서 적절한 치료를 시작할 필요가 있다.
〔문헌 7에서〕

근, X선 영상에서 변화가 없는 조기부터 진단 · 치료를 요청 받게 되었다. 일본류마티스학회[7)]에서는, 이 요청에 부응하기 위해 1994년에 조기 RA의 진단기준이 작성되었다(**표 4**).

RA에는 X선상에서의 중증도를 나타내는 병기(Stage)분류(**표 5**)와 관절증상이나 일상생활에서의 중증도를 나타낸 기능상태의 (Class) 분류가 설정되어 있다.[6)] 어느 것도 1949년에 슈타인브로커(Steinbrocker)[8)]에 의해서 발표된 것이지만, Class분류에는 1991년에 ACR에 의해서 개정되었다.[9,10)] 개정 Class분류(**표 6**)는 "여가", "일", "신변의 일"이라는 3개 요소에 의해서 기능상태의 정도를 분류하고 있다.

B. RA의 임상증상과 평가

1 RA의 임상증상의 경시적 변화

RA는 질병과 장애가 공존한다는 특징을 갖

표 3 미국류마티스학회에 의한 RA분류의 진단기준 (1987년 개정기준)

항목	정의
1. 아침의 뻣뻣함	적어도 1시간 이상 지속될 것
2. 3관절영역 이상의 관절염	연부조직의 종창 또는 관절액이 괴는 것을 의사가 확인할 것(관절영역이란, 좌우의 PIP관절, MCP관절, 수근관절, 주관절, 슬관절, 족관절, MTP관절의 14개소이다).
3. 손의 관절염	수근관절, MCP관절 또는 PIP관절의, 적어도 1개소의 관절영역에 종창이 있을 것.
4. 대칭성의 관절염	대칭성의 관절염이 동시에 인지될 것(PIP, MCP, MTP관절영역에서 완전히 대칭이 아니라도 좋다)
5. 류마토이드 결절	골이 돌출한 부분 또는 관절주위의 신전 측에 관찰되는 피하결절을 의사가 확인할 것.
6. 혈청 류마토이드 인자	정상적 대상군이 5% 이하의 양성률을 나타내는 방법에서 비정상 수치를 나타낼 것.
7. X선 영상의 변화	수근관절 또는 손가락의 X선 전후영상에서 RA에 전형적인 변화를 나타낼 것. 즉, 관절 또는 그 주위에 미란(erosion) 또는 국한성 골 위축이 인지될 것(변형성 관절증모양의 변화만으로는 불충분하다).

표 5 RA의 Stage분류

Stage I 초기

1. X선 영상에 골 파괴는 없다※.
2. X선 영상의 소견으로서 골다공증은 있어도 좋다.

Stage II 중기

1. X선 영상에서 경증의 연골하골의 파괴를 수반한다. 또는 수반하지 않는 골다공증이 있다. 경증의 연골 파괴는 있어도 좋다※.
2. 관절운동은 제한되어 있어도 좋으나, 관절변형은 없다※.
3. 관절주위의 근 위축이 있다.
4. 결절 및 건초염과 같은 관절외 연부조직의 병변은 있어도 좋다.

Stage III 고도 진행기

1. 골다공증에 더하여, X선 영상에서 연골 및 골의 파괴가 있다※.
2. 아탈구, 척측 편위, 또는 과신전과 같은 관절변형이 있다. 섬유성 또는 골성 강직을 수반하지 않는다※.
3. 심한 근 위축이 있다.
4. 결절 및 건초염과 같은 관절외 연부조직의 병변은 있어도 좋다.

Stage IV 말기

1. 섬유성 또는 골성 강직이 있다※.
2. 그 이외는 Stage III의 기준을 충족한다.

※가 있는 기준항목은 환자를 그 병기, 또는 진행 정도로 분류하기 위해 필수적인 항목이다.

[문헌 6에서]

표 6 미국류마티스학회에 의한 RA의 Class분류

Class I

일상생활동작을 완전히 해치운다(일상의 자기 신변의 돌봄, 직장에서의 기능성, 취미 · 스포츠 등의 활동성).

Class II

일상의 자기 신변의 돌봄 및 직장에서의 기능성은 수행할 수 있으나, 취미 · 스포츠 등의 활동성은 한정된다.

Class III

일상의 자기 신변의 돌봄은 가능하지만, 직장에서의 기능성 및 취미 · 스포츠 등의 활동성은 한정된다.

Class IV

일상의 자기 신변의 돌봄, 직장에서의 기능성 및 취미 · 스포츠 등의 활동성이 한정된다.

"자기의 신변의 돌봄"은 의복의 착탈, 식사, 목욕, 몸차림, 용변 등의 동작을 포함한다. "취미 · 스포츠 등의 활동성"은 레크리에이션, 및/또는 레저에 관한 활동, "직장에서의 기능성"은 직장, 학교, 또는 가사에 관한 활동이 환자의 희망대로, 그리고 연령, 성별에 상응하고 있다는 것을 의미한다. [문헌 6에서]

는 대표적인 질환이다. 질병의 후유증으로서 장애가 잔존하는 뇌혈관장애나 척수손상과 같은 질환과는 상이한 임상증상을 나타낸다. 이 때문에, RA의 임상상(clinical image)은 임상증상을 경시적으로 파악하면 알기 쉽다.

RA는 수주일 동안에 걸쳐서 일어나는 관절의 통증, 관절종창, 아침의 뻣뻣해짐이라는 관절염증상에 의해서 발병한다. 이 관절염증상은 그 정도나 부위가 일정하지 않고, 일교차도 크다는 특징을 갖는다. 또한, 전신 권태감, 미열 등 관절외의 전신증상을 호소하는 경우도 있다. 관절염증상에 의해서 관절운동이 제한되기 때문에, 근 위축이나 관절낭의 단축이 일어나고, 관절가동범위나 근력저하가 야기된다. RA의 관절염증상에 대해서, 그날그날의 날씨에 좌우되며, 특히 저기압이 가까워지면 관절통을 호소하는 대상자가 많다. 저기압이나 전선(성질이 다른 두 기단이 땅과 접촉하는 선)의 영향으로 대상자의 70% 이상이 관절염의 악화를 호소한다는 보고[11]도 있다.

초기에는 일상생활활동(동작) (activities of daily living; ADL)은 자립을 유지하고 있으나, 동작의 수행속도의 저하나 동작 중의 자세에 변화가 관찰된다. 더 진행되면 관절변형이 일어나, ADL이나 생활관련 동작(activities parallel to daily living; APDL)에서 가족이나 제3자의 보조를 필요로 하는 비율이 증가한다.

골 파괴의 진행 또는 활막의 염증에 의한 인대섬유의 파괴에 의해서 관절의 아탈구가 출

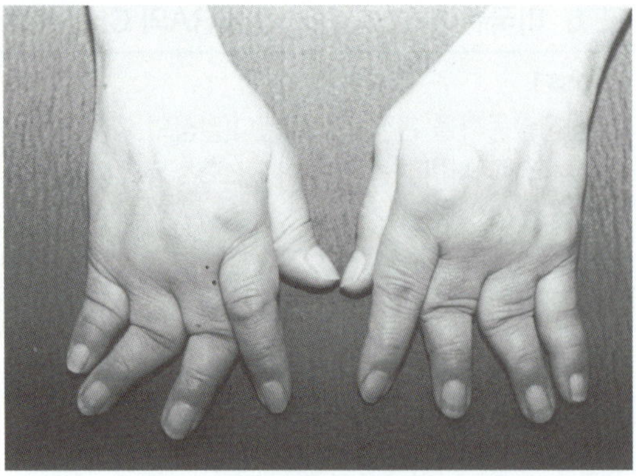

그림 2 무티랑스 변형의 손가락(오페라글라스 변형)

현하기 쉬워진다. 환축추간(제1~제2경추)에 아탈구가 일어나면, 자주 위성 두개골저 함몰을 수반하고, 연수의 압박에 의해서 돌연사하는 경우도 있다.

수초 활막에 염증이 진행하면 건초염이 일어난다. 수초가 수근관 내에서 종창하고, 정중신경이 압박되면 수근관증후군이 발생한다. 또한 약지, 소지에서 신근건 피하단열이 일어나기 쉬워진다. 활막의 염증이 더욱 진행되면, 활막의 아래에 있는 관절연골이 파괴되어, 연골하의 골이 노출한다. 그러면 관절 내에서 골끼리 접촉하기 때문에, 골 융합에 의해서 관절 강직이 일어나거나, 골 파괴가 더욱 진행하여, 무티랑스 변형(그림 2)을 나타내게 된다. 이 때문에 ADL은 현저하게 제한되어, 휠체어에 의한 생활 또는 자리보전의 상태에 빠지는 경우도 있다.

2 대상자상(image)의 변천과 조기작업치료

RA의 대상자에 관해서는, 특이적인 사지굴곡 우위의 자세(그림 3)를 취하고, 관절통을 심하게 호소하는 대상자[12)]를 상상하는 일이 많다. 이것 자체에 오해는 없으나, 최근은 RA의 임상상(image)이 다양화하여 있다.

a. 작업치료의 대상자상의 변천

작업치료의 대상자 중에서도, 얼핏 보아 RA

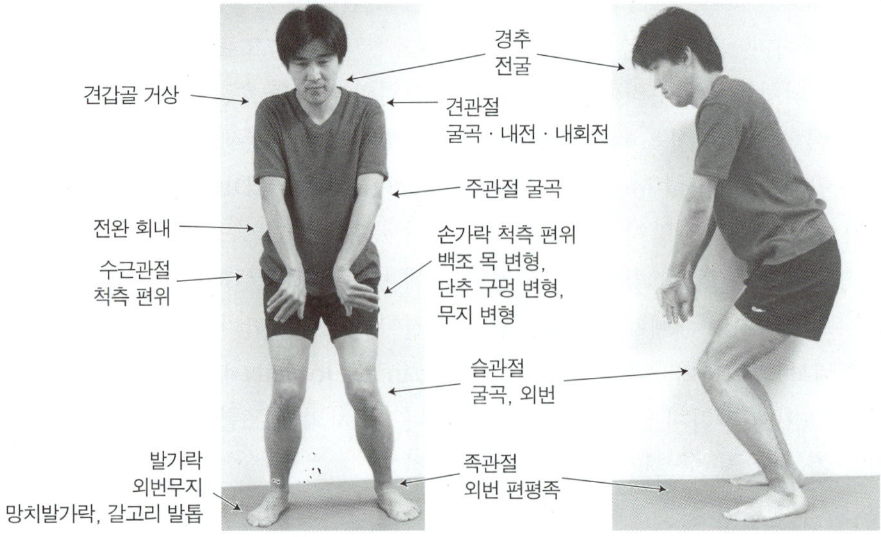

그림 3 RA의 대상자의 특징적 자세

라고 알 수 없는 대상자가 증가하였다. 이 변화는 재활에서의 RA의 조기 대책이 침투하였기 때문이다.

1980년대 중반 무렵까지 RA의 재활은 입원하여 시행하는 것으로 되어있었다. 특히, 예부터 RA의 치료에 온천이 이용되어온 일도 있으며, 온천휴양지에 있는 시설에서의 재활이 주류가 되어있었다. 도시에서 멀리 떨어진 산간벽지의 시설이고, RA를 전문으로 하는 의사도 그들의 시설에 밖에는 없었다. 이 때문에, 도시에 있는 RA의 대상자는 전문적인 치료를 받을 수 없었다. 재활을 받을 수 있는 대상자는 발병부터 오랜 세월을 거친, 장애가 중증으로 된 고령자뿐이었다. 대상자에게 입원의 목적은 재활이 아니라, 온천치료에 가까운 것이었다.

그러나, 최근 RA의 면역학이 비약적으로 진보됨으로써, 도시에 RA를 전문으로 하는 의사도 증가하고, 치료체계의 변화가 진행되고 있다. 이러한 배경 속에서, RA의 재활에서도 장애의 조기발견, 조기치료[13, 14]가 중요하다는 사고방법의 전환이 일어났다.

RA에서의 의학적 치료의 기본이 되는 미국류마티스학회가 2002년에 발표한 RA의 치료 가이드라인[15]에서도, 확정 진단 후의 제1단계의 치료로서 물리치료, 작업치료가 명시되어 있다.

앞에서 언급한 것처럼, 작업치료사가 RA의 대상자에게 조기부터 관여하는 것의 중요성은 명백할 것이다.

조기부터 작업치료의 대상이 되는 RA의 대상자에게는 **표 7**에 나타낸 것처럼, 장애가 진행된 대상자와는 다른 특징이 있다.

표 7 조기에 작업치료 시작이 되는 RA의 대상자의 특징

① 태반은 외래에서 평가, 치료를 시행한다.
② 얼핏 보면 정상인과 다르지 않다.
③ 병기분류에서 Stage I이나 II, 기능상태의 분류에서 Class I이나 II의 증상사례가 많다.
④ 대상자의 호소는 통증을 주로 하는 관절염 증상이다.
⑤ 대상자의 의사로 작업치료를 희망하는 일은 없다. 의사가 재활과에 소개하고, 작업치료의 처방을 낸 다음에 시작이 되는 경우가 많다. 이 때문에, 대상자는 무엇 때문에 작업치료를 시행하는지 전혀 모른다. 또는 이해가 적다.
⑥ RA가 바로 치유된다고 생각하고 있다. 약물로 통증이 경감되면 대상자는 병이 치유되었다고 생각하여 내원하지 않게 된다.

b. 작업치료를 조기에 시행하는 것의 의미

1) 장애의 조기발견이 가능해진다

RA에서 생체역학적 접근을 주로 한 심신기능 · 구조장애에 대한 관여는, 운동치료를 중심으로 하는 물리치료의 전문적 역할이라는 사고방식이 태반이었다. 작업치료사의 심신기능 · 구조장애에 대한 관여는 변형예방, 교정을 목적으로 한 부목(splint)이 주이고, 나머지는 자조장구, 주택의 개조라는 대상(보상)적 접근을 하는 일이 많았다. 이것은 RA는 골 · 관절의 병변을 주체로 하는 진행성 질환이고, 일단 관절장애를 일으키면 불가역적인 것이라는[16] 사고방식이 근저에 있기 때문이다.

그러나, RA의 심신기능 · 구조장애는 관절염의 발병시점에서, 골 · 관절보다도 근육이나 인대, 건, 관절낭 등 연부조직의 병변에 기초하고 있는 일이 많다. 연부조직의 병변은 골관절의 병변과는 달리, 발생 당초는 가역성의 변화이다. 따라서, 가역성의 변화가 불가역성이 되기 전에 대처하기 위해서는, 작업치료 평가를 시행하여, 장애를 조기에 발견하는 것이 필수적이다. 대상자의 동작분석과 관절가동범위나 근력의 정도를 결부시켜, 대상자의 활동제한이 어떠한 심신기능 · 구조장애를 원인으로 하여 일어나 있는지를 고찰할 필요가 있다.

2) 생활의 질(QOL)이 높은 상태를 유지하는 것이 가능해진다

질병과 장애가 공존하는 RA에서는 QOL이 해마다 저하하는 경향을 나타낸다.[17] 알버스(Albers) 등[18]에 따르면, 발병 후 1년째인 RA의 대상자에서 89%가 사회적 · 경제적인 영향을 받고, 58%는 가차 없이 전직된다고 한다. 특히 경제면의 영향은 대상자의 QOL에 중대한 영향을 미친다.

심신기능 · 구조장애, 활동제한에 수반하는 생활양식의 변화, 역할의 저하도, RA의 QOL에 중대한 영향을 미친다. 의학적인 측면만이 아니라, 심리적 · 사회적인 면에서의 평가도 중요하다.

C. 평가에 필요한 기본적 사항

1 최초 평가, 중간 평가, 최종 평가

a. 최초평가

최초평가의 목적은 작업치료의 과제를 추출하는 것[19]이라 일컬어지고 있다. 즉, 의사가 작업치료 평가를 처방한 대상자에 대해서, 작업치료 적응의 유무를 판정하여, 구체적인 치료방침을 입안하기 위한 평가가 된다. RA에 필요한 평가하목을 표 8에 나타냈다.

표 8 RA에 필요한 평가항목 일람

1. 면접(문진)
2. 심리(심리검사)
3. 활동성
4. 관절 소견(관절 종창, 관절통, 관절변형)
5. 관절가동범위
6. 근력
7. ADL, 생활양식
8. QOL

b. 중간평가

중간평가는 최초평가로 입안한 작업치료계획에서, ADL의 개선정도나 단기목표의 달성도 등의 치료효과 판정을 위해 시행된다.

RA의 대상자에 대한 중간평가를 언제, 어느 정도 시행하는가에 대해서 명확한 기준은 없다. 외래의 대상자라면 수주일이나 수개월에 1회의 단위가 된다. 4주일의 입원기간이라면 2주일째에 평가를 하는 일도 있다.

중간평가를 하는 항목은 최초평가와 마찬가지이다. 그러나, 중간평가에는 치료효과 판정이라는 특색이 있기 때문에, 평가항목은 설정한 목표에 대한 도달정도를 명확히 할 수 있고, 다음의 치료계획 입안에 도움이 되는 항목을 선택한다. 또한, 시행한 치료에 대한 대상자의 만족도를 확인한다. 대상자 자신이 예상하고 있던 대로의 치료를 받고 있는가, 치료의 효과를 실감하고 있는지 등에 대해서 확인할 필요가 있다. 대상자는 최초평가 때에 없었던 새로운 요망을 하고 있는지도 모른다.

c. 최종평가

최종평가는 퇴원이 임박한 입원 중인 대상자에 대해서 시행하는 경우가 많다. 외래의 대상자에서는 치료 종료의 경우나 이사를 감으로써 통원하고 있는 병원을 변경할 때에 시행한다.

평가항목은 최초 · 중간평가 때와 크게 다르지 않다. 설정한 목표의 도달정도를 확인함과 동시에, 퇴원 후의 자택생활에서의 퇴원지도나 자주훈련 지도를 시행하기 위한 참고로 한다.

2 위험(risk)관리

대상자의 생명, 신체, 정신에 관계되는 사태의 위험을 "risk"라 하고, 이들의 사태가 일어나지 않도록 의료종사자가 관리하는 것을 "위험(risk)관리"라 한다.

작업치료사로서 가장 신변에 느끼는 대상자의 위험은 통증이라 생각된다. 관절운동 시의 통증에 의해서 도피성(방어성) 근 경축(spasm)이 일어나고, 근 긴장항진의 상태가 계속됨으로써 2차적인 근육통이나 관절구축을 일으키는 일도 있다.

RA의 대상자에 대해서는, 약물치료의 부작용에 기초한 위험관리도 중요하다. 특히 부신피질 호르몬(스테로이드)이 투여되는 대상자는 부작용으로서의 골다공증에 의해서 용이하게 골절되기 쉽다. 또한, 면역작용의 저하에 의해서 쉽게 감염되는 상태에 있다. 이 때문에, 대상자의 넘어짐과 감염예방에 충분한 배려가 필요하다.

3 정보수집

특히 최초평가의 경우, 어떤 목적으로 여러 번 입원하는 경우를 제외하고 대상자와 작업치료사는 첫 대면이다. 이 때문에, 작업치료 시작까지의 대상자의 경과, 대상자가 작업치료를 받는 목적 등을 알아둘 필요가 있다. 대부분은 대상자와이 면접에서 명백해지지만, 의학적인 정보에 대해서 의사나 간호사 등 다른 부문으로부터의 정보수집도 중요하다.

정보수집에는 몇 가지 방법이 있다. 즉, 대상자 차트의 열람, 의사나 간호사로부터의 정보이다. 대상자의 직업이나 가족구성이라는 사회배경, 혈액검사나 약물치료 등의 의학적 검사 · 치료, 기왕력, 합병증이라는 정보는 차트나 간호기록을 열람함으로써 수집이 가능하다. 다만, 최근의 정보를 얻기 위해서는 의사나 간호사로부터 대화로 직접 정보를 물어서 알아낼 필요가 있다. 또한 물리치료사로부터 치료계획에 관한 정보, 의료 사회봉사자로부터의 사회자원의 활용에 관한 정보수집도 중요하다.

D. RA의 각종 평가법

1 면접

RA에 한정하지 않고, 작업치료사가 대상자에 대해서 최초로 시행하는 일은 면접일 것이다. 작업치료사는 면접을 통해서, 대상자와 양호한 관계를 만들도록 유념한다. 그리고, 대상자의 장애를 알고, 욕구(needs)를 파악한다. 면접에 있어 알아두어야 할 사항을 **표 9**에 나

표 9 면접에 필요한 수칙

1. 이완하는 무드를 만든다.
2. 대상자와 같은 눈높이가 된다(높은 위치는 금물).
3. 마음 편히 이야기하기 쉬운 화제부터 시작하다.
4. 대상자의 말에 표정이나 태도로 흥미를 나타낸다.
5. 어려운 의학적 용어는 사용하지 않는다.
6. 좋은 듣는 상대가 되도록 노력한다.
7. 대상자의 이야기 도중에 가로막지 않는다.
8. 잇달아 질문을 퍼붓는 것은 금물.
9. 대상자 자신의 표현, 말을 중시한다.
10. 대화중인 대상자의 몸짓, body language는 말 이상으로 중요하므로 잘 관찰한다.
11. 친절한 말로 이야기하고, 대상자에게 심문조의 인상을 주는 것은 엄금.
12. 이야기하기 어려운 테마(마음의 고뇌, 정신병, 자살염려, 가족문제 등)를 질문할 때의 타이밍과 표현에 주의한다.

타냈다.

면접에서는 대상자가 발병부터 오늘까지, RA에 의해서 어떠한 장애가 있었는가 라는 장애경력을 청취한다. 이 장애경력은 문제점의 추출, 단기 · 장기목표의 설정 등, 작업치료 계획을 입안하는 데에 매우 중요하다. 더욱이, 수술경력이나 다른 질환의 기왕력도 동시에 파악할 수 있다. 또한, 면접에서는 갑자기 국부의 관절통이나 변형, 특정의 동작에 한정된 이야기를 시작하는 일이 없도록 한다.

RA의 대상자의 태반은 관절통을 주된 호소로 한다. 이 때문에 작업치료사의 장애에 관한 질문에 대해서도, 대상자는 통증에 관한 화제로 바꿔 놓아버리므로 주의한다. 대상자는 긴장하여 있으므로 긴장을 풀도록 천천히 말을 건다. 경청하는 자세를 상대방에게 보여주는 태도가 필요하다[20]. 다만 RA의 경우, 오히려 자기의 호소를 조금이라도 많이 들어주었으면 하여, 작업치료사의 질문내용을 확인하지도 않은 채로, 자기의 호소를 작업치료사에게 압도적으로 이야기를 계속하는 대상자가 많다. 작업치료사는 자기가 대상자로부터 듣고 싶은 정보를 사전에 정리하여 메모한 다음에 면접에 임하는 등의 연구가 필요하다.

면접에 시간을 들이면 전체의 평가시간이 길어져, 대상자의 피로를 조장하기 쉽다. 입원중인 대상자의 경우는 다시 면접이나 다른 평가를 할 수 있으나, 외래의 대상자의 경우, 통원하는 당일 중에 면접을 마칠 필요가 있다. 면접은 최대 15분 정도에서 종료하고, 다른 평가로 신속하게 옮길 수 있도록 배려한다.

2 심리

a. RA의 대상자의 심리적 특징

RA와 심리와의 관계는 임상증상과 생활상의 스트레스와의 밀접한 연관성을 강조한 고브(Gobb)[21]의 연구를 발단으로 하고 있다.

RA의 대상자는 매일 계속되는 통증 때문에 괴롭고, 심신기능 · 구조장애, 활동제한의 진행에 따라 자기의 장래에 대해서 비관적으로 되어있는 경우가 많다. 대상자의 주된 호소는 태반이 눈에 보이지 않는 통증이라는 것으로부터, "아프다는 것만으로, 어디도 나쁘지 않다" 등, 대상자 자신이 느끼고 있는 질환의 중대성이 다른 사람에게 이해되기 어렵다. 이 때문에, 다른 사람에 대해서 공격적으로 되어있는 경우도 있다. 또한 장애의 적응(수용)이 충분하지 않은 대상자도 있을 것이다. 이러한 대상자의 심리를 분석하여, 치료의 적부나 구체적인 치료내용을 결정하기 위한 참고로 한다.

대상자의 심리를 평가함으로써, 대상자를 둘러싼 가정환경, 특히 가족과의 문제가 명백해지는 일도 있다. 대상자의 심리를 파악하는 것은, 가정에서의 역할을 명확히 하고, 퇴원 후의 대상자의 생활지도를 시행할 때에 참고가 된다.

RA에 대표적인 심리적 문제로 우울상태(depressive state)[22-25]를 많이 열거한다. 이 밖에, RA는 발병 후 오랜 세월을 거쳐 완해와 악화를 반복하는 경향 때문에, RA 특유의 기질 경향이 있다고 일컬어진다. 이들은 류마티스 기질이라 일컬어지며, 완고, 자기학대적, 수동적, 의존적, 적대심, 공격성으로 특징지어진다고 한다[26]. 또한, 신경증적 경향을 나타내는 일이 많다[27]고도 일컬어진다. 세리하라 등[28-30]은 RA에서의 심리적 특징에 대해서, 장기간에 걸친 투병생활을 부득이 하게 된 대상자의 이환 후에서의 병태에 대한 적응행동의 문제로서 파악하여, 대상자의 스트레스 내성이 낮은 것을 지적하고 있다. 한편, RA의 심리적 문제에 대해서, 그 특이성을 부정하는 견해도 있다[31, 32].

b. RA의 대상자의 심리에 대한 평가

심리적 문제를 측정하기 위해 사용하는 것을 "심리검사"라 한다. RA의 대상자에게 심리검사를 사용할 때는 심리적 특징을 잘 파악한 다음에, 평가하는 목적에 따른 심리검사를 선택할 필요가 있다. 또한 말할 것도 없이, 각 검사의 특징, 실시방법, 해석 등의 기본기술을 확실히 학습한 다음에 사용해야 한다.

아래에, RA의 심리검사에 많이 사용되는 검사법을 소개한다.

1) Face scale (그림 4)

Face scale은 1986년에 로리시(Lorish) 등[33]에 의해서 보고가 된 것이며, RA의 대상자의 억울기분의 정도를 알기 위한 평가법이다. 웃는 얼굴부터 우는 얼굴까지 20개의 얼굴이 배열되어 있고, 그 때의 기분을 가리키게 한다. face scale은 얼굴의 표정으로 측정할 수 있기 때문에, 단시간(1분 이내)에 측정할 수 있다. 특별한 언어를 필요로 하지 않는다, 인종에 한정되지 않다 등의 이점이 있다.

2) Cornell Medical Index (CMI)

원래는 1949년에, Cornell대학의 브로드만(Brodman) 등[34]에 의해서 대상자의 심신 양면에 걸친 자각증상을 평가하는 것을 목적으로 하여, 보고가 된 것이다. 일본에는 1953년

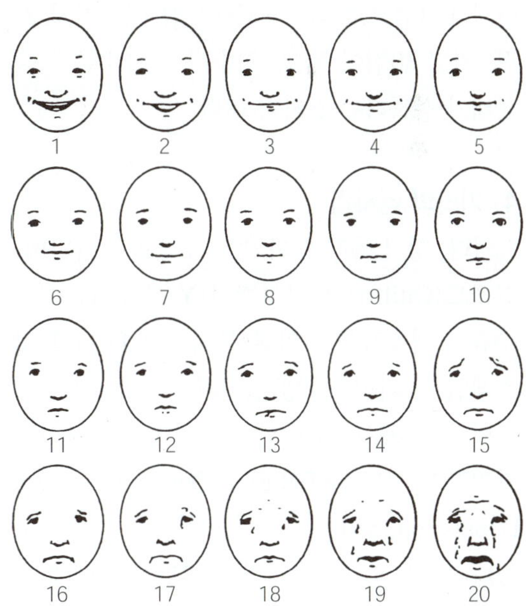

그림 4 face scale

지시 : 위의 얼굴은 상단 좌측의 "매우 행복"부터 하단 우측의 "매우 슬프다"로 진행시킵니다. 오늘 당신의 기분을 가장 잘 나타내고 있는 얼굴을 체크하십시오.

〔문헌 33에서〕

에 다다이[35]에 의해서 소개되고, 후카마치[36]에 의해서 현재의 CMI 일본어판이 보고가 되었다.

이 검사에서는 대상자의 신체 및 정신의 양면으로부터 자각증상을 평가할 수 있다. 이것에 의해서, 신경증이나 정서장애의 정도를 파악하는 것이 가능하다.

3) 우울병 자기평가 척도 (self-rating depression scale; SDS)

1965년에 쭝(Zung)[37]에 의해서 고안되고, 후쿠다 등[38]에 의해서 일본어로 번역된 대상자 자기평가에 의한 억울성의 평가법이다. 설문 수는 20문제이고, 비애, 식욕, 피로, 희망이 없음 등, 최근 1주일 동안의 상태에 대해서, "없거나, 이따금", "때때로", "상당히", "거의 언제나"의 4자 택일로 회답한다. 설문마다 1~4점으로 되기 때문에 점수는 최저 20점, 최고 80점이 되고, 점수가 높을수록 억울상태가 심하다는 결과가 된다.

4) 기타의 검사법

기타, 성격 특징을 파악할 목적으로 야다베-길포드(Guilford) 성격검사(Y-G test)[39-41], 주관적 행복감을 파악할 목적으로 PCG 모랄스케일[42], 가면우울병 발견의 단서를 얻는 선별법의 하나로서 고안된 도호대학식 억울상태 자기평가 척도(Self-Rating Questionnaire for Depression, SRQ-D)[43]가 임상에서 사용되고 있다. 또한, RA의 심리적 문제로서 병태에 대한 적응행동을 열거할 수 있다는 것으로부터, 스트레스와 스트레스 처리에 관한 질문지(Stress and Stress Coping Questionnaire; SSCQ)가 RA 대상자의 심리적 특징을 파악하는 데에 유용하였다는 보고[28]도 있다.

작업치료사가 심리 테스트를 시행할 때에는 대상자가 장시간, 계속 같은 자세를 취하거나, 작업치료사가 대상자에 대해서 장시간 질문을 계속하는 일이 자칫 많아지기 쉽다. 대상자가 받는 신체적 · 정신적 부담은 매우 큰 것이 되기 때문에, 심리 테스트를 자주 하는 것은 삼가야 한다. 쓰치노[44]는 임상에서 대상자에게 시행하는 심리 테스트의 빈도에 대해서, 보통은 face scale을 사용하고, CMI, SDS와 같은 질문지법을 연 1회 정도 시행하는 것이 바람직하다고 지적하고 있다.

3 RA의 활동성

a. RA의 활동성 평가란 무엇인가?

활동성(activity)이라는 용어는 RA의 치료방침의 입안 및 치료효과 판정에 있어 빈번하게 사용되고 있다. RA의 활동성은 염증의 정도를 나타내는 지표이며, 이른바 관절염증의 5징후(종창, 발적, 열감, 통증, 심신기능 · 구조장애)에 아침의 뻣뻣함을 추가한 6개의 징후가 지표가 된다.

RA의 활동성의 평가는 란스버리(Lansbury)[45]의 활동성 지수가 일반적으로 사용되어 왔다. 아침의 뻣뻣함의 지속시간, 피로가 나타나는 시간, 1일의 아스피린의 필요 정제(tablet) 수라는 3가지 주관적 항목, 악력(좌우의 평균치), 관절점수(**그림 5**), 적혈구 침강속도 수치라는 3가지 객관적 항목의 계 6개 항목으로 구성되어 있다. 독자적인 환산표를 사용해서 백분율로 산출한 다음에, 합계수치를 활동성 지수로서 표현한다. 다만, 일본에서는 피로

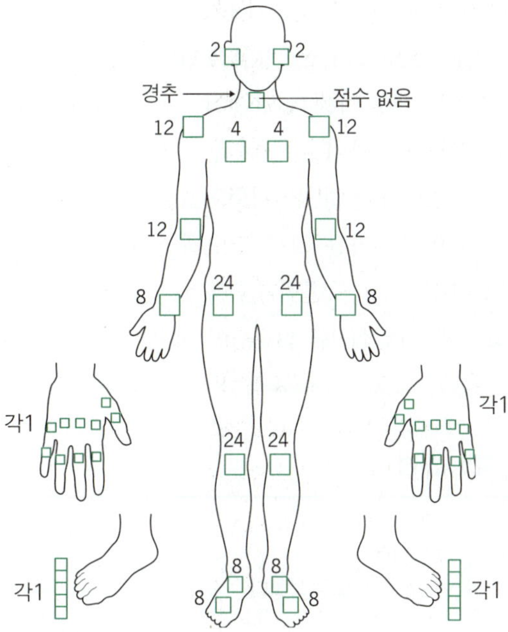

그림 5 란스버리의 관절 점수 (문헌 1에서)

의 출현이 개인의 생활양식에 따라서 크게 다르다는 점이나, 아스피린의 사용이 일상적으로 이루어지지 않고 있기 때문에, 피로가 나타나는 시간과 1일의 아스피린 필요 정제수를 제외한 4개 항목으로 활동성 지수가 산출되고 있다.

또한, 구미에서 란스버리의 활동성 지수에 대해서, 성질 · 용량이 각각 다른 비스테로이드성 항염증약제(NDAIDs)의 다양화, 피로시간이라는 주관적인 평가항목, 관절종창이 평가항목으로 열거되어 있지 않다, 주관절은 12점, 족관절은 8점이라는 것 같은 통증관절의 크기에 따른 비중부여의 의미가 부족하다, 활동성 지수로서 구성되는 상이한 항목을 같은 기준으로서의 지수로 평가하는 것에 대한 근거가 부족하다는 문제점을 들고 있다. 이 때문에, 구미에서는 이미 란스버리의 활동성 지수를 사용하고 있지 않다[46].

현재, RA의 활동성의 지표로서 1993년에 ACR에 의해서 고안된 ACR 코어세트[47]가 사용되고 있다. ACR 코어세트는, 압통관절 수, 종창관절 수, 대상자 자신에 의한 통증의 정도 평가, 대상자 자신에 의한 전반적인 몸의 상태 평가, 의사에 의한 전반적인 평가, 일상생활동작, 적혈구 침강속도 또는 C반응성 단백(C-reactive protein ; CRP)시험의 7항목으로 구성되어 있다. 다만, 여기서 거론하고 있는 일상생활동작의 평가에 대해서는 AIMS2나 HAQ [QOL의 항(426페이지)에서 상세히 기술] 등의 QOL 평가를 사용해서 측정하는 것이 규정되어 있다. 이 때문에, 실질적으로는 QOL의 평가를 편입시킨 활동성 평가기준이라 할 수 있다. 이 ACR 코어세트는 이미 유럽 각국의 찬동도 얻고 있어, 국제적으로 공통의 활동성 지표로 되어 있다. 일본에서도, 일본류마티스학회 RA의 새 평가방법 연구회[48]에 의해서 다시 공동연구가 이루어지고 있다.

b. 작업치료사에 의한 RA의 활동성 평가

RA에서 가장 중요한 치료법은 안정[49]이지만, 작업치료사는 RA 대상자의 활동성을 항상 파악하면서 작업치료를 진행시킬 필요가 있다. 작업치료사는 RA 대상자에게 평가나 치료를 시행함에 있어, 대상자의 염증증상을 악화시키는 일이 없도록 노력할 필요가 있다. 그 반면, 대상자의 안정이 과도하게 되어, 폐용증후군에 의해서 ADL에 영향을 미치는 일이 없도록 유의할 필요도 있다.

작업치료사가 RA의 활동성을 파악하는 데에 가장 간단한 방법은, 의사로부터의 정보이다. 다만, 란스버리 활동성 지수나 ACR 코어 세트에서는 RA의 활동성을 측정하기 위해 적혈구 침강속도나 CRP 등 빈번하게 실시할 수 없는 혈액검사가 필요하다. 이 때문에, 작업치료사가 실시간(real time)으로 활동성을 측정할 수 있는 수단이 필요하다.

현재, 혈액검사를 시행할 필요가 없는 활동성 평가표로서는 메이슨(Mason) 등[50]이 개발한 평가표(rapid assessment of disease activity in rheumatology; RADAR)가 있고, 미야시로 등[51]에 의해서 일본어로 번역되어 있다. 이것을 시라하마 등[52]이 변경하여, ADL과의 타당성을 발견하고, 재활의료에서 유용한 활동성 평가표라는 것을 보고하였다. 이 평가표(메이슨-쓰치노 변법)는 자기기입식이며, 5분 정도에 기입할 수 있다. 이 때문에, 활동성의

표 10 메이슨-쓰치노 변법

1. 당신의 관절에 대해서 답하시오(선 위에 ×표를 하시오).
   1) 오늘의 관절의 부기(종창, swelling)의 정도는 어느 정도입니까? (10)
      전혀 없다 |――――――――|――――――――| 매우 심하다
   2) 오늘의 관절의 통증은 어느 정도입니까? (10)
      전혀 없다 |――――――――|――――――――| 매우 심하다

2. 오늘아침, 잠이 깼을 때, 손가락을 움직이기 어렵고 뻣뻣해 있었습니까?
   1) 아니요
   2) 예
   뻣뻣해진 느낌의 지속시간은 어느 정도입니까? 하나에 ○표를 하시오.

30분 이내(0)	30분~1시간(2)	1~2시간(4)
2~4시간(6)	4시간 이상(8)	하루 종일(10)

3. 오늘 당신의 상태를 나타내고 있는 항목을 하나 선정하여 ○표를 하시오.
   1) 부자유 없이 보통의 일을 할 수 있다. (0)
   2) 불쾌감은 있으나 보통의 일을 할 수 있다. (4)
   3) 보통의 일은 거의 할 수 없다. (7)
   4) 자리보전 또는 앉아만 있어 거의 또는 전혀 자기 일을 할 수 없다. (10)

4. 오늘의 관절의 통증이나 부기의 정도를 하기의 관절마다에 좌우 모두, 0~3의 하나에 ○표를 하시오. (60)
   예 0 : 관절의 통증이나 부기가 없다 1 : 경증 2 : 중등도 3 : 중증

우	관절	좌
0 1 2 3	견관절	0 1 2 3
0 1 2 3	주관절	0 1 2 3
0 1 2 3	수근관절	0 1 2 3
0 1 2 3	중수지절간관절	0 1 2 3
0 1 2 3	근위지절간관절	0 1 2 3
0 1 2 3	고관절	0 1 2 3
0 1 2 3	슬관절	0 1 2 3
0 1 2 3	족관절	0 1 2 3
0 1 2 3	발등관절	0 1 2 3
0 1 2 3	발가락관절	0 1 2 3

[문헌 52에서]

변화를 실시간으로 파악할 수 있고, 치료내용과 운동량의 설정에 도움이 된다는 것이 예측되어 있다(**표 10**).

다만, 작업치료에서 활동성의 정도나 변화에 따른 치료의 표준화는 이루어져 있지 않다. 이 때문에, 현재로서는 평가결과를 기초로 회의(conference)에서 검토하여, 작업치료계획을 결정하지 않을 수 없다.

4 관절종창

a. 관절종창 평가의 중요성

관절종창은 ACR의 1987년 개정 RA 진단기준[5)]에도 열거되어 있는 중요한 관절증상이다. 관절에 염증이 일어났을 때에, 우선 활막증식에 기초한 부종이 일어나 종창이 된다. 또한, 관절액이 괴는 일도 있다. RA의 관절종창은 양측 대칭성으로 일어나는 것이 특징이며, 주관절, 수근관절, 손가락, 슬관절이라는 활막이 많은 관절에 일어나기 쉽다.

관절종창은 국소적인 관절염의 정도를 촉진(palpation)에 의해서 객관적으로 파악할 수 있는 유일한 방법이다. 통증이나 순환장애(뻣뻣해짐)도 관절염증상의 하나이지만, 대상자의 주관에 좌우되기 쉽다. 이 때문에, 특히 발병 후 조기의 대상자에 대한 관절종창의 평가는, 장애의 조기발견, 조기치료를 위해 필요불가결의 평가항목이다.

b. 관절별 종창의 진단방법

- 종창은 수근관절이나 수지관절과 같은 작은 관절에서는 시진만으로 판별할 수 있을 만큼 알기 쉽다. 반면에, 고관절과 같은 큰 관절에서는 거의 판별할 수 없다.
- 주의할 점으로서, 관절액이 괸 상태인 종창과, 세포외액량이 증가한 상태에서 피부 위로부터 압박하면 압흔을 남기는 부종, 피부의 비후와의 판별을 해둘 필요가 있다. 특히, 수근관절이나 수지관절에서 관절부위 이외의 피부의 비후만을 시진에 의해서 확인한 것만으로 판단하지 않도록 주의한다.
- 견관절에 종창이 일어나는 일은 적다. 견갑상완관절의 전방에 괸 관절액을 촉지할 수 있는 일이 있다.
- 주관절의 종창은 완요관절에 호발하기 때문에, 대상자의 팔꿈치를 최대 신전하면 주두부 및 그 주위에 관절로부터 튀어나온 것 같은 종창을 촉진할 수 있다.
- 수근관절은 척골두를 배측에서 가볍게 압박하면, 곤약모양의 감촉을 가진 종창을 확인할 수 있다.
- 손가락은 중수지절(MP)관절의 경우, 작업치료사의 양 무지를 사용해서 가볍게 압박하면, 관절로부터 밀어내진 종창을 촉진할 수 있다. 근위지절(PIP)관절에서는 방추모양의 종창이 되는 경우가 많다. 작업치료사의 무지와 인지로 측면에서 가볍게 압박하면 촉진할 수 있다(**그림 6**). ring gauge(84페이지)를 사용하는 경우도 있다.
- 슬관절의 경우는 슬개골 도동 테스트(patella floating test)라는 방법을 사용한다(**그림 7**). 작업치료사는 대상자의 슬관절을 신전위치로 하고, 한쪽의 손으로 대퇴부 원위 1/3 부근부터 슬개골 상연을 향해서 관절액을 모으는 것처럼 강하게 압박한다. 관절액이 괴어있는 경우, 슬개골은 괸 관절액에

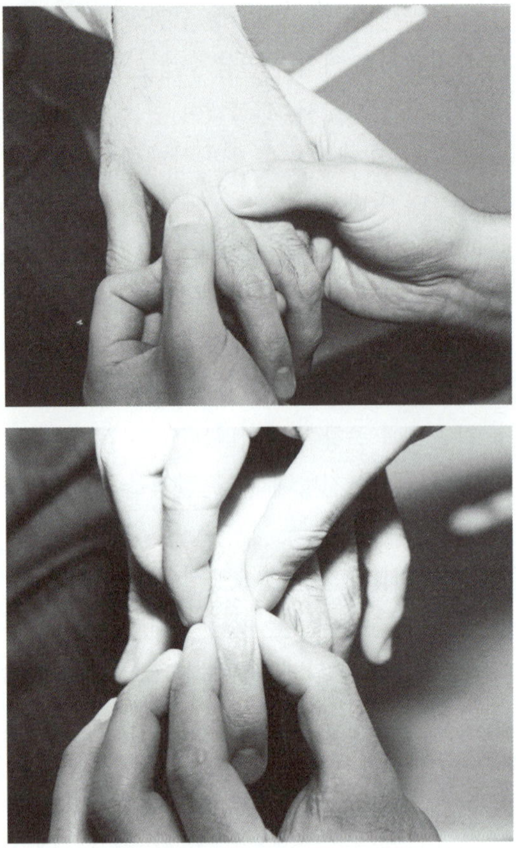

그림 6 관절 종창의 촉진
상 : MP관절, 하 : PIP관절

의해서 전방으로 떠오른다. 이 상태에서, 또 한쪽의 손으로 대상자의 슬개골을 후방으로 압박하면 관절액이 괴어있는 슬개골이 떴다 가라앉는 것을 촉지할 수 있다.

종창이 인지된 경우의 기록에 대한 기재방법으로서, 우측 팔꿈치, 좌측 인지 PIP 등, 관절명을 그대로 기재해도 상관없다. 또한 란스버리의 관절 점수의 그림(**그림** 5 참조)의 해당되는 관절을 나타내는 □안에 ○표를 함으로써, 간략하게 종창이 있다는 것을 나타낼 수 있다.

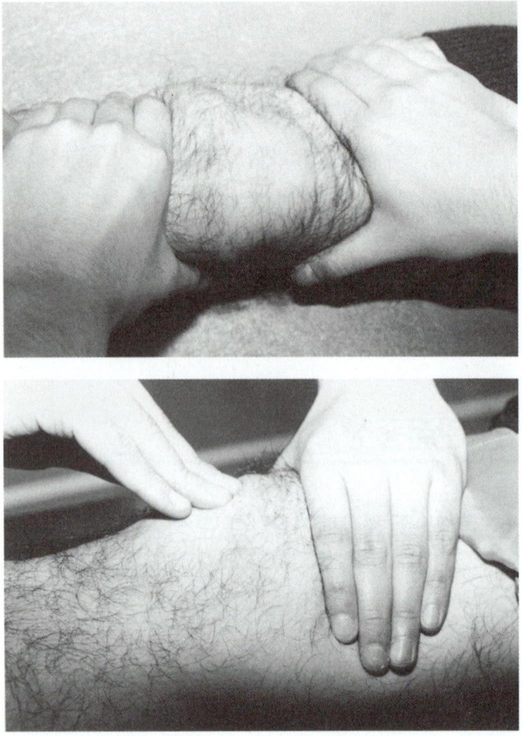

그림 7 슬개골 도동 테스트 (patella floating test)

5 관절통

관절통은 관절종창이나 아침의 뻣뻣해짐과 마찬가지로, RA의 관절증상의 하나이다. 대상자로서 통증은 중요한 문제이며, 의사의 진찰을 받는 RA 대상자의 태반은 통증을 주된 호소로 하고 있다. RA의 통증은 생리학적으로 심부통각이며, 지속성, 광범위성의 둔한 통증이라 한다.

원인으로서, 관절의 염증 그 자체에 기인하는 경우와, 변형이나 하중 등의 물리적 요인으로 일어나는 경우가 있다. 원래, 통증은 주관적인 것이다. 역치(threshold)도 개인차가 크다. 대상자에 대해서 면접에서 안이하게 질문을 하면, 호소 때문에 작업치료사가 압도되어 버리기 쉽다.

작업치료사가 통증의 평가를 할 때는 다음의 점에 유의한다.

① 통증이 있는 부위는 어디인가?
② 통증이 있는 관절에 기질적 변화(종창, 관절동요, 변형, 관절구축)를 수반하고 있지 않은가?
③ 통증의 종류는 무엇인가?(안정시통, 운동통, 하중통 등)
④ 어떠한 방향으로 운동하면 통증을 일으키는가?(심해지는가)
⑤ 통증이 일어나는 시간은 언제인가?

통증을 평가하는 가장 기본적인 방법은 10 cm visual analogue scale(VAS ; 시각적 아날로그 스케일) (**표 10**의 설문 1에 게재)이다. 10 cm의 직선을 제시하고, 좌측 끝을 통증 없음(0점), 우측 끝을 최고의 통증(10점)으로 표시한다. 이 선 위에서 대상자가 느끼고 있는 통증의 세기를 플롯(plot)시킴으로써, 통증의 정도를 아는 방법이다. 이 방법의 장점은 감도가 높다는 점에 있다. 반복하여 계측함으로써, 통증의 변동을 상세하게 평가할 수 있다.

이 밖에 릿치(Ritchie) 등[53]은 1968년에 관절마다의 통증의 정도를 0(통증 없음)부터 +3(움츠려들 것 같은 통증)으로 단계 부여한 통증의 평가표를 발표하였다. 칼라한(Callahan) 등[54]은 양복을 입다, 수도꼭지를 틀다 등 8종류의 ADL 각각에서, 통증의 정도를 VAS와 마찬가지로 양적으로 나타내는 평가법을 발표하였다.

관절의 통증이 인지된 경우, 기록에 대한 기재방법은 종창의 경우와 크게 다르지 않다. 다만, 통증의 경우는 그 성질(자발통, 압통 등)의 구별을 명확히 해두면, ADL이나 관절가동범위를 측정할 때에 참고가 된다. 란스버리의 관절 점수의 그림(**그림 5** 참조)의 해당되는 관절을 나타내는 □안에 ×표를 함으로써, 간략하게 통증이 있다는 것을 나타낼 수도 있다.

6 변형

RA의 관절변형의 평가는 매우 중요시되고 있다. 1949년에 슈타인브로커 등[8]이 발표한 병기(stage)분류에서도, 변형의 유무에 의해서 병기를 나누고 있다. 관절변형을 가진 대상자는 병기분류에서 Stage Ⅲ 또는 Ⅳ로 분류된다.

RA에서의 관절변형의 원인은 명백하지 않지만, 염증이 심한 관절에 일어나기 쉽다는 것은 틀림없다. 관절변형은 활막성 관절이라면 어느 부위에서도 일어날 수 있으나, 손, MP관절, PIP관절, 무릎, 발이라는 활막을 많이 가진 관절에 일어나기 쉽고, 고관절에는 일어나기 어렵다.

작업치료사가 임상에서 관여하는 일이 많은 RA의 변형은 **표 11**과 같다. 그 대표적인 것에 대해서 아래에 언급한다.

1) 수근관절 장측 아탈구

수근관절의 염증이 만성화한 경우에 일어나기 쉽다. 관절 주위조직에 염증이 미치고, 수근관절을 연결하는 인대나 건의 이완이 일어난다. 수근관절을 장배굴시키는 근육의 불균형에 의해서 수근관절이 장측으로 미끄러져 아탈구가 일어난다.

2) 백조경상(swan-neck) 변형 (그림 8)

MP관절 굴곡, PIP관절 과신전, 원위 지절

표 11 RA에 특유의 관절변형

1. 경추
환축추 아탈구
2. 수근관절
장측 아탈구, 척골배측 아탈구
3. 수지(손가락)
무지Z병형, MP관절 척측 전위, MP관절 장측 아탈구, 백조경상 변형, 단추구멍 변형, 오페라글라스 변형
4. 슬관절
외번슬, 경골 후방아탈구
5. 족관절
외번편평족
6. 족부
전족부 삼각변형
7. 족지(발가락)
갈고리 발톱, 추지, 굳은살

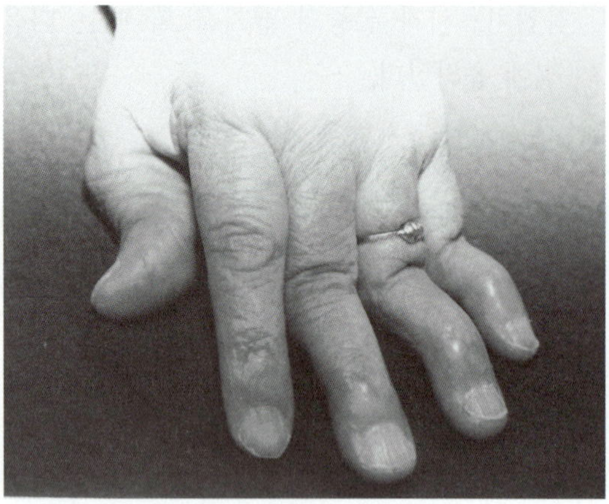

그림 8 백조경상 변형

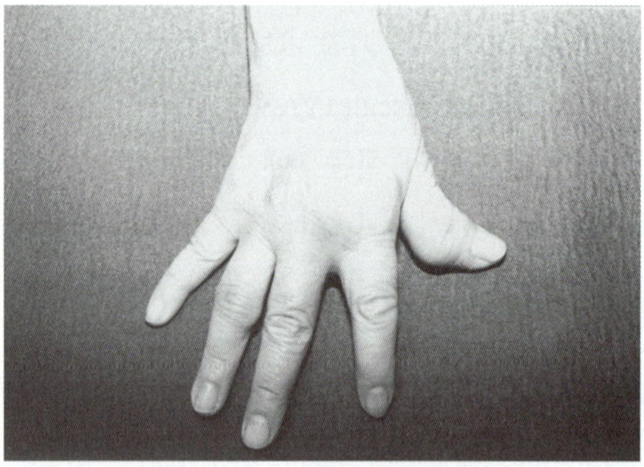

그림 9 MP관절 척측 전위

간(DIP)관절 굴곡으로 구성된다. MP관절의 염증에 기인하며, 수내근(intrinsic muscle)의 긴장이 항진하여 일어난다. 이 때문에, 이 변형을 가진 대상자의 MP관절은 장측 아탈구를 수반하고 있는 경우가 많다.

3) 단추구멍(boutonniere) 변형

MP관절 신전, PIP관절 굴곡, DIP관절 과신전을 나타낸다. 이 변형은 PIP과절의 염증에 기인하고, 중절골에 정지하는 신근건의 중앙삭이 파괴되어 일어난다.

4) MP관절 척측 전위 (그림 9)

손가락 변형의 하나이지만, 기전(mechanism)은 수근관절에 있다고 해도 지나친 말이 아니다. 수근관절은 원래, 요측이나 척측으로 운동 가능하지만, 기능적 자세에서는 수근관절을 약 5~10° 척굴시킨 자세를 취하고 있다. 이 자세에서는 인지(index finger)는 요골의 연장선상에 있다. 염증에 의해서 수근관절의 척측으로의 가동범위 제한이 일어나고, 수근관절이 요측으로 전위하면, 인지는 요골의 연장선상에 되돌아가려고 하므로, 손가락은 척측으로 전위한다. 이러한 수근과절과 MP관절의 관계를 지그재그 변화(zigzag effect)라 한다.

5) 무지 변형 (그림 10)

RA의 무지 변형에는 복수의 명칭이 사용되고 있기 때문에 혼동하기 쉽다. 현재 가장 널리 사용되는 분류는 네일버흐(Nalebuff)의 분류[55, 56]이며, 아래에 그것을 소개한다.

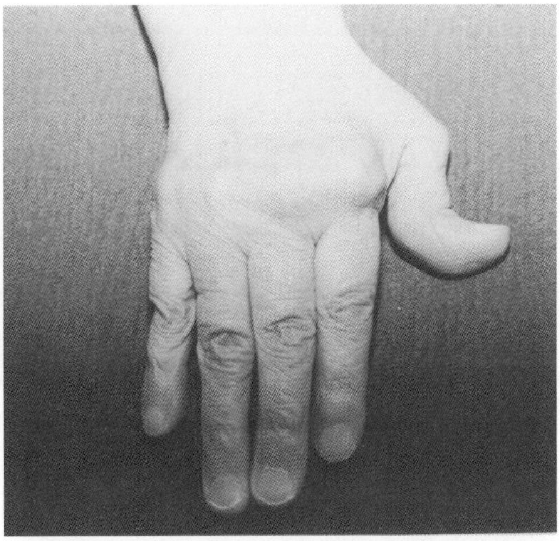

그림 10 무지 변형(네일버흐의 분류:Type I)

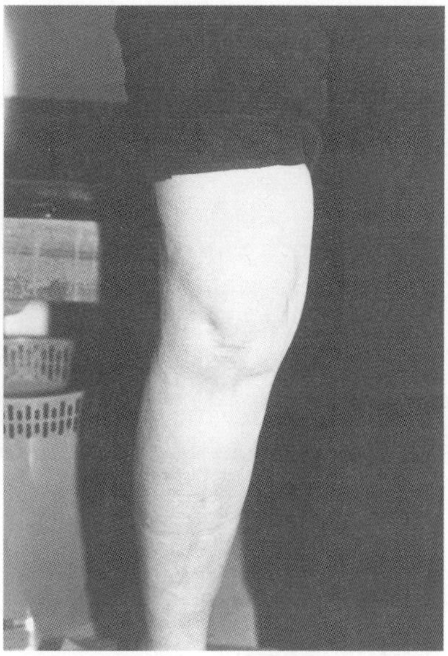

그림 11 외번슬

- Type Ⅰ[단추구멍 변형(MP 원인)] : MP관절의 관절염에 의해서, MP의 굴곡구축과 지절간(IP)관절의 2차적 과신전을 수반한다.
- Type Ⅱ(백조경상 변형) : 수근중수(CM)관절의 관절염에 의한 그 요측 아탈구에 의해서, 제1중수골 내전이 일어나고, 그 결과, MP관절 과신전, IP관절 굴곡구축을 수반한다.
- Type Ⅲ : 제1 원인은 Type Ⅰ과 같다. 그 결과, 제1중수골 내전이 일어나고, 제1 배측 골간근과 내전근이 단축한다. 이러한 것 때문에, 무지 · 인지 사이 강(web space)이 구축한다.
- Type Ⅳ : MP관절의 관절염에 의해서, MP관절 과신전, IP관절 굴곡구축을 수반한다. Type Ⅱ와 유사하지만, 이 Type Ⅳ에서는 CM관절의 관절염은 없다.
- Type Ⅴ(무티랑스 변형) : MP관절, IP관절이 모두 파괴되어, MP, IP 단축과 불안정성을 초래한다.

6) 외번슬 (그림 11)

정상적인 슬관절의 전두면에서의 정렬(alignment)이 약 5° 외번위치에 있는 것에 반해서, 외번슬은 RA의 슬관절에 대한 염증에 의해서 10° 이상의 외번자세를 나타내는 경우에 말한다. 슬관절의 염증에 기인하고, 내측측부인대의 신장에 수반하는 경우가 많다. 또한, 변형성 슬관절증의 경우는 내번슬을 나타낸다.

7) 외번편평족 (그림 12)

선 자세 등 하지에 하중을 걸었을 때, 후면에서 보면 하퇴 장축과 종골 중앙을 연결하는 정렬이 외측으로 벗어나 있는 경우가 있다. 이 것을 외번족이라 한다. 대부분은 거퇴관절의 염증에 의해서 거골 활차부 외측이 압궤하는 것에 기인하지만, 중증이 되면 거골하관절에서 탈구가 일어나는 경우도 있다. 이 외번족에 족근관절의 염증이 수반하여, 족부를 구성하는 궁(arch)의 붕괴가 일어나, 족부가 편평화한다. 이것이 편평족이고, 외번족과 편평족은

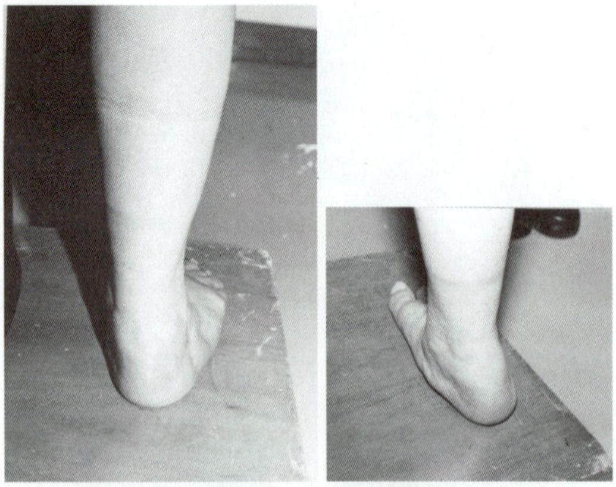

그림 12 외번편평족

동시에 일어나는 일이 많다는 것으로부터, 외번편평족이라 총칭한다.

8) 외번무지와 전족부 삼각변형

무지(엄지발가락)의 염증에 기초하여, 무지가 중족지절(MTP)관절보다 외전위치(소지측으로의 전위)를 나타내면 외번무지가 된다. 외번무지의 정도가 심해지면, MTP관절 내측은 신발 등에 의해서 압박되어, 활액낭염을 나타낸다. 이것은 건막류(bunion)라 불린다. 그리고, 제5MTP관절부터 소지가 내전위치를 나타낸다. 이들의 족지(발가락)변형의 영향에 의해서 전족부의 횡궁(transverse arch)기구가 붕괴되어, 벌어지기 때문에, 족지변형도 부가되어 전족은 삼각형을 나타내게 된다.

9) 갈고리 발톱과 추지

쌍방 모두 족지관절의 염증에 기인하고, 족지의 변형으로서 일어난다. MTP관절의 신전, PIP관절의 굴곡은 공통되고 있으나, 갈고리 발톱은 DIP관절 굴곡위치를 나타낸다. 추지는 DIP관절 신전을 나타낸다(그림 13). 추지는 갈고리 발톱과 비교하여 발생빈도가 높다.

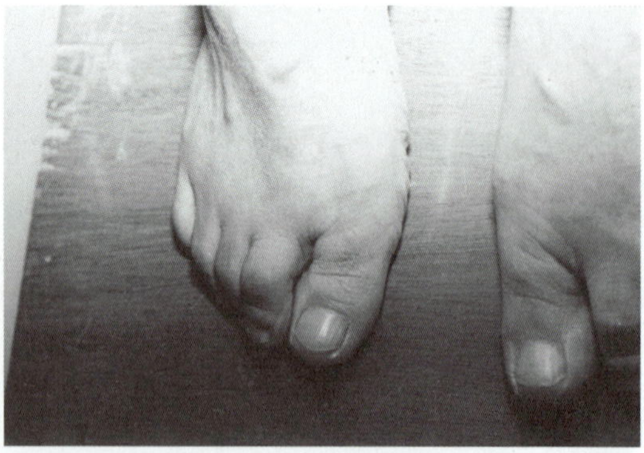

그림 13 추지변형

MTP관절이 과신전함으로써 중족골이 족저에 튀어나와, 족저의 피부와 마루바닥 면이 심하게 닿기 때문에, 굳은살을 형성하기 쉽다.

관절변형이 인지된 경우, 좌측 중지 백조경상 변형, 좌측 외번무지 등 그대로 경과기록에 기재해도 좋다. 손가락의 관절변형의 경우는 관절가동범위(능동)도 동시에 계측하여 두면, 그 임상상(image)이 자신 이외의 작업치료사에게도 이해되기 쉽다.

7 관절가동범위

RA의 대상자에 대한 평가에서 관절가동범위(range of motion; ROM)의 측정은 필수사항이다. ROM을 평가하는 목적은 대상자의 심신기능 · 구조장애의 정도를 파악하기 위함이다. 이 측정을 통해서, 최초평가에서는 대상의 임상상(clinical image) 파악이 가능해지고, 중간평가나 최종평가에서는 치료의 효과 판정의 지표가 된다.

ROM 측정 때는 각도계(goniometer)를 사용하고, 수동운동에 의해서 측정하는 것이 원칙이다. 다만, RA의 경우는 능동운동에서의 측정만으로 하는 경우가 많다. 그 이유는 RA

의 대상자에게 수동운동을 시행하였을 때, 최종 가동범위에서 심한 통증을 호소하는 대상자가 많고, 이 통증 때문에, 도피적인 근 경축(spasm)이 발생하여 근 긴장항진을 수반함으로써, 정확한 ROM을 측정할 수 없기 때문이다. 더욱이, 통증에 의해서 대상자가 불쾌감을 나타내기 때문에, 작업치료사 - 대상자 사이의 관계를 손상시키는 것으로도 연결될 가능성이 있다.

경부, 체간은 측정의 의미가 낮다. 특히 경추병변을 갖는 일이 많은 RA의 대상자에 대한 경추의 ROM 측정은 대상자의 생명에 중대한 영향을 미칠 우려가 있기 때문에 금기이다. 또한, 많은 대상자는 복와위(엎드려 누운 자세)를 취하는 것이 곤란하다. 이 때문에, 특히 고관절이나 슬관절의 ROM 측정은 배와위에서 시행하는 일이 많다.

손가락의 관절변형이나 부종이 있는 경우는 골의 장축을 촉진하면서 각도계를 댄다. 여기서 작업치료사는 각도계를 대기 쉽게 하려는 나머지, 강제적인 수동운동이나 대상자의 피부에 각도계를 밀어붙이는 일이 없도록 주의한다.

손가락의 관절가동범위 측정의 대안으로서, 무지 또는 무지 이외의 네 손가락을 굴곡하여 손가락 끝과 손바닥 면 사이의 거리를 측정하는[thumb-palmar distance 또는 finger tip-palmar distance(TPD)법] (**그림 14**) 방법도 있다. 그러나, 실제의 임상장면에서는 각도계를 대고 각도를 측정하는 방법을 취하여 두는 편이 치료 때에 유용하다.

무티랑스 변형의 경우, 골을 촉진하는 것은 곤란하며, 가동범위 측정 그 자체의 의미도 낮다.

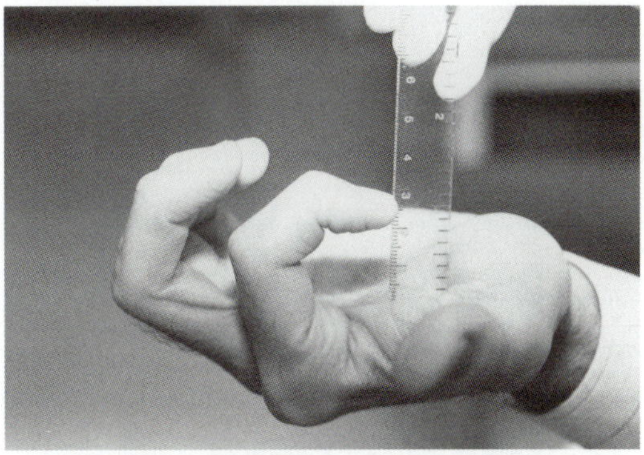

그림 14 thumb-palmar distance 또는 finger tip-palmar distance법
그림은 인지의 TPD를 계측하고 있는 장면

8 근력

RA의 대상자에 대해서 근력을 측정하는 목적은 대상자의 동작분석에서 이상동작을 확인한 경우, 그 배경에 있는 심신기능 · 구조장애를 찾아내는 데에 있다. 이 점에서는, 앞에서 언급한 ROM측정과 목적이 공통되고 있다. 현재, 임상장면에서 일반적으로 근력을 측정하는 수단은 도수근력검사(manual muscle testing ; MMT)[57]이다.

MMT에서 RA의 대상자에 대한 저항을 가하는 방법으로서 많이 사용되는 것이 억지 테스트(break test)이다. 억지 테스트는 관절운동의 최종영역에서 검사자가 저항을 가함으로써 근력을 측정하는 방법이며, MMT의 기법으로서 장려되고 있다.

MMT에서는 근력을 측정함에 있어, 피검사자의 연령이나 성의 배려 등 여러 가지 주의할 점이 열거되고 있다. 그 안에 통증을 일으키지 않는다는 주의할 점도 열거되어 있으나, RA 대상자의 근력을 측정함에 있어서는 곤란하다. 그 이유는 RA의 대상자가 주로 호소하는 것의 대부분은 통증에 기인하고 있어, 그 통증

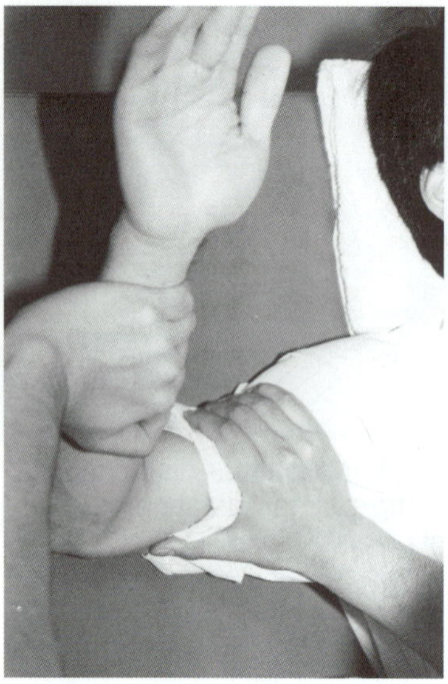

그림 15 어깨 내회전의 MMT

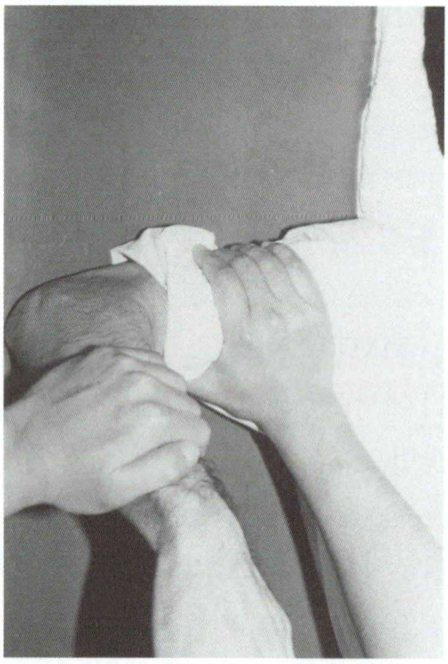

그림 16 어깨 외회전의 MMT

이 심한 관절에서 심신기능 · 구조장애를 일으키고 있는 경우가 많기 때문이다.

RA의 병기 진행에 수반하여, 대상자는 온갖 체위에서 굴곡 우위의 태세를 취하는 일이 많아진다. 그리고, 일상생활에서 복와위를 취하는 것을 피하려고 하는 경우가 많다. 이 때

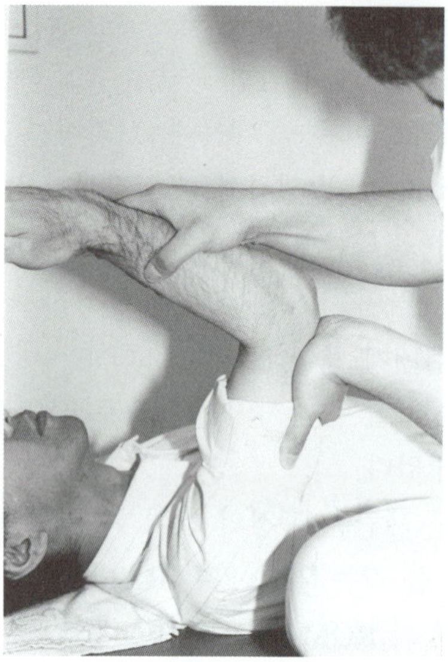

그림 17 팔꿈치 신전의 MMT

문에, MMT를 시행할 때에 복와위에서의 측정이 곤란한 일이 있다. 이러한 경우, 배와위에서 항중력방향으로의 움직임을 하게 하여, 근력을 측정할 수 있는 기술을 습득해야 한다. 이와 같이, 원래 복와위에서 측정해야 할 것을 RA의 대상자에서는 특이적으로 배와위에서 근력측정을 하고 있는 예로서, 어깨 내회전(그림 15), 어깨 외회전(그림 16), 팔꿈치 신전(그림 17) 등이 있다.

9 일상생활활동(ADL), 생활상황 (1일의 스케줄)

a. ADL

1) RA의 ADL과 그 특징

일상생활활동(ADL)은 RA의 작업치료를 고려하는 데에 가장 기본적인 측정법의 하나이다. ADL의 개념은 일본재활의학회 평가기준위원회가 발표한 평가[58]에서의 개념에 따

른다.

RA의 ADL 평가는 대상자의 생활양식을 동작이라는 관점에서 파악, 분석한다. 그리고, 생활의 자립을 방해하지 않기 위한 치료내용을 선정하는 것에 의미가 있다. 물론, 치료효과 판정을 목적으로 시행하는 것도 중요하다. 다만, RA는 진행성이고, 질병과 장애가 공존하는 특징을 갖는다. 이 때문에, 활동제한의 악화 정도를 예측하기 위한 지표로서도 중요하다.

RA의 대상자는 약간의 관절염증상이 동작의 변화로서 나타나, 활동제한의 정도에 파급되는 일도 많다. 활동제한의 정도를 조기 발견하는 필요성은 높으며, 충실한 치료를 시행하기 위해, 경시적인 동작의 변화를 상세하게 파악하는 것이 중요하다. 이 때문에, 조기부터 곤란해지기 쉬운 동작을 파악해둘 필요가 있다.

RA의 ADL에 관해서, 가장 조기부터 곤란해지기 쉬운 대표적인 동작은 타월을 짜는 동작[59] 이다. 이 밖에, 앙와위에서 다리를 길게 뻗고 앉은 자세가 되다, 선 자세를 유지할 수 있다, 침대에서 의자로 옮기다, 평지를 이동하다, 유리컵으로 물을 마시다, 바지 또는 팬티의 착탈, 커터셔츠의 단추를 끼우다, 얼굴을 씻고 그리고 닦다, 배설동작, 등을 씻다, 전화를 걸다, 라는 동작이 조기부터 장애를 받기 쉬운 ADL이라 한다.[59]

표 12 ADL 테스트 표

기거동작
1. 몸 구르기를 하다.
2. 앙와위에서 다리를 길게 뻗고 앉은 자세가 되다.
3. 앉은 자세를 유지할 수 있다.
4. 바닥에서 일어서다.
5. 선 자세를 유지할 수 있다.
6. 침대에서 의자로 옮기다.

이동 동작
7. 무릎걷기 등의 방법으로 이동하다.
8. 평지를 이동하다.
9. 계단을 오르내리다.
10. 문지방을 넘다.
11. 문이 있는 방의 출입
12. 물건을 나르다.

식사동작
13. 젓가락이나 포크 또는 스푼으로 식사하다.
14. 유리컵의 물을 마시다.
15. 수도꼭지를 잠그다.
16. 큰 병의 나사식 뚜껑을 열고 닫다.
17. 주전자의 물을 유리컵에 따르다.

착탈의 동작
18. 머리부터 뒤집어쓰는 셔츠의 착탈
19. 바지 또는 팬티의 착탈
20. 허리띠를 조이다.
21. 커터셔츠의 단추를 끼우다.
22. 운동화를 신다.

몸 단정히 하기 동작
23. 이빨을 닦다.
24. 얼굴을 씻고 그리고 닦다.
25. 머리를 빗다.

화장실 동작
26. 배설동작
27. 뒤처리를 하다.
28. 실금의 유무

목욕동작
29. 타월을 짜다.
30. 등을 씻다.

의사소통
31. 전화를 걸다.
32. 말을 할 수 있다

[후생성 특정질환 신경 · 근육질환 재활 조사연구반 ADL분과위원회에 따른다]

2) ADL 평가의 문제점

RA의 작업치료에서, 이제까지 ADL 평가로서 많이 사용되어온 평가표는 1982년에 보고가 된 구 후생성 특정질환 신경 · 근육질환 재활 조사연구반 ADL 분과위원회가 작성한

ADL 테스트 표(표 12)와 안내서이다[60, 61]. 신경 · 근육질환을 대상으로 한 평가표를 RA에 사용한 것은 큰 이유가 있다. 당시, 전국 200개 시설에서 사용되고 있던 ADL 테스트 표에 열거되어 있던 동작항목은 3, 388종류에 이르렀다. 이들 항목의 공통동작을 통합하여, 최종적으로 대표적인 동작으로서 32개 항목을 추출한 것이다. 즉, 이 32개 항목의 동작을 측정하기만 하면, 모든 ADL을 평가할 수 있다는 것이다[61].

이 ADL 테스트 표는 대상자의 최대기능("할 수 있는 ADL")을 파악하는 것을 목적으로 작성되어 있으며, 대상자에게 실제로 동작을 시켜, 심신기능 · 구조장애와의 인과관계를 파악할 수 있는 평가표로서 사용되어 왔다.

다만, 이 평가는 최근에도 약 20분의 평가시간이 소요된다. 20분 이상 계속해서 동작을 시행해야 하는 대상자의 신체적 · 정신적 부담은 크다. 또한, 장애의 조기발견 · 조기치료[13]의 관점에서, 평가점수의 기준에 의하지 않고 대상자의 동작의 변화를 확인할 필요성도 있었다. 이 때문에, 대상자의 ADL을 상세하고 동시에 신속하게 파악할 수 있는, 감도가 높은 평가표가 요청되었다.

3) RA의 ADL 평가

ADL은 관절가동범위나 근력과 비교하여, 질환에 의한 특징이나 동작의 종류나 개인의 동작방법의 다양성이 너무나도 복잡하다. 1973년에 리(Lee) 등[62]은 17개 항목 19개 설문의 ADL 평가표를 개발하였다. 이것을 아이다[63]가 일본어로 번역하고, 일본인에게 독특한 ADL 2개 항목 2개 설문을 추가하여 보고하였다(표 13).

표 13 Lee - 아이다 변법

각각의 설문에 대해서, "0 : 어려움 없이 할 수 있다", "1 : 어렵지만 할 수 있다", "2 : 전혀 할 수 없다"의 3단계로 측정한다.

1. 젓가락을 사용한다.
2. 글씨를 쓴다.
3. 머리를 좌우로 돌린다.
4. 후두부의 머리를 빗는다.
5. 서랍을 팔만으로 닫는다.
6. 문을 연다.
7. 온수가 들어간 포트를 들어 올린다.
8. 한손으로 컵을 들어올려 물을 마신다.
9. 열쇠를 돌린다.
10. 나이프로 고기를 자른다.
11. 빵에 버터를 바른다.
12. 손목시계의 태업을 감는다.
13. 걷는다.

14-a. 다른 사람의 도움 없이 걷는다.
14-b. 목발 없이 걷는다.
14-c. 지팡이 없이 걷는다.

15. 계단을 오른다.
16. 계단을 내려간다.
17. 무릎을 뻗히고 서 있다.
18. 발끝서기를 한다.
19. 허리를 굽힌다(바닥의 물건을 줍기 위해서 등)

[문헌 63에서 일부 변경]

구 후생성 특정질환 신경 · 근육질환 재활 조사연구반 ADL 분과위원회가 작성한 테스트 표나 functional independence measure (FIM)[64] 등은 모두 작업치료사 등 의료종사자가 시행하는 평가법이다. 이에 반해서, Lee - 아이다 변법은 대상자 자신이 평가하는(자기 기입식) 평가표이며, 시간이 걸리지 않는, 재현성이 좋다는 장점을 열거하고 있다. 또한, 대상자 이외의 제3자에 의한 평가표와의 타당성이 높다는 것도 지적되어 있다.

이 Lee - 아이다 변법을 기초로 일본류마티스협회 약효검정위원회[65]는 약효검정의 평가

표 14 일본류마티스협회 약효검정위원회에 의한 ADL 테스트 표

장애정도 / 일상동작	보통의 사람과 마찬가지로 할 수 있다	어떻게든 혼자서 할 수 있다		사람이 거들어주면 할 수 있다	전혀 할 수 없다
		별로 불편을 느끼지 않다	불편을 느끼는 일이 많다		
수도꼭지를 틀다	0점	1점	2점	3점	4점
머리를 빗다(머리의 손질)					
수건을 짜다					
가득 찬 주전자를 들어 올리다					
옷을 입거나 벗거나 하다					
아침 잠자리에서 일어나다(이부자리, 침대)					
3분 정도 걷다					
계단 오르기, 내려가기					
바닥의 물건을 줍기 위해 웅크리다					
온돌이나 마루 위에 앉다					

[문헌 65에서]

의 하나로서 ADL을 들고, 자기 기입식의 평가법을 개발하였다(표 14). 장애를 받기 쉽고, 치료에 의해서 변동되기 쉬운 동작항목을 고려하여, 상지 5항목, 하지 5항목의 10항목을 추출하였다. 이 평가표는 2~3분이라는 짧은 시간에 ADL을 평가할 수 있다는 것으로부터, 의사를 중심으로 사용을 하게 되었다. 다만, 이 평가표는 상지에서는 전완의 회내, 회외를 보는 항목이 많고, 젓가락을 사용하는 등의 정교성을 보는 항목이 없으며, 하지에서는 옮겨타기(transfer)를 조사하는 동작항목을 볼 수 없다는 지적[66]이 있다.

현재 RA에 특이적인 ADL 평가표로서 사용되고 있는 것이, 쓰치노[14](1996년)에 의한 일상동작표(표 15)이다. 이것은 일본류마티스협회 약효검정위원회[65]가 작성한 ADL평가표를 모델로, 앞에서 언급한 RA의 대상자에서 조기에 저하하기 쉬운 동작 중 대표적인 동작을 평가항목으로서 추출한 것이다. 득점의 비중부여에 있어서는, "하고 있는 ADL"의 대표적인 평가인 Barthel Index[67]의 득점을 고려한 감도가 높은 평가표이다.

재활의학의 역사적 변천 안에서 "하고 있는 ADL"의 평가가 중요시되고 있으나, RA의 대상자에 대해서도 "하고 있는 ADL"의 대표적인 Barthel Index[67]나 Katz Activities of Daily Living Index[68] 등을 사용하게 되었다. 또한 FIM[64]이 국제적으로 공통의 평가표로서 널리 사용되고 있다.

다만, 이것으로 "할 수 있는 ADL"의 평가를 경시해도 된다는 것은 아니다. "할 수 있는 ADL"의 평가는 대상자가 시행하는 최대기능으로서의 동작을 관찰할 수 있는 수가 적은 기회이다. 정기적으로 평가를 시행함으로써 장애의 조기발견 및 효과판정에 도움이 된다.

b. 생활상황(1일의 스케줄)

생활상황의 파악에 있어서는 아침, 잠이 깨서 밤에 취침할 때까지의 1일의 생활상황을 파악하는 것이 기본이다(76페이지). 그리고, 가급적 세밀하게 파악하는 것이 바람직하다.

표 15 일상동작 표(쓰치노, 1996)

진찰일의 아침(가급적 아침에 일어났을 때에 가까운 시간)의 일상동작을 장애정도 중 하나에 ○표를 하시오.

일상동작 \ 장애정도		보통의 사람과 마찬가지로 할 수 있다	어떻게든 혼자서 할 수 있다		사람이 거들어주면 할 수 있다	전혀 할 수 없다
			별로 불편을 느끼지 않다	불편을 느끼는 일이 많다		
바닥에서 일어서다		16	12	8	4	0
50m의 보행		16	12	8	4	0
계단 오르내리기		12	9	6	3	0
식사		12	9	6	3	0
착탈의	상의(단추 끼우기, 벗기기)	8	6	4	2	0
	하의(바지, 스커트, 양말, 신발)	4	3	2	1	0
몸 단정히 하기(세수, 양치질, 화장, 머리 빗기, 수염 깎기)		4	3	2	1	0
화장실	배설	8	6	4	2	0
	뒤처리, 의복처리	4	3	2	1	0
목욕(욕조에 들어가다, 몸을 씻다)		4	3	2	1	0
전화를 걸다		4	3	2	1	0
일, 학교, 가사 등		8	6	4	2	0

[문헌 14에서]

특히 직업에 종사하고 있는 대상자의 경우, 취업일과 휴일의 양식이 크게 바뀌기 때문에, 주의해야 한다. 이 중에서 여가, 일, 셀프케어(좁은 의미의 ADL)를 파악하는 것이 중요하다. 이들의 파악에 의해서, 대상자의 Class분류[9]를 판정하는 것이 가능하게 된다.

생활상황의 평가에서, 외래의 대상자인 경우, "최근, ○○을 할 수 없다", "○○을 하는 데에 시간이 걸리게 되었다"라는 호소를 가끔 볼 수 있다. 작업치료사는 대상자의 생활상황에 변화가 생긴 이유를 묻고, 상세하게 파악한다. 입원 중인 대상자의 경우는 입원하는 의료기관의 스케줄에 따른 생활양식이 대상자에게 부과되는 경우가 있다. 원내생활의 상황을 간호사로부터의 정보로서 수집하면서, "하고 있는 ADL"이나 사회생활 활동(행위)(activities of social life : ASL)을 파악한다.

10 상지 · 수지(손가락) 기능

ADL의 평가에서 이상소견이 인지되었을 때, 그 원인으로서 상지 · 수지의 움직임이 나쁜 것에 시선이 갈 것이다. 복잡한 움직임을 하는 상지 · 수지의 움직임을 상세하게 관찰하여, 정상인지 비정상인지를 판단하는 것은 중요하지만, 관절가동범위나 근력, 관절변형의 유무만으로 상지 · 수지의 움직임을 표현하는 것은 곤란하다. 상지 · 수지의 움직임을 종합적으로 측정할 목적으로 상지 · 수지기능 테스트가 사용된다. 다만 일본에서, RA에 특이적인 상지 · 수지기능 테스트 배터리(test battery)는 개발되어 있지 않다.

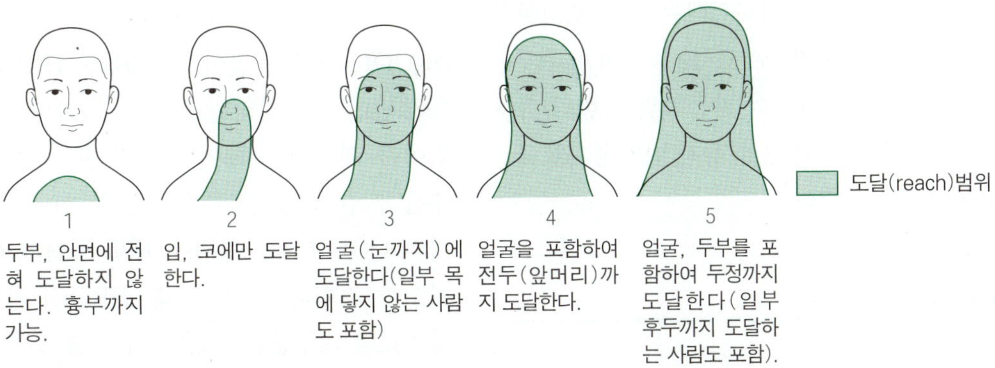

그림 18 도달범위의 단계 부여 〔문헌 73에서〕

질환에 좌우되지 않는 포괄적으로 사용되는 상지 · 수지기능 테스트로서, RA에 사용되고 있는 것이 간이 상지기능검사(simple test for evaluating hand functions; STEF)[69]이다. 후루이치[70]는 RA의 대상자에게 STEF를 사용하여, 상지의 객관적 평가로서 유용하였다고 보고하였다.

종전부터 대상자의 상지 · 수지기능을 측정할 목적으로 사용되어온 것이 악력이다. 악력은 RA의 활동성을 나타내는 랑스버리의 활동성 지수의 1항목으로서 열거되었다. 측정방법은 시중에서 판매되는 악력계를 사용하는 방법이 가장 간편하다.

다만, RA의 경우, 상지 · 수지의 근력저하, 수지의 변형 등에 의해서 시중에서 판매되는 악력계를 파지할 없는 대상자도 많고, 상지 · 수지관절에 대한 부담도 되기 쉽다. 이 때문에, 수은혈압계를 이용한 악력계를 사용해서 계측하는 방법이 사용되어 왔다. 수은혈압계의 만쉐트 대신에 악력 측정용의 커프(cuff)를 부착하여, 20 mmHg의 높이로 수은이 상승할 때까지 공기를 넣는다. 그리고 커프를 대상자에 쥐게 하여, 수은주가 상승한 눈금 수치로 악력을 계측한다. 단위는 mmHg이며, 100 mmHg는 약 8 kg에 상당한다[71]. 또한 수지의 파지력(집는 힘)의 측정에는 핀치미터(pinch meter)가 사용된다.

쓰치노[72]는 RA의 ADL에서 조기에 저하하는 동작에 "타월을 짜다"가 있는 것에 착안하여, 보급되고 있는 50 g의 타월에 수분을 포함시켜 200 g으로 하여, 이것을 힘껏 짜게 하여 남은 수분의 양을 계측하는 방법을 제안하였다. 이 방법을 기초로 비트는 힘 계측기가 시중 판매되어(현재는 제조 중지), RA에 특이적인 측정방법으로서 임상에서 사용되고 있다.

RA에서는 관절증상에 기인한 활동제한이 일어난다는 것으로부터, 도달(reach)범위의 측정도 중요해진다. 후루다 등[73]은 ADL의 수행에 필요한 도달범위에 대해서 5단계로 단계 부여한 측정법을 발표하였다(**그림 18**). 이 중에서, 두부, 안면에 대한 도달(reach)에는 견관절 최대 굴곡각 40~70°, 내회전 30°, 팔꿈치 굴곡 110°를 필요로 하고, ADL 수행능력과 리치(reach) 사이에 상관관계가 있다고 보고하였다. 사사키 등[74]은, 발병 후 3년 이내에 상지기능이 현저하게 저하한다는 것을 보고하였다. 여기서 상지기능으로서는, ADL, 수지 변형의 유무, 수근관절의 가동범위 제한의 유무, 리치(reach)에 대해서 독자적인 평가표를 사용하여 조사하였다.

11 QOL

생활의 질(quality of life; QOL)이라는 말이나 개념은 최근의 의료 · 보건 · 복지영역에서 널리 사용되고 있다. QOL을 염두에 두지 않은 채로 작업치료를 시행하는 것은 이미 아무 것도 없는 것과 같다.

RA에서의 QOL은 1980년대부터 본격적으로 연구되기 시작하였다. RA 대상자의 최대의 고통으로 되어 있는 통증에 대해서, 종전에 염증을 억제하는 아스피린이나 스테로이드 등의 약물이 사용되어 왔다. 거기서는 위통이나 구역질 등의 부작용이 있어도, 참아서 관절통을 없애는 것을 첫째로 생각하여 왔다[75]. 그러나, 만성질환 치료의 진보와 더불어 장애의 정도, 경제면(수입이나 의료비) 등, 전체적인 인간성을 고려한 치료의 중요성을 인식하게 되었다.

RA는 뇌경색이나 척수 손상과 달리, 질환과 장애가 공존하는 특징을 갖고 있다. 따라서, RA의 QOL을 생각하는 데에는, 서서히 저하하는 QOL을 가능한 한 억제하기 위한 대처가 중요하다. 그러나, QOL이라는 개념은 매우 애매하고, 이른바 무엇이든 QOL에 포함시키는 것이 가능하다[76]. 이 문제를 해결하기 위해, 국제적으로 공통의 평가표를 사용한 QOL의 측정이 필요하다.

RA 등 만성질환에서의 QOL을 총칭한 용어로서 건강관련 QOL(health-related QOL; HRQOL)이라는 말이 사용된다. HRQOL은 1980년대에 본격적인 연구가 시작된 사고방법이며, 객관적인 데이터가 아니라, 대상자의 주관적 평가지표를 중요시한다. 현재, RA에서의 QOL의 사고방법은 태반이 HRQOL에 기초한 것이다. 다만 현재, HRQOL에 관한 평가표의 대부분은, 약물이나 수술 등 의학적 치료의 효과판정을 목적으로 사용하는 경우가 많다.

현재, RA의 대상자에 대한 작업치료의 효과를 판정할 수 있는 독자적인 QOL 평가표는 없다. 이 때문에, 국제적으로 공통된 QOL 평가표를 작업치료 효과판정의 하나의 지표로 한다.

1) arthritis impact measurement scales, version 2 (AIMS2)

AIMS2는 미난(Meenan) 등[77]에 의해서 1992년에 발표된 RA에 특이적인 QOL 평가표이다. version 2로 되어있는 것처럼, 1980년 발표된 AIMS[78]의 개정판다.

일본에서는 구 후생성 류마티스 조사연구사업 치료와 QOL에 관한 연구반 QOL에 관한 분야에서 일본어로 번역되고, AIMS2 일본어판 조사표로서 신뢰성, 타당성이 확립되어 있다(표 16, 17).[79]

AIMS2는 19항목(이동능력, 보행능력, 수지기능, 상지기능, 신변, 가사, 사교, 지원, 통증, 직업, 정신, 기분, 건강 만족도, 질환 관련도, 개선 우선도, 자각적 건강도, 질병에 의한 장애정도, 건강의 현재와 장래, 자기 자신의 프로필) 78 설문으로 구성되어 있다. 그 중 6항목 28 설문이 ADL에 관한 항목이다.

표 16 AIMS2 개정 일본어판 조사표 : 신체적 항목(설문만 게재)

모든 설문에 대해서, 과거 1개월간의 상태에 대해서 회답한다.

○이동능력

1. 버스나 지하철 등 대중교통수단을 이용하거나, 자기가 자동차를 운전하거나 하여 외출할 수 있었던 날은 며칠 정도 있었습니까?
2. 1일 중, 적어도 몇 시간 이상 옥외로 나갈 수 있었던 날은 며칠 정도 있었습니까?
3. 혼자서 이웃의 용무를 볼 수 있었던 날은 며칠 정도 있었습니까?
4. 옥외를 산보할 때, 누군가에게 도움을 받아야 했었던 날은 며칠 정도 있었습니까?
5. 1일중, 침상이나 의자에서 떠날 수 없었던 날은 며칠 정도 있었습니까?

○등을 굽히고 펴기와 보행능력

6. 달리거나, 무거운 물건을 들어올리거나, 스포츠 등의 격렬한 운동을 하는 것이 곤란하였던 날은, 며칠 정도 있었습니까?
7. 거리를 400~500 m 걷거나, 2~3층의 계단을 오르거나 하는 것이 곤란하였던 날은 며칠 정도 있었습니까?
8. 등을 굽히거나 펴거나, 웅크리거나 하는 것이 곤란하였던 날은 며칠 정도 있었습니까?
9. 거리를 40~50 m 걷거나, 계단을 1층 오르는 것이 곤란하였던 날은 며칠 정도 있었습니까?
10. 누군가가 지지를 해주거나, 지팡이, 목발, 보행기 등을 사용하지 않으면 걸을 수 없었던 날은 며칠 정도 있었습니까?

○손 · 손가락의 기능

11. 펜이나 연필로, 편한하게 쓸 수 있었던 날은 며칠 정도 있었습니까?
12. 셔츠나 블라우스의 단추를, 편안하게 끼우거나 벗기거나 할 수 있었던 날은 며칠 정도 있었습니까?
13. 열쇠를 편안하게 돌릴 수 있었던 날은 며칠 정도 있었습니까?
14. 넥타이를 매거나 매듭을 만드는 것을 편안하게 할 수 있었던 날은 며칠 정도 있었습니까?
15. 식품이 들어간 새로운 넓은 주둥이의 병뚜껑을, 편안하게 열 수 있었던 날은 며칠 정도 있었습니까?

○상지(팔)기능

16. 냅킨으로 입을 닦는 것을, 편안하게 할 수 있었던 날은 며칠 정도 있었습니까?
17. 스웨터나 머리부터 뒤집어쓰는 셔츠와 같은, 얼굴부터 뒤집어쓰는 옷을, 편안하게 입을 수 있었던 날은 며칠 정도 있었습니까?
18. 머리를 빗거나, 솔질을 하는 것을 편안하게 할 수 있었던 날은 며칠 정도 있었습니까?
19. 손으로 등의 허리부근을, 편안하게 긁을 수 있었던 날은 며칠 정도 있었습니까?
20. 머리보다 높은 선반에 있는 물건을, 편안하게 잡을 수 있었던 날은 며칠 정도 있었습니까?

○신변

21. 목욕이나 샤워를 할 때, 도움이 필요하였습니까?
22. 옷을 입기 위해, 도움이 필요하였습니까?
23. 화장실에서 용변을 보는 데에, 도움이 필요하였습니까?
24. 침상에 들어가거나 나오는 데에, 도움이 필요하였습니까?

○가사

25. 만일 필요한 교통수단이 있으면, 도움 없이, 식료잡화의 쇼핑에 갈 수 있었을까요?
26. 만일 필요한 주방용품이 갖춰져 있으면, 도움 없이, 자기의 식사를 만들 수 있었을까요?
27. 만일 가사용구가 갖춰져 있으면, 도움 없이 가사를 할 수 있었을까요?
28. 만일 세탁기나 세탁용구가 갖춰져 있으면, 자기의 세탁물은, 도움 없이 세탁할 수 있었을까요?

[문헌 79에서]

표 17 AIMS2 개정 일본어판 조사표 : 사회 · 정신적 항목(설문만 게재)

설문 29～42, 44～59에 대해서는 과거 1개월간의 상태에 대해서 회답한다.

○사회생활

29. 친구나 친척들과 모이는 기회는 며칠 정도 있었습니까?
30. 친구나 친척들이 당신의 자택을 방문한 날은 며칠 정도 있었습니까?
31. 친구나 친척들이, 가정을 방문한 날은 며칠 정도 있었습니까?
32. 친한 친구나 친척과, 전화로 이야기하는 기회는 얼마만큼 있었습니까?
33. 클럽이나 동호회, 모임 등, 교제하는 회합에 출석하는 기회는 얼마만큼 있었습니까?

○가족이나 친구로부터의 지원

34. 당신이 도움을 필요로 할 때, 힘이 되어준 가족이나 친구가, 주위에 있다고 느끼고 있었습니까?
35. 당신의 가족이나 친구는 당신의 개인적인 의뢰에 잘 응해준다고 느끼고 있었습니까?
36. 당신의 가족이나 친구는 당신이 어려움에 처하였을 때, 기꺼이 도와준다고 느끼고 있었습니까?
37. 당신의 가족이나 친구는 당신의 질병을 잘 이해하여 주고 있다고 느끼고 있었습니까?

○류마티스에 의한 통증

38. 당신이 평소에 느끼고 있는 류마티스의 통증은 어느 정도입니까?
39. 류마티스에 의한 격통은 며칠 정도 있었습니까?
40. 동시에 2관절, 또는 그 이상의 수의 관절이 아픈 날은 며칠 정도 있었습니까?
41. 기상 후, 아침의 뻣뻣함이 1시간 이상 계속된 날은 며칠 정도 있었습니까?
42. 통증 때문에 잠들 수 없었던 날은 며칠 정도 있었습니까?

○일

43. 당신의 주된 일은 다음 중 어느 것입니까?
44. 질병 때문에 일(근무, 가사, 학교)을 쉬워야 하였던 날은 며칠 정도 있었습니까?
45. 질병 때문에 일(근무, 가사, 학교)의 시간을 단축하여야 하였던 날은 며칠 정도 있었습니까?
46. 질병 때문에 일(근무, 가사, 학업)이 생각한 것처럼 확실히 할 수 없다고 느끼는 날은 며칠 정도 있었습니까?
47. 질병 때문에 일(근무, 가사, 학업)이 여느 때와 같이 잘 할 수 없고, 하는 방법을 바꾸어야 하였던 날이 있었습니까?

○정신적 긴장

48. 질병 때문에, 어느 정도의 빈도로, 안절부절 못한 정신적 기장상태에 빠졌습니까?
49. 질병 때문에, 어느 정도의 빈도로, 신경질이 되거나, 신경과민이 되어 어려웠던 일이 있었습니까?
50. 어느 정도의 빈도로, 용이하게 이완할 수 있었습니까?
51. 어느 정도의 빈도로, 안절부절 못한 긴장감으로부터 해방되어, 느긋한 기분이 되었습니까?
52. 어느 정도의 빈도로, 조용하고 안정된 평화로운 기분이 되었습니까?
53. 어느 정도의 빈도로, 매사를 즐겁게 할 수 있었습니까?

○기분

53. 어느 정도의 빈도로, 매사를 즐겁게 할 수 있었습니까?
54. 어느 정도의 빈도로, 의기소침한 기분이 되었습니까?
55. 어느 정도의 빈도로, "무엇 하나 생각한 것처럼 되지 않는다" 라고 느낀 일이 있었습니까?
56. 어느 정도의 빈도로, "자기가 죽는 편이, 사람들에게 폐를 끼치지 않는 것은?" 이라고 느낀 일이 있었습니까?
57. 어느 정도의 빈도로, "무엇 하나 즐거운 일이 없다고" 기분이 가라앉아, 매우 우울해지는 일이 있었습니까?

○만족도

58. 12항목(설문 1～57을 분류한 표의 항목)에서의 당신 자신의 건강정도에, 어느 정도 만족하고 있습니까?

(계속)

표 17 AIMS2 개정 일본어판 조사표 : 사회 · 정신적 항목 (계속)

○질병이 미치는 영향

59. 12항목에서의 당신 자신의 건강상의 문제가, 어느 정도 질병(류마티스)과 연관성이 있다고 생각합니까?

○잘 되었으면 하는 사항

60. 12항목 중, 지금 당신이 "가장 잘 되었으면 하고" 희망하는 항목을 3개 열거하시오.

○당신의 건강의 현 상황과 미래

61. 전체적으로 보아 현재의 당신의 건강상태는 어떤 상태입니까?
62. 지금의 당신의 건강상태에, 당신은 어느 정도 만족하고 있습니까?
63. 지금의 당신의 건강상의 문제 중, 어디까지가 류마티스가 원인이 되어있다고 생각합니까?
64. 전체적으로 보아, 지금부터 10년 후 당신의 건강상태는 어떤 상태에 있을 것이라고 생각합니까?
65. 지금부터 10년 후, 당신의 류마티스는, 당신에게 어느 정도 문제가 있다고 예측됩니까?
66. 질병(류마티스)이 당신에게 미치는 영향의 모두를 고려하여 생각할 때, 당신의 생활상태 · 신체의 상태 · 질병에 의한 장애감은 같은 연대의 다른 사람과 비교하여, 어느 정도 좋다, 또는 나쁘다고 생각합니까?
67. 류마티스가 되어 몇 년입니까?
68. 류마티스의 약을 며칠 정도 먹어야 합니까?
69. 류마티스 이외의 질병에 걸려 있습니까?
70. 류마티스 이외의 질병으로 매일 약을 먹고 있습니까?
71. 당신의 작년의 1년간에 3회 이상, 류마티스 이외의 질병으로 의사의 진찰을 받은 일이 있었습니까?

[문헌 79에서]

2) Health assessment questionnaire (HAQ)

1980년에 프리즈(Fries) 등[80)]에 의해서 발표된 RA에 특이적인 QOL 평가표이다. 착의 · 몸 단정히 하기 동작, 기거동작, 식사동작, 보행, 위생, 물건을 잡는 동작, 쥐는 동작, 기타의 8항목 20설문으로 구성되어 있다. HAQ는 질문 수가 적고 매우 간편하지만, 질문이 신체장애적인 항목에 치우쳐 있다.

3) modified health assessment questionnaire (MHAQ)

핀커스(Pincus) 등[81)]은 HAQ의 8항목 있는 질문을 하나씩 채택하여 8문항으로 하고, 대상자의 만족도의 기입을 부가한 modified HAQ(MHAQ)를 발표하였다. 만족도의 평가에 관해서, 8개 질문 전부에 "당신은 자기의 능력에 만족하고 있는가", "6개월 전과 비교하여, 어려움의 정도는", "누군가의 보조가 필요한가"라는 3개의 질문을 설정하여, HAQ에서의 질문항목의 편중을 보완하고 있다.

4) SF-36(short-form 36)

1)~3)에 열거한 QOL 평가표는 RA에 특이적인 척도(질환 특이적 척도)를 가진 QOL 평가표이다. 이에 반해서, 질환의 유무나 종류에 관계없이, 대상자의 관점에 입각한 건강정도나 일상 · 사회생활기능의 변화의 양적 측정을 목적으로 하는 척도[82)]를 포괄적으로 척도라 한다. 이 포괄적 척도의 대표격으로서 최근 주목되고 있는 것이 1992년에 발표된 SF-36이다(315페이지).

SF-36은 미국의 만성질환 대상자를 대상으로 한 의료평가 연구(medical outcome study; MOS)에 수반해서 개발되었다.[83,84)] SF-36은 이미 신뢰성, 타당성의 확립[85, 86]이 이루어져, 몇 종류의 언어로 번역되어 있다. 일본에서도 Fukuhara 등[87]에 의해서 일본어로 번역되어, 만성질환 대상자의 QOL 측정에 널리 사용되고 있다. RA에서는 루타(Ruta) 등[88]에 의해서 임상에서의 적응이 제시되고 있다.

5) sickness impact profile(SIP)

1975년에 길슨(Gilson) 등[89]이 개발한 포괄적 척도를 가진 평가법이다. SIP는 independent 5항목, physical 4항목, psycosocial 3항목의 계 12항목 135설문으로 구성되어 있다. 상세한 평가표이기는 하지만, 질문 수가 많기 때문에 소요시간이 길어지는 것이 결점이다. RA에서는 버그너(Bergner) 등[90]에 의해서 임상에서의 적응이 제시되었다. 일본에서는, SIP의 질문을 일본어로 번역한 다음에 대표적인 25개의 질문을 선정한 간이 SIP[91]가 임상에서 사용되고 있다.

●인용문헌

1) 久保俊一：関節リウマチとその類縁疾患. 鳥巣岳彦, 国分正一(総編集)：標準整形外科学, 第 9 版, pp206–227, 医学書院, 2005
2) 山本一彦：OT, PT にとって必要な慢性関節リウマチ rheumatoid arthritis の知識. 日本 RA のリハビリ研究会誌 15:1–3, 2001
3) 東　威：リウマチ教室. 第 2 版, pp1–26, 新興医学出版社, 1996
4) Smyth CJ: Therapy of rheumatoid arthritis. *Postgrad Med* 51:31–39, 1972
5) Arnett FC, et al: The American Rheumatism Association 1987 revised criteria for the classification of rheumatoid arthritis. *Arthritis Rheum* 31:315–324, 1988
6) Arthritis Foundation (編), 水島　裕, 他(監訳)：リウマチ入門. 第 12 版(日本語版), pp728–729, 萬有製薬, 2003
7) 山本純己, 他：日本リウマチ学会による早期慢性関節リウマチの診断基準—2. 診断基準の作成. リウマチ 34:1013–1018, 1994
8) Steinbrocker O, et al: Therapeutic criteria in rheumatoid arthritis. *JAMA* 140:659–662, 1949
9) Hochberg MC, et al: The American College of Rheumatology 1991 revised criteria for the classification of global functional status in rheumatoid arthritis. *Arthritis Rheum* 35:498–502, 1992
10) 山野克明, 他：慢性関節リウマチにおける改訂 Class 分類についての一考察. 作業療法 18:25–31, 1999
11) 中園　清, 他：RA 患者の天候について—心理的側面について. 中部リウマチ 28:119–120, 1997
12) 石原義恕：慢性期の診療. 岩倉博光, 岩谷　力, 土肥信之(編)：慢性関節リウマチ, 臨床リハビリテーション, pp91–127, 医歯薬出版, 1990
13) 椎野泰明, 他：日常生活動作(ADL). 土肥信之, 米本恭三, 石原義恕(編)：リウマチのリハビリテーション, 臨床リハ別冊, pp70–76, 医歯薬出版, 1994
14) 椎野泰明：リウマトイド関節炎の早期の対策. リハ医学 38:843–852, 2001
15) American College of Rheumatology: Guidelines for the management of rheumatoid arthritis: 2002 Update. *Arthritis Rheum* 46:328–346, 2002
16) 東嶋美佐子, 他：慢性関節リウマチの作業療法—作業療法の役割と自助具. 理・作療法 16:835–839, 1982
17) 山野克明, 他：RA の QOL(第 5 報)—5 年間のまとめ. 作業療法 18(特別号):382, 1999
18) Albers JM, et al: Socio-economic consequences of rheumatoid arthritis in the first years of the disease. *Rheumatology* 38:423–430, 1999
19) 青山真美, 他：作業療法実践の仕組み. 矢谷令子, 福田恵美子(編)：作業療法実践の仕組み, pp25–41, 協同医書出版社, 2001
20) 祖父江逸郎：臨床の心得. pp125–141, 医歯薬出版, 2001
21) Cobb S, et al: Environmental factors in rheumatoid arthritis. *JAMA* 19:668–670, 1939
22) Buckner WS: Arthritis. In: Pedretti LW, et al (eds): Occupational Therapy: Practice Skills for Physical Dysfunction 5th ed, pp806–832, Mosby, St. Louis, 2001
23) Katz PP, et al: Life activities of persons with rheumatoid arthritis with and without depressive symptoms. *Arthritis Care Res* 7:69–77, 1994
24) Abdel-Nasser AM, et al: Depression and depressive symptoms in rheumatoid arthritis patients; An analysis of their occurrence and determinants. *Br J Rheumatol* 37:391–397, 1998
25) Söderlin MK, et al: Anxiety and depression in a community-based rheumatoid arthritis population. *Scand J Rheumatol* 29:177–183, 2000
26) 角谷直彦, 他：慢性関節リウマチ. 才藤栄一, 渡辺俊之, 保坂　隆(編)：リハビリテーション医療心理学キーワード, pp176–181, エヌ & エヌパブリッシング, 1995
27) 芦原　睦, 他：慢性関節リウマチ患者の心理. 関節外科 4:157–161, 1985
28) 芦原　睦, 他：慢性関節リウマチ患者におけるストレスとその対処. 中部リウマチ 24:156–157, 1993
29) 芦原　睦, 他：慢性関節リウマチ患者における心身医学的検討(第 3 報)—RA 患者におけるストレスとストレスコーピング. 心身医学 34:130–135, 1994
30) 芦原　睦：慢性関節リウマチ患者の性格特性及び行動パターン. 病態生理 13:196–200, 1994
31) Wolfe F: Psychological distress and rheumatic disease. *Scand J Rheumatol* 28:131–136, 1999
32) Wolfe F, et al: Measuring the epidemiology of distress; The rheumatology distress index. *J Rheumatol* 27:2000–2009, 2000
33) Lorish CD, et al: The Face Scale; A brief, nonvarbal method for assessing patient mood. *Arthritis Rheum*

29:906–909, 1986
34) Brodman K, et al: The Cornell Medical Index; An adjunct to the medical interview. *JAMA* 140:530–534, 1949
35) 田多井吉之助：コーネル醫学指数(Cornell Medical Index). 医学のあゆみ 16:98–105, 1953
36) 深町　健：Cornell Medical Index の研究(第 1 報)—CMI よりみた神経症者自覚症の特性. 福岡医学雑誌 50:2988–3000, 1959
37) Zung WW: Self-rating depression scale in an outpatient clinic; Further validation of the SDS. *Arch Gen Psych* 13:508–515, 1965
38) 福田一彦, 他：自己評価式抑うつ性尺度の研究. 精神神経学雑誌 75:673–679, 1973
39) 八木俊夫, 他：YG テストの実務手引き—人事管理における性格検査の活用. 日本心理技術研究所, 1988
40) 澤田丞司：心理検査の実際. pp54–62, 新興医学出版社, 1989
41) 椎野泰明, 他：慢性関節リウマチ患者における心理テストの検討. 広市病医誌 6:91–95, 1990
42) 小林礼以子, 他：慢性関節リウマチ患者の主観的幸福感とその規定要因の検討. 総合リハ 24:1083–1090, 1996
43) 野中藤吾, 他：慢性関節リウマチの身体的障害が及ぼす心理面への影響. 臨床リウマチ 11:265–268, 1999
44) 椎野泰明：リウマチと心理. 岩倉博光, 岩谷　力, 土肥信之(編)：慢性関節リウマチ, 臨床リハ別冊, pp175–188, 医歯薬出版, 1990
45) Lansbury J: Report of a three-year study on the systemic and articular indexes in rheumatoid arthritis. *Arthritis Rheum* 1:505–522, 1958
46) 近藤啓文：慢性関節リウマチの活動性(ACR コアセットなど). リウマチ 37:825–831, 1997
47) Felson DT, et al: The American College of Rheumatology preliminary core set of disease activity measures for rheumatoid arthritis clinical trials. *Arthritis Rheum* 36:729–740, 1993
48) 岡野　裕, 他：米国リウマチ学会のコアセット(ACR コアセット)による慢性関節リウマチの活動性の評価(他施設共同研究). リウマチ 37:467–475, 1997
49) McCarty DJ: Suppress rheumatoid inflammation early and leave the pyramid to the Egyptians. *J Rheumatol* 17:1115–1118, 1990
50) Mason JH, et al: The rapid assessment of disease activity in rheumatology (RADAR) questionnaire. *Arthritis Rheum* 35:156–162, 1992
51) 宮城憲一, 他：RA の活動性の評価. 医学のあゆみ 161:663–666, 1992
52) 白浜正人, 他：慢性関節リウマチ活動性の迅速評価表の検討. 理学療法学 26:254–259, 1999
53) Ritchie DM, et al: Clinical studies with an articular index for the assessment of joint tenderness in patients with rheumatoid arthritis. *Q J Med* 37:393–406, 1968
54) Callahan LF, et al: Quantitative pain assessment for routine care of rheumatoid arthritis patients, using a pain scale based on activities of daily living and a visual analog pain scale. *Arthritis Rheum* 30:630–636, 1987
55) Nalebuff EA: The rheumatoid thumb. *Clin Rheum Dis* 10:589–607, 1984
56) Melvin JL (編), 木村信子(監訳)：リウマチ性疾患—小児と老人のためのリハビリテーション. 改訂第 3 版, pp237–307, 協同医書出版社, 1993
57) Hislop HJ, Montgomery J (著), 津山直一(訳)：新・徒手筋力検査法. 原著第 7 版, 協同医書出版社, 2003
58) 今田　拓：日常生活活動(動作)の概念・範囲・意義. 土屋弘吉, 今田　拓, 大川嗣雄(編)：日常生活活動(動作)—評価と訓練の実際, 第 3 版, pp1–25, 医歯薬出版, 1992
59) 椎野泰明：慢性関節リウマチの ADL. 臨床リハ 1:318–322, 1994
60) 佐々木智也, 他：日常生活動作テストの手引. リハ医学 19:114–131, 1982
61) 高橋　勇：日常生活テスト. 理・作療法 16:51–59, 1982
62) Lee P, et al: Evaluation of a functional index in rheumatoid arthritis. *Scand J Rheumatol* 2:71–77, 1973
63) 間　得之：RA 患者の日常生活動作. リハ医学 14:212–216, 1977
64) 慶應義塾大学リハビリテーション医学教室(訳)：FIM—医学的リハビリテーションのための統一データセット利用の手引き. 第 3 版, 慶應義塾大学リハビリテーション医学教室, 1991
65) 七川歓次, 他：委員会が基準としている慢性関節リウマチに対する抗炎症・鎮痛剤の臨床試験実施基準方法. リウマチ 23:254–267, 1983
66) 石原義恕：慢性関節リウマチにおける ADL 評価について. 日本リウマチ協会(編)：免疫調節剤の薬効評価法, pp129–138, 永井書店, 1985
67) Mahoney F, et al: Functional evaluation; The Barthel index. *Md State Med J* 14:61–65, 1965
68) Katz RA, et al: Studies of illness in the aged. *JAMA* 21:914–919, 1963

69) Kaneko T, et al: Development and standardization of the hard function test. Bulletin of Allied Medical Sciences, Kobe 6:49–54, 1990
70) 古市　格：慢性関節リウマチに対する簡易上肢機能検査(STEF)の有用性について. 九州リウマチ 21:57-60, 2002
71) 今野孝彦, 他：作業療法を始めるにあたっての評価法. 石原義恕, 今野孝彦(編)：これでできるリウマチの作業療法, pp34–53, 南江堂, 1996
72) 椎野泰明：慢性関節リウマチ患者のねじり力に関する研究. 岩手医誌 36: 767–782, 1984
73) 古田恒輔, 他：上肢可動域と日常生活動作. 理・作療法 16:3–11, 1982
74) 佐々木　伸, 他：慢性リウマチ患者の上肢機能の経年的変化. 臨床リウマチ 14:8–14, 2002
75) 本間光夫：薬物療法と Quality of life. 診断と治療 5:981–986, 1990
76) 福原俊一：いまなぜ QOL か—患者立脚型アウトカムとしての位置づけ. 池上直己, 福原俊一, 下妻晃二郎, 他(編)：臨床のための QOL 評価ハンドブック, pp2–7, 医学書院, 2001
77) Meenan RF, et al: AIMS2; The content and properties of a revised and expanded Arthritis Impact Measurement Scales Health Status Questionnaire. *Arthritis Rheum* 35:1–10, 1992
78) Meenan RF, et al: Measuring health status in arthritis; The arthritis impact measurement scales. *Arthritis Rheum* 23:146–152, 1980
79) 橋本　明, 他：和訳 AIMS2 および QOL 研究班調査表を用いた RA 患者の QOL 調査結果について—第 1 報. pp235–242, 厚生省リウマチ調査研究事業研究報告書, 1994
80) Fries JF, et al: Measurement of patient outcome in arthritis. *Arthritis Rheum* 23:137–145, 1980
81) Pincus T, et al: Assessment of patient satisfaction in activities of daily living using a modified Stanford Health Assessment Questionnaire. *Arthritis Rheum* 26:1346–1353, 1983
82) 福原俊一, 他：健康プロファイル型尺度(SF-36)を中心に. 池上直己, 福原俊一, 下妻晃二郎, 他(編)：臨床のための QOL 評価ハンドブック, pp32–42, 医学書院, 2001
83) Hays RD, et al: The RAND 36-Item Health Survey 1.0. *Health Econ* 2:217–227, 1993
84) Ware JE, et al: The MOS 36-Item Short-Form Health Survey (SF-36); I. Conceptual framework and item selection. *Med Care* 30:473–483, 1992
85) McHorney CA, et al: The MOS 36-Item Short-Form Health Survey (SF-36); II. Psychometric and clinical tests of validity in measuring physical and mental health constructs. *Med Care* 31:247–263, 1993
86) McHorney CA, et al: The MOS 36-Item Short-Form Health Survey (SF-36); III. Tests of data quality, scaling assumptions, and reliability across diverse patient groups. *Med Care* 32:40–66, 1994
87) Fukuhara S, et al: Translation, adaptation, and validation of the SF-36 Health Survey for use in Japan. *J Clin Epidemiol* 51:1037–1044, 1998
88) Ruta DA, et al: Measuring health status in British patients with rheumatoid arthritis: reliability, validity and responsiveness of the short form 36-item health survey. *Br J Rheumatol* 37:425–436, 1998
89) Gilson BS, et al: The sickness impact profile. Development of an outcome measure of health care. *Am J Public Health* 65:1304–1310, 1975
90) Bergner M, et al: The sickness impact profile; Varidation of a health status measure. *Med Care* 14:57–67, 1976
91) 坪井声示, 他：手術を受けた患者の quality of life. リウマチ科 2:800–808, 1989

V 기타의 신경질환, 신경 · 근육질환의 평가

■ 서문

대뇌에서 말초신경의 이른바 지령계인 신경계에, 효과기인 근육도 더하여, 신경 · 근육이라 총칭하고, 그 부위의 어느 것인가에 병변을 가진 것을 신경 · 근육질환이라 부른다. 이들의 영역을 학문적으로 다루는 것이 신경학이며, 임상의학의 영역으로서는 신경과가 있다.

신경과는 정형외과와 아울러, 신체기능영역의 작업치료가 대상으로 하는 질환을 다루는 일이 많은 진료과이다. 신경 · 근육질환 중 유병률이 높은 파킨슨(Parkinson)병을 필두로, 파킨슨증후군, 척수소뇌변성증, 근위축성측삭경화증, 다발성경화증, 진행성근이영양증, 전신성 에리테마토데스, 중증 근무력증, 귈랑-바레(Guillain-Barré)증후군, 다발성신경염, 피부근염 등이 신경과에서 처방을 받는 작업치료의 대상질환이다.

작업치료의 대상으로서, 말초신경의 손상, 특히 "손"의 부위에 대해서는, 그 특수성 때문에 독자적인 영역으로서 구분되고, 본 시리즈 『신체기능 작업치료학』의 권에 게재되어 있으므로, 여기서는 생략한다.

A. 이른바 난치병

신경 · 근육질환의 일부에는, 척수소뇌변성증이나 다발성경화증, 근위축성측삭경화증 등 30종류 정도의 "특정질환 치료 연구대책 대상질환", 이른바 난치병이 포함된다. 1972년, 당시의 후생성은 원인이 불명이고 치료방법이 확립되어 있지 않으며, 후유증이나 장기요양에 의한 경제적, 간병상의 부담이 큰 질환을 난치병으로 하는 "난치병 대책 요강"을 정하여, 치료연구와 의료보조 등의 경제적 지원을 시작하였다.

2003년 10월 현재, 121개의 난치성 질환(이른바 난치병)이 지정되어 조사, 연구가 진행되고 있다. 이 중 특히 치료가 곤란한 45개 질환(2002년 6월 현재)이 "특정질환 치료연구사업"의 대상으로서, 의료의 확립, 보급 및 의료비의 공적 부담에 의한 경감이 도모되고 있다. 바꿔 말하면, 현재 후생노동성이 정하는 특정질환 치료연구사업의 대상으로 되어있지 않은 것이 60% 이상이라는 것이다.

난치성 질환은 단순히 특정질환이라고도 불리고 있다. 121개의 난치성 질환 중, 신경 · 근육질환을 (표 1)에 나타냈다. 이른바 난치병은 신체, 정신심리, 사회 환경적으로도 제약이

표 1 난치성 질환 : 신경 · 근육질환

질환명	적요
척수소뇌변성증	
샤이-드레거(Shy-Drager) 증후군	다계통 위축증 03.10.1부터 샤이거-드레거증후군에 선조체흑질변성증 및 올리브뇌교소뇌위축증(척수소뇌변성증에서 이행)을 표기하기로 변경
선조체흑질변성증	
올리브뇌교소뇌위축증	
모야모야병(moyamoya disease)(윌리스 동맥륜 폐색증)	02.6.1부터 질환명 변경
정상압수두증	
다발성경화증	
중증근무력증	
궐랑-바레증후군	
피셔증후군	
만성염증성탈수성다발신경염	
다발국한성운동성말초신경염(루이스-샘너증후군)	
단크론항체를 수반하는 말초신경염(크로-후카세증후군)	
근위축성측삭경화증	
척수성진행성근위축증	
구척수성근위축증((Kennedy-Alter-Sung병)	
헌팅턴병	02.6.1부터 질환명 변경
파킨슨병	파킨슨병 관련 질환 03.10.1부터 파킨슨병, 진행성핵상성 마비 및 대뇌피질 기저핵 변성증을 표기하기로 변경
진행성핵상성 마비	
대뇌피질 기저핵 변성증	
퍼옥시솜병	
라이소솜병 (파브리병을 제외)	02.6.1부터 질환명 변경(정리 · 통합)
클로이츠펠드-야콥병(CJD)	프리온병 02.6.1부터 질환명 변경(정리 · 통합)
게르스트만-스트로이슬러-샤인커병(GSS)	
치사성가족성불면증	
아급성경화성전뇌염(SSPE)	
진행성다소성백질뇌증	
부신피질이영양증	
척수공동증	
퍼옥시솜병	

[문헌 1에서 변경]

큰, 곤란도가 높은 질환군이기에, 생활의 질(QOL)의 유지나 향상에 대한 에너지가 필요하게 되고, 작업치료사에게도 그 역할이 기대되는 바이다.

1 질병 이해의 요점(1)

복잡한 지령계의 방대한 해부생리학적 지식을 상상하는 것만으로도 마음이 내키지 않는 학생도 많다고 생각한다. 그러나 당황하지 말기를 바란다. 해부학이 골격에서 시작된 것처럼, 신경학도 우선은 신경 · 근육의 기본사항부터이다. 아래에 보여주는 것 같은 개요를 이해하고 있으면 "뜻을 모르게" 되지는 않을 것이다.

윌킨슨(Wilkinson)의 『간략 신경학』(제3판)[2]에서의 셰마((Schema, 도식)(**그림 1**)는 대뇌피질에서 효과기(근육)까지의 경로를 간명하게 나타낸 알기 쉬운 도식이다. 이 밖에도 대뇌나 기저핵 · 뇌간부 · 척수 등의 요소적 요점을 파악한 참신한 그림이 풍부하게 사용되어, 중추 · 말초 · 효과기의 구조와 기능의 기본을 이해하는 데에 도움이 된다.

2 질병 이해의 요점(2)

다자키 등[3]은 신경질환에 대해서, 신경과가 대상으로 하는 질환은 눈앞의 대상자가 나타내는 징후[예컨대, "최근 걷기 어려워졌다"라 호소하는 환자의 하지 건반사(tendon reflex)가 약화되고, 근력저하와 근 위축을 나타낸다]로부터, 여러 가지의 손상부위, 손상기능을 상정하고(가설), 이들을 하나하나 차례로 확인해가는(검증) 작업에 의해서 진단 · 치료를 하

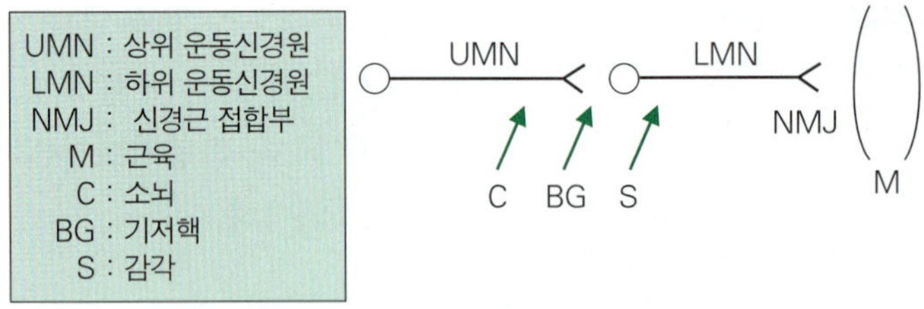

그림 1 정상운동에 필요한 신경계의 구성요소 [문헌 2에서]

는 흥미 있는 영역이라는 것이다.라고 언급하였다. 하지 건반사 약화는 하위 운동신경원의 반사로의 어느 것인가의 장애이다. 근육의 이상은 신경원성 또는 근원성을 고려한다. 즉, 중추 · 말초 · 효과기의 구조와 기능을 파악하고 있으면, 답은 저절로 나온다는 것이다.

작업치료사가 진단 · 치료를 하는 직종이 아닌 것은 말할 것도 없지만, 질병의 결과로서의 장애를 보아, 과제해결이 기대되는 직종이다. 그러므로, 장애평가 · 문제해결을 위한 분석 · 해석, 그리고 유력한 힌트를 얻는 의미에서, 이들의 기초지식을 습득하는 것은 반드시 필요하다.

3 질병이 아니라 장애를 본다

또 한 가지, 신경 · 근육질환을 대상으로 할 때에 유의해야 할 것이 있다. 너무나도 많은 질환명이 있기 때문에, 자칫하면 진단이나 질병에 눈을 빼앗기기 쉽지만, 작업치료사가 대상으로 하는 것은 질환이 아니라, 그 결과 일어나고 있는 신체구조 · 심신기능의 장애, 활동제한, 참여제약, 그리고 무엇보다도 남겨져 있는 기능을 최대한으로 활용한다는 것이다.

물론, 질환이 침습하는 부위는 장애의 양상에 영향을 주고, 질환이 발병한 다음의 경과는 대상자의 상황을 크게 좌우한다는 것은 말할 것도 없다. 즉, 대상으로 하고 있는 개인이 신경 · 근육질환에 걸리고, 생활의 변용을 강요당하고 있다는 총체적 · 전인적인 관점이 중요하다.

B. 질환별 작업치료 평가의 개요

이 항에서 채택하는 질환은 작업치료의 대상으로서 빈도가 높다고 생각되는 것 즉, 신체의 구조와 기능의 상황, 활동, 참여의 상황 등으로부터 작업치료 접근이 유용한 것이다. 아래에 그 작업치료 평가를 해설한다.

1 파킨슨병

파킨슨병은 신경변성질환 중에서는 알츠하이머(Alzheimer)병에 이어서 빈도가 높고, 10만명 당 약 100명의 유병율을 나타낸다.[4)]

파킨슨병 증상의 원인은 중뇌 흑질 치밀질에서의 멜라닌 함유 세포가 변성한 결과이다. 파킨슨병에서의 선조체(중뇌 흑질의 멜라닌 함유 도파민 작동성 세포로부터 섬유를 받는다)의 도파민 함유량은 사망시점에서 정상의 약 20% 이하가 된다.

a. 심신기능과 신체구조

진전(tremor), 근육고축, 무동을 파킨슨병의 3대 징후라 하고, 이것에 자세반사 장애를 추가하는 경우도 있다. 파킨슨병의 중증도 분류로서 알려져 있는 횐-야르 척도(Hoehn-Yahr scale)와 후생성(현 후생노동성) 이상운동질환 조사연구반의 것을 **표 2**에 나타냈다.

진전(tremor)은 정지 시에 나타나고, 동작을 시작하면 소실한다. "환약을 둥글게 뭉치는 진전(pill rolling tremor)"동작이 알려져 있다. 진전 자체가 일상생활활동(동작)(activities of daily living; ADL)의 지장이 되는 일은 없으나, 외관상에 영향을 주고, 대상자의 정신심리적인 부담이 된다.

고축, 무동은 신체기능만이 아니라, 인지적 측면에까지 영향을 미친다고 일컬어지는 중요한 증상이다. 신체기능으로부터 파악한 경우, 아래와 같은 증상을 나타낸다. ① 동작시작의 지체를 필두로 한 동작속도의 저하, ② 주동작근 길항근 사이의 협동성 저하에 수반하는 정교성의 저하, ③ 소자(작은 글씨)증 등에 관찰되는 것 같은 운동범위의 협소화, ④ 하나의 동작을 계속하고 있으면, 서서히 동작이 느려지고, 운동범위도 좁아지며, 마침내는 정지해 버린다는 운동 · 동작의 계속성, 내구성의 저하 등.

고축, 무동의 신체기능에 대한 영향은 크며, ADL, 생활관련 활동(activities parallel to daily living; APDL), 근력의 저하, QOL 저하에로 연결된다. 인지적 측면에서 파악한 경우, 시야 탐색의 협소화가 원인인 것에 의한, 제시된 정황도의 판독에 대한 이해의 저하에 대해서, eye camera를 사용해서 검증한 보고[5]가 있다.

표 2 횐-야르의 중증도 분류와 생활기능 장애도
(후생성 이상운동질환 조사연구반에 따른다)

횐-야르 척도		생활기능 장애도
I 단계	증상은 일측성이고, 기능장애는 없거나, 있어도 경미하다.	I도 일상생활, 일반적으로 거의보조를 필요로 하지 않는다.
II 단계	양측성의 장애이지만, 자세유지의 장애는 없다. 일상생활, 직업에는 다소 장애가 있으나 시행할 수 있다.	
III 단계	자세유지 장애가 관찰된다. 활동은 어느 정도 제한되지만직업에 따라서는 일이 가능하다. 기능적 장애는 경증 내지는 중등도이지만 혼자서 생활이 가능하다.	II도 일상생활, 통원에 보조가 필요하다.
IV 단계	중증의 기능장애를 나타내고, 자력에만 의존한 생활은 곤란해지지만, 아직, 지지를 받지 않고 서는 것, 걷는 것은 어떻게든 가능하다.	
V 단계	서는 것도 불가능하고, 보조가 없이는 침대 또는 휠체어에 붙어있는 생활을 강요당한다.	III도 일상생활에 전면적인 보조를 필요로 하고, 보행 · 기립 불능.

주 : 후생성 특정질환 대책의 치료대상 질환으로서 인정되는 것은, Hoehn & Yahr의 III도, 생활기능 장애도 II도 이상이다.

최근에, 신경화학적 검색이 눈부시며, 기저핵 · 피질에서의 운동제어 메커니즘이 밝혀져 있다. 대뇌피질 · 보충운동영역은 대뇌기저핵과 연관성이 강하고, 해당 신경원은 기억에 기초한 내발성 운동에 의해서 강하게 활동하는 경향이 있다는 것을 제시하였고, 대상자의 자발적 운동의 곤란성과의 연관성을 시사하고 있다[6]. 또한, 외적 자극이 운동시작에 효과적이라는 것이 제시되었고, 운동전 영역에서의 신경원은 시각자극 등 외적 자극에 의해서 유발되는 운동에서 보다 강하게 활동한다는 것 등, 연관성이 시사되어 있다.[6]

인지적 측면의 연구에서는 "개념 세트의 전환"에 장애가 있다는 보고가 많다. 위스콘신 카드 분류검사(Wisconsin Card Sorting Test; WCST)에서 개념화와 그 전환을 검사하면, 파킨슨병에서 의미 있게 낮은 결과가 된다. WCST는 색깔 · 형태 · 수라는 3종의 개념의 조합을 4매의 카드(반응 카드는 48매)에 나타내고, 그것을 차례로 피검사자에게 제시하여, 카드를 어떤 개념으로 제시하고 있는가라는 것을 추측, 판단시키는 것이다.

WCST는 전두엽 기능평가로서 사용되고 있는 것으로, 파킨슨병 대상자에 대해서도 행위 · 행동의 한 측면을 평가할 때의 단서가 될지도 모른다. 유연질환인 진행성핵상성 마비(progressive supranuclear palsy; PSP)에서는, 벤더 게슈탈트 테스트(Bender Gestalt Test)에 의한 "언어 · 동작의 반복이나 과잉", "이해하고 있어도 제지에 따를 수 없다" 등의 억제이상의 검색[7]도 시행되고 있다.

b. 활동과 참여

QOL의 평가는 논의가 많은 영역이기는 하다. 현재는 파킨슨병을 특정한 검색이 진행되고 있다. 2002년 3월, 후생성 과학연구비 보조금에 의한 "특정질환 환자의 생활의 질을 판정하는 기법의 개발에 관한 연구"(2002년도 총괄 분담연구보고서) 중에서, 스즈카모 등[8]에 의한 "질병에 대한 심리적 적응과 QOL의 연관성에 대해서"라는 보고가 있으며, 거기서 파킨슨병 특이적 QOL 척도로서 NAS-J(Nottingham Adjustment Scale Japanese Version) 파킨슨병판 및 PDQ-39(Parkinson's Disease Questionnaire)를 소개하였다.

NAS-J는 원래, 1991년에 돗드(Dodds) 등에 의해서 시각장애에 대한 심리적 적응을 다면적으로 측정하는 척도로서 소개된 것이다. 내용은 여러 갈래에 걸치지만, 인간작업 모델에서 채택되고 있는 항목과도 공통되는 부분이 있으므로, 여기서 언급하려고 한다.

NAS-J의 척도는 ① 불안, 우울(depression)(12항목), ② 자존감정(9항목), ③ 시각장애인에 대한 태도(긍정적/부정적)(7항목), ④ locus of control(재활의 성공 여부에 대해서, 어느 정도 자기의 행동에 의해서 결정된다고 느끼고 있는가)(4항목), ⑤ 장애의 수용(9항목), ⑥ 자기 효력감(자기에게 필요한 것을 실행할 수 있는 힘이 있다고 느끼는 정도)(8항목), ⑦ 귀속 스타일(성공을 외적인 힘이 아니라, 자기의 힘에 의한 것이라 생각하는 정도)(6항목)의 계 55항목으로 구성된다. 고득점일수록 적응하고 있는 상태를 나타낸다.

한편, PDQ-39는 영국 옥스퍼드대학 공중위생학부에서 작성된 것으로, ① 운동성(mobility) (10항목), ② ADL(6항목), ③ 정서적 안정(emotional well-being)(6항목), ④ 불명예, 오명(stigma)(4항목), ⑤ 사회적 지원(social support)(3항목), ⑥ 인지(cognition)(4항목), ⑦ 의사소통(communications)(3항목), ⑧ 신체적 고통(bodily discomfort)(3항목)으로 구성된다. 0~100점으로 나타내고, 고득점일수록 QOL이 높다.

파킨슨병환자 218명에게 NAS-J, PDQ-39의 양자를 실시한 결과, 정서적 측면이나 사회적 측면에 관한 QOL은 신체기능의 중증도보다도 심리적 적응의 측면 쪽이 영향력이 크다는 결과였다.

스즈카모 등[8])은 시각장애인의 NAS-J의 검토로부터, **그림** 2와 같은 심리적 적응의 구조모델을 제시하였다. 파킨슨병에서도 이 구조모델을 마찬가지로 적응할 수 있고, 심리적 적응을 높이기 위해 제1층의 구성요소인 자기효력감이나 locus of control에 대한 작용이 효과적일 가능성을 보여주고 있다. QOL 향상을 지향하여, 이들의 평가를 시야에 넣고, 실시하는 것도 효과적이라 생각된다.

2 척수소뇌변성증

척수소뇌변성증(spinocerebellar degeneration; SCD)은 서서히 진행되는 운동실조를 주된 증상으로 하는 변성질환이다. 요코야마 등[9])은 SCD의 주된 기능장애, 능력 장애를 **표** 3과 같이 정리하였고, 증상을 이해하는 참고가 되므로 소개한다.

병형을 이해하는 데에는, 그린필드(Greenfield)의 분류(**표** 4)가 적당하다[4]). 아래에, 그 분류에 따라 해설한다.

표 3 SCD에서의 주된 기능장애, 능력장애

1. 생명예후에도 관계되고, 의학적 관리를 필요로 하는 장애
- 1) 호흡장애(성문 개대부전, 수면 시 무호흡)
- 2) 기립성저혈압, 식사성저혈압
- 3) 방광직장장애 (배뇨장애, 변비)
- 4) 체온조절장애
- 5) 저작연하장애

2. 주로 ADL에 영향을 주는 장애
(기거, 이동이나 의사소통 장애 등)
- 1) 소뇌성운동실조
- 2) 추체외로 증상
- 3) 불수의 운동
  (진전 이외에, 디스토니아, 아테토시스 등)
- 4) 추체로 증상(경축, 운동마비)
- 5) 근 위축, 근력저하 등(폐용성 장애도 관찰된다)
- 6) 지적 기능장애, 정신증상
- 7) 발성구음장애
- 8) 안구운동장애, 안진

[문헌 9에서]

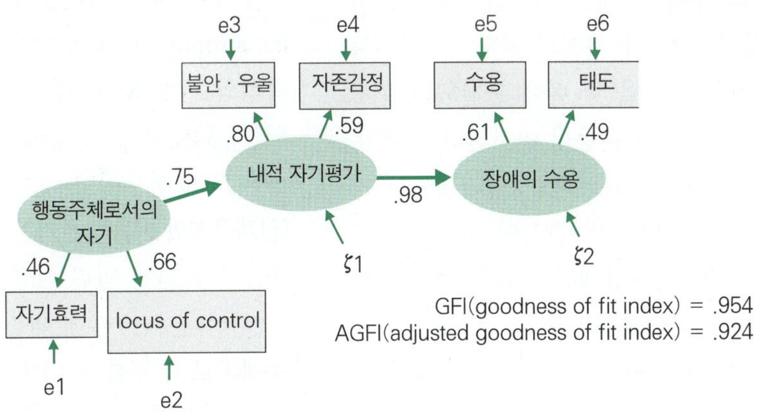

그림 2 심리적 적응의 구조모델

모델의 적합정도를 나타내는 지표가 0.9 이상이면, 충분히 적합한 모델이라고 판정할 수 있다. [문헌 8에서]

표 4 척수소뇌변성증의 분류(Greenfield에 따름)

척수형

1. 프리드라이히 실조증
   a. 순수형
   b. 비골근 위축을 수반한 것
2. 유전성 경련성 실조증
3. 유전성 경련성 대마비

척수소뇌형

1. 유전성 실조증의 멘젤형(올리브뇌교소뇌위축증)
2. 아급성척수소뇌변성증

소뇌형

1. 유전성 실조증의 홈즈형
2. 푸르키니에세포의 광범위한 위축(중독성, 암성)
3. 올리브뇌교소뇌위축증

치상핵 · 적핵위축증

[문헌 4에서]

a. 프리드라이히 실조증

프리드라이히(Friedreich) 실조증은 평균 13세 전후, 대부분은 사춘기 이전에 발병한다. 지적 장애가 높은 비율(30% 정도)로 관찰되고, 후삭장애에 의한 척수성운동실조와 소뇌성운동실조가 함께 관찰된다[4)].

[신체구조와 기능] 실조증상은 상지보다도 하지에 심하다. 두부와 사지의 불규칙한 "흔들림"이나, 수의 운동을 할 때에 관찰되는 무도병 모양의 불수의 운동이 인지된다. 원위부에 심한 근력저하를 나타내고, 말기에는 위치감각, 진동감각, 2점식별 감각이 하지 원위부에서 장애를 받는다(표재각도 일부 장애를 받는다). 심부반사가 항진하는 일은 드물지만, 비빈스키 반사(Babinski reflex)는 양성인 경우가 많다. 고유수용 신경섬유의 장애에 의해서 근육 토누스는 저하하고, 오랜 경과를 거친 경우, 근 위축도 관찰된다. 자율신경장애로서는 사지 끝의 청색증, 발한이상 및 미주신경장애에 의한 연하곤란, 호흡이상, 타액분비 이상 등이 있다. 또한 안진이 약 2/3에 관찰된다.

합병증으로서는, 심근장애가 높은 비율로 인지되는 이외에, 凹족, 독수리 손, 척주 측만 등의 골 · 근육의 이상, 대사장애로서 당뇨병이 관찰된다.

예후는, 대다수가 수년~수십년에서 자리보전상태가 된다. 증상의 진행이 정지하고, ADL 장애가 없는 증상사례도 드물게 존재한다.

b. 유전성 경련성 대마비

[신체구조와 기능] 대부분은 20~30세에 경련성 보행장애에 의해서 발병하고, 남성에 많다. 양측 추체로장애에 의한 대마비를 나타내고, 하지의 경련, 심부반사 항진, 바빈스키반사 양성, 내변첨족을 나타낸다. 척수소뇌로, 후삭증상이 있어도 경증이다[4)].

c. 올리브뇌교소뇌위축증

올리브뇌교소뇌위축증(olivopontocerebellar atrophy; OPCA)[가족성이 없는 것과 가족성의 멘젤(Menzel)형 소뇌위축증]은 SCD의 약 34%로서, 임상에서 많이 조우한다. 발병은 50세 전후이고, 성별 차이는 없다.[4)]

[신체구조와 기능] 초기는 소뇌성의 보행 장애(양 발을 넓게 벌린 보행; wide-based 보행)를 나타내지만, 후에 파킨슨증상이 부가되어, 추체외로 징후를 나타낸다. 상지의 운동실조는 하지보다도 늦게 출현한다. 변환운동장애, 정교성 동작 장애에 이어서 측정 장애도 부가된다. 구음장애는 초기부터 관찰되며,

느리고 단철성, 폭발성이 되고, 차츰 파킨슨증상이 가미된다. 연하 장애나 안면의 근섬유속 연축과 위축, 기타의 뇌신경장애가 인지된다.

말기에는 심부감각장애를 나타내고, 자율신경 장애의 합병으로 변비, 요실금, 기립성저혈압, 수면 시 무호흡이 인지된다.

예후는 수년의 경과로 완전보조가 된다. 돌연사 등에 이르는 경우도 있다.

d. 홈즈형 유전성 소뇌운동실조증, 만발성 소뇌피질성위축증

홈즈(Holmes)형 유전성 소뇌운동실조증과, 만발성 소뇌피질성위축증(late cortical cerebellar atrophy; LCCA)(가족성 없음)에 대해서, 그린필드 분류에 따르면, 소뇌피질 위축의 분포나 올리브핵의 변성에서 양자는 매우 유사하다고 하며, 그 차이는 가족성의 유무만으로 하고 있다. 남녀차이는 없다.[4]

[신체구조와 기능] 중년 이후, wide-based 보행, 명정(만취)모양 실조성 보행이 관찰되고 발병한다. 그 후, 상지의 실조(측정 장애, 변환운동 장애, 글씨쓰기 졸렬 등), 손가락 진전, 구음장애를 나타낸다. 병적 반사, 근 긴장항진(경련), 불수의 운동은 드물다. 합병증으로서는 치매가 후기에 나타나는 일이 있으며, 당뇨병이 인지되는 경우도 있다. 10~25년 정도의 경과가 되는 일이 많다.

이 밖에, 마차도-조셉(Machado-Joseph)병(유전자 자리가 제14번 염색체 장완에 있고, 척수소뇌형의 실조증상을 나타낸다), 치상핵 · 적핵 · 담창구 · 시상하핵 위축증, 외인에 의한 소뇌변성증이 있다.

[활동과 참여] SCD의 작업치료 평가는 실조, 불수의 운동의 파악과 근력측정을 기본적 신체기능으로서 파악하여, ADL, APDL에 연관시켜 파악하는 것이 중요하다. 환경평가를 시행하면서 QOL 향상으로의 방향성을 찾는 것이 최종적인 목표가 된다.

3 근위축성측삭경화증

근위축성측삭경화증(amyotrophic lateral sclerosis; ALS)은 10만명에 2~6명이라는 유별률을 나타내고, 약간 남성에 많으며(일본에서는 남 : 여 = 1.8 : 1), 발병연령은 40세 이상이 80%이다. 일본에서는 유전성의 빈도는 1.4%로서 낮고, 그 기간은 3년 미만이 50%, 3~5년이 20%, 5년 이상이 30%라는 것처럼, 조기에 죽음에 이르는 병이라고 Mitsumoto 등이 보고를 하고 있는 질병이다.[10]

그러나, 하야시 등[11]은 "새로운 ALS관"을 명확히 내세워, ALS의 호흡근 마비가 종말기라고는 할 수 없고, 그 기간에 대해서도 재검토가 필요하다고 하였다. 실제로 도쿄도립 신경병원에서의 데이터에서, 일단 호흡기를 장착한 후에도 부분적으로 이탈할 수 있는 예를 보고하고 있다.[12] 이 병원에서는 입원해서 호흡요양을 할 뿐만 아니라, 1994년부터는 재가에서의 호흡기 장착을 기본으로 정하여, "호흡기 마비 = 종말기"라는 고정관념을 뒤집는 활동을 하고 있다.

[신체구조와 기능] 임상증상에 대해서 하야시 등[11]은, ALS는 전체 수의운동마비(totally locked-in state; TLS)라 생각하여, 그 증상을 크게 2개의 운동계로 분류하고 있다. 하나는 신체운동계이고, 두 번째는 변연운동계이다 [표 6(448페이지) 참조].

또한, 이 2개의 운동장애의 정도와 이들의 조합이나 진행속도가 증상사례에 따라 차이가 크다는 것과, 수의운동의 장애는 "개체운동 발달 시에 새로이 획득된 운동기능으로부터 장애를 받아. 개체 발달적으로 낡은 운동기능은 유지되는" 경향이 있다는 지적도 있다4). 즉, 정교성 동작(수내근 마비가 선행) 등 신피질이 관여하는 기능은 초기부터 침해되어, 구피질에 관여하는 정동(정서)에 수반하는 운동장애 등이 늦게 출현한다는 것이다.

[활동과 참여] 근력저하의 변동이 심한 대상자에서는, "젓가락을 사용할 수 없게 되었다", "스푼이 입까지 도달하지 않게 되었다" 등이라 수주일 단위로 ADL상의 곤란한 정도가 올라가는 경우도 있다. 증상변화가 현저한 환자이므로, 앞을 내다본 접근을 하기 위해서도, 경과의 지식과 파악이 필요하다. 적절한 때에 적절한 것을 제공할 수 있도록, 시기적절한 상세한 체크를 마다하지 않아야 한다.

또한, 대상자의 몸에 일어나는 궁핍한 모양과 장래에 대한 불안은 다 표현할 수 없을 만큼 크기 때문에, 작업치료사의 부주의한 언동이나 태도가 대상자의 심리상태를 더욱 악화시키는 일이 있을지도 모른다. 일순간 일순간을 따뜻하고 함께 있는 지원자로서 작업치료사를 파악해주도록 하는 작용이 필요하다.

평가를 실시할 때에도 유의하기 바란다. ADL, APDL의 욕구(needs)를 실현하기 위한 연구를 구현하는 분석적인 평가의 관점이 중요하다.

4 다발성경화증

다발성경화증(multiple sclerosis; MS)은 중추신경계의 복수의 부위에 염증병변이 존재하여(공간적 다발성), 악화와 완해를 반복하는(시간적 다발성) 것이 특징이다.

일본에서의 남녀 비는 1 : 2.4로, 여성에 많다. 병변은 신경섬유의 탈수(demyelination)이며, 축삭은 상대적으로 유지된다.

[신체구조와 기능] 시신경장애로서는 시력저하, 시야협착, 색각이상, 안통을 나타낸다.

척수장애로서는 추체로를 중심으로 한 상위신경원형, 후삭으로부터 일어나는 브라운 · 세카르(Brown-Séquard)증후군형이 있다.

뇌간 · 소뇌장애로서는, 추체로 증후, 실조, 복시안진, MLF(내측종속)증후군, 외전신경마비, 삼차신경통을 나타낸다.

돌발성 자극증상으로서는 발작성 통증, 소양(가려움), 삼차신경통, 유통성강직성 발작, 레르미트(Lhermitte)징후를 나타낸다.

지속성 자극증상으로서는 사지 · 체간 일부의 이감각, 착감각(저림 또는 죄어지는 느낌)을 나타낸다.

감염 · 과로 · 스트레스는 재발을 유발할 가능성이 있으므로, 이들을 피하도록 유의한다. 쉽게 피로해지는 것은 탈수(demyelination)에 의한 전도차단이 배경에 있다. 온욕도 피로를 일으키므로 주의가 필요하다.

[활동과 참여] 여러 가지 장애양상을 나타내기 때문에(시간적 · 공간적 다발), 이들에 준해서 평가를 실시한다. 완해, 악화라는 측면은 관절류마티스(rheumatoid arthritis; RA)의 장애상황과 유사하다. 예후예측은 곤란하므로, 현상황에 입각한 평가가 중요하다.

5 진행성근이영양증

진행성근이영양증(progressive muscular dystrophy; PMD)의 유전형식, 임상증상으로부터의 분류에서는,

① 뒤시엔느(Duchenne)형 근이영양증(DMD)
② 베커(Becker)형 근이영양증(BMD)
③ 지대형 근이영양증(limb girdle muscular dystrophy; LGMD)
④ 안면견갑상완형 근이영양증(facioscapulohumeral muscular dystrophy; FSHD)
⑤ 선천형 근이영양증[후쿠야마형 선천성 근이영양증(Fukuyama type congenital muscular dystrophy; FCMD)]
⑥ 근긴장성(강직성) 이영양증(myotonic dystrophy; MD)

의 6종으로 나뉘어 있다. 최근, 각 형태의 유전자 자리나 유전자 산물 · 변이의 해명이 현저하게 진행되어 있고, 조기부터의 진단이 가능해져, 상세한 분류가 이루어져 있다.

후생노동성의 정신 · 신경질환 연구위탁비용에 의한 "근이영양증 및 관련질환의 임상병태 해명과 치료법 개발에 관한 연구"의 2000~2002년도 연구보고서에 따르면, 미지의 유전자 해석과 진단법의 영역에서는 LGMD와 원위형 근증(근이영양증) (distal myopathy)에서 큰 진전을 보였다고 한다. 이들은 유전자형 진단에 의해서 70% 전후의 확률로 진단을 확정할 수 있다. 또한, FCMD는 말초혈액의 유전자 진단에 의해서 90% 이상을 확정할 수 있다고 한다.

[신체구조와 기능] PMD의 병형과 임상적 특징에 대해서는, **표 5**를 참조하기 바란다.

[활동과 참여] PMD는 **표 5**에 나타낸 것처럼, 구축(contracture)의 진전에 유의하면서, ADL, QOL의 측면을 주위의 물리적 환경 즉, 여러 가지의 기기나 용구의 정합성에 의해서 검토해갈 필요가 있다. 또한, 사회심리적인 역할수행에 대해서도 염두에 두고 보아가야 한다. 최근, 컴퓨터 조작에 의해서, 홈페이지의 개설이나 전자메일을 활용하여, 보다 넓은 인간관계의 구축으로 연결할 수 있는 시도도 이루어지고 있다. 바야흐로 키보드 조작의 평가는 반드시 필요하게 되었다.

1994년도 후생노동성의 연구보고서[13)]에는 PMD의 입원 가료중인 사람이 실명한 사람을 위해서 낭독 테이프를 작성하여, 기뻐하고 있는 사례가 있다. 연구를 총괄하는 사람은 입원 가료중인 사람이 수동적인 경험이 아니라, 주체적인 경험에 의해서 삶의 보람(QOL)을 얻는 의미를 강조하고 있다. "케어(care)를 받는 측에서, 케어를 제공하는 측으로", "소비하는 측으로부터 생산(서비스)하는 측으로"라는 발상이, 장애를 가진 사람이 활기차게 빛나는 웃는 얼굴이 되는 요점의 하나가 될 것이다.

6 중증 근무력증

중증 근무력증(myasthenia gravis; MG)은, 신경근 접합부의 전달 장애(후시냅스막의 아세틸콜린 수용체에 대한 자기항체 검출)를 나타내는 자기면역질환이고, 청년기, 여성에 많다.

Ⅰ~Ⅴ와 신생아, 젊은 나이형의 7개형으로 하위분류되어 있고, Ⅲ형의 급격 발병의 호흡근 장애는 예후불량이지만, Ⅲ형으로 이행하지 않은 것은 예후 양호하다.[4)]

[신체구조와 기능] 안근, 인두근, 사지의 근위

근, 호흡근의 근력저하와, 일부 또는 전신이 쉽게 피로해지는 것이 관찰된다. 추체로 징후나 감정 장애는 수반하지 않는다. 아침은 문제가 없으나, 저녁 무렵부터 야간에 걸쳐서 증상의 악화가 관찰되는 사례가 40% 정도 있다.

감염, 심신의 스트레스, 외상, 수술, 임신 분만, 과로, 불면, 약의 부적절한 섭취 등에 의한 호흡곤란상황에 유의할 필요가 있다.

[활동과 참여] 증상의 1일내 변동에 유의하면서 ADL, APDL을 수행하기 위한 자조장구 등, 대상적(보상적) 측면에 대한 평가의 관점이 중요하다. 입원이 장기간이 되는 경우도 있어, 입원생활의 질의 향상을 향한, 캐나다 작업수행 측정(COPM) 등에 의한 지원 요점의 추출이 반드시 필요하다.

7 길랑-바레증후군

길랑-바레증후군(Guillain-Barre syndrome ; GBS)은 탈수성 다발근 신경병증(neuropathy)이고, 운동마비가 주된 증상이다. 2/3가 발병 1개월 이내에 상기도염이나 위장염 등의 선행 감염이 수반한다.[4)]

[신체구조와 기능] 운동마비 발병부터 수일~2, 3주에서 절정기가 되고, 수개월에서 회복한다. 마비는 하지의 대칭성 마비로부터 상행성으로 진전되는 일이 많다. 안면신경의 양마비, 호흡 · 인두근 장애로 호흡, 연하 곤란이 발생한다. 사지 말초부의 감각장애가 약간 인지되거나, 또는 인지되지 않는다. 실조성 보행을 나타내는 일도 있다. 자율신경장애로서 드물게 배뇨장애, 빈맥, 부정맥, 기립성저혈압 등을 나타낸다.

국재형, 감각장애 우위형, 자율신경장애 우위형, 축삭장애형 등의 특수형태가 있다. 대부분은 완치되지만, 15% 정도는 축삭변성의 합병에 의해서 후유증이 남는다. 구축예방 · 개선을 목적으로 한 부목(splint) 평가도 중요하다.

[활동과 참여] 전신상태를 체크하면서, 기본적 기능 · 능력을 보아 ADL 개선으로 연결시켜 간다. 자조장구의 적응도 시야에 넣어 평가를 실시한다.

C. 신경 · 근질환의 증상과 평가

이제까지 질환별의 특징을, 작업치료 평가와 연관성이 있는 것에 대해서 언급하여 왔다. 질환과 증상 및 작업치료 검사측정은 일람표로 하였다(표 6). 이 절의 마무리로서, 신경 · 근질환을 가진 대상자에 대한 평가의 유의사항을 수의운동, 장애수용도 포함한 심리적 측면, 지적 측면, 자율신경기능, 가족도 포함한 사회적 측면의 파악이라는 점에서 문제삼기로 한다.

1 각 질환의 수의운동의 차이

신경 · 근육은 수의운동을 원활하게 수행하기 위한 기본구조이다. 수의운동은 신경 · 근육질환을 평가하여갈 때의 착안점의 큰 기둥이다. 기본사항으로 조금 되돌아가서 이해를 확실히 해두고자 한다.

a. 수의운동이란?

지금, 독자 여러분이 이 책을 읽고 있는 동

작을 운동으로 분해하여 보면, 페이지를 눌러서 잡고, 안구를 움직이며, 문장을 독해한다는 점으로 나뉜다.

페이지를 눌러서 잡는 상지의 운동에 착안해서 말하면, 체간을 포함한 수근관절까지의 근위관절이 페이지와 접촉하고 있는 지복 또는 손바닥을 최적의 위치에 둘 수 있도록, 각각의 관절 각도를 관절에 관여하는 동작근 · 길항근(주관절로 말하면 팔꿈치 신근과 굴근)이 동시수축을 하여 유지하고 있는 것이다. 이들의 운동을 실현하고 있는 신경 · 근육계 시스템은, 척수 전각으로부터 효과기(운동을 실행하는)로서의 근육까지의 말초신경과, 대뇌피질에서 전각에 이르는 중추신경이라는 2종류의 수의운동의 경로로 크게 분류된다는 것은 널리 알려진 것이라 생각한다.

b. 중추신경마비와 말초신경마비

말초신경의 손상에 의해서 일어나는 운동마비는 양적인 저하라 일컬어지며, 다니엘즈(Daniels) 등의 도수근력 테스트 등에 의해서 측정된다. 신경학적 검사에서는 건반사의 소실 또는 저하, 근 긴장의 저하로서 파악된다. 근섬유속 연축(근섬유가 신속하게 수축-이완을 반복한다)이라는 특징적인 소견도 있다.

중추신경의 손상은 말초신경보다도 약간 복잡하며, 운동신경에서는 추체로와 추체외로로 크게 2분된다. 추체로는 대뇌 중에서도 새로운 피질[브로드만 영역(Brodmann area) 4 ; 베츠(Betz)세포]로부터의 경로이며, 정교성 동작 등 정밀한 조절을 요하는 운동에의 관계가 깊다고 한다. 추체외로는 운동전 영역(area 6 등)으로부터의 경로이고, 보다 기본적이고 동시에 크고 투박한 운동에 관여한다고 하지만, 상세한 것에 대해서는 불명한 부분이 많은 것 같다.

운동 조절에는 소뇌를 비롯하여 기저핵 등의 관여도 복잡하게 영향을 미치고 있다. 학습을 한다는 측면에서도 운동을 해명할 필요가 있고 앞에서 언급한 피질영역 이외의 관여도 서서히 알려지고 있으며, 흥미가 깊다.

c. 파킨슨병의 수의운동

피질 기저핵의 관여로부터 신경 · 근육질환의 수의운동을 볼 때, 특필하고 싶은 것이 파킨슨병이다. 고차뇌기능장애의 하나로서 알려져 있는 보행실행이 파킨슨병의 "동결현상의 발"과 동일한 것이라는 식견이다. 동결현상의 발은 외적인 단서가 되는 자극(예컨대, 바닥에 그은 선이나 제자리걸음의 리듬 · 구령 등)이 동작의 개선에 효과적이다. 보행실행에 대해서도 마찬가지이고, 과거에는, 1보를 내딛기 위한 시각적 자극을 지팡이에 attachment(바닥에 가로막대를 건너지르다)를 부착하여 시행하는 것도 소개되어 있었다.

d. SCD의 수의운동

운동조절장애의 대표적인 것인 SCD는, 주된 병소가 척수 · 기저핵 · 소뇌의 어디에 있는가에 따라서 수의운동장애는 다르다.

척수병변에서는 운동감각 · 위치감각 등 심부감각의 입력경로가 단절되기 때문에 운동의 조절장애가 출현한다. 즉, 눈을 감고 시각입력을 차단하면 현저하게 조절이 나빠진다. 이것을 신경학적으로 검사하고 있는 것이 롬베르

표 5 근이영양증의 병형과 임상적 특징

병형	DMD	BMD	Emery-Dreifuss형	LGMD	FSHD	FCMD	안근·인두형	원위형	
								미요시형	RV*를 수반하는 형태
발병연령	5세 전	5~15세	5~15세	10~50세	5~20세	태어날 때	50세대	15~30세	15~30세
예후	20~25세에서 사망	50세 이상의 생존사례도 많다	예후는 좋다. 돌연사가 있다	느린 진행성	느린 진행성	20세 전후에서의 사망이 많다	느린 진행성	느린 진행성	느린 진행성
주요 이환근	사지 근위근	사지 근위근	경부 전굴근군	사지 근위근	안면근 견갑근 상완근	안면근 사지근	외안근 인두근	사지 원위근 비복근	사지 원위근 전경골근
기타 장기 장애	중추신경 심근 소화기	심근	심전도 장애		난청 망막 변성 (COAT 증후군)	중추신경	심전도 장애 (드물다)		
근육조직 소견	괴사 재생 디스트로핀 결손섬유(99%)	괴사 재생 디스트로핀 부분 결손섬유	크고 작은 것이 같지 않다 중심핵 증가, 디스트로핀 정상	괴사 재생	크고 작은 것이 같지 않다 세포 침윤	괴사 재생 type 2C섬유의 증가	크고 작은 것이 같지 않다 RV	크고 작은 것이 같지 않다	RV
혈중 CK치	정상 상한의 10배 이상. 연령에 수반해서 저하한다.	정상 상한의 10배 이상. 성인에서도 높은 수치를 나타낸다.	중등도 상승	약간~고도 상승	약간~중등도 상승	고도 상승 연령에 따라 저하한다.	약간~중등도 상승	중등도~고도 상승	약간~중등도 상승

※ RV(rimmed vacuole) : 근육 생리학적 검사에서 뚜렷한 테두리가 붙은 공포. [문헌 4에서 일부 변경]

크(Romberg) 테스트이다.

소뇌병변에서는 롬베르크 테스트의 결과는 시각입력의 유무에 좌우되지 않는다. 즉, 시각에 의한 피드백이 있어도 없어도 협동동작은 큰 차이가 없다. 소뇌병변이 있으면 운동학습도 포함하여, 운동의 협동성을 관장하는 여러 가지 경과로가 영향을 받는 것 같다.

기저핵 병변에서는, 파킨슨병증상을 아울러 가지는 수의운동장애를 초래하는 일도 있다. 즉, 척수 및 소뇌병변에서는 근 긴장은 저하하는 일이 많은 것에 반해서, 기저핵 장애에서는 근 고축 등을 나타낸다.

e. ALS의 수의운동

ALS에서는 상위와 하위의 운동신경원이 장애를 받아, 양자의 손상의 소견이 나타난다. 상세한 것은 표 6의 일람표 안에 기술하였으므로 참조하기 바란다.

2 심리기능을 본다

신경 · 근육질환의 경과는 다양하지만, 진행성인 것이 적지 않다. 또한 그 장애는 중증이고 엄격한 현실에 직면하고 있다. 이러한 것을 잘 염두에 두고, 대상자의 심리기능, 심리상태를 보는 것이 필요하다.

병상이 진행성이고, 게다가 생명예후가 나쁘다고 의사로부터 통고를 받았을 때의 심정은 현실로 경험한 사람이 아니면, 그 생각의 전부를 감지하는 것은 불가능할지도 모른다. 통고에 의해서, 이제까지 살아온 길이 갑자기 방향전환을 어쩔 수 없이 하게 되는 것이다. 다음달, 다음해, 또는 10년 후 계획하고 있던 일이나 꿈 · 희망이 이루어지지 못하게 될 공산이 커지고, 자기가 지금 수행하고 있는 가정적 · 지역적 · 사회적 역할의 변경을 강요당하게 된다. 의사의 지단을 부정하고, 치유를 위한 온갖 수단을 찾고, 시도하고, 그리고 낙담하고, 혼란스러워하고, 자포자기가 될지도 모른다. 여러 가지의 대응책을 강구한 후, 서서히 현 상황을 받아들이기 시작하는 대상자도 많을 것이다. 본질의 부분에서는 "내일이 되면 병태를 해명할 수 있고, 신약이 개발되어, 이 병은 치유된다"라는 한 가닥의 희망을 계속하여 갖고, 거기에 삶의 양식을 찾아내고 있다는 것도 있을 것이다.

a. 새로운 ALS관 재활이념의 구현

하야시[14]는 의사가 이제까지 "no-cause(원인불명)", no-cure(치료법이 없다)", "no-hope(전망이 없다)"라고 ALS의 대상자를 계속 피하고, 질병을 가지면서도 그 인생을 다하려고 하는 생활자로서의 관점을 종전에 가질 수 없었다 하여, ALS의 대상자에 대한 "새로운 ALS관"을 제창하였다.

이제까지의 ALS관은 "호흡근 마비를 종말기(죽음)로 한다"에 반해서, 새로운 ALS관은 "호흡근 마비를 ALS의 하나의 운동장애(impairment)로 생각하여, 호흡기 장착 환자는 호흡근 장애를 가진 한사람의 인간으로 생각한다"라 한다. 종전에 ALS 대상자는 호흡근 마비가 종말기라 하여왔으나 호흡기라는 보조장치를 장착하면 생명예후를 연장할 수 있을 뿐만 아니라, 증상사례에 따라서는 일시적으로 호흡기를 벗길 수도 있다고, 하야시 등[11]은 보고하였다. 또한, 거듭 호흡기 장착 후의 임상병리소견과 요양에 대해서 언급하였다.[15]

이 일련의 대처 중에서 ALS의 병명 고지의 문제, 호흡기능 완전폐용을 포함하는 중증의 운동기능장애를 가진 생활자로서의 본연의 모습, 의료를 비롯한 ALS의 대상자에 대한 지원체제에 대해서 구체적으로 시사하는 바가 풍부한 제언을 하였다.[14] 바꿔 말하면, 이들의 제언은 normalization 및 rehabilitation의 이념과 일치하는 것이다. 요즘 알츠하이머병이 있는 분이 "기억이나 판단, 사고 등에 부자유를 갖지만 한사람의 인간이고, 이 부자유함을 보완해주면, 생활자로서 쾌적하게 지낼 수 있다"라고 발언하는 것을 들었다. ALS의 호흡기능 완전폐용을 포함하여 어떠한 기능상황

표 6 질환과 증상 및 작업치료 검사측정

질환	병소	증상 · 장애	적응이 되는 측정, 검사, 정보 수집
파킨슨병	중뇌 흑질 신경세포 소실 ↓ 다른 기저핵, 뇌간, 여러 핵 신경세포 소실	근 고축, 무동, 동작 완만, 정지시 진전, 체간회전 곤란, 자세반응 장애, 소자(작은 글씨)증, 구음장애, 가면모양 얼굴모습, 눈 깜박임 기타 일상동작의 소실, 우울상태, 지적 저하, 자율신경증상(기립성저혈압, 신경인성 방광, 변비)	관찰[입실 시의 모양, 몸 구르기, 일어나기, 옮겨타기, 앉은 자세 · 선 자세 유지, 자세 변환, 걷는 모양, 글씨쓰기 동작(칸 안에 글씨쓰기로 개선?), 대화], 면접, 근 긴장검사, 근력 선별검사, ROM test, ADL test, STEF, FQ test, 야르(Yahr) 중증도 분류, CPM, SPM
파킨슨 증후군	상기와 관계되는 하기와 같은 원인질환에서 관찰된다. 뇌혈관장애, 뇌염, 뇌종양, 중독 등의 원인에 의한 2차성의 것. 다른 변성질환(SCD 등)	위에 준한다.	상기에 준한다.
PSP(진행성 핵상성 마비)	중뇌피개, 적핵, 흑질, 담창구 루이스체, 중뇌수도 주변, 상구, 소뇌 치상핵	위에 더하여, 수의적인 안구운동장애(특히 수직방향, 반사적으로는 움직인다) → 핵상성 근 고축(경부 전굴시에 심하다) (경부 디스토니아), 지적 장애 · 주의력 저하 → 피질하 치매	위에 더하여 고차 뇌기능 검사
SCD: 프리드라이히 실조증	척수후삭, 추체로, 척수소뇌로, 클라크(Clarke)의 척측핵, 후근신경절	후삭증상은 하지우위(척수성 실조증), 소뇌실조증도 병존한다. 건반사 소실(대부분은), 바빈스키징후, 구음장애, 지적장애(약 30%), 凹족변형, 척추 측만, chorea모양의 불수의 운동, 원위부에 심한 근력저하, 하지 원위부 감각장애, 안진(약 2/3), 느린 진행성.	관찰[입실 시의 모양, 몸 구르기, 일어나기, 옮겨타기, 앉은 자세 · 선 자세유지, 자세전환, 걷는 모양, 변형, 대화), 면접, 실조검사, 근 긴장검사, 근력 선별검사, ROM test, ADL test, STEF
SCD: 유전성 경련성 대마비	추체로, 척수소뇌로의 변성	하지 우위의 추체로 징후, 경련성 보행, 경축, 심부반사 항진, 바빈스키반사 양성, 내번첨족	상기에 준한다.
SCD: OPCA	뇌교핵의 신경세포, 뇌교소뇌로, 충소뇌각, 연수 · 올리브핵, 올리브소뇌로, 소뇌 푸르키니에(Purkinje) 세포, 과립세포층, 백질, 선조체, 담창구, 중뇌흑질, 대뇌피질 · 전두엽 전부, 측두엽, 척수후삭, 측삭	소뇌성 실조증 파킨슨증상, 상지의 변환운동 장애, 정교성 운동장애, 측정 장애, 구음장애, 연하장애, 자율신경장애 · 변비, 요실금, 기립성저혈압	관찰[입실 시의 모양, 몸 구르기, 일어나기, 옮겨타기, 앉은 자세 · 선 자세유지, 자세변환, 걷는 모양, 변형, 대화), 면접, 실조검사, 근 긴장검사, 근력 선별검사, ROM test, ADL test, STEF

(계속)

표 6 질환과 증상 및 작업치료 검사측정 (계속)

질환	병소	증상 · 장애	적응이 되는 측정, 검사, 정보 수집
SCD 홈즈, LCCA	소뇌충부를 포함하는 상면, 소뇌피질에 국한	실조보행(wide-based, 만취모양)으로 발병 상지의 실조(측정 장애, 변환운동장애, 글씨쓰기 졸렬), 근 긴장저하, 손가락 진전, 구음장애, 자율신경증후는 드물다.	관찰[입실 시의 모양, 몸 구르기, 일어나기, 옮겨타기, 앉은 자세 · 선 자세유지, 자세전환, 걷는 모양, 변형, 대화), 면접, 실조검사, 근 긴장검사, 근력 선별검사, ROM test, ADL test, STEF, CPM, SPM
ALS	상위 운동신경원 하위 운동신경원	**신체운동계** • 사지체간근군 : ① 상위 운동신경원계 장애[피질척수로-추체로-변성/사지 경련성 마비, 심부 건반사 항진, 상 · 하지의 병적 반사 출현-상지의 와르텐베르크-호프만(Wartenberg-Hoffman) 반사에 비해서 하지의 바빈스키반사가 나타나기 어려운 것이 특징]. ② 하위 운동신경원계 장애(사지 · 체간의 심부 건반사 저하 또는 소실, 섬유성 수축을 수반하는 근 위축, 사지 이완성 마비, 하위 운동신경원계 장애가 뚜렷하면 그 부위의 상위 운동신경원계 장애는 감춰져 표면상으로는 나타나지 않는다) • 뇌교 · 구(연수)근군 : ① 안면신경 지배근은 하부가 상부보다 선행하여 장애를 받는다. 구륜근 · 저작근 선행, 안륜근 · 전두거근이 늦어진다. 눈을 감았을 때의 실행, 감정에 수반하는 표정근 수축이 유지되는 일이 많은 것도 특징이다. ② 뇌교 · 구근군 : 발성, 발화의 저하, 연하장애(구강-인두에서의 음식덩이 이송의 저하, 음식을 구강 내에 괴게 한다, 구각으로부터 흘린다), ③ 호흡근군 : 조기에 장애를 받을 수 있는 것(가벼운 동작에서의 숨이 참, 발어 발성량의 저하, 불면을 포함한 경면경향 등의 환기부전), ④ 외안근군 : 주로 핵상성의 장애부위(상하 수직방향이 선행, 좌우 수평방향이 늦어진다, 손가락 등의 작은 대상의 추종 저하가 선행, 얼굴 등 큰 것은 남는다). ⑤ 배뇨 · 배변근군 : 핵상성 장애(배출, 축뇨장애, 하부요근을 지배하는 체성, 부교감신경)	관찰[입실 시의 모양, 몸 구르기, 일어나기, 옮겨타기, 앉은 자세 · 선 자세유지, 자세변환, 걷는 모양, 변형, 대화), 면접(COPM), 호흡, 신체적 내구성, ROM, MMT, ADL 동작, 환경정보

(계속)

표 6 질환과 증상 및 작업치료 검사측정 (계속)

질환		병소	증상 · 장애	적응이 되는 측정, 검사, 정보 수집
			변연운동계 감정 · 정동(정서)에 수반하는 울고 웃음 등 불수의적 정형적 운동패턴에 수반하는 근 수축은 유지된다. 변연운동계의 기능은 운동 의지의 수의적인 억제조절 하에 있고, ALS에서는 각각의 운동계의 수의적 억제가 부분적으로 장애를 받아 억제가 불충분해진다(정동 제지곤란, 강제 울기 웃기, 강박적 · 고집적으로 구체적인 자기의 호소를 반복하여, 주위로부터의 설명을 받아들이지 않는다), 수면 시에 일어나는 호흡순환 기능부전이 상정되는 돌연사.	
MS		중추신경계의 복수의 부위, 공간적 · 시간적 다발성	완해와 악화를 나타낸다: 시신경장애(시력, 시야, 색각, 안통), 추체로, 후삭장애, 뇌간 · 소뇌장애, 돌발성 자극증상(돌발성 통증, 삼차신경통, 유통성 강직성 발작, 레르미트 징후, 지속성 자극증상으로서 사지 체간의 일부의 이감각, 착감각), 쉽게 피로해짐, 온욕효과	마비의 존재부위에 따라 그것에 준한다.
PMD	DMD	근섬유의 변성, 괴사, 근세포막 바로 아래에 있는 디스트로핀의 이상, 결손	달릴 수 없다, 넘어지기 쉬운 것에 의해서 발병, 근위부 근력저하 → 원위부로 진행, 하퇴근의 가성비대, 등반성 기립, 척추 측만 외 변형, 건반사 약화 BMD는 근위근의 근력저하가 주된 것이다. 예후는 느린 진행성, 구축은 DMD에 비하여 경증.	근 위축 · 가성비대 등의 관찰, 근 긴장, ROM, 스윈야드(Swinyard) 8단계 분류, ADL의 방법과 현 상황, 혈액검사(혈청, CPK), 부목(splint)평가, 보장구, 가옥 이외 기기 · 환경조사, 지적 기능, 심리적 측면
	LGMD	경증 이영양증모양 변화	주로 사지 근위부를 침해하는 DMD, BMD, FSHD 이외의 이영양증, 단일질환은 아니다.	위에 준한다.
	FSHD		눈을 감는 것이 곤란, 휘파람을 불 수 없다, 근증(myopathy)모양 얼굴모양, 상지 근위근 근력저하, 익상견갑 → 체간, 요대, 하지로 진행, 척추 건반사 저하 · 소실, 병적 반사(-)	위에 준한다.
	FCMD		태어날 때부터 근 긴장 저하(floppy infant) · 근력저하, 혼자서 걷기는 원칙적으로 불가, 전신의 관절구축, 목 가누기, 발달지연, 지적 장애	위에 더하여 발달검사, WISC-R

(계속)

표 6 질환과 증상 및 작업치료 검사측정 (계속)

질환		병소	증상 · 장애	적응이 되는 측정, 검사, 정보 수집
PMD	근 긴장성 이영양증	3염기 배열의 반복이상	안면, 경부, 사지의 근 위축, 안검 하수, 폐구부전, 도끼모양 얼굴모양, 근육강직, 백내장, 대머리, 내분비 이상	근 위축 · 가성비대 등의 관찰, 근 긴장, ROM, MMT, ADL의 방법과 현 상황, 혈액검사(혈청, CPK), 부목(splint)평가, 보장구, 가옥 이외 기기 · 환경조사, 지적 기능, 심리적 측면
MG		신경근 접합부의 자기면역 기전, 운동종판의 아세틸콜린 수용체에 대한 자기항체가 수용체를 파괴	골격근이 쉽게 피로해짐, 탈력, 증상의 1일내 변동, 완해와 악화, 안검하수, 외안근 마비, 호흡근 장애(병형III), 감염 · 스트레스, 외상 등에 의한 호흡곤란상황	1일의 증상의 변화, 면접(COPM), MMT, ROM
GBS		말초신경의 탈수변화, 후속되는 수초 재형성, 축삭은 비교적 보존, 침습은 특히 신경근(root), 신경총에 심하다.	하지 근위근의 대칭성으로부터 상행성으로 진행되는 운동마비, 안면신경 양측마비, 호흡 · 인두근 마비 호흡, 연하곤란, 감각장애는 사지 말초부에 경증 또는 없음.	혈액검사 확인(overwork에 유의하기 위해), ROM, MMT, 감각 테스트, ADL, splint 평가, 급격한 발병에 대한 심리적 평가

STEF : 간이 상지기능검사
FQ 테스트 : 손가락기능지수 테스트
CPM : Raven colored progressive matrix
SPM : Raven standard progressive matrix
경부 이영양증 : 경부에 관찰되는 느리고 지속되는 긴 장축을 중심으로 하는 비틀림.
레르미트 징후 : 경부 굴곡 시, 척추부터 일측(양측)의 팔 · 다리에 순간적으로 전격통이 뻗히는 현상.
CPK : creatine phosphokinase(근육 · 신경질환에서 상승, 스테로이드제제 치료, 장기간 침상에 누워있음으로써 강하)
WISC-R : 웨히슬러 아동 지능검사 · 개정판

[문헌 2 ,4, 6, 7을 참조하여 작성]

이라도, 한사람의 개인으로서 존엄을 유지하고, 최대한의 생활의 질을 추구하고 동시에 보증되어야 한다는 것을 새삼스러운 것 같지만 재인식을 하게 된다.

작업치료사는 생활을 대상으로 하는 전문직으로서 ALS의 대상자의 생활의 질을 구체적으로 지원할 수 있도록 심신 양면에서 작용을 가능케 하는 연찬을 쌓기 바란다.

b. 장애수용 재고

오오타 등[16)]은 "장애수용의 파탄"으로서 세 가지 점을 들고 있다.

첫째는 장애수용이 단순히 장애를 받은 사람의 의식의 문제로서 생각되어 왔던 것을, 그 전제성이라 표현하고, "사고방법 하나로 어떻게든 된다"라는 가치관의 전환을 강요하고 있다는 것에 언급하고 있다. 독자는 이성으로는 잘 알지만, 정서적으로 어떻게든 하기 어렵다는 상황에 빠진 일은 없을까? "슬프다", "괴롭다", "고통스럽다", "짜증스럽다", "불안하다", "초조감에 못 견디다" 이들의 감정, 기분은, 그 원인이 심각하면 할수록, 그리 간단히 전환할 수 있는 것은 아니다. 즉, 장애를 입는다는 것은 정말 중대한 사실이라는 인식이 결여되지 말아야 한다는 것이다.

둘째는, 장애가 주는 개인과 그 가족에 대한 영향을 과소평가하고 있다는 것이다. 인간은 다른 사람의 아픔은 걱정할 수 있어도, 참으로 느낄 수는 없다. 인간은 자기의 세계를 통해서 살고 있으므로, 때로는 다른 사람이 아픈 일이나 고통스러워하고 있는 것을 잊기도 한다. 양대퇴를 절단하여 휠체어를 타는 여성이, "사고 직후, 만일 자기의 의식이 뚜렷하였다면, 목숨을 잃을망정 절단에는 동의하지 않았다"라고 언급하고 있었다. 그녀는 현재 훌륭히 일하며, 많은 취미를 갖고 생기발랄하게 빛나고 있다. 그러나 양 대퇴 절단이라는 장애가 그 여성에게 준 충격의 크기를 누구도 헤아릴 수는 없었다. 즉, 장애를 과소평가하고 있었던 것이 된다.

세 번째는 사회의 과소평가이다. 가치나 스티그마(stigma, 사회적인 차별감을 초래하는 것 같은 낙인)나 경계성은 개인이 사회를 어떻게 보는가가 아니라, 사회가 개인을 어떻게 보는가라고 한다. 장애수용은 개인의 무거운 짐이라는 견해에 기울어, 자칫 사회의 견해를 잊기 쉽다.

우리들 작업치료사는 병든 영혼에 다가가서, 지켜보고, 필요할 때는 손길을 뻗친다는 기본적 자세가 중요함과 동시에, 마음을 예민하게 하여 대상자의 마음의 목소리를 받아들일 수 있도록 노력해야 한다.

큐블러 · 로스(Kubler Ross)[17]가 제창한 "부인(denial)과 격리", "노여움", "흥정", "억울", "수용"이라는 장애수용의 단계이론은 일본의 재활계에서는 잘 알려져 있는데, 수용의 노정(distance)은 우리가 상상하고 있는 것보다도 더 극도로 곤란하다고 생각된다.

c. 파킨슨병 환자에 대한 이해

파킨슨병에서는 질병의 진행에 수반하여, 안면근이나 구음근 등의 장애에 있어서 감정의 표출이나 발화기능이 현저하게 저하한다. 몸짓, 손짓 등의 사지 체간근에 대해서도 마찬가지이다. 얼핏 보기에, 무반응, 몰이해처럼 받아들여지지만, 결코 그렇지는 않다. 정성들여 말을 걸거나 작용하는 것에 대해서, 한줄기 눈물로 답하여주는 일도 있다.

무로후세 등[18]은 파킨슨병과 병상이 공통된 진행성핵상성 마비의 여성이 문자판의 독해에 의해서 만든 노래를 소개하였다. 대상자의 내면세계에 경의를 표명하고, 그것을 존중하려고 하는 곳으로부터 참된 재활서비스는 시작되는 것이다.

3 지적 기능을 본다

신경 · 근육질환에는 일부의 척수소뇌변성증, 파킨슨병, 진행성 근이영양증, 다계통 변성증 등에서 경과 중에 지적 저하를 나타내는 경우가 있다. 작업치료사가 파악해두면 좋은 지적 기능에 대해서 약간 언급하려 한다.

지능이란 개개인이 동일한 과제해결에 직면하였을 때에, 각 개인에 따라서 정확성이나 속도 등이 다르다는 것을 설명하는 개념이라 한다. 서스톤(Thurston)은 여러 가지의 과제해결에 작용하는 일반 인자로서, 7개 인자를 기본적인 것으로 하여 열거하였다[19]. 웨히슬러 성인용 지능검사 · 개정판(WAIS-R)이라는 지능검사로 유명한 웨히슬러(Wechsler)는 이 7개 인자는 지능의 일반 인자의 70% 정도에 걸치고 있다고 한다.

제1의 인자는 "수"이고, 일정한 개념을 일정한 규칙을 사용해서 정확하고 바르게 처리하는 능력이다. 제2의 인자는 "지각"이며, 대상의 정확한 파악에 의해서 과제해결을 주의 깊게 확실하게 수행하는 능력이다. 제3의 인자는 "공간"이고, 틀을 어디에 잡으면, 가장 빠르게 그 과제를 풀 수 있는지를 알아차리는 능력이다. 제4의 인자는 "언어"이며, 정보전달, 정리, 유지 등, 보다 많은 말을 갖고, 동시에 그것을 정확히 사용할 수 있는 능력이다. 과제해결을 위한 효과적인 도구를 갖고 있다는 점에서 매우 중요한 인자이다. 제5의 인자는 "언어의 유창성"이고, 과제장면 요소를 문장에 의해서 바꿔놓고, 해결방법, 절차 등을 생각하는 "사고능력"이다. 이것이 부족하면 과제상황의 정확한 파악이 곤란해진다. 제6의 인자는 "기억"이며, 정보유지만이 아니라, 기명, 재생까지를 말한다. 마지막인 제7인자는 "귀납적 추리"이고, 복수의 구체적인 것으로부터 공통되는 부분을 발견함으로써 정보를 보다 처리하기 쉬운 형태로 유지하여, 문제해결에 기여하는 것이다.

이들의 요인을 임상에서, 특히 일상생활 수행이나 직업이나 역할도 포함한 생활 활동 수행으로 향해서 보아갈 필요가 있다. 그러나, 작업치료사가 지능검사를 모두 할 수 있는 것은 아니며, 어떤 개인의 작업장애를 개선해간다는 목표를 가진 작업치료사가, 그 개인의 지능장애를 완벽하게 파악할 필요가 없다는 것은 말할 것도 없다. 즉, ADL의 각각의 동작, 또는 그 개인이 개선할 필요가 있는 동작수행에서, 위에서 언급한 지적 기능이 어떻게 영향을 주고 있는가를 알면 되는 것이다. 또한 개선을 향한 개인이 사용할 수 있는 지적 기능, 수단은 무엇인가라는 부분을 알면 되는 것이다.

예컨대, 구두에 의한 의사소통 장애가 있는 경우, 일상적으로는 투명 문자판 또는 단어 · 단문을 기술한 B4 정도의 판을 사용하는 일이 많다. 투명 문자판은 대화내용이 복잡한 것이라도 대응할 수 있으나, 상대방에게 기명력이 요구된다. 기명력 저하의 경우는 표현할 수 있는 범위는 한정되지만, 잘 나올 수 있는 대화나 요구를 미리 준비하여 적어두고 선택하게 하는 단어 · 단문 기재판이 좋다는 것이 된다.

4 자율신경기능을 본다

자율신경은 눈, 심장, 폐 등의 장기와 혈관 등에 원심성 신경을 보낸다. 긴장이 강요되는 장면 등에 작용하는 교감신경과, 안정되어 있을 때에 작용하는 부교감신경이 있다. 파킨슨병에서는 변비, 배뇨곤란이라는 방광직장 증상이 대상자를 괴롭힌다. 무동에 의한 가면모양 얼굴모양과 서로 작용하여, 지루성 얼굴모양도 파킨슨병 환자의 표정의 풍부함을 더욱 빼앗게 된다. 또한, 기립성저혈압도 대상자의 활동성을 올리는 데에 방해가 된다.

척수소뇌변성증의 몇 가지 병형은 자율신경장애를 나타낸다. 프리드라이히 실조증에서는 하지 혈관운동신경의 장애에 의해서 사지 끝의 청색증, 발한이상을 일으킨다. 그리고 연하곤란, 호흡이상, 타액 분비이상 등 미주신경 · 안면신경 지배영역에 대한 영향을 초래한다. 또한, 배뇨장애, 음위(성교 불능) 등도 인지된다. 올리브뇌교소뇌위축증에서는 파킨슨병과 마찬가지로, 변비, 요실금, 기립성저혈압 등을 일으킨다.

자율신경기능은 직접 작업치료의 대상이 되는 증상은 아니지만, 대상자의 생활에는 다대한 영향이 있다. 작업치료사가 개인의 작업수행 장애를 개선하는 것을 목표로 할 때, 이들 자율신경증상은 간과하지 말아야 할 사항이라는 인식을 가져야 한다.

●인용문헌

1) 難病情報センター URL：http://www.nanbyou.or.jp
2) Wilkinso IMS (著), 岩田　誠, 岩田　淳(訳)：簡要 神経学. 第 3 版, メディカル・サイエンス・インターナショナル, 2000
3) 田崎義昭, 吉田充男(編)：神経病学. 第 2 版, 医学書院, 1985
4) 黒川　清, 斎藤英彦, 矢崎義雄(編)：EBM 現代内科学. 金芳堂, 1997
5) 古川哲雄, 他：パーキンソン病患者の注視パターン—アイカメラによる検討. pp239–244, 厚生省特定疾患・変性性神経疾患調査研究班 1985 年研究報告書, 1986
6) 松波謙一, 内藤栄一：最新 運動と脳—体を動かす脳のメカニズム. サイエンス社, 2000
7) 山本敏之, 他：Bender Gestalt test でとらえられる進行性核上性麻痺の臨床的異常. pp152–154, 厚生労働省神経変性疾患に関する研究班 2000 年度研究報告書, 2001
8) 鈴鴨よしみ, 他：疾病への心理的適応と QOL の関連について. pp64–71, 厚生労働省特定疾患患者の生活の質(Quality of Life, QOL)の判定手法の開発に関する研究, 平成 13 年度総括・分担研究報告書, 2002
9) 横山絵里子, 他：在宅リハビリテーションの実際—脊髄小脳変性症. 総合リハ 29:1013–1020, 2001
10) Mitsumoto H, Hanson MR and Chad DA: Amyotrophic lateral sclerosis: Recent advances in pathogenesis and therapeutic trials. *Arch Neurol* 45:189–202, 1988
11) 林　秀明, 他：在宅ケアシステム—筋萎縮性側索硬化症を中心に. 総合リハ 29:985–992, 2001
12) 椿　忠雄, 他：神経難病の晩期ケアに関する研究. pp58–64, 特殊疾病(難病)に関する研究報告書, 東京都衛生局, 1984
13) 河合逸雄：「QOL」のまとめ. p156, 厚生省特定疾患・変性性神経疾患調査研究班 1994 年研究報告書, 1995
14) 林　秀明：ALS の呼吸筋麻痺と呼吸器装着—最近の考え方. PT ジャーナル 34:46–48, 2000
15) Hayashi H: Ventilatory support: Japanese experience. *J Neurol Sci* 152(suppl 1):97–100, 1997
16) 大田仁史(監修), 南雲直二(著)：障害受容—意味論からの問い. 荘道社, 1998
17) E・キューブラー・ロス(著), 鈴木　晶(訳)：死ぬ瞬間—死とその過程について. 読売新聞社, 1998
18) 室伏君士, 他：慢性神経疾患患者のケアおよびケアシステム—とくに QOL を重視したメンタルケアについて. 神経進歩 34:263–270, 1990
19) 村田孝次：教養の心理学. 培風館, 1991

이 단원의 키워드

- **견수증후군** 어깨의 통증에 의한 운동제한과 손의 종창 · 통증을 특징으로 하는 증후군. 뇌졸중의 합병증의 하나이다.
- **중추성 마비의 질적 변화** 중추성 마비의 회복과정에서, 정상적일 때에는 잠재적으로 밖에 존재하지 않는 연합반응 · 공동운동 · 자세반사라는 원시적인 현상이 중추의 억제를 벗어나서 표면에 나타나거나(양성 징후), 정상적일 때에는 존재하는 바로잡기(정위)반응이나 평형반응이라는 운동조절기구가 방해를 받는(음성 징후) 현상이 출현하는 것을 말한다.
- **연합반응** 뇌졸중 편마비 환자에서 환측의 수의적인 운동이 불가능해도, 건측의 근육을 작동시킬 수 있다면, 그 영향으로 환측의 근 수축이 일어나, 건측과 같은 운동이 일어나는 현상. 그러나, 환측에서 일어나는 운동은 보다 원시적 운동 패턴에 의한 공동운동이다.
- **공동운동** 뇌졸중 편마비 환자의 환측 지에서, 어떤 운동을 수의적으로 시행할 때에, 그 관련 근군이 동시 수축하여, 일정한 패턴에 따른 운동이 출현하는 현상이다. 굴근 공동운동과 신근 공동운동이 있다.
- **추간판 탈출증** 추간판 조직이 후방 섬유륜과 후인대를 넘어, 척주관 내로 탈출하는 것.
- **척수 쇼크** 급성 척수손상을 일으킨, 또는 척수가 차단된 부분보다 아래에 관찰되는 이완성 마비이다. 심부 · 표재반사의 소실, 지각장애, 방광직장 장애, 자율신경 장애 등을 나타내는 상태이다. 척수 쇼크의 상태는 수일에서 수 주일 계속되지만, 서서히 장애부위 이하의 반사가 회복된다.
- **욕창** 피부 및 피하조직의 혈행이 압박에 의해서 두절되기 때문에 일어나는 국소의 괴사를 말한다.
- **구축** 관절을 에워싸는 연부조직(피부, 건, 근육, 인대)의 변화가 원인으로, 관절가동범위가 감소한 것. 신전위치에 고정되어 굴곡할 수 없는 신전구축과 굴곡위치에서 고정되어 신전할 수 없는 굴곡구축이 있다. 골 · 연골 등 관절의 구성요소의 이상으로 일어나는 강직과 구분이 필요하다.
- **테노데시스 액션** tenodesis action. 테노데시스란 건에 신장성이 없는 것을 이용하여, 기능을 상실한 근육의 건을 골에 고정함으로써 기능의 개선을 도모하는 건 고정술을 말한다. 이 원리를 응용하면 수근관절을 배굴함으로써 손가락의 굴곡이 일어나 가벼운 파지력을 얻을 수 있다. 이것을 건 고정효과(tenodesis-like action)라 하고, C_6 척수손상 환자의 파지동작에 응용하고 있다.
- **반흔** 정상적인 조직이 손상이나 병변에 의해서 섬유조직으로 치환되는 것.
- **보존치료** 의학적 치료법의 하나이다. 비수술적 치료법이라고도 한다. 수술 등 신체에 침습을 가하는 방법과는 대조적인 치료의 호칭으로서 사용된다. 약물치료, 골절 후의 고정, 물리치료나 작업치료 등도 이것에 상응한다.
- **무티랑스 변형** 관절 파괴가 심산 이단성 관절염에 의해서, 지절간관절이나 중수골 관절이 현저

하게 파괴된다. 관절 파괴에 의해서 손가락 전체가 단축하여, 신전하면 오페라글라스처럼 신축하기 때문에 오페라글라스 변형이라고도 불린다.

- **완해**　질병 그 자체는 완전히 치유되어 있지 않으나, 증상이 일시적 또는 영속적으로 감약 또는 소실하는 것.
- **근 경축(spasm)**　통증이 있는 지속적인 근 수축. 근 경련. 불수의적으로 근육이 심하게 수축함으로써 일어난다.
- **무도병**　사지나 안면근의 불규칙적인 경련모양의 불수의운동을 나타내는 질환. 자주 근 긴장 저하를 수반한다.
- **변환운동 장애**　손을 신속하게 회내 · 회외시키거나, 혀를 내밀게 하여 신속하게 좌우로 움직이는 등, 급속한 교호운동을 할 수 없는 것. 반복 길항운동불능(증)이라고도 한다. 소뇌기능장애의 임상소견의 하나이다.
- **자기항체**　자기의 조직의 항원성분에 반응하여 만들어지는 자기항원(자신에게 면역반응을 일으키는 것)에 대한 항체, 또는 자극을 받은 조직성분에 반응하는 항체를 말한다.

제 4 장

정신기능 평가법

■ 전체

GIO 일반교육목표	SBO 행동목표
1 정신기능 작업치료의 평가를 수득한다.	1) 정신기능 작업치료의 평가를 설명할 수 있다. 2) 정신기능 작업치료의 평가를 실시할 수 있다.
2 통합실조증에 대한 작업치료 평가법을 수득한다.	1) 통합실조증의 평가를 설명할 수 있다. 2) 통합실조증의 평가를 실시할 수 있다.
3 기분장애에 대한 작업치료 평가법을 수득한다.	1) 기분장애의 평가를 설명할 수 있다. 2) 기분장애의 평가를 실시할 수 있다.
4 신경증성 장애에 대한 작업치료 평가법을 수득한다.	1) 신경증성 장애의 평가를 설명할 수 있다. 2) 신경증성 장애의 평가를 실시할 수 있다.
5 기타의 정신기능장애에 대한 작업치료 평가법을 수득한다.	1) 기타의 정신기능장애의 평가를 설명할 수 있다. 2) 기타의 정신기능장애의 평가를 실시할 수 있다.

수득 체크리스트

- ☐ ① 질병성과 사례성으로부터 평가를 설명할 수 있었다.
- ☐ ② 평가과정을 설명할 수 있었다.
- ☐ ③ 각 평가의 평가항목을 열거할 수 있었다.
- ☐ ④ 각 평가의 평가계획을 입안할 수 있었다
- ☐ ⑤ 각 평가의 유의사항에 따라서 실시할 수 있었다.
- ☐ ⑥ 평가의 결과를 요약할 수 있었다.

- ☐ ① 통합실조증의 주요 증상이나 장애를 열거할 수 있었다.
- ☐ ② 통합실조증의 심리 · 사회적 적응의 문제를 설명할 수 있었다.
- ☐ ③ 통합실조증의 질환이나 장애를 평가하는 유의사항을 설명할 수 있었다.
- ☐ ④ 통합실조증의 심리 · 사회적 적응을 평가하는 유의사항을 설명할 수 있었다.
- ☐ ⑤ 통합실조증의 사례나 평가 자료로부터 유용한 정보내용을 열거할 수 있었다.
- ☐ ⑥ 통합실조증의 사례나 평가 자료로부터 평가를 요약할 수 있었다.

- ☐ ① 기분장애의 주요 증상이나 장애를 열거할 수 있었다.
- ☐ ② 기분장애의 심리 · 사회적 적응의 문제를 설명할 수 있었다.
- ☐ ③ 기분장애의 질환이나 장애를 평가하는 유의사항을 설명할 수 있었다.
- ☐ ④ 기분장애의 심리 · 사회적 적응을 평가하는 유의사항을 설명할 수 있었다.
- ☐ ⑤ 기분장애의 사례나 평가 자료로부터 유용한 정보내용을 열거할 수 있었다.
- ☐ ⑥ 기분장애의 사례나 평가 자료로부터 평가를 요약할 수 있었다.

- ☐ ① 신경증성 장애의 주요 증상이나 장애를 열거할 수 있었다.
- ☐ ② 신경증성 장애의 심리 · 사회적 적응의 문제를 설명할 수 있었다.
- ☐ ③ 신경증성 장애의 질환이나 장애를 평가하는 유의사항을 설명할 수 있었다.
- ☐ ④ 신경증성 장애의 심리 · 사회적 적응을 평가하는 유의사항을 설명할 수 있었다.
- ☐ ⑤ 신경증성 장애의 사례나 평가 자료로부터 유용한 정보내용을 열거할 수 있었다.
- ☐ ⑥ 신경증성 장애의 사례나 평가 자료로부터 평가를 요약할 수 있었다.

- ☐ ① 기타의 정신기능장애의 주요 증상이나 장애를 열거할 수 있었다.
- ☐ ② 기타의 정신기능장애의 심리 · 사회적 적응의 문제를 설명할 수 있었다.
- ☐ ③ 기타의 정신기능장애의 질환이나 장애를 평가하는 유의사항을 설명할 수 있었다.
- ☐ ④ 기타의 정신기능장애의 심리 · 사회적 적응을 평가하는 유의사항을 설명할 수 있었다.
- ☐ ⑤ 기타의 정신기능장애의 사례나 평가 자료로부터 유용한 정보내용을 열거할 수 있었다.
- ☐ ⑥ 기타의 정신기능장애의 사례나 평가 자료로부터 평가를 요약할 수 있었다.

GIO 일반교육목표	SBO 행동목표
6 정신기능 작업치료의 평가를 활용하는 능력을 수득한다.	1) 정신기능 작업치료의 평가의 활용을 설명할 수 있다. 2) 정신기능 작업치료의 평가기술을 개선할 수 있다.

■ I. 정신기능 작업치료 평가학의 기초 (p 474에서)

GIO 일반교육목표	SBO 행동목표
1 정신기능 작업치료의 평가를 이해한다.	1) 정신기능 작업치료의 평가이론을 설명할 수 있다. 2) 정신기능 작업치료의 평가방법을 설명할 수 있다.
2 정신기능 작업치료의 평가를 수득한다.	1) 관찰평가법을 설명할 수 있다. 2) 관찰평가법을 실시할 수 있다. 3) 면접평가법을 설명할 수 있다. 4) 면접평가법을 실시할 수 있다. 5) 집단평가법을 설명할 수 있다. 6) 집단평가법을 실시할 수 있다.

수득 체크리스트

- □ ① 각 평가법의 활용을 학생 사이에서 검토할 수 있었다.
- □ ② 각 평가법의 기술개선을, 자기평가나 다른 사람 평가를 기초로 검토할 수 있었다.

수득 체크리스트

- □ ① 스나하라, 피넬, 단톤, 라일리 등의 견해를 설명할 수 있었다.
- □ ② 사회방위론의 악영향을 열거할 수 있었다.
- □ ③ 근거에 기초한 작업치료, informed consent, 신뢰관계 · 협력관계 형성의 의미에 대해서 설명할 수 있었다.
- □ ④질병성과 사례성으로부터 전체상을 설명할 수 있었다.
- □ ⑤평가와 정보 활용과의 관계를 설명할 수 있었다.
- □ ⑥평가과정을 설명할 수 있었다.
- □ ⑦관찰법, 면접법, 검사법 등을 열거할 수 있었다.
- □ ⑧관찰법, 면접법, 검사법 등을 설명할 수 있었다.

- □ ① 참가관찰법의 정의를 설명할 수 있었다.
- □ ② 작업관찰법의 평가항목을 열거할 수 있었다.
- □ ③ 작업관찰법을 실시할 때의 유의사항을 설명할 수 있었다.
- □ ④ 작업관찰법의 평가계획을 입안할 수 있었다.
- □ ⑤ 작업관찰법의 평가를 실시의 유의사항에 따라서 실시할 수 있었다.
- □ ⑥ 작업관찰법의 평가결과를 요약할 수 있었다.
- □ ⑦ 면접평가법의 정의를 설명할 수 있었다.
- □ ⑧ 면접평가법의 평가항목을 열거할 수 있었다.
- □ ⑨ 면접평가법을 실시할 때의 유의사항을 설명할 수 있었다.
- □ ⑩ 면접평가법의 평가계획을 입안할 수 있었다.
- □ ⑪ 면접평가법을 실시할 때의 유의사항에 따라서 실시할 수 있었다.
- □ ⑫ 면접평가법의 결과를 요약할 수 있었다.
- □ ⑬ 집단평가법을 리더십 개념으로부터 설명할 수 있었다.
- □ ⑭ 집단평가법의 평가항목을 열거할 수 있었다.
- □ ⑮ 집단평가법을 실시할 때의 유의사항을 설명할 수 있었다.
- □ ⑯ 집단평가법의 평가계획을 입안할 수 있었다.
- □ ⑰ 집단평가법을 실시할 때의 유의사항에 따라서 실시할 수 있었다.
- □ ⑱ 집단평가법의 결과를 요약할 수 있었다.

GIO 일반교육목표	SBO 행동목표
2 정신기능 작업치료의 평가를 수득한다.	7) 일상생활기능 평가법을 설명할 수 있다. 8) 일상생활기능 평가법을 실시할 수 있다. 9) 정신증상 평가법을 설명할 수 있다. 10) 정신증상 평가법을 실시할 수 있다. 11) 사회생활능력 평가법을 설명할 수 있다. 12) 사회생활능력 평가법을 실시할 수 있다. 13) 인격 진단법을 설명할 수 있다. 14) 인격 진단법을 실시할 수 있다. 15) 투영적 평가법을 설명할 수 있다. 16) 투영적 평가법을 실시할 수 있다. 17) 지능검사법을 설명할 수 있다. 18) 지능검사법을 실시할 수 있다.

수득 체크리스트

- ☐ ⑲ 일상생활기능 평가법의 정의를 설명할 수 있었다.
- ☐ ⑳ 일상생활기능 평가법의 평가항목을 열거할 수 있었다.
- ☐ ㉑ 일상생활기능 평가법을 실시할 대의 유의사항을 설명할 수 있었다.

- ☐ ㉒ 일상생활기능 평가법의 평가계획을 입안할 수 있었다.
- ☐ ㉓ 일상생활기능 평가법을 실시할 때의 유의사항에 따라서 실시할 수 있었다.
- ☐ ㉔ 일상생활기능 평가법의 결과를 요약할 수 있었다.

- ☐ ㉕ 정신증상 평가법의 정의를 설명할 수 있었다.
- ☐ ㉖ 정신증상 평가법의 평가항목을 열거할 수 있었다.
- ☐ ㉗ 정신증상 평가법을 실시할 대의 유의사항을 설명할 수 있었다.

- ☐ ㉘ 정신증상 평가법의 평가계획을 입안할 수 있었다.
- ☐ ㉙ 정신증상 평가법을 실시할 때의 유의사항에 따라서 실시할 수 있었다.
- ☐ ㉚ 정신증상 평가법의 결과를 요약할 수 있었다.

- ☐ ㉛ 사회생활능력 평가법의 정의를 설명할 수 있었다.
- ☐ ㉜ 사회생활능력 평가법의 평가항목을 열거할 수 있었다.
- ☐ ㉝ 사회생활능력 평가법을 실시할 때의 유의사항을 설명할 수 있었다.

- ☐ ㉞ 사회생활능력 평가법의 평가계획을 입안할 수 있었다.
- ☐ ㉟ 사회생활능력 평가법을 실시할 때의 유의사항에 따라서 실시할 수 있었다.
- ☐ ㊱ 사회생활능력 평가법의 결과를 요약할 수 있었다.

- ☐ ㊲ 인격진단법의 정의를 설명할 수 있었다.
- ☐ ㊳ 인격진단법의 평가항목을 열거할 수 있었다.
- ☐ ㊴ 인격진단법을 실시할 때의 유의사항을 설명할 수 있었다.

- ☐ ㊵ 인격진단법의 평가계획을 입안할 수 있었다.
- ☐ ㊶ 인격진단법을 실시할 때의 유의사항에 따라서 실시할 수 있었다.
- ☐ ㊷ 인격진단법의 결과를 요약할 수 있었다.

- ☐ ㊸ 투영적 평가법의 정의를 설명할 수 있었다.
- ☐ ㊹ 투영적 평가법의 평가항목을 열거할 수 있었다.
- ☐ ㊺ 투영적 평가법을 실시할 때의 유의사항을 설명할 수 있었다.

- ☐ ㊻ 투영적 평가법의 평가계획을 입안할 수 있었다.
- ☐ ㊼ 투영적 평가법을 실시할 때의 유의사항에 따라서 실시할 수 있었다.
- ☐ ㊽ 투영적 평가법의 결과를 요약할 수 있었다.

- ☐ ㊾ 지능검사법의 정의를 설명할 수 있었다.
- ☐ ㊿ 지능검사법의 평가항목을 열거할 수 있었다.
- ☐ 51 지능검사법을 실시할 때의 유의사항을 설명할 수 있었다.

- ☐ 52 지능검사법의 평가계획을 입안할 수 있었다.
- ☐ 53 지능검사법을 실시할 때의 유의사항에 따라서 실시할 수 있었다.
- ☐ 54 지능검사법의 결과를 요약할 수 있었다.

GIO 일반교육목표	SBO 행동목표
3 정신기능 작업치료의 활용능력을 수득한다.	1) 관찰평가법의 활용이나 기술의 개선을 설명할 수 있다. 2) 면접평가법의 활용이나 기술의 개선을 설명할 수 있다. 3) 집단평가법의 활용이나 기술의 개선을 설명할 수 있다. 4) 일상생활기능 평가법의 활용이나 기술의 개선을 설명할 수 있다. 5) 정신증상 평가법의 활용이나 기술의 개선을 설명할 수 있다. 6) 사회생활능력 평가법의 활용이나 기술의 개선을 설명할 수 있다. 7) 인격진단법의 활용이나 기술의 개선을 설명할 수 있다. 8) 투영적 평가법의 활용이나 기술의 개선을 설명할 수 있다. 9) 지능검사법의 활용이나 기술의 개선을 설명할 수 있다.

■ II. 통합실조증의 평가 (p 526에서)

GIO 일반교육목표	SBO 행동목표
1 통합실조증의 임상상을 이해한다.	1) 통합실조증의 질환이나 장애의 특징을 설명할 수 있다. 2) 통합실조증의 심리 · 사회적 적응의 특징을 설명할 수 있다.
2 통합실조증의 임상상을 이해한다.	1) 통합실조증의 평가에 필요한 정보를 선택할 수 있다. 2) 통합실조증의 질환이나 장애의 이해에 필요한 평가법을 선택할 수 있다. 3) 통합실조증의 심리 · 사회적 적응의 이해에 필요한 평가법을 선택할 수 있다. 4) 통합실조증의 사례나 평가 자료로부터 평가를 요약할 수 있다.

수득 체크리스트

- ☐ ① 관찰평가법의 활용을 학생 사이에서 검토할 수 있었다.
- ☐ ② 관찰평가법의 기술의 개선을, 자기평가나 타인 평가를 기초로 하여 검토할 수 있었다.
- ☐ ③ 면접평가법의 활용을 학생 사이에서 검토할 수 있었다.
- ☐ ④ 면접평가법의 기술의 개선을, 자기평가나 타인 평가를 기초로 하여 검토할 수 있었다.
- ☐ ⑤ 집단평가법의 활용을 학생 사이에서 검토할 수 있었다.
- ☐ ⑥ 집단평가법의 기술의 개선을, 자기평가나 타인 평가를 기초로 하여 검토할 수 있었다.
- ☐ ⑦ 일상생활기능 평가의 활용을 학생 사이에서 검토할 수 있었다.
- ☐ ⑧ 일상생활기능 평가의 기술의 개선을, 자기평가나 타인 평가를 기초로 하여 검토할 수 있었다.
- ☐ ⑨ 정신증상 평가의 활용을 학생 사이에서 검토할 수 있었다.
- ☐ ⑩ 정신증상 평가의 기술의 개선을, 자기평가나 타인 평가를 기초로 하여 검토할 수 있었다.
- ☐ ⑪ 사회생활능력 평가의 활용을 학생 사이에서 검토할 수 있었다.
- ☐ ⑫ 사회생활능력 평가의 기술의 개선을, 자기평가나 타인 평가를 기초로 하여 검토할 수 있었다.
- ☐ ⑬ 인격진단법의 활용을 학생 사이에서 검토할 수 있었다.
- ☐ ⑭ 인격진단법의 기술의 개선을, 자기평가나 타인 평가를 기초로 하여 검토할 수 있었다.
- ☐ ⑮ 투영적 평가법의 활용을 학생 사이에서 검토할 수 있었다.
- ☐ ⑯ 투영적 평가법의 기술의 개선을, 자기평가나 타인 평가를 기초로 하여 검토할 수 있었다.
- ☐ ⑰ 지능검사법의 활용을 학생 사이에서 검토할 수 있었다.
- ☐ ⑱ 지능검사법의 기술의 개선을, 자기평가나 타인 평가를 기초로 하여 검토할 수 있었다.

수득 체크리스트

- ☐ ① 통합실조증의 주요 증상이나 장애를 열거할 수 있었다.
- ☐ ② 통합실조증의 심리 · 사회적 적응의 문제를 설명할 수 있었다.

- ☐ ① 통합실조증의 평가에 필요한 정보내용을 열거할 수 있었다.
- ☐ ② 통합실조증의 평가에 필요한 정보의 입수방법을 설명할 수 있었다.
- ☐ ③ 통합실조증의 질환이나 장애를 평가하는 평가법을 열거할 수 있었다.
- ☐ ④ 통합실조증의 질환이나 장애를 평가할 때의 유의사항을 설명할 수 있었다.
- ☐ ⑤ 통합실조증의 심리 · 사회적 적응을 평가하는 평가법을 열거할 수 있었다.
- ☐ ⑥ 통합실조증의 심리 · 사회적 적응을 평가할 때의 유의사항을 설명할 수 있었다.
- ☐ ⑦ 통합실조증의 사례나 평가 자료로부터 유용한 정보내용을 열거할 수 있었다.
- ☐ ⑧ 통합실조증의 사례나 평가 자료로부터 평가를 요약할 수 있었다.

■ Ⅲ. 기분장애(감정장애)의 평가 (p 537에서)

GIO 일반교육목표	SBO 행동목표
1 기분장애의 임상상을 이해한다.	1) 기분장애의 질환이나 장애의 특징을 설명할 수 있다. 2) 기분장애의 심리 · 사회적 적응의 특징을 설명할 수 있다.
2 기분장애의 임상상을 이해한다.	1) 기분장애의 평가에 필요한 정보를 선택할 수 있다. 2) 기분장애의 질환이나 장애의 이해에 필요한 평가법을 선택할 수 있다. 3) 기분장애의 심리 · 사회적 적응의 이해에 필요한 평가법을 선택할 수 있다. 4) 기분장애의 사례나 평가 자료로부터 평가를 요약할 수 있다.

■ Ⅳ. 알코올 의존증의 평가 (p 546에서)

GIO 일반교육목표	SBO 행동목표
1 알코올 의존증의 임상상을 이해한다.	1) 알코올 의존증의 질환이나 장애의 특징을 설명할 수 있다. 2) 알코올 의존증의 심리 · 사회적 적응의 특징을 설명할 수 있다.
2 알코올 의존증에 대한 평가방법을 수득한다.	1) 알코올 의존증의 평가에 필요한 정보를 선택할 수 있다. 2) 알코올 의존증의 질환이나 장애의 이해에 필요한 평가법을 선택할 수 있다. 3) 알코올 의존증의 심리 · 사회적 적응의 이해에 필요한 평가법을 선택할 수 있다. 4) 알코올 의존증의 사례나 평가 자료로부터의 평가를 요약할 수 있다.

■ Ⅴ. 지적 장애(정신지체)의 평가 (p 553에서)

GIO 일반교육목표	SBO 행동목표
1 지적 장애의 임상상을 이해한다.	1) 지적 장애의 질환이나 장애의 특징을 설명할 수 있다. 2) 지적 장애의 심리 · 사회적 적응의 특징을 설명할 수 있다.

수득 체크리스트

- ☐ ① 기분장애의 주요 증상이나 장애를 열거할 수 있었다.
- ☐ ② 기분장애의 심리 · 사회적 적응의 문제를 설명할 수 있다.

- ☐ ① 기분장애의 평가에 필요한 정보내용을 열거할 수 있었다.
- ☐ ② 기분장애의 평가에 필요한 정보의 입수방법을 설명할 수 있었다.
- ☐ ③ 기분장애의 질환이나 장애를 평가하는 평가법을 열거할 수 있었다.
- ☐ ④ 기분장애의 질환이나 장애를 평가할 때의 유의사항을 설명할 수 있었다.
- ☐ ⑤ 기분장애의 사회 · 심리적 적응을 평가하는 평가법을 열거할 수 있었다.
- ☐ ⑥ 기분장애의 사회 · 심리적 적응을 평가할 때의 유의사항을 설명할 수 있었다.
- ☐ ⑦ 기분장애의 사례나 평가 자료로부터 유용한 정보내용을 열거할 수 있었다.
- ☐ ⑧ 기분장애의 사례나 평가 자료로부터 평가를 요약할 수 있었다.

수득 체크리스트

- ☐ ① 기분장애의 주요 증상이나 장애를 열거할 수 있었다.
- ☐ ② 기분장애의 심리 · 사회적 적응의 문제를 설명할 수 있다.

- ☐ ① 알코올 의존증의 주요 정보내용을 열거할 수 있었다.
- ☐ ② 알코올 의존증의 평가에 필요한 정보의 입수방법을 설명할 수 있었다.
- ☐ ③ 알코올 의존증의 질환이나 장애를 평가하는 평가법을 열거할 수 있었다.
- ☐ ④ 알코올 의존증의 질환이나 장애를 평가할 때의 유의사항을 설명할 수 있었다.
- ☐ ⑤ 알코올 의존증의 심리 · 사회적 적응을 평가하는 평가법을 설명할 수 있었다.
- ☐ ⑥ 알코올 의존증의 심리 · 사회적 적응을 평가할 때의 유의사항을 설명할 수 있었다.
- ☐ ⑦ 알코올 의존증의 사례나 평가 자료로부터, 유용한 정보내용을 열거할 수 있었다.
- ☐ ⑧ 알코올 의존증의 사례나 평가 자료로부터, 평가를 요약할 수 있었다.

수득 체크리스트

- ☐ ① 지적 장애의 주요 증상이나 장애를 열거할 수 있었다.
- ☐ ② 지적 장애의 심리 · 사회적 적응의 문제를 설명할 수 있었다.

GIO 일반교육목표	SBO 행동목표
2 지적 장애에 대한 평가방법을 수득한다.	1) 지적 장애의 평가에 필요한 정보를 선택할 수 있다. 2) 지적 장애의 질환이나 장애의 이해에 필요한 평가법을 선택할 수 있다. 3) 지적 장애의 심리 · 사회적 적응의 이해에 필요한 평가법을 선택할 수 있다. 4) 지적 장애의 사례나 평가 자료로부터 평가를 요약할 수 있다.

■ Ⅵ. 신경증성 장애의 평가 (p 560에서)

GIO 일반교육목표	SBO 행동목표
1 신경증성 장애의 임상상을 이해한다.	1) 신경증성 장애의 질환이나 장애의 특징을 설명할 수 있다. 2) 신경증성 장애의 심리 · 사회적 적응의 특징을 설명할 수 있다.
2 신경증성 장애에 대한 평가방법을 수득한다.	1) 신경증성 장애의 평가에 필요한 정보를 선택할 수 있다. 2) 신경증성 장애의 질환이나 장애의 이해에 필요한 평가법을 선택할 수 있다. 3) 신경증성 장애의 심리 · 사회적 적응의 이해에 필요한 평가법을 선택할 수 있다. 4) 신경증성 장애의 사례나 평가 자료로부터 평가를 요약할 수 있다.

■ Ⅶ. 인격(personality)장애의 평가 (p 566에서)

GIO 일반교육목표	SBO 행동목표
1 인격 장애의 임상상을 이해한다.	1) 인격 장애의 질환이나 장애의 특징을 설명할 수 있다. 2) 인격 장애의 심리 · 사회적 적응의 특징을 설명할 수 있다.

수득 체크리스트

- □ ① 지적 장애의 평가에 필요한 정보내용을 열거할 수 있었다.
- □ ② 지적 장애의 평가에 필요한 정보의 입수방법을 설명할 수 있었다.
- □ ③ 지적 장애의 질환이나 장애를 평가하는 평가법을 열거할 수 있었다.
- □ ④ 지적 장애의 질환이나 장애를 평가할 때의 유의사항을 설명할 수 있었다.
- □ ⑤ 지적 장애의 심리 · 사회적 적응을 평가하는 평가법을 열거할 수 있었다.
- □ ⑥ 지적 장애의 심리 · 사회적 적응을 평가할 때의 유의사항을 설명할 수 있었다.
- □ ⑦ 지적 장애의 사례나 평가 자료로부터 유용한 정보내용을 열거할 수 있었다.
- □ ⑧ 지적 장애의 사례나 평가 자료로부터 평가를 요약할 수 있었다.

수득 체크리스트

- □ ① 신경증성 장애의 주요 증상이나 장애를 열거할 수 있었다.
- □ ② 신경증성 장애의 심리 · 사회적 적응의 문제를 설명할 수 있었다.

- □ ① 신경증성 장애의 평가에 필요한 정보내용을 열거할 수 있었다.
- □ ② 신경증성 장애의 평가에 필요한 정보의 입수방법을 설명할 수 있었다.
- □ ③ 신경증성 장애의 질환이나 장애를 평가하는 평가법을 열거할 수 있었다.
- □ ④ 신경증성 장애의 질환이나 장애를 평가할 때의 유의사항을 설명할 수 있었다.
- □ ⑤ 신경증성 장애의 심리 · 사회적 적응을 평가하는 평가법을 열거할 수 있었다.
- □ ⑥ 신경증성 장애의 심리 · 사회적 적응을 평가할 때의 유의사항을 설명할 수 있었다.
- □ ⑦ 신경증성 장애의 사례나 평가 자료로부터 유용한 정보내용을 열거할 수 있었다.
- □ ⑧ 신경증성 장애의 사례나 평가 자료로부터 평가를 요약할 수 있었다.

수득 체크리스트

- □ ① 인격 장애의 주요 증상이나 장애를 열거할 수 있었다.
- □ ② 인격 장애의 심리 · 사회적 적응의 문제를 설명할 수 있었다.

GIO 일반교육목표	SBO 행동목표
2 인격 장애에 대한 평가방법을 수득한다.	1) 인격 장애의 평가에 필요한 정보를 선택할 수 있다. 2) 인격 장애의 질환이나 장애의 이해에 필요한 평가법을 선택할 수 있다. 3) 인격 장애의 심리 · 사회적 적응의 이해에 필요한 평가법을 선택할 수 있다. 4) 인격 장애의 사례나 평가 자료로부터 평가를 요약할 수 있다.

■ Ⅷ. 증상성 및 기질성 정신장애의 평가 (p 572에서)

GIO 일반교육목표	SBO 행동목표
1 증상성 및 기질성 정신장애의 임상상을 이해한다.	1) 증상성 및 기질성 정신장애의 특징을 설명할 수 있다. 2) 증상성 및 기질성 정신장애의 심리 · 사회적 적응의 특징을 설명할 수 있다.
2 증상성 및 기질성 정신장애에 대한 평가 방법을 수득한다.	1) 증상성 및 기질성 정신장애의 평가에 필요한 정보를 선택할 수 있다. 2) 증상성 및 기질성 정신장애의 질환이나 장애의 이해에 필요한 평가법을 선택할 수 있다. 3) 증상성 및 기질성 정신장애의 심리 · 사회적 적응의 이해에 필요한 평가법을 선택할 수 있다. 4) 증상성 및 기질성 정신장애의 사례나 평가 자료로부터 평가를 요약할 수 있다.

■ Ⅸ. 간질의 평가 (p 578에서)

GIO 일반교육목표	SBO 행동목표
1 간질의 임상상을 이해한다.	1) 간질의 질환이나 장애의 특징을 설명할 수 있다. 2) 간질의 심리 · 사회적 적응의 특징을 설명할 수 있다.

수득 체크리스트

- ☐ ① 인격 장애의 평가에 필요한 정보내용을 열거할 수 있었다.
- ☐ ② 인격 장애의 평가에 필요한 정보의 입수방법을 설명할 수 있었다.
- ☐ ③ 인격 장애의 질환이나 장애를 평가하는 평가법을 열거할 수 있었다.
- ☐ ④ 인격 장애의 질환이나 장애를 평가할 때의 유의사항을 설명할 수 있었다.
- ☐ ⑤ 인격 장애의 심리 · 사회적 적응을 평가하는 평가법을 열거할 수 있었다.
- ☐ ⑥ 인격 장애의 심리 · 사회적 적응을 평가할 때의 유의사항을 설명할 수 있었다.
- ☐ ⑦ 인격 장애의 사례나 평가 자료로부터 유용한 정보내용을 열거할 수 있었다.
- ☐ ⑧ 인격 장애의 사례나 평가 자료로부터 평가를 요약할 수 있었다.

수득 체크리스트

- ☐ ① 증상성 및 기질성 정신장애의 주요 증상이나 장애를 열거할 수 있었다.
- ☐ ② 증상성 및 기질성 정신장애의 심리 · 사회적 적응의 문제를 설명할 수 있었다.

- ☐ ① 증상성 및 기질성 정신장애의 평가에 필요한 정보내용을 열거할 수 있었다.
- ☐ ② 증상성 및 기질성 정신장애의 평가에 필요한 정보의 입수방법을 설명할 수 있었다.
- ☐ ③ 증상성 및 기질성 정신장애의 질환이나 장애를 평가하는 평가법을 열거할 수 있었다.
- ☐ ④ 증상성 및 기질성 정신장애의 질환이나 장애를 평가할 때의 유의사항을 설명할 수 있었다.
- ☐ ⑤ 증상성 및 기질성 정신장애의 심리 · 사회적 적응을 평가하는 평가법을 열거할 수 있었다.
- ☐ ⑥ 증상성 및 기질성 정신장애의 심리 · 사회적 적응을 평가할 때의 유의사항을 설명할 수 있었다.
- ☐ ⑦ 증상성 및 기질성 정신장애의 사례나 평가 자료로부터 유용한 정보내용을 열거할 수 있었다.
- ☐ ⑧ 증상성 및 기질성 정신장애의 사례나 평가 자료로부터 평가를 요약할 수 있었다.

수득 체크리스트

- ☐ ① 간질의 주요 증상이나 장애를 열거할 수 있었다.
- ☐ ② 간질의 심리 · 사회적 적응의 문제를 설명할 수 있었다.

GIO 일반교육목표	SBO 행동목표
2 **간질에 대한 평가방법을 수득한다.**	1) 간질의 평가에 필요한 정보를 선택할 수 있다. 2) 간질의 질환이나 장애의 이해에 필요한 평가법을 선택할 수 있다. 3) 간질의 심리 · 사회적 적응의 이해에 필요한 평가법을 선택할 수 있다. 4) 간질의 사례나 평가 자료로부터 평가를 요약할 수 있다.

수득 체크리스트

- ☐ ① 간질의 평가에 필요한 정보내용을 열거할 수 있었다.
- ☐ ② 간질의 평가에 필요한 정보의 입수방법을 설명할 수 있었다.
- ☐ ③ 간질의 질환이나 장애를 평가하는 평가법을 열거할 수 있었다.
- ☐ ④ 간질의 질환이나 장애를 평가할 때의 유의사항을 설명할 수 있었다.
- ☐ ⑤ 간질의 심리 · 사회적 적응을 평가하는 평가법을 열거할 수 있었다.
- ☐ ⑥ 간질의 심리 · 사회적 적응을 평가할 때의 유의사항을 설명할 수 있었다.
- ☐ ⑦ 간질의 사례나 평가 자료로부터 유용한 정보내용을 열거할 수 있었다.
- ☐ ⑧ 간질의 사례나 평가 자료로부터 평가를 요약할 수 있었다.

I 정신기능 작업치료 평가학의 기초

A. 인간 이해와 정신기능 작업치료의 평가

"정신" 이라는 말을 사전에서 찾으면, ①(물질이나 육체에 대해서) 마음, 혼, ②지성적 · 이성적인, 능동적 · 목적의식적인 마음의 작용, 끈기, 기력 — 등의 의미를 찾을 수 있다. 또한 니시마루[1]에 따르면, "정신이란 마음의 작용이고, 인간이 다른 것의 존재나 자기의 상태를 알고, 그것에 대해서 의미 있는 작용을 하는 것이다" 라 정의된다. 따라서, 정신기능의 말은 지성이나 이성 및 자발성이나 목적의식적인 마음의 작용에 관계하는 기능이라 파악된다.

"정신기능 작업치료 평가학" 은 "정신기능 작업치료" 에서 이용되는 평가의 학문으로서 자리매김 된다. 정신기능 작업치료는 작업적 존재인 대상자에게, "작업" 을 활용하여 정신기능이나 정신적 건강의 충실을 도모하고, 개인의 생활의 질의 향상을 지향하는 의료 · 보건 · 복지의 서비스라 할 수 있다.

작업치료의 실천은 이전부터 정신기능영역에서 시작되었다. 스나하라[2]는 "작업치료는 재활의학의 틀보다도 넓은 영역을 갖는다는 것, 더욱이 정신병의 경우는 작업치료 즉, 자유의 표현이기 때문에, 의료기술과 인권사상과를 2원적으로 생각할 수는 없다" 라고, 인권사상 · 개방처우가 의료기술과 일체화하고 있는 특징을 지적하였다.

시대를 거슬러 오르면, 피넬(Pinel)의 실천은 인도치료이라 불리고, "도의와 규율을 유지하며, 관심을 즐거운 것으로 향하고, 운동연습에 의해서 집단질서를 유지하며, 이성의 회복에 대해서 확실하고 가장 효과적이다" 라고 생각되었다[3,4]. 미국의 작업치료의 선구자 단톤(Dunton)도, "작업은 물과 음식과 같이 생활에 반드시 필요한 것이고, 병에 걸린 마음, 몸, 영혼은 작업에 의해서 치유된다" 라고 실천의 신념을 나타냈다[3,4]. 라일리(Reilly)가 "작업치료는 현대의 인도치료을 지향하는" 취지를 언급한 것도 잘 알려져 있다[3,4].

즉, 정신기능 작업치료는 대상자의 "인간다운 본연의 모습" 을 당연히 권리로서 재건하는 인도치료의 실천이다. 또한, 생활의 장인 "환경에 대한 본연의 모습" 을 검토 · 연구하는 실천이다. 환경에 대한 본연의 모습의 검토는 결과로서 문화가 갖는 편견이나 제도 · 보장 등 현 상황의 상태가 좋지 않은 것도 포함된다. 중요한 것은 생활하는 사람인 대상자가 최적의 본연의 모습으로 가까워지는 환경에 대한 현실적인 실현계획이나 전략이 아닐까?

종전에, 사회방위론[5]의 영향으로, 대상자는 일반시민에게 위해를 가하는 특수한 존재이고, 사회로부터 격리수용하는 처우가 정당하다는 편견이나 차별을 긍정하는 시대가 계속되었다. 최근에 와서, 대상자나 가족에 대한 인권의식이나 법률 · 제도의 개선에 의해서, 그들의 생활상의 장벽(barrier)을 제거하는 barrier-free 사회, 더욱이 포괄 사회를 만들기의 추진을 기대하게 되었다.

작업치료는 병원, 시설, 지역에서 전개되고, "근거에 기초한 작업치료"(evidence-based occupational therapy; EBOT)가 요구되는 현실에 직면하고 있으나, 어디까지나 대상자 개인의 종합적 · 전체적인 파악이 우선될 것이다. informed consent(설명과 동의)로부터 발전시켜, 신뢰관계 · 협력관계 형성에 공헌하는 면을 잊을 수는 없다. 우수한 평가에 기초한 실천계획은, 결과로서 우수한 실천 서비스의 제공으로 연결된다.

작업치료사는, 재활 실천을 담당하는 직종으로서, 대상자의 욕구(needs) 파악을 위해, 질병성[6](정신기능의 불기능상태의 의학적 검토)과, 사례성[6] 및 실존성[7](사회환경과 개별성)을 파악해야 한다고 생각된다. 자연과학이나 인문 · 사회과학을 도입하여, 인간생활의 작업적 측면을 이해할 필요가 있다.

이 단원은 제 I 절을 정신기능 평가학의 기초편, 제 II 절 이후를 정신기능 평가학의 실제편으로서, 관련되는 본 시리즈 『정신기능 작업치료학』의 권과 긴밀한 연결을 시도하였다. 평가에는 작업치료사가 실천에서 높은 빈도로 직접 사용하는 평가법과 다른 부문 정보의 이해나 평가를 설정할 때에 도움을 주는 평가법이 존재한다. 또한, 대상자에 의해서 고유의 평가 배터리(battery)를 실시할 필요도 있다. 최종적으로는 학생 중에, 우수한 평가를 계획 · 실시하기 위한 넓은 기초를 수득하여, 장차 스스로의 실천력을 높이는 평가법에 대해서, 정확하고 동시에 창조적으로 연구할 수 있는 학습을 전개해주기를 바란다.

B. 관찰법

1 정의와 의미

관찰법[8]이란 대상자의 외적 행동이나 언어활동, 또는 그것과 관계되는 사상(사물과 현상)에 대해서, 시각적 · 청각적으로 정보를 섭취하여, 그것을 기록하고, 축적하여, 분석함으로써 이해를 심화시켜가는 기본적인 방법이다. 작업치료에서 사용하는 관찰기술은 모든 평가에 반드시 필요한 기초적 기술이다. 인식의 목적에 따라서, 일정방침 하에, 현상이 어떠한가, 어떻게 일어나는가라는 사실을 확인하려면, 관찰을 위한 충분한 준비와 훈련이 요구되고, 또한 관찰의 목표나 의도가 충분히 명확화 되어있을 필요가 있다.

어떠한 관찰이든, 평가자가 사전에 준비계획을 세운다. 이제까지의 경과기록의 요약을 기초로 이들로부터 관찰에서 알고 싶은 정보의 범위가 정해진다. 다음으로, 관찰 장면에서의 대상자의 행동이나 반응의 가능성을 추측한다. 작업 활동, 작업치료사나 다른 사람, 또는 집단과 교류하는 장면에서 보여주는 대상자의 현상(외관, 표정, 태도, 행동, 말투, 목소리, 작업 활동의 행위와 결과 등)이 그때그때

응답하는 반응으로서, 어떠한 상황에서 일어나는가를 생각한다. 이것은 평가자에 있어, 이제부터 시작되는 프로그램 입안이나 치료 · 훈련지도에 바람직한 역할행동의 본연의 자세도 명확히 하게 된다. 또한 필요에 따라서, 대상자의 변화의 과정을 쫓는 일이나, 어떤 특정 자극이나 조건 하에서의 신체적 · 물리적 · 심리적 반응이 중요한 문제해결에 연결되는 것도 예측하여 객관적으로 관찰하는 것이 요망된다.

병동에서는 조용하고, 얌전하게 혼자서 행동하고 있는 일이 많다는 보고를 받고 있던 대상자가, 작업치료의 장면에서는, 생기발랄하게 다른 사람이 하고 있는 작업 활동에도 말을 거는 등의 언동을 보인다는 경우가 있다. 평가자는 대상자의 진실한 임상상(clinical image)을 재확인하고, 현상(phenomenon)의 차이를 기록할 필요가 있다. 물리적 환경이나 분위기, 사람, 집단이나 시간의 양 등의 변화 속에서의 관찰이 필요하다.

관찰된 사항을 정리함에 있어, 평가자는 그 현상의 "평가"를 하고, 검토한 다음에 판단을 내리고, 적절한 대응을 취하여 간다. 그러나, 평가자가 관찰로부터 감수하는 능력, 그것을 분석하는 능력이나 판단하는 능력에 따라서 얻어지는 정보내용에 차이가 발생한다. 또한 관찰의 장면이나 형태에 따라서, 평가자 자신이 관여하는 방법이 대상자의 현상에 반영된다는 구조상의 특성을 가지므로, 현상의 명확화에는 질적으로 격차가 생긴다. 이들을 해결하기 위해서는, 끊임없는 관찰기술의 향상을 위한 연구가 요망된다.

2 관찰의 종류

관찰법은 자연관찰법과 실험적 관찰법으로 분류된다. 자연관찰법은 대상자에게 조작이나 조건통제를 하지 않고, 대상자의 생활 장면에서 자연히 일어나는 행위 · 행동이나 사상(사물과 현상)을 관찰 · 기록하는 방법이며, 관찰자가 관여하는 방법에 따라 참여관찰과 비참여관찰의 방법이 있다. 실험적 관찰법은 어떤 장면을 인위적으로 설정하여, 목표하는 행동을 일으켜서, 그 행동의 요인을 밝혀가는 관찰법이다.

a. 자연관찰법

자연관찰법에는 일상적 관찰법, 참여 관찰법, 그리고 조직적 관찰법이 있다.

일상적 관찰법은 대상이 되는 개인의 기본적인 일상생활, 대인행동, 작업 활동장면, 그리고 집단 내 행동의 양식이나 정도 등의 이해에 사용된다.

참여 관찰법은 관찰자가 대상자와의 상호교류를 가지면서 관찰 상황에 참여하여 시행하는 관찰법이며, 간접적이 아니라 직접적인 관찰이다. 정신의학에서는, 설리번(Sullivan)이 제창한 "참여(관여) 관찰"이 잘 알려져 있으며, 이것은, 관찰자가 관여하는 자기의 대상자에 대한 영향과 그것을 감수하는 능력을 객관적으로 주시함으로써, 대상자의 사실의 관찰이 가능해진다는 것이다. 비참여 관찰법은 자연과학에서의 사실 확인의 방법이며, 관찰자와 대상자와의 상호교류를 갖지 않는 관찰법이고, VTR이나 테이프 레코더 등의 시청각기기를 사용한 간접적 관찰이다.

조직적 관찰법은 직접적 관찰에 자리매김되며, 관찰자를 통제함으로써 관찰 목적을 명확히 한 다음에 관찰 장면을 선택하고, 과학적 기록방법을 사용하여 관찰하는 방법이다. 시간 견본법, 행동 견본법이 있다.

b. 실험적 관찰법

대상자의 양해 하에, 특정의 관찰수단을 표준화한 평가항목에 대해서, 관찰자가 미리 설정한 작업 활동을 사용해서 그 작업 장면을 관찰하는 것이며, 작업 수행능력의 상태를 구체적으로 평정하는 데에 적합하다.

3 전신상태의 관찰

대상자를 볼 때, 자칫 정신증상 면에만 사로잡히기 쉬우나, 심신에 대해서도 서로 관계가 있어, 전신상태는 정신상태를 눈에 보이는 형태로 표현해주는 단서의 하나라 할 수 있다. 병상에 따라서 심신에 나타나는 변화를 간과하지 않도록 하는 것이 대상자의 상태 즉, 대상자를 이해하는 것에 연결된다.

a. 외관

외관의 관찰은 그 사람의 성격이나 심신의 건강상태, 생활상태, 체형, 몸차림, 기분, 자기에 대한 기분이나 관심, 그리고 주위사람이나 사물에 대한 인지방법 등의 정보가 얻어진다.

외관과 거기서 받아들이는 인상(impression)을 그대로 적어두는 것이, 그 후의 대상자 이해나 접근을 진행시키는 가운데에 중요한 된다. 이것은 정신증상과 표출된 전신상태와의 연관성을 판단하는 정보이기도 하며, 또한 면접 등을 통해서 확인한 것, 또는 지원과정에서의 변화의 검증이 된다.

구체적으로는, 연령, 체형, 성격, 체중의 변화와 식사의 섭취상황(진료의 경과기록에 기초하는), 정발상태, 자세 · 동작, 보행상태, 복장, 피부상태, 화장, 장신구, 소지품 등을 들 수 있다.

b. 표정 · 안색

대상자의 표정 · 안색은 대상자의 정신상태가 가장 잘 나타나는 것이기 때문에, 그 변화를 자세하게 관찰하여 판단하는 것이 중요하다. 정신상태에 따라 다양한 표정 · 안색의 변화가 나타나고, 얼핏 보아 그 변화를 아는 것이지만, 약간의 변화 등은 주의해서 관찰할 필요가 있다.

표정 · 안색의 관찰의 관점은 시선, 밝기, 찡그린 얼굴, 찌푸린 눈살, 깜박임, 눈을 감음, 눈을 내리깔음, 고개를 숙임, 굳어짐, 흐리멍덩함, 차가움, 무표정, 멍청함, 슬픈 것 같다, 화가 나다, 불안하다, 우울하고 어둡다, 입술의 움직임(악물다, 토라진 입, 일그러지다, 뾰족 내밀다 등) 등을 열거할 수 있다.

표정 · 안색에 나타나는 다양한 변화에는 단독으로 관찰되는 것, 몇 가지의 변화가 조합되어 표출되는 것이 있다. 예컨대, 손의 움직임(주먹을 쥐다. 팔짱을 끼다. 몸을 떨다, 무릎 위의 손의 움직임 등)이나, 발의 움직임(무릎을 치신없이 까불다, 다리를 꼬다 등) 등이다.

어떠할 때에, 어떻게 말을 걸거나 환경자극으로 반응하였는가를 기록하고, 그 사람의 표현 패턴을 파악한다. 이러한 것은 대상자에 대한 접근방법이나 지원과정에 대한 정보로서 도움이 된다.

c. 이야기하는 방법

이야기하는 방법으로부터, 대상자의 긴장 정도, 상대방에 대한 관심의 정도로부터 발생하는 무의식적인 방어표현 등, 정신적인 내면을 아는 것이 어느 정도 가능하다.

이야기하는 방법의 관찰은 이야기가 된 사항도 중요하지만, 회화의 방법, 이야기하는 속도, 목소리의 상태와 크기, 어조, 말투, 연속성, 회화의 양, 반복, 이야기하는 내용과 태도 등을 관찰한다. 다변, 혼잣말, 말의 샐러드, 우원(에둘러 말함) 등은 정신증상으로서의 특징을 나타내는 것이므로, 그 연관성을 파악해두는 것이 중요하다.

또한, 개인차나 버릇 등이 있으므로, 여러 가지 장면이나 지원 경과로 확인한다.

d. 행동과 자세

고개를 흔들거나, 눈을 깜박거리거나, 얼굴을 찡그리거나 하는 미세한 동작을 볼 수 있는 것은, 정신증상과의 연관성으로부터 오는 것인가, 대상자의 평소의 행동과 버릇인가를 관찰할 필요가 있다. 손발 등 언제까지나 부자연스런 자세를 계속해서 취하다, 장시간 고개를 흔들다, 상대방의 언동이나 표정을 모방하다, 충동적으로 눈에 띄는 행동을 하다, 강박적인 행위를 하다, 손가락이 떨리거나 가만히 앉아있지 못하고 돌아다니다(약물치료의 부작용) 등이라는, 부자연스럽고 기묘한 행동과 자세는, 정신증상으로부터 일어나는 것으로서 파악해두어도 좋다.

e. 신체반응

작업치료 장면에서는 떨림, 안면홍조, 호흡의 흐트러짐, 발한 등이 관찰된다. 기타, 눈물, 땀, 두근거림(동계), 호흡촉박, 오심, 요실금, 후궁반장, 안구 상전, 현기증, 구토 등이 있다. 정신증상, 약물치료에 의한 부작용, 긴장감의 고조, 다른 신체질환 등의 가능성을 생각할 수 있다.

4 행동관찰법

행동관찰법은 자연적 관찰에 기초하여 대상자의 일상생활활동(동작)(activities of daily living; ADL), 대인관계, 다른 사람과 교류하는 사회생활 장면(집단 내에서의 행동, 사회자원의 이용, 의사소통)에서, 본인이 어떻게 인지하고, 지각하였는가를 그때그때 보여주는 행위 · 행동(이야기하는 방법, 태도 등)이나 대응을 관찰하여 가는 방법이다.

a. 일상생활 활동

대상자가 사회 속에서 자립하여 일상생활을 보내는 데에 필요한 여러 기능이 어느 정도 가능한가, 그 속도나 원활함, 그리고 습관화를 관찰한다. 신체의 착의의 청결성이나 위화감이 없는 신체적 외관을 유지하는 몸차림 등의 신변처리, 요리나 식사를 포함하는 가사능력, 외출이나 여가를 포함한 시간이나 금전 등 자기의 생활에 필요한 관리능력, 쇼핑 등, 그리고 1일을 통해서 이들의 여러 활동을 어떻게 준비 · 계획하고, 지내고 있는지 등을 관찰한다. 일과표를 작성케 하여 확인하면 좋다. 야마네[9]가 작성한 일상생활능력 관찰 리스트가 많이 참고가 된다. 또한, 간호부문으로부터의 정보도 수집하여 검토하면 좋다.

대상자의 일상생활 활동의 제한이나 지장을 생각함에 있어서는, 유연한 판단이 요구된다. 즉, 대상자 본인이나 본인과 함께 생활하는 사람들이 양해하고 있으면 상당히 허용되는 일도 있다. 요는, 대상자가 어떠한 장에서 생활하고, 또한 생활하려고 하는가에 의해서 지원의 관계도 바뀐다.

대상자의 일상생활기능을 관찰하면, 다소간 저하나 미달성이 관찰되고, 대상에 따라서도 차이가 관찰된다. 젊었을 때에 발병하고, 그 후의 입원생활에 의해서, 보통이라면 경험하고 있었을 생활기능이 불충분하거나 미경험이거나, 또한 그 방법이 부적절하거나 한다. 게다가, 이미 사회인이면서, 갑작스런 발병으로 당연히 경험하고 있었을 생활기능이 저하하여 있는 일도 있다. 작업치료의 지원에 있어서는, 배경이 되는 요인을 충분히 검토한 다음에, 단계적인 학습훈련 프로그램의 도입 등이 요망된다.

b. 대인관계

1) 기초적 대인관계

기초적 대인관계의 기능(skill)은 상황에 걸맞은 대처를 하는 기능이며, 이것은 서로 아는 사람과 만났을 때에 인사를 하다, 일상적이 회화를 한다는 교제나 상대방의 기분을 살피는 장면에서의 자리양보 등, 일상생활을 보내기 위해 필요한 기초적 능력이다. 이러한 것들을 지장 없이 시행할 수 있는지 아닌지를 관찰한다.

기초적 대인관계의 기능에 관해서는 의사소통능력의 관여가 깊으며, 사회적 접촉에의 향상에는 사회생활기능을 높이는 학습훈련의 필요성도 요망되고 있다.

2) 발전적 대인관계

대인관계[10]는 다양한 대상자에게 대처하는 대인 행동양식의 특성을 말한다. 이것은 연령(연상, 같은 연대, 연하)이나 성(동성, 이성), 직위나 사회적 역할, 본인과의 관계(친구 · 지인, 같은 직원, 가족, 친척 등), 대상 상대의 성격경향 등에 의한, 다양한 대상자에 대해서, 어떠한 대인 행동양식을 취하는가, 그리고 각각 상이한 대상자에 대한 관심을 보이는 방법이나 정도, 관계를 갖는 방법이나 나타내는 방법, 관여의 항상성, 대상을 인지하는 방법 등을 관찰한다.

실제로는 간이 체크표(표 1)를 활용해서, 대상자의 행동양식의 특성을 파악한다.

c. 다른 사람과 교류하는 사회생활 장면

1) 집단 내의 행동

사람은 1대 1의 관계에서는 알 수 없는 것이 집단 안에서는 밝혀지는 경우가 있다. 여기서 집단이란 구성원 사이에 무언가의 기능적인 상호관계가 인지되는 경우를 말한다.

집단 내의 행동은 어떤 집단에 참여하려고 할 때나 참여 중, 참여 후의 집단에서 개인이 보이는, 또는 표출하는 행동특성이다.

집단에 대해서, 우선 그 집단을 의식하는지 아닌지, 의식한다면 그 관심의 정도를 나타내

표 1 대인관계의 관찰 리스트

항목	내 용	예 · 아니오	논평
틀어박힘	① 본인의 주위에 있는 모든 사람을 피한다.	□ □	
	② 인사, 말을 겲, 권유에 반응하지 않는다.	□ □	
	③ 접근하면 그 자리를 떠나버린다.	□ □	
	④ 요리활동 후의 식사 등도 다른 장소에서 혼자서 먹는다.	□ □	
	⑤ 다른 사람의 존재나 회화에 신경을 쓴다.	□ □	
	⑥ 다른 사람의 회화를 듣고 있어 함께 웃거나 하지만, 자기로부터는 관계를 가질 수 없다.	□ □	
	⑦ 말을 걸면 "예" "아니요" 등의 대답은 한다.	□ □	
	⑧ 다른 사람과 함께 있을 수 있다.	□ □	
	⑨ 다른 사람의 테두리 안에 들어갈 수 있으나, 자기로부터 이야기하거나, 자기의 생각이나 의견을 상대방에게 전달할 수는 없다.	□ □	
표면적인 관계	① 일상적인 회화에는 문제가 관찰되지 않지만, 자기 자신의 일이나 집병의 이야기 등이 되면 이야기를 슬쩍 돌린다.	□ □	
	② 표면적인 관계는 특정의 사람에 대해서만	□ □	
	③ 표면적인 반응은 특정의 이야기 내용에 대해서만	□ □	
	④ 병상으로부터의 영향을 나타내는 것이 있다. 예 : 표정이 굳다, 침착하지 않다, 배회나 헛웃음, 혼잣말이 관찰된다.	□ □	
다른 사람에 대해서 거절적	① 다른 사람이 접근하면 긴장하여 태세를 취한다.	□ □	
	② 말을 걸어도 침묵하고 있어 응답하지 않는다.	□ □	
	③ 자리를 떠난다.	□ □	
	④ 어딘가에 숨거나 한다.	□ □	
	⑤ 언어표현은 공격적이고, 쉽게 화를 내며, 말투가 거칠고, 목소리의 상태가 높다.	□ □	
	⑥ 표정은 굳고 긴장이 심하다. 상대방을 노려보는 등이 관찰된다.	□ □	
다른 사람에게 의존적	① 일상의 모든 것에 대해서 다른 사람에게 맡김.	□ □	
	② 담당자와 함께 하면 행동을 하지만, 지원이 없으면 행동을 하지 않는다.	□ □	
	③ 자기가 할 수 있는 일이라도 다른 사람에게 지원을 구한다.	□ □	
	④ 판단이나 결정을 다른 사람에게 맡기다.	□ □	
다른 사람과 관계를 가지는 방법	① 본인은 주위사람과의 관계를 가지려 한다.	□ □	
	② 자기의 요구를 받아들여주는 상대방을 선정하여, 요구가 받아들여지지 않으면 상대방을 공격한다.	□ □	
	③ 관계가 있는 상대방과 동일한 행동을 취하려고 한다.	□ □	
	④ 자기와 상대방과를 구별한다는 인식이 부족.	□ □	
	⑤ 항상적인 관계를 가질 수 없다.	□ □	

논평란은 각 항목과 내용에 대해서, 상황이나 정도, 지원의 필요정도나 방법 등을 기재한다. [문헌 11에서 일부 변경 · 추가]

는 방법, 집단에 소속할 수 있는지 아닌지, 어떠한 참여의 방법을 하는가를 관찰한다. 집단 구성원에 대해서, 어떠한 태도, 행동을 취하는가, 경우에 따라서는 받아들여질 수 있을 것인지 라든가, 부정적 · 소극적인 예측과 생각으로 참여를 망설이는 일도 관찰된다. 집단참여 동안 그 집단에서의 소속의식, 집단구성원과의 관계하는 방법, 집단 내에서의 역할이나 협동성, 집단 내에서의 태도와 행동의 변화 등을 관찰한다. 또한 다른 구성원으로부터의 대상자 본인에 대한 대응이나 그 집단이 의도하고 있는 목적이 본인의 참여목적과 맞고 있는지 어떤지에 따라서도 집단 내에의 행동에 관계한다.

그 집단이 어떠한 발달적 그룹인지를 평정하는 것에 모제이(Mosey)의 집단적 발달단계[12]가 있다(표 2). 이 표를 활용함에 있어서는, 대상자의 집단참여 발달기능수준을 명백히 함과 동시에, 어떠한 집단구조라면 그 대상에 맞는지를 검토할 필요가 있다.

표 2 발달적 그룹

1. 개개인의 집합
   1명의 다른 사람, 보통은 치료자와의 교류는 가질 것이다. 1대 1의 관계 이외에 교류를 넓히려고 하는 시도는 관찰되지 않는다.
2. 병렬 그룹(parallel group)
   다른 사람과의 교류를 거의 필요로 하지 않는 각자의 작업에 몰두하는 개개인의 집합.
   지도자가 각 개인의 사회-정서적인 욕구에 응한다.
3. 과제수준의 집단(project group)
   집단의 구성원은 단기간의 과제에서는, 그 기간만 다른 사람과의 교류를 가진다.
4. 자기중심적-협력적 그룹(egocentric cooperative group)
   집단의 구성원은 장기간의 과제에서, 협력적이고 동시에 경쟁적으로 교류한다.
   (개개인이 주로 중요시하는 것은 여전히 자기가 가진 흥미이다)
5. 협동적 집단(cooperative group)
   동성, 같은 세대의 집단에서, 과제에서의 상호교류를 가지면서, 구성원은 다른 사람의 사회적-정서적 욕구(needs)에 응해간다.
6. 성숙된 집단(mature group)
   구성원은 이질집단에서, 전체의 복리나 목표달성을 촉진하는 것 같은 과제나 사회적-정서적 역할을 수행한다. 리더십을 분담한다.

[문헌 13에서]

2) 사회자원의 이용

시 · 구청이나 보건소, 직업안정소, 복지사무소, 은행, 우체국 등의 공공기관, 지하철이나 버스 등의 교통기관, 전화나 휴대전화, 개인용 컴퓨터 등의 통신기능을 가진 기기, 도서관이나 박물관, 영화관 등, 다양한 사회자원을 효과적으로 이용할 수 있는지 아닌지를 관찰한다.

3) 의사소통

의사소통은 언어나 동작의 방법 · 수단으로, 전달하고 싶은 생각이나 기분을 전달하고, 상대방이 그 의미를 이해하여 그것에 따른 반응을 보이는 사람과 사람과의 상호교류이다. 작업치료 장면에서의 의사소통을 관찰하는 관점을 표 3에 나타냈다. 다른 사람에 대한 관심(상대방을 보고 인사하거나, 이름을 부르거나, 표정을 바꾸거나 등)으로부터, 의사소통의 종류(언어적인가 비언어적인가), 회화, 언어적 표현과 동작(행동)의 일치, 몸차림 · 복장 등의 외관, 그리고 신체반응에 대해서, 의사소통의 관찰로부터 파악할 수 있다.

또한 다양한 사회자원의 이용에 있어, 필요한 실용적 의사소통에 대해서도 구체적인 장

표 3 의사소통의 관찰

관점	내 용
언어적 메시지로부터 파악할 수 있을 것	
이야기의 내용	• 비현실적이지 아닌가? • 어떤 하나의 일에 연연하여, 그것 때문에 본인이 괴로워하고 있지 않은가? • 같은 내용이 반복되고 있지 않은가? • 독선적인 생각에 기초한 자기중심적인 판단으로 되어있지 않은가(다른 사람의 생각이나 의견을 받아들이고 있는가?) • 수면 중에 본 꿈을 이야기하는 일이 있는가? • 충족되지 않는 소원이 숨겨져 있거나, 처음으로 체험하는 것을 과거에 체험한 것처럼 느끼고 있거나 하는 일이 있는가?
이야기의 정리	• 대화 후에, 결국 본인은 무엇을 말하고 싶었는가? 평가자가 이해할 수 있었는가? • 이야기가 튀지 않는가?
말투	• 말투는, 이야기하는 상대방과의 관계에서 타당하였는가? (손위 사람을 "너" 라고 부르거나, 또는 필요 이상으로 친절하지 않은가 등) • 어떤 하나의 말이 그 대상자에게 일반적인 의미를 초월한 상징적 의미를 갖고 있는가? • 예컨대, 문자나 수화, 음악, 그림, 제스처 등의 회화 이외의 의사소통을 취하는 방법을 갖고 있는가? • 말이 알아듣기 쉬운가?
이야기의 관련성	• 대화 중에 사용되고 있는 말이나 단어에 전혀 관련성이 없고, 이들은 단순히 머리에 떠오른 것 만이라는 것은 아닌가?
왜곡	• 사실을 왜곡하여 해석하고, 이 때문에 상대방을 나쁘게 생각하거나, 노여움의 감정을 품거나, 자발적으로 되거나 하지 않는가?
대화의 방법	• 눈앞에 있는 상대방이 아니라 실제하지 않는 상대방과 이야기를 하고 있지 않은가?
비언어적 메시지로부터 파악할 수 있는 것	
대화의 방법	• 대화의 속도는 어떠한가(말이 빠른가, 보통인가, 느리게 사이를 두고 있는가)? • 때와 장소와 목적에 맞지 않는 화제를 꺼내는 일이 있는가? • 갑자기 이야기하기 시작하지 않는가? • 일방적으로 이야기하지 않는가? 자기로부터는 이야기하지 않고 상대방의 이야기를 듣고만 있는가? 침묵하고 있는가?
목소리의 상태	• 목소리가 큰가? 작은가? • 억양이 있는가? 평탄한가? • 음색 : 지나치게 지껄이거나 소리를 질러 쉰 목소리가 되어있지 않은가? • 아양을 떠는 것 같은 달콤한 목소리는 아닌가?
상대방과의 거리	• 의사소통을 취하는 상대방과의 거리가 적당한가? • 의미도 없이 상대방을 만지는 일은 없는가? • 성적인 것을 느끼게 하는 접촉(touching)은 없는가?
표정 · 시선	• 밝은가? 어두운가? • 찡그리는 얼굴인가? • 멍하니 있는가? • 차가운가? • 굳어있는가? • 입을 일그러뜨리고 있는가? 등

(계속)

표 3 의사소통의 관찰 (계속)

관점	내 용
자세	• 똑바른 자세를 취하고 있는가? • 고개를 숙이는 편인가? • 가슴을 지나치게 펴고 있지 않은가? • 긴장, 경직이 없는가?
동작	• 몸짓, 손짓의 표현이 많은가? • 제스처가 지나치게 과장되는 일은 없는가? • 기민한가? 느린가? 침착한가? • 손가락으로 책상이나 무릎을 두드리거나, 무릎을 처신없이 까불어대는 등을 하고 있지 않은가? • 농담을 하는가? • 하품이 많은가? • 관계자가 말을 걸면 반응하는가?
몸차림	• 화장은 여느 때와 다름없는가? • 계절에 맞는 옷을 입고 있는가? • 속옷이 비어져 나온 채로 등, 주의하지 않는 일은 없는가? • 하루에 몇 번이나 갈아입지 않는가?
신체반응	• 호흡촉박, 동계, 떨림, 오심 · 구토, 현기증, 안구상전, 땀, 눈물, 실금 등이 관찰되는가?

[문헌 11에서 일부 변경]

면에서 파악할 필요가 있다. 의사소통은 서로가 영향을 미친다는 측면을 아울러 갖고 있으므로, 관찰자 측이 관여하는 방법이 크게 영향을 준다는 것도 자각할 필요가 있다.

5 작업관찰법

작업관찰법은 작업치료의 평가과정에서 가장 중요한 방법이다. 작업치료에서는, 대상자와 관찰자가 직접, 상호 교류를 가지면서, 정해진 일정한 코스를 기준으로 작업과제를 실시하고, 그 작업을 통해서 작품을 마무리해가는 과정에서의 반응을 보는 방법과, 대상자 자신의 자유로운 판단으로 여러 가지 작업과제를 시행하고 있는 장면을 관찰자가 관찰하는 방법이 흔히 사용된다.

구성(조직)적 요소가 높은 작업 활동과 창작(투영 · 비구성 · 비조직)적 요소가 높은 작업 활동을 이용한 관찰법을 소개한다.

a. 구성적 작업 활동을 사용한 관찰

구성적 작업과제에는 ①작업장면에 대한 반응으로부터, ②과제 지시의 설명이나 작업순서를 이해하고, ③어떠한 것을 만드는지를 상상하여, ④재료나 도구 등의 사용법을 생각하여 실시하고, ⑤완성하는 작품과의 이미지의 일치를 확인하여, ⑥연구나 판단을 하면서 조립하고, 그리고, ⑦완성된 작품과 최초의 이미지의 일치에 대해서 비교하여 확인한다, 라는 수행과정이 있다.

구성적 작업과제에 의한 관찰에서 이용되는 작업 활동의 특성에는, 작업공정이나 사용하는 도구, 완성되는 제품에 대해서 미리 정해진

기준이 있고, 재료도 나무, 종이, 천, 가죽 등 비교적 가소성이 적은 재질의 것이 선정된다. 가급적 단시간 내에 완성할 수 있고, 작업공정이나 순서를 분해하기 쉬우며, 동시에 일정한 완성작품이 얻어진다는 조건에서, 종이세공, 등나무세공, 목공, 동판세공, 안달리아 수예 등의 수공예나, 조각 그림 끼워 맞추기, 붙이기 그림, 오리기 그림, 그리고 플라스틱 모델로부터의 간이 조립작업까지 다소 기술을 요하는 것까지 이용된다.

대상자의 적응수준을 관찰하려면, 손끝의 정교성을 요하는 작업, 지적 이해나 창의연구 등을 필요로 하는 작업, 투박하고 큰 운동의 협응성을 요하는 작업이라는 것처럼, 각각의 작업특성 영역을 조합하여 관찰한다. 작업 내 구성이나 지속성, 작업과정의 계획성이나 예측성 등의 관찰에는, 작업시간이나 작업량, 작업내용 등을 고려하여 작업을 사용한다.

구성적 작업과제의 관찰의 도입에 있어서는 ① 작업량을 정해둔다, ② 기술을 필요로 하지 않는, 공정이 명확한 비교적 간단한 것, 그리고, ③ 학습능력이나 작업시간, 작품의 만듦새 등에 관해서, 건강한 사람의 평균 데이터의 기준을 기초로 판정하는 것이 중요하다. 이러한 것은 대상자의 장애의 정도를 비교할 수 있다는 것도 있으나, 관찰하고 싶은 사항을 명확히 설정한 작업기준 속에서 확인하는 중요성이 요구되고 있기 때문이다.

또한, 작업종목이나 작업과제에 의해서 관찰내용이 한정되는 일이 있으므로, 대상자와 관찰하고 싶은 사항에 따라서 몇 종목의 단계적인 작업과 조합시키거나, 관찰자 자신이 각 작업종목이 가진 요소의 단계부여가 가능한 것이면 더 좋다.

● **작업관찰의 사항**(표 4)

과제수행의 측면에서는, 미리 정해진 틀이 있는 과제에 대한 반응, 지시에 대한 대처방법과 수행할 때의 과제해결 패턴, 작업수행의 요소 등을 들 수 있다. 그리고 작업수행에 수반하는 신체적 측면이나 심리적 측면, 사회적 대인적 측면을 관찰 평가한다. 또한 작업 중이나 작업종료 후, 대상자와의 대화에서, 대상자 자신이 자기가 만든 작품에 어떻게 관심을 갖고, 어떻게 평가하는가? 즉, 현실적인가? 후한 평가인가? 엄격한 평가를 하는가? 등에 따라서 대상자 자신의 능력에 대한 자기평가를 알 수 있다. 하나의 작업과제로 모든 사항의 측면을 관찰하는 것은 상당히 곤란하므로, 관찰하고 싶은 사항의 측면에 맞도록 과제를 설정하는 것이 바람직하다.

구성적 작업과제를 실시하고, 종료한 시점에서, 대상자가 사용한 도구나 재료의 뒤처리, 완성된 작품을 어떻게 다루는지 등에 대해서도 관찰한다. 그 후, 위에서 언급한 것처럼 대상자와 함께 작업과제에 대해서, 어떠한 관심을 갖고, 어떻게 대처하였는가? 작업 중에 곤란한 일은 없었는가? 완성된 작품을 어떻게 느끼는가? 어떻게 하고 싶은가? 자신을 갖고 마무리하였는가? 관찰자의 존재나 지시는 어떻게 느꼈는지 등에 대해서, 대상자로부터 감상이나 의견을 듣는다. 이러한 것은 작업 관찰 사항의 측면을 보다 분명히 하는 작업으로서 중요하다.

b. 창작(투영)적 작업 활동을 사용한 관찰

창작적 작업과제는 대상자에게 그림을 그린다든가, 핑거페인팅(finger painting), 점토

표 4 작업관찰의 사항

과제수행의 측면	
과제수행의 측면	반응, 감상
지시에 대해서	이해도, 이해하는 방법, 대응, 실행, 기타
지속성, 집중성	정도
절차	이해, 절차의 준비
결과의 예측	전망
문제에 대한 대처	상황파악, 문제의 예측, 문제의 파악, 다른 사람의 이용, 기타
작업수행	정확성, 세부에 대한 주의, 기능장애의 영향, 작업속도와 시간, 작업의 안정성, 작품의 만듦새, 작업의 습득, 창의연구, 기타
신체적 측면	
지구력	지속성, 지구성, 안정성, 기초체력, 작업내성, 기타
목적동작의 협응성 등	정교성, 손재주가 있음, 운동의 협동성, 크고 투박한 운동의 협응성, 기타
심리적 측면	
내성	실패나 문제에 대한 내성, 시간적 내성, 기타
스트레스에 대한 대처	스트레스에 대한 처리와 통제, 기타
활동에 대한 흥미관심	활동 그 자체에 대한 흥미나 관심의 정도
작품에 대한 관심	작품에 대한 관심을 나타내는 방법, 정도
사회적 대인적 측면	
언어적 교류의 방법	언어교류의 적절성
의존성	의존의 정도
자기표현	자기의 의견이나 의지표현의 적절성
협동성	협동 또는 언동의 적절성
자기에 대한 인지의 측면	
자기의 현실적 인지	자기의 인식과 그것에 대한 기분
자기능력의 평가	자기의 능력에 대한 자기평가와 그것에 대한 기분

[문헌 9에서 일부 변경 · 추가]

(clay)라는 틀의 설정이 명확하지 않은 과제가 주어지고, 이들에 대해서 본인의 판단으로 자유로이 대응해가는 것이 요구된다. 따라서 대상자가 의도하지 않은 채로, 작업과제 안에 이제까지 경험한 사항이나 그것에 기초한 사고방법이나 가치관, 갈등과 그 대처행위 등이 반영되어 오는 점을 관찰한다. 이것은 심리검사에서 말하는 투영법 기법으로 자리매김 된다.

창작적 작업과제를 사용하는 조건은 공정이나 순서, 마무리하는 표현의 범위에 자유도가 있고, 소재도 그림그리기 용구나 점토 등 유연하고 가소성이 있는 것이 이용된다. 작업종목에서는 회화, 핑거페인팅, 점토세공, 도예, 매거진 콜라주(magazine collage), 조각 등을 들 수 있고, 작업수행 상에서의 자기표현이 요구되므로, 작품이 잘 되었는지, 서투른지에 대해서는 특별히 문제로 하지 않는다.

● 작업관찰의 사항

관찰사항은 구성적 작업관찰의 사항(**표 4**)을

참고로 하고, 과제장면, 관찰자의 존재와 지시, 주어진 용구나 재료에 대한 반응, 과제에 대한 대처로부터 완성까지, 대상자가 과제에 대한 대처나 행동에 투영되는 인격특성 등을 관찰 평가한다. 그리고, 대상자 자신으로부터 이야기하는 자유 연상과 작품에 표현된 내용의 상징적 해석에 의해서, 대상자의 흥미나 관심, 감정, 욕구, 갈등, 자기 · 다른 사람 이미지, 사고방법, 가치관 등 내면적인 특성을 이해하여 간다.

관찰 평가의 관점은 표출되는 반응이나 행동으로부터 역동적인 관점에서 해석한다. 내용의 상징적 해석에 대해서는 미해결의 것이 의미부여 되고, 무의식 하에 억제되어 있는 것이 행위나 작품에 투영되어, 그것이 상징으로서 표현되어 있는 것을 해석한다. 이 투영법 기법은 훈련과 경험에 의한 기술을 필요로 한다.

예컨대, 창작적 작업과제를 사용해서 관찰 평가하는 것은 대상자가 의식해서 자유로이 작업 활동을 선택하고, 자기의 페이스나 방법으로 수행하는 행위 · 행동과 거기서 무의식적으로 시행하는 행위나 작품에 투영되는 인격특성을 밝혀가는 것에 있다.

C. 면접법

1 면접의 의미

일반적으로 면접이란 면접자와 피면접자가 일정한 환경에 있고, 대면(face-to-face)으로 서로 마주보고, 일정한 목적을 갖고 서로 의사소통을 하여, 정보를 교환하거나, 의지나 감정을 전달하거나, 상담하거나 하면서 문제를 해결하는 것이다14). 면접은 그 목적에 따라서 시간의 양, 횟수도 다르며, 개인면접, 집단면접과 형태도 바뀌게 된다. 작업치료에서, 면접은 관찰과 함께 대상자 개인을 이해하기 위한 행위이며, 인간관계 만들기나 평가, 지원과정을 효과적으로 해가기 위한 것이다. 보통, 대상자는 면접에 대응할 수 있다면, 본인, 필요에 따라서 가족 또는 정보를 적절히 제공할 수 있는 관계자가 된다. 대상자와의 면접이 불가능한 경우는 위에서 언급한 관계자로부터 정보를 제공받게 된다.

2 면접의 목적과 종류

면접은 평가나 치료지원의 수단으로서의 임상목적이나 조사연구에서의 정보수집의 수단으로서의 연구목적, 시험이나 인물조사에서의 교육 기타의 목적으로서 시행되는 것이 있다. 여기서는, 평가수단을 목적으로 한 기본적인 면접에 대해서 언급한다.

3 면접의 구조와 위치관계

a. 면접의 구조

면접은 언제, 어디서, 어떻게 시행하는가에 따라서 대상자의 상태나 이야기되는 내용이 크게 변화한다. 그래서, 물리적으로도 정신 · 심리적으로도 쓸데없는 자극이 들어가지 않는 장소나 공간을 확보하는 것이 중요하다. 일반적으로는 일정한 조건이 갖춰져 있는 면접실이 선정되지만, 대상자의 상태나 장소의 상황에 따라서 작업 활동의 장면이나 병실의 침상결, 병동의 로비, 기타, 원내의 벤치나 산보하면서 시행하는 일도 있다. 의외의 장면에서 중요한 정보를 얻는 일도 있으므로, 어떠한 장면이건 대상자에게 충분한 주의를 기울이고, 경청하여, 대상자가 어떠한 상황에서 그것을 이야기하고, 반응하였는가를 기록해두는 것이 필요하다.

면접은 주로 서로의 언어를 통해서 눈앞의 상대를 직접 이해하고, 지원하려 하지만, 표정, 태도, 행위 등에 나타나는 비언어적인 사항이 언어와 마찬가지로 중요한 정보가 된다. 작업치료에서, 작업 활동을 통해서 평가나 치료(지원)를 시행할 때의 중요한 데이터가 되므로, 면접 시의 비언어적 정보와, 관찰을 하면서 작업 활동이나 다른 사람과 관계되는 장면에서 보이는 대상자의 행위나 행동, 그리고 완성한 작품에서 보는 비언어적 반응도 중요한 정보가 된다.

면접시간은 보통, 대상자의 심신의 피로 등을 고려하여, 45분~1시간 정도가 바람직하지만, 대상자와 관계하는 시기나 그때 그때의 상황에 따라서 20~30분 정도로 종료하는 경우나, 1시간 이상이 되는 경우도 있다.

b. 위치관계

면접장면에서의 면접자와 피면접자의 물리적 위치관계에 대해서, 일반적으로 면접실에서는, 테이블 또는 책상을 사이에 90° 또는 45°(L자 또는 <형 배열)의 좌석위치에서 시행된다. 이것은 알맞게 시선을 피하여, 긴장도 완화되고, 타이밍이 유지되어 자연스런 느낌으로 이야기할 수 있다.

테이블을 사이에 옆으로 배열된 좌석위치의 경우, 양자의 간격(공간)을 잡는 방법에 따라 지지의 형태를 그 장소의 상황에 따라서 자유자재로 선택 가능하다. 양자의 사이에 만들어지는 물리적 공간은, 심리적 공간이기도 하다. 이것은 피면접자의 상태와 면접 평가하는 측의 목적과 의식으로 결정된다. 시선을 맞추지 않고 끝나므로 이야기하기 쉽지만, 비언어적 정보를 간과하는 경우가 있으므로 주의할 필요가 있다. 면접실의 넓이나 구조에도 따르지만, 입구 측, 창 측, 벽 측 등 물리적 조건이 무의식 하에서의 쾌 · 불쾌의 반영으로써 표출되는 일도 있으므로, 피면접자가 앉는 위치에 대해서도 체크해두면 좋다.

서로 마주보는 좌석위치의 경우, 바로 정면에 위치하면 시선이 마주치기 쉬워, 어려워하여 긴장된 이야기가 된다. 대상자의 상태나 면접목적, 지원내용에 따라서는, 바로 정면보다는 약간 비스듬한 자리로 옮김으로써, 대상자의 기분이나 생각에 여유가 생기는 경우도 있다.

면접은 이제까지 언급한 것처럼, 대상자에게는 장소, 방의 크기, 책상이나 의자의 배치, 창이나 입구의 위치나 크기, 빛의 밝기, 벽이나 커튼의 색깔, 관엽식물의 유무 등 물리적 조건이나 구조가 크게 영향을 준다. 대상자의 불안 · 긴장을 고려하여, 기분을 누그러뜨리고, 안심하고 이야기할 수 있어, 면접자도 지지하기 쉬운 분위기가 되도록 배려하는 것이 필요하다.

4 면접의 기본적인 진행방법

일반적으로 다음과 같은 진행방법으로 시행된다.

① 면접자는 피면접자에게 면접의 예정을 알

리고, 면접에 대한 동의를 구한다(면접에 대한 마음의 준비).

② 면접실에 내실할 때, 마중을 하여, 우선 상호간의 인사, 대상자의 확인, 자기소개, 면접의 목적과 의미, 면접의 소요시간, 심신의 피로에 따른 휴식, 비밀유지의 설명, 그리고 면접평가의 실시에 관한 동의를 확인한다.

③ 초보자는 사전에 정보를 입수해두는 것이 좋다(그러나, 입수한 정보가 선입관이 되지 않도록 주의한다).

④ 상대방이 이야기하기 쉬운 화제부터 들어가고, 알기 쉬운 말투로, 듣고 싶은 사항을 하나씩 질문한다.

⑤ 상대방의 이야기에 수용 · 공감 · 경청하는 모습을 보여주어, 라포르(rapport, 의사소통)의 형성에 노력한다.

⑥ 상대방의 이야기를 다른 사람의 일처럼 듣는 것이 아니라, "당신의 문제는, 면접자 자신의 것"인 것처럼 이해를 나타내고, 듣는다.

⑦ 면접 중의 비언어적 표현에도 주의를 기울인다.

⑧ 이야기가 목적으로부터 너무 벗어나지 않도록 방향부여를 한다.

⑨ 중요한 사항의 질문은 면접과정이 궤도에 오른 다음에 듣도록 한다.

⑩ 상대방의 이야기 내용에 대해서 납득하였다는 것을 적절하게 전달한다.

⑪ 상대방의 심신의 피로를 고려한 시간범위에서 끝내고, 면접내용을 요약한다.

⑫ 상대방에게 면접의 감상을 묻고, 다음번의 예정을 알리고 종료한다.

면접이란 면접자가 피면접자의 불안을 제거하고, 면접자에게 신뢰감을 갖게 하여, 진지하게 본인의 문제에 대처하여, 함께 이야기를 나눠가는 것일 것이다. 면접에서 물어보는 것이 좋은 지원에 도움이 되는 면접사항을 **표 5**에 나타냈다. 이들의 사항 모두를 묻는 것이 아니라, 면접관계를 고려해서, 여러 회에 걸쳐 물으면 좋다.

5 면접형식의 분류

구조화에 따른 분류[16)]를 아래에 나타낸다.

표 5 지원에 도움이 되는 면접사항

1. 본인의 일상생활이나 취미, 일을 중심으로 한 생활사
   - 일상생활의 개략(생활습관, 생활 패턴) 및 변화가 있었던 일
   - 성공한 일, 실패한 일
   - 즐거웠던 일, 즐겁지 않았던 일
   - 생활이나 일을 통한 대인교우관계
   - 문제해결 처리를 위해, 이제까지 어떠한 행동패턴을 취하여 왔는가?
2. 작업치료에 대해서
   - 본인의 의지인가, 권유를 받았는가?
   - 작업치료의 이미지(image)는 어떠한가?
   - 작업치료에 대한 오리엔테이션을 어떻게 이해하였는가?
   - 작업치료에 참여해서, 어떻게 이용하려고 생각하고 있는가?
3. 질병에 대해서 어떻게 파악하고 있는가? (보통, 질병에 관해서 초회 면접에서는 질문하지 않는다)
   - 증상은 무엇인가.
   - 증상이 나타나 있을 때의 대처는 어떻게 하고 있는가?
   - 현재의 고민, 및 곤란한 일은 무엇인가?
   - 병이라고 느끼고 있는가?
   - 발병에서 지금까지, 사물의 사고방법이나 가치관이 바뀌었는가?
4. 환경을 어떻게 파악하고 있는가?
   - 가족에 대해서 어떻게 느끼고 있는가?
   - 직장이나 학교에 대해서 어떻게 느끼고 있는가?
   - 장래의 희망에 대해서 어떻게 느끼고 있는가?

[문헌 15에서 일부 변경 · 추가]

1) 구조화(표준화) 면접(structured or standardized interview)

면접의 목적이나 장소, 일시, 그리고 미리 정한 질문이 설정되고, 예상되는 피면접자의 회답도 정형화된 면접이다. 동일한 피면접자에 관해서, 복수의 면접자가 유사한 정보, 또는 모순이 되는 정보를 얻으므로, 이들의 정보를 비교 · 검토할 수 있다. 관심이나 흥미를 돌리는 특정의 영역을 갖고, 피면접자에 대한 설명과 동의 하에, 작업치료에 대한 참여의사의 확인이나 사전의 정보 수집을 목적으로 한 수리(intake)면접, 평가나 치료 · 지원에 관한 질문 조사표를 사용한 면접 등이 이에 해당한다.

2) 준구조화 면접(semi-structured interview)

준구조화 면접은 구조화 면접과 마찬가지로, 사전에 정해진 특정의 질문이 설정된다. 그러나, 더 많은 정보를 얻거나, 연구하기 위해 면접자가 자유로이 다른 질문도 할 수 있는 것이다. 흔히 사용되는 면접 평가방법으로 흥미 체크리스트[17-19]를 들 수 있다.

3) 비구조화(비표준화) 면접(unstructured or unstandardized interview)

이 면접에서는 사전에 질문이 설정되어 있지 않다. 면접자는 당장, 피면접자로서 가장 중요하다고 생각되는 사항과 내용에 대해서 탐색하여가게 된다. 피면접자의 직업상의 관계나 과거의 관심 및 활동에 대해서 조사하는 것은, 이 면접부분의 한 예이다.

실제의 면접에서는, 이들 모든 형태가 포함된다.

6 면접의 실제

처음에 작업치료의 시작을 위해서, 작업치료에 대한 참여의식이나 오리엔테이션의 확인, 그리고 사전 정보를 수집하기 위한 면접을 시행한다. 대상자는 작업치료에 참여함에 있어, 사전에 주치의, 또는 간호사로부터 설명을 받고 있으나, 대개는 "작업치료에 가도록"이라든가, 작업치료에서 "무언가 하도록", "몸을 움직이도록", "무언가 만들도록", "다른 사람과 이야기하도록" 등이라는 말을 듣고 참여하는 경우가 많아, 분명한 동기가 불명료한 경우가 많다. 따라서 작업치료의 도입에 있어, 면접자는, 대상자가 작업치료에 관한 오리엔테이션의 설명을 어떻게 상상하고, 그것을 어떻게 받아들여 참여하는가, 또한 작업치료를 어떻게 활용하고 싶은가, 등에 대해서 의식의 확인을 하는 것이 필요하다.

작업치료의 오리엔테이션에서 필요한 사항은 ① 작업치료 실시의 목적과 의미, ② 작업치료 프로그램, ③ 대상자에게 대응하는 참여 프로그램 등을 설명하고, ④ 작업치료 장면의 실제를 견학하도록 하여, 대상자의 확인과 동의를 얻는 것이다.

더욱이, 대상자로부터는 "지금의 자기의 일을 어떻게 생각하고 있는가", "자기의 장래에 대해서 어떻게 생각하고 있는가", "지금 곤란한 것, 고민하고 있는 것은 무엇인가", "지금 할 수 있는 것은 무엇인가" "이제부터 할 수 있는 것은 무엇인가" 등의 정보를 수집하여, 대상자의 현 상황을 정리하는 것이 이 면접과정의 주된 내용이 된다. 동시에 면접과정을 통해서, 대상자가 이야기하는 방법이나 이야기의 내용, 표정, 자세 등으로부터 긴장이나 불안의 정도, 이해력이나 표현력 등 지적 능력, 본인의 현재의 질병에 대한 의식(생각) 등을 파악할 수 있다.

7 면접의 유의할 점

면접 일반에서의 배려해야 할 사항으로서, 아래의 점을 들 수 있다.

① 대상자의 기분을 수용하는 지지적인 대응에 노력한다.
② 이야기된 내용에 대해서는 비밀을 엄수한다는 것을 전달한다(그러나, 본인의 생명에 관계되는 경우는, 본인에게 확인한 후, 의사에게 상담하는 경우가 있다는 것을 전달한다).
③ 면접자의 생각이나 가치관, 개인적 의견을 밀어붙이는 것 같은 접촉방법을 삼가고, 대상자의 이야기를 이해하려고 하는 공감적 태도에 노력한다.
④ 판단 지원의 요구에 대해서, 안이한 보증, 약속은 하지 않는다.
⑤ 면접자 자신의 감상이나 의견은 가급적 삼간다.
⑥ 질문에 대해서는, 대상자가 이야기한 내용에 관한 확인, 명확화, 정리를 위해서 시행한다.
⑦ 환각이나 망상 등 이상체험에 대해서는, 스스로 이야기한 것에 대해서는 듣고, 면접자로부터는 캐어묻지 않는다.
⑧ 증상이나 장애에 관한 질문은 직접 하지 않고, 당장은 대화 전체로부터 추정하는 것에 그친다.
⑨ 얻은 정보는 절대적인 것이 아니라 수정되는 것으로 받아들인다(관계성이나 증상에 따라서 변화하는 것이다).

이제까지 언급한 것처럼, 면접은 자칫 대화 그 자체의 의미에 사로잡히기 쉬우나, 표정, 태도 등의 비언어적인 표현에도 주의를 기울인다. 또한, 면접은 상호간의 관계를 형성하여 가는 것이므로, 면접자의 존재 그 자체나 면접자가 나타내는 비언어적 표출이 피면접자에게 영향을 주고 있다는 것을 잊지 말아야 한다.

더욱이, 면접자 측으로서 면접에서 빠지기 쉬운 점으로서, 아래의 점에 주의를 기울일 필요가 있다[20].

① 선입관과 태도(예컨대, 질병의 원인을 모두 부모의 양육방법 탓이라고 생각해버리는 등)
② 고정관념(면접자가 계급, 직업, 종교, 성별 등에 대해서 가지는 고정관념으로부터, 과학적으로 진실성이 없다는 것을 잘못 판단하는 것. 예컨대, 여성은 남성에 비해서 감정적이라든가, 목공은 남성의 일이라는 등)
③ 후광(halo)효과(예컨대, 용모와 자태에 호감을 가지면 그 사람의 지능이나 성격까지 높이 평가하는 경우 등)
④ 개인적 기호(예컨대, 좋아했던 것에는 후하고, 맞지 않는 것에는 짜게 평가하는 등)

초기의 면접관계의 중요성은, 적절한 정보를 얻고 싶은 나머지 기록에 시종하기보다는, 공감하면서, 어떻게든 이해하려고 하는 자세에 있다. 그러나, 대상자의 유익한 지원의 필요상, 적절한 정보가 필요할 때는 대상자에게 양해를 얻어 기록을 하는 것이 중요하다. 이때, 인상에 남은 말은 가급적 적어두고, 또한 면접 중의 태도나 비언어적 표현에 대해서도 인지한 것은 적어둔다. 마지막으로 면접의 요약을 알리고, 면접내용의 확인과 대상자로부터 면접의 감상을 들음으로써 안심감을 갖게 할 수 있을 것이다.

D. 집단평가법

1 집단평가법

작업적 존재인 개인은 집단이나 집단상황을, 생활환경에서 피하기 어려운 현실조건으로서 떠맡고 있다. 집단평가법은 첫째로 개별(개인) 작업치료 또는 집단작업치료의 적응 판단에 불가결한 평가법이다. 그리고, 대상자의 집단 · 사회(지역) 적응의 파악과 구체적인 예측에 도움을 주는 평가법이기도 하다.

또한, 평가방법으로서, 집단구성원(이하, 구성원)이 자기 평가하는 방식과 작업치료사 등이 타인 평가하는 방식이 있다. 집단의 실습을 경험해보면 알기 쉽지만, 구성원의 자기평가와 평가자의 타인평가와는 일반적으로 차이가 인지된다. 이 때문에, 양자를 시행하는가? 타인평가만으로 하는가? 사용방법을 검토할 필요가 있다. 평가용지를 사용하지 않지만, 매회 구성원 전원의 감상을 피드백 하는 것도 자기평가를 고려하게 된다.

아무튼, 집단작업치료의 실시과정에서, 개개의 구성원의 집단 내 행동과 집단 적응 및 집단구조나 집단발달의 현 상황을 알고(재평가하여), 효과적인 집단운영을 판단한다. 아래에 작업치료에서의 집단평가법에 대해서, 구성원의 집단적응과 집단의 발달을 리더십이론으로부터 파악하여 개략을 언급한다.

2 집단평가를 위한 기초개념

1) 집단(group)

레빈(Lewin)에 따르면, 집단이란 그것을 구성하는 개인의 단순한 총합이 아니라, 그 개인 사이의 상호의존의 관계구조에서 찾아낼 수 있다.[21] 집단은 개인에 접근하여 관찰, 측정 가능하며, 실재적인 것이다.

또한, 일반적으로 집단형성에는 계속적인 상호작용, 공통목표의 설정과 협동, 집단규범의 제정에 의한 통제, 지위와 역할의 배분, 인간관계(의사소통), 일체적인 우리들 감정에 기초한 구성원의 연대감 등이 기본적 요건으로 되고, 발전 또는 쇠퇴의 과정을 거친다.

2) 리더(leader)와 리더십(leadership)

리더는 집단 내에서 집단목표나 집단유지를 위해, 구성원에 작용하는 중심적인 역할을 수행하는 인물이다. 리더는 집단 내에서 가장 적응된(생기발랄하게 활동하는) 책임감이 있는 대표로 된다.

리더십이란 집단이 가지는 기능이며, 집단목표의 설정 · 달성 및 집단유지를 위해, 성인(생성원인) 상호간에 영향을 주고 작용하는 행위의 과정이다.

3) 집단 응집성(group cohesiveness)

집단 응집성이란 집단이 구성원을 집단 내에 머무르게 하는 힘 · 통합이다. 구성원인 개인에게는, 집단(참여)의 매력의 유인정도이다. 집단 응집성의 향상은 구성원 이탈의 경감, 집단 영향력의 증대, 참여와 충성의 향상, 정신보건상의 바람직한 영향 등을 가져온다.

4) 동조(conformity)와 일탈(deviance)

동조란 제복(uniform)의 착용과 같이, 구성원을 같은 태도 · 의견 · 행동으로 만드는 집단압력이다. 반대방향은 비동조가 된다. 또한 일탈은 구성원이 집단의 규범이나 기대에 부응하지 않는 것 같은 벗어난 행위 · 행동을 취하는 현상이다.

5) 경쟁(competition)과 협동(cooperation)

경쟁이란 집단에서 소수, 특정 구성원이 목표를 달성하는 사태이며, 또한 서로가 방해하는 의존관계에 있다고 인지하는 심리적 사태이다. 협동이란 구성원 전원이 목표를 달성하는 사태이다. 구성원은 서로 협력하는 의존관계에 있다고 인지하는 심리적 사태이다.

6) 집단규범(group norm)

집단규범은 대부분의 구성원이 공유하는 판단의 틀이다.

7) 집단과정(group process)

집단과정은 집단기능의 작용을 시계열로 파악한 것이고, 집단에서의 상호작용의 총체를 나타낸다. 집단의 형성 · 발달 · 쇠퇴에 관한 경과의 길(경로)이다.

8) 집단구조(group structure)

집단구조는 하위부분의 분화나 관계의 방법, 의사소통 회로의 성립, 구성원의 상호선택에 의한 결합관계, 세력관계 등의 내용을 가진다.

3 포괄적인 집단평가법

a. 개인의 집단 적응평가

집단 적응의 상태는 기본적으로 불균형이나 긴장이 해소된 상태라 생각된다. 이것은 개인과 집단과의 상호 수용의 성립상태이다.

상호 수용의 하나는 구성원 측으로부터의 집단 수용 개인은 집단에 참여할 수 있고, 집단목표 · 구성원 · 집단규범 등을 받아들여, 관계를 갖고, 집단 활동에서의 역할을 수행할 수 있는 상태이다. 또 하나는, 집단 측으로부터의 구성원 수용 개인의 존재가 다른 구성원(즉 집단)으로부터 수용되어, 결석을 알아차리게 되는, 발언에 주목을 받는, 작용을 받는, 지지되는, 감사를 받는 등 집단에서의 존재감을 확인할 수 있는 상태이다.

베일즈(Bales)는 리더를, ① 가장 많은 행위를 준비하다, ② 가장 많은 행위를 받다, ③ 가장 좋은 아이디어를 내다, ④ 집단을 끌고 가다, ⑤ 구성원이 가장 좋아하는 사람이라고 하였다. 개인과 집단과의 상호 수용상태를, 이러한 이미지(image)를 단서로 파악하여 가도록 하자.

베일즈와 베니(Benny)는 **표 6**과 같은 과제 달성과 집단 유지기능에 기초한 역할 수행(=리더십 행동)의 틀을 사용해서, 개인의 집단 적응 평가를 제창하였다.[22, 23]

b. 개인 및 집단의 평가

집단 작업치료에서 변화하는 내용은, 구성원인 대상자와, 집단의 양자이다. 블레이크(R. R. Blake)나 미스미[24]는, 개인 및 집단의 역할수행을 유형화하여, 개인과 집단 양자 평가의 틀을 제창하였다.[25] 어느 것도 **표 6**의 내

표 6 베일즈와 베니의 집단평가의 틀

<table>
<tr><th colspan="2">베일즈(Bales)</th><th>베니 (Benny)</th></tr>
<tr><td>사회정서적인 영역</td><td>① 긍정적인 반응 ② 부정적인 반응</td><td rowspan="3">집단유지의 역할
• 격려하다.
• 대립을 방지하고 조화시키다.
• 문지기를 하다.
• 관찰하다.
• 양보 · 타협하다.
• 기술능력을 제공하다.</td></tr>
<tr><td>결정의 문제</td><td>① 동의, 수동적인 수용, 이해, 협력, 따르다.
② 부동의, 수동적인 거절, 형식성, 지원을 철회하다.</td></tr>
<tr><td>긴장완화의 문제</td><td>① 긴장의 완화를 나타낸다. 농담을 하다, 웃다, 만족을 나타내다.
② 긴장을 보이다, 지원을 요청하다, 자리에서 물러서다.</td></tr>
<tr><td>재통합의 문제</td><td>① 연대성, 타인의 입장을 높인다, 지원, 보답을 준다.
② 적개심, 타인의 입장을 좁게 한다, 자기방어, 자기주장</td><td rowspan="2">욕구 충족적 역할
• 공격하다.
• 방해하다.
• 게을리 하다, 부업을 하다.
• 사람의 주의를 끌다.
• 지론을 고집하다.
• 사람을 지배하다.
• 사람에게 의존하다.</td></tr>
<tr><td>과제의 영역</td><td>① 해답의 시도, ② 질문</td></tr>
<tr><td>의사소통의 문제</td><td>① 오리엔테이션, 정보제공, 반복하다, 명확화, 확증 제공
② 오리엔테이션, 정보, 반복 및 확증을 구한다.</td><td rowspan="3">과제달성의 역할
• 의견 · 시사를 구한다.
• 의견 · 시사를 제공한다.
• 정보 · 자료를 모은다.
• 정보 · 자료를 제공한다.
• 의견을 조정한다.
• 음미하여 연관시킨다.
• 평가 · 촉진한다.
• 기록한다.</td></tr>
<tr><td>평가의 문제</td><td>① 의견, 평가, 분석을 준다, 감정, 소망을 표명한다.
② 의견, 평가, 분석, 감정의 표명을 구한다.</td></tr>
<tr><td>조정의 문제</td><td>① 시사, 방향을 준다, 타인의 자율을 암암리에 의미한다.
② 시사, 방향, 행위의 가능한 방법을 구한다.</td></tr>
</table>

[문헌 22, 23을 기초로 작성]

용과 마찬가지로, 리더십 개념을 사용해서, 행동이나 그 경향을 파악하여 정리한 것이다.

미스미[24, 26]에 따르면, 리더십은 "집단의 목표설정을 촉진하고, 그 목표를 집단이 달성하는 것을 지원하는 행위의 수행이지만", 목표달성에 직접 공헌하는 기능인 과제달성 기능과, 집단을 유지 · 강화하는 집단 유지기능으로 대별된다. 미스미는 양 기능의 지배적 경향으로부터, 개인 및 집단의 특징을 과제달성 · 집단유지 기능 모두 낮은 pm(small pm)형, 과제달성 기능이 높은 P(large P)형, 집단유지 기능이 높은 M(large M)형, 과제달성 · 집단유지 기능 모두 높은 PM(large PM)형을 구분하였다.

블레이크(Blake)는 집단과정의 행동평가표를 집단토의의 상황을 상정하여 작성하였다. 평가표의 항목은 집단결정의 방법, 신념의 발표, 집단의 분위기, 집단의 통제, 의사소통의 5항목이고, 각각에 소항목이 부가되어, 항목마다에 100점 만점의 배점을 매기지만, 합계점수나 평균으로부터가 아니라, 채점의 근거를 재검토하여 전체의 지배적인 특징을 결론

짓는다. 개인 및 집단유형으로서, ① 무관심형(무기력형): 과제달성 기능 · 집단유지 기능 모두 낮은 집단, ② 응원단장형: 과제달성 기능은 낮고 집단유지 기능은 높은 집단, ③ 권력형(과업형): 과제달성 기능은 높고 집단유지 기능은 낮은 집단, ④ 타협형(중도형): 양 기능 모두 적당히 있는 집단, ⑤ 이상형(팀형): 양 기능 모두 높은 집단으로 구분하였다.[25)]

4 기타의 집단 평가법

1) 역할 연기법

인간관계의 이해, 습관, 경향을 평가하고 학습할 수 있다. 대상자의 역할 갈등, 기대되는 역할이나 다른 사람의 역할 이해 등을, "자발적으로 연출된 역할행동의 결과"로부터 평가한다. 동시에 전통적인 역할, 습관, 다른 사람의 역할 등의 학습을 어떻게 수득하고 있는가에 대해서, 평가하는 기회가 얻어진다.

2) 모제이(Mosey)의 집단관계 기능평가

모제이[27)]의 적응기능 평가에서, 발달이론에 기초하여, 개인이 참여하여 발휘 · 적응할 수 있는 집단의 수준에서 발달단계를 평가한다. 평가방법은 평가자가 비참여 관찰법으로 직접적으로 평가한다. 기능(skill)의 단계는 5단계(병행 · 과제 · 자기중심적 협동 · 협동 · 성숙)로 그룹을 구분한다. 발달표의 생활연령 수준과 평가결과의 수준과의 갭(gap)을 파악하여, 최저단계부터 발달을 촉진하는 치료계획을 입안한다.

3) 사회 측정법(sociometry)과 sociometric test

모레노(Moreno)가 고안한 평가법이다. 구성원 사이의 여러 가지 견제와 반발의 관계를 검토하여 집단구조를 파악하는 평가법이다. 평가내용은 비공식적인 구조이고, 심리적 결합의 의사소통 망(network)을 나타낸다. 구조유형으로부터 집단 응집성을 추구할 수 있는 이점이 있다. sociogram은 sociometric test(성원 사이의 좋고 나쁜 감정에 관한 질문으로부터 집단구조를 파악)의 결과를 직관적으로 이해하기 쉽게 도식화한 것으로, 집단 내 지위, 교섭을 하는 방법, 집단의 구조를 평가할 수 있다.[28)]

E. 일상생활 기능평가법

1 일상생활 기능평가의 의미

작업적 존재인 개인의 일상생활 기능평가는 사회생활을 영위함에 있어, 필수적인 ADL에 관한 기능(skill)을 다루는 평가이다. 대상자는 어떠한 수준으로 수행 가능한가, 현재의 생활에서 실제로 어느 정도 자립성을 발휘하고 있는지 등에 대해서, 그 수준을 파악한다. 대상자가 과거 · 현재 · 미래에 유지하는 생활의 적응수준을 충실케 시키기 위해서, 파탄을 예방하는 중점 기능(skill)의 파악이나, 대상자의 생활의 질(QOL)에 관련되는 자신 있는 기능(skill)의 활용을 포함하여, 입원 시부터 재가 시까지의 생활상황에 맞춘 계속적인 평가가 필요하다.

일본의 재활실천에서는 이른바 "할 수 있는 ADL"과 "하고 있는 ADL"로서, 본래적인 수행능력과 실제의 수행능력을 별개로 다루는 것이 관례화되어 있다. 필자는 정신기능 영역에서는 거듭, 대상자의 주체성이나 지향성에 기초하는 생활지원으로 연결하는 의미에서, "지향하는(추구하는) ADL"을 더한 기능평가가 의미 있는 것으로 느끼고 있다.

또한, 대상자의 생활기능의 적응수준은 자기 자신, 가족, 직장 등의 복귀환경에서의 기대수준을 따라서 검토할 필요가 있다고 생각된다.

2 평가내용의 요점

작업치료에서의 일상생활 기능의 평가는 대상자의 생활을 구성하는 ADL의 기능을 끝까지 확인하는 것이다. 대상자마다 각 개인의 생활내용이 다르다는 것이 예상된다. ADL의 주체는 어디까지나 대상자이지만, 작업수행 및 기능수준에 과한 습득의 필요정도는, 가족과의 분담, 경제수준, 노동조건, 본인의 의식 등의 생활조건에 따라서 영향을 받을 것이다. 작업치료사는 대상자가 스스로의 생활에서, 어떻게 시간을 사용하고, 생활유지에 필요한 작업활동에 종사하는가? 전념 · 몰두할 수 있는 의미 있는 작업 활동을 확보하는가에 관심을 갖고 있다. 생활시간을 의미 있는 작업 활동에 할당 · 수행하는 시간관리능력을 중요시하여, 생활기능 및 생활관리능력을 파악하는 것이다.

3 구체적인 평가법

1) 종합적 기본생활기능 평가(comprehensive evaluation of basic living skills)

카사노바(Cassanova)와 피버(Feber)[29]가 고안한 평가법이다. 본래의 목적은 만성 정신병자에 대한 평가와 사례 검토회의 등에서의 직원 사이의 의사소통을 통해서, 임상에서의 협동촉진을 의도하고 있다.

내용은, 생활기능을 3분화하고 있다. 제1부는 "몸차림과 개인위생"이고, 착탈의, 세수, 화장, 배설, 양치질, 목욕, 머리 손질, 수염 깎기, 자세 및 가사(침상의 준비, 쓰레기 버리기, 쓸기 청소, 세탁, 다리미질)를 포함한다. 제2부는 실시평가이고, 식사의 계획, 준비(쇼핑, 조리, 상차리기), 정리정돈, 전화를 거는 방법, 대중교통기관(버스)의 이용에 대해서 본다. 제3부는 필기 테스트이고, 독해력, 필기능력, 시간의 관념, 여러 가지 문제해결 및 금전관리에 대해서 본다.

각 항목은, 각각 자립의 정도에 따라 1점에서 4점까지의 배점이 있다. 득점은 종합되어, 최종적으로는 각 부의 결과를 총괄용지에 정리한다. 제1부는 간호사가, 제2부는 작업치료사가 담당하면 좋다. 평가 전체의 소요시간은 8시간 정도이다. 결과는, 초회 테스트와 후의 결과의 비교, 장래의 프로그램, 치료의 필요성 및 그 내용을 명기한다.

또한 이 테스트는, 실제로 피검사자의 수행을 평가하는 객관 테스트이다. 평정기준은, 4점이 "단독으로 정확히 수행 가능", 3점이 "부분적으로 지원이 필요하다", 2점이 "많은 지원이 필요하다", 1점이 "단독으로 수행 불가능하거나 정확히 수행 불가능"이다.

2) 포괄적 평가과정(comprehensive assessment process)

에렌버그(Ehrenberg)[30]에 의해서 1975년에 개발된 평가이며, 작업치료에 의해서 사용되는 평가과정을 기술한다. 평가내용은, 일상생활 활동 질문지의 부분을 보면, 시변처리, 육아, 식사, 금전관리, 청소, 세탁, 재봉, 교통기관의 이용 및 가정에서의 간단한 수리로 되어있다.

3) 일상생활 평가

시노다, 요시사와 등[31]을 중심으로 한 일본의 작업치료사가 작성한 평가이다. 데이케어(day care) 통소자를 대상으로 일상생활 행동을 평가한다. 항목은, 기본적 생활습관, 가사, 대인관계, 시간을 사용하는 방법, 사회자원의 이용의 5개 분야로 구분된다. 평가방법은 생활예정의 환경에서 필요한 행동과 그 수준을 조사하여, 불필요한 항목을 삭제한다. 가능하면, 생활 예정의 환경 또는 유사한 환경에서 실시한다. 원칙적으로 일상생활의 관찰로부터 평가하지만, 항목에 따라서는 테스트 상황을 설정하여 평가한다. 평가단계는 건전한 사람의 평균적 수행 수준·임기응변의 대응이 가능한 수준, 한정된 범위와 지원 하에서는 실용 가능한 수준, 수행불능 및 비실용적 수행수준 및 불명으로 구분한다.

4) 사회생활 기능평가

휴스(Hughes)와 물리스(Mullis)[32]가 작성한 틀이다. 여가기능, 양육기능, 자기주장, 고용관계 기능, 금전관리기능, 생활설계 기능을 채택하고 있다.

5) 재가 치료서비스 작업치료 평가와 활동형태 평가

Watanabe[33]가 개발한 틀이다. 생활공간, 생활기능, 생활과제, 책임의 4개 개념을 기초로 치료내용을 구축한다. 평가방법은 계획적인 면접의 실시로부터, 이야기된 기록으로서의 "전형적인 1일"을 파악한다. 피검사자가 현실로 생활하는 세계, 또한 피검사자가 종사하는 활동내용(일 · 놀이 · 신변처리 · 서비스 기능), 생활 내의 역할이나 책임의 수준, 및 자기개념을 평가하는 것이다.

6) 현재의 생활과 향후의 생활목표 평가표

필자[34]가 작성한 간편한 체크리스트이다. 평가내용은 신변정리(세수, 머리 다듬기, 몸차림을 함, 목욕, 화장·수염 깎기), 여가(운동, 음악 감상, 게임, TV 감상, 신문·독서), 일(쇼핑, 요리, 청소, 세탁, 전화당번, 도구의 손질, 정리·정돈, 수리, 파트타임 노동, 풀타임 노동), 교제(접객, 인근의 사람과 이야기하다)에 대해서, "할 수 있다·할 수 없다" 및 "하고 있다·하고 있지 않다"를 체크한다.

그리고, 향후의 생활목표[취업, 친지·친구 만들기, 데이케어 통소, 흥미·취미의 개발, 자기이해, 가사, 자신감의 획득, 내구성, 주거 찾기, (집으로부터의) 피난처 찾기]에 대해서, 해당되는 것만 표를 하여 순위를 매기는 평가이다.

F. 검사법

1 정신증상 평가법

a. 정신증상 평가의 의미

정신증상 평가는 일정한 기준에 따라서 대상자의 정신증상과 행동을 정량적으로 측정할 수 있고, 상이한 대상자 사이의 증상의 비교나 동일 대상자의 정신증상의 변화를 명확화 할 수 있다. 작업치료의 효과가 요구될 때, 실증적인 증거로서 정신증상 평가는 중요하게 될 것이다[35].

본 항에서는 신뢰성과 타당성이 검토되어 있고, 사용빈도가 높은 정신증상 평가를 소개한다.

b. 정신증상 평가의 방법, 분류, 목적

1) 정신현상의 임상적 평가방법

정신현상의 임상적 평가방법은 ① 평가척도, ② 자기 기입식 질문표, ③ 면접기준으로 나뉜다.

평가척도는 관찰자가 일정한 기준에 따라서 대상자의 정신증상과 행동을 정량적으로 측정한다. 자기 기입식 질문표는 대상자 자신이 질문표의 질문을 읽으면서 자기기입한 것으로 평가한다. 면접기준은 진단을 목적으로 하는 것으로 진단기준을 기초로 면접이 구조화되어 있다.

2) 작업치료에서의 평가방법의 분류

평가하는 대상항목에 따라, 평가방법을 "증상평가", "사회기능평가", "증상 및 사회기능 평가", "인격검사 · 지능검사", "기타"로 분류하고 있다.[36] 증상척도와 자기 기입식 질문표는 일괄하여 "증상평가"로서 분류하고 있다(표 7). 사용빈도가 높은 증상평가의 척도는 차례대로 간인 정신증상 평가척도(BPRS), 음성증상 평가척도(SANS), 양성 · 음성증상 평가척도(PANSS)[37]이다.

3) 증상평가의 사용 목적

증상평가의 사용목적에 따라, ① 증상 프로필(대상자의 증상이나 행동을 포괄적으로 기재한다), ② screening(특정의 집단에서 특정의 상태를 나타낼 가능성이 높은 피검사자를

표 7 증상평가에서의 평가척도와 자기기입식 질문표의 관계

평가척도의 분류	평가의 대상자	관찰자에 의한 평가척도	질문표의 분류	평가의 대상자	자기 기입식 질문표
포괄적 평가척도	정신질환 대상자	BPRS	**포괄적 질문표**	일반 대상자	GHQ
	(통합실조증)	(PANSS)			
	정신장애 전반	GAS 또는 GAF			
감정장애용 평가척도	우울병	HRS-D	**감정장애용 질문표**	억울상태에 있는 대상자	SDS BDI
신경증용 평가척도	불안신경증	HAS	**신경증용 질문표**	불안신경증	MAS
	강박성 장애 또는 의심이 있는 대상자	Y-BOCS		강박성 장애 또는 의심이 있는 대상자	MOCI
통합실조증용 평가척도	통합실조증(양성증상)	SAPS	**통합실조증용 질문표**		(작업치료에서의 사용은 볼 수 없다)
	통합실조증(음성증상)	SANS			
	통합실조증 (양성 · 음성증상)	PANSS			

추출한다), ③ 중증도 평가(일정한 집단에 대해서 상태의 정도를 수치로 나타낸다), ④ 진단(진단목적의 평가기법)의 네 가지로 대별할 수 있다.

4) 신뢰성과 타당성

증상평가를 사용하는 경우, 그 평가방법의 타당성과 신뢰성을 확인할 필요가 있다. 그리고 사용상황에 맞춰서 신뢰성이나 타당성의 검토를 하는 것을 권장한다.

c. 정신증상의 수량적 평가

1) 포괄적 정신증상의 수량적 평가

〔평가척도〕

- 간이 정신증상 평가척도(Brief Psychiatric Rating Scale ; BPRS)

  BPRS는 오버올(Overall) 등[38]에 의해서, 정신질환의 정신증상을 포괄적으로 평가하고, 약물치료에 의한 치료효과를 간이 측정하기 위해 16항목의 평가척도로 표시되며, 다시 "흥분"과 "지남력장애"의 2항목을 추가하여, 18항목의 증상척도가 되었다[37] (표 8). 평가자는 정신과의사 또는 심리학자로 되어 있다. 평가방법은 각 항목을 1~7점으로 평가한다. 이들의 점수를 단순 가산함으로써 총합계점수가 산출된다. 그러나, 이들의 총합계점수는 질적으로 의미를 갖는 것은 아니다. 각각의 항목의 득점을 증상의 프로필로 하여 표시하는 것이 바람직하다. 1988년에 오버올[37] 등 자신이 게재하고 있는 BPRS의 평가표에는 GAS(종합 평가척도)(후술)가 동시에 기재되도록 고안되어 있다.

  또한, 오버올 등[38]의 원저에서는 18분간의 면접을 제기하고 있다. 미국의 NIMH (National Institute of Mental Health ; 국립정신위생연구소)의 초기 임상 약효평가 연구반(ECDEU)는 BPRS 사용절차를 소개하고 있다.[40]

- 양성 · 음성증상 평가척도(Positive and Negative Syndrome Scale ; PANSS)

  케이(Kay) 등[41]이 통합실조증의 양성 · 음성증상척도로서 개발한 것인데, 정신장애에 관찰되는 광범위한 병상과 중증정도를 평가할 수 있다는 것으로부터, 포괄적 평가척도로 분류된다. 평가항목은 양성증상군과 음성증상군, 종합 정신병리의 3개의 하위척도로 구성되어 있다. 평가자는 의사를 상정하고, 각 항목은 1~7점으로 평가한다(표 9).

- 종합 평가척도(Global Assessment Scale ; GAS)/기능의 전체적 평정척도(Global Assessment of Functioning Scale ; GAF 척도)

  GAS[42]가 작성되고, 후에 GAF 척도[43]가 DSM-Ⅲ이래, 다축진단의 V축으로 되어있다.

〔질문표〕

- 일반건강조사(General Health Questionnaire ; GHQ)

  골드버그(Goldberg)에 의해서 1972년에 비기질성 · 비정신병성 장애 screening test로서 개발된 것이다[44]. 평가항목은 본래 60항목이지만, 그 항목으로부터 정신장애를 판별하는 능력이 높은 항목을 선택하여 구성된 "30항목판" "28항목판", "12항목판"이 있다. 기입자는 증상의 빈도에 대해서 4단계의 평가가 요구된다. 각 항목의 점수의 가

표 8 간이 정신증상 평가척도(BPRS)(게이오주쿠 대학 정신신경과 임상정신약리연구반(역))

중증정도를 나타내는 숫자 안에서 환자의 상황을 가장 잘 나타내는 번호에 표를 하시오.		없음	극히 약간	경증	중증도	약간 중증	중증	최중증
1. 심기증	현재의 신체의 건강상태에 대한 관심의 정도. 환자가 자기의 건강에 대해서 어느 정도 문제로 받아들이고 있는가의 정도를 환자의 호소에 상당하는 소견의 유무에 관계없이 평가하라.	1	2	3	4	5	6	7
2. 불안	현재와 미래에 대한 걱정, 두려움, 또는 과도하게 구애됨. 환자 자신의 주관적인 체험에 대한 언어적 호소에 기초하여 평가하라. 신체적 징후나 신경증적 방어기전으로부터 불안을 추측해서는 안된다.	1	2	3	4	5	6	7
3. 정서적 틀어박힘	면접자와 면접상황에 대한 교류의 감소. 면접상황에서 환자가 다른 사람과의 감정적 접촉에 장애가 있다는 인상을 주는 정도만을 평가하라.	1	2	3	4	5	6	7
4. 개념의 통합장애	사고과정의 혼란, 이완 또는 해체의 정도. 환자의 언어표출의 통합의 정도에 기초하여 평가하라. 사고기능 수준에 대한 환자의 자각적 인상에 기초하여 평가해서는 안된다.	1	2	3	4	5	6	7
5. 죄책감	과거의 언동에 대한 과도한 구애됨 또는 자책감. 상응할 수 있는 감정을 수반해서 이야기할 수 있는 환자의 주관적 체험에 기초하여 평가하라. 억울, 불안 또는 신경증적 방어기전으로부터 죄책감을 추측해서는 안된다.	1	2	3	4	5	6	7
6. 긴장	긴장, 신경과민 또는 활동수준의 고조에 의한 신체와 운동기능에서의 징후. 신체징후나 행동, 태도에만 기초하여 평가해야 하며, 환자가 호소하는 긴장에 대한 주관적 체험에 기초하여 평가해서는 안된다.	1	2	3	4	5	6	7
7. 현기증(衒奇症)과 부자연스런자세	기묘하고 부자연스런 행동과 태도. 건강한 사람 중에서는 눈에 띄는 것 같은 어떤 종류의 정신병자의 행동과 태도의 유형. 동작의 이상만을 평가하라. 단순한 운동성 항진은 이 항목에서는 평가하지 않는다.	1	2	3	4	5	6	7
8. 과대증	과대한 자기평가와 보통을 벗어난 재능이나 힘을 갖고 있다는 확신. 자기 자신에 대한 또는 다른 사람과의 관계에서의 자기의 입장에 대한 환자의 진술에만 기초하여 평가하라. 면접상황에서의 환자의 태도에 기초하여 평가해서는 안된다.	1	2	3	4	5	6	7
9. 억울기분	의기소침과 비애. 낙담의 정도만을 평가하라. 이른바 제지나 신체적 애처로운 호소에 기초하여 억울(depression)의 존재를 추측하여 평가해서는 안된다.	1	2	3	4	5	6	7
10. 적의 (hostility)	면접상황은 아닌 곳에서의, 다른 사람에 대한 증오, 모욕경멸, 호전성 또는 거만함. 다른 사람에 대한 환자의 감정이나 행동의 언어적 호소에만 기초하여 평가하라. 신경증적 방어기전, 불안 또는 신체적 애처로운 호소로부터 적의를 추축해서는 안된다(면접자에 대한 태도는 "비협조성"의 항목에서 평가하라).	1	2	3	4	5	6	7
11. 시기심	현재 또는 이전에 환자에 대해서 다른 사람으로부터의 악의나 차별이 있었다는 (망상적 또는 비망상적인) 확신. 언어적 호소에 기초하여, 그것이 존재한 시기에 관계없이, 현재 인지되는 시기심만을 평가하라.	1	2	3	4	5	6	7
12. 환각에 의한 행동	보통의 외계의 자극에 대응이 없는 지각. 과거 1년간 이내에 일어났다고 환자가 호소하는 체험만을 평가하라. 이들의 체험은 건강한 사람의 사고나 표상과정과 분명히 구별할 수 있는 것이다.	1	2	3	4	5	6	7

표 8 간이 정신증상 평가척도(BPRS)(게이오주쿠 대학 정신신경과 임상정신약리연구반(역)) (계속)

중증정도를 나타내는 숫자 안에서 환자의 상황을 가장 잘 나타내는 번호에 표를 하시오.		없음	극히 약간	경증	중증도	약간 중증	중증	최중증
13. 운동감퇴	느린 움직임에 의해서 나타나는 에너지 수준의 저하. 환자의 행동목표에만 기초하여 평가하라. 자기의 에너지 수준에 대한 환자 자신의 자각적 인상에 기초하여 평가해서는 안된다.	1	2	3	4	5	6	7
14. 비협조성	면접자에 대한 저항, 비우호성, 쉽게 노여워하는 징후 또는 협조적 태도의 결여. 면접자와 면접상황에 대한 환자의 태도와 반응에만 기초하여 평가하라. 면접상황은 아닌 곳에서 쉽게 노여워하거나 비협조성에 기초하여 평가해서는 안된다.	1	2	3	4	5	6	7
15. 부자연스런 사고내용	보통은 아닌, 별난, 이상한 또는 기괴한 사고내용. 여기서는 부자연성의 정도를 평가하고, 사고과정의 해체의 정도를 평가해서는 안된다.	1	2	3	4	5	6	7
16. 정서의 평판화	감정적 긴장도의 저하. 정상적 감수성이나 흥미 · 관심의 명백한 결여.	1	2	3	4	5	6	7
17. 흥분	감정적 긴장도의 고양. 초조감 또는 반응성 항진.	1	2	3	4	5	6	7
18. 지남력 장애	사람, 장소 또는 때에 대한 적절한 연관성의 혼란 또는 결여.	1	2	3	4	5	6	7

산이 GHQ의 총합계 점수로 된다.

2) 기분(감정)장애에서의 정신증상의 수량적 평가

〔평가척도〕

- 해밀턴 우울병 평가척도(Hamilton Rating Scale for Depression ; HRS-D)

  1980년에 해밀턴에 의해서 작성된 울병의 중증도 평가척도이다. 평가항목은 해밀턴 자신에 의해서 21항목판이 작성되어 있다[39].

〔질문표〕

- 쑹의 우울병 자기평가척도(Self-rating Depression Scale ; SDS)[45,46]
- 베크의 우울병 평가척도(Beck's Depression Inventory ; BDI)

  BDI는 우울병 · 울상태의 중증도 평가척도이다. 4단계 평가이고 21개 항목의 질문으로 구성되어있다.[47]

3) 신경증에서의 정신증상의 수량적 평가

〔평가척도〕

- 해밀턴 불안척도(Hamilton Anxiety Scale ; HAS)

  해밀턴에 의해서 작성되었다. 목적은 불안신경증이라 진단된 대상자의 증상을 평가하는 것이다. 평가항목은 14개 항목으로 구성된다. 평가방법은, 최근 수일간의 불안 관련 증상에 대해서 불안신경증의 증상을 5단계 평가로 시행한다[39,48].

- Y-BOCS(Yale-Brown Obsessive-Compulsive Scale)

  Y-BOCS는, 굿드만(Goodman) 등이 강박성 장애의 대상자에 대한 약물치료의 효과판정을 위해 작성한 강박증상 중증도 평가

표 9 통합실조증 PANSS의 증상항목(하위척도)

양성 척도
- P1. 망상
- P2. 개념의 통합장애
- P3. 환각에 의한 행동
- P4. 흥분
- P5. 과대성
- P6. 시기심
- P7. 적의

음성 척도
- N1. 정서의 평판화
- N2. 정서적 틀어박힘
- N3. 소통성의 장애
- N4. 변동성/의욕저하에 의한 사회적 틀어박힘
- N5. 추상적 사고의 곤란
- N6. 회화의 자발성과 유창성의 결여
- N7. 상동적 사고

종합정신병리척도
- G1. 심기증
- G2. 불안
- G3. 죄책감
- G4. 긴장
- G5. 현기증과 부자연스런 자세
- G6. 억울
- G7. 운동감퇴
- G8. 비협조성
- G9. 부자연스런 사고내용
- G10. 실지남력
- G11. 주의의 장애
- G12. 판단력과 병식의 결여
- G13. 의지의 장애
- G14. 충동성의 조절장애
- G15. 몰입성
- G16. 자주적인 사회 회피

척도이다[48].

〔질문표〕

- 현재성 불안검사(Manifest Anxiety Scale; MAS)

테일러(Taylor) 등[49]에 의해서 1953년에, MMPI(미네소타 다면 인격목록)으로부터 만성불안을 반영하고 있다고 생각되는 50항목을 선택하여 작성된 질문표이며, 일본판에서는 15항목의 L척도를 더하여, 65항목, 2단계의 평가를 채용하고 있다.

- 모즈레이 강박증상 임상평가척도(Maudsley Obsessive-Compulsive Inventory; MOCI)

호지손(Hodgson) 등이 개발하였다. 강박장애나 강박증상의 선별(screening), 진단의 보조나 회복의 지표로서 작성되어 있는 30항목으로 구성되는 질문표이다.[50]

4) 통합실조증의 정신증상의 수량적 평가

〔평가척도〕

- 양성증상 평가척도(Scale for Assessment of Positive Symptoms; SAPS)

SAPS는 안드레아센(Andreasen)[43]에 의해서 1984년에 개발된 통합실조증의 양성증상을 평가하는 34항목으로 구성된 척도이다. 각 항목은 6단계로 평가한다. 사용에 있어서는 원래 SANS와의 조합이 상정되어 있다.

- 음성증상 평가척도(Scale for the Assessment of Negative Symptom; SANS) (표 10)

안드레아센[43]이 작성한 SANS는, 통합실조증에 흔히 인지되는 음성증상 30항목으로 구성된다. 각 항목은 과거 1개월간의 상태를 기초로 하여 6단계로 평가한다.

- 양성 · 음성증상 평가척도(Positive and Negative Symptoms Scale; PANSS) (표 9 참조)

표 10 통합실조증 SANS의 증상항목(하위척도와 항목)

Ⅰ. 정서의 평판화 · 정서둔마
1. 표정변화 결여
2. 자발적 움직임의 감소
3. 몸짓에 의한 표현의 감소
4. 시선에 의한 표현의 감소
5. 정서 반응성의 결여
6. 장소에 어울리지 않는 정서
7. 목소리의 억양의 결여
8. 정서의 평판화 · 정서둔마의 주관적 평가
9. 정서의 평판화 · 정서둔마의 종합평가

Ⅱ. 사고의 빈곤
10. 회화량의 빈곤
11. 회화내용의 빈곤
12. 두절
13. 응답 잠시(latent time)의 연장
14. 사고의 빈곤의 주관적 평가
15. 사고의 빈곤의 종합평가

Ⅲ. 의욕 · 발동성의 결여
16. 몸차림과 청결도
17. 직업 · 학업 지속성 결여
18. 신체적 불활발
19. 의욕 · 발동성 결여의 주관적 평가
20. 의욕 · 발동성 결여의 종합평가

Ⅳ. 쾌감소실 · 비사교성
21. 오락에 대한 관심과 여가활동
22. 성적 관심과 성행동
23. 친밀성이나 친근감을 느끼는 능력
24. 친구관계
25. 쾌감소실 · 비사교성의 주관적 평가
26. 쾌감소실 · 비사교성의 종합평가

Ⅴ. 주의의 장애
27. 사회적 상황에서의 주의의 장애
28. 정신작업검사 중의 주의의 장애
29. 주의의 장애의 주관적 평가
30. 주의의 장애의 종합평가

2 사회생활능력 평가법

본 항에서는 정신장애자의 사회생활능력 평가척도 중, 임상현장에서 사용되는 중요한 척도를 소개한다. 재활개념 · 과정으로부터 생각해도, 대상자가 질병을 가지면서 생활하여감에 있어, 사회생활능력 평가는 작업치료사로서 중요한 역할이다.

a. 정신장애자 사회생활 평가척도(LASMI)

LASMI(Life Assessment Scale for the Mentally Ill)은 장애인 노동의료연구회 정신장애부회에서 이와사키 등51)이 중심이 되어 1993년에 개발한 사회생활척도이다. LASMI의 개발목적은 입원(개방병동)에서 데이케어나 작업소, 그리고 사회적 자립(취업)까지의 다양한 생활 장면에 있는, 주로 통합실조증자의 사회생활능력을 평가하는 것에 있다.

LASMI는 통합실조증자의 사회생활능력의 특성을 정리한 다이[52,53]의 "생활을 하기 어려움"에 기초하고 있으며, 5개의 하위척도의 계 40항목에 의해서 구성되어 있다. "D(daily living)/일상생활" 12항목, "I(interpersonal relation)/대인관계" 13항목, "E(endurance and stability)/지속성 · 안정성" 2항목, "R(self-recognition)/자기인식" 3항목이다. 또한 정신장애인 care guideline의 care assessment표와도 연관성이 있다.

평점은 0점(문제없음)~4점(매우 문제가 있다. 조언이나 지원을 받아들이지 않아, 개선이 곤란하다)까지의 5단계가 설정되어 있고, 각 평가항목마다 매뉴얼에 의해서 상세한 앵커포인트나 계산방법, 레이더 차트 등이 정의되어 있다(표 11~13, 그림 1).

LASMI의 특징은 "E (endurance and stability)/지속성 · 안정성" 2항목과 "R (self-

표 11 D-1 : 생활리듬의 확립(LASMI)

(0) 필요한 시간에 자기가 일어날 수 있고, 자기 나름의 생활리듬이 확립되어 있다.
(1) 때로는 늦잠 자는 일이 있으나, 대체로 자기 나름의 생활리듬이 확립되어 있다.
(2) 때로는 조언이 없으면 늦잠을 자서, 생활의 리듬이 문란해지는 일이 있다.
(3) 기상이 늦고, 생활리듬이 불규칙해지는 경향이 있어, 강한 조언이나 지원이 필요하다.
(4) 생활이 불규칙하고, 조언이나 지원을 해도 전혀 고치려고 하지 않거나, 할 수 없다.

(2) (3)에서 결단을 내리지 못하는 경우는 그 빈도를 고려한다.
평가자가 파악하고 있지 않은 경우는 그 항목은 평가하지 않고, "불명"으로 한다.

표 12 LASMI의 득점의 집계(계산 예)

"D/일상생활" 12항목의 집계가 23점이고, 그 중 불명이 1항목 있는 경우

D/일상생활의 합계점수		D/일상생활의 항목수		불명의 항목수		D/일상생활의 평균점수
23	÷	(12	−	1)	=	2.1

(소수점 두 자리 이하 반올림)

	D/일상생활	I/대인관계	W/노동	E/지속성·안정성	R/자기인식
치료전	1.3	1.6	2	4	2
치료후	0.6	1.2	1.6	3.5	0.7

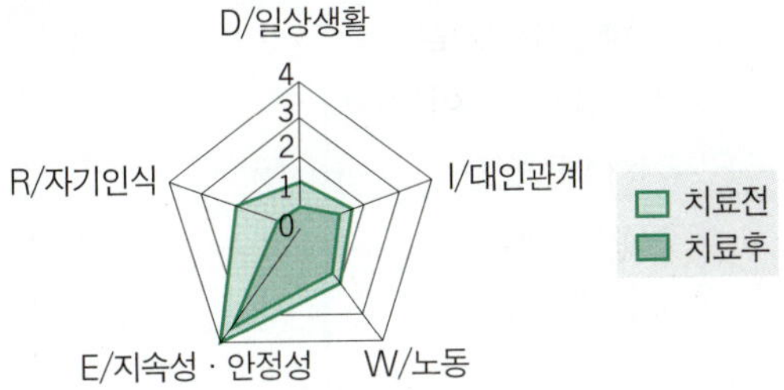

그림 1 레이더 차트(LASMI)
E의 항목만 최고점은 6점, 기타의 항목의 최고점은 4점

recognition)/자기인식" 3항목이 기존의 척도에 없는 하위척도를 갖고 있는 점에 있다. 통합실조증자의 장애특징의 하나는 생활경과의 불안정성이며, 기존의 척도 〔기능의 전체적 평정척도(GAF 척도)나 정신과 재활행동 평가척도(REHAB) 등〕에서는 이 불안정성을 평가하는 항목은 없다. 필요로 하는 지원의 정도를 편성하고 있는 점도 특징이라 할 수 있다. 또한 항목에 따라서 과거 1개월~1년의 시간적인 경과 중에서 평가하도록 구성되어, 포괄적으로 파악할 수 있도록 배려되어 있다.

LASMI는 이와 같이, 정신장애인의 사회생활능력 평가를 함에 있어 다면적 · 포괄적으로 능력을 파악할 수 있도록 연구가 이루어져 있다. 사회생활능력을 다면적 · 포괄적으로 파악할 수 있는 점은 장점이기는 하지만, 반대로 평가자가 이 테스트에 익숙해질 때까지에 시간이 걸릴지도 모른다. 또한 평가자가 대상자의 사회생활 전반에 관여하는 입장이나 상황이 아니면 평가할 수 없고, 불명 수치가 많아져, 결과적으로 정확한 평가를 할 수 없어 사회생활능력을 파악할 수 없게 된다. 그러나, 작업치료사는 향후 케어 매니지먼트의 관점으로부터도, 이 정도의 평가항목은 파악해둘 필요가 있을 것이다.

b. 정신과 재활행동 평가척도(REHAB)

REHAB (Rehabilitation Evaluation of Hall

표 13 LASMI의 평가항목과 치료 전후의 변화 사례

LASMI 평가항목	치료시작 시 (01.4)	치료 후 (02.4)
1. D/일상생활(D합계)	(16) 1.3	(7) 0.6
D 1. 생활리듬	2	1
D 2. 몸차림(몸 단정히 하기)	1	0
D 3. 몸차림(복장)	1	0
D 4. 거실의 청소 · 정리	2	2
D 5. 균형이 좋은 식생활	1	1
D 6. 교통기관	2	1
D 7. 금융기관	0	0
D 8. 쇼핑	2	0
D 9. 중요한 물건의 관리	1	1
D 10. 금전관리	1	1
D 11. 복약관리	1	0
D 12. 자유시간을 지내는 방법	2	0
2. I/대인관계(I 합계)	(21) 1.6	(15) 1.2
I 1. 발언의 명료성	2	1
I 2. 자발성	2	2
I 3. 상황판단	1	1
I 4. 이해력	1	1
I 5. 주장	1	2
I 6. 거절하다	2	1
I 7. 응답	2	1
I 8. 협동성	1	0
I 9. 매너	0	0
I 10. 자주적인 교제	2	2
I 11. 지원자와의 교제	2	1
I 12. 친구와의 교제	3	1
I 13. 이성과의 교제	2	2
3. W/노동 · 과제수행(W 합계)	(20) 2	(16) 1.6
W 1. 역할의 자각	2	0
W 2. 과제에의 도전	2	2
W 3. 과제 달성의 전망	2	2
W 4. 절차의 이해	1	1
W 5. 절차의 변경	2	2
W 6. 과제수행의 자주성	2	2
W 7. 지속성 · 안정성	1	1
W 8. 페이스의 변경	3	2
W 9. 애매함에 대한 대처	2	2
W10. 스트레스 내성	3	2
4. E/지속성 · 안정성(E 합계)	(8) 4	(7) 3.5
E 1. 현재의 사회 적응도	3	3
E 2. 지속성 · 안정성의 경향	5	4
5. R/자기인식(R 합계)	(6) 2	(2) 0.7
R 1. 장애의 이해	2	1
R 2. 과대(과소)한 자기평가	3	1
R 3. 현실과 동떨어짐	1	0

and Baker)는 1983년에 베이커(Baker) 등54)에 의해서 개발된, 정신장애인의 다면적 · 전반적인 행동 평정척도이며, 평가자가 1주일 이상에 걸쳐서 대상자를 관찰할 수 있는 곳이라면, 어떠한 시설에서도 사용할 수 있는 평가 테스트이다.

REHAB는 입원 중에, 원호기숙사나 그룹홈 등, 보다 보호적이 아닌 시설로 전원할 가능성이 있는 대상자를 추출하거나, 대상자의 행동에서의 주목해야 할 측면을 발견하거나, 치료효과의 평가(모델링)나 전반적인 대상자의 장애를 평가하는 데에 다목적으로 이용할 수 있다. 일본에 소개될 당초(초판)에는, 65세 이하이고, 2년 이상 계속하여 정신병원에 입원 중인 사람만을 대상으로 하고 있었으나, 그 후의 연구에 따라, 65세 이상의 대상자나 단기입원 및 데이케어 통소자 등에게도 효과적이라는 것이 밝혀졌다. 이 점에서는, 입원 중인 병동, 원호원에서 데이케어, 작업소, 그룹홈까지 폭넓은 장면에서 실시할 수 있다.

평가항목은, "일탈행동" 7항목, "전반적 행동" 16항목의 계 23항목이다(표 14). "일탈행

표 14 REHAB 평가항목(일부 변경)

일탈행동			
1. 실금	2. 폭력	3. 자해	4. 성적 문제행동
5. 무단이원 · 외출	6. 성난 목소리 · 폭언	7. 혼잣말 · 헛된 웃음	합계
전반적 행동			
● 사회적 활동성 (SA)			
8. 병동 내 교류	9. 병동 외 교류	10. 여가	
11. 활동성	12. 말의 양	13. 자발적 언어	소계
● 말의 알기 쉬운 정도 (DS)			
14. 말의 의미	15. 명료성		소계
● 셀프케어(SC)			
16. 식사방법	17. 몸차림	18. 복장을 갖춤	
19. 소지품의 정돈	20. 조언 · 지원		소계
● 사회생활의 기능 (CS)			
21. 금전관리	22. 시설 · 기관의 이용	23. 전반적 평가	소계
			합계

동"은 3단계 평가(표 15), "전반적 행동"은 직선상의 평가(10단계)이고, 평가자를 위한 매뉴얼이 정의되어 있다.

지역에서의 재활과정에서 평가를 시행하는 것을 생각하면 간편하고 좋은 면도 있으나, 한편으로 정보가 적다는 면이 있다. 당초의 목적이 입원환자를 대상으로 작성된 평가이기 때문에, 지역에서의 평가에는 부분적으로 부적절한 평가항목이 있다.

c. 심리사회적 및 환경적 문제평가 : DSM-Ⅳ-TR의 Ⅳ축 진단

미국정신의학회의 DSM-Ⅳ-TR(Diagnostic and Statistical Manual of Mental Disorders-Ⅳ, Text Revision)은 정신장애인을 종합적으로 진단하여, 그 판정의 신뢰성 향상을 위해 진단기준을 명확화하고, 표준화한 진단 · 평가방법이다. 진단은 5개의 측면에서 보는 다축

표 15 일탈행동

● 행동이 주/일에 2회 이상 있다.	:	2
● 행동이 주/일에 1회 있다.	:	1
● 문제가 없다.	:	0

진단을 기본으로 하고 있으며, Ⅰ축은 임상질환(통합실조증, 기분장애 등), Ⅱ축은 인격장애 · 지적 장애, Ⅲ축은 일반 신체질환(유방암, 부정맥 등), Ⅳ축은 심리사회적 및 환경적 문제, Ⅴ축은 전체적 기능평가이다.

본 항은 사회생활 평가의 항이므로, 여기서는 Ⅳ축과 Ⅴ축에 대해서 설명한다.

Ⅳ축의 심리사회적 및 환경적 문제의 관점은, 심리사회적 및 환경적 문제에 의해서 일어나는 정신질환의 진단, 치료, 예후에 영향을 주고 있는 점에 대해서 평가하는 것이다. 심리사회적 및 환경적 문제에는 인생에 있어서의 불행한 사건, 환경에서의 지장, 가족 또는 다른 대인관계에서의 스트레스, 사회적 지지

(support) 또는 인적 자원의 부족, 또는 그 사람이 극도로 곤란하거나, 지장을 초래하는 원인이 되는 상황이나 그 상황에 관련이 있는 문제 등을 들 수 있다.

임상장면을 예로 들면, 이제까지 건강하였던 45세의 남성이 "최근 줄곧 기운이 없다"라는 주된 호소로 이야기를 들으면, "불면이 지속되고, 먹는 양도 적어지며, 체중의 감소도 있고, 무엇을 해도 즐겁지 않다. 우울한 기분으로 행동을 할 기운이 없다"라 이야기한다. 이 점으로부터 Ⅰ축에서는 기분장애가 의심된다. 거듭 대상자에게 환경의 변화를 물었더니, 그 원인이 "반년 전에 직장에서의 승진이 있어, 업무상의 책임이 증가하여, 이 새로운 상황에 적응하는 데에 곤란한 상황"이라는 것을 알게 되었으며, 심리사회적 및 환경적 문제에서의 직업상의 문제가 있다는 것을 이해할 수 있었고, 거기서부터 정신질환에 영향을 미치고 있다는 것이 예측되었다. 이 경우는 심리사회적 및 환경적 문제가 진단, 치료(관계 등), 예후에 크게 영향을 미치므로, 평가하여 파악해둘 필요가 있다.

Ⅳ축에서는 심리사회적 및 환경적 문제를 아래의 카테고리의 각 그룹에 요약하여 있으며, 그 예를 참고로 평가자는 평가용지에 기재한다(표 16, 17).

〔카테고리〕

- 1차 지원그룹에 관한 문제: 가족 구성원의 죽음, 가족 내의 건강문제, 별거, 이혼 또는 불화에 의한 가족붕괴, 가정으로부터의 이별, 부모의 재혼, 성적 또는 신체적 학대, 부모의 과보호, 어린이에 대한 무시나 양육거부, 부적절한 가정교육, 형제와의 불화, 형제의 탄생 등
- 사회적 환경에 관련된 문제: 친구의 죽음 또는 친구를 잃는 것, 부적절한 사회적 지지, 독거, 상이한 문화 수용에서의 어려움, 소외, 라이프사이클의 변화(정년퇴직 등) 등
- 교육상의 문제 : 문맹, 학업상의 문제, 교사나 급우와의 불화, 부적절한 학교환경 등
- 직업상의 문제 : 실업, 실업의 위기, 스트레스가 심한 근무일정, 어려운 근무조건, 일에 대한 불만, 전직, 상사나 동료와의 불화 등
- 주거의 문제 : 집이 없다, 부적절한 주거, 안전이 결여된 거주지역, 지역의 주민 또는 집주인과의 불화 등
- 경제적 문제 : 극도의 빈곤, 불충분한 수입, 불충분한 생활보호 등
- 보건기관 이용상의 문제 : 부적절한 보건서비스, 보건기관에의 수송기관 결여, 부적절한 건강보험 등
- 법률관계 및 범죄에 관련된 문제 : 체포, 구치, 소송, 범죄의 희생 등
- 기타의 심리사회적 환경적 문제 : 천재지변, 전쟁, 다른 적의(hostility)에 조우, 가족 이외의 지원자(심리사, 정신보건복지사, 작업치료사 또는 의사 등)와의 불화, 사회복지 관계기관의 결여 등

d. 기능의 전체적 평정(GAF) 척도 : DSM-Ⅳ-TR의 Ⅴ축 진단

DSM-Ⅳ-TR의 Ⅴ축의 관점은 그 사람이 가지는 기능의 전체적 수준에 대해서 임상가의 판단을 기록하기 위한 것이다. 이 정보는 치료의 계획을 세워, 치료의 효과를 평가(모델링)

표 16 다축 평정기록양식

Ⅰ축 **임상질환**
임상적 관여의 대상이 되는 일이 있는 다른 상태

진단 코드번호 DSM-Ⅳ 진단명

———.—— ____________________
———.—— ____________________
———.—— ____________________

Ⅱ축 **인격(personality)장애**
정신지체

진단 코드번호 DSM-Ⅳ 진단명

———.—— ____________________
———.—— ____________________

Ⅲ축 **일반 신체질환**

ICD-9-CM 코드번호 ICD-9-CM 병명

———.—— ____________________
———.—— ____________________
———.—— ____________________

Ⅳ축 **심리사회적 및 환경적 문제**

체크할 것:

- □ 1차 지원그룹에 관한 문제 특정 하라: ____________________
- □ 사회적 환경에 관련된 문제 특정 하라: ____________________
- □ 교육상의 문제 특정 하라: ____________________
- □ 직업상의 문제 특정 하라: ____________________
- □ 주거의 문제 특정 하라: ____________________
- □ 경제적 문제 특정 하라: ____________________
- □ 보건기관 이용 상의 문제 특정 하라: ____________________
- □ 법률관계 및 범죄에 관련된 문제 특정 하라: ____________________
- □ 기타의 심리사회적 환경적 문제 특정 하라: ____________________

Ⅴ축 **기능의 전체적 평정척도** 득점: ________
일시: ________

[DSM-Ⅳ-TR에서 변경]

하고, 또한 병의 경과를 예측하는 데에 도움이 된다.

Ⅴ축에서의 전반적인 기능평가는 "기능의 전체적 평정척도"(GAF척도)를 사용한다. GAF 척도는 단일의 측정치를 사용해서, 그 사람의 임상적 개선을 전반적인 의미에서 추적하는 것에 특히 도움이 된다. 또한 평가가 매우 간편하기 때문에 세계적으로 사용되고,

표 17 DSM-Ⅳ-TR의 기록 예

Ⅰ축 296.23 대우울병성 장애
305.00 알코올남용
Ⅱ축 301.6 의존성 인격장애
Ⅲ축 346.10 일반 편두통
Ⅳ축 실업의 위기
Ⅴ측 GAF = 35 (현재)

연구에서의 하나의 기준치로서 사용되는 일이 많다. GAF 척도는 심리적, 사회적, 및 직업적 기능에만 점수가 매겨진다. 그러나, "신체적 (또는 환경적) 제약에 의한 장애는 포함하지 않을 것"이라 지정되어 있다.

GAF척도는 10의 기능범위로 분류되어 있다(표 18). 그 사람의 전반적 기능수준을 가장 잘 반영하는 값을 채용하여 평가한다. 각 범위

표 18 기능의 전체적 평정(GAF)척도

100~91	광범위한 행동에 걸쳐서 최고로 기능을 하고 있고, 생활상의 문제로 감당할 수 없는 것은 아무것도 없으며, 그 사람에게 다수의 장점이 있기 때문에 다른 사람들로부터 추구되고 있다. 증상은 아무것도 없다.
90~81	증상이 전혀 없거나, 극히 약간만(예 ; 시험 전의 가벼운 불안). 모든 면에서 좋은 기능이고, 광범위한 활동에 흥미를 갖고 참여하며, 사교적으로는 실수가 없고, 생활에 대체로 만족하며, 일일의 평범한 문제나 염려 이상의 것은 없다 (예 : 간혹 가족과 언쟁을 한다).
80~71	증상이 있었다 해도, 심리적 사회적 스트레스에 대한 일과성이고 예기되는 반응이다 (예 : 가족과 언쟁을 한 후의 집중곤란). 사회적, 직업적, 또는 학교의 기능에 극히 약간의 장애 이상의 것은 없다 (예 : 일시적으로 학업에 뒤진다).
70~61	몇 가지 가벼운 증상이 있다 (예 : 억울 기분과 가벼운 불면). 또는 사회적, 직업적 또는 학교의 기능에 얼마간의 어려움은 있으나 (예 : 때로는 농땡이치거나, 집의 돈을 훔친다), 전반적으로는 기능은 상당히 양호하고, 의미 있는 대인관계도 상당히 있다.
60~51	중등도의 증상 (예 : 감정이 평판이고, 회화를 에둘러서 한다. 때로는 패닉 발작이 있다). 또는 사회적, 직업적, 또는 학교의 기능에서의 중등도의 어려움 (예 : 친구가 적다, 친구나 직장 동료와의 갈등)
50~41	중대한 증상 (예 : 자살염려, 강박적 의식이 중증, 끊임없이 훔치기를 하다). 또는, 사회적, 직업적, 또는 학교의 기능에서의 무언가의 심각한 장애 (예 : 친구가 없다, 일이 계속되지 않는다)
40~31	현실검토나 의사소통에 얼마간의 결함 (예 : 회화는 때때로 비논리적, 애매함, 또는 관계성이 없어진다). 또는, 일이나 학교, 가족관계, 판단, 사고, 또는 기분 등 많은 면에서의 중대한 결함(예 : 억울적인 남자가 친구를 피하고, 가족을 무시하고, 일을 할 수 없다. 어린이가 자주 연하의 어린이를 때리고, 가정에서는 반항적이고, 학교에서는 공부를 할 수 없다).
30~21	행동은 망상이나 환각에 상당히 영향을 받고 있다. 또는 의사소통이나 판단에 중대한 결함이 있다(예 ; 때때로, 멸렬, 심하게 부적절하게 행동을 하다, 자살의 생각에 사로잡혀 있다). 또는 거의 모든 면에서 기능을 할 수 없다 (예 : 하루 종일 침상에 누워있다, 일도 가정도 친구도 없다).
20~11	자기 또는 다른 사람에게 상처를 입힐 위험이 상당히 있거나 (예 : 분명히 죽음의 가능성을 의식하지 않는 자살기도, 자주 폭력적이 된다, 조병성 흥분), 또는, 때로는 최저한의 신변의 청결유지를 할 수 없다 (예 : 대변을 마구 쳐바르다), 또는, 의사소통에 중대한 결함 (예 : 대부분 멸렬이나 무언증)
10~1	자기 또는 다른 사람에게 상처를 입힐 위험이 계속되고 있다 (예 : 폭력의 반복), 또는 최저한의 신변의 청결유지가 지속적으로 불가능, 또는 분명히 죽음의 가능성을 의식한 중대한 자살행위
0	정보 불충분

는 10점마다 2개의 부분으로 구성되어 있다. 제1의 부분은 정신증상의 중경증 정도에 관한 기술(description), 제2의 부분은 기능에 관한 기술로 구성되어 있다.

GAF척도의 득점은 정신증상의 중경증 정도 또는 기능수준의 어느 것인가가 들어맞으면, 그 10점의 범위 내에 있다는 것을 나타내고 있다. 또한 그 사람의 정신증상의 중경증 정도와 기능수준이 일치하여 있지 않은 경우는 최종적으로 GAF척도는 매우 나쁜 쪽의 수치를 기록한다. 예컨대, 자기 자신에 있어 현저하게 위험하다는 것 이외는 전반적으로 생활이 잘 기능하고 있는 사람이라면, 그 사람의 GAF척도는 20점 이하가 된다. 그 다음에 20점에서 11점 사이의 어느 정도인지를 특정 하는 작업을 시행한다. 예컨대, 자주 자해의 위험이 있는 경우는 18~20점, 자해의 위험은 있으나, 요즘 최근은 안정되어 있는 경우는 11~13점이 매겨진다. 임상가가 대략적인 정도를 판단함으로써 점수를 특정 하게 된다.

GAF척도는 기본적으로, 현재(과거 1주일간의 상태)의 기능의 최저수준을 기준치로 하여, 평가표와 비교해서 기록한다. 주로 현재의 상태를 평가하지만, 입원 시 · 퇴원 시 · 과거 1년의 최고수준 · 과거 6개월의 최고수준 · 취업 시 등의 각 시기를 평가(기록)함으로써, 치료효과의 모델링으로서 유용하게 된다.

〔실시방법〕

- 제1단계 : 최고의 수준부터 시작하여, "그 사람의 정신증상의 중경증 정도 또는 기능수준의 어느 쪽인가가 기술한 것보다 나쁘지 않은가?"라고 추궁하면서 수준을 찾는다.
- 제2단계 : 그 사람의 정신증상의 중경증 정도 또는 기능수준의 어느 쪽인가 나쁜 쪽으로 가장 적합한 수준을 찾는다.
- 제3단계 : 그 사람에게 적용되는 수준을 찾아낸 경우는, 확인을 위해 하위수준을 확인한다. 그 사람의 정신증상의 중경증 정도 또는 기능수준의 어느 쪽도 중증이라고 느낀 경우는 적절한 수준에 있다는 것을 시사하고 있다. 그렇지 않은 경우는 제2단계를 속행한다.
- 제4단계 : 그 사람의 적절한 수준이, 10점의 범위의 몇 점 정도인지 특정 작업을 시행한다. 그리고, 그 사람이 10점 중 높은 범위나 낮은 범위의 어느 쪽에서 기능을 하고 있는지를 생각한다. 예컨대, 자살염려가 자주 있는 경우는 41~43점, 빈번하지 않으면 48~50점이 적절하다.

3 인격진단법

인격진단법이란 개인의 정서적 적응, 사회적 적응, 동기, 욕구, 흥미, 태도, 습관 등의 인격특성을 측정하는 방법이다. 면접법이나 행동관찰법도 심리진단의 수단으로서 사용되고 있으나, 인격진단법은 실시방법이나 결과의 해석이 명확히 정해져 있다는 것이다. 구체적 예의 검사로서, 미네소타 인격목록(MMPI), 야다베-길포드(Guilford) 성격검사(Y-G test)를 들 수 있다.

a. 미네소타 다면 인격목록(MMPI) 신일본판

MMPI(Minnesota Multiphasic Personality

Inventory)는 미네소타대학의 심리학자 하사웨이(S.R. Hathaway)와 정신의학자 맥킨리(J.C. McKinley)에 의해서 1930년대 후반부터 개발된 인격목록(질문지법 성격검사)이다. 가장 이용도가 높고, 임상적 관점에 서서 인격특징을 서술하거나 임상적 치료방침을 책정하기 위한 정보를 얻는 수단으로서 사용되고 있다.

MMPI는 550개의 항목으로 편성되고, 각각의 항목은 정신적 · 신체적 건강, 및 가족 · 직업 · 교육 · 성 · 사회 · 정치 · 종교 · 문화 등에 대한 태도에 관한 자기서술문으로 되어있다. 1993년에 다나카 등에 의해서 "MMPI 신일본판"이 표준화되었고[55], 항목 문장이 일신되었다. 피검사자는 이들의 항목내용이 자기에게 "적합한지"(true), "적합하지 않은지"(false)를 판단해서 회답을 하게 되어 있다. 그 형식에는 카드식과 책자식의 두 가지의 실시방법이 있다.

카드식은 1항목을 1매의 카드에 인쇄한 계 550매의 카드로 구성되고, 피검사자는 카드를 읽고 항목의 서술내용이 자기에게 "적합한지", "적합하지 않은지"를 회답하여 분류해간다.

책자법은 550개의 항목을 번호순으로 인쇄한 책자를 이용하는 절차이며, type A 질문표(항목의 문장 끝에 회답란이 설정되어 있다)와 type B 질문표(항목만이 제시되고 회답용지는 별도로 준비되어 있다)의 2종류가 있다. type B 질문표의 경우는 ○표를 연필로 기입하는 회답용지, 광학적 독해가 가능한 회답용지가 있다. 사용방법은 매뉴얼[56]을 참조하면 된다. 교시의 요점은 카드식과 마찬가지로, '어느 쪽이라고도 말할 수 없다" (어느 쪽도 아니다)라는 회답을 극력 피하여 9매 이하로 지시한다는 점이다. 또한 실시대상에 대해서는 카드식은 임상의 장에서의 개별 실시에, 책자식은 집단 실시에 적합하다.

사정에는 타당성 척도, 임상 척도, 및 추가 척도의 3종의 척도가 있으며, 반드시 사용되는 4개의 타당성 척도와 10개의 임상척도를 기초척도라 총칭하는 일도 있다. 임상척도가 주로 인격특징을, 타당성 척도가 피검사자의 수검태도의 치우침을 검출하는 목적을 갖고 있다.

회답 후의 기록 · 채점 · 정리에 대해서는 매뉴얼을 참조할 것. 해석에 있어서는, 심리 테스트 · 인격이론 · 적응이론 · 정신의학 등의 기초지식이 요청된다. 또한, 해석의 보조적 정보에는, 실시 시의 행동관찰 소견(소요시간이나 회답 시의 행동특징)도 유용하지만, 핵심이 되는 것은 기초척도의 높이와 척도 사이 관계의 추론이 중요하다고 한다.

b. 야다베-길포드(Y-G) 성격검사

Y-G 성격검사(Yatabe-Guilford Personality Test)는 미국의 길포드(J.P. Guilford) 등이 고안한 인격목록을 기초로 작성한 질문지 형식의 성격검사법이다.

개인검사에서도 집단검사에서도 가능하며, 실시에 있어 필요한 것은, 검사용지(초등학생용, 중학생용, 고교생용, 대학 · 일반용의 4종류가 있다)와 필기용구인 연필이나 볼펜이다.

검사내용에 대해서, 이 검사에서 측정되는 성격특성은, 인자분석의 기법을 사용해서 추출된 12개의 성격특성(하위척도)이다. 12개의 하위척도는, D척도(depression ; 억울성),

C척도(cyclic tendency : 회귀성 경향), I척도(inferiority feeling : 열등감), N척도(nervousness : 신경질), O척도(lack of objectivity : 객관성의 결여), Co척도(lack of cooperativeness : 협동성의 결여), Ag척도(lack of agreeableness : 상냥하지 못한 정도), G척도(general activity : 일반적 활동성), R척도(rhathynia : 태평스런 정도), T척도(thinking extraversion ; 사고적 외향), A척도(ascendance ; 지배성), S척도(social extraversion : 사회적 외향)로 구성되며, 전반의 6개 척도는 정서 안정성을, 후반의 6개 척도는 향성(외향성인가, 내향성인가)을 나타내고 있다.

실시시간은 검사 전의 설명시간을 더하여, 대략 40분 이내이다. 질문항목을 낭독할 때의 시간간격은 피검사자의 연령, 언어 이해력, 작업속도에 맞춰서 정하지만, 익숙해지면 조금 시간을 단축해도 좋다.

정리방법에 대해서는 아래의 순서로 시행한다.

① 회답 후 검사용지의 풀칠한 부분을 떼면 하반부에 피검사자의 반응(○, △, ●, ▲의 표식)이 복사되어 있다. 우측 끝에 척도명, 그 옆에 조점(대략적 점수) 난이 있다. 채점은 가로 쪽으로 하고, 각 척도의 조점 난에 조점을 산출한다. 채점은 ○표는 2점, △표는 1점, ●표와 ▲표는 채점하지 않는다. 그 이유는 최초의 판단 쪽이 일반적으로 신뢰성이 높다고 생각되고 있기 때문이다.

② 산출된 각 척도의 조점을 상반부에 있는 프로필 난에 옮겨 기재한다. 피검사자가 남성인 경우는 상단(굵은 글씨), 여성인 경우는 하단(비스듬한 글씨)이다. 조점과 같은 숫자를 ○으로 에워싼다. 모든 척도의 조점에 ○표식을 끝내면, ○을 위부터 차례로 선으로 연결하여 프로필을 그린다.

③ 프로필 난의 최 하단에 있는 5개의 계통치(A-E 계통치)를 산출하여, 유형을 판정한다. 계통치는 프로필 난의 최 상단에 있는 표준점과, 12척도의 전반 후반의 각 6척도에 의해서 산출하여 기입한다.

④ 다음으로, 프로필 판정기준에 기초하여 프로필의 형태를 판정한다.

결과의 해석에 대해서는, 성격유형에 따라서 성격의 판정을 하고, 12의 해석의 득점과 각 인자 내의 득점으로부터 특징적인 성격특성을 고찰한다.

유의할 점에 대해서는 ① 본 검사법의 이론적 사고방법이나 성립에 대해서 이해하는 것, ② 실천과 경험을 쌓아, 본 검사법의 특색을 파악하여 해석력을 심화시키는 것, 그리고, ③ 면접이나 다른 심리검사를 병행하여, 다각적으로 그 인격상(image) 나름의 그 사람을 떠올리도록, 다양한 다른 정보를 기초로 종합적으로 해석을 한다 라는 점이 중요하다고 한다.

4 투영적 평가법

투영적 평가법은 피검사자 고유의 인격의 특징을, 역동적 또는 분석적으로 파악하여 인격상을 부각시켜가는 평가법이다. 피검사자의 정신 내계를 현실로 끌어내기 위한 애매한 유발자극(예컨대, 그림을 그리게 한다, 점토(clay)로 제작한다)을 사용해서, 얻어지는 표현내용에 대해서 의미부여, 인지, 선택 그리고 완성 등의 방법에 의해서, 무의식의 수준에 있는 바람(소원) 등의 표출을 가능케 한다. 피검사자의 표출이나 표현되는 과정을 중요시하는 특징을 갖는다.

또한, 정신분석이론에 기초하는 해석과의 결부가 깊고, 게다가 상징이라는 개념(사고, 감정, 충동 등의 심적 내용이나 현실의 사물 등을 별개의 표상으로서 표현한 것)이 흔히 사용된다. 이론적 근거의 파악을 기초로, 적응 있는 피검사자를 선정하고, 다른 평가와 조합하여 보충적으로 실시하고 종합적으로 판단하는 편이 보다 효과적이라 한다. 또한 세심한 주의를 갖고 실시하는 것이 요청된다.

구체적인 검사법으로서, 아지마(Azima) 배터리, 후쿠오카대학식 작업투영 테스트, HTPP 테스트를 들 수 있다.

a. 아지마 배터리(Azima Battery)[58,59]

캐나다의 정신과의사 H. Azima와 임상심리학자 F. Azima[58] 부부가 투영법의 개념과 기법을 도입하여 계통적인 작업치료의 실천을 위해 개발한 평가법이다. 테스트의 구성은 연필에 의한 그림그리기[자유화, 인물화(양성의 과제)], 핑거페인팅(7색을 준비한 자유화), 점토세공(자유제작), 및 이들에 대한 자유연상으로 구성된다.

평가자는 행동관찰을 기초로 피검사자의 각 작업시작까지의 언동, 작업실시 중의 언동, 작업시행 후의 연상내용을 기록하고 해석한다. 동시에 작품에 대한 설명, 색채의 선택, 선의 형상, 도구의 취급, 현실 검토능력, 성적 동일화의 면에서 종합하여, 인격의 3개 측면으로 구성되는 평가척도(표 19) 즉, 정서의 체제, 충동의 체제, 그리고 대상관계의 체제로부터 해석한다. 또한 소요시간도 기록하고, 다른 검사와 비교한다. 이 평가는 검사자·피검자사자 사이에 상호적으로 관계가 일어나기 쉬우므로, 주의 깊은 관찰이 요구된다.

b. 후쿠오카대학식 작업투영 테스트

이시타니[60]가 당사자의 자아가 어느 정도 성숙하여 있고, 불안에 의해서 어느 정도, 어떠한 형태로 자아가 저지되어 있는지를 알기 위해 연구보고를 한 평가법이다.

방법은, 연필과 핑거페인팅(7색), 그리고 자유연상으로 구성된다. 연필에 의한 그림그리기는 자유화, 테두리가 있는 자유화(검사자가 피검사자의 눈앞에서 황색 크레용으로 테두리를 만들어준다)와 인물화(전신상을 그리도록 지시)이고, 핑거페인팅에 대해서도 자유화, 테두리가 있는 자유화로 합계 5종류의 과제가 실시된 부분에서, 1매 1매에 대해서 설명과 게다가 그림그리기에 대해서 자유연상을 하는 것이 요청된다. 이상의 과제 중에 피검사자가 그린 작품으로부터 형태수준이나 숙련도를 측정하거나, 작업 중의 행동패턴을 평가한다. 방법은 아지마 배터리와 별로 다르지 않다. 특히, 자아기능 즉, 지성, 작업능력, 의욕, 정서, 대인관계 패턴, 방어기능을 파악하는 것, 및 그들에게 영향을 주고 있는 심리적 갈등의 성질과 정도에 대해서 해석으로부터 알 수 있다고 한다.

c. HTPP 테스트

버크(Buck)[61]의 HTP 테스트는 가옥(house), 수목(tree), 인물(person)을 과제로 하는 표준화된 그림그리기 테스트이고, 인격

표 19 진단평가척도(Azima Battery)

A. 정서의 체제화(organization of mood)

(기분의 앙양-억울-불안)

[앙양-억울]

1. 색채의 이용과 취급
   a) 통제의 정도 : "매우 통제되어 있다"에서 "전혀 통제되어 있지 않다"까지
   b) 색채의 농담 : "매우 진하다"에서 "엷다"까지
   c) 색채의 넓이 : "매우 크다"에서 "작다"까지
   d) 색채의 분포와 순도 : "혼합되어 있다"에서 "무색"까지
   e) 색채의 재질감 : "매우 두텁다"에서 "없음"까지
2. 형태의 이용과 취급
   a) 형태의 통제 : "통제된(형태)"에서 "상징적(형태)"까지
   b) 형태의 움직임 : "매우 움직임이 있는"에서 "부동의"까지
   c) 형태의 넓이 : "전체"에서 "부분"
   d) 형태의 순도 : "여러 가지 잡다한"에서 "어수선한"까지
3. 반응속도 : "매우 빠르다"에서 "느리다"까지
4. 내용의 경향
   "매우 행복한"에서 "매우 슬픈"까지
   "동물" - "비동물", "인간" - "비인간"
   "상징적 - "알기 쉬운"
5. 반응 수(각각의 소재로 재작된 대상)
   "다수"에서 "1개"까지

[불안]

1. 색채의 이용과 취급
   color shock : "명백한"에서 "없음"까지
   선명성 : "매우 분명하다"에서 "혼돈한"까지
2. 형태의 이용과 취급
   명료한 - 음영이 있는 - 불명료한
   연속성 - 불연속성
   통제되어 있는 - 통제되어 있지 않은
   매끄러운 - 매끄럽지 못한
3. 움직임
   두절적 - 빠른 움직임
   원활한 흐름 - 두절되기 쉽다
4. 내용의 경향
   명백한 불안
   숨겨진 불안
5. 재질
   음영의 정도
   매끄러움의 정도
   흐릿해짐의 정도

B. 충동의 체제화(organization of drives)

1. 충동의 성질
   a) 리비도 충동
      ① 내용 : 명백한 리비도적 내용, 숨겨진 리비도적 내용(상징적)
      ② 형태의 통제 정도
      ③ 색채의 농담, 재질, 움직임 등의 정도
      ④ 대상조직의 양식(두드리다, 비비다, 어수선하게 하다, 더럽히다, 처바르다, 쓰다듬다… 등)
      ⑤ 치료자나 대상에 대한 행동
   b) 공격 충동
      ① 내용 : 명백한 공격적 내용, 숨겨진 공격적 내용
      ② 형태의 통제 정도
      ③ 움직임의 세기의 정도
      ④ 대상조작의 양식(할퀴다, 부딪치다, 비틀다, 밀어붙이다, 자르다, 부수다, 쳐부수다… 등)
      ⑤ 치료자나 대상에 대한 행동
2. 충동의 내용
   a) 구순(lips)기적(리비도적 - 공격적)
      ① 수동적 반응에서 적극적 반응
      ② 명백한 반응에서, 숨겨진 상징적 반응
   b) 항문기적(리비도적 - 공격적) : 상기와 같다.
   c) 남근(penis)기적(리비도적 - 공격적) : 위와 같다.
3. 자아의 체제화
   a) 통합기능
      ① 형태, 색채, 움직임 등의 조직화의 정도
      ② 하나의 소재로부터 다른 소재에의 조직화의 정도
      ③ 배터리의 사용방법
      ④ 배터리의 전체적인 접근방법
      ⑤ 완성 - 미완성의 정도
      ⑥ 알기 쉬운 정도 - 알기 어려운 정도(1차 과정 사고나 2차 과정 사고의 정도)
   b) 방어기능(작품이나 연상으로부터의 추측)
      억압, 반동형성, 분리, 부정, 투영, 분열, 받아들임, 틀어박힘, 부인, 퇴행 등)

표 19 진단평가척도(Azima Battery) (계속)

C. 대상관계의 체제화(organization of object relations)
1. 치료자와의 관계
리비도적 - 공격적
무관심
억제적
시기적
현실적
2. 대상과의 관계
상기와 같다.
3. 대상의 내용
인간(움직임이 있는 - 움직임이 없는)
동물(움직임이 있는 - 움직임이 없는)
식물
무생물
공허한 내용
기묘한 내용
4. 대상의 구조
인지 가능성
문화 동질성
각 부분의 관계
완전성 - 불완전성
현실적 - 상징적

[문헌 59에서]

진단이나 심리치료의 안내서로서 알려져 있다.[62]

HTTP 테스트는 다카하시[63,64]가 버크의 HTP 테스트의 과제를 기초로, 마코버(K. Machover)의 인물화 테스트, 즉 "한 사람의 인간"만이 아니라, 그 반대의 성(sex)의 인간도 그리게 하는 과제를 조합한 방법이다. 피검사자의 인격특성[감수성, 성숙성, 유연성, 효율성, 우호성이나 적의(hostility), 불안이나 자기통제의 정도 등], 자기나 외계를 인지하는 방법(지능수준, 판단이나 사고의 방법 등), 자기상과 부모 등의 중요한 타인상, 심리적 외상체험, 방어기전 등을 평가할 수 있다.

가옥의 그림은 자기의 가정상황이나 가족관계를 인지하는 방법을, 수목의 그림은 환경과의 관계나 생활상의 역할 등의 기본적인 자기상의 표출을, 그리고, 인물화는 인간관계에 대한 피검사자의 욕구나 감정 등을 나타내기 쉽다고 한다. 또한, 피검사자의 정신의 성숙도를 명백히 함으로써, 전반적인 지능을 포함하는 적응상태를 알 수 있다.

평가방법으로서는 B5판의 백색 켄트지(또는 백색 도화지) 4매, 연필, 지우개를 준비한다. 교시는 "이제부터 당신에게 그림을 그리도록 부탁합니다. 이것은 그림을 잘 그리고 못 그리는 것을 조사하는 것은 아닙니다. 편안한 기분으로 그리십시오. 그러나, 적당히 그리지 말고 가급적 꼼꼼하게 그려주십시오. 사생이 아니라 자기가 생각한 대로 그리시오"라 설명하고, "4매의 종이에 하나씩, 전부 4개의 그림을 그리기 바랍니다"라 전달한다.

그림그리기 중의 행동관찰의 기록을 기초로, 그림그리기 후의 면접을 실시하여, 결과(경과라 표현된 내용)를 전체평가, 형식 분석, 내용분석을 하여 종합적 평가로 정리한다.

5 지능검사법

a. 완전 개정판 다나카-비네 지능검사[65]

지능 테스트(지능검사)는 창시자인 프랑스의 비네(A. Binet)의 원법(1905, 1908, 1911)을 기초로, 미국의 터만(L.M. Terman)이 "스탠포드 개정안"을 공표하였다(1916년). 다시 터만과 메릴(Merrill)이 "신 스탠포드 개정안"을 발표한(1937년) 것을 기초로, 다나카 칸이치가 일본인에 적합한 검사법으로서 "다나카-

비네식 지능검사"를 출간하였다. 완전개정판[66]은 1987년에 발간된 것이다.

1) 검사의 준비와 전체적인 절차

검사에 필요한 용구(검사 안내서, 기록용지, 필기용구, 스톱워치, B5판 1/2 크기의 용지 수매, 8 cm×8 cm의 정방형의 용지 2매)를 사용해서 순서에 따라 검사를 실시한다. 상세한 것에 대해서는 문헌 66을 참조할 것.

검사의 내용은 1세에서 성인 Ⅲ까지의 문제(118문)가 "쉬움~어려움"의 순서로 배열되어 있다(연령척도). 문제는 언어, 동작, 기억, 수량, 지각, 추리, 구성 등 다양한 내용으로 구성되지만, 일반지능을 측정하고 있다. 1~3세급은 12문씩, 4~13세급은 6문씩, 성인 Ⅰ과 성인 Ⅱ는 8문씩, 성인 Ⅲ은 6문을 배치하고 있다(표 20).

2) 검사의 실시와 해석

실시방법은 검사 안내서에 따라서 시행한다.

① 피검사자의 생활연령과 같은 연령급의 문제부터 시작한다.
② 1개라도 합격할 수 없는 문제가 있는 경우에는, 아래의 연령급으로 내려가서 문제를 제시하고, 모든 문제에 합격할 수 있는 연령급까지 시행한다.
③ 모든 문제에 합격되면, 이번에는 위의 연령급으로 진행하여, 모든 문제가 불합격이 되는 연령급까지 시행한다.
④ 검사종료 후, 생활연령(CA), 정신연령(MA), 지능지수(IQ)를 산출한다.

결과의 해석은 아래에 따라서 시행한다.

① CA, MA, IQ의 3자의 연관성을 고찰하여 피검사자의 지능수준을 판정한다.
② 실시한 연령급의 범위를 분석하여 검토한다.
③ 실시한 문제의 합격문제, 불합격문제에 주목하여, 피검사자의 지능발달의 특징을 고찰한다.
④ 반응의 양식이나 질적 특징을 분석하여, 피검사자의 정의(감정과 의지)의 부분이나 잠재능력에 대해서도 검토한다.
⑤ 검사 중의 관찰기록을 분석하여, 피검사자의 전체상을 파악하고, 종합적인 진단해석을 시행한다.

최근의 라이프스타일의 변화에 수반하여, 현대의 어린이의 상황에 반영한 내용의 문제나, 말투가 옛것이라는 문제의 지적이 있다.

b. 웨히슬러 성인 지능검사·개정판 (WAIS-R)[67]

1990년에 간행된 WAIS-R, 즉 "웨히슬러 성인 지능검사·개정판"은, 지능의 개인 내 차이의 진단이 가능한 성인용 개별식 검사이며, 1958년에 간행된 WAIS를 개정한 것이다. 개정판의 주된 특징은 ① 고령화 사회를 향해서 적용연령의 상한을 74세까지 올렸다는 것, ② 지능의 측정범위를 전체검사 IQ로 40~160까지 넓혔다는 것이다.

1) 내용과 방법

웨히슬러가 고찰한 지능검사는 언어성 검사와 동작성 검사로 구성되어 있다(표 21).

실시순서는 언어성과 동작성이 번갈아 실시

표 20 다나카 - 비네식 지능검사(1987년판의 문제)

번호	연령급	내용	번호	연령급	내용	번호	연령급	내용
1	1세급	3종의 형태의 끼워 넣기	41	4세급	직사각형의 조합	81	11세급	산수(B)
2	〃	개 찾기	42	〃	미로	82	〃	단어의 기억
3	〃	신체 각부위 가리키기	43	5세급	반대유추(B)	83	〃	이야기의 불합리(C)
4	〃	이야기하기(물건)	44	〃	숫자 개념(D)	84	〃	집짓기 놀이용 블록의 수(A)
5	〃	집짓기 놀이용 블록 쌓기	45	〃	삼각형 모사	85	12세급	이야기의 불합리(B)
6	〃	이야기하기(그림)	46	〃	4개 수사의 복창	86	〃	5개 수사의 역창
7	〃	끈 끼우기	47	〃	그림의 결점 발견	87	〃	산수(C)
8	〃	명칭에 의한 물건 가리키기	48	〃	모방에 의한 끈 끼우기	88	〃	도형의 기억(B)
9	〃	간단한 명령의 실행	49	6세급	그림의 불합리(A)	89	〃	문장의 정돈(B)
10	〃	용도에 의한 물건 가리키기	50	〃	3개 수사의 역창	90	〃	논리적 추리
11	〃	이야기하기(물건)	51	〃	마름모꼴 모사	91	13세급	공통점(C)
12	〃	이야기하기(그림)	52	〃	이해(C)	92	〃	6개 수사의 복창
13	2세급	동물의 판별	53	〃	타수 셈	93	〃	암호
14	〃	동그라미 크기의 비교	54	〃	요일의 이해	94	〃	방위(방향)
15	〃	문장의 기억(A)	55	7세급	관계유추	95	〃	집짓기 놀이용 블록의 수(B)
16	〃	이야기하기(물건)	56	〃	기억에 의한 끈 끼우기(A)	96	〃	이야기의 불합리(D)
17	〃	바둑알의 분류	57	〃	공통점(A)	97	성인 I	개념의 공통점
18	〃	간단한 명령의 실행	58	〃	4개 수사의 역창	98	〃	산수(D)
19	〃	이야기하기(그림)	59	〃	머리문자가 같은 단어	99	〃	장면의 추리
20	〃	세로의 선 긋기	60		이야기의 불합리(A)	100	〃	격언의 해석(A)
21	〃	끈 끼워 넣기	61	8세급	문장의 기억(C)	101	〃	위치관계
22	〃	용도에 의한 물건 가리키기	62	〃	기억에 의한 끈 끼우기(B)	102	〃	6개 수사의 역창
23	〃	터널 만들기	63	〃	문장의 정돈(A)	103	〃	네트워크
24	〃	그림의 조합	64	〃	산수(A)	104	〃	추상어(B)
25	3세급	이야기하기(그림)	65	〃	문장의 구성(A)	105	성인 II	상자의 수 파악
26	〃	새의 그림의 완성	66	〃	공통점(B)	106	〃	격언의 해석(B)
27	〃	이해(A)	67	9세급	그림의 해석(A)	107	〃	입체의 단면
28	〃	개와 자동차의 배치	68	〃	물건의 같고 다름	108	〃	관계추리
29	〃	문장의 기억(B)	69	〃	이야기의 불합리(B)	109	〃	방위와 거리
30	〃	숫자 개념(A)	70	〃	도형의 기억(A)	110	〃	고안
31	〃	반대유추(A)	71	〃	단어의 열거	111	〃	이야기의 기억
32	〃	물건의 선택	72	〃	추상어(A)	112	〃	추상어(B)
33	〃	물건의 정의	73	10세급	그림의 해석(A)	113	성인III	3단 논법
34	〃	그림의 같고 다름의 판별	74	〃	이야기의 기억(A)	114	〃	격언의 해석(C)
35	〃	3개 수사의 복창	75	〃	공 찾기	115	〃	문장의 구성(B)
36	〃	숫자 개념(B)	76	〃	집짓기 놀이용 블록의 수(A)	116	〃	개념의 구별
37	4세급	이야기하기(그림)	77	〃	문장의 완성	117	〃	입체의 단면
38	〃	순서의 기억	78	〃	추상어(A)	118	〃	추상어(B)
39	〃	이해(B)	79	11세급	이야기의 기억(B)			
40	〃	숫자 개념(C)	80	〃	형태와 위치의 추리			

[문헌 65에서]

표 21 웨히슬러가 고찰한 지능검사의 구성

언어성 검사 (verbal test)	동작성 검사 (performance test)
1. 지식 (information)	2. 회화완성 (picture completion)
3. 수창 (digit span)	4. 회화배열 (picture arrangement)
5. 단어 (vocabulary)	6. 집짓기 놀이용 블록 모양 (block design)
7. 산수(arithmetic)	8. 조합(object assembly)
9. 이해(comprehension)	10. 부호(digit symbol)
11. 유사(similarities)	

된다. 시작조건과 중지조건은 어느 쪽의 문제부터 시작하는가? 연속해서 몇 개의 문제에 대한 해답에 실패하면 중지하는가에 대해서는 각각의 하위검사마다 결정되어 있다. 시간의 측정에서는, "산수" 및 모든 동작성 검사에서 반응시간을 측정하기 위해 스톱워치를 사용한다.

응답에 대한 확인에서는, 피검사자의 응답의 의미가 명료하지 않은 경우에는 "그것에 대해서 더 이야기해 주시오"라든가, "조금 더 상세하게 설명해 주시오"라는 중립적인 표현으로 확인의 질문 "Q"를 시행할 필요가 있다. "지식", "단어", "이해", "유사"에 대해서는, 채점기준에서도 "Q"를 내는 방법이 유도적으로 되지 않도록 주의한다.

WAIS의 개정에 수반하여 실시 및 채점에서의 WAIS-R과 WAIS의 차이점(표 22)에 대해서도 유의할 필요가 있다.

2) 정리방법

기록용지의 표지에 연령 기타의 피검사자의 배경정보, 및 검사 중의 피검사자의 행동에 대해서 기재한다. 다음으로 채점기준에 따라서, 각 하위검사의 개개의 문제를 채점하여 득점을 낸다. 그리고, 합계점수를 기초점수 난에 기입한다. 기초 점수에서, 안내서에 제시된 "연령군별 기초 점수 - 평가점수 환산표"를 사용해서 평가점수를 구한다. 그리고, 각 하위검사의 평가점수의 합계로부터 안내서에 제시되는 "연령군별 평가점수 - IQ환산표"를 사용해서 언어성(V) IQ, 동작성(P) IQ, 전체검사(T) IQ의 3종류의 IQ를 구할 수 있다.

3) 결과의 해석

아래의 순서로 결과의 해석을 한다.

① VIQ, PIQ, TIQ로부터 피검사자의 지적 수준에 대해서 판별한다.

② 하위검사의 결과로부터 피검사자의 지적 활동의 특징에 대해서 고찰한다. 이 경우, 고령자나 우울 상태에 있는 피검사자의 집중 지속시간을 고려할 필요가 있다.

③ VIQ와 PIQ의 차이, 하위검사간의 대폭적인 평가점수의 차이, 기준연령군 환산표에 의한 평가점수 등을 참고로 하여 해석한다. 특히, 무엇을 목적으로 한 검사인가? 예컨대, 직업적성 · 직장적응을 위한 검사인가? 집단에의 참여예측을 위한 검사인가를 명확히 한 다음 해석할 필요가 있다.

4) 적용의 한계

본 검사의 실시에 있어, 앞에서 언급한 것처럼 고령자의 경우, 실시에 장시간을 필요로 하기 때문에 고령자의 신체적, 정신적인 지구력의 저하, 시력, 청각기능 때문에 검사에 견딜 수 없는 경우가 적지 않다. 또한 중증 지적 장애인의 경우는, 다른 검사의 적용을 고려하는 것이 바람직하다.

표 22 WAIS-R과 WAIS의 실시 및 채점상의 주된 차이점

차이가 나는 내용		일본판 WAIS-R	일본판 WAIS
하위검사의 실시순서		원칙적으로 언어성 검사와 동작성 검사를 번갈아 실시한다.	원칙적으로 언어성 검사를 먼저 실시한 다음, 동작성 검사를 한다.
회화완성	응답방법	손가락으로 가리킴 반응에 중점을 둔다(언어반응도 가능).	언어반응에 중점을 둔다(손가락으로 가리킴 반응도 가능).
	중지조건	5문 연속 실패할 때 중지	없음(전체 문제실시)
수창	실시방법	제1계열, 제2계열 모두, 반드시 실시한다.	제2계열은, 제1계열이 실패일 때만 실시한다.
	채점	제1계열, 제2계열이 모두 정답일 때는 2점, 한쪽만 정답일 때는 1점을 주고, 이들을 합계한 것이 순창 득점 또는 역창 득점이 된다.	정답을 한 최대의 자릿수가 그대로 순창 또는 역창의 득점이 된다.
회화 배열	채점	배점과 시간별 할증점수를 주는 방법이 다르다.	
단어	시작문제	제5문	제6문
	중지조건	6문 연속 실패일 때 중지	5문 연속 실패일 때 중지
집짓기 놀이	제한시간	제3~제6문 60초	제3문~제6문 20초
블록 모양	채점	배점과 시간별 할증점수를 주는 방법이 다르다.	
산수	시작문제	제4문	제3문
	채점	배점과 시간별 할증점수를 주는 방법이 다르다.	
조합	제한시간	제2문(옆얼굴) 120초	제2문(옆얼굴) 180초
	정답을 가르치는 방법	제1문의 조합이 불완전한 경우 정답을 가르친다.	특별히 정해져 있지 않다.
	채점	배점과 시간별 할증점수를 주는 방법이 다르다.	
이해	시작문제	제1문	제3문
	"Q"를 내는 방법	*를 붙인 문제이고, 1종류의 일반적 이유밖에 답하지 않는 경우에는 "Q"를 낸다.	특별히 정해져 있지 않다.
부호	채점	좌우 또는 상하 반대의 경우의 배점 없음	좌우 또는 상하 반대의 경우, 1/2점을 준다.
유사	정답을 가르치는 방법	제1문에서 0점이나 1점의 응답을 하였을 때에 2점의 정답을 가르친다.	제1문에서 0점일 때만 정답을 가르친다.

[문헌 67에서]

6 각종 검사법 · 척도의 이용

각종 검사나 척도를 이용함에 있어, 평가자 자신이 어떠한 목적으로, 무엇을 알고 싶은가, 무엇을 조사하고 싶은가를 명확히 할 필요가 있다. 각종 검사의 주된 이용목적은 작업치료에서의 평가의 확인과 확증, 그리고 보충의 수단으로서 효과적으로 사용하고 있는가를 생각한다. 당연히, 평가순서나 내용을 포함하여 실시에 있어서는 그 기능(skill)을 정확히 파악하는 과정이 필요하다. 이용의 방법에는 다른 부문의 전문직이 검사한 소견을 정보 수집하여 2차적으로 사용하거나, 또한 필요에 따라 실시하는 경우가 있다.

아래에 이용가치가 있는 검사 · 척도의 개요를 소개한다.

a. 종합적 작업치료 평가(COTE)척도[68]

COTE척도(comprehensive occupational therapy evaluation scale)는 1982년, 미국의 작업치료사 헴필(Hempill)[69]이 표준화한 평가척도이고, 미국, 영국에서 널리 활용되고 있다.

COTE척도의 평가항목은 25항목으로 구성된다(표 23). 또한 평가척도는 0 = 정상, 1 = 거의 정상, 2 = 경증, 3 = 중등증, 4 = 중증의 5단계로 평정한다. 기본적인 척도에 더해서, 외관을 예로 들면, 이것에는 청결한 피부, 깨끗한 머리, 빗은 두발, 청결한 의류, 다리미질한 의류, 장소에 맞는 의류, 라는 6개의 요소를 포함하는 공식의 정의를 나타냈다.

평가는 0 = 문제가 없다, 1 = 어느 것인가 하나에 문제가 있다, 2 = 어느 것인가 2개에 문제가 있다, 3 = 어는 것인가 3~4개에 문제가 있다, 4 = 어느 것인가 5~6개에 문제가 있다, 로 되어있다.

표 23 COTE 척도

	성명 ______ 월일 ______
	0 1 2 3 4
1. 행동 일반	
A. 외관	
B. 비생산적인 행동	
C. 활동수준(과소 또는 과대)	
D. 표출	
E. 책임성	
F. 정확성	
G. 현실 검토	
소계	
2. 대인행동	
A. 자립성	
B. 협동성	
C. 자기주장(종순 또는 지배적)	
D. 사회성	
E. 주의를 끄는 행동	
F. 다른 사람들이 싫어하는 것 같은 행동	
소계	
3. 역할 행동	
A. 약속	
B. 집중력	
C. 협응	
D. 지시에 따르는 것	
E. 정돈 또는 세부에 대한 배려	
F. 문제해결	
G. 복잡한 역할을 처리하거나 조정하는 것	
H. 습득능력	
I. 활동에 대한 흥미	
J. 달성에 대한 관심	
K. 결단을 내리는 것	
L. 욕구불만의 내성	
소계	
척도 : 0 = 정상, 1 = 거의 정상, 2 = 경증, 3 = 중등도, 4 = 중증	
논평	치료자의 서명날인

b. 인지능력장애 평가

알렌(Allen)[70]은 정신장애인에 대한 실천경험으로부터, 피아제(Piaget)의 인지발달의 이론을 기초로 정신장애인의 행위의 특징을 인지능력 면에서 단계부여를 하였다. 인지수준을 측정하는 평가방법으로서, 4종류의 평가법, ① 알렌 인지수준 테스트(Allen cognitive level test; ACL), ② 낮은 인지수준 테스트(lower cognitive level test; LCL), ③ 루틴 과제 인벤토리(routine task inventory; RTI), ④ 인지수행 테스트(cognitive performance test; CPT)를 개발하였다.

인지수준은 아래의 6개 수준이 평가되고, 개략적으로 사고를 3개의 차원 즉, 감각적 단서와 주의, 감각운동 연합, 운동행위로부터 설명된다.

① 수준 1/능동적 행위 : 의식 청명도의 저하, 공복 등의 내적 단서로 반응하는 희미한 의식의 인지, 주의환기에는 큰 목소리 등의 강한 자극이 필요, 주의 지속은 수초, 먹다 · 자다 · 걷다 등의 능동적 행위는 가능, 모방은 없고 손 안에 물건을 드는 일이 없다는 인지수준이다.

② 수준 2/자세행위 : 몸의 움직임에 주의를 돌리고, 주의는 5~10초 지속, 2언어의 지시, 기이한 몸짓이나 손가락의 움직임이 관찰되다, 단순한 체조 등이 가능하다.

③ 수준 3/손끝의 행위 : 촉각을 단서로 외적 환경이나 물건의 표면에 주의를 돌린다, 두드리거나, 비비거나, 투박하고 큰 운동의 인과관계를 알다, 우연히 주의로 도구를 사용하다, 구슬에 실 끼우기 · 테이블 닦기에는 열심이다.

④ 수준 4/목표 지향적 행위 : 시각을 단서로 2차원의 대상 즉, 색깔 · 형태 · 수 · 양 · 상하 · 좌우 · 전후를 구별 가능, 목표달성을 위해 일정한 순서에 따르다, 일반적인 목적활동은 가능, 친숙해진 과제를 자발적으로 수행 가능, 견본이 필요하지만 드물게 구두지시를 따를 수 있다, 시각적 잘못을 알아차리지만 인과관계는 이해할 수 없다.

⑤ 수준 5/탐색적 행위 : 구체적인 물건과 물건의 관계에 주의를 돌린다, 시행착오에 의한 문제해결을 한다, 지남력 · 기억은 명확하고 과거의 사건은 일관성을 갖고 통합된다, 자발적인 탐색적 행위, 일련의 지시의 모방, 새로운 순서의 학습이 가능, 4~5공정의 활동이나 ADL은 혼자 힘으로 가능, 행위의 속도는 정상이다.

⑥ 수준 6/계획된 행위 : 이야기된 것 · 적힌 것 · 시각 이미지 · 도형 등 상징적 단서에 주의를 돌린다, 추상적 추론으로부터 새로운 계획을 창조한다, 인지장애는 없다, 학습의 일반화가 가능하다.

1) ACL

평가에 관해서는, ACL은 현재의 학습하는 능력을 측정하는 것이며, 견본을 보여주고 가죽세공의 휘감치는 작업을 제시하고, 모방이 가능한지 아닌지로 인지수준을 판단하지만, running stitch의 모방이 불가능하다면 "2"로 하고, running stitch의 모방이 가능하다면 "3", 감아 휘감치는 모방이 가능하다면, "4", single stitch를 시행착오로 모방이 가능하다면 "5", 연역적 추론으로 가능하다면 "6"이라 평가한다.

2) LCL

마찬가지로 LCL은 낮은 인지수준용이고, 손을 두드리는 동작의 모방에 방응이 없다면 "1", 불완전하지만 가능하다면 "2"라 평가한다.

3)RTI

RTI는 일상생활의 루틴 과제의 수행 평가용

이고, 본인이나 보조자와의 면접평가 또는 본인의 수행을 관찰 평가한다. 이 때, 실제의 수행수준을 평가한다. 과제는 몸 단정히 하기, 착탈의, 목욕, 식사의 준비, 섭식, 배설, 가사, 조리, 금전의 지출, 복약, 세탁, 여행, 쇼핑, 전화의 이용의 14과제이다[71]). 후의 개정판에는, 신체, 지역, 의사소통, 일의 4개의 하위척도로, 20개 이상의 활동이 포함되어 있다.[72])

4) CPT

CPT는, 착탈의, 쇼핑, 토스트 만들기, 전화, 세탁, 여행의 6개의 과제로 구성된다.

가토[73])에 따르면, 만성 분열병자의 인지수준에 의한 계층성에 의해서 행위를 이해하고, ADL을 제공한 다음에, 다른 사람의 공감이나 레이브(Lave) 등[74])의 "상황적 학습"관의 보충적 채용의 필요성을 언급하고 있다.

c. 도쿄대학식 에고그램(TEG)[75,76])

교류분석은 1950년 대 중반, 에릭 · 번(Erick Berne)이 제창한 정신분석의 마음의 구조에 대한 분석을 누구라도 이해하기 쉽도록 실용화한 치료법이다. 사람은 모두 세 가지의 자아기능을 갖고 있다고 한다. 그 마음의 에너지의 배분경향으로부터 그 사람의 성격이나 마음의 태도를 식별할 수 있다고 하였다. 에고그램은 번의 제자인 듀세이(J. Dusay)가 이 자아상태를 그래프로 만들어 시각적으로 파악할 수 있도록 하였다.

1984년, 도쿄대학의 이시카와 등이 통계처리에 의해서, 질문지법 에고그램을 표준화하여, 개발한 성격검사가 TEG(Tokyo University Egogram)이다.

1) 내용과 방법

〔용구〕 TEG 검사용지, TEG 매뉴얼, 필기용구

〔검사내용〕 교류분석의 세 가지 자아상태의 배분을 측정한다. 세 가지의 자아상태란 부모의 자아상태(parent = P), 어른의 자아상태(adult = A), 어린이의 자아상태(child = C)이며, 다시 5개로 구분된다(**그림 2**).

P는 부모로부터 가르침을 받은 태도나 행동의 부분이고, 그것을 아버지에 비유되는 것 같은 비판적인 어버이(critical parent = CP)와 어머니에 비유되는 것 같은 양육적인 어버이(nurturing parent = NP)로 나눈다. A는 사실에 기초하여 사물을 판단하는 이성으로 한다. C는 어린이 무렵처럼 본능이나 감정의 부분이다. 이것을 자유로운 어린이(free child = FC)와 순응한 어린이(adapted child = AC)로 나눈다.

이들, CP, NP, A, FC, AC의 5개의 자아상태의 각각에 10문이 있고, "예 : ○", "어느 것도 아니다 : △), "아니요 : ×" 중에서 하나만을 골라 회답한다. 이 밖에 타당성을 보기 위해 10문이 추가되어, 총수는 60개의 질문항목

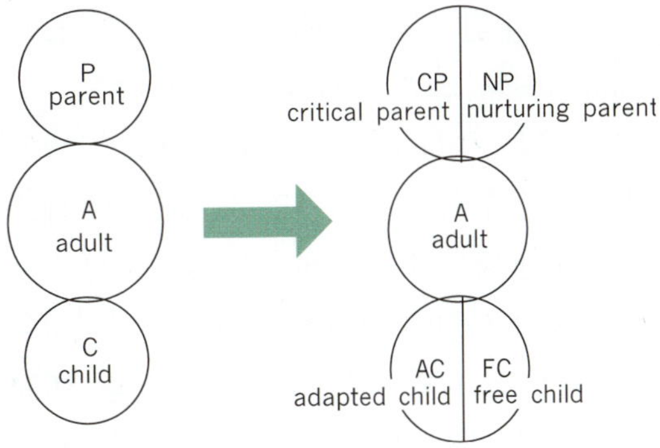

그림 2 자아상태

으로 구성된다.

〔실시시간〕 시간의 제한은 없다. 보통 10분 정도이다.

2) 정리방법

"채점의 방법"에 따라 좌우 양 항목의 합계를 □에 기입하고, ○ = 2점, △ = 1점, × = 0점으로서 계산한다. Ⅰ~Ⅵ의 각 척도마다에 가산하여 득점 난에 기입한다. Q는 60문 중, "어느 쪽도 아니다"라고 답한 수의 합계이다. "프로필을 그리는 방법"은 Ⅰ~Ⅵ, Q의 각 득점을 프로필에 나타내어 있는 스케일의 같은 숫자의 위치에 "•" 표식을 한다(Ⅰ~Ⅴ는 남녀별). 이 Ⅰ~Ⅴ의 "•" 표식을 연결하여 그린 꺾인 선이 TEG 에고그램 곡선이다.

또한, 검사태도의 타당성을 보기 위해, 편위(D)척도(deviation scale)와 의문(Q)척도(question scale)를 타당성 척도로서 판단한다. 이것은 에고그램 · 프로필 전체의 타당성을 생각하는 데에 유용하다.

D척도는 정상인이 "예"라고 응답한(응답률 80% 이상) 것이며, 이 척도 득점이 비정상적으로 낮은 경우에는 이 테스트의 신뢰성 자체에 문제가 있다. TEG의 5개의 척도의 높고 낮음은 평균으로부터의 간격(차이)으로서 표시되지만, 이 간격은 전체적(사회적) 편위(deviation) 중에서 보기 위해서도 유용하다.

Q척도는 "어느 쪽도 아니다"라고 응답한 항목의 총계이고, 척도 득점은 피험자의 테스트에 대한 태도에 따라 바뀐다. 높은 경우는 5개 척도의 득점에 영향을 주고, 그 신뢰성을 약화시킨다. 다만, 질문내용의 성질상, 비교하여, 의문척도 득점은 높아지는 경향이 있다. 해석에 따라서는, 인격특성을 나타내는 의미도 있다.

3) 결과의 해석

매뉴얼에 따라서 해석한다. 다만, 결과는 정상 · 비정상을 판정하는 것이 아니라, 자기이해와 인지, 그리고 자기의 성장이나 다른 사람과의 사이에서 인간다운 의사소통을 구축하기 위해 사용하는 것이 바람직하다.

d. 우치다 크레펠린 정신작업검사[77,78]

크레펠린(E. Kraepelin)이 고안한 연속 가산법을 우치다 유사부로 등이 표준화하였다. 본 검사는 가산작업으로부터 그려지는 작업곡선을 통해서, 그 사람의 일하는 태도나 의지적 기능의 특성을 보려고 하는 검사이다.

실시방법은 안정된, 소음이 없는, 검사에 영향이 적은 방에서, 개별 또는 소수로 실시한다. 검사용구는 연필, 스톱워치, 검사용지, 검사용 안내서를 준비하여 교시대로 실시한다. 검사과제는 인쇄된 숫자를 이웃끼리 가산하여, 그 하나의 자리의 답을 숫자 사이에 차례로 기입한다. 연습 4회에 대해서 계 2분간 시행하고, 피검사자가 하는 방법을 이해한 다음에 본 검사에 들어간다. 본 검사는 사이에 5분간의 휴식을 끼워 넣고, 휴식 전 15분, 휴식 후 15분 연속으로 가산시킨다. 검사자는 1분 경과할 때마다 신호를 하여, 가산작업을 다음의 줄의 처음으로 옮기게 한다.

결과는 작업곡선을 긋고, 특정의 줄의 오류를 조사하여, 작업량의 단계표시를 위한 양급선을 긋는다. 작업량과 곡선의 형상을 척도로서 판정한다. 작업량 단계의 판정은 ⓐ, A, B, C, D의 5단계, 곡선형은 작업량 단계와 조합시켜, 고도 정형, 정형, 준 정형, 비정형, 중증 정형의 각각의 그룹으로 나눈다.

정형곡선의 특징을 열거하면, 다음과 같이 된다. ① 전기가 U자형의 구조를 취한다, ② 후기가 우하향의 구조를 취한다, ③ 후기의 작업량은 전기를 웃돈다, ④ 곡선이 적당히 동요하고 있다, ⑤ 오답이 거의 없다, ⑥ 작업량이 극단적으로 적지 않다.

한편, 다음과 같은 특징을 가진 것은 비정형으로 한다. ① 오답의 다발(과반수가 오답의 줄이 몇 줄이나 있다), ② 크게 떨어지다(어떤 줄의 작업량이 전후에 비해 1/3 이상이나 적다), ③ 큰 돌출(어떤 줄의 작업량이 전후에 비하여 1/3이상이나 많다), ④ 동요의 과대(평균 작업량의 1/3 이상이나 되는 진폭이 많다), ⑤ 동요의 결여(전체 줄에 걸쳐 동일 작업량, 부자연스런 단조로운 감소나 단조로운 증가), ⑥ 후기의 하락(전기에 비하여 후기가 전체적으로 감소하여 있다), ⑦ 후기 첫머리의 현저한 낮은 수준(후기 첫머리부분이 그 후의 경과에 비하여 현저하게 낮은 위치에 있다), ⑧ 곡선범위의 과대(첫머리의 지나친 빠져나감과 후반부의 현저한 하강), ⑨ 작업량의 감소(작업량이 D단계에 있다).

본 검사의 결과의 해석과 이용에서, 비정형 특징이 현저하다고 하여, 그것과 병형을 안이하게 결부시켜, 사람의 행동특성과의 관계성을 고정화하는 것 같은 해석과 이용은 피해야 한다.

●인용문헌

1) 西丸甫夫：やさしい精神医学. 第 4 版, 南山堂, 1997
2) 砂原茂一：リハビリテーション. pp74–77, 岩波書店, 1980
3) 小林夏子：精神科分野における作業療法. 大井淑雄, 初山泰弘, 間藤方雄(編)：リハビリテーション医学, pp356–362, 朝倉書店, 1987
4) Hopkins HL：作業療法の歴史的展望. Hopkins HL, Smith HD(編), 鎌倉矩子, 他(訳)：作業療法, 第 6 版, pp3–29, 協同医書出版社, 1989
5) Erickson J (著), 小林夏子, 他(訳)：回復と成長をめざして. pp2–36, 協同医書出版社, 1982
6) 加藤正明：はじめに—「疾病性」と「事例性」について. 加藤正明(著)：正常とは何か, pp11–14, 読売新聞社, 1982
7) 笠原　嘉：概説. 精神の科学 1—精神の科学とは, p7, 岩波書店, 1983
8) 松原達哉(編著)：心理テスト法入門—基礎知識と技法習得のために. 第 4 版, pp372–374, 日本文化科学社, 2002
9) 山根　寛：精神障害と作業療法. 第 2 版, p136, 三輪書店, 2003
10) 松井紀和(編)：精神科作業療法の手引—診断から治療まで. pp35–37, 牧野出版, 1978
11) 坂田三允(編著)：心を病む人の看護. シリーズ 生活をささえる看護, pp51–53, 中央法規出版, 1995
12) Crapeau EB, et al (eds): Willard & Spackman's Occupational Therapy. 10th ed, Lippincott, Williams & Wilkins, Maryland, 2003
13) Helen LH, Helen DS: Willard and Spackman's Occupational Therapy. 5th ed, JB Lippincott, Philadelphia, 1978. 寺山久美子, 他(訳)：作業療法. 第 5 版(全 3 巻), 第 II 巻, pp39–40, 協同医書出版社, 1984
14) 木戸幸聖：面接入門—コミュニケーションの精神医学. pp.3–64, 創元社, 1976
15) 石谷直子：精神科作業療法. 改訂版, pp58–59, 星和書店, 1997
16) Hemphill BJ：面接過程. Hemphill BJ(編著), 冨岡詔子(監訳)：精神系作業療法の評価過程—実施技法と開発原理, pp17–47, 協同医書出版社, 1996
17) Matsutsuyu J: The interest check list. *Am J Occup Ther* 23:323–328, 1969

18) 山田　孝：NPI 興味チェックリスト. 理・作療法 16:391–399, 1982
19) 小林夏子：精神障害領域. 日本作業療法士協会(監修), 金子　翼(編)：作業療法評価法, 改訂第 2 版, 作業療法学全書, 第 3 巻, pp123–162, 協同医書出版社, 2000
20) 杉浦京子：臨床心理学講義—実習を通して学ぶ. pp29–33, 朱鷺書房, 2002
21) 三隅二不二：グループ・ダイナミックス. p7, 共立出版, 1976
22) GWT 研究会：グループワークトレーニング. pp32–33, pp177–178, 遊戯社, 1976
23) Bales RF (著), 友田不二男(編訳)：グループ研究の方法. pp1–38, 岩崎学術出版, 1971
24) 三隅二不二：グループ・ダイナミックス. pp97–111, 共立出版, 1976
25) GWT 研究会：グループワークトレーニング. pp161–164, 遊戯社, 1976
26) GWT 研究会：グループワークトレーニング. pp165–175, 遊戯社, 1976
27) Mosey AC (著), 篠田峯子, 富樫悦代(訳)：こころと行動の発達—アクティビティ・セラピストのための 3 つの理論. pp191–312, 協同医書出版社, 1977
28) 田中熊次郎：ソシオメトリー入門—集団研究の一つの手びき. 明治図書新書 54, 明治図書出版, 1970
29) Cassanova & Feber: Comprehensive evaluation of basic living skills. *Am J Occup Ther* 30:101–105, 1976
30) Ehrenberg F：包括的アセスメント過程. Hemphill BJ(編), 冨岡詔子(監訳)：精神系作業療法の評価過程—実施技法と開発原理, pp167–180, pp389–395, 協同医書出版社, 1996
31) 吉沢きみ子, 他：日常生活評価. 理・作療法 16:369–377, 1982
32) Hughes PL, Mullis L (著), 佐藤裕司(訳)：精神科のソーシャルスキル—日常生活援助と作業療法. 協同医書出版社, 1984
33) Watanabe S: Four concepts basic to the occupational therapy process. *Am J Occup Ther* 22:439–450, 1984
34) 小林夏子：生活評価表. 群馬県精神保健センター家族会講演資料, 1992
35) 辻　貴司：精神分裂病に対する作業療法の検討. 大塚俊男, 風祭　元, 北村俊則, 他(編)：エビデンス精神科医療—実証的証拠に基づく精神疾患の治療指針, (2)精神分裂病・自殺予防・治療同意, pp79–97, 日本評論社, 1999
36) 野口弘之：精神科作業療法で用いられる評価尺度. OT ジャーナル 35:203–206, 2001
37) Overall JE, Gorham DR: Introduction; The brief psychiatic rating scale. *Psychopharmacol Bull* 24:97–99, 1988
38) Overall JE, Gorham DR: The brief psychiatric rating scale. *Psychol Rep* 10:799–812, 1962
39) 西村　健, 志水　彰, 武田雅俊(編)：臨床精神医学. pp484–488, 南山堂, 1996
40) 北村俊則：精神症状測定の理論と実際—評価尺度，質問票，面接基準の方法論的考察. 第 2 版, 海鳴社, 1995
41) ケイ, オプラー, フィッツバイン(著), 山田　寛, 他(訳)：陽性・陰性症状評価尺度マニュアル. 星和書店, 1991
42) 林　直樹：全般的機能水準の評価尺度. 臨床精神医学 28:354–357, 1999
43) アンドレアセン(著), 岡崎祐士, 他(訳)：CASH—精神病性・感情病性精神疾患の現在症と病歴の包括的面接と評価基準. pp228–248, 星和書店, 1994
44) 長谷川恵美子, 他：精神病状全般評価・精神健康度. 臨床精神医学 28:10–17, 1999
45) 坂元　薫, 他：気分障害. 臨床精神医学 28:118–127, 1999
46) 福田一彦, 他：自己記入式抑うつ性尺度の研究. 精神経誌 75:673–679, 1973
47) 林　潔：ベック抑うつ尺度. 堀　洋道(監修), 松井　豊(編)：心理測定尺度集 III—心の健康をはかる(適応・臨床), pp140–146, サイエンス社, 2001
48) 貝谷久宣, 他：不安障害. 臨床精神医学 28:146–159, 1999
49) テイラー, 他(著), 日本 MMPI 研究会(訳)：日本語版 MMPI 顕在性不安検査(MAS)使用手引. 三京房, 1968
50) 多賀千明：不安障害. 臨床精神医学 28:160–170, 1999
51) 岩崎晋也, 宮内　勝, 大島　巌, 他：精神障害者社会生活評価尺度の開発とその意義. 精神科診断学 5:221–231, 1994
52) 臺　弘：リハビリテーションプログラムとその効果：精神疾患. 医学のあゆみ 116:538–544, 1981
53) 臺　弘：生活療法と障害. 精神医学 26:803–841, 1984
54) Baker R, Hall JN: REHAB; A new assessment instrument for chronic psychiatric patients. *Schizophr Bull* 14:97–110, 1988
55) 松原達哉(編著)：心理テスト法入門—基礎知識と技法習得のために. 第 4 版, pp100–103, pp106–109, 日本文化科学社, 2002
56) MMPI 新日本版研究会(編)：MMPI 新日本版実施マニュアル. 三京房, 1993
57) 上里一郎(監修)：心理アセスメントハンドブック. 第 2 版, pp111–122, 西村書店, 2001
58) Azima H, Azima F: Outline of a dynamic theory of occupational therapy. *Am J Occup Ther* 13:215–221, 1959. 金子　翼, 鈴木明子(編著)：作業療法各論. リハビリテーション医学全書 10, 第 2 版, pp429–435, 医歯薬出版, 2003
59) 松井紀和(編)：精神科作業療法の手引—診断から治療まで. pp54–65, 牧野出版, 1978

60) 石谷直子：投影的活動を利用した人格診断. 理・作療法 16:399–405, 1982
61) Buck J (著), 加藤孝正, 荻野恒一(訳)：HTP 診断法. pp1–53, 新曜社, 1982
62) Buck J: The House-Tree-Person Technique: Revised Manual. Western Psychological Services, California, 1966
63) 高橋雅春：描画テスト入門—HTP テスト. pp9–10, 文教書院, 1974
64) 高橋雅春：HTPP テスト. 家族画研究会(編)：臨床描画研究(I), pp50–67, 金剛出版, 1986
65) 松原達哉(編著)：心理テスト法入門—基礎知識と技法取得のために. 第 4 版, pp36–39, 日本文化科学社, 2002
66) 田中教育研究所(編著)：全訂版 87 年度 田中ビネー知能検査 検査法. 田研出版, 1987
67) 品川不二郎, 他：WAIS-R 成人知能検査. 日本文化科学社, 1990
68) Finlay L (著), 丸山　晋, 他(訳)：作業療法の実際—精神科における実践. pp49–51, 星和書店, 1995
69) Hemphill BJ (ed): The Evaluative Process in Psychiatric Occupational Therapy. SLACK, 1982
70) Allen CK: Occupational Therapy for Psychiatric Diseases: Measurement and Management of Cognitive Disabilities. Lippincott Williams & Wilkins, 1985
71) Allen CK: Independence through activity: The practice of occupational therapy (psychiatry). *Am J Occup Ther* 36:731, 1982
72) Earhart CA, Allen CA: Cognitive Disabilities: Expanded Activity Analysis. Los Angeles County/University of Southern California Medical Center, 1988.
73) 加藤智也：精神分裂病の認知障害と作業療法. OT ジャーナル 32:1011–1021, 1998
74) Lave J, Wenger E: Situated Learning: Legitimate Peripheral Participation. Cambridge University Press, New York, 1991. 佐伯　胖(訳)：状況に埋め込まれた学習—正統的周辺参加. 産業図書, 1993
75) 東京大学医学部心療内科(編)：エゴグラム・パターン—TEG(東大式エゴグラム)第 2 版による性格分析. pp14–43, 金子書房, 1995
76) TEG 研究会：TEG(東大式エゴグラム)活用マニュアル・事例集. 金子書房, 1991
77) 日本・精神技術研究所：内田クレペリン精神検査の手引. 金子書房, 1968
78) 外岡豊彦(監修)：内田クレペリン精神検査・基礎テキスト. 日本・精神技術研究所, 1975

●참고문헌

79) 岡堂哲雄(編)：グループダイナミックス. 現代のエスプリ, 第 131 号, pp5–54, 至文堂, 1978
80) Schwaltzberg SI: Group Process. In: Crepeau EB, et al (eds): Willard & Spackman's Occupational Therapy, 10th ed, pp171–184, Lippincott, Philadelphia, 2003
81) Kielhofner G：グループワークモデル. Kielhofner G(著), 山田　孝, 小西紀一(訳)：作業療法の理論, pp131–141, 三輪書店, 1993
82) 小林夏子：作業療法の基礎技法. 日本作業療法士協会(監修), 冨岡詔子(編)：精神障害, 作業療法学全書, 第 5 巻, pp226–292, 協同医書出版社, 1994
83) 小林夏子：各領域共通の技法としての集団療法に関する研修プログラム. OT ジャーナル 38:1033–1036, 2004
84) 小林夏子：精神科作業療法で用いる検査法. 精神科看護 17:46–52, 1983
85) 日本作業療法士協会学術部(編)：精神科リハビリテーション関連評価法ガイド. 作業療法マニュアルシリーズ, 日本作業療法士協会, 2002
86) 林　直樹：精神症状の数量的評価と面接基準. 松下正明, 浅井昌弘, 牛島定信, 他(編)：精神症候と疾患分類・疫学, 臨床精神医学講座(1), pp239–316, 中山書店, 1998
87) 高橋三郎, 大野　裕, 染矢俊幸(訳)：DSM-IV-TR—精神疾患の診断・統計マニュアル 新訂版. 医学書院, 2003
88) Roger B, John NH (著), 田原明夫, 藤　信子, 山下俊幸(訳)：Rehab(リハブ)—精神科リハビリテーション行動評価尺度. 三輪書店, 1994
89) 鶴見隆彦：精神科デイケアにおける評価方法と効果判定. OT ジャーナル 35:215–220, 2001

II 통합실조증의 평가

A. 통합실조증이란?

1 통합실조증 평가의 개요

통합실조증은 생물학적인 취약성(취약함 · 섬세함)을 가진 사람이 스트레스를 받았을 때에 발병한다고 생각된다. 그리고 인간의 행동을 관장하는 뇌의 만성적인 기능장애를 일으킨다. 이 기능장애의 영향은 여러 갈래에 걸치며, 신체기능을 비롯하여, 다양한 일상생활 활동(동작) (activities of daily living; ADL)과 다른 사람과의 관계에 나타나고, 사회참여도 제한된다.

통합실조증의 평가는 대상자의 입장에 서서 보다 깊이 이해하는 자세로 임하고, 기능장애에 의한 생활의 고생스러움과 불안한 기분을 이해하면서, 넓은 시야와 객관적인 판단으로 대상자의 생활을 지원한다. 평가의 목적은 대상자가 생활하는 데에 무엇이 곤란한가? 잘 되지 않는 원인과 기전을 해명하여, 생활목표와 해결방법을 제안하는 치료 프로그램을 만드는 것이다.

평가는 통합실조증의 질병성에 기초한 이론과 대상자의 개별성 · 사례성의 양면을 고려하여 시행한다. 이론이란 과거의 과학적 검증을 기초로, 증상이나 장애, 원인이나 발병 기전을 추구하여, 치료 목적과 수단을 계통적 · 논리적으로 진행시킨 것이다. 통합실조증의 질병성에는 많은 증상과 장애를 열거하고 있으나, 1명의 대상자에게 모든 증상이 관찰되는 것은 아니다. 또한, 대상자의 개별성 · 사례성에 의해서, 치료 목적과 수단은 응용을 필요로 하고, 회복의 속도에 차이가 생긴다. 개별성이란 가정환경이나 발병 전의 사회경험, 통원의 편리성 · 사회복귀 시설의 유무 등, 물리적 · 제도적 · 인적 자원 등이다.

작업치료의 연구를 되돌아보면, 통합실조증의 평가와 치료모델에는 정신분석 · 생물학적 · 학습 · 감각통합 · 인간작업모델 등, 그 시대의 새로운 이론이 도입되어 왔다. 이제부터는, 회복단계에 따른 치료모델, 또는 재활과 사회참여에 도움이 되는 모델에 필요한 의학 · 심리 · 사회에 걸친 평가의 지식과 기술의 습득과 실시가 요구된다.

2 ICF(국제생활기능 분류)의 구성요소로부터의 평가

a. 심신기능 · 신체구조

평가는 아래의 심신기능을 중심으로 시행한다. 심리사회적, 활력과 욕동, 수면, 의식, 지적,

기질과 인격, 신경생리학적 조정, 고차 인지, 지각, 사고, 주의, 정보처리, 언어, 복잡한 운동을 순서를 세워 시행하는 기능. 이들의 기능장애는 환경 인자에 민감하게 영향을 받는다.

〔저해인자〕 기능장애

① 신경생리학적 억울이나 조정기능 저하(자율신경증상, 병적 긴장), 쉽게 피로함, 충동조정의 장애(충동의 드러남이나 퇴행), 조정기능 부전) 등

② 사고기능 통합 저하 : 주의장애, 사고의 통일성이나 균형, 순서성의 저하, 자폐세계에의 몰입, 목적행동의 곤란(특정의 사고패턴의 고집과 새로운 과제에 대한 어려움) 등

③ 인지의 장애 : 현실검토 곤란(사회의 규칙 · 장면의 문맥 · 의사소통의 받음), 지남력 장애 등

④ 양성증상 : 환각망상, 긴장병증후군, 과대성, 초조와 흥분, 시기심과 적의, 병적 불안, 죄책감 등

⑤ 음성증상 : 정의(emotion and will, 감정과 의지)장애(정서반응성 저하, 수동성, 의욕저하, 기타), 소통성 장애, 억울, 추상적 사고곤란, 상동적 사고, 회화의 자발성 저하, 회화의 유창성의 저하 등

〔촉진인자〕 지능저하 없음, 살 의욕이 있음.

b. 활동

평가는 대상자의 생활에 필요한 아래의 항목을 중심으로 시행한다. 학습과 지식의 응용, 의사소통, 운동 · 이동, 셀프케어, 가정생활, 대인관계〔사회생활 기능(skill) 등〕, 일반적인 과제와 요구(직업적 활동 등), 주요 생활영역(레크리에이션 활동 등), 생활기능은, 건강상태(질병)의 영향을 받아 수행수준이 변동한다. 보호적인 환경에서 지원을 받으면서 하는 것이라면, 가능한 기능(skill)이 많다.

〔저해인자〕

① 문제해결능력저하 : 학습한 것이 일반화되기 어렵고 문제해결능력에 결부되기 어렵다.

② 의사소통 장애 · 인지행동 장애, 외 : 정보이해의 장애와 메시지를 만들어내는 활동의 저하에 의한 의사전달 곤란.

③ 운동활동 저하 : 자세조절, 운동조절의 저하, 체력 · 민첩성의 저하, 운동이상증(dyskinesia)

- 파킨슨증(Parkinsonism) 등의 약의 부작용

④ ADL : 식생활 · 몸 단정히 하기 · 가사의 수행에 대해서는 부적절 또는 무관심에 의해서, 셀프케어는 불충분

⑤ 사회생활기능(skill) 저하 : 인사말 등의 매너, eye contact나 세상이야기 등의 대인교류, 자기표현, 다른 사람의 욕구(needs)에 대한 관심 저하

⑥ 레크리에이션활동 저하 : 마음 부담 없이 회화나 취미, 레저 등을 즐기는 것이 곤란

〔촉진인자〕 기본적인 신체능력이 있고, 느리지만 기능이 향상되는 일이 많다.

c. 참여

평가는 아래의 항목을 중심으로 시행한다. 인권, 법률, 제도, 경제, 교육, 취업, 지위, 역할, 소속, 승인 등

〔저해인자〕 참여제한

인권침해, 법률상의 불평등, 제도상의 불평등, 취업기회의 제한, 사회로부터의 격리 · 수용, 편견 등

〔촉진인자〕 인권에 관한 여러 외국의 인식, 역사의 검증, 복지의 발전, 정신보건의료복지의 계발, 당사자와의 교류, 당사자 모임의 활동 등

d. 개인인자

평가는 아래의 항목을 중심으로 시행한다. 생물학적 특징, 영양상태, 생육 · 교육 · 고용의 경험, 의사소통 · 레크리에이션 · 대처 등의 정신적 · 경제적 자립 등, 개인인자는 대상자의 생활에 있어 자원이 된다.

〔저해인자〕 생물학적인 스트레스 취약성(취약함, 민감함), 현실 지남력 저하, identity의 혼란, 병적 방어기능, 질병부인 등

〔촉진인자〕 취업경험 · 발병 전의 사회생활 기능수준, 민감한 방어행동 등

e. 환경인자

평가는 아래의 항목을 중심으로 시행한다. 서비스 · 제도, 지원과 그 관계(가족구성, 개인과 집단의 관계, 집단과 집단의 관계 등), 태도(사람들의 가치관이나 사회규범), 자연환경과 인간이 가져온 환경변화(물적인 환경) 등, 환경인자는 개인인자나 개인의 생활기능, 및 장애의 온갖 구성요소에 강한 영향력을 갖는다. 통합실조증에서는 환경인자를 정비함으로써 재발을 적게 할 수 있다.

〔저해인자〕 수험이나 취직 등의 사회생활상의 스트레스, 감정적 긴장이 높은 인간관계(특히 가족관계) 등

〔촉진인자〕 가족의 응원 · 친구의 교류 등

3 회복과정에 따르는 재활의 목적과 평가

a. 예방기

심한 증상 이전을 전구기 또는 예방기라 부른다. 전구증상을 조기에 인지함으로써, 발병 · 재발예방이 가능해진다. 평가항목을 아래에 열거한다.

① 자각증상 : 졸리지 않게 된다, 움직여도 피로를 느끼지 않는다, 식사가 필요 없다, 안절부절 못한다, 등

② 객관적 정보 : 집중력의 저하, 색채나 소리에 민감한 방응, 공부나 일에서 작은 것에 과도하게 연연함, 수면장애 등

③ life event : 가까운 사람의 죽음, 동료 만들기, 수험(examination), 실연(unrequited love), 취직, 경제적 문제 등

b. 급성기 · 아급성기

이 시기는 의학적 측면에서의 재활을 시행한다. 평가항목을 아래에 열거한다.

① 심신의 안정

② 병적 상태로부터의 일탈

③ 2차 장애의 유무

④ 주체성의 회복, 등

c. 회복기

1) 회복기 전기

이 시기는 개인적 측면에서의 재활을 시행

한다. 평가항목을 아래에 열거한다.

① 증상발현 이전에 시행하고 있었던 신변처리 등을 시행하는가?
② 현실의 세계, 주위의 사건에 관심을 나타내는가?
③ 조금씩 활동량이 증가하고 있는가?
④ 심신의 기본적 기능회복의 유무 등

2) 회복기 후기

이 시기는 생활적 측면에서의 재활을 시행한다. 평가항목을 아래에 열거한다.

① 신변처리는 자립하였는가?
② 자기의 생활에 대한 감각과 자신감을 회복하였는가?
③ 사회적응을 하려고 하는가?
④ 사회적인 역할을 담당하는가? 등

d. 유지기

1) 사회 내 유지기

이 시기에는 사회적 측면에서의 재활을 시행한다. 평가항목을 아래에 열거한다.

① 생활의 질(quality of life ; QOL)의 유지 · 향상
② 사회에 적응하여 생활한다. 사회참여
③ 사회적 역할, 사회적인 능력발휘
④ 재발이나 스트레스 취약성의 패턴, 등

2) 시설 내 유지기

이 시기는 의학적 측면과 생활적 측면에서의 재활을 시행한다. 평가항목을 아래에 열거한다.

① 최대한의 자립
② 심신기능의 안정, 증상조절, 건강의 자기관리
③ 취미, 역할, 일
④ 동료, 삶의 보람 등 QOL의 유지 · 향상 등

e. 종말기

이 시기는 개인적 측면에서의 재활을 시행한다. 평가항목을 아래에 열거한다.

① 충분한 의학적 처치
② 생활의 계속
③ 인간으로서의 존엄성이 지켜진 간병과 치료
④ 자기표현, 의사소통 등

4 회복과정에 따르는 작업치료의 목적과 평가

a. 예방기

통합실조증의 대상자에게는, 안전 · 안심의 보장은 예방과 회복의 최우선 과제이다. 이를 위해 필요한 평가항목을 아래에 열거한다.

① 대상자에게 안전하고 안심할 수 있는 환경의 유무
② 증상발현으로 연결되는 스트레스의 유무
③ 증상발현의 유무
④ 대상자의 심신기능의 안정, 등

b. 아급성기

아급성기에 들어가도 안전 · 안심의 보장의 우선은 계속된다. 증상발현의 계기가 된 무의식적 욕구나 공격충동 등을 이해한다. 또한,

기본적인 생활리듬의 회복은 통합실조증의 회복으로 연결된다. 이를 위해 필요한 평가항목을 아래에 열거한다.

① 대상자는 안전하고 안심할 수 있는 환경이라 느끼고 있는가?
② 다른 사람에 대한 불신감이나 공격충동 등은 없는가?
③ 잠자다-일어나다, 식사시간 등의 기본적인 생활리듬이 회복되었는가?
④ 대상자의 생리기능과 정신기능에 안정과 부활(기능을 활발하게 하는 것)이 관찰되는가? 등

c. 회복기

1) 회복기 전기

회복의 자각증상은 신체감각의 회복에 나타난다. 이들의 확인에 필요한 평가항목을 아래에 열거한다.

① 미각 · 시각 등의 감각이 병적인 감각으로부터 "맛있다", "아름답다", "즐겁다"라 느끼도록 회복하여 있는가?
② 활동-휴식 등의 생활리듬의 회복과 신변처리 · 생활관리 능력은 회복하였는가?
③ 자진해서 즐기는 체험을 추구하는가?
④ 자칫 무리하기 쉬운 자기의 페이스 등, 자기조절능력에 대해서 되돌아볼 수 있는가? 등

2) 회복기 후기

회복기 후기는, 사회생활 또는 사회참여를 상정하여 평가한다. 이를 위해 필요한 평가항목을 아래에 열거한다.

① 생활관리능력, 대인교류 기능(skill), 역할수행 능력
② 자기능력이나 한계의 확인, 성취감의 획득, 자신감의 회복
③ 사회성의 획득, 직업준비훈련, 가족조정 · 환경정비, 사회자원의 이용
④ 장애수용, 다른 사람과의 원만한 인간관계 · 접점의 유무, 등

d. 유지기

1) 사회 내 유지기

사회 안에서 생활하게 되면, 대상자는 주체적인 생활을 되찾지만, 반대로 잘 되지 않거나 실패하는 것은 아닌가라는 불안이 엄습하게 된다. 이 시기를 보다 안정하여 생활해가기 위해 필요한 평가항목을 아래에 열거한다.

① 생활리듬, 생활관리, 여가의 이용
② 사회생활 기능
③ 질병과 어울리는 방법, 환경조정
④ 동료 만들기, 지역사회와의 교류, 등

2) 시설 내 유지기

시설에서 충분히 지원할 수 없는 것을 확인하기 위해 필요한 평가항목을 아래에 열거한다.

① 수동적인 생활습관이 몸에 배지 않았는가?
② 주체성이나 문제해결능력 등이라는, 강인하게 사는 힘은 발휘되어 있는가?
③ 생활의 자기관리, 질병과 어울리는 방법, 동료 만들기 등이 되어 있는가?
④ 기초체력의 유지, QOL의 유지가 되어 있는가? 등

e. 종말기

인생의 종말에서, 또는 어느 시점에서도, 느긋하고 평온하게 자기의 개성을 발휘하여 살아가기 위한 지원을 한다. 이를 위해서 필요한 평가항목을 아래에 열거한다.

① 안전하고 안심할 수 있는 환경이 보장되어 있는가?
② 아심하고 화를 내거나 슬퍼하거나 할 수 있는 장소가 있는가?
③ 작은 즐거움을 얻을 기회를 갖고 있는가?
④ 생활리듬은 유지되어 있는가? 등

B. 평가방법

1 질병의 진단기준

통합실조증에 대한 이해는 우선 통합실조증의 의학적 판단부터 시작된다. 진단기준으로서, 여기서는 국제적 정신과 진단기준으로서 보급되어 있는 아래의 두 가지를 예로서 든다. 이들은, 진단기준에 중요한 증상이 명기되어 있음과 동시에 감별진단의 특징도 갖추고, 또한 표현도 쉽게 되어있다.

a. 세계보건기구(WHO)의 ICD-10[1]

〔증상의 분류〕

① 자기의 생각이 목소리가 되어 들린다, 또는 그것을 다른 사람이 알게 되어버린다. 자기의 생각이 아닌 생각이 머리에 들어온다.
② 지배 · 영향을 받는, 또는 저항할 수 없다는 망상이 현실로 신체 · 사지의 운동 · 행동 · 감정에 명확히 연관지어져 있다는 망상. 또는 지각망상(직감적으로 비현실적 의미부여가 생각난다)이 일어난다.
③ 자기에 대한 것을 화제로 하고 있다는 환청, 또는 신체의 어느 부분으로부터 발하고 있는 환청이 있다.
④ 종교적 · 정치적 신분, 초인적 능력이라는 불가능한 망상이 지속되고 있다(예 : 날씨를 바꿀 수 있다, 우주인과 교신하고 있다).
⑤ 지속적 환각이 종류를 불문하고, 명백한 감정적 내용이 결여된 부동성 망상 · 부분적 망상 · 지속적 지배관념을 수반한다. 또는 그것이 수주일 이상 계속적으로 일어나고 있다.
⑥ 사고의 흐름에 중단 · 삽입이 있기 때문에, 두서없는 이야기를 하거나, 기묘한 신조어를 혼자 만들어낸다.
⑦ 흥분, 상동자세 · 노굴증 · 거절증 · 혼미(무동, 무반응 상태) 등의 긴장병성 행동이 있다.
⑧ 현저한 무기력 · 회화의 빈곤 · 정서적 반응의 둔마가 있다.
⑨ 관심 상실 · 목적 결여 · 무위 · 자기의 일에만 몰두한 태도, 및 사회적 틀어박힘과 같은 현저한 변화가 관찰된다.

〔진단기준〕

아래의 것 중 어느 것인가 들어맞는 경우에 통합실조증이라 진단된다.

- 상기 ①~④중의 하나가 1개월 이상 지속된다.
- 상기 ①~④에 가까운 증상이 2개 이상 있고, 1개월 이상 지속된다.
- 상기 ⑤~⑨중, 2개 이상이 1개월 이상 지속된다.

b. DSM-IV-TR(Diagnostic and Statistical Manual of Mental Disorders-Ⅳ, Text Revision)[2)]

〔특징과 진단기준〕

① 특징적 증상 : 아래 중 2개(또는 그 이상), 각각은, 1개월의 기간(치료가 성공한 경우는 보다 짧다) 거의 언제나 존재

- 망상
- 환각
- 두서없는 회화(예 : 빈번한 탈선 또는 멸렬)
- 심하게 두서가 없는 또는 긴장병성의 행동
- 음성증상(감정의 평판화, 사고의 빈곤, 또는 의욕의 결여)

주 : 망상이 기이한 것이거나, 환청이 그 사람의 행동이나 사고를 하나하나 차례로 설명하거나, 또는 2개 이상의 목소리가 서로 대화를 하고 있는 것일 때는, 기준 ① 의 증상을 하나만 충족해도 된다.

② 사회적 또는 직업적 기능의 저하 : 장애의 시작 이후의 기간의 대부분에서, 일, 대인관계, 자기관리 등의 면에서 하나 이상의 기능이 병전에 획득하고 있던 수준보다 현저하게 저하하고 있다(또는, 소아기나 청년기 발병의 경우, 기대되는 대인적 · 학업적 · 직업적 수준에까지 도달하지 않는다).

③ 기간 : 장애의 지속적인 징후가 적어도 6개월간 존재한다. 이 6개월의 기간에는, 기준 ①을 충족하는 각 증상(즉, 활동기의 증상)은 적어도 1개월(또는 치료가 성공한 경우는 보다 짧다) 존재해야 하지만, 전구기 또는 잔유기의 증상이 존재하는 기간을 포함해도 된다. 이들의 전구기 또는 잔유기의 기간에서는, 장애의 징후는 음성증상만이거나, 기준 ① 에 열거한 증상의 2개 또는 그 이상이 약화된 형태(예 : 색다른 신념, 이상한 지각체험)로 표현되는 일이 있다.

④ 실조감정 장애와 기분장애의 제외 : 실조감정 장애와, "기분장애, 정신병성의 특징을 수반하는 것"이 아래의 이유로 제외되어 있을 것.

- 활동기의 증상과 동시에, 대우울병, 조병, 또는 혼합성의 에피소드가 발병하여 있지 않다.
- 활동기의 증상 중에 기분의 에피소드가 발병하고 있던 경우, 그 지속기간의 합계는 활동기 및 잔유기의 지속기간의 합계에 비하여 짧다.

⑤ 물질이나 일반 신체질환의 제외 : 장애는 물질(예 : 남용약물, 투약), 또는 일반 신체질환의 직접적인 생리학적 작용에 의한 것은 아니다.

⑥ 광범위성 발달장애와의 관계 : 자폐성 장애나 다른 광범위성 발달장애의 기왕력이 있으면, 통합실조증의 추가진단은, 현저한 환각이나 망상이 적어도 1개월(또는 치료가 성공한 경우는, 보다 짧다) 존재하는 경우에만 주어진다.

2 구체적인 평가법

a. 선별시험(screening test)

기본적인 생활리듬, 신변처리활동, 생활관리활동, 대인교류활동, 일과 역할의 수행, 여가의 이용 등을 전체적으로 파악하여, 정밀검

사가 필요한 것을 안다.

b. 면접법

대상자가 무엇이 곤란한가? 생활이 어떻게 곤란한가? 본인에게 묻는 면접은 인간이해 및 치료의 기본이다. 그러나, 통합실조증의 대상자에는 이야기하지 않는, 눈을 맞추지 않는, 수동적 · 소극적인 태도의 사람도 있다. 면접에서는 대상자가 얼마만큼 자연스럽게 증상에 대한 것, 기분이나 생각을 이야기해주는지가 중요하다. 구조화 면접 또는 표준화 면접에서 표준화(구조화)되어 있는 면접은 통합실조증에 특징적인 증상의 유무를 비교적 짧은 시간으로 파악할 수 있고, 데이터의 정리 성형과 분석이 용이하다. 그러나, 통합실조증의 대상자는 병을 부인하고 있는 일이 많다. 그리고 상대방이 자기를 어떻게 보고 있는가? 어떻게 응대하는가에 민감하다. 대상자의 자기애나 프라이드 등의 심리 면에 배려하고, 평가에 대한 엄격한 자세와 상냥하게 말을 거는 것으로 임하기 바란다.

구조화되지 않은 면접은 대상자의 이야기의 흐름이나 인간관계, 장면의 상태 등에 따라서 보다 자연스런 흐름으로 시행할 수 있다. 그러나, 필요한 정보는 얻기 어렵다. 통합실조증의 대상자는 "자유로이 이야기해도 좋아요"라는 것 같은 틀이 없는 추상적인 상황에 대한 대응은 서투르다. 면접의 목적과 질문내용, 이야기의 내용은 기술용지 등에 기록하는 것이 바람직하다.

c. 관찰법

관찰법은 의료는 물론 인간이해의 방법으로서 효과적인 방법이다. 대상자에게 관여하지 않고 대상자의 자발적이고 자연스런 행동을 관찰하는 자연관찰법은 대상자의 자발적인 행동의 유무 · 내용, 대인관계나 셀프케어 등의 개인요인과 장애를 알 수 있다. 실험적 관찰법은 과제활동, 집단 활동 등의 장면을 의도적으로 만들고, 거기서의 대상자의 자원과 장애를 명확히 할 수 있다.

d. 관계자로부터의 정보수집

급성기에 대상자가 자기의 상황을 잘 표현할 수 없는 경우도 있어, 관계자로부터 정보를 얻어 이해의 첫걸음으로 하는 경우가 많다. 정보수집의 필요한 내용으로서, 최근의 생활의 상태, 가족과의 교류, 일이나 학교의 정보 등이 있다.

이에 더해서, 생육경력, 현 병력, 가족력, 생활상황, 일의 상황과 성격, 학력, 직업격력, 결혼경력, 취미, 기호품 등의 정보가 중요한 단서가 된다.

e. 생활기능 평가

생활기능은 대상자 자신에게, 매일의 생활에 필요하고, 현실의 생활의 성공 여부와 대상자의 심신상태에 계속 영향을 미치고 있다. 실제 장면에서 평가함으로써, 통합실조증의 대상자의 개인생활과 사회생활의 어려움이 보이게 된다.

평가에서는 생활기능과 장애라는 횡단면 이

외에 경과라는 종단면으로도 시행한다. 횡단면의 평가는 의학적 평가에서 케어 매니지먼트 평가까지 그 대상이 넓다. 이들을 회복단계를 따라서 평가할 필요가 있다. 더욱이, 실시에 있어서는 평가를 어떻게 낭비 없이 단시간에 대상자의 부담이 적게 시행할 수 있을까? 또한 적절하게 평가항목을 선택하여 실시할 수 있을까가 과제이다.

f. 작업 활동이나 작품 만들기에 의한 평가

작업치료는 모든 작업 활동을 통해서 대상자를 이해한다. 각각의 작업 활동에서의 평가의 관점과 기준을 사용해서 대상자의 작업 수행능력을 파악한다. 예로서 상자 만들기 방법을 들 수 있는데, 그 밖의 활동에 대해서도 평가기준을 검증해야 한다.

g. 기타의 평가방법

작업치료사가 사용하는 평가방법으로서 아래의 것이 있다. 또한 면접, 관찰, 가족을 비롯하여 치료 팀의 구성원으로부터의 정보는 모두 사용된다.

① 개인인자 이해 : QOL 테스트, 심리 테스트〔일본판 STAI(상태-특성 불안검사), MAS(현재성 불안검사), 문장 완성법 검사, 그림그리기 테스트, Y-G 성격검사, 에고그램〕, 흥미 체크리스트, 코스 입방체 조합 테스트 등

② 환경인자 이해 : 가정방문, 조사 등

③ 기능장애 이해 : 의사의 의뢰서, 진료기록, 차트, vital check, 각종 검사데이터〔간이 정신증상 평가척도(BPRS), 음성증상 평가척도(SANS), 기능의 전체적 평정(GAF) 척도 등〕

④ 활동제약 이해 : 사회생활기능검사, 일상생활기능검사, 캐나다 작업수행 측정(COPM), 크레펠린 검사, 정신과 재활행동 평가척도(REHAB), 정신장애인 사회생활 평가척도(LASMI), 무라다식 정신장애인 사회생활 평가척도, 정신장애인의 복직 및 복직 판정기준, 기능적 자립도 평가법(FIM), 체력측정, 상자 만들기 테스트, 종합적 작업치료 평가(COTE)척도 등

⑤ 참여제한 이해 : 법률, 복지제도, 레크리에이션 · 레저 조사 등

C. 평가기준

일반적으로, 정상수치로부터의 일탈, 개인의 일반수치로부터의 벗어남, 어떤 특정의 시간경과 · 폐쇄계에서의 변화 등이 사용되고 있다. ICF에서는 개략적인 퍼센트(percent) 표시를 제시하고 있으나(표 1), 이 수량적 스케일을 보편적으로 사용하기 위해, 평가의 절차가 개발되었다. 이것은 정확성이 보증된 측정기 또는 기타의 평가에 의해서, 기능장애, 능력의 제한, 실행상황에서의 문제, 및 저해인자를 판정하는 경우의 것이다.

"문제없음" 또는 "완전한 문제"로 된 경우에서도, 5%까지의 오차는 보고 있다. "중등도의 문제"의 정도는 보통 "완전한 문제"의 절반까지로 한다. 퍼센트 표시는, 관계하는 집단의 표준치의 퍼센타일(percentile)*1을 참조하여, 각각의 영역에 맞춰서 사용한다고 생각된다.

표 1 ICF의 수량적인 스케일

스케일	판정	퍼센트(%)
0	문제없음(없다, 존재하지 않는다, 무시할 수 있다…)	0~4
1	경증의 문제(약간의, 낮은…)	5~24
2	중등도의 문제(중정도의, 상당한…)	25~49
3	중증의 문제(고도의, 극도의…)	50~95
4	완전한 문제(전적인…)	96~100
8	상세 불명	
9	해당 없음	

D. 평가의 유의할 점

① "대상자의 자기결정권"을 존중한다. 대상자는 생명 및 신체 · 치료처치에 관한 최종적인 가치판단의 권리를 갖고 있다.

② 설명과 동의(Informed consent)를 충분히 한다. 치료의 주체인 대상자의 생각이나 기분을 확실히 묻고, 대상자의 만족도를 중심에 두어, 공동으로 평가를 조립한다. 실시에 있어서는 대상자의 존엄성을 손상시키지 않도록 배려한다.

③ 건강과 생활기능의 촉진인자가 되는 대상자의 자원에 대해서도 평가한다.

④ 대상자와 작업치료사가 공동으로 과제해결에 대처하기 위해 반드시 필요한 평가에서, 보다 좋은 신뢰관계를 구축한다.

⑤ 정보의 취급에 대한 주의

- 대상자에게 승낙을 얻지 않고, 가족이나 제3자로부터 대상자의 개인정보를 입수하지 않는다.
- 대상자에게 알리지 않은 의료정보를 소개장 등에 기재하여 의료기관끼리 유통시키는, 대상자 부재의 정보 유통은 하지 않는다.
- 대상자의 동의를 얻지 않고, 학회보고 등에 차트에 기재되어 있는 정보를 사용하지 않는다.
- 대상자에게 이해될 수 있고, 인권을 배려한 용어를 사용한다(예 : 문제 리스트 과제 리스트, 불가 할 수 없다, 장애 곤란 · 제약 · 제한).
- 기타, 개인정보 보호에 유의한다.

* 1 퍼센타일(백분위수) : 크기 순으로 배열한 집단의, 예컨대, 30 퍼센트 째에 있는 개체가 나타내는 수치를 30 퍼센타일이라 부른다.

●인용문헌

1)World Health Organization: ICD-10; International Statistical Classification of Diseases and Related Health Problems. Tenth Volume 1–3, World Health Organization, Geneva, 1992. 融 道男, 中根允文, 小見山 実(監訳)：ICD-10 精神および行動の障害—臨床記述と診断ガイドライン. 医学書院, 1993.

2)髙橋三郎, 大野 裕, 染矢俊幸(訳)：DSM-IV-TR 精神疾患の診断・統計マニュアル. 新訂版, pp304–305, 医学書院, 2003

●참고문헌

3)山根 寛：回復過程にそった作業療法の役割と連携のあり方に関する研究. 厚生科学研究, 平成 12 年度分担研究, 2000

4)大井田 隆：精神医療保健福祉に関わる専門職のあり方に関する研究. 平成 12 年度厚生科学研究, pp4–19, 2001

5)野中 猛：分裂病からの回復支援—精神障害リハビリテーション論集. pp42–78, pp201–227, 岩崎学術出版, 2000

6)昼田源四郎：分裂病者の行動特性. pp11–239. 金剛出版, 1989

III 기분장애(감정장애)의 평가

A. 기분장애(감정장애)란?

종전의 조울병(manic depressive psychosis)이라는 개념은 유전소인, 조상태(manic state)와 우울상태의 상태가 상반되는 감정장애, 경과의 주기성과 완전 완해, 인격 황폐를 남기지 않는 등을 특징으로 하는 질병단위로서, 크레펠린(Kraepelin)에 의해서 확립된 것이며, 대표적인 내인성 정신장애로 되어 있다. 조상태를 포함하지 않는 단극형(비쌍극형)의 우울병도 이 개념에 포함된다.

한편, 최근의 국제 분류는 증상에 기초한 개념이고, 원인을 고려한 것은 아니다. 기분의 지속적 변화를 나타내는 것을 감정장애(affective disorders), 또는 기분장애(mood disorders)로 일괄하고 있으며, 종전의 개념보다도 폭넓은 개념이다.

ICD-10(국제 질병분류의 최신판)의 기분(감정)장애[mood(affective) disorders]는 "억울(불안을 수반해도 좋다), 또는 앙양의 방향으로 향하는 기분, 또는 감정의 변화를 기본적인 장애로 하고, 보통 그것에 전반적인 활동의 변화를 수반하는 것"[1]이라 규정되며, 이들의 장애의 대부분은 반복하는 경향이 있고, 각 병상의 발병에 자주 스트레스 상황이 영향을 준다고 설명되고 있다.

기분(감정)장애는 기분(감정)의 장애와 의욕의 장애가 기본에 있고, 이들에 의한 사고의 장애와 행동의 장애가 추가되어, 신체기능의 장애를 일으킨다. 병발연령에는 20대 전반과 40~50세대의 2개의 피크(peak)가 있다.

발병기전에 대해서는 명백하지 않지만, 다음과 같이 생각된다. 취약성의 소인 즉, 뇌 내 모노아민 대사계 등에 취약성을 갖고 있는 사람에게, 심리적 · 사회적 스트레스나 생리적 · 신체적 스트레스 등 환경으로부터의 스트레스가 가해지면, 후술하는 성격요인이나 사고(인지) 패턴과의 상호작용에 의해서, 신경 전달 기구가 장애를 받는다. 그 결과 발병 · 재발한다고 생각된다. 이 종합적인 이해에 기초하여 회복단계나 중증도, 라이프 스테이지 등에 따른 치료와 재활을 시행할 필요가 있다.

본 절에서는, 기분(감정)장애를 "우울병"(비쌍극형)과 "조울병"(쌍극형)으로 대별하고, 우울병에서는 우울상태에, 조울병에서는 조상태(조병상)에 초점을 맞춘다.

1 유병률

세계복건기구(WHO)는 인구의 3~5%가

우울병인 것으로 추정하고 있다. 1년간 유병률에서는, 우울병이 4.1~10.3%, 조울병은 0.2~1.3%, 평생 유병률에서는, 우울병이 13~17%, 조울병은 0.2~1.7%라는 보고가 있다. 조울병에 비하여, 우울병의 유병률이 훨씬 높다.

2 증상의 특징

a. 감정의 장애

우울상태의 기본증상은 억울기분이다. 특히 이유 없이 기분이 가라앉고, 우울하며, 모두가 무미건조하게 생각된다. 자기를 과소평가하여 비관적 · 절망적이 되고, 자살염려를 갖는 일도 있다. 억울기분은 아침이 가장 심하고, 저녁이 되면 나아지는 경향(1일내 병동)이 있다.

조상태의 기본증상은 앙양된 상쾌 기분(병적인 상쾌감)이다. 특히 이유도 없이 기분이 상쾌하고, 과대한 자기평가 때문에 자신감에 넘치고 있다.

b. 의욕 · 행위의 장애

우울상태의 기본증상은 정신운동 제지(억제)이다. 할 마음은 있어도 동작이 따라가지 않는다, 무엇이든 마음이 내키지 않고 귀찮아지고, 마침내는 움직이지 않게 되는 우울병성 혼미에 이르는 경우도 있다.

조상태의 기본증상은 정신운동 흥분이다. 다변 · 다동이 되고, 주의의 전도성의 항진도 있으며, 이것저것 무엇이든 말참견한다, 행위심박, 억제소실, 소비경향 등도 관찰되고, 사회적 일탈행동이 현저해진다.

c. 사고의 장애

우울상태의 특징적인 증상은 사고제지(억제)이다. 생각이 떠오르지 않는, 생각할 수 없는 상태가 된다. 사고내용이 장애를 받았기 때문에 출현하는 일이 있는 망상은 죄업망상 · 빈곤망상 · 심기망상 · 미소망상 등이며, 감정의 장애로부터 2차적으로 발생하였기 때문에 양해가 가능하다.

조상태의 특징적 증상은 관념분일 이다. 사고의 속도가 증가하고, 차례로 생각이 떠오른다. 사고내용은 과대적이 되고, 과대망상에 이르는 경우도 있다.

d. 수면장애

우울상태에서는 입면곤란이나 숙면장애, 조조 각성(이른 아침에 잠이 깸) 등, 다양한 수면장애가 인지된다. 수면과잉을 나타내는 경우도 있다.

조상태에서는 조조 각성이 뚜렷하고, 약간의 시간밖에 자지 않아도 아침 일찍부터 활동을 계속한다.

3 성격요인

시모다 코오조는 조울병에 공통적으로 관찰되는 병전 성격은 집착성격이라 하고, 그 특성으로서 일에 열중함, 철저성, 고지식함, 정직, 강한 정의감이나 의무책임감, 속임수나 게으름을 피울 수 없는 것을 들고 있다(1950년)[2]. 우울병에서는 고지식함, 진지함, 책임감 등이 보다 중요한 것으로 되어있다.

텔렌바하(H. Tellenbach)는 우울병 환자의

성격에 대해서 멜랑콜리형이라는 개념을 제창하였다(1961년).[2] 우울병환자의 성격의 기본에 고지식함(질서성)이 있다는 사고방식이며, 실제의 특징으로서 고지식, 근면, 성실, 원만한 대인관계를 유지하기 위한 특별한 배려 등을 들고 있다.

B. 평가해야 할 항목

평가는 기분(감정)장애에 대한 종합적 이해하에, 작업치료의 성질을 활용하여, 지금 무엇을 할 수 있는가 라는 구체적인 방책을 유도해내기 위해 있다. 말할 것도 없이 평가의 중심은 관찰이며, 관찰과 면접은 표리일체, 불가분의 것이고, 면접의 중심은 작업면접이다. 따라서, 일상생활이나 작업치료 장면에서의 행동관찰과 작업면접을 통해서 평가의 대부분이 이루어지게 된다.

특징적인 증상, 사고 패턴이나 성격요인이 일상생활이나 작업치료 장면에서 어떻게 표현되는가를 아는 것은 큰 단서가 된다.

1 증상평가

ICD-10에 의한 우울병 에피소드의 평가항목은,

〔대항목〕

① 억울기분
② 흥미와 기쁨의 상실
③ 쉽게 피로해지는 느낌의 증대와 활동성의 감소

〔소항목〕

① 집중력과 주의력의 감퇴
② 과소한 자기평가와 자신감이 없음
③ 죄책감과 무가치감
④ 장래에 대한 희망이 없는 비관적인 견해
⑤ 자해 또는 자살의 관념이나 행위
⑥ 수면장애
⑦ 식욕부진

이다.

DSM-Ⅳ-TR에 의한 대우울병 및 조병 에피소드의 평가항목을 **표 1**에 나타냈다.

2 행동관찰항목

대상자의 행동을 관찰할 때에는 ① 전체적 인상, 복장, 몸차림, 표정, 이야기하는 방법, 이야기된 내용(가급적 그대로의 말), 신체적 움직임, 생리적 상태 등의 직접 관찰할 수 있는 항목과, ② 이들에 의해서 표현되는 작업수행능력, 일상생활능력, 사회적 생활능력 등을 체크한다.

잊지 말아야 할 것은 관찰 장면의 구조(언제, 어떠한 장소에서, 어떠한 사람이 있었는가? 자연관찰인가?통제적 관찰인가 등)의 기록이다.

3 우울병의 평가항목

a. 평가척도

표 2에 나타낸 평가척도의 각 항목은 행동관찰이나 면접의 관점을 준다.

b. 우울병의 사고 패턴

아래의 패턴을 생각할 수 있다.

표 1 DSM-Ⅳ-TR의 평가항목

	대우울병 에피소드	조병 에피소드
대항목	① 억울기분 ② 흥미 또는 기쁨의 상실	① 기분의 고양 ② 개방적 또는 쉽게 노여워함
소항목	① 체중이나 식욕의 감소나 증가 ② 불면 또는 수면과다 ③ 정신운동 초조 또는 제지 ④ 쉽게 피로해지는 느낌 또는 기력의 감퇴 ⑤ 무가치감 또는 죄책감 ⑥ 집중력 또는 결단력의 감퇴 ⑦ 자살염려	① 자존심에 비대 또는 과대 ② 수면욕구의 감소 ③ 다변(담화심박) ④ 관념분일 또는 사고의 공전 ⑤ 주의 전도성 항진 ⑥ 활동성 항진 ⑦ 사려가 없음 (쾌락적 활동에 열중)

[문헌 3에서]

표 2 평가척도

	해밀턴 우울병 평가척도	베크의 우울병 평가척도
사용법	어떠한 상태에 몇 점을 주는가는, 많은 항목에서 구체적인 지시가 주어져 있지 않으므로, 판단이 어렵다. 평가자는, 척도의 사용방법을 이해하고, 필요에 따라서 훈련을 받아, 실제의 판단에는, 자기의 지식과 능력을 사용하는 것이 필요하다.	보통, 자기기입식으로 시행하고 5~10분 걸리지만, 구두로 시행하는 경우는, 15분 정도 소요된다. 불쾌 기분 또는 우울병의 존재는, 최종적으로 임상면접에서 확인해야 한다. 적절한 자격과 훈련을 받아, 전문가로서 데이터를 사용할 수 있다고 판단된 사람에 대해서 사용허가가 나온다.
평가항목	① 억울기분, ② 죄업감, ③ 자살, ④ 입면장애, ⑤ 숙면장애, ⑥ 조기 수면장애, ⑦ 일과 흥미, ⑧ 정신운동 억제, ⑨ 격월(감정이 격하고 거셈), ⑩ 정신적 불안, ⑪ 신체에 대한 불안, ⑫ 소화기계 신체증상, ⑬ 일반적 신체증상, ⑭ 성욕감퇴, ⑮ 심기증, ⑯ 체중감소, ⑰ 병식, ⑱ 1일 내 변동, ⑲ 이인증, ⑳ 망상증상, ㉑ 강박증상	① 기분, ② 비관, ③ 좌절감, ④ 자기 불만족, ⑤ 죄악감, ⑥ 징벌, ⑦ 자기혐오, ⑧ 자기비난, ⑨ 자살염려, ⑩ 우는 것, ⑪ 안절부절못함, ⑫ 사회적 틀어박힘, ⑬ 우유부단, ⑭ 보디 이미지의 변화, ⑮ 취업곤란, ⑯ 불면증, ⑰ 쉽게 피로해지는 느낌, ⑱ 식용부진, ⑲ 체중감소, ⑳ 신체의 상태에 연연함, ㉑ 성욕의 상실
특징	1일내 변동 · 이인증 · 망상증상 · 강박증상은, 임상상(image)의 특징을 파악하기 위함이고, 그 이외의 17항목은 중증정도를 평가하기 위함이다.	청년 및 성인의 자기기입식에 의한, 울의 중증정도의 측정을 시행한다. 세계 중에서 가장 널리 사용되고 있는 평가척도의 하나이다. 초등학교 5년생 정도의 독해력이 있으면 사용할 수 있다.

1) 내벌-외벌 카테고리

자기가 나쁘다고 생각하거나, 다른 사람이 나쁘다고 생각하는가?

2) 전체-일부 카테고리

모두에 결쳐서 그러하다고 생각하는가? 이것은 어느 일부라고 생각하는가?

3) 영속적-일시적 카테고리

항상 그러하다고 생각하는가? 가끔 그러하다고 생각하는가?

"내벌적 · 전체적 · 영속적"으로 생각하는

사람은, "자기가 제구실을 못하였었다. 완전히 무엇을 해도 할 수 없다. 이제부터도 줄곧 못할 것이다"라고 생각한다.

c. 회복단계

우울병의 회복은 아래와 같은 단계가 예측된다. ① 초조감, 불안증상이 없어진다, ② 억울감정이 희박해진다, ③ 신문이나 TV 등에 대한 흥미가 되돌아온다, ④ 약간의 가사나 외출을 할 마음이 생긴다, ⑤ 즐기거나, 놀거나 할 수 있다.

주관적으로 고통스런 불안증상 · 억울증상이 대체로 없어지고, 위화감이 없는 억제증상이 중심이 되었을 때, 급성기를 벗어났다고 생각한다.

억제증상에도, 외견상 볼 수 있는 객관적인 동작면의 억제와, "마음이 내키지 않고 귀찮고" "무엇을 해도 재미가 없으며" "오래 가지 않다"는 심리적 주관적 억제로 분류한다고 하면, 후자 쪽이 남기 쉽다. DSM-Ⅳ-TR에서는 "흥미 내지는 기쁨의 상실"에 해당하고, 반드시 필요한 증상의 하나로서 중요시하고 있다.

d. 상실의 과정(process)

대상자가 상실체험에 의한 "비탄"으로부터 "회복"으로의 흐름 속의 어느 단계에 있는가를 정확하게 판단하여, 흐름에 역행하거나, 흐름을 지나치게 앞지르지 않도록 배려한다.

바울비(J. Bowlby)의 작업가설에서는 ① 마비, ② 항의, ③ 절망, ④ 이탈의 흐름을 취한다1). 또한, E. 큐블러 · 로스(E. Kubler Ross)의 "상실"의 작업에서는, ① 쇼크, ② 죽음의 사실의 부인, ③ 노여움, ④ 회상과 억울, ⑤ 사별의 수용과정을 거친다.[1)]

e. 라이프 스테이지의 특징

1) 사춘기 · 청년기

비애, 쓸쓸함의 감정이 병태의 기초에 있는 경우가 많다.

2) 성인기

사회적 역할이 계기가 되어, 정신운동 제지를 일으키는 것이 특징이다.

3) 중년기 · 장년기

죄책감이 전경에 선다.

4) 초로기 · 노년기

담당하여 오던 사회적 역할로부터의 은퇴의 시기이다. 안정되지 않고, 가만히 있을 수 없는 상태가 전경에 선다.

f. 환경요인

상실체험이나 적응부전을 일으킨 상황 등에 의한 스트레스, 가족의 이해, 직장의 이해 등이 요인이 된다.

C. 평가의 유의할 점

1 행동관찰

"행동관찰"의 두 가지 특질에 대해서 언급한다.

하나는, 대상자의 행동으로서 떠오르는 것은 평가자 자신의 필터를 통해서 관찰된 결과라는 것이다. 평가자 자신의 필터를 통하는 것이므로, 같은 행동이라도 평가자가 바뀌면 다른 평가가 나올 수 있다.

또 하나는, 대상자와 평가자를 포함하는 그 장소의 역동적 관계가 행동관찰에 기초한 평가에 관계된다는 것이다. 설리반(H.S. Sullivan)이 정신치료 안에서 일어나는 "관여하면서 하는 관찰"로서 강조한 것이, 후에 널리 치료의 장 전체에 적용되었다. 우리가 관찰하는 대상자의 행동은 그 장소의 물리적 구조, 인간관계, 분위기 등이 상호 영향을 주어 나타난 것이지만, 우리 자신도 또한 그 장소의 영향을 면할 수는 없다.

결국, 평가결과에도 이들이 영향을 주고 있는 것이다. 그래서, 그 장소에서 치료자(평가자) 자신이 느낀 것을 있는 그대로 인정하는 감성과 기능(skill)이 우리들에게 요구된다. (이러한 것은, 처음에는 여간해서 이해하기 어려우므로, A씨(조병)를 예로 든 설명을 후술한다).

다음으로, 유의할 점을 3가지 언급한다.

1) 우울병의 자살의 신호에 세심한 주의를 기울일 것

말로 "꺼져버리고 싶다" 등의 자살염려를 언급하는 일이 있으나, 비언저적 신호는 행동관찰로 밖에는 파악할 수 없다. 어느 사이에 이상하게 떠들어댄 느낌, 반대로 끝내 말이 없고 무언가를 골똘히 생각하고 있는 분위기, 또는 무언가를 깨달은 것 같은 힘이 없는 미소 등, 비언어적 신호가 반드시 있을 것이다.

2) 쌍극형의 경우, 울의 회복의 징조인가 조병기인(조병기에 들어가는) 것인가를 확인할 것

울환자의 눈동자에 약간 힘이 생겨 말도 증가하여 회복경향이라 생각될 때에, 실은 조병기에 들어갔다는 경우가 간혹 있다. 화장을 정성들여 하거나, 간호사에게 친한 것처럼 말을 걸거나 하여, 스태프가 "최근 조금 좋아졌잖아?"라고 이야기하고 있을 때, 작업치료 장면에서는 활동성이 향상되거나, 다른 대상자를 보살피는 것이 좋아졌거나 하는 것이 관찰된다. 우울병의 회복의 징후이기도 하지만, 조병기에 들어간 것이라 생각해 볼 필요가 있다.

3) 증상인가 원래의 인격(personality)인가를 확인할 것

병의 경증화나 천연화가 증가하는 일도 있어, 순수하게 증상인가 인격의 발현인가를 구별하기 어려운 경우가 많아져 있다. 주의 깊게 행동패턴을 관찰하여, 증상과 혼동하지 않도록 하기 바란다.

2 면접

① 급성기에서는, 정신분석적 해석은 역효과 또는 금기이다.

② 자기통찰을 촉구하는 것 같은 질문도 금기이다.

③ 개인적 배경을 알기 위한, 생활사나 가족의 일 등에 대한 대화도 삼가는 편이 좋다.

④ 회복기에 있어도 개인적 배경에 대해서 언급하지 않아도 된다면 이보다 더 좋은 일은 없다.

⑤ 준비되지 않은 질문이 회복을 재촉하는 방향으로 작용하는 일이 있다는 것을, 항상

염두에 둘 필요가 있다.

3 평가척도

어떤 젊은 여성 환자의 예를 소개한다.

그녀는 신체증상 때문에 내과에 통원하고 있었다. 어느 날, 식사를 할 수 없게 되었던 에피소드와 지금의 심정을 이야기하였다. 우울병이 의심되었다. 의사는 평가척도에 따라서 질문을 하고, 우울병이라 진단하였다. 환자는, 용기를 내서 이야기하였는데도 자기의 고충을 알려고 하지 않는 의사의 태도에 낙담하였다.

우울병의 낙인이 찍혔다는 것, 단지 그것만의 평가로 아주 간단히 진단을 내렸다는 것의 2중 쇼크였다.

말할 것도 없지만, 평가척도는 만능이 아니다.

D. 구체적인 평가방법

1 행동관찰

a. A씨(조병)의 예

작업치료 최초 참여의 작업치료실에서의 자연참여관찰이다. 작업치료사 2명(B작업치료사, C작업치료사), 대상자 8명의 평행의 장소이다. 〈 〉는 작업치료사의 기분을 나타낸다.

A씨는 잠시 앉아서, 이웃의 대상자가 뜨개질을 하고 있는 것을 보고 있었으나, "뜨개질을 잘 하시는군요. 무엇을 뜨개질하고 있습니까. 그 색깔 멋지군요"라고, 상대방이 대답할 틈도 주지 않고, 차례로 질문을 시작하였다. 상대방은 우울병의 회복기 초기의 사람이고, 아직 다른 사람과의 교류는 부담이 되는 상태지만, 웃는 얼굴로 응대하고 있었다. <잇달아 질문을 받으면 괴로운데, 그것을 알아차려주었으면 한다. 그래도, A씨는 지금은 자제가 되지 않으니까>

그 후 몇 가지의 질문을 하고 있었으나, 우연히 눈에 띈 가죽세공의 책을 보고, "이러한 것도 할 수 있습니까. 나도 해보고 싶으니 선생님 가르쳐주세요. 어떻게 하면 됩니까. 가죽은 이겁니까"라고 잇달아 작업치료사에게 요구해왔다. <대응하고 있으면 아무래도 지친다. 다른 대상자에 대한 관여를 할 수 없다>

〔B작업치료사의 평가〕 < >의 기분을 갖게는 이르지 않았기 때문에, "기분 고양, 관념분일, 주의전동이 관찰되고, 진정되어 있지 않다"라는 평가밖에 할 수 없었다.

〔C작업치료사의 평가〕 < >의 기분에 도달하지 않았기 때문에, "기분 고양, 관념분일, 주의전동이 관찰되고, 진정되어 있지 않다. 그러나, <u>나도 지칠 정도니까 본인은 줄곧 이야기를 계속하여 더 지쳐 있을 것이다</u>"라는 평가를 하였다.

밑줄부분은, 평가자가 자기의 기분을 알아차림으로써 A씨의 상태를 보다 깊이 평가할 수 있었다는 것을 나타낸다.

b. process record의 예

행동관찰에 익숙해지지 않은 시기에는 관찰항목의 체크방식을 사용하는 것도 하나의 방법이지만, 처음에는 마음에 걸린 장면에서 일어난 것을 그대로 기록하는 연습을 권장하고 싶다. SOAP(Subjective Objective Assessment Plan)의 방법을 사용하는 것도 효과적이다. 이것은 마음에 걸린 장면을 생각해내어 되돌아보고, 치료계획을 생각하기 위해 사용되고 있다.

하나의 예를 표 3에 나타냈다. 65세의 우울병의 여성이 거의 매일 작업치료에 참여하게 된 어느 날의 작업치료 장면에서의 행동관찰에 의한 평가이다. 최종적으로는, 이러한 일일의 행동관찰에 의한 평가와 기타의 평가, 정보를 통합하여 치료계획이 세워지고 실시되어 간다.

2 면접(인터뷰의 구체 사례)

일상회화 속에서 자연스런 형태로, 무심코 이야기한 것에 주의 깊게 공감적으로 귀를 기울이는 것이 중심이 되지만, 증상을 알기 위한 질문이 필요한 경우도 있다. 회복기에 들어가면 개인적 배경을 알기 위한 질문이 필요한 경우도 많다. 아래에, 구체 사례를 든다.

표 3 행동관찰기록의 예(65세, 우울병의 여성)

대상자의 행동	작업치료사의 대응	작업치료사가 느낀 것 · 평가	고찰 · 계획
모란꽃의 부분의 문화자수를 이전보다 원활하게 하고 있다.	"문화자수가 조금 익숙해지셨군요".	처음 하는 자수이지만, 기술이 향상되어 있다.	상태도 안정되어 있고, 문화자수의 기술도 향상되어 있으므로, 이대로 계획을 속행한다.
"아니요, 좀처럼 잘 되지 않습니다. 어렵습니다" 라고, 꽃을 자수하면서 한숨을 쉰다.	"그렇습니까. 복잡한 도안이군요. 그래도, 예쁜 색깔이네요"	좀처럼 자기의 기술의 향상을 인정할 수 없는 모양이다.	
"언제나 완성될까? 어려운 것을 골라 버렸어. 이러한 것을 시작하지 않았으면 좋았을 것을" 이라고, 꽃을 자수하면서 또 한숨을 쉰다.	"벅차군요. 무언가 걱정이 되는 것이라도 있습니까?"	오늘은 여느 때보다 한숨을 많이 쉬는군. 무슨 일이 있었을까?	
선생님께서, 상당히 좋아졌으니까 한번 외박을 해보면 어떠냐고 말씀이 계셨습니다. 그래도 아직 자신이 없고, 집에 돌아가도 아무것도 할 수 없다고 생각하니까, 가족에게 미안해서" 라고, 일손을 놓고 이야기한다.	"그렇습니까. 처음 하는 외박이 되면, 여러 가지 걱정이 되지요"	그런가. 외박을 불안해하니 할 수 없군. 주치의의 외박 제안으로 자신이 없는 것과 가족에 대한 자책감이 표면화되어 있다.	주치의의 외박 제안은 "빨리 회복하라고" 재촉하고 있는 메시지로서 받아들일 수 있을 가능성이 있다. 스태프의 평가만큼 본인은 회복을 느끼고 있지 않으므로, 자신이 없는 것과 자책감에 대해서는 수용적으로 응대한다. 오늘의 상태를 주치의에게 보고하고, 또한 주치의의 방침을 묻는다.

주 : 채색부분은 작업치료사가 느낀 것을 나타냈다.

a 표준화

표준화란 묻기 어려운 것을 묻는 경우에 유용한 기법이다. 질문과 동시에 어떤 종류의 표준화된 표현을 사용해서, 그 행동은 정상적인 반응이라는 것을 시사하면서 질문을 시작한다.

〔예〕 "우울상태가 되면, 때로는 자기를 손상시키는 것을 생각하지만, 당신의 경우는 그러하였습니까?"

b. 우울병의 흥미의 상실에 대해서

"우울증이 되기 전에, 즐거움이나 기분전환으로 어떠한 것을 하고 있었습니까?", "어떠한 취미를 갖고 있습니까?", "독서는 하였습니까?", "친구와 외출하였습니까?"라는 질문은 우울상태의 기간과 비교하기 위한 기초상태를 아는 질문이다. 다음으로 우울병에 의한 활동에 대한 영향을 아는 질문에 들어간다.

〔예〕 "우울증이 되어서, 그러한 오락에 이전만큼 흥미가 없어졌다고 느끼고 있습니까?"

"이전에 즐길 수 있었던 것이, 즐길 수 없게 되어 있는 것을 알아차리고 있습니까?"

"평소에는 즐겨 하고 있던 일로서, 무언가 그만둔 것이 있습니까?"

3 평가척도

보조적으로 사용하는 것이지만, 바르게 사용하기 위해서는 그 나름의 훈련이 필요하다. 그러나, 누구라도 관찰이나 면접의 관점의 참고로 할 수는 있다. 게다가 자기기입식 평가척도는 증상의 자기관리를 위한 셀프모니터링의 도구로서, 또한 대상자를 포함한 팀의 공통 언어로서 이용할 수 있다.

자기기입식 평가척도로서는 베크(Beck)의 우울병 평가척도(Beck's Depression Inventory; BDI), 쑹(Zung)의 우울병 자기평가척도(Self-rating Depression Scale; SDS)가 흔히 사용된다. 면접과 관찰에 의한 평가척도로서는 해밀턴(Hamilton) 우울병 평가척도(HRS-D)가 대표적이다〔표 2(540 페이지 참조)〕.

● 인용문헌

1) 太田保之, 上野武治(編) : 学生のための精神医学. 医歯薬出版, 2002
2) 上野武治(編) : 精神医学. 第 2 版, 標準理学療法学・作業療法学 専門基礎分野, p154, 医学書院, 2004
3) American Psychiatric Association (著), 高橋三郎, 大野　裕, 染谷俊幸(訳) : DSM-IV-TR 精神疾患の分類と診断の手引. 新訂版, pp137-170, 医学書院, 2003
4) H.S. サリヴァン(著), 中井久夫, 他(訳) : 精神医学は対人関係論である. p17, みすず書房, 1990

● 참고문헌

5) 「精神科治療学」編集委員会(編) : 気分障害の治療ガイドライン. 増刊 精神科治療学, 星和書店, 2002
6) 日本作業療法士協会(監修), 冨岡詔子(編) : 精神障害. 改訂第 2 版, 作業療法学全書, 第 5 巻, 共同医書出版社, 1999

IV 알코올 의존증의 평가

A. 알코올 의존증이란?

알코올 의존증은 "만성 알코올 중독"이나 "알코올증"이라 불려왔다. 1964년에 세계보건기구(WHO)의 제창에 의해서, "알코올 의존증"이라는 말을 사용하게 되었고[1], 1975년의 국제질병분류인 ICD-9[2]에서는 그것이 진단명으로서 사용되었다. 다시, 1992년에 발표된 ICD-10[3]에서는 "정신작용물질 사용에 의한 정신 및 행동의 장애"의 하위항목인 "의존증후군(dependence syndrome) 중에 위치하였다. 알코올은 약물이나 기타의 화학물질과 마찬가지로, 중추신경계에 작용하여 정신상태에 영향을 주는 정신작용물질의 하나로서 파악되어, 독립된 질환이라기보다는 정신작용물질에 대한 의존증후군 중의 하나의 질환으로서 이해를 하게 되었다.

ICD-10의 "의존증후군"의 진단기준을 **표 1**에 나타냈다. 기준에 있는 이탈(퇴약)증후군이란, 알코올 섭취가 중단되거나, 섭취량이 저하하였을 때에 일어나는 손가락 진전(tremor), 경련발작, 환각, 진전섬망 등의 신체 의존징후나, 오심 · 구토, 발한, 불안, 초조 등의 자율신경 증상이나 경증의 중추신경 증상이라 한다. "내성을 획득하였다"란, 처음에 소량으로 얻어진 알코올 섭취에 의한 쾌감에 대해서, 그 효과를 얻기 위해 섭취량을 증가시켜야 하는 경우를 말한다.

현대의 국제적 진단기준에서 제시하는 "의존"의 개념은 행동약리학적 개념에 기초하고 있다. 이것은 개인이 자기의 요구를 충족하기 위해 다른 사람에게 의존하려 하거나, 다른 사

표 1 ICD-10에 의한 의존증후군의 진단기준

진단	과거 12개월에 다음 항목 중, 3항목 이상에 해당되는 경우에 진단이 이루어진다.
항목	1. 물질 섭취의 강한 욕망 2. 물질 섭취행동의 통제곤란 3. 섭취 중지 또는 감량 시에 생리학적 이탈상태의 출현 4. 내성의 형성 5. 물질 섭취시간이나, 그 효과로부터 회복에 소요되는 시간의 연장 6. 유해하다고 알면서 사용

[문헌 3에서 일부 변경]

람으로부터의 보호나 승인을 얻음으로써 만족을 추구하는 행동이나 경향, 동기[4)]를 의미하는 것은 아니다. 또한 의지가 약한 것이나 윤리관이 부족한 것을 알코올에 의존하여, 대상(보상)한다는 심리학적 이해도 아니다. 알코올이 섭취되어 뇌 내에 작용하면 쾌감을 체험하지만, 그 쾌감을 다시 얻기 위해서 알코올을 섭취하고 싶다는 욕구가 뇌 내에 야기된다. 그리고, 알코올을 탐색하여 섭취하는 행동이 일어난다. 섭취를 반복하면 내성이 획득되어, 같은 양으로는 쾌감을 얻을 수 없기 때문에, 섭취량이나 빈도가 증가하고, 알코올 탐색행동이나 섭취행동이 일어난다. 이것을 "의존"이라 정의하고 있다.

"의존"은 정신의존과 신체의존으로 구분된다. 정신의존은 강화된 약물탐색 · 섭취행동이 일어나는 것이다. 아침에 어두울 때부터 자동판매기를 찾거나, 근무 중에 음주를 위해 직장을 빠져나가는 등의 상식을 벗어난 행동은 강화된 탐색행동이 일어나고 있다고 파악되어, 정신의존이 중증이라고 진단된다. 신체의존은 상습음주에 의해서 일어나는 알코올의 중추신경계 억제작용에 대항하여, 적응을 유지하고 있는 중추신경계의 잠재적 과민상태이다. 신체의존의 획득은 알코올이 혈중에서 소실되었을 때에 이탈증상이 출현함으로써 판단할 수 있다.

B. 평가해야 할 항목

WHO는 알코올에 관계되는 광범위한 문제를 총칭하여 "알코올관련 문제"[5)]라 불렀다. 알코올 의존증은 알코올관련 문제 중의 하나에 지나지 않기 때문에, 작업치료의 대상자는 의존증 이외에도 많은 문제를 갖고 있는 일이 많다. 이 때문에, 다양한 측면으로부터의 평가가 필요하다.

평가를 위한 정보는 대상자 본인으로부터는 물론이지만, 필요에 따라서 대상자의 동의를 얻어, 가족이나 관계자로부터 입수한다. 평가는 주로 면접과 행동관찰을 사용하여, 아래의 정보를 수집한다.

① 현 병력

정신 · 신체의존의 유무와 정도, 이탈증후군의 중증도, 최종음주의 시기와 섭취량, 발병의 양식, 현재의 증상, 치료경력과 치료내용 등

② 기왕력

정신 · 신체 의학적 기왕력, 이환된 질환과 치료, 병이 진행하여 이른 상태 등

③ 물질 사용경력

음주경력, 알코올 이외의 정신작용물질의 사용경력, 사용량, 사용빈도, 입수경로, 사용패턴, 사용 후의 대인결과, 법적 처분의 유무, 사용에 의해서 자각되는 이익 등

④ 생육경력

심리사회적 배경을 포함하는 생육경력, 생활의 변화나 life event에 대한 반응, 일상생활 활동(동작)(activities of daily living; ADL)이나 대인관계의 패턴, 학교나 직장에서의 적응 등

⑤ 가족력

유전적 요소, 물질사용 장애 또는 정신의학적 장애의 가족력, 물질사용 장애의 형성과 계속에 관여하고 있는 가족적 요인 등

⑥ 직업경력

취업한 직업, 알코올과의 관계, 전직/퇴직

의 이유, 현재의 고용상태, 스트레스의 유무와 정도 등

⑦ 임상검사 결과
알코올 사용에 관련되는 가능성이 있는 이상을 검출하기 위한 각종 검사 : 생화학적 검사, MRI · X선 검사, 심전도검사, 알코올관련 신체질환(표 2)의 상태 파악 등

⑧ 신체기능상태
외관과 영양상태, 생명징후(vital sign), 관절가동범위, 근력, 체력 등

⑨ 정신적 기능상태
현재의 상황이해, 인지기명력, 의식, 지남력, 주의, 집중력, 사고, 지적 능력, 쉽게 자극을 받음, 자기중심성, 성격, 판단 등

⑩ 사회적 기능상태
ADL이나 수단적 일상생활 활동(instrumental ADL; IADL), 대인기능, 사회성, 적응력, 양육능력, 작업능력 등

알코올 의료는 팀 의료를 원칙으로 하므로, 작업치료에서는 상기 ⑧~⑩의 다른 부문이 입수하기 어려운 정보를 평가의 중심으로 한다. 재활과 또는 내과 등에서는 신체 의학적 관점으로부터의 평가가 되기 쉽지만, 상기 ①~⑤도 중요시하는 것이 필요하다.

C. 평가의 유의할 점

1 평가자의 자세

알코올 의료에서는 대상자와 작업치료사는 치료동맹[6)]을 맺는 관계가 된다. 따라서, 작업치료사는 대상자의 신뢰를 획득할 필요가 있고, 평가에 필요한 정보는 공감적으로 입수하는 것이 중요하다.

2 천연성 퇴약증후

단주를 하면, 혈중 알코올농도가 저하하여, 손가락의 진전, 경련발작, 환각, 진전섬망 등의 이탈증후군이 나타난다. 이 증상이 진정될 무렵부터, 안정되지 않거나 불만, 요구 등이 많아지고, 다동, 안절부절못함, 자극을 받기

표 2 알코올관련 질환(알코올 관련 신체질환)

구분	질환명
소화기질환	말로리-바이스(Mallory-Weiss)증후군, 식도염, 식도정맥류, 위염, 위궤양, 십이지장궤양 등
간장질환	알코올성 간경변, 알코올성 간염, 알코올성 지방간, 간 섬유증 등
췌장질환	알코올성 췌장염 등
대사질환	당뇨병, 통풍 등
심장순환기질환	알코올성 심근염
뇌 · 신경계 질환	베르니케-코사코프(Wernicke-Kosakov)증후군, 다발성신경염, 페라글라뇌염, 알코올성 신경증(neuropathy), 소뇌변성, 말초신경염 등
골질환	골다공증, 특발성 대퇴골두 괴사 등
기타	면역기능의 이상, 조혈기능의 이상 등

표 3 알코올 의존증 환자의 부인(denial)

종류	설명	출현기간	예
제1의 부인	음주문제가 있는 것을 부인한다.	치료 초기	• 자기는 술을 약간 과음한 것뿐이고, "알코올 중독"은 아니다. • 자기의 병은 음주가 원인이 아니다. • 자기의 간장의 검사치가 나쁠 뿐
제2의 부인	음주문제 이외의 문제가 있는 것을 부인한다	단주를 어느 정도 계속할 수 있었던 시기	• 대인관계나 부적응은 음주 탓이고, 음주를 중단하면 모두 해결된다.

쉽다, 노여워하기 쉽다, 공격적으로 된다. 사람에 따라서는 불안이나 초조 등을 보이거나, 타벌적, 자기중심적인 언동을 보인다. 이들을 천연성 퇴약증후군이라 부르고, 단주 후 3~6개월 정도 계속된다[7,8].

이 시기는 알코올 전문병원에서는 정확히 작업치료가 시작되는 시기와 겹친다. 평가를 실시 할 때에는 정서의 불안정이나 자극에 대한 과잉반응은 본 증후라 생각하고, 냉정하게 대처할 필요가 있다. 이 시기 이후는 정서적으로도 안정된다.

3 부인/인지의 치우침

음주량이 증가하고, 알코올관련 질환이 두드러지기 시작하며, 직장 등에서 사회적 문제를 일으키게 되어도, 알코올 의존증자는 자기가 알코올 의존증이라는 것이나 문제가 되는 음주라는 것을 인정하려 하지 않는다.

이것을 "부인(denial)"(표 3)이라 부르고, 질환이나 치료를 받아들이지 않는 상태를 표현하였다[9]. 역동정신의학에서는 이것을 알코올 의존증자의 정신발달의 과제인 "자율과 의존"의 단계에서의 중요한 방어기전이라고 이해한다. 인지행동이론에서는 "부인"이라 불려온 언동을 "인지의 치우침"으로서 이해하는 시도가, 최근 이루어지고 있다[10].

"부인"을 어떻게 이해하고, 치료하는가는 작업치료사가 채용하는 치료이론에 따라 다르지만, 평가함에 있어서는 간과하지 말아야 할 증상이다.

4 알코올 의존증자의 특징적 행동

알코올 의존증자는 자기중심적인 세계에서 자타의 구별을 없애고, 다른 사람과 서로 공감하는 일체감을 바람직한 인간관계로 생각하지만, 현실에는 이러한 대인관계는 성립하지 않는다. 그들의 다른 사람에 대한 기대는 항상 배신을 당하여, 심각한 불안이나 공허감에 빠진다.

이것을 부인하려고 하는 것으로부터 뻗디딤, 단정을 지음, 견뎌냄, 홀딱 반함, 과대화 등[11]의 특징적 행동이 일어난다. 역동 정신의학적 이해에서는, 이들의 행동은 방어기전에서 발생한 것이며, 그들의 현실적 적응을 돕고 있다고 생각한다. 이들의 행동을 식별함과 동시에, 치료적으로 어떻게 이용할 수 있는가 생각하면서 평가하는 것이 중요하다.

D. 구체적인 평가방법

알코올 의존증의 평가방법으로서, 여기서는 예방 및 진단에 사용되고 있는 자기기입식의 선별검사(screening test) 2종류를 소개한다. CAGE와 구리하마식 알코올증 선별검사(KAST)이다.

1 CAGE

CAGE는 미국의 에빙(Ewing)[12]에 의해서 1968년에 개발되었다. 타당성 검토는 영국이나 미국에서 이루어졌으나, 어느 것도 매우 높다[13-15]. CAGE는 표 4에 나타낸 4개의 질문으로 구성된다. 질문 수가 적으므로, 내과나 일반검진의 문진에 사용할 수 있다.

CAGE라는 명칭은 각 질문항목의의 영문 키워드의 머리문자(표 4의 밑줄부분)에 유래한다. 판정은 4항목 중 2항목 이상 해당된 경우에, 알코올 의존증의 가능성이 있다고 한다.

표 4 CAGE의 4개 질문

① 음주량을 줄여야 한다고 느낀 일이 있습니까?
Have you ever felt you ought to cut down on your drinking?

② 다른 사람에게 자기의 음주에 대해서 비판을 받고, 기분 나빴던 일이 있습니까?
Have people annoyed you by criticizing your drinking?

③ 자기의 음주에 대해서 나쁘다고 느끼거나, 죄악감을 느낀 일이 있습니까?
Have you ever felt bad or guilty about your drinking?

④ 신경을 안정시키기 위해서나, 숙취를 고치기 위해서, 아침에 일어나자마자 음주(해장술)를 한 일이 있습니까?
Have you ever had a drink first thing in the morning to steady your nerve or get rid of a hangover(eye opener)?

2 구리하마식 알코올증 선별검사 (screening test)(KAST)

KAST(Kurihama Alcoholism Screening Test)에는 최근 6개월의 피험자의 음주행동에 대해서 14개의 질문이 설정되어 있다(표 5). 각각의 질문항목에 대해서 긍정적 회답과 부정적 회답이 있고, 점수에 의해서 비중을 부여하고 있다.

판별점수는 2.0이고, 표에 나타낸 총합이 2.0 이상이면, 알코올 의존증일 가능성이 높다. 판정에서는, 2점 이상은 매우 문제가 많은 중증 문제음주군, 2~0점은 문제음주군, 0~-5점은 거의 정상인 문제음주 예비군, -5점 이하는 정상 음주군이라 하고 있다.

표 5 구리하마식 알코올증 선별검사(KAST)

질문	회답	점수	해당되는 점수
1. 술이 원인으로 중요한 사람(가족이나 친구)과의 인간관계에 금이 간 일이 있다.	있다	3.7	
	없다	-1.1	
2. 하다못해 오늘만은 술을 마시지 않을 것이라고 생각해도, 무심코 마셔버리는 일이 많다.	네	3.2	
	아니요	-1.1	
3. 주위의 사람(가족 · 친구 · 상사 등)으로부터 대주가라고 비난을 받은 일이 있다.	있다	2.3	
	없다	-0.8	
4. 적당량에서 그만 두려 해도, 무심코 만취해서 곤드레해질 때까지 마신다.	네	2.2	
	아니요	-0.7	
5. 술을 마신 다음날 아침에, 지난밤의 일이 군데군데 생각나지 않는 일이 자주 있다.	네	2.1	
	아니요	-0.7	
6. 휴일에는, 거의 언제나 아침부터 마신다.	네	1.7	
	아니요	-0.4	
7. 숙취로 일을 쉬거나, 중요한 약속을 지키지 않거나 한 일이 있다.	네	1.5	
	아니요	-0.5	
8. 당뇨병, 간장병, 또는 심장병이라 진단되거나, 그 치료를 받은 일이 있다.	있다	1.2	
	없다	-0.2	
9. 술기운이 떨어졌을 때, 땀이 나거나, 손이 떨리거나, 안절부절 못하거나 불면 등 괴로운 일이 있다.	있다	0.8	
	없다	-0.2	
10. 영업이나 일의 필요 때문에 마신다.	흔히 있다	0.7	
	가끔 있다	0	
	별로 없다	-0.2	
11. 술을 마시지 않으면 잠들지 못하는 일이 많다.	네	0.7	
	아니요	-0.1	
12. 거의 매일, 3홉 이상의 반주를 마신다(위스키라면 1/4병 이상, 맥주라면 3병 이상).	네	0.6	
	아니요	-0.1	
13. 술에 의한 실수로 경찰신세를 진 일이 있다.	있다	0.5	
	없다	0	
14. 취하면 언제나 화를 잘 낸다.	네	0.1	
	아니요	0	
		합계	

[문헌 16에서 일부 변경]

●인용문헌

1) 白倉克之, 澤山　透：アルコール関連疾患をめぐって. 白倉克之, 丸山勝也(編)：アルコール医療入門, pp1–5, 新興医学出版社, 2000
2) World Health Organization: Manual of the Nineth Revision of the International Classification of Diseases, Injuries and Causes of Death (ICD-9). World Health Organization, Geneva, 1978
3) 融　道男, 中根允文, 小見山　実(監訳)：ICD-10 精神および行動の障害—臨床記述と診断ガイドライン. 医学書院, 1993
4) 外林大作, 辻　正三, 島津一夫, 他(編)：誠信 心理学辞典. p16, 誠信書房, 1981
5) Edwards G, et al (eds): Alcohol-related disabilities. WHO Offset Publication, No.32, WHO, Geneva, 1977
6) 日本精神神経学会(監訳)：物質使用障害—アルコール, コカインとオピオイド. 米国精神医学会治療ガイドライン. pp33–34, 医学書院, 2000
7) 小宮山徳太郎：遷延性退薬徴候と残遺性精神障害. 洲脇　寛, 栗山欣弥(編)：アルコール依存の生物学, 生物学的精神医学 Vol.8, pp89–106, 学会出版センター, 1994
8) 三ッ汐　洋, 他：遷延性退薬兆候について. 日本アルコール・薬物医学会雑誌 5:25–31, 1998
9) 猪野亜朗：アルコール性臓器障害と依存症の治療マニュアル—急増する飲酒問題への正しい対処法. pp22–23, 星和書店, 1996
10) 澤山　透, 他：アルコール依存症の認知行動療法. 白倉克之, 丸山勝也(編)：アルコール医療入門, pp114–120, 新興医学出版社, 2000
11) 田端幸枝：アルコール依存症の作業療法. 作業療法マニュアルシリーズ, pp15–16, 日本作業療法士協会, 1997
12) Ewing JA: Detecting alcoholism; The CAGE Questionnaire. *JAMA* 252:1905–1907, 1984
13) Mayfield D, et al: The CAGE questionnaire; Validation of a new alcoholism screening questionnaire. *Am J Psychiatry* 131:1121–1123, 1974
14) Bernadt MW, et al: Comparison of questionnaire and laboratory tests in the detection of excessive drinking and alcoholism. *Lancet* 1:325–328, 1982
15) Mayou R, Hawton K: Psychiatric disorder in the general hospital. *Br J Psychiatry* 149:172–190, 1986
16) Saito S, Ikegami N: KAST (Kurihama alcoholism screening test) and its applications. *Jpn J Stud Alcohol* 13:229–237, 1978

●참고문헌

17) 田端幸枝：アルコール依存症の作業療法. 作業療法マニュアルシリーズ, 日本作業療法士協会, 1997
18) 高木　敏, 猪野亜朗(監修)：アルコール依存症—治療・回復の手引き. 小学館, 2002
19) 日本精神神経学会(監訳)：物質使用障害—アルコール, コカインとオピオイド. 米国精神医学会治療ガイドライン, 医学書院, 2000

V 지적 장애(정신지체)의 평가

A. 지적 장애(정신지체)란?

이른바 지혜가 뒤떨어지는 사람들에 대해서 오랜 동안 "정신박약"이라는 호칭이 사용되어 왔다. 이 말은 대상자의 정신 · 인격을 부정하는 차별의 여운이 있어, 국제적으로도 사어(없어진 말)라 하여, 일본에서는 1998년에 법 개정(정신박약의 용어의 정리를 위한 관계 법률의 일부를 개정하는 법률)되어, 1999년부터 "지적 장애"가 사회적으로 정식으로 사용되고 있다[1]. 현재도 역시, 의학적 진단명인 "정신지체"도 있기 때문에, 본 절에서는 제목인 "지적 장애"에 정신지체를 ( ) 안에 넣어 부기하였다.

1 주요 정의와 사고방법

지적 장애는 단일질환이 아니라, 여러 가지 원인에 의해서 야기된 상태이다. ① 평균 이하의 지적 능력, ② 사회적응상의 어려움, ③ 발달기의 발병의 세 가지 내용에 기초하여 판단되고, 심리적 · 사회적 요인을 고려한 개념이며, 가변성 · 회복성을 포함한다고 생각된다. 지적 장애를 일으키는 신체질환에는 여러 가지가 있으나, 다운(Down)증후군, 페닐케톤뇨증, 크레틴병, 탁소플라스마증, 핵황달, 내수두증, 각종 뇌염 등이 알려져 있다. 주요 정의를 아래에 기술함과 동시에 표 1, 2에 분류나 요점을 나타냈다.

지적 장애는 세계보건기구(WHO)의 국제질병분류의 개정 제10판(International Classification of Causes of Disease ; ICD-10)[2]에 따르면, 정신의 발달정지 또는 발달부전의 상태이고, 발달기(만 18세까지)에서의 정교성, 인지, 언어, 운동 등의 전반적인 지적 수준에 관한 능력, 및 사회적 능력의 장애에 의해서 특징지어진다.

또한, 미국정신의학회의 『정신질환의 진단 · 통계 매뉴얼 제4판』(Diagnostic and Statistical Manual of Mental Disorders, fourth edition, Text Revision ; DSM-Ⅳ-TR)[3]에서는 명백히 평균 이하의 지적 기능, 동시에 현재의 적응 기능(그 문화권에서 그 연령에 대해서 기대되는 유능성)의 결함 또는 부전이, 의사전달, 기관리, 가정, 사회적 기능(skill), 지역사회 자원의 이용, 자율성, 발휘되는 학습능력, 일, 여가, 건강, 안전의 2개 이상의 영역에서 존재한다. 발병은 18세 미만의 것으로 하였다.

일본에서는 종전부터 경 · 중등 · 중증의 3

표 1 지능지수(IQ)에 의한 중증도 분류

ICD-10		DSM-Ⅳ		일본의 분류		정신연령
경계지능	70~80	경증	50~55에서 대략 70	경증	50~70	9~12세
경증	50~69	중등도	35~40에서 대략 50~55	중등도	20~50	6~8세
중등도	35~49	중증	20~25에서 대략 35~40	중증	0~20	3~5세
중증	20~34	최중증	20~25 이하			
최 중증	0~19					

표 2 적응기능 평가

① **의지의 교류** : 심벌(symbol)동작의 이해와 표현(일상의 언어생활에서 쓰는 말, 글씨쓰기, 도형, 수화 등), 비심벌 동작의 이해와 표현(표정, 신체의 움직임, 접촉, 몸짓 등), 내용(요구, 감정, 인사, 의견, 저항, 거부 등)

② **신변처리** : 섭식, 착의, 몸단장, 배설, 위생

③ **가정 내 생활** : 가사, 의복의 손질, 식사준비, 쇼핑의 계획 · 예산, 안전, 일과 등

④ **사회적 기능** : 친구관계, 감사의 표현, 자제, 순번 기다리기, 협력, 성의의 표현, 신뢰성, 다른 사람에 대한 관심, 공감, 공정 등

⑤ **사회자원의 이용** : 교통기관, 일용품 구입, 서비스 이용(의료, 주유소, 수리), 여행, 공공시설(학교, 도서관, 공원 등), 학업의 이용

⑥ **자기선택** : 계획과 실시, 적절한 활동, 일의 달성, 지원의 요청, 적절한 자기주장과 권리의 요구

⑦ **건강과 안전** : 건강을 지키다, 적절한 식사, 질병의 감지, 치료와 예방, 성행위, 안전의 기본(시트 벨트, 도로 횡단, 미지의 사람과의 관계, 지원의 요구), 정기검진, 생활습관, 범죄회피, 학업의 이용

⑧ **수업 이해와 자활숙련** : 읽고 쓰기, 계산, 환경과 건강의 관계, 성의 기본과학, 지리, 사회공부 등

⑨ **여가활동** : 레크리에이션, 함께 즐기다, 계획 등

⑩ **연령 · 사회표준의 배려** : 노동, 취업, 자원봉사활동, 파트타임, 풀타임, 특별한 기능, 적절한 사회행동, 적절한 숙련(완성능력, 계획이해, 지원요청, 비판에 대한 대처, 금전관리, 다른 지식의 이용, 안전한 통근, 직장동료와의 협동성 등

[AAMR, 1992년]

구분이 습관적으로 늘 사용되고 있다. 또한 지능의 판정은 일반적으로 표준화된 지능검사〔웨히슬러(Wechsler) 성인용 지능검사(WAIS), 아동용 지능검사(WISC), 유아용 지능진단검사(WPPSI), 다나카-비네(Benet) 지능검사〕에 의한다. 그리고, 적응행동수준의 판정은 사회 성숙도검사 등에 의한 임상적 판단으로 이루어진다.

미국정신지체협회(American Association of Mental Retardation; AAMR)[1)]는 1992년에, 지적 장애의 정의(제9판)를, IQ 70 내지 75 이하, 동시에 **표 2** 중의 2개 이상의 적응기능의 제약이 있는 상태가 발달기에 나타나면 지적 장애라 하였다. 그리고, ICD-10 다축 진단기준에 의해서, 본인의 자질과 환경에 관한 다양한 영역에서, 힘(strength)과 힘이 약함(weakness)을 명백히 하여, 힘이 약한 것이 있는 영역을 지원에 연결시킬 수 있다고 제안하였다. 결과적으로, IQ에 의한 장애정도의 분류보다도 적응장애의 중요시, 장애모델로부터의 지원모델로의 전환에 의해서, 대상자에 대한 개별 서비스의 실현을 방향부여 하였다고 볼 수 있다.

그로부터 10년 후인 2002년에 개정된 제10판도 제9판의 기본 틀을 확고히 유지하고 있다. 이 사고방법은 아직 논의의 단계이지만,

적절한 지원의 실현으로 사회참여의 장애가 없어진다는 의미는 중요하다.

2 지적 장애와 다축 평정 및 WHO 국제장애분류

ICD-10 가이드(1996년)[1]에서는 지적 장애를 위한 평정을, 제1축은 정신지체의 중증도, 문제가 되는 행동의 정도와 형태, 제2축은 합병하는 의학적 상태, 제3축은 합병하는 정신과적 질환, 제4축은 심리사회능력의 장애, 제5축은 사회 및 심리적 요인으로 하였다.

WHO 국제생활기능분류(International Classification of Functioning, Disability and Health; ICF)[4]는, 2001년에 WHO총회에서 채택된 국제장애분류의 개정판이다. ICF는 의학모델과 사회모델의 양면에서 건강상태를 평가하는 특징이 있다. 건강과 건강관련 상황이, 심신기능 · 신체구조, 활동, 참여, 및 개인의 능력과 환경조건 면에서 평가되고, 긍정적 측면을 생활기능, 부정적 측면을 장애로 한다. AAMR의 견해와 공통점이 있다고 생각된다.

3 정신기능 작업치료와 지적 장애

일본의 장애인기본법에서는 지적 장애자는 신체장애, 정신장애와 비견하는 독립된 장애로 하고, 기본적으로는 교육의 대상에서 정신기능분야의 대상 외로 하는 견해가 있다.

이누이[5]는 정신기능의 불안정성이나 생육상황이나 환경상황의 엄격함 등으로부터, 정신의학의 질병개념으로 진단하는 어려움을 언급한 다음에, 정신병모양 상태(통합실조증 모양, 감정장애 모양), 신경증 상태, 간질, 행동장애가 관찰된다고 하였다. 또한, 호리구치[6]는 정신병원에 입원하는 지적 장애자를, 정신질환과 지적 장애를 합병하는 사람과, 정신질환에 의해서 지적 지체를 가진 사람이 있다고 언급하였다. 어느 것도 의료시설에서의 관여의 필요성을 언급하였다.

향후, 거듭, 보건 · 복지 · 교육 · 직업시설이나 재가에서, 지적 장애인에 대한 정신기능적 작업치료의 제공이 진행되어, 지원내용의 충실화가 기대된다.

B. 지적 장애인의 개요와 평가해야 할 항목

일반적인 ICD-10[2]의 정의내용으로부터, 대상자 개요와 평가해야 할 항목을 나타냈다(표 3).

1 경증 지적 장애

지적 장애자의 약 85%를 차지한다.

언어습득이 어느 정도 늦어지지만, 대부분은 일상적으로 필요한 언어를 사용하여, **회화**를 지속하고, 임상적 면접에 대처할 능력을 갖고 있다. 발달진도가 정상보다 상당히 늦지만, 자기의 **신변처리**(섭식, 세수, 착의, 배설의 처리)와 **실제적인 가정 내의 기능**은 자립할 수 있다. 성인의 경우, 대부분은 일하는 것이나 **사회적 관계**를 잘 유지하고, **사회공헌**이 가능하다.

주된 어려움은 보통 **학업**에서 볼 수 있으며, 특히 **읽기**, **쓰기**에 문제가 있다. 활동제한, 참여제약을 보충하는 교육이 가능하다. IQ검사

표 3 ICD-10 평가항목

경증 지적 장애(정신지체)	중등 · 중증 지적 장애(정신지체)	최 중증 지적 장애(정신지체)
언어의 습득 회화의 지속력 신변처리능력: 섭식, 세수, 착의, 배설 실제적인 가정 내의 기능 일하는 능력 사회적 관계능력 사회공헌능력 학업 : 읽기 쓰기의 문제 교육의 기회 합병증상 : 정신병 모양 상태, 신경증모양 상태	언어이해와 사용영역 단순한 회화 신변처리능력 운동능력 감독의 필요도 읽기 쓰기와 계산능력 시공간 기능 사회적 교류 간병 · 사회적 지원의 필요도 합병증 : 간질, 신경장애, 신체장애, 발달부전	실금상태 이동능력의 장애 비언어적 교류능력 기본적 지시의 이해 단순한 요구 기본적인 시공간 기능 : 구분과 대조 합병증 : 간질, 시각장애, 청각장애, 신경장애, 신체장애

[문헌 2에서]

에서 50~69의 범위, 정신연령은 9~12세이고, 기질적 병인은 적다. **정신병모양 상태**, **신경증모양 상태** 등 합병상태가 관찰된다.

2 중등도 지적 장애

지적 장애의 약 10%가 중등도 장애이다.

언어이해와 **사용영역**의 발달이 늦고, 최종적인 달성에 한계가 있다. **신변처리**나 **운동능력**의 달성도 지연되고, **평생을 통해서 감독이 필요**한 사람도 있다. 학업의 진보에는 한계가 있으나, 그들의 수십 퍼센트는 **읽기/쓰기와 계산에 필요한 기본기능**을 습득한다. IQ는 35~49의 범위, 언어적 과제보다 **시공간 기능**이 보다 높은 수준에 도달하는 사람이나, 솜씨가 서투른 것이 두드러지지만, 사회적 교류나 **단순한 대화**를 즐길 수 있는 사람도 있다. 성인의 경우는 생활이나 일하는 것에 여러 가지 개호지원이 필요하다. **기질적 병인**을 동정(identification)할 수 있다. **간질**, **신경장애**, **신체장애**도 관찰된다.

3 중증 지적 장애

지적 장애자의 약 3~4%가 중증 장애이다.

임상상(image), **기질적 병인**의 존재 및 **합병증상**에서, 중등증과 거의 유사하다. IQ는 20~34의 범위, 항상 다른 사람으로부터의 간병지원이 필요하다. 현저한 **운동장애** 등의 결함을 합병한다. **중추신경의 장애**나 **발달부전**이 존재한다.

4 최 중증 지적 장애

지적 장애인의 1~2%가 최 중증 장애이다.

실금을 하고, **이동**이나 **의사소통**이 현저하게 장애(극히 흔적적인(trace) 형태의 비언어적 교류)된다. **기본적 욕구(needs)를 충족하는 능력**이 부족하고, 전면적인 간병지원을 필요로 한다. IQ는 20 미만, 정신연령은 3~5세이고, **언어의 이해와 사용**은 좋아도 **기본적 지시의 이해**와 **단순한 요구**에 한정된다. 구분과 대조(matching)와 같은, **기본적이고 단순한 시공간 기능**을 획득할 수 있는 일도 있다. **기질적 병인**을 동정(identification)할 수 있다. **간질**, **시각**, **청각장애**, 중증의 **신경장애**, **신체장애**의 합병증도 관찰된다.

이상과 같이, 경증 · 중등도의 대상자에서도 생활기능의 발달에 전체적인 지체가 있고, ① 기본적 능력(ICF의 "심신기능 · 신체구조")에서는, 인지 · 심리 면이나 운동 면의 기능장애, ② 응용적 능력(ICF의 "활동")에서는, 지적 정신면의 활동제한, ③ 사회적응능력(ICF의 "참여")에서는, 교육적 · 직업적 적응 면에서의 참여제약이 있으며, 이들은 필수적인 평가항목이라 생각된다. 이에 더해서, ④ 환경인자(환경자원 면), ⑤ 개인인자(일반정보), 및 ⑥ 정신병모양 상태 등, 합병상태나 합병증에 따른 항목도 평가한다. ⑥ 에서는 임상적으로 통합실조증모양 증상이나 감정 장애모양(조울병 모양)의 정서변동, 신경증 상태가 많다고 하는데, 각각의 평가내용은 관련 페이지를 참조하기 바란다.

중증 · 최 중증에서는 일반적으로 생활기능과 독립도가 저하하고, 기능장애, 활동제한, 참여제약이나 간병지원의 필요도가 높으며, 평가내용이 경증 · 중등증보다도 여러 갈래에 걸치고, 곤란을 수반한다. 그러나, IQ분류가 그대로 임상상(image)을 의미하는 것은 아니다. 대상자의 발달이나 정신기능의 지체가 일시적인가 절대적인가를 판단하여, 작업적 존재로서의 욕구(needs)를 확인하는 평가가 요망된다. 정신기능의 무능력상태만이 아니라, 대상자의 눈의 빛남, 언어 이외의 감정표현, 구체적인 행동을 단서로 플러스의 능력〔힘(strength)〕, 평가를 중요시하였으면 한다.

C. 평가의 유의할 점

평가자는 아래의 점에 대한 배려가 필요하다.

① 부주의하게 대상자의 불안감이나 정서적인 혼란을 초래하지 않도록 배려한다. 안정된 엄격한 태도로 안심감을 주도록 노력한다.
② 신경증상태의 지적 장애자의 지능검사를 실시하는 경우, 신뢰관계를 손상하지 않도록 회복기에 재발예방의 목적으로 시행하는 등의 배려가 필요하다.
③ 평가를 위한 환경설정을 될 수 있는 대로 일정조건으로 하여, 대상자가 평가 장면에서 안정하여 능력을 발휘할 수 있도록 배려할 필요가 있다.
④ 발달장애나 자폐증 등 면접 등의 작용에 반응하지 않는 경우를, 지적 장애와 착각하지 않기 위해 가장 주의가 필요하고, 차분하게 안정하여 관찰할 필요가 있다.
⑤ 폭력이나 성적인 문제행동이 있는 지적 장애자는, 동시에 증상으로서 환각, 망상 등의 양성증상이나 자폐나 무위 등의 음성증상, 울상태, 신경증상 등을 갖는 경우가 많으므로 주의한다.

〔난폭행위에 대한 대응〕 지적 장애자의 난폭행위에 대한 평가 · 대응은 시간과 끈기와 관찰이 중요한 대처방법이다.

폭력의 이유 · 감정적인 흥분은 시간적으로

소급해서 조사할 필요가 있다. 수시간, 수일, 극단적인 경우는 수주일에서 수개월의 시간경과 후에 나타나므로, 대개가 이유도 없이 흥분하여 난폭하게 구는 등이라 판단된다.

언어적인 소통성이 나쁜 경우는 우선 흥분하면 병동에서의 행동이나 사건(다른 대상자로부터의 괴롭힘, 싸움, 가족의 면회나 진찰의 모양, 작업치료실에서의 행동 등)을 메모한다. 적어도 1주일분이 필요하다. 다음으로, 마찬가지로 흥분 시와 관련된다고 생각되는 행동을 조사하여 조목별로 적는다. 몇 번인가 이 방법을 반복하고, 유사점을 발견하여, 유사점이 없는 항목은 지운다. 그 결과로부터 연관성이 있을 것 같은 사건을 압축한다. 병동직원에게 압축된 문제가 일어났을 때의 보고와 행동관찰을 의뢰하고, 동시에 작업치료실에서의 행동을 관찰한다. 장기간의 관찰로, 감정적이 되는 이유를 찾아낸다.

시간과, 간호사 등의 협력에 의한 팀워크가 반드시 필요하다. 당연히, 작업치료사가 고립하여 있으면 대응할 수 없다.

또한, 언어적인 소통을 취할 수 있는 경우는, 솔직하게 이유를 묻는다. 다만, 이유를 물어도 작업치료사가 아무것도 대응하지 않으면, 무의미하다. 또한, 언어적 소통성이 부족한 여성의 경우, 월경 전 긴장증으로 폭력이나 자살 등의 문제행동을 일으키는 일이 있어, 월경주기의 파악도 중요하다.

D. 구체적인 평가방법

지적 장애(정신지체)의 행동에는, 특정의 행동이나 인격의 경향은 없다고 하지만, 자존심은 낮고, 사고는 추상화가 곤란하여, 자기중심적으로 되기 쉽다고 생각된다. 그들의 1/3~2/3에 정신질환이 합병하기 때문에, 정신기능분야의 작업치료 대상이 될 수 있다. 따라서, 평가를 시행하는 경우, 정신질환의 질병성 및 지적 장애의 이해와 대상자가 갖고 있는 사례성(개별성)의 이해가 요구된다.

지적 장애인의 구체적인 평가방법에는 정보수집, 관찰 평가법, 면접 평가법, 검사법이 사용된다. 언어교류가 곤란한 경우도 있어, 가장 높은 빈도로 사용되는 것은 관찰 평가법이다.

① 정보 수집은 의학적 정보, 생육경력, 가족력, 교육경력, 직업경력, 생활경력, 이용하는 서비스, 향후의 재활계획 등의 정보를 수집한다.

② 관찰 평가법은 참여 관찰법이 주체이고, 유의할 점을 언급한 대로, 균일하고 누구라도 알기 쉬운 설명이나 지시 및 과제설정 하에, 작업 욕구(needs) · 작업수행의 방법 등 필요한 항목을 평가한다. 대상자가 필요로 하는 각종 작업과제, 예컨대, 놀이, 운동, 학습, 일상생활기능, 일, 집단상황 등을 경험하는 장을 통해서 평가하는 것이 좋다.

③ 면접 평가법에서는 언어교류가 가능하더라도, 간결한 알기 쉬운 말로 천천히 말을 건다. 대상자의 이야기를 경청하고, 공감적인 대응에 노력한다. 또한 정보수집이나 생활설계를 위해, 가족이나 관계자와의 면접을 시행하는 것이 좋다.

④ 검사법은 일반적으로 지능검사나 사회 성숙도검사가 이용된다. 측정 가능하지만 실시하지 않아 정보가 없고, 동시에 검사에 숙련되어 있으면 실시하는 것을 생각한다. 대부분의 경우, 관찰 평가법을 병용함으로

써 임상적 판단을 얻을 수 있다. 또한, 그림그리기 검사에 의한 평가도 가능하다. 필자에게도, 학생시대에 담당한 지적 장애를 수반하는 뇌성소아마비아가 자아상을 그린 그림그리기에서 장애 측의 왜소화된 표현을 통해서, 대상자의 자존심이 낮은 것과 기능적인 무력감에 직면한 경험이 있다.

●인용문헌

1) 有馬正高：ICF と知的障害とのかかわり. リハビリテーション研究 32(1):14–16, 2002
2) 融　道男, 中根允文, 小見山　実(監訳)：ICD-10 精神および行動の障害—臨床記述と診断ガイドライン. pp232–238, 医学書院, 1993
3) 髙橋三郎, 大野　裕, 染矢俊幸(訳)：DSM-IV-TR 精神疾患の診断・統計マニュアル. 新訂版, pp55–64, 医学書院, 2003
4) 障害者福祉研究会(編)：ICF 国際生活機能分類—国際障害分類改定版. pp1–23, 中央法規出版, 2002
5) 乾　正：発達障害. 西村　健, 志水　彰, 武田雅俊(編)：臨床精神医学, pp220–224, 南山堂, 1996
6) 堀口雅雄：知的発達遅滞者の作業療法〈成人〉. 石川　齊, 古川　宏(編)：図解 作業療法技術ガイド, 第 2 版, pp754–756, 文光堂, 2003

●참고문헌

7) Benjamin JS (著), 融　道男, 岩脇　淳(監訳)：カプラン臨床精神医学ハンドブック—DSM-IV-TR 診断基準による診療の手引. 第 2 版, pp289–293, メディカル・サイエンス・インターナショナル, 2003
8) 上野武治(編)：精神医学. 第 2 版, 標準理学療法学・作業療法学 専門基礎分野, pp188–196, 医学書院, 2004
9) 鈴木明子：精神障害に対する作業療法. 金子　翼, 鈴木明子(編)：作業療法各論, リハビリテーション医学全書 10, 第 2 版, pp611–628, 医歯薬出版, 2003
10) 平尾一幸：成人精神発達遅滞. 日本作業療法士協会(監修), 冨岡詔子(編)：精神障害, 改訂第 2 版, 作業療法学全書, 第 5 巻, pp112–118, 協同医書出版社, 1999
11) 辛島千恵子：自立生活を支える個別支援. OT ジャーナル 38:361–366, 2004
12) Balouneff O: Developmental Delay and Mental Retardation. In: Crapeau EB, et al (eds): Willard & Spackman's Occupational Therapy, 10th ed, Lippincott, Philadelphia, 2003
13) 日本作業療法士協会(編)：作業療法ガイドライン(2002 年度版). pp1–17, 日本作業療法士協会, 2003

VI 신경증성 장애의 평가

A. 신경증성 장애란?

신경증성 장애란 통합실조증이나 조울병 등의 내인성 정신장애와 같은 병태를 나타내지 않고, 또한, 간질이나 기질성 정신장애와 같은 명백한 신체적 원인을 포함하지 않으며, 불안 · 공포 · 강박 · 해리 · 심기 등의 후술하는 정신증상으로부터, 일상생활의 곤란을 나타내는 병태라 생각되고 있다. 이 사고방법은 작업치료에서의 일상생활활동(동작)(activities of daily living; ADL) 수행에 대한 치료지원라는 관점 그 자체이다.

그래서, ICD-10 등의 최근의 사고방법에 기초한 정신증상의 특징에 의해서, 공포 및 불안을 중심으로 하는 신경증성 장애를 아래의 a~f로 6분류해 본다.[1)]

1 불안상태(불안신경증)[1)]

a. 불안장애(전반적 불안장애)

전반적이고, 지속적, 동시에 주위의 상황에 좌우되지 않는 불안을 가진 생활상의 지장을 초래하는 상태이다.

끊임없이 안절부절못하고, 집중이 곤란하기 때문에, 침착하지 못하여 안정할 수 없고, 느긋하게 편히 쉴 수 없으며, 긴장과 두통, 몸이 떨림, 현기증 등 신체적 호소와 발한, 빈맥, 호흡촉박 등의 자율신경성의 과활동이 관찰된다. 지속적, 환경적 스트레스와 자주 연관성이 있다.

b. 패닉(공황성)장애

예지할 수 없는 강렬한 "두려움"의 감정이 일과성으로, 급격하고 동시에 반복성으로 일어나는 상태를 패닉 발작이라 한다. 발작이 반복하면, 또 발작이 일어나는 것은 아닌가라는 지속적인 공포가 일어난다. 이것을 예기불안이라 한다. 발작이 특정의 장소에서 일어나면, 대상자는 그러한 장소를 피하게 된다. 이것을 공간공포라 한다.

이상과 같은 패닉 발작, 예기불안, 공간공포가 함께 존재하고, 생활에 지장을 초래하는 상태를 패닉(panic)장애라 부른다. 동계(두근거림), 빈맥, 숨 막힘, 과호흡, 이대로 죽어버리는 것은 아닌가라는 강한 두려움이, 때로는 오래 끄는 일도 있으나, 보통은 수분 동안 밖에 지속되지 않는다.

c. 공포상태

공포란 어떤 특정의 사물에 대한 두려움이다. 고소공포, 불결공포, 첨예공포(칼날이나 바늘), 폐소공포, 광장공포, 천둥, 어둠, 특정 동물에의 접근, 특정 음식물의 섭취, 특정 질병에 대한 공포 등, 사물이나 상황에 한정해서 관찰된다. 동요하고, 그러한 상황을 피하기 위해 집에 틀어박혀버리는 사람도 있다.

일정한 사회적 상황에 빠지는 것에 대한 공포를 사회공포라 부른다. 대부분은 인간관계에 대한 공포이다. 자기의 얼굴이 빨개지기 때문에 대인관계를 가질 수 없는 적면공포, 스스로의 얼굴이 다른 사람에게 흉하게 보이는 취형공포, 눈초리가 예리하여 다른 사람에게 불쾌한 영향을 준다고 하여 인간관계를 유지할 수 없는 시선공포, 자기 몸에서 나쁜 냄새가 난다는 자기냄새 공포이다. 이러한 상황에서 사회적 고립에 이르는 경우도 적지 않다.

2 강박을 중심으로 하는 신경증성 장애[1)]

자기로서는 어찌할 수도 없는 어떤 종류의 생각에 사로잡혀(강박사고), 여러 가지 행동의 장애(강박행위)가 일어나고, 이 때문에 일상생활이 곤란해지는 상태를 강박성 장애, 또는 강박성 신경증이라 한다.

이러한 상태의 중심이 되는 것이 강박관념이다. 이것은 자기의 신념이나 의도에 거슬러서 상동적인 형태로 반복하여 떠오르는 상태이고, 이와 같이 생각하는 것은 불합리하다는 것을 잘 알고 있음에도 불구하고, 저지할 수 없다.

또한 , 이러한 강박관념이 더욱 발전하면, 어떤 종류의 행동을 실행하지 않고는 가만히 있을 수 없는 강박행위가 되고, 실행함으로써 불안이 제거된다. 때로는 이러한 행위가 일정한 순서를 따라서 의식적인 형태를 취하는 경우도 있으며, 이것을 강박의식이라 부른다.

3 스트레스관련 장애[1)]

a. 급성 스트레스반응

강한 신체적 · 정신적 스트레스의 직후 내지는, 수분 이내에 야기되며, 수시간에서 수일 내에 사라진다. 현저하게 중증의 일과성 장애를 급성 스트레스반응이라 한다.

증상은 다양하지만, 전형적인 예에서는, 의식영역의 협착, 주의의 협소화, 자극의 이해불능, 실지남력의 출현, 이에 더해서 억울, 불안, 격노, 절망, 과활동, 틀어박힘 등이 관찰된다.

b. 외상 후 스트레스장애(PTSD)

외상 후 스트레스장애(posttraumatic stress disorder ; PTSD)는 대지진 재해나 범죄, 친근한 사람의 돌연사 등의 스트레스가 끝난 후에도 역시, 심기상태, 불안상태, 억울상태가 지속적으로 계속된다. 전형적인 증상으로서는 무감각과 정서둔화, 다른 사람으로부터의 이탈, 주위에 대한 둔감함, 쾌감결여(anhedonia), 외상을 상기시키는 활동 · 상황 · 단서로부터의 회피, 회상이나 꿈속에서, 반복하여 외상을 재체험하는 에피소드(flash back)를 들 수 있다. 자율신경의 과각성상태, 강한 경악반응, 불면, 불안, 억울 자살염려도 드물지 않다.

c. 적응장애

중증의 신체 질병과 같은 생활상의 스트레스에 대해서 순응이 일어나는 시기에 발생하는 주관적인 고뇌와 정서장애를 적응장애라 한다. 억울, 불안, 근심, 현 상황에 대한 대처 · 계획 · 계속의 곤란감, 일과의 수행 장애 등의 증상이 있다. 소아에서는, 야뇨증, 손가락 빨기 등의 퇴행현상이 관찰된다.

4 해리를 중심으로 하는 신경증성 장애[1)]

a. 정신증상을 주로 하는 해리성 장애

인간은 생활상 곤란한 사태에 직면하면 "잊고 싶다", "없어져 버렸으면 좋겠다", "다른 세계로 날아가고 싶다"라고 기원하는데, 이것이 넓은 의미에서의 해리이다.

① 해리성 건망 : 최근의 중요한 사건에 관한 기억상실이 주증상이 된다. 부분적이고, 선택적 건망이 많다.

② 해리성 둔주(fugue) : 해리성 건망의 병상을 갖고, 가정이나 직장에서 떠나서 여행을 하거나 한다. 건망이 있음에도 불구하고, 단순한 사회적 관계는 유지된다.

③ 해리성 혼미 : 외적 자극에 대한 반응의 현저한 감약, 결여가 관찰된다. 오랜 시간, 움직이지 않은 채로 누워있거나 앉아있거나 한다. 자발적인 운동이나 말은 관찰되지 않으나, 근 긴장이나 호흡, 공동안구운동은 있으며, 의식장애에 빠져있지는 않다.

④ 트란스(trance), 신들린 상태 : 신이나 여우 등에 홀려있는 것처럼 행동하는 상태를 말한다.

b. 운동 및 감각의 해리성 장애

심적인 갈등이 신체증상으로서 나타나는 상태를 전환이라 부른다. 신체증상은 해부학적으로 설명할 수 없다.

① 해리성 운동장애 : 사지의 전체적 내지는 부분적인 마비 및 운동능력의 상실, 실립, 실보를 말한다.

② 해리성 경련 : 간질발작과 유사한 발작이며, 히스테리궁, 후궁반장 등의 증상이 관찰된다.

③ 해리성 지각의 마비 및 탈출 : 해부학적으로 설명할 수 없는 영역의 피부지각의 마비, 탈출이 일어난다. 시야 협착 등의 증상이 있다.

5 신체표현성 장애[1)]

a. 신체화 장애

통증, 오심 · 구토 등의 소화기증상, 소양감, 작열감, 욱신거림, 저림, 통증 등의 피부감각, 성 및 월경의 호소 등을 다발적으로 반복하고, 변화하면서 계속 호소하는 증상이다.

b. 심기장애

중증이고 진행성의 신체장애에 이환되어 있다는 완고한 사로잡힘을 말한다.

6 기타의 신경증성 장애[1)]

a. 신경쇠약

정신적 노력을 한 후에, 피로가 커지고, 일이나 가사의 집중력이 곤란해지는 상태, 또는 정신적인 노력 후에 신체적 · 육체적인 쇠약이나 소모가 강조되어, 근육의 둔통, 통증과 편히 쉴 수 없는 느낌을 호소하는 상태를 말한다.

b. 비현실을 중심으로 하는 증상

자기 자신이 자기가 아닌 것 같은, 외계와의 사이에 막이 있는 것 같은 느낌이 든다고 표현되는 것 같은 비현실감을 말한다. 외계에서 일어나고 있는 일이 생생하게 느껴지지 않는다는 비현실감을 중심으로 한다.

신경증성 장애는 정신병과의 감별에서, 인격의 기본적 장애가 없다고 일컬어진다. 이것은 병식(insight, 자기는 병이 있다는 인식)을 갖고 있고, 또한 현실 지남력을 유지하며, 현실과의 접촉이 현저하게 손상되어 있지 않다는 것이다. 이에 더해서 신경증성 장애를 앓는 사람 그 자체를 이해하려면, 신경증성 장애란 어떤 원인으로 불안이 일어나고, 거기에 개인이 원래 갖고 있던 갈등(미해결의 문제)을 불러일으켜 증상화(기능장애)되는 것이라는 정신 역동적인 이해가 도움이 된다[2)].

B. 평가해야 할 항목

신경증성 장애는 그 정신증상에 따라, 일상생활이나 응용활동, 외출이나 대인교류, 학업이나 가사, 일 등의 사회적 역할 중, 어떠한 것이, 어느 정도 장애를 받아 곤란해져 있는가를 평가하여 간다. 그 때, 증상이 나타나지 않을 때는, 어느 정도의 적응력이 있는가? 그리고, 무엇을 하고 있을 때는 즐길 수 있고 동시에 이완할 수 있으며, 증상에 휘둘리지 않아도 되는가를 평가한다.

주치의나 임상심리사로부터의 마음의 갈등이나 현실적인 문제에 대한 정보를 얻거나, 작업치료사가 생육경력이나 현 병력으로부터 문제를 추측하거나, 갈등을 이해하여 두는 것도 중요할 것이다.

기본적으로, 작업치료의 다양한 활동장면이나 자연스런 관여 속에서, 현실 지남력이나 자아의 세기를 평가한다. 이들의 능력이 낮은 경우에는, 현실적인 문제해결이나 대처에 초점을 두고, 높은 경우에는 갈등이 투영되는 것 같은 그림이나 시 등 예술치료적 접근을 생각한다.

C. 평가의 유의할 점

증상과의 거리를 잡는 방법도 주의를 기울인다. 증상에 따라 생활에 다소의 장애를 초래하고 있어도 사회적 수준이 유지되어 있는가? 또는 증상에 휘둘려서, 틀어박힘 상태인가? 등이라는 점이다. 개중에는, 증상을 무기로 주위를 말려들게 하여 반사회적이 되는 사람도 있다.

또한, 가정이나 사회의 받아들이는 곳의 허용량도 고려한다. 예컨대, 재택 컴퓨터 기술자는 외출공포가 있어도 그다지 영향은 없을 것이지만, 영업을 하는 봉급생활자에서는 일이

고통스러울 것이다. 강박경향이 있는 주부는 확인행위를 귀찮아하지 않는 가족과의 동거는 기분이 편안해질 것이지만, 반대로 엄한 시어머니와의 동거는 고통스러울 것이다.

이와 같이, 증상을 가진 대상자를 둘러싼 환경도 평가하여, 이해할 필요가 있다.

D. 구체적인 평가법

1 ADL 평가

식사, 배설, 이동, 착탈의, 목욕, 몸 단정히 하기, 의사소통의 기본 7항목에 더하여, 전화, 쇼핑, 가사, 약이나 재산관리, 외출의 항목을 더한 수단적 ADL[3)]을 평가하여, 무엇이 어떻게 곤란한지를 평가한다.

신경증자는 증상에 영향을 받아, 주관적인 자기평가를 갖고 있는 경우가 많다. 가족 또는 간호사로부터의 정보나 작업치료사의 객관적 평가를 시행하여, 정리해두는 것이 중요하다.

2 역할평가[4)]

대상자가 놓여있는 상황(학생, 회사원, 주부 등)이나 일의 내용, 여러 가지 역할(모임이나 회사의 일을 맡아보는 사람, 동호회 등의 서클, 간병, 동물을 돌봄 등)이 어느 정도 곤란해져 있는가를 평가한다.

3 흥미, 기분전환 평가[5)]

"이전에는 이러한 일을 즐겼으나, 지금은 할 수 없다", "이것을 하고 있을 때는 병에 대한 것도 잊어버린다", "상태가 좋아지면, 이러한 것을 하고 싶다" 등이라는 것처럼, 단순히 흥미를 묻는 것만이 아니라, 과거 · 현재 · 미래가 연결되도록 평가한다.

4 간이 정신증상 평가척도(BPRS)[6)]

간이 정신증상 평가척도(brief psychiatric rating scale; BPRS)는 16개의 증상을 7단계로, 그 중증정도를 평가하고 있다. 증상의 세기, 증상의 빈도와 지속성, 일반적 행동이나 기능에 대한 증상의 영향력의 세 가지 점에서 보고 있으나, 특히 행동이나 기능에 대한 증상의 영향력은 작업치료의 관점에 도움이 된다.

5 기능의 전체적 평정척도(GAF척도)[7)]

정신적 건강과 병이라는 1개의 가설적인 연속체를 따라서, 심적 · 사회적 · 직업적 기능을 고려하여 평가하는 관점이, 작업치료사에게는 참고가 된다.

6 바움(Baum) 테스트[8)]

한 그루의 나무를 그리게 하는 그림그리기 테스트이다. 일반적으로 줄기의 굵기가 자아의 세기를 나타내고 있다고 한다. 뿌리가 뻗는 방식이나 도화지와의 구성비 등, 현실을 어떻게 파악하고 있는지 등을 볼 수 있다.

● 인용문헌

1) 上野武治(編)：精神医学. 第 2 版, 標準理学療法学・作業療法学 専門基礎分野, pp164–175, 医学書院, 2004
2) 西園昌久：精神分析の理論と実際—神経症編. 金剛出版, 1975
3) Lawton MP, Brody EM: Assessment of elder people; Self-maintaining and instrumental activities of daily living *Gerontologist* 9:179–186, 1969
4) 江藤文夫：日老医誌 29:841–848, 1992
5) Matsutsuyu JS：興味チェックリスト. 作業行動研究 4:32–38, 1997
6) Overal JE, Gorhom DR: Introduction; The brief psychiatic rating scale. *Psychopharmacol Bull* 24:97–99, 1998
7) アンドレアセン(著), 岡崎祐士, 他(訳)：CASH—精神病性・感情病性精神疾患の現在症と病歴の包括的面接と評価基準. pp228–248, 星和書店, 1994
8) C. コッホ(著), 林 勝造, 他(訳)：バウム・テスト—樹木画による人格診断法. 日本文化科学社, 1970

VII 인격장애(personality)의 평가

A. 인격(personality)장애란?

인격 장애(personality disorder)는 미국정신의학회의 『DSM-Ⅳ-TR 정신질환의 분류와 진단의 안내서』[1)]에 따르면, "그 사람이 속하는 문화에서 기대되는 것으로부터 현저하게 치우침(편향)이 있고 광범위하고 동시에 유연성이 없으며, 청년기 또는 성인기 조기에 시작되어, 장기간에 걸쳐 안정되어 있고, 고통 또는 장애를 일으키는 내적 체험 및 행동의 지속적 양식이다"라 하고 있다. 이 현저하게 치우친 내적 체험 및 행동양식은 인지, 감정성, 대인관계 기능, 충동의 제어영역에서 나타난다.

인지란 자기, 다른 사람 및 사건을 지각하여 해석하는 일이며, 감정성이란 정서반응의 범위, 세기, 불안정성, 적절성을 말하지만, 인격장애에서는 이들에게 치우침(편향)이 나타난다. 인격 장애는 세 가지 형태와 10개의 종류로 분류된다.[2)] 그 분류를 **표 1**에 나타냈다.

인간의 personality(성격 · 인격)에는 개인개인에 따라서 치우침(편향)이 있어도 당연하여, 정상과 장애를 구별하는 것은 매우 어렵다. 작업치료의 평가는, 성격 · 인격의 치우침이라는 관점에서가 아니라, 내적 체험 · 행동양식의 치우침으로부터 발생하는 사회적 장애라는 관점에서 시행한다. 대상자의 내적 체험이나 행동에 작용한다는 작업치료의 특징을 살려, 치료 프로그램이나 지원방법의 입안에 결부시킬 수 있다.

B. 평가해야 할 항목

평가항목에는 국제생활기능분류(International Classification of Functioning, Disability and Health ; ICF)의 개념을 이용한다. ICF는 세계보건기구(WHO)가 국제장애분류(International Classification of Impairments, Disabilities and Handicaps ; ICIDH)의 개정판으로서 채택한 것이다.

ICIDH는 그 이름대로 "질병-기능장애-능력장애-사회적 불이익"이라는 장애의 구조에 대한 개념을 나타내고 있다. 한편, ICF는 장애의 분류만이 아니라, 활동이나 사회참여, 환경인자를 더하고 있다. 같은 장애라도, 환경에 따라서 활동 · 참여의 상태가 변화하는 정신장애가 있는 사람의 건강상태 · 생활상태가 보다 보이기 쉽다.

또한, 장애라는 마이너스 인자만이 아니라, 그 사람이 할 수 있는 것 즉, 플러스 인자에도

표 1 인격장애의 종류와 특징

형태		종류	
A군	자폐적이고 망상을 갖기 쉬우며, 기묘하고 보통과 다른 경향이 있고, 대인관계가 잘 되지 않는 일이 많다.	망상성 인격장애	다른 사람의 동기를 악의가 있는 것으로 해석한다는, 불신과 의심이 깊음 · 시기심이 강하다.
		분렬병질 인격장애	사회적 관계로부터의 유리, 감정표현도 좁다.
		분렬병형 인격장애	자폐적이고, 행동이 기묘하다.
B군	감정적인 혼란이 격심한 인격장애. 연극적이고, 정서적이며, 변덕스럽게 보이는 일이 많다.	반사회성 인격장애	다른 사람의 권리를 무시하고 그것을 침해한다.
		경계성 인격장애	충동적, 감정의 조절이 매우 곤란. 애정욕구가 강하다. 그것도 유아기의 애정욕구에 가깝다.
		연기성 인격장애	과도한 정서성과 사람의 주의를 끌려고 한다.
		자기애성 인격장애	자기는 특별한 인간이고, 특별한 대우를 받아도 당연하다고 생각하고 있다.
C군	불안이나 공포감이 매우 강한 인격장애. 주위에 대한 평가나 시선이 매우 스트레스가 되어, 자칫 틀어박히는 경향이 있다.	회피성 인격장애	사회적 제지, 부적절감, 및 부정적 평가에 대해 과민하고, 자기를 중요하게 여기지 않는 장면에는 가고 싶어 하지 않는다.
		의존성 인격장애	돌봄을 받고 싶다는 전반적이고 과도한 욕구 때문에, 종속적이고 자기가 자기의 일을 결정할 수 없다.
		강박성 인격장애	질서, 완전주의, 및 통제에 사로잡혀, 그것이 잘 되지 않으면 불안해진다.

[문헌 2에서 일부 변경]

눈을 돌리므로, 인격장애의 적응상태의 치우침이 보다 뚜렷하게 보인다.

여기서는, DSM-Ⅳ-TR에서 정의된 4개의 영역(인지 · 감정 · 충동 · 대인관계)의 치우침에서 발생하는 적응장애를, ICF의 개념을 이용해서 평가하여간다(원래 ICF는 각 분류를 코드화 하는 것이지만, 여기서는 어디까지나 ICF의 개념을 이용하여, 관점으로서 활용한다).

아래에 ICF의 각 항목에 대해서 평가해가지만, 인격장애의 치우침이 나타나기 쉬운 4개의 영역(인지 · 감정 · 충동 · 대인관계)이, ICF의 어느 항목에 의해서 관련지어지는가, 또는 어느 항목에 중점을 두어야 하는가를 언급하여 간다. ICF에 대해서는 안내서(guide book)[3]가 출판되어 있으므로 참고로 하기 바란다.

ICF의 개념을 **그림** 1과 **표** 2에 나타냈다.

1 신체기능 · 정신기능의 상태

심신기능에서는 특히 정신기능에 주목한다. 정신기능은 뇌의 기능, 의식 · 활력 · 욕동 등의 전반적 기능과 기억 · 언어 · 계산 등의 개별적 기능의 양자를 다룬다. 인격장애에서는, 정신기능의 전반적인 기능에서는, 특히 기질과 인격, 활력과 욕동의 기능을, 개별적 기능에서는 정서, 고차인지기능을 평가한다.

2 활동과 참여

활동과 참여에서는 의사소통과 대인관계에

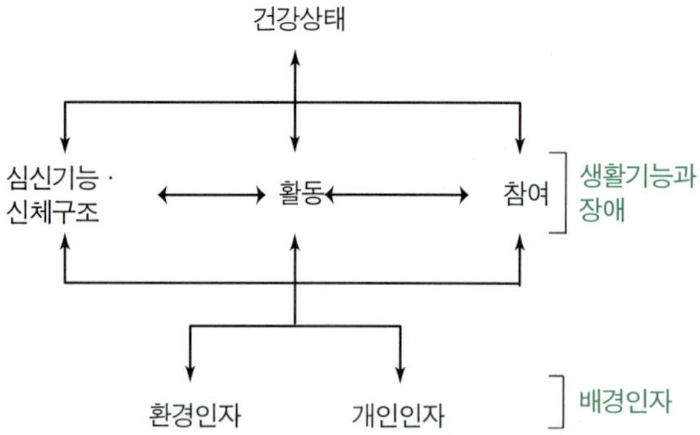

그림 1 ICF의 구성요소간의 상호작용[문헌 3에서]

표 2 ICF 제1수준 분류

심신기능	• 정신기능 • 심신기능 7항목(생략)
신체구조	• 신체의 구조 8항목(생략)
활동과 참여	• 학습과 지식의 응용 • 일반적인 과제와 요구 • 의사소통 • 운동 · 이동 • 셀프케어 • 가정생활 • 대인관계 • 주요 생활영역 • 공동체 생활(community life) · 사회생활 · 시민생활
환경인자	• 생산품과 용구 • 자연환경과 인간이 가져온 환경변화 • 지원과 관계 • 태도 • 서비스 · 제도 · 정책

[문헌 3에서 일부 발췌]

주목한다.

의사소통은 메시지의 이해와 표출, 회화나 토론의 수행, 의사소통 용구나 기법의 이용 등이라는 항목이 있다. 인격장애의 경우, 비언어적 메시지의 이해나 표출의 곤란성을 평가한다.

대인관계는 일반적인 대인관계와 특별한 대인관계로 갈리고, 각각의 상황에 맞는 사회적인 방법으로 사람과 대인관계를 갖는 일이다. 인격장애의 경우는 각각의 항목 모두를 평가한다.

3 환경인자

대상자가 생활하고 있는 물적 환경, 사회적 환경, 사람들의 사회적인 태도에 의한 환경을 평가한다. 그 환경인자가 본인에게 촉진인자인가? 저해인자인가를 판단한다. 인적 환경은 판단이 어려우므로, 인자로서 열거하는 것만으로도 좋다.

4 개인인자

연령, 성별, 생육경력, 역할, 지업경력, 현병력, 치료경력, 취미, 특기 등을 들 수 있다.

이들의 중점을 두는 평가항목 이외에도, 일반적 사항으로서, 작업치료 실시에 필요한 항목을 평가한다.

C. 평가의 유의할 점

인격장애를 가진 대상자는 ① 인지, ② 감정, ③ 대인관계 기능, ④ 충동의 제어의 4개의 영역에서 치우침(편향)이 있다. 작업치료사는 그 치우침 속에 말려들어간다. 말려들어가면서도 또 하나의 별개의 관점에 서서 그 상태를 관찰하고, 대상자에게 그 상태를 명확히 전달하여 간다.

여기서 중요한 것은 또 하나의 별개의 관점

에 설 수 있는가 라는 것이다. 또 하나의 별개의 관점에 서기 위한 유의할 점을 아래에 언급한다.

1 인지에 장애가 있는 경우

대상자의 자기 · 다른 사람에 일어나는 사건을 지각하여 해석하는 방법에 치우침이 있으므로, 아래의 점에 유의한다.

a. 정보의 치우침

본인은 곤란하지 않아도, 주위의 사람이 곤란한 경우가 많다. 관점이나 견해가 바뀌면 달라지므로, 본인만이 아니라, 주위로부터의 정보도 수집하여, 치우침이 적도록 한다.

b. 인지의 치우침

대상자와 작업치료사가 함께 대상자의 인지의 본연의 상태를 검증할 수 있도록 평가 장면을 연구한다. 문제를 함께 명확화 하여, 치료과정에 결부시킨다.

2 감정에 치우침이 있는 경우

치우침이 평가의 실시에 지장이 없도록, 사전에 치우침의 특성에 대해서, 주치의를 비롯하여 스태프로부터 정보 수집을 하여둔다. 평가 장면에서 작업치료사의 감정이 대상자의 감정에 말려들어가지 않도록 연구한다(스태프에 대한 과도한 의존 · 무관심 · 혐오감 등). 특히 B군(**표 1** 참조)에는 감정의 불안정성이 있으므로 유의한다.

3 대인관계 기능에 치우침이 있는 경우

사전에 정보를 수집하여, 평가계획 입안의 유의사항으로 한다(불안정하고 격렬한 대인관계나 표면적으로 신뢰가 부족한 대인관계는, 일방적이고 다른 사람에 대한 배려가 결여되는 반면, 다른 사람의 언동에 상처받기 쉬운 대인관계 등이라는 치우침을 나타내는 경우가 있다).

그 치우침은 작업치료사와의 사이에서도 일어나기 쉬우므로, 작업치료사가 대상으로 되었을 때도 자기와 대상자 관계를 한걸음 떨어진 관점에서 보기 위해, 사전의 정보를 기초로 예측을 세우거나, 문제가 발생하였을 때의 대책을 세울 때에 도움이 된다.

4 충동의 제어가 곤란한 경우

어느 정도 제어할 수 있는 사람인가? 어떠할 때에 제어가 되지 않게 되는가? 라는 것을 사전에 알아두면, 제어가 되지 않는 장면에 조우하였을 때에 상황에 지나치게 말려들지 않고 대응할 수 있다.

5 기타

인격장애의 종류와 특징에 대해서도 사전정보로서 알아두면, 대상자의 특징적 치우침이 작업치료사에게 돌려졌을 때에, 작업치료사는 치우침에 지나치게 말려들지 않고, 대상자의 특징이나 치우침으로서 인지할 수 있다. 인격장애의 종류는 개념상의 분류이고, 임상에서는 종류의 합병이 관찰되므로 유의한다.

Ⅷ 증상성 및 기질성 정신장애의 평가

A. 증상성 및 기질성 정신장애란?

정신질환의 생성원인으로서 외인, 내인, 심인이 있으나, 신체적 원인이나 환경적 원인을 외인이이라 총칭하고 있다. 여기서 채택하는 증상성 및 기질성 정신장애는 외인성의 정신질환으로 분류된다.

증상성 정신질환은 감염증, 교원병, 대사 · 내분비질환 등에 의해서 정신증상이 나타나는 것이며, 기질성 정신장애는 두부외상, 뇌종양, 뇌혈관장애, 뇌염 등의 뇌기질적 질환에 의해서 야기되는 정신장애이다.

1 경과

증상성 및 기질성 정신장애의 원인질환은 다양하지만, 유사한 정신증상이 출현한다.

급성기에는 보네퍼(Bonhoeffer)의 외인 반응형이라 일컬어지는 의식장애를 중심으로 하여, 섬망이나 몽롱한 상태가 출현하고, 아급성기에는 일과성으로 억울상태, 경증의 조상태, 자발성의 결여, 기억장애, 쉽게 노여워함, 때로는 환각망상 등의 정신증상을 나타내는 통과증후군을 나타낸다.

증상이 고정된 만성기에는 건망증후군과 과민정서성 빈약상태가 출현한다. 이들의 만성기의 증상은 증상성 정신장애에서는 일부 비가역적인 치매나 결함상태를 남기는 일이 있으나, 가역성이고 회복 가능하다. 기질성 정신장애에서는 비가역적, 고정적인 치매나 기질성 기분장애, 기질성 인격장애 등을 남기는 경우가 적지 않다.

2 증상

증상성 및 기질성 정신장애에서의 일반적인 정신증상에는 의식장애, 섬망, 건망, 기분(감정)장애, 환각망상, 인격자애 등이 있고, 그 개요를 **표 1**에 나타냈다.

B. 평가해야 할 항목

정신과영역의 작업치료에서 시행되는 평가방법은 정보수집, 관찰, 면접, 검사로 나뉜다. 이들의 평가방법에 의해서, 증상성 및 기질성 정신장애에 대해서 알 수 있는 내용이나 목적에 대해서, 아래에 나타낸다.

표 1 증상성 및 기질성 정신장애의 주된 증상

의식장애	의식 혼탁 : 의식의 청명도의 장애. 명식(밝은 식견) 곤란상태, 경면, 혼면, 혼수 의식 협착 : 의식의 확산이 좁아진 상태. 최면상태, 히스테리성 몽롱상태, 간질 의식 변용 : 의식의 질적 변화. 의식 혼탁에 착각, 환각, 정신운동 흥분 등이 가해진 상태. 몽롱상태, 섬망, 아멘티아 등
섬망	의식 혼탁, 착각, 환각, 정신운동 흥분, 불안 등이 가해진 상태. 의식의 청명도가 현저하게 병동
건망	기명력 저하, 실지남력, 건망, 작화로 구성되는 건망증후군(코르사코프 증후군), 의식은 청명, 근시기억이 침해되기 쉽고, 즉시기억은 유지된다.
기분(감정)장애	우울상태를 나타내는 일이 많으나, 조상태나 혼합상태도 있다.
환각상태	망상이 우위이지만, 환각을 수반하는 일도 있다. 망상의 형성에는 병전 성격이 영향.
인격장애	정서가 쉽게 변화함, 쉽게 자극을 받음, 노여움과 공격성의 폭발, 병전 성격의 첨예화, 무기력, 무관심, 시기심, 망상적 관념, 우원과 점착성 등, 지속적인 인격의 장애

표 2 정보수집

주치의 : 차트와 주치의로부터	
• 병에 대해서	병명, 발병연도, 경과, 병의 상태(병태수준), 현 병력 · 기왕력, 합병증, 유전 부인(마이너스 요인), 입원의 경과 · 에피소드 등
• 치료내용에 대해서	전체 치료의 틀, 치료방침(재활목표, 퇴원 예정, 받아들일 곳), 작업치료 처방목적, 약물의 작용과 부작용, 검사결과 등
• 기타	가족력, 학력, 직업경력, 생육경력, 향후의 전망 · 예후, 환자의 인상, 금기사항 등
간호사 : 간호기록과 담당간호사로부터	
• 일상생활에 대해서	수면, 증상, 일상생활활동(ADL), 대인관계, 활동성 등
• 간호내용에 대해서	간호방침, 복약관리, 금전관리, 작업치료, 레크리에이션, 집단치료의 상황 등
• 기타	가족의 면회, 취미, 환자의 인상, 금기사항 등
정신보건복지사(PSW) : 상담기록과 담당자로부터	
• 받아들일 곳에 대해서	가족상황, key person, 가족의 의향, 받아들일 곳 등
• 지원에 대해서	지원방침, 장애인수첩, 장애연금, 의료보험, 복지적 지원, 사회자원과 상황 등
• 기타	환자모임, 가족모임, group work에서의 상태, 환자의 인상 등
임상심리사(CP) : 심리검사보고서 · 정신치료 기록과 담당자로부터	
• 검사에 대해서	심리검사의 내용과 결과, 환자의 불안 · 희망 · 주된 호소, 인격과 행동의 특징, 병태수준 등
• 치료에 대해서	치료방침, 치료내용(개인, 집단), 관여하는 방법 등
• 기타	집단 내에서의 상태, 대인관계의 특징, 환자의 인상 등

1 정보수집

주치의, 간호사, 정신보건복지사, 임상심리사 등의 전문직이나 가족 등으로부터의 정보를 모은다. 기록된 것과, 직접 정보를 청취하는 방법이 있다. 내용으로서 **표 2**에 나타낸 것 같은, 생육경력, 질환, 치료내용, 일상생활의 상태, 가족상황, 사회적 지원, 검사결과 등, 다방면에 걸친 정보가 포함된다.

2 관찰

작업치료나 면접 · 검사를 실시하고 있을 때의 관찰만이 아니라, 일상적인 생활 장면에서의 관찰도 중요하다. 관찰은 외관이나 표정 등의 일반적 행동, 역할이나 과제에 대한 대처방법(문제해결의 방법), 대인관계를 취하는 방법 등이 주된 요점이지만, 증상성 및 기질성 정신장애에서는 의식수준, 현실검토(지남력), 정서상태, 의욕의 정도, 인격의 치우침 등을 아는 것이 특히 필요하다.

3 면접

대상자 본인이 느끼고 있는 것, 기대하고 있는 것, 곤란한 것, 향후의 희망 등을 직접 듣고, 대상자의 내적 세계를 이해한다. 면접은 대상자의 변명을 듣는 것이 목적이 되기 때문에, 면접자는 경청하는 것, 수용하는 것, 공감적으로 이해하는 것이 중요하다.

4 검사

검사에는 신경심리검사, 지능검사, 성격검사 등의 종류가 있으며, 선별(screening), 선택적 탐색, 뒷받침 조사, 변화의 확인 등의 목적으로 이루어진다. 증상성 및 기질성 정신장애의 평가에서는, 검사를 통해서 의식, 주의, 지남력, 기억, 정서, 수행, 문제해결, 의사소통, 병식(insight), 일상생활활동(동작)(activities of daily living; ADL), 생활관련 활동(activities parallel to daily living; APDL), 직업능력 등의 정도를 아는 것이 필요하다.

C. 평가의 유의할 점

1 평가의 순서

평가방법의 실시순서는 평가결과에 영향을 미친다. 예컨대, 정보 수집을 처음에 시행하면 그 후의 평가를 시행하기 쉬운 반면, 이미 얻은 정보에 영향을 받게 되어 새로운 면을 발견하거나, 기존의 평가를 수정하는 것이 곤란해지는 일이 있다. 이들의 것을 고려하면서 실시순서를 결정해간다.

2 평가의 시기

급성기 · 회복기에서는 의식장애에 의해서 다른 인지나 심리 면에 영향을 미치는 일이 많고, 또한 급속한 의식장애의 개선에 수반하여, 다른 장애도 개선되어 가기 때문에, 평가의 시기를 고려한 필요가 있다.

3 평가의 중심

다양한 증상이나 장애를 검사하는 것이 평

가의 중심이 아니라, 어디까지나 작업치료 평가의 정보수집, 관찰, 면접이라는 일반적인 평가가 중요하다. 평가는, 대상자가 생활을 보내는 데에 어떠한 장애(생활장애, 능력장애, 사회적 불이익)가 있는가를 명확히 하는 것에 있으며, 이것과 연관시켜 개개의 증상이나 장애의 검사가 다루어져야 한다.

4 종합적인 평가

대상자의 정신상태나 전신상태에 따라서 평가가 변동하기 쉽다. 쉽게 피로해짐, 억울, 의식수준의 변동 등에 의해서 평가결과가 바뀌기 쉽다. 따라서, 평가를 할 때는 검사결과만이 아니라, 정보수집, 관찰, 면접 등을 종합하여 평가하는 것이 필요하다.

5 대상자와의 관계

각종 검사나 정보 수집을 목적으로 한 면접에서는 대상자에 대한 심리적인 침습성이 높기 때문에, 대상자와의 관계가 확립된 다음에 실시하는 것이 필요하다. 조급한 실시는 대상자의 불신이나 반발을 사서, 그 후의 치료관계를 악화시킬 가능성이 있다. 또한 실시를 할 때는, 평가의 목적, 방법을 설명하고, 평가로부터 알게 된 것을 대상자에게 이해하기 쉬운 방법으로 전달하는 것이 중요하다.

D. 구체적인 평가방법

작업치료에서 일반적인 평가방법인 정보수집이나 관찰, 면접은 다른 단원에서 언급되어 있으므로, 여기서는, 검사를 중심으로 거론한다. 증상성 및 기질성 정신장애의 증상이나 장애는, 의식장애, 섬망, 건망, 기분(감정)장애, 인격장애 및 이들에 의해서 일어나는 생활·사회적 장애 등이다.

이들에 대한 검사방법을, 아래에 설명한다.

1 의식장애의 검사

중증의 의식장애의 검사법으로서, Glasgow Coma Scale(GCS), 3-3-9도 방식〔일본 혼수척도(Japan Coma Scale; JCS)〕, 경증의 의식장애에서는, 사노 등1)의 평가표가 있다.

2 주의장애의 검사

주의기능에 대해서 솔베르크(Sohlberg) 등2)은, sustained attention(지속성), selective attention(선택성), alternating attention(전도성), divided attention(용량)으로 분류하였다.

주의장애의 검사법의 예로서, "지속성"에서는 주의를 지속하면서 목적행동을 시행하는 과제(예 : 등속 고타과제), "선택성"에서는 몇 가지의 자극 중에서 어떤 하나의 자극을 선택하는 과제〔예 ; audio-motor method (AMM)〕, "전도성"에서는 상이한 자극을 정해진 방법으로 변환하면서 목적행동을 시행하는 과제(예 : cancellation 과제), "용량"에서는 복수의 자극에 대해서 동시에 주의를 돌리는 과제〔예 : paced auditory serial addition test(PASAT), trail making test(TMT)〕 등이 있다.

3 지남력 장애의 검사

일시나 장소, 사회관계(주위의 사람과의 관계 등)나 자기 자신(이름, 연령 등)의 지남력의 검사법으로서, Mini-Mental State Examination(MMSE)이 유용하다.

4 기억장애의 검사

기억장애는 뇌의 어느 부분이 손상을 받아도 일어날 수 있는 것이며, 생활하는 데에 큰 장애가 된다. 검사법으로는 미야케식 기명력 검사(언어성 기억검사), 벤톤(Benton) 시각기명력 검사(비언어성 기억검사)가 대표적인 것이다.

5 병식, 행동장애, 정서장애, 인격변화의 평가

개개의 증상 또는 병 전체에 대해서 바르게 판단되어 있는 경우에 "병식"(insight)이 있다고 하는데, 기억장애가 중증일수록 병식은 불완전한 일이 많고, 일상생활에 대한 영향은 크다. 병식에 대한 평가는, 질병에 대한 태세(태도)가 되어있는지 아닌지에 대해서, 관찰이나 면접을 통해서 시행한다.

행동장애, 정서장애, 인격변화에서는, 사소한 일로 쉽게 노여워하게 되어 의지의 통제가 결여되고, 인격의 깊이를 상실하여 표면적이고 단락적인 반응이 많아지며, 또한 의욕의 저하나 무기력, 자기의 행동에 대한 반성의 결여 등, 행동상의 문제를 반복하는 일이 많다. 이들의 평가도 관찰이나 면접을 중심으로 하여 이루어진다.

6 생활장애, 사회적 장애의 평가

생활 장면에서의 인지나 인격을 평가하는 것으로서, 뇌 외상자 생활평가표가 있다. 인지기능으로서, 주의력, 기억력, 지속력, 의사소통, 자기관리, 상황판단, 활동 · 스피드, 현실인식 등을 평가하고, 인격에서는 어린이 같은 행동, 욕구의 조절, 감정의 조절, 대인관계, 고집성 등을 평가하는 것이다.

●인용문헌

1) 佐野圭司, 他：軽度意識障害の評価方法に関する統計的研究—評価尺度の妥当性および簡便実用尺度の検討. 神経進歩 26:800–814, 1982
2) Sohlberg MM, Mateer CA: Attention Process Training. I, II, Psychological Corp., Washington, 1986

●참고문헌

3) 上島国利, 立山萬里(編)：精神医学テキスト. 南江堂, 2000
4) 大熊輝雄：現代臨床精神医学. 第 9 版増補, 金原出版, 2002
5) 大月三郎, 黒田重利, 青木省三：精神医学. 第 5 版, 文光堂, 2003
6) 日本作業療法士協会(監修), 鎌倉矩子(編)：高次神経障害. 改訂第 2 版, 作業療法学全書, 第 8 巻, 協同医書出版社, 1999
7) 日本作業療法士協会学術部(編)：頭部外傷の作業療法. 作業療法マニュアルシリーズ, 日本作業療法士協会, 1998
8) 石井文康：注意障害を呈した症例に対する認知訓練の試み. OT ジャーナル 30:451–455, 1996
9) 天野直二：脳器質性精神障害のリハビリテーション. OT ジャーナル 26:580–585, 1992
10) 斎藤正彦, 松下正明：器質性精神疾患の基礎と臨床. OT ジャーナル 26:572–578, 1992
11) 万歳登茂子：認知障害. 総合リハ 22:461–466, 1994

IX 간질의 평가

A. 간질이란?

1 간질의 역사

간질(epilepsy)에 관한 역사는 오래되었고, 그리스 시대, 간질의 발작은 신의 뜻에 의한다고 생각된 신성병(Morbus sacer)이라고도 불렸으며, 로마시대에는 악마에 홀린 병(Morbus demoniacus)이라 불리고 있었다.

Epilepsy라는 말의 어원은 epi(upon; 상태에서, ~중)와 lepsia(seize; 포착되다, 엄습되다)의 합성어이고, 그리스어의 epiambanien이며, 잡다(to seize), 엄습하다(to attack)를 의미하고 있어, 발작(seizure)을 가지는 질병의 뜻이다.

또한, 우리나라에 "전간(癲癎)"이라는 말이 중국에서 초래되어 1,000년 이상이 경과한다고 하며, "전(癲)"은 "미치광이=정신병", "간(癎)은"경련"을 의미하고, 소아의 경풍도 포함되고 있었던 같다. 이와 같이 전간(간질)이라는 병병은 어원적으로는 경련성 정신병이라는 것을 의미하고 있다.

2 간질의 정의

간질의 질병으로서의 정의는 병인이나 병태가 다양하다는 것에 더하여, 간질의 발작의 출현기전이나 병인이 해명되어 있지 않고, 독립 질환으로서 간주되지 않았다. 그러나 19세기 초기에, 뇌에 원발하는 간질과 뇌 이외의 신체 부분(사지 말단, 신체 장기)에서 기시하는 간질로 구분되어, 전자는 특발성 간질, 진정 간질, 본태성 가질 등이라 불리고, 후자는 교감성 간질, 증상 간질이라 이름 붙여지게 되었다.

그 후, 1970년대에 들어와, 간질발작(증상)과 간질(병인)을 명확히 구분하게 되어, 발작과 간질증후군의 국제 분류가 제창되어, 간질은 뇌에 병리가 있는 하나의 질환으로서 다루어지게 되었다. 또한 세계보건기구(WHO)는 간질의 임상특징을, ① 여러 가지의 병인, ② 만성의 뇌질환, ③ 과도한 발작발사, ④ 다채로운 발작증상이라는 4개점으로 집약하고, 이것이 오늘날 널리 사용되고 있다.

더욱이 뇌파연구에 의해서 임상상과 뇌파소견과의 상관성에 기초하여 분류를 하게 되었다. 레녹스(W.G. Lennox)는 대발작, 소발작, 정신운동발작으로 3분류하고, 펜필드(W. Penfield), 자스퍼(H. Jasper)는 다시 뇌의 기능의 국재(localization)를 추구하는 연구를 하여, 간질발작을 전반 간질과 부분 간질의 두 가지로 분류하였다.

표 1 간질발작 분류 개정안

Ⅰ **부분발작**

A. 단순 부분발작(의식 감손이 없다)
- 1. 운동징후를 가지는 것
  - a. 행진(march)이 없는 초점 운동성
  - b. 행진하는 초점 운동성
  - c. 회전성
  - d. 자세
  - e. 음성
- 2. 신체감각, 특수감각증상[단순 환각(예: 따끔따끔, 반짝반짝 등)]
  - a. 신체감각
  - b. 시각
  - c. 청각
  - d. 후각
  - e. 미각
  - f. 현기증
- 3. 자율신경증상 · 징후를 나타내는 것(상복부 감각, 창백, 발한, 홍조, 입모, 동공산대 등)
- 4. 정신증상(고차뇌기능장애), 드물게는 의식 감손을 수반하지 않는다. 대부분은 복잡 부분발작으로서 체험된다.
  - a. 언어장애
  - b. 기억장애(예 : 기시감)
  - c. 인지장애(예 : 환몽상태, 시간감각의 변용)
  - d. 감정(예 ; 공포, 노여움)
  - e. 착각(예 : 거시)
  - f. 구성환각(예 : 음악, 광경)
  - g. 자등증을 가진 것

B. 복잡 부분발작(의식 감손을 수반한다, 때로는 단순증상으로 시작된다)
- 1. 단순 부분발작으로 시작하여, 의식 감손으로 옮겨간다.
  - a. 단순 부분발작의 특징(A. 1~A. 4)으로 시작되고, 의식감손으로 옮겨간다.
  - b. 자동증을 가진 것
- 2. 의식 감손으로 시작되는 것
  - a. 의식 감손만을 갖는다.

C. 부분발작으로부터 2차적 전반발작으로 진전되는 것(전반 강직간대, 강직, 간대발작)
- 1. 단순 부분발작이 전반화 하는 것
- 2. 복잡 부분발작이 전반화하는 것
- 3. 단순 부분발작으로부터 복잡 부분발작으로 진행되어, 전반화 하는 것

Ⅱ **저반발작(경련성, 또는 비경련성)**

A. 결신발작
- 1. 정형 결신발작, 단독으로, 또는 다른 것과 조합되어
  - a. 의식 감손만
  - b. 가벼운 간대요소를 가진 것
  - c. 탈력요소를 가진 것
  - d. 강직요소를 가진 것
  - e. 자동증을 가진 것
  - f. 자율신경요소를 가진 것
- 2. 비정형 결신발작
  - a. A.1보다도 근 긴장의 변화는 보다 뚜렷하다
  - b. 시작도 중지도 급격하지 않은 것

B. 미오클로누스성 발작(미오클로누스성 경련, 단발 또는 연발)

C. 간대발작

D. 강직발작

E. 강직-간대발작

F. 탈력발작(실립), 상기 B나 D의 합병도 있다.

Ⅲ **분류할 수 없는 간질발작**

Ⅳ **〈부기〉**

우발발작, 주기성 발작, 유발인자가 있는 것 등이 있다.

[국제간질연맹, 1981에서]

이것을 기초로, 국제항간질연맹(International League Against Epilepsy ; ILAE)에 의한 국제 분류(**표 1**)가 제창되었다. 이것은, 간질발작의 발사가 대뇌반구의 한 국소에 국한된 "부분발작", 대뇌 양반구 전체에 확산되는 "전반 발작"으로 구분하는 것으로, 이것은 다시 상세하게 분류되어 있다.

3 간질의 분류

간질의 분류에 대해서도, 분류기준을 전혀 달리 하는 체계가 없는 호칭이, 간질에 관한 지식을 혼란시켜 왔으나, 질환개념이 확립되어 감과 함께, 합리적인 분류의 체계화가 가능해졌다.

간질이라는 질환의 표현 형태나 이 질환의 본태인 대뇌 신경원(neuron)의 과잉발사를 야기하는 부위나 범위, 그것을 규정하는 뇌 장애의 국재(localization)나 병리학적 성질은 다양하며, 치료, 특히 항간질 약제에 대한 반응성 및 예후도 역시 여러 갈래에 걸쳐 있어, 간질이라는 질환에 대해서 합리적인 분류를 하는 것이 연구하는 데에도 진료를 하는 데에도 요청되어 왔다.

현재의 국제항간질연맹의 분류를 **표 2**에 나타냈다. 부분발작이 있는 국재관련성 간질과 전반 발작을 가지는 전반 간질로 2분되고, 국재관련성 간질은 특발성, 증후성, 잠인성의 3 그룹으로 구성되어 있다. 잠인성 간질이란 현재의 의학으로는 병인을 특정할 수 없으나, 임상 뇌파학적 특징이 특발성보다 증후성에 근사한 간질이라는 것이다.

전반 간질은 특발성, 잠인성 또는 증후성, 증후성의 세 그룹으로 구성되고, 다시 증후성 전반간질은, 비특이성 병인에 기초하는 증후군과 특이증후군으로 구분되어 있다. 초점성인지 전반성인지 결정할 수 없는 간질은 전반 발작과 초점발작을 갖는 간질과 어느 특징도 결여되어 있는 미결정 간질을 포함하고 있다.

간질의 질환개념이 확립되어 가고, 이에 수반하여, 간질발작 및 간질의 분류가 이제까지의 혼란으로부터 정리, 통일하여 갈 수 있게 되어, 간질의 진단을 할 때는 어느 간질 병형에 해당되는지를 결정하고, 치료약제의 선택이나 예후의 추정이 가능하도록 되었다.

B. 작업치료의 목적

간질의 작업치료는 어린이를 대상으로 하는 경우와 어른을 대상으로 하는 경우에서는 다르다.

a. 어린이를 대상으로 하는 경우

어린이의 경우는 학업이 주체가 되므로, 정신의료시설에 입원하는 경우는 적지만, 양호시설에서는 취급하는 경우가 많다. 어떠한 질환에서도 공통인 것은 질병이나 장애에 대한 가족의 이해와 수용(받아들임)이다.

가족에게 간질의 발작이 일어난 상황 등을 물어도 설명할 수 있는 부모는 적으며, 간질은 불치의 병이고, 내 자식에게 일어난 간질발작은 비극밖에는 없다고 생각하는 것이 일반적인 부모의 최초의 반응이다. 이것을 극복하고, 자기가 내 자식에게 무엇을 할 수 있는지를 생각하게 하려면, 병의 수용과 이해가 필요하다.

이 때문에, 어린이에게 간질이 있어도, 여러 가지 작업종목을 처리할 수 있는 것이나, 공부도 할 수 있다는 것을 부모에게 이해시키고, 본인에게도 자신의 장래를 생각하도록 하여, 목표로 향하게 하는 것이 작업치료의 치료나 훈련의 목적이 된다.

b. 어른을 대상으로 하는 경우

표 2 간질, 간질증후군 및 발작성 관련질환의 분류

1. 국재 관련성(초점성, 국소성, 부분성) 간질 및 증후군

1.1 특발성(연령과 연관하여 발병한다)
- 중심 · 측두부에 극파를 가진 양성 소아간질
- 후두부에 돌발파를 가지는 소아간질
- 원발성 독서간질

1.2 증후성
- 소아의 만성진행성지속성 부분간질
- 특이한 발작유발 양태를 가진 간질
- 측두엽 간질
- 전두엽 간질
- 두정엽 간질
- 후두엽 간질

1.3 잠인성

2. 전반 간질 및 증후군

2.1 특발성(연령과 연관해서 발병한다. 연령순으로 기재)
- 양성 가족성 신생아 경련
- 양성 신생아 경련
- 양성 영아 미오클로니 간질
- 소아 결신간질(피크노렙시)
- 소년 결신간질(충격 소발작)
- 각성 시 대발작 간질
- 상기 이외의 특발성 전반 간질
- 특이한 발작유발양태를 가지는 간질

2.2 잠인성 또는 증후성(연령순)
- 웨스트증후군(infantile spasms, 전격 · 점두 · 예배 경련)
- 레녹스 · 가스토증후군
- 미오클로니 실립발작 간질
- 미오클로니 결신간질

2.3 증후성

2.3.1 비특이 병인
- 조기 미오클로니 뇌증
- 서프레션 · 바스트를 수반하는 조기 영아간질성 뇌증
- 상기 이외의 증후성 전반 간질

2.3.2 특이증후군

3. 초점성인지 전반성인지 결정할 수 없는 간질 및 증후군

3.1 전반발작과 초점발작을 아울러 갖는 간질
- 신생아 발작
- 영아 중증 미오클로니 간질
- 서파수면 시에 지속성 극서파를 나타내는 간질
- 획득성 간질성 실어 [랑도 · 클레프너(Landau-Kleffner) 증후군]
- 상기 이외의 미결정 간질

3. 2 명확한 전반성 또는 초점성의 어느 것인가의 특징도 결여되는 간질

4. 특수증후군

4.1 상황관련성 발작(기회발작)
- 열성 경련
- 고발발작, 또는 고발의 간질 중연상태
- 알코올, 약물, 자간, 비케톤성 고글리신혈증 등에 의한 급성의 대사장애나 급성중독 때에만 관찰되는 발작

[국제항간질연맹, 1989에서]

어른의 간질의 재활에 대해서는, 야기[1]가 언급한 것처럼, 간질을 가진 사람이 자기들이 가지는 최대의 신체적, 정신적, 사회적, 직업적. 경제적 능력을 발휘할 수 있을 때까지 회복시켜, 인간으로서의 복권을 지향하는 기술과 사회적 · 정책적인 종합적 체계가 요구될 것이다.

또한, 야기[2]는 간질을 가진 사람들의 장애의 성질과 그 정도를 진단 · 평가하고, 그 장애에 대해서 적절한 의학적 치료 · 훈련을 시행하여, 잔존하는 기능의 확대를 도모하고, 거듭 장애의 예방을 하는 것이라 언급하였다. 작업치료에는 이 야기의 사고방법에 따라서 시행하는 것이 필요할 것이다.

이를 위해서는, 간질에 수반하는 발작이나 문제행동 등이 작업치료에 어떻게 영향을 주는가를 적절히 평가하여, 그 사람의 능력에 따른 목표를 정해서 프로그램을 작성하고, 발작

이나 기분 변동에 대한 대처방법을 작업치료를 통해서 학습시켜, 사회복귀를 향해서 훈련을 시행하고, 생활의 질(quality of life ; QOL)을 높이는 것이 필요하다.

C. 평가

1 기초정보 수집

의사는 병력청취를 하는데, 작업치료사는 적절한 프로그램을 입안하기 위해, 치료시작 전에 기초정보로서, 가족력, 생육경력, 및 기왕력, 입원까지의 경과의 정보가 필요하다. 특히, 발작과 발작 간헐기 증상에 대한 정보는 작업치료 종목의 선택이나 치료계획을 세우는 데에 필요하고, 가능하면 직접, 가족으로부터도 정보를 얻을 필요가 있다. 특히 어린이의 경우에는 가족으로부터의 직접적인 청취가 반드시 필요하다.

발작증상의 청취에 대해서, 쓰치하라[3)]는 의사는 **표 3**에 나타낸 것처럼, 발작의 시각, 유발요인, 기시(시작)증상, 운동증상이나 의식상태와 그 시간적 추이, 증상의 좌우차이, 안색이나 입술 색깔, 발작 중의 수반증상, 발작 후의 상황, 발작의 군발(일정한 시간 또는 어느 구역에서 집중적으로 발생함)의 유무 등이 중요한 요점이라고 언급하고, 또한 실제로 의사의 눈앞에서 발작을 확인할 수 있는 일은 적으므로, 직접 발작을 목격한 사람으로부터 듣는 것이 원칙이라고 언급하였다. 작업치료사도 쓰치하라의 의견을 받아들여, 대상자를 관찰하고, 필요한 정보는 자신이 대상자에게 묻는 것도 필요하다.

표 3 발작증상 청취의 요점

1. 발작이 일어난 상황
   - 발작이 일어난 시각(잠에서 깨었을 때인가, 수면할 때인가, 잠든 직후인가, 깨어난 직후인가?)
   - 발작이 일어날 때의 상황(무엇을 하고 있을 때에, 자세는)
   - 발작을 일으키기 쉬운 유발요인(발열, 과호흡, 목욕, 오락게임 등)
2. 발작상황, 수반증상
   - 기시(시작)증상(발작이 일어나는 느낌, 지각증상, 발성 · 발어 등)
   - 이상운동의 부위(몸의 일부인가 전신인가, 어느 부위인가, 어떻게 이동 · 확대하였는가?)
   - 이상운동의 종류(경직되었는가, 씰룩거렸는가, 일순간 씰룩했는가, 힘이 빠져 늘어졌는가, 굼실굼실하였는가?)
   - 운동증상의 좌우차이(좌우가 마찬가지인가, 한쪽만인가, 양측성이고 한쪽 우위인가?)
   - 의식의 상태(불렀을 때 뒤돌아보는가, 대답을 하는가, 조금 멍한 느낌인가, 완전한 의식 소실인가?)
   - 의식장애와 운동증상의 시간적 관계(동시에 출현하였는가, 어느 쪽이 먼저인가?)
   - 얼굴표정, 안색, 입술 색깔(호흡억제가 있었는가?)
   - 안구운동의 이상(안구상전, 응시, 안진 등)
   - 자각적인 지각증상, 정신증상(오심, 저린 느낌, 착시, 어지러운 느낌, 다행감 등)
   - 자율신경증상(발한, 홍조 등)
   - 발작 중의 발성, 침을 흘림, 구토, 실금, 외상
   - 발작의 지속시간, 각 증상의 경시적 변화
3. 발작 후의 상황
   - 발작 후의 의식상태(바로 의식이 돌아왔는가, 잠시 멍하니 있었는가, 발작 후에 잠이 들었었는가?)
   - 발작 후의 두통, 오심, 사지의 운동마비 [토드(Todd) 마비]
   - 각 발작 후 증상의 지속시간
   - 발작에 관한 기억, 건망의 유무
4. 발작의 빈도
   - 군발, 시리즈 형성의 유무
   - 군발하는 경우는 1회의 지속시간과 간격, 전체 횟수
   - 발작의 횟수, 간격

[문헌 3에서]

발작 시 이외에도 명백히, 신체증상, 지능장애, 그리고 신경증, 성격문제, 정신병 증상 등의 발작 간헐기 증상이, 간질의 장애를 형성하고 있기 때문에, 작업 시에는 주의 깊게 대상자를 관찰할 필요가 있다.

2 작업에서의 평가항목

간질의 대상자는 의학적으로 발작에만 중점이 두어져, 기능장애, 능력장애에 대해서는 충분히 검토가 이루어지지 않았다. 야기는 능력저하에는 직업적 역할에서의 능력저하, 솜씨의 능력저하, 특수기술능력 저하가 있다고 언급하였다[2]. 확실히 능력의 저하는 일상생활을 하는 데에도 직업적 관점에서도 중요하며, 작업을 사용한 작업능력의 평가가 중요한 것은 말할 것도 없다

작업에서의 평가항목으로서, 야기[2]는 아래의 항목을 열거하였다.

① 이해 응용력
② 작업속도, 작품의 만듦새, 기계 · 기구의 조작의 능란함과 서투름, 측정기를 사용한 정확도
③ 작업에 대한 의욕, 정신 · 신체의 내성, 주의력, 작업규칙을 지킬 수 있는가 아닌가, 정리 · 정돈
④ 신체기능으로서 눈과 손의 협응, 정교성, 투박하고 큰 동작의 평가
⑤ 작업 중의 발작 · 피로의 정도
⑥ 대인관계장애의 유무 등

또한, 이 활동의 과정은 평가기준을 만들어 관찰함으로써 능력을 음미하는 데에 도움이 된다고도 언급하고 있고, 작업치료에서는 이 능력을 객관적인 지표를 기초로 구체적으로 나타낼 필요가 있다할 수 있다.

3 구체적인 평가법

필자가 소속하는 연구회에서 사용하고 있는 객관적 지표로서 시간, 수 등 수치를 사용한 평가방법의 일부에 대해서 간단히 소개한다.

우선, 준비단계로서 작업종목을 선택하여 작업공정과 작업기술을 분석하고, 표 4와 같은 지표를 정하여, 작업공정 중에서 측정부위를 정한다. 이 계획에 기초하여 실제로 수치를 측정한다. 그 측정한 수치를 표 5와 같이 비교하여, 수치의 변화를 분석함으로써 대상자의 상태의 변화나 특징을 파악한다.

구체적으로 나타내면, 지표가 "시간"이라면, 작업수행에 걸리는 시간이나 작업치료실에 있는 시간, 휴식하고 있는 시간이며, "수

표 4 작업에서의 객관적 지표와 측정수치

지표	측정부위	측정수치
시간	—기술 —공정	소요시간 작업 외의 시간
수량	일정시간	작업량
	배색	색깔 수
	작품	치수
	틀림	횟수 장소 수정의 유무

표 5 작업에서 얻은 수치로부터의 분석방법

1 : 개인에서의 비교
2 : 같은 장애자와의 비교
3 : 건강한 사람과의 비교

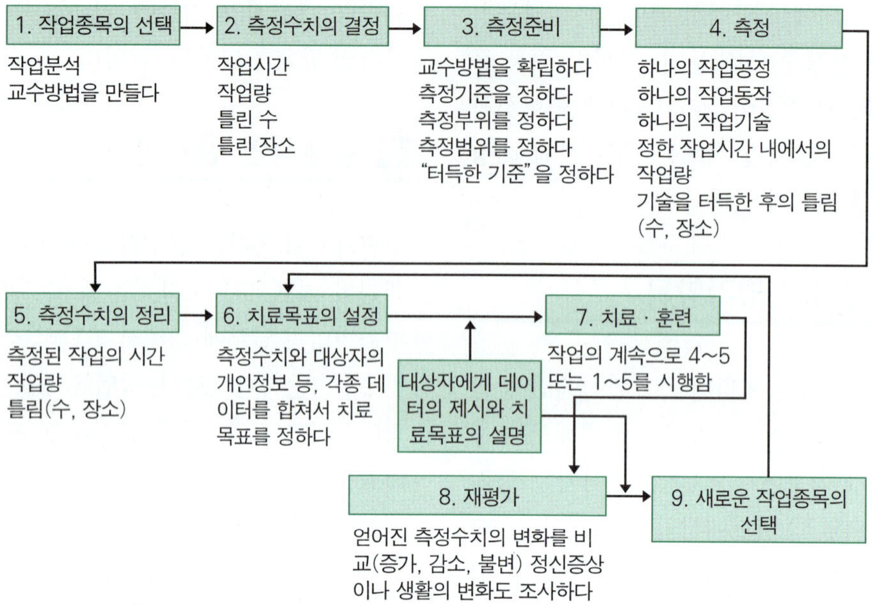

그림 1 수치를 기준으로 한 작업치료

수치는 대상자에게 객관적으로 받아들이기 쉬운 면이 있으며, 자기의 작업을 시행한 결과를 시각적으로 볼 수 있다. 〔문헌 4에서〕

량"이라면, 작업치료 중에서 1회에 결정된 시간 내(기본적으로는 평가는 1시간, 다만, 많은 대상자를 보고 있으므로 작업치료시간 내)에서의 작업을 시행한 양, 휴식한 횟수, 사용한 실(thread)이나 색깔의 수나 길이, 완성된 치수, 틀린 횟수나 장소, 수정의 유무 등을 조사한다.

수치의 비교는 개인으로 시행하면, 같은 날 안에서의 변화나 매일의 변화, 작업종목의 시작할 때와 종료할 때의 변화, 같은 작업종목을 복수 회 시행하면, 그 회마다의 변화를 파악할 수 있다. 이 수치의 비교로부터 파악한 개인의 변화는, 증상의 변화를 잘 알 수 있다.

같은 장애인과의 비교라면, 간질의 경우는 연령, 성별, 발작의 종류와 횟수 등을 비교하여, 동일 질환에서의 다른 대상자와의 작업능력을 비교할 수 있다. 건강한 사람과의 비교에서도 동일 작업종목에서의 비교가 가능하고, 사회적인 작업능력의 비교를 할 수 있어, 객관적인 대상자의 능력비교나 예후예측이 가능하다.

D. 평가의 유의할 점

객관적인 평가를 시행하기 위해서는, 작업종목마다 작업기술(물건을 만드는 기술)과 작업공정(기술을 사용해서 작품을 완성시킬 때까지)을 수치화할 수 있도록 기준을 만들 필요가 있다(**그림 1**). 상세한 것에 대해서는 『작업의 과학』 Vol. 3[4)]에 게재되어 있는 것을 참조하기 바란다.

문제는 수치의 도입에 대해서, 작업치료사의 개인적인 영향을 가급적 배제하여, 어느 작업치료사라도 마찬가지로 측정할 수 있는 기준을 만들 수 있는가이다. 극단적인 경우, 가르치는 방법은 어떠한 방법이라도 좋지만, 터득한 기준과 측정방법이나 부위 등은 통일할 필요가 있다. 또한 행동의 모두를 수치로 바꿔 놓는 것은 불가능하며, 말할 것도 없이 매일의 대상자의 행동이나 표정, 이야기의 내용 등에 주의를 돌려, 필요한 기록으로서 적어 둘 필요가 있다.

수치는 일견, 과학적으로 보이지만, 어느 면에서 사용하는 개인의 사고의 영향을 받기 쉽고, 해석의 방법으로 견해가 극단적으로 달라진다는 문제도 있다. 이것을 방지하려면, 수치화하는 방법론과 수치의 공개가 필요하고, 대상자 본인에게는 모두 공개하여, 그 결과를 본인과 서로 이야기를 나누는 것이 반드시 필요하다.

또한, 간질의 대상자의 작업치료에서는 작업 시의 위험방지가 긴요하다. 발작이 약물 등으로 조절되어 있다고는 하지만, 환경에 따라서는 사고가 일어난다. 이 때문에 사고방지를 위한 충분한 환경조성이 필요하고, 발작 시의 넘어짐에 대응해서 대상자의 주위에는 위험한 도구나 재료는 두지 않는, 의자에 앉을 경우는 깊이 걸터앉게 하는, 바닥이 콘크리트 등의 장소에서는 작업을 시키지 않는 등의 예방조치, 작업종목도 장시간에 걸친 전동공구의 사용이나 열원(heat source) 등의 사용은 피하도록, 작업공정의 조립이 긴요하다. 그리고, 개인의 생활관리의 상황이나, 신체적 · 정신적 능력에 따라서도, 발작빈도나 상황은 크게 변화하므로, 일일의 관찰, 생활상황의 확인은 게을리 하지 말아야 하며, 항상 발작의 위험성에 대한 주의를 할 필요가 있다.

●인용문헌

1) 八木和一：医学的リハビリテーション. 秋元波留夫, 山内俊雄(編)：てんかん学の進歩, No.2, pp341-355, 岩崎学術出版社, 1991
2) 八木和一：てんかんのリハビリテーション. OT ジャーナル 25:475-478, 1991
3) 椎原弘章：てんかんの定義と鑑別診断. 小児内科 34:691-699, 2002
4) 関　昌家：作業療法の科学[3]. 作業療法関連科学研究会(編)：作業の科学, Vol.3, pp3-17, 協同医書出版社, 2001

●참고문헌

5) 大熊輝雄：現代臨床精神医学. 改訂第 9 版 増補, pp219-245, 金原出版, 2003
6) 地引逸亀：てんかん. 秋元波留夫, 山口成良(編)：神経精神医学, 第 2 版, pp405-444, 創造出版, 1998
7) 久郷敏明：てんかん学の臨床. 星和書店, 1996
8) 秋元波留夫, 山内俊雄(編)：てんかん学. 岩崎学術出版社, 1984
9) 山内俊雄：やさしいてんかん学. 日本医事新報社, 1993
10) 秋元波留夫(監修)：新版 てんかん. 日本文化科学社, 1995

X 정신기능평가의 정리
—작업적 존재의 그늘을 빛남으로 향하게 하는 탐구

학생이나 신참 작업치료사 무렵에, 인간을 이해하는 것은 극히 어려운 기예로 느끼고 있었다. 당시와 비교하여 충분히 나이가 먹은 현재라도, 그것은 역시 어려운 것이다. 아직 자기 자신에 대한 파악도 불충분한 것은 당연하다. 얼마간 달라진 것은, 가령 약간이라도 알 수 있었던 내용을 중요한 것으로 하여, 거기서부터 탐구를 계속하는 절차를 터득한 것일까.

평가이론이나 기술을 학습하여도, 바로 평가라는 일정한 사고나 실시방법에 익숙해지는 것은 아니다. 임상실습이나 임상의 장에서, 시행착오의 학습경험을 진지하게 쌓은 후에 마침내 무턱대고 조바심하지 않아도 보이는 것을 보면 되는 것이라고 납득할 수 있게 된다고 생각한다. 더욱이, 계획적으로 다음을 보려고 하는 계속적인 행위의 중요성을 납득할 수 있을 것이다.

대상자와 서로 마주하는 임상의 기회는 매번 항상 인간을 이해하는 신선한 장이며, 작업적 존재로서의 충실성을 검토하는 기회이다. 작업치료는 트레이시(Tracy)가 "마치 동물이 덫에 걸린 것 같은"[1]이라고 형용한 무력한 불가능 상태로부터의 복귀 재흥을 희구하는 실천이기를 바란다. 최근, Willard & Spackman의 교과서[2]에, "작업치료는 홀리스틱(통합적)이다"라는 기술을 확인하여, 재차 납득하는 기회를 얻었다. 대상자의 통합적 이해, 있는 그대로의 이해를 지향하는 실천은 일상의 불충분한 이해를 조금씩 충분한 이해로 바꾸려고(질을 올리려고) 장기적으로 끈기 있게 노력하는 것의 반복이 된다.

정신과 임상에서의 평가(assessment)에 대해서 니시마루[3]는 중요한 것은 환자를 이해하는 것이지, 단순히 정신병에 명찰을 붙여 그것을 분류하는 것은 아니라 한다. 또한 마음의 움직임인 정신은 사람이 다른 사람의 존재나 자기의 상태를 알고, 그것에 대해서 의미 있는 작용을 하는 것이라 정의된다. 당연히, 작업치료사는 정신기능의 개선에 의해서, 대상자가 다른 사람이나 자기를 알고, 작용하는 모습을 보는 기회를 얻을 수 있다. 에바다[4]는 그 목적은, 치료관계를 확립하여, 치료와 재활을 효과적으로 진행시키기 위해 평가하는 것이라 언급하였다. 모제이(Mosey)[5]는 작업치료에서 할 수 있는 것과 할 수 없는 것을 확인하는 것이 평가라고 정의를 내렸다.

실천자 개개인이, 지금 현재 실시할 수 있는 평가의 한계를 진지하게 받아들여, 향후의 충실성에 의욕적으로 임하기 바란다.

●인용문헌

1) 小林夏子：精神科分野における作業療法. 大井淑雄, 初山泰弘, 間藤方雄(編)：リハビリテーション医学, pp356-362, 朝倉書店, 1987
2) Ward JD: Psychiatric Diagnoses and Related Intervention Issues. In: Crepeau EB, et al (eds): Willard & Spackman's Occupational Therapy, 10th ed, pp835–859, Lippincott, Philadelphia, 2003
3) 西丸四方：精神医学彷徨記. p128, 金剛出版, 1976
4) 江畑敬介：アセスメントの目的とその進め方. 精神科臨床サービス 1(2):166–171, 2001
5) Mosey AC: Activity Therapy. pp86–88, Raven Press, New York, 1973

이 단원의 키워드

- **정신기능** 정신이란 마음의 작용이고, 사람이 다른 것의 존재나 자기의 상태를 알고, 이에 대해서 의미 있는 작용을 하는 것(니시마루)이며, 정신기능은 지성이나 이성 및 자발성이나 목적의식적인 마음의 작용에 관계하는 기능이다.
- **질병성의 평가** 대상자의 정신기능이 기능을 하지 않는 상태에 관한 의학적인 검토에 의한 특성을 나타낸다. 정신의학적인 질병상태의 파악이며, 의학개념을 기준으로 하여 일반적인 특징과의 합치(일치)를 파악한 평가이다.
- **사례성의 평가** 대상자의 정신기능이 기능을 하지 않는 상태에 대한 심리사회적인 검토에 의한 특성을 나타낸다. 대상자가 환경과의 상호작용(사회생활)을 영위함에 있어 지장이 되어 부적응을 초래하는 것은 어째서일까? 치료를 필요로 하는 원인은 무엇인가? 개인적인 생활조건에 기초하여 파악한 평가이다.
- **집단평가** 집단이라는 상호의존적인 집합상태에서, 대상자 및 집단의 특성을 파악하는 평가이다. 리더십은 집단의 장에 작용하여, 집단의 발달과 개인의 집단적응을 촉진하는 집단기능이다. 집단평가는 이 리더십기능을 담당하는 역할행동의 빈도나 수준을 평점화 하고 있다. 베일즈(Bales), 베니(Benny), 블레이크(Blake), 모제이(Mosey) 등의 평가표가 있다.
- **일상생활기능 평가** 대상자가 가진 생활조건에 따라서 영향을 받는, 생활유지에 필요한 작업활동과 기능수준에 대해서 파악하는 평가이다. 동시에, 생활시간의 구성이나 작업수행에 필요한 시간관리능력을 중요시하여, 생활기능이나 생활관리능력을 평가한다. 카사노바(Cassanova)-피버(Feber), 휴그스(Hughes), 물리스(Mullis), 와타나베 등의 평가표가 있다.
- **정신증상 평가** 일정한 기준에 따라서 대상자의 정신증상과 행동을 정량적으로 측정하여, 상이한 대상자 사이의 증상비교나 동일한 대상자의 증상변화를 명확화 할 수 있다. 작업치료의 효과판정의 근거로서 중요하다.신뢰성과 타당성이 검토되고, 시용빈도가 높은 평가로서, 간이 정신증상평가척도(BPRS), 음성증상 평가척도(SANS), 양성 · 음성증상 평가척도(PANSS)가 있다.
- **사회생활능력 평가** 대상자가 질병이나 장애를 가지면서 생활하여 감에 있어, 사회적응의 기반이 되는 생활능력을 객관적으로 파악하여, 치료나 습득목표를 명확화 하는 평가이다. 표준화되어 있고, 사용빈도가 높은 평가로서, 정신장애자 사회생활 평가척도(LASMI), 정신과 재활행동 평가척도 (REHAB), 심리사회적 및 환경문제 평가(DSM-Ⅳ-TR의 Ⅳ축)기능의 전체 평가척도(DAS) 등이 있다.
- **인격진단법** 대상자의 정서적 적응, 사회적응, 동기, 욕구, 흥미, 태도, 습관 등의 인격 특성을 측정하는 평가방법이다. 사용빈도가 높은 검사로서, 미네소타다면 인격목록(MMPI) 신일본판, 야다베-길포드(Guilford) 성격검사(Y-G test) 등이 있다.
- **투영적 평가법** 애매한 자극(그림그리기, 점토세공 등)에 의해서 유발되는 정신 내계의 표현을 단서로 하여, 대상자의 심층의 고유 인격특징을 분석적으로 파악하는 평가법이

다. 사용빈도가 높은 검사법으로서, 아지마(Azima) 배터리,후쿠오카대학식 작업투영 테스트, HTPP test 등이 있다.

●지능검사 지능은 새로운 문제를 해소할 수 있는 능력의 기초를 이른다고 생각하며, 이것은 경험이 아니라 창조적 사고를 의미한다. 이러한 지능을 측정하는 검사가 지능검사이며, 이 검사로부터 지능지수(정신연령÷생활연령×100)가 산출된다. 실시빈도가 높은 검사에는, 전체개정판 다나카-비네(Binet) 지능검사, 웨히슬러(Wechsler) 성인용 지능검사 · 개정판(WAIS-R) 등이 있다.

●통합실조증 국제질병분류 개정판(ICD-10)에 따르면, 일반적으로는, 사고와 지각의 독특한 왜곡, 장소에 어울리지 않는, 또는 둔마된 감정을 특징으로 한다. 보통, 의식의 청명성과 지적 능력은 유지되지만, 사고화성(목소리), 고상취입(考想吹入), 고상탈취(考想奪取), 고상전파(考想傳播), 망상지각, 지배되고 영향을 받아 저항할 수 없다는 망상, 제3자가 자기에 대한 것을 화제로 하는 목소리가 들리는 환청, 사고장애, 및 음성증상이 가장 중요한 병리현상이다.

●기분장애 국제질병분류 개정판(ICD-10)에 따르면, 억울 또는 고양 (북돋우어 높임)의 방향으로 향하는 기분 또는 감정의 변화를 기본적인 장애로 하고, 보통 이것에 전반적인 활동의 변화를 수반하는 것으로 규정된다. 기분(감정)장애[mood(affective) disorders]와 의욕장애가 기본에 있고, 이들에 의한 사고장애, 행동장애가 부가되어, 신체기능의 장애도 야기된다. 호발연령은 20세대 전반과 40~50세대의 두 피크(peak)가 있다.

●알코올 의존증 국제질병분류 개정판(ICD-10)에 따르면, 정신작용물질 사용에 따른 정신 및 행동의 장애의 하위항목인 의존증후군 중에 자리매김 된다. 〈진단기준〉 과거 12개월에, 물질섭취의 강한 욕망, 물질섭취행동의 통제곤란, 섭취중지 또는 감량 시에 생리학적 이탈증상의 출현, 내성의 형성, 물질섭취시간이나 그 효과로부터의 회복에 소요되는 시간의 연장, 유해하다고 알면서 사용의 항목 중, 3개 이상 해당되는 경우에 진단이 이루어진다.

●지적 장애 여러 가지 원인에 의해서 야기된 상태이고, 가변성 · 회복성을 포함한다고 생각되며, 평균치 이하의 지적 능력, 사회적응상의 어려움, 발달기의 발병의 3개 내용에 기초하여 판단되는 사람들에 대한 일본의 통일적이 호칭이다. 국제질병분류 개정판(ICD-10)에 따르면, 정신의 발달정지 또는 발달부전 상태이고, 발달기까지에 전반적인 지적 수준에 관한 능력, 및 사회적 능력에 의해서 특징지어지며, 의학적 진단명으로는 '정신지체"라고도 불린다.

●신경증성 장애 내인성의 정신장애와 같은 증상이나 신체적 원인을 포함하지 않고, 일상생활에서의 곤란을 나타내는 병태가 일괄되어 있다. 공포 · 불안을 중심으로 하는 장애, 강박을 중심으로 하는 장애, 스트레스관련 장애, 해리 · 전환을 중심으로 하는 장애, 신체표현성 장애가 포함된다. 정신증상을 중심으로, 성격 또는 인격형성이나 스트레스에 대한 수용방법이 중요시된다.

●인격장애 인격장애(Personality disorder). 국제질병분류 개정판(ICD-10)에 따르면, 대뇌의 질환이나 손상 또는 다른 정신장애에 직접 기인하지 않는, 개인의 인격이나 행동경향의 중증의 장애이다. 보통, 복수의 인격영역, 상당한 개인적 고뇌 또는

사회적인 파탄을 수반하고, 소아기 또는 청년기에 나타나고, 성인기를 통해서 지속한다.

●증상성 및 지질성 정신장애 신체적 원인이나 환경적 원인인 외인성의 정신장애이다. 증상성 정신장애는, 감염증, 교원병, 대사 · 내분비질환 등에 의해서 정신증상이 나타난다. 기질성 정신장애는, 두부외상, 뇌종양, 뇌혈관 장애, 뇌염 등의 뇌 기질적 질환에 의해서 야기되는 정신장애이다.

●간질 epilepsy. 여러 가지 병인, 만성의 뇌질환, 과도한 발작발사, 다채로운 발작증상이라는 임상특징을 갖는 장애이다. 국제항간질연맹에 의한 국제 분류가 제창되어 있으나, 이것은 간질발작의 발사가 대뇌 양반구 전체에 확산되는 전반발작(전반 간질)과, 대뇌반구의 한 국소에 국한된 부분발작(국소관련성 간질)으로 대별된다.

제 5 장

발달과정 평가법

■ 전체

GIO 일반교육목표	SBO 행동목표
1 영유아기 발달과정에서의 작업치료평가를 수득한다.	1) 영유아기의 발달과정에서 발생하는 발달지체의 장애상을 설명할 수 있다. 2) 영유아기의 발달과정에서 발생하는 발달지체의 평가를 시행할 수 있다.
2 학동 · 청년기의 발달과정에서의 작업치료 평가법을 수득한다.	1) 학동 · 청년기의 발달과정에서 발생하는 발달지체의 장애상을 설명할 수 있다. 2) 학동 · 청년기의 발달과정에서 발생하는 발달지체의 평가를 시행할 수 있다.
3 감각통합의 발달과정에서의 작업치료 평가법을 수득한다.	1) 감각통합의 발달과정에서 발생하는 발달지체의 장애상을 설명할 수 있다. 2) 감각통합의 발달과정에서 발생하는 발달지체에 관한 평가를 시행할 수 있다.
4 심리적 기능장애에서의 작업치료 평가법을 수득한다.	1) 심리적 기능장애에서 발생하는 발달지체의 장애상을 설명할 수 있다. 2) 심리적 기능장애에서 발생하는 발달지체에 관한 평가를 시행할 수 있다.
5 사회적 기능장애에서의 작업치료 평가법을 수득한다.	1) 사회적 기능장애에서 발생하는 발달지체의 장애상을 설명할 수 있다. 2) 사회적 기능장애에서 발생하는 발달지체에 관한 평가를 시행할 수 있다.

수득 체크리스트

- □ ① 영유아기의 발달과정에서 발생하는 발달지체의 장애상을 설명할 수 있었다.
- □ ② 영유아기의 발달과정에서 발생하는 발달지체의 평가계획을 입안할 수 있었다.
- □ ③ 영유아기의 발달과정에서 발생하는 발달지체의 각종 평가법을 실시할 수 있었다.
- □ ④ 평가결과를 정리하여 전체상을 요약하는 방법을 설명할 수 있었다.
- □ ⑤ 평가결과로부터 작업치료의 치료 · 지도 · 지원의 대상이 되는 과제를 추출하는 방법을 설명할 수 있었다.

- □ ① 학동 · 청년기의 발달과정에서 발생하는 발달지체의 장애상을 설명할 수 있었다.
- □ ② 학동 · 청년기의 발달과정에서 발생하는 발달지체의 평가계획을 입안할 수 있었다.
- □ ③ 학동 · 청년기의 발달과정에서 발생하는 발달지체의 각종 평가법을 실시할 수 있었다.
- □ ④ 평가결과를 정리하여 전체상을 요약하는 방법을 설명할 수 있었다.
- □ ⑤ 평가결과로부터 작업치료의 치료 · 지도 · 지원의 대상이 되는 과제를 추출하는 방법을 설명할 수 있었다.

- □ ① 감각통합의 발달과정에서 발생하는 발달지체의 장애상을 설명할 수 있었다.
- □ ② 감각통합의 발달과정에서 발생하는 발달지체의 평가계획을 입안할 수 있었다.
- □ ③ 감각통합의 발달과정에서 발생하는 발달지체의 각종 평가법을 실시할 수 있었다.
- □ ④ 평가결과를 정리하여 전체상을 요약하는 방법을 설명할 수 있었다.
- □ ⑤ 평가결과로부터 작업치료의 치료 · 지도 · 지원의 대상이 되는 과제를 추출하는 방법을 설명할 수 있었다.

- □ ① 심리적 기능장애에서 발생하는 발달지체의 장애상을 설명할 수 있었다.
- □ ② 심리적 기능장애에서 발생하는 발달지체의 평가계획을 입안할 수 있었다.
- □ ③ 심리적 기능장애에서 발생하는 발달지체의 각종 평가법을 실시할 수 있었다.
- □ ④ 평가결과를 정리하여 전체상을 요약하는 방법을 설명할 수 있었다.
- □ ⑤ 평가결과로부터 작업치료의 치료 · 지도 · 지원의 대상이 되는 과제를 추출하는 방법을 설명할 수 있었다.

- □ ① 사회적 기능장애에서 발생하는 발달지체의 장애상을 설명할 수 있었다.
- □ ② 사회적 기능장애에서 발생하는 발달지체의 평가계획을 입안할 수 있었다.
- □ ③ 사회적 기능장애에서 발생하는 발달지체의 각종 평가법을 실시할 수 있었다.
- □ ④ 평가결과를 정리하여 전체상을 요약하는 방법을 설명할 수 있었다.
- □ ⑤ 평가결과로부터 작업치료의 치료 · 지도 · 지원의 대상이 되는 과제를 추출하는 방법을 설명할 수 있었다.

■ I. 운동기능장애의 평가 (p 608에서)

GIO 일반교육목표	SBO 행동목표
1 영유아기의 운동발달 과정에 지체가 있는 어린이에 대한 평가의 특징을 이해한다.	1) 영유아기의 운동발달과정에서의 평가의 특징을 설명할 수 있다. 2) 영유아기의 운동발달과정에 지체가 있는 어린이에 대한 평가의 특징을 설명할 수 있다.
2 영유아기의 운동발달 과정의 평가방법을 수득한다.	1) 영유아기의 운동발달의 5개의 평가항목과 평가방법에 대해서 언급할 수 있다. 2) 영유아기의 운동발달의 5개의 평가방법을 실시할 수 있다.
3 영유아기의 운동발달 과정에 지체가 있는 어린이의 평가방법을 수득한다.	1) 영유아기에 운동발달과정에 지체가 있는 어린이의 특징을, 반사 · 반응검사를 사용하여 설명하고, 실시할 수 있다. 2) 영유아기에 운동발달과정에 지체가 있는 어린이의 특징을, 각 월, 각 자세에서 설명하고 반사 · 반응에 결부시켜 언급할 수 있다. 3) 영유아기에 운동발달과정에 지체가 있는 어린이의 특징을, 상 · 하지의 운동연령검사를 사용해서 설명하고 실시할 수 있다. 4) 영유아기에 운동발달과정에 지체가 있는 어린이의 특징을, 상지기능의 발달평가를 사용해서, 반사 · 반응, 관찰검사와 결부시켜 설명하고, 실시할 수 있다. 5) 영유아기에 운동발달과정에 지체가 있는 어린이의 특징을, 시각기능 평가를 사용해서 설명하고, 실시할 수 있다. 6) 영유아기에 운동발달과정에 지체가 있는 어린이의 특징을, 구강기능 평가를 사용해서 설명하고, 실시할 수 있다.

수득 체크리스트

- [ ] ① 태생기부터 신생아기에의 연속성이 있는 운동발달을, 기본적인 운동기능의 발달로서 설명할 수 있었다.
- [ ] ② 영유아기의 운동발달과정에 지체가 있는 어린이의 평가에 관해서, 감각-지각-인지의 발달과정으로부터 설명할 수 있었다.
- [ ] ③ 영유아기의 운동발달과정에 지체가 있는 어린이의 평가에 관해서, 환경요인을 고려하여 설명할 수 있었다.

- [ ] ① 영유아기의 운동발달의 평가항목에 대해서 열거할 수 있었다.
- [ ] ② 영유아기의 운동발달의 평가내용을 언급할 수 있었다.
- [ ] ③ 영유아기의 투박하고 큰 운동기능의 평가항목에 대해서 열거할 수 있었다.
- [ ] ④ 영유아기의 투박하고 큰 운동기능의 평가내용을 언급할 수 있었다.
- [ ] ⑤ 영유아기의 상지기능의 평가항목에 대해서 열거할 수 있었다.
- [ ] ⑥ 영유아기의 상지기능의 평가내용을 언급할 수 있었다.
- [ ] ⑦ 영유아기의 시각기능의 평가항목에 대해서 열거할 수 있었다.
- [ ] ⑧ 영유아기의 시각기능의 평가내용을 언급할 수 있었다.
- [ ] ⑨ 영유아기의 구강기능의 평가항목에 대해서 열거할 수 있었다.
- [ ] ⑩ 영유아기의 구강기능의 평가내용을 언급할 수 있었다.
- [ ] ⑪ 영유아기의 운동기능의 평가항목에 대해서 열거할 수 있었다.
- [ ] ⑫ 영유아기의 운동기능의 평가내용을 언급할 수 있었다.
- [ ] ⑬ 영유아기의 5개의 운동발달 평가방법을 실시할 수 있었다.

- [ ] ① 영유아기의 운동발달과정에 지체가 있는 어린이의 특징을, 반사 · 반응검사의 방법을 사용해서 설명할 수 있었다.
- [ ] ② 영유아기의 운동발달과정에 지체가 있는 어린이에 대해서 반사 · 반응검사를 실시할 수 있었다.
- [ ] ③ 영유아기의 운동발달과정에 지체가 있는 어린이의 특징을, 각월, 각 자세에서의 특징을 반사 · 반응과 연관시켜 설명할 수 있었다.
- [ ] ④ 영유아기의 운동발달과정에 지체가 있는 어린이의 특징을, 상하지의 운동연령검사를 사용해서 설명할 수 있었다.
- [ ] ⑤ 운동발달과정에 지체가 있는 어린이에 대해서, 상하지의 운동연령검사를 실시할 수 있었다.
- [ ] ⑥ 영유아기의 운동발달과정에 지체가 있는 어린이의 특징을, 상지기능 발달검사를 사용해서 설명할 수 있었다.
- [ ] ⑦ 영유아기의 운동발달과정에 지체가 있는 어린이의 특징을, 상지기능 발달검사, 반사 · 반응검사, 관찰검사를 연관시켜 설명할 수 있었다.
- [ ] ⑧ 영유아기의 운동발달과정에 지체가 있는 어린이에 대해서 상지기능 발달검사를 실시할 수 있었다.
- [ ] ⑨ 영유아기의 운동발달과정에 지체가 있는 어린이의 특징을, 시각기능 평가를 사용해서 설명할 수 있었다.
- [ ] ⑩ 영유아기의 운동발달과정에 지체가 있는 어린이에 대해서, 시각기능 평가를 실시할 수 있었다.
- [ ] ⑪ 영유아기의 운동발달과정에 지체가 있는 어린이의 특징을, 구강기능 평가를 사용해서 설명할 수 있었다.
- [ ] ⑫ 영유아기의 운동발달과정에 지체가 있는 어린이에 대해서, 구강기능 평가를 실시할 수 있었다.

GIO 일반교육목표	SBO 행동목표
4 영유아기의 운동발달 과정에 지체가 있는 어린이에 대한 평가의 유의할 점을 수득한다.	1) 영유아기의 발달의 특징과 평가의 유의할 점에 대해서 설명할 수 있다.
5 학동 · 청년기의 운동발달과정에 지체가 있는 어린이에 대한 평가의 특징을 이해할 수 있다.	1) 학동 · 청년기의 운동발달과정에서의 특징을 이해하고, 또는 평가의 특징을 설명할 수 있다. 2) 학동 · 청년기의 운동발달과정에 지체가 있는 어린이에 대한 평가의 특징을 설명할 수 있다.
6 학동 · 청년기의 운동발달과정의 평가방법을 수득한다.	1) 학동 · 청년기의 운동발달의 4개 평가항목과 평가양식에 대해서 언급할 수 있다. 2) 학동 · 청년기의 운동발달의 4개의 평가에 대해서, 평가방법을 설명할 수 있다.
7 학동 · 청년기의 운동발달과정에 지체가 있는 어린이의 평가방법을 수득한다.	1) 학동 · 청년기의 운동발달과정에 지체가 있는 어린이의 특징을, 근력검사를 사용하여 설명하고, 실시할 수 있다. 2) 학동 · 청년기의 운동발달과정에 지체가 있는 어린이의 특징을, 투박하고 큰 운도능력검사를 사용하여 설명하고, 실시할 수 있다. 3) 학동 · 청년기의 운동발달과정에 지체가 있는 어린이의 특징을, 각 연령, 각 자세로 설명하고, 투박하고 큰 운동능력에 결부시켜 언급할 수 있다. 4) 학동 · 청년기의 운동발달과정에 지체가 있는 어린이의 특징을, 상지기능의 평가를 사용하여 설명하고 실시할 수 있다. 5) 학동 · 청년기의 운동발달과정에 지체가 있는 어린이에 대해서, 학업에 관련되는 운동기능의 검사를 사용해서 설명할 수 있다. 6) 학동 · 청년기의 운동발달과정에 지체가 있는 어린이에 대해서, 학업에 관련되는 운동기능검사를 실시할 수 있다.

수득 체크리스트

- □ ① 운동기능 관찰의 순서, 관찰부위에 대해서 언급할 수 있었다.
- □ ② 조산 미숙아 평가의 유의할 점을 언급할 수 있었다.

- □ ① 학동 · 청년기의 운동발달과정에서의 특징을 언급하고, 또한 평가의 특징을 설명할 수 있었다.
- □ ② 학동 · 청년기의 운동발달과정에 지체가 있는 어린이의 장애상을 설명하고, 평가의 특징을 설명할 수 있었다.
- □ ③ 학동 · 청년기의 운동발달과정에 지체가 있는 어린이에 대한 운동발달평가의 필요성에 대해서 설명할 수 있었다.

- □ ① 학동 · 청년기의 운동발달의 평가항목에 대해서 열거할 수 있었다.
- □ ② 학동 · 청년기의 운동발달의 평가내용을 언급할 수 있었다.
- □ ③ 학동 · 청년기의 투박하고 큰 운동능력기능의 평가항목에 대해서 열거할 수 있었다.
- □ ④ 학동 · 청년기의 투박하고 큰 운동능력기능의 평가내용에 대해서 언급할 수 있었다.
- □ ⑤ 학동 · 청년기의 학업에 관련되는 운동기능의 평가항목에 대해서 열거할 수 있었다.
- □ ⑥ 학동 · 청년기의 학업에 관련되는 운동기능의 평가내용을 언급할 수 있었다.
- □ ⑦ 학동 · 청년기의 근력의 평가항목에 대해서 열거할 수 있었다.
- □ ⑧ 학동 · 청년기의 근력의 평가내용을 언급할 수 있었다.
- □ ⑨ 학동 · 청년기의 상지기능의 평가항목에 대해서 열거할 수 있었다.
- □ ⑩ 학동 · 청년기의 상지기능의 평가내용을 언급할 수 있었다.

- □ ① 학동 · 청년기의 운동발달과정에 지체가 있는 어린이의 특징을, 근력검사를 사용해서 설명할 수 있었다.
- □ ② 학동 · 청년기의 운동발달과정에 지체가 있는 어린이에 대해서, 근력의 검사를 실시할 수 있었다.
- □ ③ 학동 · 청년기의 운동발달과정에 지체가 있는 어린이의 특징을, 투박하고 큰 운동능력검사를 사용해서 설명할 수 있었다.
- □ ④ 학동 · 청년기의 운동발달과정에 지체가 있는 어린이에 대해서, 투박하고 큰 운동능력검사를 실시할 수 있었다.
- □ ⑤ 학동 · 청년기의 운동발달과정에 지체가 있는 어린이의 각 연령, 각 자세에서의 특징에 대해서, 투박하고 큰 운동능력검사와 연관시켜 설명할 수 있었다.
- □ ⑥ 학동 · 청년기의 운동발달과정에 지체가 있는 어린이의 특징을 상지기능의 평가를 사용해서 설명할 수 있었다.
- □ ⑦ 학동 · 청년기의 운동발달과정에 지체가 있는 어린이에 대해서, 상지기능의 평가를 실시할 수 있었다.
- □ ⑧ 학동 · 청년기의 운동발달과정에 지체가 있는 어린이에 대해서, 학업에 관련되는 운동기능의 검사를 사용해서 설명할 수 있었다.
- □ ⑨ 학동 · 청년기의 운동발달과정에 지체가 있는 어린이에 대해서, 학업에 관련되는 운동기능의 검사를 실시할 수 있었다.

GIO 일반교육목표	SBO 행동목표
8 학동 · 청년기의 운동발달과정에 지체가 있는 어린이에 대한 평가의 유의할 점을 수득한다.	1) 학동 · 청년기의 운동발달과정에 지체가 있는 어린이의 특징과 평가의 유의할 점에 대해서 설명할 수 있다.

■ II. 감각통합 및 감각조정기능의 평가 (p 634에서)

GIO 일반교육목표	SBO 행동목표
1 감각통합기능 장애의 장애상을 이해한다.	1) 감각통합기능장애의 임상상을 언급할 수 있다. 2) 감각통합기능평가의 대상아에 대해서 언급할 수 있다.
2 감각통합기능장애의 평가의 특성을 이해한다.	1) 감각통합기능장애의 평가의 특성을 설명할 수 있다. 2) 감각통합기능장애의 평가의 검사명을 열거할 수 있다.
3 감각통합기능장애의 평가의 이점을 알고, 또한 평가의 한계에 대해서 이해한다.	1) 감각통합기능장애의 평가의 한계에 대해서, 4개의 관점에서 설명할 수 있다.
4 감각통합 발달모델 및 감각통합기능장애의 평가해야 할 항목을 이해한다.	1) 감각통합 발달모델에 대해서 설명할 수 있다. 2) 감각통합 발달모델로부터, 평가해야 할 항목에 대해서 언급할 수 있다.
5 감각통합기능장애의 평가의 유의할 점을 이해한다.	1) 감각통합기능장애의 평가의 특징을 이해하고, 유의할 점에 대해서 설명할 수 있다.

수득 체크리스트

- □ ① 운동기능의 발달과정에 지체가 있는 어린이의 특징을 이해할 수 있었다.
- □ ② 학동 · 청년기의 운동발달과정에 지체가 있는 어린이에 대한 평가의 유의할 점을 설명할 수 있었다.

수득 체크리스트

- □ ① 감각통합기능장애의 임상상을 언급할 수 있었다.
- □ ② 감각통합기능평가를 시행하는 대상아에 대해서 언급할 수 있었다.

- □ ① 감각통합기능장애의 평가에서의 각 검사의 특성에 대해서 설명할 수 있었다.
- □ ② 감각통합기능 장애아에게 필요한 검사명을 열거할 수 있었다.

- □ ① 감각통합기능장애의 이점을 언급하고, 또한 평가의 한계에 대한 생각을 언급할 수 있다.
- □ ② 임상이론 가설의 관점으로부터 한계에 대해서 언급할 수 있었다.
- □ ③ 일본에서 표준화된 공식적인 평가의 관점으로부터 한계에 대해서 언급할 수 있었다.
- □ ④ 다양한 연령층, 대상자에 맞는 평가방법 및 평가기술의 관점으로부터 한계에 대해서 언급할 수 있었다.
- □ ⑤ 감각통합 발달모델에서의 정서, 행동영역 및 최종 산물영역의 평가방법의 관점으로부터 한계에 대해서 언급할 수 있었다.

- □ ① 감각통합 발달모델에 대해서 설명할 수 있었다.
- □ ② 감각통합 발달모델로부터, 평가해야 할 항목을 열거할 수 있었다.
- □ ③ 감각통합 발달모델로부터, 평가해야 할 항목의 설명이 가능하였다.

- □ ① 감각통합기능장애의 평가의 특징을 이해할 수 있었다.
- □ ② 감각통합기능장애의 평가의 유의할 점을 설명할 수 있었다.

GIO 일반교육목표	SBO 행동목표
6 감각통합기능검사를 이해하고, 수득한다.	1) 공식적인 평가에는 어떠한 감각계의 검사가 있는지를 언급할 수 있다. 2) 공식적인 평가를 실천할 수 있다. 3) 비공식적인 평가에는 어떠한 감각계의 검사가 있는지 언급할 수 있다. 4) 비공식적인 평가를 실천할 수 있다. 5) 감각통합기능에 관련되는 검사에 대해서 언급할 수 있다.

■ III. 심리적 기능장애의 평가 (p 657에서)

GIO 일반교육목표	SBO 행동목표
1 심리적 기능장애의 장애상을 이해한다.	1) 심리적 기능장애의 임상상에 대해서 언급할 수 있다.
2 심리적 기능장애의 평가의 특성을 이해한다.	1) 심리적 기능장애의 평가의 특성을, 임상증상과 연관시켜 언급할 수 있다.

수득 체크리스트

- ☐ ① 공식적인 평가의 시지각계의 검사명을 언급하고, 그 검사의 내용을 설명할 수 있었다.
- ☐ ② 공식적인 평가의 체성감각계의 검사명을 언급하고, 그 검사의 내용을 설명할 수 있었다.
- ☐ ③ 공식적인 평가의 운동계의 검사명을 언급하고, 그 검사의 내용을 설명할 수 있었다.
- ☐ ④ 공식적인 평가의 전정계의 검사명을 언급하고, 그 검사의 내용을 설명할 수 있었다.
- ☐ ⑤ 공식정인 평가의 JMAP검사의 검사영역의 내용을 설명할 수 있었다.
- ☐ ⑥ 공식적인 평가의 JSI-R검사의 검사영역의 내용을 설명할 수 있었다.

- ☐ ⑦ 공식적인 평가의 시지각계의 검사를 실천할 수 있었다.
- ☐ ⑧ 공식적인 평가의 체성감각계의 검사를 실천할 수 있었다.
- ☐ ⑨ 공식적인 평가의 운동계의 검사를 실천할 수 있었다.
- ☐ ⑩ 공식적인 평가의 전정계의 검사를 실천할 수 있었다.
- ☐ ⑪ 공식적인 평가의 JMAP 검사를 실천할 수 있었다.
- ☐ ⑫ 공식적인 평가의 JSI-R의 검사를 실천할 수 있었다.

- ☐ ⑬ 비공식적인 평가의 면접에 대해서 언급하고, 그 검사의 내용을 설명할 수 있었다.
- ☐ ⑭ 비공식적인 평가의 임상관찰에 대해서 언급하고, 그 검사의 내용을 설명할 수 있었다.
- ☐ ⑮ 비공식적인 평가의 감각입력 반응검사에 대해서 언급하고, 그 검사의 내용을 설명할 수 있었다.
- ☐ ⑯ 비공식적인 평가의 놀이의 관찰에 대해서 언급하고, 그 검사의 내용을 설명할 수 있었다.
- ☐ ⑰ 비공식적인 평가의 JMAP 검사의 검사영역의 내용을 설명할 수 있었다.
- ☐ ⑱ 비공식적인 평가의 JSI-R 검사의 검사영역의 내용을 설명할 수 있었다.

- ☐ ⑲ 비공식적인 평가의 시지각계의 검사를 실천할 수 있었다.
- ☐ ⑳ 비공식적인 평가의 체성감각계의 검사를 실천할 수 있었다.
- ☐ ㉑ 비공식적인 평가의 운동계의 검사를 실천할 수 있었다.
- ☐ ㉒ 비공식적인 평가의 전정계의 검사를 실천할 수 있었다.
- ☐ ㉓ 비공식적인 평가의 JMAP 검사를 실천할 수 있었다.
- ☐ ㉔ 비공식적인 평가의 JSI-R 검사를 실천할 수 있었다.

- ☐ ㉕ 감각통합기능에 관련되는 검사명을 열거할 수 있었다.
- ☐ ㉖ 감각통합기능에 관련되는 각종 검사의 특징에 대해서 설명할 수 있었다.

수득 체크리스트

- ☐ ① 심리적 기능장애의 임상증상에 대해서 언급할 수 있었다.

- ☐ ① 심리적 기능장애의 평가의 특성에 대해서 언급할 수 있었다.
- ☐ ② 심리적 기능장애의 평가의 특성을 임상증상과 관련시켜 설명할 수 있었다.

GIO 일반교육목표	SBO 행동목표
3 심리적 기능장애의 평가해야 할 항목을 이해한다.	1) 심리적 기능장애에 대해서 평가의 측면에서 설명하고, 또한 기본적 · 응용적 능력에 대해서 설명할 수 있다. 2) 심리적 기능장애의 기본적 · 응용적 능력의 평가방법에 대해서 설명할 수 있다.
4 심리적 기능장애 평가의 유의할 점을 이해한다.	1) 심리적 기능장애 관찰의 유의할 점을 설명할 수 있다. 2) 심리적 기능장애 검사의 유의할 점을 설명할 수 있다. 3) 심리적 기능장애 평가의 분석과 통합에 대해서 설명할 수 있다.
5 심리적 기능검사를 수득한다.	1) 심리적 검사에는 어떠한 검사가 있는지를 설명할 수 있다. 2) 인지적 측면의 발달검사를 열거하고, 내용을 설명할 수 있다. 3) 인지적 측면의 지능검사를 열거하고, 내용을 설명할 수 있다. 4) 정신적 측면의 성격검사를 열거하고, 내용을 설명할 수 있다. 5) 정신적 측면의 친자관계 검사를 열거하고, 내용을 설명할 수 있다.
6 심리적 기능검사를 사용하여, 효과적인 평가를 유도하는 방법을 이해한다.	1) 심리적 기능검사의 결과로부터 효과적인 평가를 독해하는 방법을 설명할 수 있다. 2) 인지적 · 정신적 측면과 다른 각 기능과 연관시키는 방법을 설명할 수 있다. 3) 환경의 평가를 시행하는 방법을 설명할 수 있다. 4) 대상 어린이와 작업치료사와의 상호관계로부터 얻어지는 평가의 방법을 설명할 수 있다. 5) 대상 어린이 중심의 평가를 효과적으로 시행하는 방법을 설명할 수 있다.

수득 체크리스트

- ☐ ① 심리적 기능장애에 대해서 평가의 측면에서 설명할 수 있었다.
- ☐ ② 심리적 기능장애의 평가의 기본적 · 응용적 능력에 대해서 설명할 수 있었다.
- ☐ ③ 심리적 기능장애에 대해서 평가의 측면과 기본적 · 응용적 능력의 연관성으로부터 설명할 수 있었다.
- ☐ ④ 심리적 기능장애를 가진 어린이의 기본적 · 응용적 능력의 평가방법에 대해서 설명할 수 있었다.

- ☐ ① 심리적 기능장애에 대해서 임상증상과 관점을 연관시켜 설명할 수 있었다.
- ☐ ② 심리적 기능장애 관찰의 유의할 점을 설명할 수 있었다.
- ☐ ③ 심리적 기능장애의 검사목적 · 내용에 관한 유의할 점을 설명할 수 있었다.
- ☐ ④ 심리적 기능장애의 검사를 실시할 때의 유의할 점을 설명할 수 있었다
- ☐ ⑤ 심리적 기능장애 평가의 분석에 대해서 설명할 수 있었다.
- ☐ ⑥ 심리적 기능장애 평가의 통합에 대해서 설명할 수 있었다.

- ☐ ① 심리적 검사를 열거할 수 있었다.
- ☐ ② 열거한 심리적 검사의 각각의 특징을 설명할 수 있었다.
- ☐ ③ 인지적 측면의 발달검사를 열거할 수 있었다.
- ☐ ④ 인지적 측면의 각각의 발달검사의 목적, 대상연령, 특징을 설명할 수 있었다.
- ☐ ⑤ 인지적 측면의 지능검사를 열거할 수 있었다.
- ☐ ⑥ 인지적 측면의 각각의 지능검사의 목적, 대상연령, 특징을 설명할 수 있었다.
- ☐ ⑦ 정신적 측면의 성격검사를 열거할 수 있었다.
- ☐ ⑧ 정신적 측면의 각각의 성격검사의 목적, 대상연령, 특징을 설명할 수 있었다.
- ☐ ⑨ 정신적 측면의 친자관계 검사를 열거할 수 있었다.
- ☐ ⑩ 정신적 측면의 각각의 친자관계 검사의 목적, 대상연령, 특징을 설명할 수 있었다.

- ☐ ① 심리적 기능검사의 결과로부터 효과적인 평가를 독해하는 방법을 설명할 수 있었다.
- ☐ ② 인지적 · 정신적 측면의 검사결과를 독해할 수 있었다.
- ☐ ③ 인지적 · 정신적 측면의 검사결과를 독해하고, 다른 각 기능과를 연관시켜 설명할 수 있으며, 그 효과적 방법에 대해서 언급할 수 있었다.
- ☐ ④ 환경의 평가를 할 수 있었다.
- ☐ ⑤ 환경의 평가를 효과적으로 시행하는 방법을 설명할 수 있었다.
- ☐ ⑥ 대상 어린이와 작업치료사와의 상호관계로부터 얻어지는 평가의 방법을 설명할 수 있었다.
- ☐ ⑦ 대상 어린이 중심의 평가를 효과적으로 시행하는 방법을 설명할 수 있었다.

■ Ⅳ. 사회적 기능장애의 평가 (p 672에서)

GIO 일반교육목표	SBO 행동목표
1 사회적 기능 및 사회적 장애의 평가의 특성을 이해한다.	1) 사회적 기능 및 사회적 장애의 평가의 특성을 설명할 수 있다. 2) 사회적 기능장애의 평가에서의 작업수행 과제에 대해서 설명할 수 있다.
2 사회적 기능장애의 평가해야 할 항목을 이해한다.	1) 사회적 기능장애의 평가대상이 되는 사회적 기능의 항목에 대해서 언급할 수 있다.
3 사회적 기능장애의 평가의 유의할 점을 이해한다.	1) 뇌성마비 어린이의 사회적 기능장애의 평가에서의 유의할 점에 대해서 설명할 수 있다. 2) 지적 장애 어린이의 사회적 기능장애의 평가에서 유의할 점에 대해서 설명할 수 있다. 3) 자폐성 장애 어린이의 사회적 기능장애의 평가에서 유의할 점에 대해서 설명할 수 있다. 4) 학습장애 어린이의 사회적 기능장애의 평가에서 유의할 점에 대해서 설명할 수 있다. 5) 피학대 어린이의 사회적 기능장애의 평가에서 유의할 점에 대해서 설명할 수 있다.

수득 체크리스트

- ☐ ① 사회적 기능에 대해서 설명할 수 있었다.
- ☐ ② 사회적 기능장애에 대해서 설명할 수 있었다.
- ☐ ③ 사회적 기능장애 평가의 특성에 대해서 설명할 수 있었다.
- ☐ ④ 작업수행과제에 대해서 설명할 수 있었다.
- ☐ ⑤ 사회적 기능장애 평가와 작업수행과제의 연관성에 대해서 설명할 수 있었다.

- ☐ ① 작업수행과제의 셀프케어에 대해서 설명할 수 있었다.
- ☐ ② 작업수행과제의 가정생활에 대해서 설명할 수 있었다.
- ☐ ③ 작업수행과제의 교통기관의 이용에 대해서 설명할 수 있었다.
- ☐ ④ 작업수행과제의 의소사통에 대해서 설명할 수 있었다.
- ☐ ⑤ 작업수행과제의 대인관계에 대해서 설명할 수 있었다.
- ☐ ⑥ 작업수행과제의 교육적 · 직업적 적응에 대해서 설명할 수 있었다.
- ☐ ⑦ 작업수행과제의 놀이에 대해서 설명할 수 있었다.

- ☐ ① 뇌성마비 어린이의 평가 유의할 점에 대해서 설명할 수 있었다.
- ☐ ② 뇌성마비 어린이의 사회적 기능장애의 평가에서 유의할 점에 대해서 설명할 수 있었다.
- ☐ ③ 지적 장애 어린이의 평가의 유의할 점에 대해서 설명할 수 있었다.
- ☐ ④ 지적 장애 어린이의 사회적 기능장애의 평가에서 유의할 점에 대해서 설명할 수 있었다.
- ☐ ⑤ 자폐성 장애 어린이의 평가의 유의할 점에 대해서 설명할 수 있었다.
- ☐ ⑥ 자폐성 장애 어린이의 사회적 기능장애의 평가에서 유의할 점에 대해서 설명할 수 있었다.
- ☐ ⑦ 학습장애 어린이의 평가의 유의할 점에 대해서 설명할 수 있었다.
- ☐ ⑧ 학습장애 어린이의 사회적 기능장애의 평가에서 유의할 점에 대해서 설명할 수 있었다.
- ☐ ⑨ 피학대 어린이의 평가의 유의할 점에 대해서 설명할 수 있었다.
- ☐ ⑩ 피학대 어린이의 사회적 기능장애의 평가에서 유의할 점에 대해서 설명할 수 있었다.

GIO 일반교육목표	SBO 행동목표
4 **사회적 기능검사에는 어떠한 검사가 있는가를 이해한다.**	1) 사회적 측면의 발달검사를 열거하여, 내용을 설명할 수 있다. 2) 사회적 측면의 적응기능검사를 열거하여, 내용을 설명할 수 있다. 3) 사회적 측면의 일상생활활동검사를 열거하여, 내용을 설명할 수 있다. 4) 사회적 측면의 자폐성 장애의 검사를 열거하여, 내용을 설명할 수 있다.
5 **사회적 기능검사를 효과적인 평가로 만드는 방법을 이해한다.**	1) 실행하고 있는/실행할 수 있는 활동의 평가를 설명할 수 있다. 2) 경험하고 있는/하고 있지 않은 활동의 평가를 설명할 수 있다. 3) 심리적 측면의 평가의 중요성을 설명할 수 있다. 4) 발달과정에서의 평가를 설명할 수 있다. 5) 양육자의 평가를 설명할 수 있다.

수득 체크리스트

- ☐ ① 사회적 측면의 발달검사를 열거할 수 있었다.
- ☐ ② 사회적 측면의 각각의 발달검사의 목적대상연령, 특징을 설명할 수 있었다.
- ☐ ③ 사회적 측면의 적응기능검사를 열거할 수 있었다.
- ☐ ④ 사회적 측면의 각각의 적응기능검사의 목적, 대상연령, 특징을 설명할 수 있었다.
- ☐ ⑤ 사회적 측면의 일상생활활동검사를 열거할 수 있었다.
- ☐ ⑥ 사회적 측면의 각각의 일상생활활동검사의 목적, 연령, 특징을 설명할 수 있었다.
- ☐ ⑦ 사회적 측면의 자폐성 장애의 검사를 열거할 수 있었다.
- ☐ ⑧ 사회적 측면의 각각의 자폐성 장애의 검사의 목적, 대상연령, 특징을 설명할 수 있었다.

- ☐ ① 실행하고 있는 활동의 평가를 설명할 수 있었다.
- ☐ ② 실행할 수 있는 활동의 평가를 설명할 수 있었다.
- ☐ ③ 실행하고 있는 /실행할 수 있는 활동을 연관시켜서 평가를 설명할 수 있었다.
- ☐ ④ 경험하고 있는 활동의 평가를 설명할 수 있었다.
- ☐ ⑤ 경험하고 있지 않는 활동의 평가를 설명할 수 있었다.
- ☐ ⑥ 경험하고 있는 /경험하고 있지 않는 활동을 연관시켜 평가를 설명할 수 있었다.
- ☐ ⑦ 심리적 측면의 평가에 대해서 설명할 수 있었다.
- ☐ ⑧ 심리적 측면의 중요성에 대해서 설명할 수 있었다.
- ☐ ⑨ 심리적 측면의 효과적 활용에 대해서 설명할 수 있었다.
- ☐ ⑩ 발달과정에서의 평가에 대해서 설명할 수 있었다.
- ☐ ⑪ 발달과정에서의 평가를 효과적으로 활용하는 방법을 설명할 수 있었다.
- ☐ ⑫ 양육자의 평가에 대해서 설명할 수 있었다.
- ☐ ⑬ 양육자의 평가를 효과적으로 활용하는 방법을 설명할 수 있었다.

I 운동기능 장애의 평가

A. 영유아기의 운동기능 장애의 평가

1 영유아기의 운동발달의 특징과 평가

a. 영아기

태생기에 이미 감각수용기, 운동기관, 신경계의 형성, 수초화에 수반하여, 자궁 내 환경에서 태아운동이라 일컬어지는 체간 · 사지의 굴곡 · 신전운동, 발로 차기운동에 수반하는 양수 내에서의 회전 · 회선운동, 손가락이나 안구운동, 구강운동 등을 하고 있다[1]. 이러한 운동은 신생아기에도 계속해서 이루어지고, 자궁 밖 환경에 적응하도록 변화하여 간다.

영아기의 1년간에 자궁 내와 다른 중력, 폐호흡, 음식물의 구강섭취, 양육자와의 상호교섭이라는 환경에 적응하기 위해, 아래와 같은 기본적인 운동기능이 발달한다.

① 선 자세 · 보행까지의 항중력 자세의 유지, 자세변환, 이동을 포함하는 투박하고 큰 운동기능
② 대상물에 도달하여 잡고, 놓는 상지기능
③ 대상물을 시각적으로 정위, 주시, 추시, 주시점 이행(transition)을 하는 시각기능(안구운동)
④ 음식물을 거두어들임, 저작 · 연하하는 구강기능

②~④의 미세운동 발달은 ①의 투박하고 큰 운동발달에 볼 수 있는 경부, 체간, 골반대의 항중력 발달과 연관성을 갖고 있다. 또한 ②와 ③, ②와 ④의 발달이 협동하여, 대상물을 보고, 그것을 잡고 조작하는 것이 가능해진다. 영아기에서는 ①~④의 운동발달을 서로 연관시켜 볼 필요가 있다.

이들의 운동발달과정은 시간적인 순서성을 나타내고, 운동패턴의 변화나 목가누기, 앉은 자세라는 이정표로서 제시되는 여러 가지의 운동기능의 획득으로서 관찰할 수 있다. 영아기의 운동기능의 발달검사로서, 이들을 보여주는 운동발달표가 사용된다.

또한, 운동패턴의 변화나 운동기능의 획득은, 원시반사의 출현이나 소실, 통합과도 연관되어 있으며, ①~④의 운동발달에 대응한 반사 · 반응검사도 사용된다. 종전에, 영아의 운동발달은 신경계의 성숙에 의한 것이라 생각되고, 원시반사는 발달의 중요한 지표로서 간주되어 있었으나, 현재는 운동발달을 보는 한 지표에 불과하다고 한다[2,3].

영아기의 운동발달은, 전정각, 고유수용각,

촉각, 시각, 청각자극에 대한 운동반응으로서 일어나므로, 감각자극에 대한 감수성이 낮으면, 운동반응도 늦어지든가 출현하지 않고, 그 후의 운동기능의 장애를 나타내게 된다. 또한 과민한 경우도, 적응적인 운동으로서 출현하지 않는다. 더욱이, 그 감수성은 각성상태와도 관계한다. 또한 쾌의 상태를 얻고 싶다, 탐색하고 싶다, 달성하고 싶다라는 욕구 · 동기에 의해서 운동은 반복되고, 피드백, 피드포워드 기구에 의해서 정밀도가 증가하여, 효율적으로 수행이 된다[2,3]. 운동기능의 장애를 나타내는 경우, 감각자극에 대한 감수성, 각성상태의 욕구 · 동기의 높이로부터도 검토할 필요가 있다.

b. 유아기

투박하고 큰 운동에서는 평형기능의 발달에 의해서, 달리기, 계단 오르내리기, 점프, 한발 서기, 앙감질, 스킵(skip) 등의 운동기능을 획득한다. 또한 미세운동에서는, 눈과 손이나 양손의 협동성, 정교성이 증가하여, 작업속도나 정확성의 변화로서 표시되고, 이들의 평가에는, 운동연령검사(MAT)가 사용된다. 평형기능의 발달은, 일본판 밀러 유아발달 선별검사(JMAP)[4]의 하위 검사항목(한발서기, 제자리 걸음, 선 위 보행, 체축의 회전)을 이용함으로써 평가할 수 있다.

이들의 운동기능의 발달은 유아기의 일상생활활동(동작)(activities of daily living; ADL), 놀이, 학습준비활동의 획득에 영향을 준다. 스푼이나 젓가락, 단추나 끈, 크레용이나 연필, 가위라는 도구를 조작하고, 미끄럼대나 정글 짐(jungle gym), 그네나 삼륜차를 조작한다는 운동기능이 발달하여 간다. 이러한 운동기능의 발달은, 영유아 정신발달 질문지의 운동, 탐색 · 조작, 생활습관의 영역을 사용함으로써 평가된다.

그리고, 이들의 운동기능의 획득에는 촉각, 고유수용각, 전정각, 시각과의 통합에 의한 신체지각, 공간지각, 시지각의 발달이 관련되어 있다. 이 감각-지각-인지과정의 발달에 의해서, 자기의 신체를 어느 방향으로, 어느 정도의 힘으로, 어떤 순서나 타이밍으로 움직이는가라는 운동 기획능력이 발달하여 운동기능의 발달이 얻어진다[5]. 유아기의 운동기능에 장애를 나타내는 경우는, 감각-지각-인지과정의 발달로부터도 검토할 필요가 있다.

2 평가해야 할 항목

앞에서 언급한 영유아기의 운동발달의 특징으로부터, 작업치료사는 운동기능으로서 투박하고 큰 운동기능, 상지기능, 시각기능, 구강기능에 대해서 평가한다. 그리고, 이들의 운동기능을 기반으로 하여 획득되는 일상생활, 놀이, 학습준비활동에서의 운동기능의 발달에 대해서 평가한다.

영유아기의 운동기능장애의 평가에 사용되는 발달검사와 반사 · 반응검사를 일람표로 나타냈다(표 1).

3 평가의 유의할 점

어느 운동기능을 평가할 때에도, 운동패턴을 관찰하여 기록하는 것이 필요하다. 운동패턴의 관찰은, 두경부, 체간, 상지(견갑대-어깨-팔꿈치-수근관절-손가락), 골반, 하지(고

표 1 영유아기의 운동기능장애의 평가항목

평가항목	평가양식	평가방법(제시되는 발달단계)
투박하고 큰 운동기능	투박하고 큰 발달표	배와위, 복와위, 앉은 자세, 선 자세의 자세운동 패턴을 관찰하고, 상당하는 발달단계를 체크한다(신생아~12개월).
	자세반사 검사표	검사방법에 따라서 자극을 가하고, 운동반응의 유무, 정도를 본다. 평생 계속되는 자세반응도 포함한다.
	운동연령검사(하지)	합계점수가 투박하고 큰 운동의 발달연령(월)으로 환산된다(0~72개월).
상지기능	에어하트 발달학적 파지 능력 평가(EDPA)	도피반응, 파악반사 · 반응, 팔의 받침대 올려놓기 반응 · 보호신전반응의 통합과 도달(배와위 · 복와위 · 앉은 자세), 파악(막대기 · 입방체 · 작은 공), 놓는 운동패턴의 발달단계를 체크한다(태아기~12개월).
	운동연령검사(상지)	합계점수가 상지기능이 발달연령(월)으로 환산된다(0~72개월).
시각기능	에어하트 발달학적 시각 평가(EDVA)	동공반응, 인형의 눈 반응, 안검반사의 통합과 수의적인 안구운동(시각정위, 주시, 추시, 주시점 이행)의 발달단계를 체크한다(태아기~6개월).
구강기능	섭식-구강기능 발달표	구강운동 패턴의 변화와 섭식기능의 발달을 본다(1~12개월).
	구강반사 검사표	탐색반사, 빨기-연하반사, 교반사, 구토반사에 대해서 자극에 대한 반응의 유무, 정도를 본다.
운동기능의 발달	영유아 정신발달 질문지 (1~3세) (3~7세)	운동, 탐색 · 조작, 생활습관의 영역으로부터 운동기능에 관한 항목에 대해서, 관찰 · 질문에 의하여 발달단계를 체크한다(12~84개월).

관절-무릎-족관절)의 순서로 관찰한다. 이것은 영아의 운동발달에서는 두경부의 운동이 척주, 그리고 하지에로 머리-꼬리방향으로 항중력자세의 발달이 일어나기 때문이다. 또한, 신체의 중추부의 위치가 전신 또는 말초부의 근 긴장의 분포에 영향을 미치는 것이나 각 자세의 위치관계가 자세 정렬(alignment)이나 운동의 가동범위에 영향을 주기 때문이다.

더욱이, 근골격계의 발달에도 크게 영향을 받고 있으므로6), 발달의 지체나 비정상 운동패턴에 대해서, 반사 · 반응검사나 근 긴장의 평가에 더하여, 근골격계의 구조(예컨대, 두부의 상대적인 크기, 척주의 만곡, 흉곽의 형태, 구개의 형성, 대퇴골의 경체각 등)나 정렬 등의 생체역학적인 면으로부터도 검토가 필요하다. 최근 많이 볼 수 있는 조산미숙아의 평가에는, 태생기의 운동발달의 이해가 필요하다.[7]

4 영유아기의 운동발달검사

투박하고 큰 운동기능, 상지기능, 시각기능, 구강기능의 발달에 대해서, 엔조지식 영유아 분석적 발달검사법, 영유아 정신발달 진단법(쓰모리식), 일본판 덴버식 발달 스크리닝 검사 개정판(JDDST-R) 등의 일반적 발달검사로부터도 볼 수 있다. 이들의 검사에서는 이정표로서 열거하고 있는 "지지 없이 앉다", "딸랑이 장난감을 쥐다", "180° 추시하다", "컵으로 마시다"라는 것 같은 동작을 할 수 있는지 없는지를 보는 것이며, 그 결과로부터 운동발달의 지체를 발견할 수 있다.

작업치료사는 왜 그 동작을 할 수 없는가? 왜 그러한 방법이 되는가를 심신기능 · 신체구조로부터 분석하기 위해, 아래에 보여주는 검사를 이용한다.

a. 발달검사

1) 투박하고 큰 운동기능

① 영아의 투박하고 큰 운동발달 (표 2)

기본적인 자세반응이 모두 출현하는 10개월까지의 복와위, 배와위, 앉은 자세, 선 자세에서의 항중력 자세 · 운동패턴의 발달을 보여주고 있다. 그 발달의 특징은, 아래와 같이 요약된다.

- 신생아 : 굴곡-상대적 내전 패턴
- 0~3개월 : 굴곡-외전 패턴
- 3~5개월 : 신전-외전 패턴과 대칭성
- 6개월 : 신전-외전 패턴이 최대가 된다.
- 7~8개월 : 굴곡과 신전의 전신적 패턴의 조합을 가능케 하는 체축 내 회전
- 9~10개월 : 정위(바로잡기)반응이나 평형반응의 발달에 의해서 이동이 시작되고, 효율적이고 원활한 운동을 시행할 수 있다.

어린이의 각 자세에서의 운동패턴을, 두경부, 체간, 상지(견갑대-어깨-팔꿈치-수근관절-손가락), 골반, 하지(고관절-무릎-족관절)의 순서로 기재하고, 상당하는 발달단계를 본다. 자세에 따라 발달단계가 달라지고, 두경부 · 체간 · 상지의 운동패턴의 발달단계와 골반, 하지의 발달단계가 다른 것도 관찰된다. 그 요인을 반사 · 반응검사나 근 긴장, 근골격계의 구조나 정렬 등의 평가로부터 분석해간다.

② 운동연령검사(MAT) : 하지(표 3)

운동연령검사(motor age test; MAT)는, 존슨(Johnson) 등에 의해서 1951년에 작성된 검사이다.[9] 정상 어린이는 6세까지에 사회생활상 필요한 운동능력을 획득한다고 하여, 0~72개월까지의 투박하고 큰 운동발달의 지표가 제시되어 있다. 검사항목에 나타낸 운동이 가능하면 옆에 표시한 점수를 얻을 수 있다. 이들의 합계 득점이 하지의 운동연령(motor age)으로서 월령으로 표시되고, 투박하고 큰 운동의 발달정도를 나타낸다.

2) 상지기능

① 에어하트(Erhardt) 발달학적 파지능력 평가(Erhardt Developmental Prehension Assessment; EDPA)[10]

아래의 상지기능에 대해서, 태아 및 신생아기부터, 이들이 성숙하는 월령까지의 운동패턴의 발달단계 나타냈다. 이들은 일상생활, 놀이, 학습활동에서의 운동기능(skill)에 필요한 기본적인 상지기능이다. 이 평가에서 미숙한 발달단계라면 운동기능의 발달도 늦어지거나 협동성이 결여된 비효율적인 하는 방법이 된다.

- 도달동작 때의 상지 : 배와위, 복와위, 앉은 자세
- 파악 : 봉(bar), 입방체, 작은 공(표 5), 조작적 동작
- 놓다(release) : 봉 또는 입방체, 작은 공

이 밖에, 크레용 또는 연필의 파악과 그림그리기의 발달단계(1~6세) 등을 제시하고 있다.

② 운동연령검사(MAT) : 상지(표 6)

존슨 등에 의해서 작성된 것(1951년)[9]을,

표 2 영아의 투박하고 큰 운동 발달표

단계	복와위	배와위	앉은 자세	선 자세	자세반사 · 반응
신생아 ~4주	두부 약간 거상 · 회전하여 볼이 바닥에 닿는다. 견관절 내전, 주관절 굴곡, 팔꿈치 바닥에서 거상하여 손이 어깨의 위치에 온다. 골반 바닥에서 거상하여, 고관절 굴곡 · 약간 외전외회전, 슬관절 굴곡, 족관절 배굴	두부 약간 측방회전. 견관절 내전 · 외회전 · 주관절 굴곡, 전완 회내, 손가락 약간 굴곡, 고관절 굴곡 · 외전 · 외회전, 슬관절 굴곡, 족관절 배굴, 고관절 · 슬관절 굴곡과 반신전의 사이에서 교호성 kicking	보조 앉은 자세 : 경부, 척주 굴곡위치, 턱이 흉부에 닿는다. 고관절 굴곡 · 외전 · 외회전, 슬관절 굴곡, 족관절 배굴 일으키기 : 두부의 지연은 현저. 상지, 체간, 하지도 굴곡위치채로 따라오지 않는다.	보조 선 자세 : 하지를 신전하고, 체중부하가 가능하다(초기 기립). 전방으로 기울면 자율보행	모로 반사 갤란트 반사 발의 받침대 올려놓기 반응 목의 바로잡기 반응 교차성 신전반사
6~8주 (2개월)	두부회전, 귀가 바닥에 닿는다. 경부, 상흉부가 간헐적으로 신전하여 두부를 순간적으로 45°까지 거상. 견관절 외전 · 외회전 증대, 주관절 굴곡, 팔꿈치는 어깨보다 후방에 있다. 골반이 하강하고, 하지의 굴곡이 감소.	두부 회전, 턱이 어깨에 접근한다. 안정 시에 때때로 비대칭성 긴장성 악반사모양 자세를 취한다. 견관절 외전 · 외회전 증대. 주관절의 신전에 수반하여 손가락 외전 · 신전. 양 하지 앞부터 신전하여, 교호성 kicking.	보조 앉은 자세 : 체간은 전방으로 넘어지지만, 두부 · 흉부는 약간 거상하여 바닥에는 닿지 않는다. 슬관절 굴곡위치에서 하지의 측면이 지지면에 닿지 않는다. 일으키기 : 두부를 때때로 거상하지만 늦어진다. 하지의 굴곡 감소	보조 선 자세: 경부의 과신전을 수반하여 두부 거상, 경부 거상. 자율보행 · 초기 기립 소실. 족부가 바닥에 닿아도 방향이 정해지지 않는다.	모로 반사(제2상)는 보다 약해진다. 갤란트 반사. 발의 받침대 올려놓기 반응은 이후 계속된다. 목의 바로잡기 (정위)반응, 두부에 작용하는 바로잡기 반응이 출현하기 시작한다. 교차성 신전반사 소실.
12주 (3개월)	두부를 정중선상에서 45~90° 거상. 전완으로 체중지지, 팔꿈치는 어깨의 아래나 전방에 있다. 흉추 · 요추가 보다 신전, 양 하지 신전 · 외회전 증대	두부를 측방으로부터 측방으로 회전할 수 있고, 단시간 정중선 가까이에 유지. 양 하지 굴곡 · 외회전, 고관절은 얼마간 신전. 양측 대칭성 kicking도 일어난다.	보조 앉은 자세 : 경추 신전하고, 두부는 정중위치로 유지. 일으키기: 최초는 두부 지연, 수직위치로 접근하면 양 어깨 거상, 경부 과신전하면서 두부 거상한다.	보조 선 자세 : 고관절 굴곡, 슬관절 신전에서 양 족부에 약간 체중부하를 할 수 있다. 외회전위치에서 체중은 족부 내측에 걸리고, 발가락의 굴곡이 일어난다.	모로 반사 더욱 약해진다. 갤란트 반사 약해진다. 목의 바로잡기 반응, 머리에 작용하는 바로잡기 반응이 강해진다. 비대칭성 긴장성 악반사모양 자세가 서서히 소실.
16주 (4개월)	두부를 정중선 위에서 90° 거상, 흉추 · 요추의 신전이 증대하고, 전완이나 신전한 팔로 지지할 수 있다. 복부, 골반이 지지점이 되어, 사지를 헤엄치는 것처럼 신전 · 외전한다. 두부의 회전에 수반하여 체간 측방으로의 체중이동이 일어나, 반대측 무릎을 전방으로	두부를 정중선 상으로 유지하고, 턱을 당기고, 양손을 정중선상에서 합친다. 양 하지를 굴곡 · 내전하여 정중선상으로 가져온다. 정지위치에서는 양 하지는 대칭성으로 굴곡 · 외전위치, 양 하지를 신전하면 골반이 앞으로 기운다. 굴곡하면 양 슬관절 굴곡하여 족	보조 앉은 자세 : 체간이 앞으로 기울고, 팔을 전방으로 내밀어 가끔 가볍게 지지한다. 고관절 굴곡 · 외전 · 외회전, 슬관절 굴곡, 족관절 배굴위치에서 안정성을 만들어 옆으로는 넘어지지 않는다. 일으키기 : 팔꿈치 굴곡하고, 몸을 전방으로 당기며, 두부가 약간만	보조 선 자세 : 때때로 양 하지를 신전한다. 발끝서기에서, 발가락이 굴곡한다.	모로 반사 소실 갤란트 반사 소실 목의 바로잡기 반응 미로성 바로잡기 반응이 강해진다. 란도반응이 시작된다. 발의 받침대 올려놓기 반응 비대칭성 긴장성 경반사모양 자세가 보다 약해진다.

(계속)

표 2 영아의 투박하고 큰 운동 발달표 (계속)

단계	복와위	배와위	앉은 자세	선 자세	자세반사 · 반응
16주 (4개월)	내민다. 고관절의 신전의 증대에 수반하여 내전하고, 외회전은 감소한다.	저는 바닥에 닿는다. 또한, 한쪽의 족부를 반대 측 무릎의 위에 올려놓는다.	늦는다. 어깨 거상, 경부 과신전을 수반해서 두부를 정중선상에 안정시켜 거상한다.		
20~24주 (5개월)	신전한 팔로 몸을 밀어 올리고, 하복부, 골반, 고관절이 지지점이 되어 손으로 지지할 수 있다. 고관절 굴곡 · 외전 · 외회전, 족관절 외번 · 배굴로 안정성을 가져온다(개구리모양 자세). 그리고 흉추, 요추 신전한 pivot prone 자세에서, 전후방향으로 locking, 사지의 수영모양 운동. 복와위로부터 신전을 사용해서 배와위로 몸 구르기를 한다(실제로는 체중이동을 지속할 수 없어 넘어진다).	"안아줌"에 견관절 굴곡 · 내전, 팔꿈치 신전으로 손을 뻗는다. 하지는 복와위와 마찬가지로 개구리모양 자세를 취한다. 하지를 체간이 위에서 굴곡하여, 족부를 입에, 또한 손을 족부로 가져간다. 굴곡한 양 하지를 측방으로부터 측방으로 흔들어 움직인다. 족부로 지지하여 무릎 굴곡, 둔부 거상한다(bridge). 족부로 바닥을 밀 때 척주의 신전, 골반의 전경(앞으로 기움), 고관절의 신전이 일어난다.	보조 앉은 자세 : 체간을 직립시키고, 체중은 좌골결절에 유지된다. 경추 · 흉추는 신전, 요추의 후만이 두드러진다. 두부를 신전하고 안정하여 유지. 하지는 고관절에서 굴곡, 약간 내전 · 외회전, 슬관절 굴곡. 일으키기 : 검사자의 손가락을 잡고 팔꿈치 굴곡하여 당겨 올린다. 두부를 굴곡하고 거상하여 늦지 않는다. 하지는 고관절의 굴곡에 수반한 슬관절의 신전이 일어나기 시작한다.	보조 선 자세 : 두부는 신전, 체간은 약간 요추의 전만을 수반해서 대칭적으로 신전하고 있다. 신전한 양 하지에 거의 전체 체중을 부하할 수 있다.	목의 바로잡기(정위)반응. 란도 반응이 강해진다(사지, 슬관절도 신전). 비대칭성 긴장성 경반사가 소실. 미로성 바로잡기 반응 및 시성 바로잡기 반응이 시작되고 강해진다. 발가락의 파악반응은 소실.
28주 (6개월)	두부, 척주 · 고관절 최대로 신전한 pivot prone 자세. 한쪽 손에 체중을 이동하고, 전방 · 측방에 도달(reach)할 수 있다. 한쪽의 체간 · 골반에 체중을 이동하고, 지지 측 체간, 하지의 신전, 다른 쪽 하지는 굴곡의 분리된 자세를 취한다. 이것에 의해서 측와위로 몸 구르기를 한다. 상지의 내전 · 외전을 번갈아 하는 이동에 의해서 피봇턴(pivot turn)을 할 수 있고, 푸시업(push up)에 의해서 네발로 기기 자세를 취하기 시작한다.	배와위인 채로 두부를 중력에 저항하여 거상한다. 배와위로부터 고관절 · 슬관절 굴곡, 양 손을 합친, 또는 양 무릎에 놓은 굴곡자세에서 측와위로의 몸 구르기가 일어난다. 게다가 두부를 회전 · 신전, 하지를 신전하면 복와위로 몸 구르기가 된다. 양 하지를 고관절에서 직각이 될 정도로 굴곡하여 거상한다. 앞부터 고관절은 내전하고, 외회전은 감소하여 있다.	체간을 앞으로 기울게 하고, 전방으로 신전한 상지로 지지하여, 단시간 앉을 수 있다. 이 동안, 두부는 수직으로 유지, 균형을 무너뜨리지 않고 신전 · 회전 · 굴곡할 수 있다. 배와위에서 도와주면, 자기로부터 당겨서 앉은 자세가 된다.	보조 선 자세 : 양 하지로 완전히 체중을 지지한다. 슬관절의 굴곡과 신전에 의해서 튀기 시작한다.	목의 바로잡기 반응이 바뀌어, 몸에 작용하는 몸의 바로잡기 반응이 나타난다. 상지의 전방으로의 보호신전반사가 시작된다. 복와위에서 평형반응이 나타난다.

(계속)

표 2 영아의 투박하고 큰 운동 발달표 (계속)

단계	복와위	배와위	앉은 자세	선 자세	자세반사 · 반응
36~40주 (8개월)	측방으로 체중 이동한 비대칭적인 자세에서 상측의 상지나 하지로 놓는다. 상측의 하지를 굴곡하여 체중을 옮기고, 네발로 기기 자세로 몸을 밀어 올린다. 네발로 기기 자세에서 전후 · 측방으로 locking 한다. 네발로 기기 자세에서 엉덩이를 쳐들고 기기 자세로 몸을 밀어 올린다. 네발로 기기 자세에서 한쪽 하지로 체중을 옮겨 앉은 자세가 된다. 앉은 자세에서 네발로 기기 자세로 자세 변환을 한다.	복와위에서 기능적으로 활동할 수 있기 위해, 배와위에서 복와위로 몸을 구르고, 배와위로는 좀처럼 오래 머물러 있지 않다.	지지가 없이 앉은 자세를 유지한다. 척주-체간의 신전, 두부를 어느 방향으로도 움직일 수 있다. 두부의 회전에 의해서 체간의 회전이 일어난다. 전방으로 체간과 골반을 움직임으로써 앉은 자세에서 네발로 기기자세로 자세를 변환한다. 하지는 고관절 내전 · 슬관절 신전이 증대한다. 균형을 잃어 앞으로 구부정한 자세가 되어도, 또한 원래의 자세로 되돌아갈 수 있다.	가구(furniture)에 네발로 기기로 가서, 네발로 기기 자세로부터 골반을 앞으로 기울여 고관절의 굴근으로 하부 체간이나 중력중심을 안정시키고, 가구에 양손을 거상하여 무릎서기를 한다. 다음으로 양손을 하방으로 밀고, 양하지를 신전하여 일어선다. 골반에서의 측방으로의 체중이동, 하지의 내전, 외전에 의해서 가구를 따라서 가는 측방으로의 잡고 걷기를 할 수 있다.	36주 : 복와위, 배와위에서의 평형반응, 앉은 자세에서의 평형반응도 출현하기 시작한다. 몸에 작용하는 몸의 바로잡기 반응이 강해진다(회전). 란도 반응이 강해진다. 측방으로의 상지의 보호시전 반응이 출현. 40주 : 앉은 자세에서의 평형반응.
44~48주 (10개월)	네발로 기기, 엉덩이를 쳐들고 기어서 이동한다. 네발로 기기에 의해서 기어오른다, 내려온다.		체간 · 골반 후방으로 회전하여 완구를 잡는다. 측방 · 후방으로도 균형을 무너뜨리지 않는다. 활동에 맞춰서 골반의 전경, 후경을 수반한 앉은 자세를 취한다. 하지가 신전한 다리를 길게 뻗고 앉은 자세나 다리를 옆으로 비스듬히 풀고 편안히 앉은 자세, 이 자세에서 네발로 기기 자세로 자세 전환을 한다.	네발로 기기에서 잡고 무릎서기, 한쪽 무릎서기가 되어 일어선다. 잡고 웅크리고 앉고, 그리고 일어선다. 가구 등을 잡고 걷기에서는 골반의 회전이 증대하여, 전방으로 향해서 이동한다. 한쪽 손, 양손을 잡고 전방으로 걷는다.	복와위, 배와위, 앉은 자세에서의 평형반응. 선 자세에서도 출현하기 시작한다. 몸에 작용하는 몸의 바로잡기 반응은 변화한다. 란도 반응은 매우 강해진다. 상지의 후방으로의 보호신전반응이 출현한다.

[문헌 8에서 일부 변경]

모리시타 등[11])이 일본의 건강한 어린이의 데이터에 맞춰서, 표준 발달연령을 개정한 것을 나타냈다.

발달의 순서로 배열한 검사항목을 할 수 있으면 옆의 점수를 얻을 수 있다. 이들의 합계 득점이 상지의 운동연령으로서 월령으로 표시되고, 상지기능의 발달정도가 표시된다. 오른손과 왼손에 대해서 검사하여, 좌우 손의 차이를 볼 수 있다. 이 검사 중에, 잘 쓰는 손이나 도달 · 파악 · 놓다(release) · 조작의 운동패

표 3 운동연령검사(MAT) : 하지

월수	검사항목	점수
4	기대서 앉기(양 하지의 위치는 어떠하여도 좋으나 검사자가 인지할 수 있는 정도로 벽 등에 기대서 앉아있다)	2
	목의 안정감(신체를 똑바로 하고 머리를 올려서 유지한다. 머리가 전후로 기우는 것 같은 일이 있어도 바로 올릴 수 있다)	2
7	앉기(1분 이상)(전혀 보조 없이 앉는다. 바닥에 손을 대어도 좋으나 체간은 45° 이상 기울어서는 안된다. 머리 및 다리의 위치는 어떠해도 좋다)	3
10	몸 구르기(양측으로 1회전 이상)	1
	잡고 서기(30초 이상)(한쪽 손 또는 양손으로 물건을 잡고 서 있다. 기대서는 안된다)	1
	기어가기(1분간에 1.8 m 이상)(무릎기기든 무엇이든 상관없이 자기가 이동하면 된다)	1
12	네발로 기기(15초 간에 1.8 m 이상)(손 무릎 4개를 번갈아 움직여서 이동, 개구리 뛰기는 불가)	1
	잡고 일어서기(자기가 물건을 잡고 일어서서 그대로 선 자세를 유지한다. 잡은 것에 기대서는 안된다.	1
15	보행과 멈추어 서기(5, 6보 걷고 멈추어 서기, 또한 걷기 시작할 수 있다)	3
18	뛰어가기(15 m 넘어지지 않고)	1
	계단을 오르다(표준계단 15 cm 6단을 기어가다, 서다, 난간을 잡는 등, 어떠한 방법이라도 좋으니 혼자서 오른다).	1
	팔걸이의자에 걸터앉다(보조 없이 걸어가서 걸터앉을 수 있다).	1
21	계단을 내려가다(검사자가 환자의 한손을 잡고 균형만을 지지해 준다).	1.5
	계단을 오르다(양손 또는 한손으로 난간을 잡고 가능, 팔꿈치나 가슴을 난간에 걸쳐서는 안된다).	1.5
24	달리다(보통의 달리기), 15 m를 넘어지지 않고	1.5
	계단을 내려가다(양손 또는 한손으로 난간을 잡고 가능. 팔꿈치나 가슴을 난간에 기대서는 안된다).	1.5
30	양 발을 동시에 제자리에서 점프	6
36	양 발을 번갈아 계단 오르내리기(보조 없이 6단)	3
	받침대에서 뛰어내리기(15 cm 받침대에서 양 발을 가지런히 하여 균형을 유지한다)	3
42	한발 서기(2초간, 한쪽이 가능하면 된다)	6
48	넓이 뛰기(주폭도)(보조 달리기 1.8 m에 의해서 30 cm 이상 뛰고 양 발을 동시에 땅에 닿아서 균형을 유지한다)	3
	제자리 뛰기(15 cm 이상 뛰어 균형을 유지한다)	3
54	한쪽 발 뛰기 전방으로 4회(한쪽이 가능하면 된다)	6
60	번갈아 한쪽 발 뛰기(skip) 3 m 이상	2
	한쪽 발 서기(8초간) 한쪽이 가능하면 된다.	2
	선 위 보행(2.5 m 폭의 선 위에 발바닥의 일부가 걸쳐 있으면 된다.	2
72	30 cm 받침대에서 뛰어내려, 접지할 때에 발끝부터 대고, 균형을 유지하면서 발꿈치를 내린다.	6
	눈을 감고 한쪽 발 서기(최초에 한쪽으로 서고, 다른 쪽으로 바꿀 때도 눈을 감은 채로 시행하여야 한다)	6
	합계 득점(운동연령)	M

[문헌 9에서]

턴, 양손의 협동이나 눈과 손의 협동성, 불수의 운동이나 기도진전(intention tremor)의 유무가 관찰된다. 동작수행 시의 앉은 자세 유지에 대해서도 관찰할 필요가 있다.

표 4 에어하트 발달학적 파지능력 평가(EDPA) : 봉(bar)의 파악

10개월	세 손가락으로 쥐기 : 물건을 무지와 2개의 손가락으로 잡다.
9개월	요측 손가락으로 쥐기 : 수근관절은 신전한다.
8개월	요측 손가락으로 쥐기 : 대립한 무지와 네 손가락의 끝으로 잡는다. 물건과 손과의 사이에는 명백히 공간을 만들 수 있다.
7개월	요측 손바닥으로 쥐기 : 물건을 손가락과 대립한 무지로 잡는다. 수근관절은 똑바로 뻗어 있다.
5개월	손바닥으로 쥐기 : 물건을 손가락과 내전한 무지로 잡는다.
4개월	원시적 꽉 쥐기 : 만진 결과로서 손이 물건을 당기고, 다른 쪽의 손이나 몸에 밀어붙이는 것처럼 하여, 불안정한 채로 꽉 쥔다. 무지는 참여하지 않는다.
3개월	수의성 파악이 척측 접촉으로만 지속되고, 무지는 참여하지 않는다. 중지, 약지, 소지의 순서로 강하다. 수근관절은 굴곡한다.
태어날 때	수의성 파악은 관찰되지 않고 반사만 있다.

©EDPA [문헌 10에서]

3) 시각기능

에어하트 발달학적 시각평가(Erhardt Developmental Vision Assessment; EDVA)[12)]

아래의 시각기능에 대해서, 태아 및 신생아기부터, 이들이 거의 성인과 마찬가지의 기능에 접근하는 생후 6개월까지의 발달단계를 나타내고 있다.

- 시각 정위
- 주시
- 추시(표 7)
- 주시점 이행

표 5 에어하트 발달학적 파지능력 평가(EDPA) : 작은 공의 파악

12개월	정교한 집기 파악 : 핀을 손가락 끝 또는 손톱 사이로 집는다. 무지의 원위관절은 굴곡한다.
10개월	집기 파악 : 무지와 인지의 원위 패드 사이로 집는다. 무지의 원위관절은 약간 굴곡한다. 무지대립.
9개월	불완전한 집기 파악 : 무지와 인지의 지복으로 집는다. 무지의 원위관절은 신전. 무지의 대립의 시작.
8개월	끼워 집기 : 무지와 말아 넣은 인지의 측복과의 사이로 집는다. 무지의 원위관절은 약간 굴곡. 무지의 근위관절은 신전하여 있다.
7개월	불완전한 끼워 집기 : 내전을 수반하여 전체적으로 굴곡한 무지와 굴곡한 다른 손가락으로 손바닥에 물건을 그러모은다. 또는 내전을 수반하여 전체적으로 굴곡한 무지와 부분적으로 신전한 다른 2개의 손가락으로 손바닥에 물건을 그러모은다.
6개월	물건에 접촉한다. 무지는 내전, 무지의 근위관절, 원위관절은 굴곡한다.
5개월	물건에 시각적 주의를 돌린다. 파악의 시도는 없다.
태어날 때	물건에 시각적 주의를 나타내지 않는다. 파악은 없다.

©EDPA [문헌 10에서]

이들의 성숙은 특히 학습활동에서의 운동기능이나 시지각의 발달에 중요하다. 자극을 주어 안구운동의 원활성이나 두부로부터의 분리, 초점거리나 시야, 양안 시기능으로부터 발달단계를 평가한다. 각종의 자극(빛, 소리, 움직임, 윤곽/모양, 크고 작은 표적 등)이 되는 용구는 펜 라이트(pen light), 벨(bell), 흑백의 줄무늬모양, 인형, 딸랑이 장난감 등, 평가방법에 제시되어 있다.

표 6 운동연령검사(MAT) : 상지

3	딸랑이 장난감 쥐기	3
4	2.5 cm 주사위 쥐기	1
5	위와 같음 무지를 사용해서	1
6	위와 같음 다른 손으로 옮겨 바꾸기	1
8	0.6 cm 구슬(beads)을 무지와 다른 한 손가락으로 집기(pinch)	2
10	구슬을 집고 5 cm 직경의 병에 넣다.	2
12	3.7 cm 주사위 쌓기(2개)	2
13	위와 같음 (3개)	1
14	위와 같음 (4개)	1
15	위와 같음 (5개)	1
16	위와 같음 (6개)	1
17	크레용을 잡고 쓴다.	1
18	페이지 넘기기(6페이지 중 4페이지)	1
19	3.7 cm 주사위 쌓기(8개)	1
20	1.2 cm의 구슬 꿰기	1
21	3.7 cm 주사위 쌓기(9개)	1
23	구슬을 병에(10개/30초)	2
26	위와 같음(10개/25초)	3
29	전기 운필(고리)	3
32	3button 전기회로(5개/10초)	3
35	위와 같음 (6개/10초)	3
37	구슬을 병에(10개/20초)	2
39	3button 전기회로(7개/10초)	2
40	위와 같음 (8개/10초)	1
41	구슬을 병에(10개/15초)	1
42	전기 운필(4각)	1
43	위와 같음(별)	1
45	수평 2button 전기회로(6개/10초)	2
47	3button 전기회로(9개/10초)	2
49	수직 2button 전기회로(6개/10초)	2
50	3button 전기회로(10개/10초)	1
51	수평 2button 전기회로(8개/10초)	1
53	실감개(20초)	2
55	페그(peg) 5개 세우기(핀셋으로 60초)	2
56	수직 2button 전기회로(8개/10초)	1
57	실감개(15초)	1
58	페그 45개 세우기(150초)	1
59	핸들 돌리기(60초)	1
61	페그 5개 세우기(핀셋으로 40초)	2
63	핸들 돌리기(55초)	2
65	페그 45개 세우기(135초)	2
67	핸들 돌리기(50초)	2
69	페그 5개 세우기(핀셋으로 30초)	2
72	페그 45개 세우기(120초)	3
	합계 득점(운동연령)	M

[문헌 11에서]

4) 구강기능

섭식-구강기능 발달표(**표 8**)에는 음식물의 거둬들이기, 저작, 연하를 할 때의 입술, 혀, 하악의 운동패턴의 발달단계가 제시되어 있다. 구강기능의 발달에 수반하여 섭취하는 음식물 형태는 유즙에서 질척질척한 모양, 매시(mash)모양, 부드러운 고형식, 고형식으로 변화해간다. 생후 11개월에서 섭식에 필요한 입술, 혀, 하악의 기본적인 운동패턴이 획득된다.

어린이가 섭식할 때의 운동패턴을 관찰하여, 발달단계를 본다. 운동패턴의 미숙함이나 이상에는 입술이나 혀, 볼 부분의 근 긴장이나 구강반사의 잔존, 구강의 형태, 경부 · 체간의 안정성, 촉각이나 고유수용각, 미각 등에 대한 감수성(과반응/저반응)도 영향을 준다. 이들에 대한 평가도 필요하다.

5) 운동기능

영유아 정신발달 질문지(3～7세)[13]에는 아래와 같이 운동기능의 발달을 나타내고 있다.

- 운동

  54개월 : 미끄럼대를, 반듯이 누워서 미끄러진다.

  60개월 : 그네에 서서타기를 하고, 자기가 젓는다.

표 7 에어하트 발달학적 시각평가(EDVA) : 추시(수평방향)

6개월	추시 중, 눈은 좌우 양측의 전체 시야를 두부로부터 독립해서 움직인다. 어떠한 속도에서도, 초점거리 3"~무한대로 수평 180° 의 범위에서 표적을 원활하게 쫓는다.
5개월	눈은 상하의 한정된 시야를 두부로부터 독립하여 움직이기 시작한다. 초점거리 3"~6'로 정중선상에서의 부드럽지 못한 움직임을 수반하지 않고, 수평으로 180° 표적을 쫓는다.
4개월	눈은 좌우 양측의 한정된 시야를 두부로부터 독립하여 움직이기 시작한다. 초점거리 4"~5'로 정중선상에서의 부드럽지 못한 움직임을 수반하면서, 수평으로 180° 표적을 쫓는다.
3개월	초점거리 5"~3'로 연속적으로 수평 180° 의 범위 표적을 쫓지만, 지나쳐 가거나, 정중선상에서의 휴지와 재정위가 관찰된다.
2개월	정중선을 약간 초과한 수평 90° 의 범위에서 표적을 쫓는다. 눈의 움직임은 부드럽지 못하여, 표적의 속도를 따라가지 못한다. 초점거리 6"~2'이다.
1개월	측방으로부터 정중선, 정중선으로부터 측방으로 수평 60° 의 범위에서 표적을 쫓는다. 눈의 움직임은 부드럽지 못하고, 초점거리 7"~12"이다.
신생아기	추시하고 있는 동안, 눈과 두부는 함께 움직인다. 눈과 두부는 측방으로 짧고 되는 대로의 움직임을 보인다. 주변 시야에서 수평으로 45° 추시하고, 눈은 부드럽지 못하게 계속 움직인다. 때때로 표적을 놓치지만, 다시 찾아내는 것은 어렵다. 초점거리 8"이다.
태아기	후기(8~9개월) : 근위주변 시야의 수평 30° 의 범위에서, 그 자체에 움직임이 있어 천천히 이동하고 있는 표적을 추시한다. 그러나, 끊임없이 표적을 놓치고, 표적이 정지하면 다시 찾아낼 수 있다. 중기(7~8개월) : 그 자체에 움직임이 있어 천천히 이동하고 있는 표적(손가락을 펄럭이다)에 늦어서 약간 추시한다. 초기(6~7개월) : 눈은 감은 상태에서조차 두부로부터 분리하여 목적 없이 움직인다. 시각적인 표적에 반응하지 않는다.

©EDVA [문헌 12에서]

72개월 : 보조바퀴를 부착한 자전거에 탄다.

- 탐색

54개월 : 가위로 간단한 형태를 오려낸다.
60개월 : 종이비행기를 자기가 접는다.
84개월 : 피아노를 좋아하는 대로 친다.

- 생활습관

48개월 : 이를 닦고, 입을 헹군다.
앞의 단추를 혼자서 채운다.
60개월 : 상의를 혼자서 입는다.
84개월 : 끈을 나비매듭으로 맨다.

b. 반사 · 반응검사

반사 · 반응검사는 정해진 자극에 대한 운동반응을 보는 것이며, 발달검사에서 볼 수 있었던 운동패턴의 변화와 대응하는 것이다. 또한 반사 · 반응의 출현 또는 소실의 시기가 있으므로, 그것에 의해서 발달단계를 볼 수도 있다.

아래에, 각 운동기능에 관한 검사방법과 반응을 나타냈다.

1) 투박하고 큰 운동기능

투박하고 큰 운동기능의 발달에 관련되는 자세반사 · 반응을 자세반사 검사표(표 9)에 나타냈다.

자세반사검사는 아래의 세 가지 종류로 나뉜다.

① 긴장성 반사 : 병적 징후이고, 근 긴장의 항진을 수반하는 비정상적인 자세운동 패턴을 형성한다.
② 원시반응 : 영아기에 관찰되는 정상적인 반응
③ 정상적 반응 : 평생 계속되는 반응

표 8 섭식 구강기능 발달표

	섭식 구강 기능	구강반사
신생아	포유 : 탐색 · 구순반사에 의해서 젖꼭지를 입에 끌어넣어, 혀로 흡철와(sucking fossa)에 밀어붙이고, 혀의 전후 · 상하의 약간의 움직임으로 유즙(젖)을 거둬들인다(흡철운동). 흡철반사(빨기반사)에 의해서 혀, 하악은 일체가 되어 움직이고, 규칙적인 흡철(빨기)이 반복된다. 구순(lips), 하악은 폐쇄되지 않은 채로, 빨면서 삼킨다(영아 연하).	탐색반사 / 구강반사 / 흡철반사 / 교반사
1~2개월	포유 : 혀로 젖꼭지를 흡철와에 밀어붙이면서, 전방으로부터 후방으로의 율동적인 연동모양의 움직임으로 젖을 들여보낸다. 혀의 전후운동에 수반하는, 하악의 율동적인 상하 · 전후운동이 들어온다. 스푼(수분) : 혀 내밀기, 흡철 패턴으로 거둬들이기 때문에 흘러내린다. 연하시 입술은 폐쇄한다.	
3~4개월	포유 : 혀의 전후, 하악의 크고 율동적인 상하운동이 우위가 된다. 4개월에는 입술의 중앙부에서 젖꼭지를 유지하고, 혀로 젖꼭지를 싸서, 상하운동으로 빤다. 하악의 운동은 감소한다. 목 가누기에 의해서 흡철과 연하의 분리가 관찰된다.	
5~6개월	스푼(수분) : 혀 돌출, 흡철 패턴은 관찰되지만, 거둬들이기 쉬워진다. 질척질척한 음식물 : 초기에는 혀를 앞으로 내밀면서 흡철 패턴으로 거둬들인다. 스푼을 잡을 때에는 하악이 몇 번이나 폐쇄한다. 하악의 개폐에 연동한 혀의 전후운동으로 들여보낸다. 하악의 폐쇄와 동시에 아랫입술의 내측으로 들어가는 움직임에 의해서, 음식물은 밖으로 떨어지지 않고 삼킬 수 있다. 후반은 매시(mash)모양의 음식물을 혀를 돌출하지 않고 스푼으로 입술을 밀착시켜 거둬들인다.	구토반사(평생 계속)
7~8개월	부드러운 음식물 : 1회의 하악의 개폐로 스푼을 잡는다. 아랫입술에 올려진 스푼을 위 · 아랫입술로 끼우고, 윗입술이 하강하여 스푼 위의 음식물을 문질러 잡는 것처럼 하여 거둬들인다. 하악 · 입술의 폐쇄에 의해서, 혀는 밖으로 내밀지 않고, 상악에 밀어붙이는 상하운동으로 음식물을 으깨서 저작한다. 이 때, 좌우의 구각이 동시에 신축하는 것 같은 움직임이 관찰된다. 입술을 닫고 삼킨다. 수분 : 식기를 위 · 아랫입술로 끼우면서, 얼굴을 앞으로 넘어뜨리는 것처럼 하여 윗입술을 수분에 댄다. 입안에 들어온 양이 적으면 꿀꺽하고 한번에 들이마신다.	
9~11개월	고형식 : 거둬들인 음식물을 혀의 측방운동으로 구강 중앙에서 측방으로 움직인다. 저작 중, 깊숙한 안쪽의 잇몸 위에 음식물을 유지하는 것을 돕도록, 음식물이 있는 쪽의 볼과 구각은, 내측으로 향해서 당겨진다. 혀의 측방회전, 하악의 상하와 대각선 방향의 회전운동으로 저작한다. 수분 : 컵을 위 · 아랫입술로 끼워서, 윗입술을 내밀고, 오므리면서 거둬들인다. 조금씩이라면 연속해서 마실 수 있다. 음식물의 특성, 크기 등에 맞춰서 입을 벌린다.	

※ 구강기능의 발달에는, 구강의 형태적인 성장, 목 가누기나 신체의 회전운동의 발달이 관련된다.

표 9 자세반사 검사표

	반사의 종류	검사방법	반응
긴장성 반응	1. 비대칭성긴장성경반사 (asymmetric tonic neck reflex; ATNR)	배와위에서 능동적 또는 수동적으로 두부를 우측, 좌측으로 회전한다.	안면 측의 상 · 하지, 체간은 신근 우위, 후두측은 굴근 우위가 된다.
	2. 대칭성긴장성 경반사 (symmetric tonic neck reflex; STNR)	검사자의 무릎 위에 네발로 기기 자세로 하여, 경부를 후굴, 전굴한다.	후굴: 상반신은 신근 우위, 하반신은 굴근 우위가 된다. 전굴: 상반신은 굴근 우위, 하반신은 신근 우위가 된다.
	3. 긴장성미로반사 (tonic labyrinthine reflex; TLR)	배와위 : 경부, 견갑대, 하지를 수동적으로 굴곡한다. 복와위 : 경부, 견갑대, 하지를 수동적으로 신전한다.	배와위 : 신근 우위가 되기 위해 굴곡에 저항을 보인다. 복와위 : 굴근 우위가 되기 위해 신전에 저항을 보인다.
	4. 양성 지지반사 (positive supporting reflex; PSR)	체간으로 지지한 선 자세에서 발바닥을 지면에 바운드(bound)시킨다.	하지의 신근이 우위가 되고, 굳게 뻗디디고 있다.
원시반응	1. 모로 반사(Moro reflex)	배와위에서 후두부를 유지하여 거상하고, 갑자기 두부를 후방으로 낙하시킨다.	상지 외전 · 신전(제1상)하고, 이어서 내전 · 굴곡(제2상)한다.
	2. 목의 정위반응 (neck righting reaction acting on the body; NOB)	배와위에서 두부를 측방으로 회전한다.	전신이 동시에 회전한다.
	3. 몸에 작용하는 몸의 정위반응(body righting acting on the body reaction; BOB)	a. 배와위에서 복와위로 몸 구르기를 한다. b. 복와위 또는 배와위에서 앉은 자세가 된다.	견갑대와 골반대에 분리적인 회전이 있다.
	4. 머리에 작용하는 미로성 정위반응(labyrinthine righting acting on the head)	a. 눈을 가리고 공간에서 체간 · 골반을 유지하여 복와위로 기울인다. b. 마찬가지로 하여 배와위로 기울인다. c. 마찬가지로 하여 측방으로 기울인다.	두부는 수직위치를 유지한다.
	5. 란도 반응 (Landau reaction)	복부를 유지하여 공간에서 복와위로 한다.	두부를 거상하여, 척주 · 고관절을 신전한다.
	6. 갤란트 반사 (Galant reflex)	복와위에서 제12늑골과 장골의 사이에서 요부의 피부를 가볍게 자극한다.	자극 측의 체간이 측굴한다.
정상반응	1. 팔의 보호신전반응 (protective extension reaction)	앉은 자세에서 전방, 측방, 후방으로 민다.	상지를 신전하여 지지한다.
	2. 평형반응 (equilibrium reaction)	배와위, 복와위, 앉은 자세, 네발로 기기 자세 : 경사대 위에서 한쪽으로 기울인다. 선 자세 : 측방, 후방, 전방으로 민다.	기울인 측의 경부 · 척주가 볼록 모양이 되고, 반대 측의 상 · 하지는 외전한다. 측방 : 자유 측 하지가 외전→교차→측방으로 내딛는다. 후방 : 발가락이 배굴 족관절이 배굴→후방으로 내딛는다. 전방 : 전방으로 내딛는다.

표 10 에어하트 발달학적 파지능력 평가(EDPA) : 파악반응

10개월	파악반응 : 시각기능과 통합된다. 손바닥으로부터 물건을 제거한다는 자극에서는 불수의성의 손의 움직임은 일어나지 않는다.
9개월	파악반사 : 수의성 파악과 통합된다. 손바닥을 자극해도 불수의성 파악은 일어나지 않는다.
8개월	파악반응 : 잡는 단계(trapping stage : 손바닥으로부터 물건을 제거한다는 자극에 의해서, 불수의성의 방향을 가진 움직임이 나타나고, 손으로 더듬어서, 마침내는 잡을 수 있다.
7개월	파악반응, 손으로 더듬기 단계(groping stage) : 손의 척측연(ulnar margin)을 자극하면 불수의성 회내가 일어나고, 자극의 방향으로의 움직임이 관찰된다.
6개월	파악반응, 손으로 더듬기 단계(groping stage) : 손의 요측연(radial margin)을 자극하면 불수의성 회외가 일어나고, 자극의 방향으로의 움직임이 관찰된다. 파악반사 : 통합이 시작되고, 반응은 약하다.
5개월	파악반응, 방향성을 가진 단계(orienting stage) : 손의 척측연을 말초를 향해서 자극하면, 불수의성 회내가 일어난다.
4개월	파악반응, 방향성을 가진 단계(orienting stage) : 손의 요측연을 말초를 향해서 자극하면, 불수의성 회외가 일어난다.
3개월	완전히 발달한 파악반사 : 손바닥의 요측으로부터 자극하면, 잡기의 상(catching phase)이 일어난다. 갑자기 손가락을 굴곡하고, 이어서 유지상(holding phase)이 일어난다. 저항을 가하여 굴곡은 유지하고 있다.
2개월	파악반사 : 손바닥의 요측으로부터 자극하면, 무지와 네 손가락 모두 굴곡 · 내전을 나타내고, 이어서 공동 굴곡이 일어난다. 상지 전체가 굴곡한다.
1개월	파악반사 : 손바닥의 요측으로부터 자극하면, 무지와 인지의 굴곡 · 내전을 나타내고, 이어서 공동 굴곡이 일어난다. 상지 전체가 굴곡한다.
출생시	파악반사 : 자극을 손바닥의 척측으로 가하고 동시에 당겨 올리면, 중지, 약지, 소지, 인지 그리고 무지의 순서로 불수의성 파악을 나타내고, 공동 굴곡이 일어난다. 전체적으로 상지를 굴곡하고, 그 힘은 체중을 들어올릴 정도로 강하다.
태아기	파악반사 : 손바닥의 척측을 자극하면, 손가락의 불수의성 파악이 일어나지만, 체중을 들어올릴 만큼 충분히 강하지 않다.

수의운동에 의한 영향을 피하기 위하여, 배와위 또는 보이지 않도록 하여 검사한다. [문헌 10에서]

②, ③에 열거한 반사 · 반응의 출현 · 소실의 시기는 **표 2**의 영아의 투박하고 큰 운동 발달표(613페이지)에 나타냈다. 모로(Moro)반사의 소실에 수반하여, 목의 정위(바로잡기) 반응, 머리에 작용하는 정위반응이 나타나기 시작하여, 두부의 거상이나 이에 수반해서 항중력 자세가 발달하여 간다. 정위(righting, 바로잡기), 평형반응의 발달에 따라서, 몸 구르기나 앉은 자세, 선 자세에의 자세변환, 보행이라는 이동기능이 획득된다.

2) 상지기능

에어하트 발달학적 파지능력 평가 (EDPA)[10)]

상지기능의 발달에 관련되는 아래의 반사 · 반응의 발달단계를 나타냈다.

- 비대칭성 긴장성 경반사(asymmetric tonic neck reflex ; ATNR)
- 파악반응(**표 10**)
- 받침대 올려놓기 반응
- 도피반응

파악반사가 소실하면, 수의성 파악이 가능해진다. 봉(bar)의 파악에서는, 보호신전반응(전방)이 출현하면 요측 손바닥 쥐기가, 측방이 출현하면 요측 손가락 쥐기가, 후방이 출현하면 세 손가락 쥐기가 가능해진다.

3) 시각기능

에어하트 발달학적 시각 평가(EDVA)[12]

시각기능의 발달에 관련되는 아래의 반사·반응의 발달단계를 나타냈다.

- 동공반응
- 인형의 눈 반응 (표 11)
- 안검반사

인형의 눈 반응은 목을 가누는 3개월 무렵에 통합되어, 두부로부터 분리한 안구운동의 발달에 결부되어 간다. 동공반응의 성숙이나 안검반사의 통합이 이루어지는 6개월에는, 주시, 정위, 추시, 주시점 이행에서의 기본적인 기능이 획득된다.

4) 구강기능

섭식-구강기능의 발달에 관련되는 반사를 구강반사 검사표 (표 12)에 나타냈다. 반사가 소실되는 시기는 표 8의 섭식-구강기능 발달표(619페이지)에 나타냈다. 구토반사는 평생 계속되지만, 기타의 반사는 목을 가누는 3개월 무렵에 소실 또는 감약한다. 모두가 소실하는 7~8개월에는 투박하고 큰 운동기능에서는 체축 내 회전이 발달하여, 그 후의 9~11개월에 혀나 하악의 회전운동이 획득된다.

c. 기타의 검사

표 11 에어하트 발달학적 시각평가(EDVA) : 인형의 눈 반응

3개월	양 눈이 두부의 방향과 같은 방향으로 움직인다 (통합).
2개월	눈은 두부와 같은 방향으로 늦어서 움직이거나, 또는 일관성이 없는 움직임을 보인다 (통합의 시작).
신생아기	최초의 10일간은 겉보기에는 양 눈이 두부의 움직임과 반대의 방향으로 분명히 움직이지만 (실제는 늦어있다), 서서히 감소한다.
태아기	중기(7~8개월) : 겉보기에는 양 눈이 두부의 움직임과 반대의 방향으로 약간 움직인다 (실제는 늦어있다).

자극은 수동적으로 두부의 회전, 굴곡, 신전을 가한다.
©EDVA [문헌 12에서]

1) 투박하고 큰 운동능력 척도(Gross Motor Function Measure; GMFM)[14]

뇌성마비아의 투박하고 큰 운동능력의 계시적인 변화를 정량화하여 평가하는 것이며, 발달연령을 나타내는 것은 아니다. 검사항목은 88항목으로 구성되고, A : 누운 자세와 몸 구르기, B : 앉은 자세, C : 네발로 기기와 무릎서기, D : 선 자세, E : 보행, 달리기와 점프의 5개영역으로 나뉘어 있다(표 13). 모든 항목은 5세 어린이가 달성 가능한 운동능력이다.

각 항목의 동작을 관찰하여 채점의 가이드라인에 따라서 해당되는 점수에 ○표를 한다. 채점기준은 0(전혀 할 수 없다), 1(조금만 할 수 있다), 2(부분적으로 할 수 있다), 3(완전히 할 수 있다)으로 되어있다. 각 영역의 합계 점수로부터 %점수를 산출하여, 전회와의 비교로부터 변화를 본다.

2) 일본판 밀러 유아 발달 선별검사(JAMP)

일본판 밀러 유아발달 선별검사(Japanese

표 12 구강반사 검사표

<table>
<tr><th>반사</th><th>자극</th><th colspan="5">반응</th></tr>
<tr><td rowspan="3">탐색반사</td><td rowspan="3">구각을 반복해서 가볍게 두드린다, 또는 가볍게 문지른다.</td><td colspan="5"></td></tr>
<tr><td>반응＼부위</td><td>상</td><td>하</td><td>좌</td><td>우</td></tr>
<tr><td>두부의 회전</td><td></td><td></td><td></td><td></td></tr>
<tr><td rowspan="3">구순반사</td><td rowspan="3">입술을 반복해서 가볍게 두드린다.</td><td colspan="2"></td><td>좌</td><td>우</td><td>하</td></tr>
<tr><td colspan="2">입술의 내밀기</td><td></td><td></td><td></td></tr>
<tr><td colspan="2">혀의 돌출</td><td></td><td></td><td></td></tr>
<tr><td>흡철반사</td><td>손가락을 입안에 넣고, 천천히 넣었다 뺐다 한다.</td><td colspan="5">□ 입술 닫기, 혀가 당겨진다.
□ 혀의 돌출 · 후퇴를 반복한다.</td></tr>
<tr><td>구토반사</td><td>깊숙이 안쪽의 혀나 연구개를 가볍게 누르거나 가볍게 문지른다.</td><td colspan="5">□혀의 전부에서 야기된다 (hyperactive)
□구개수의 뒷부분에서 야기된다 (hypoactive)
□ 연구개 또는 깊숙이 안쪽 혀에서 야기된다.</td></tr>
<tr><td>교반사</td><td>하악 구치 · 치조 측방에 자극물을 놓는다.</td><td colspan="5">□ 하악으로 율동적인 개폐의 움직임이 나타난다.
□ 깨물어버린다.</td></tr>
</table>

version of Miller Assessment for Preschoolers; JAMP)는, 학습장애아를 비롯한 중등~경증의 발달장애아를 조기발견하기 위한 선별검사이다. 2세 9개월부터 6세 2개월까지를 6개월마다 7개의 연령 군으로 나눠서 표준화되어 있다. 이 검사에 의해서 판정되는 능력은 감각운동능력, 인지능력, 및 이들의 복합 3영역이 있으며, 하위검사항목은 26항목 있다. 검사 매뉴얼에 따라서 실시하고, 그 결과는 점수화되며, 연령과 비교해서, 녹색(표준 또는 그 이상), 황색(주의), 적색(위험)으로 판정된다. 황색이나 적색의 항목은 발달적으로 주의가 필요하다고 하여, 전문적인 평가로 연결하여간다.

감각운동능력의 영역에는 운동기능의 발달에 관련되는 평형기능, 운동의 협동성, 동시수축의 발달정도를 평가할 수 있는 아래의 검사항목이 포함되어 있다.

① 평형기능 : 한발 서기, 제자리걸음, 선 위 보행, 체축의 회전
② 운동의 협동성 : 발의 교호 반복, 집짓기 놀이, 선 긋기, 손가락-코 테스트, 혀 운동, 구음
③ 항중력근의 동시수축 : 배와위 굴곡

3) 근 긴장의 평가

근 긴장은 그 발달과정을 고려하여 평가할 필요가 있다. 신생아기는 굴근의 근 긴장이 우위이고, 굴곡자세를 취하고 있다. 주관절, 고관절, 슬관절 등을 수동적으로 신전하면 굴곡위치로 되돌아간다. 이 생리적 굴곡에 의해서 중력에 대항한 자세운동 패턴의 발달이 일어나기 위한 안정성이 주어져 있다.

이러한 굴근의 근 긴장은 태아기의 7개월 이후에 발차기운동이 왕성해지지만, 자궁의 공간이 작아지기 때문에 사지가 중심부로 되밀려짐으로써 발달하여 간다. 조산아 등은 이

표 13 투박하고 큰 운동능력 척도(GMFM)의 검사항목

항목 A : 누운 자세와 몸 구르기

1. 배와위, 두부는 정중위치 : 사지의 대칭성을 유지한 채로 머리를 회전한다.
2. 배와위 : 손을 정중으로 가져가서, 양손의 손가락을 맞댄다.
3. 배와위 : 45° 머리를 들어올린다.
4. 배와위 : 우측의 고관절과 슬관절의 굴곡, 전체 가동범위
5. 배와위 : 좌측의 고관절과 슬관절의 굴곡, 전체 가동범위
6. 배와위 : 완구를 만지기 위해 우측 상지를 정중선을 넘어서 반대 측으로 뻗힌다.
7. 배와위 : 완구를 만지기 위해 좌측 상지를 정중선을 넘어서 반대 측으로 뻗힌다.
8. 배와위 : 우측으로 몸 구르기를 하여 복와위가 된다.
9. 배와위 : 좌측으로 몸 구르기를 하여 복와위가 된다.
10. 복와위 : 두부를 직립시킨다.
11. 복와위, 전완으로 신체를 지지하여 : 두부를 직립위치로 하고, 팔꿈치를 신전하여, 팔도 바닥에서 떨어진다.
12. 전완지지의 복와위 : 체중을 우측 전완으로 지지하고 반대 측의 상지를 전방으로 완전히 뻗힌다.
13. 전완지지의 복와위 : 체중을 좌측 전완으로 지지하고 반대 측의 상지를 전방으로 완전히 뻗힌다.
14. 복와위 : 우측으로 몸 구르기를 하여 배와위가 된다.
15. 복와위 : 좌측으로 몸 구르기를 하여 배와위가 된다.
16. 복와위 : 손발을 사용해서 우측으로 90° 선회(pivot)한다.
17. 복와위 : 손발을 사용해서 좌측으로 90° 선회(pivot)한다.

항목 B : 앉은 자세

18. 배와위에서, 검사자가 어린이의 손을 잡고 : 두부를 조절하여 자기가 손을 당겨 앉은 자세가 된다.

19 배와위 : 우측으로 몸 구르기를 한 다음 앉는다.

20. 배와위 : 좌측으로 몸 구르기를 한 다음 앉는다.
21. 매트 위에 앉아, 치료사가 흉부를 지지하여 주고 : 두부를 직립위치까지 들어올려, 3초간 유지한다.
22. 매트 위에 앉아, 치료사가 흉부를 지지하여주고 : 두부를 정중위치까지 들어올려, 10초간 유지한다.
23. 매트 위에 앉아, 상지로 지지하고 : 5초 동안 유지한다.
24. 매트 위에 앉아 : 상지를 지지하지 않고 앉은 자세를 3초간 유지한다.
25. 매트 위에 앉아, 전방에 작은 장난감을 놓고 : 전방으로 몸을 기울여 완구를 만지고, 상지의 지지 없이 다시 앉은 자세로 되돌아간다.
26. 매트 위에 앉아 : 우측후방 45° 로 놓은 장난감을 만지고, 다시 시작위치로 되돌아간다.
27. 매트 위에 앉아 : 좌측후방 45° 로 놓은 장난감을 만지고, 다시 시작위치로 되돌아간다.
28. 우측으로 다리를 비스듬히 풀고 편안히 뻗고 앉아 : 상지를 지지하지 않고, 그 자세를 5초간 유지한다.
29. 좌측으로 다리를 비스듬히 풀고 편안히 뻗고 앉아 : 상지를 지지하지 않고, 그 자세를 5초간 유지한다.
30. 매트 위에 앉아 : 복와위까지, 조절하여 자세를 낮춘다.
31. 발을 앞으로 내밀고, 매트 위에 앉아서 : 우측으로 몸을 돌려, 네발로 기기 자세가 된다.
32. 발을 앞으로 내밀고, 매트 위에 앉아서 : 좌측으로 몸을 돌려, 네발로 기기 자세가 된다.
33. 매트 위에 앉아서 : 상지를 사용하지 않고 90° 선회(pivot)한다.
34. 벤치 위에 앉아서 : 10초간, 상지나 하지로 지지하지 않고 자세를 유지한다.
35. 선 자세에서 : 작은 벤치에 앉는다.
36. 바닥 위에서 : 작은 벤치에 앉는다.
37. 바닥 위에서 : 큰 벤치에 앉는다.

항목 C : 네발로 기기와 무릎서기

38. 복와위 : 전방으로 1.8m 팔꿈치로 긴다.
39. 네발로 기기 자세 : 손과 무릎으로 체중을 지지하고, 10초간 유지한다.
40. 네발로 기기 자세 : 상지의 지지 없이, 앉은 자세가 된다.
41. 복와위 : 네발로 기기 자세가 된다. 손과 무릎으로 체중을 지지한다.
42. 네발로 기기 자세 : 우측 상지를 전방으로 뻗히고, 손을 어깨의 수준보다 높이 올린다.
43. 네발로 기기 자세 : 좌측 상지를 전방으로 뻗히고, 손을 어깨의 수준보다 높이 올린다.
44. 네발로 기기 자세 : 전방으로 1.8 m 네 발로 기기, 또는 깡충깡충 튀어 기기를 한다.
45. 네발로 기기 자세 : 전방으로 1.8 m 번갈아 하는 네발로 기기를 한다.
46. 네발로 기기 자세 : 손과 무릎/발을 짚고 네발로 기기로 4단 계단을 오른다.
47. 네발로 기기 자세 : 손과 무릎/발을 짚고 네발로 기기로 뒷걸음질을 하여 4단 계단을 내려간다.
48. 매트 위 앉은 자세 : 상지를 사용해서 무릎서기가 되고, 상지로 지지하지 않고 15초간 유지한다.
49. 무릎서기를 하고 : 상지를 사용해서 우측 무릎으로 지지하여 한쪽 무릎서기가 되고, 상지로 지지하지 않고, 10초 동안 유지할 수 있다.
50. 무릎서기를 하고 : 상지를 사용해서 좌측 무릎으로 지지하여 한쪽 무릎서기가 되고, 상지로 지지하지 않고, 10초 동안 유지할 수 있다.

(계속)

표 13 투박하고 큰 운동능력 척도(GMFM)의 검사항목 (계속)

51. 무릎서기를 하고 : 상지로 지지하지 않고 전방으로 10보, 무릎걷기를 한다.

항목 D: 선 자세

52. 바닥에서 : 큰 벤치를 잡고 일어서다.
53. 선 자세 : 상지의 지지 없이 3초간 유지한다.
54. 선 자세 : 큰 벤치에 한손으로 잡고 우측 발을 들어올린다. 3초간.
55. 선 자세 : 큰 벤치에 한손으로 잡고 좌측 발을 들어올린다. 3초간.
56. 선 자세 : 상지의 지지 없이 20초간 유지한다.
57. 선 자세 : 좌측 발을 들어올려, 상지의 지지 없이, 1초간.
58. 선 자세 : 우측 발을 들어올려, 상지의 지지 없이, 1초간.
59. 작은 벤치에 앉아서 : 상지를 사용하지 않고 일어선다.
60. 무릎서기 : 우측 한쪽 무릎서기가 되어 일어선다. 상지를 사용하지 않고.
61. 무릎서기 : 좌측 한쪽 무릎서기가 되어 일어선다. 상지를 사용하지 않고.
62. 선 자세 : 조절하여, 웅크리고 바닥에 앉는다. 상지를 사용하지 않고.
63. 선 자세 : 웅크리고 앉다. 상지로 지지하지 않고.
64. 선 자세 : 상지로 지지하지 않고, 바닥에서 물건을 집어 올려, 선 자세로 되돌아간다.

항목 E : 보행, 달리기와 점프

65. 선 자세, 큰 벤치에 양손을 짚고 : 우측으로 5보, 옆으로 걷는다.
66. 선 자세, 큰 벤치에 양손을 짚고 : 좌측으로 5보, 옆으로 걷는다.
67. 선 자세, 양손으로 잡고 : 전방으로 10보 걷는다.
68. 선 자세, 한손으로 잡고 : 전방으로 10보 걷는다.
69. 선 자세 : 전방으로 10보 걷는다.
70. 선 자세 : 전방으로 10보 걷고 멈추고, 180° 회전하여 되돌아간다.
71. 선 자세 : 후방으로 10보 걷는다.
72. 선 자세 : 전방으로 10보 걷는다 : 큰 물건을 양손으로 들고.
73. 선 자세 : 20 cm의 간격의 평행선 사이를, 전방으로 10보 연속해서 걷는다.
74. 선 자세 : 2 cm의 폭의 직선상을, 전방으로 10보 연속해서 걷는다.
75. 선 자세 : 무릎 높이의 봉을 넘다. 우측 발을 앞으로.
76. 선 자세 : 무릎 높이의 봉을 넘다. 좌측 발을 앞으로.
77. 선 자세 : 4.6 m 달리고, 정지하여, 되돌아온다.
78. 선 자세 : 우측 발로 공을 찬다.
78. 선 자세 : 좌측 발로 공을 찬다.
80. 선 자세 : 양쪽 발 동시에 30 cm 상방으로 점프한다.
81. 선 자세 : 양쪽 발 동시에 30 cm 전방으로 점프한다.
82. 우측 한쪽 발 서기 : 60 cm의 원 안에서, 우측 발로 10회 한쪽 발 뛰기를 한다.
83. 좌측 한쪽 발 서기 : 60 cm의 원 안에서, 좌측 발로 10회 한쪽 발 뛰기를 한다.
84. 선 자세, 한쪽의 난간을 잡고 : 4단 오른다. 한쪽의 난간을 잡고, 번갈아 발을 내밀고.
85. 선 자세, 한쪽의 난간을 잡고 : 4단 내려 간다. 한쪽의 난간을 잡고, 번갈아 발을 내밀고.
86. 선 자세 : 4단 오른다. 발을 번갈아 내밀고.
87. 선 자세 : 4단 내려간다. 발을 번갈아 내밀고.
88. 15 cm 높이의 단 위에 선다. 뛰어내린다. 양쪽 발 동시에.

[문헌 14에서 일부 변경]

생리적 굴근 긴장이 발달하지 않은 채로 태어나기 때문에, 근 긴장은 낮고, 사지는 중력에 당겨져 신전 외전 외회전 위치가 된다.

이 생리학적으로 정상적인 굴근 긴장은 항중력 신근의 발달에 의해서 감소하여 가고, 항중력 굴근의 발달로 변화하여 간다. 이와 같이 영아기에서는, 상대적으로 굴근 긴장이 우위인 시기로부터 6개월 무렵에는 신근의 근 긴장이 우위가 되고, 7~8개월 이후는 양자의 근 긴장은 균형이 잡혀 작용하기 시작하여, 분리된 운동패턴이 발달하여간다.

기본적인 항중력 자세가 발달한 유아 이후에서는, 정상적인 근 긴장이라면 신체를 어느 방향으로 수동적으로 움직여도 저항은 없으며, 어느 자세로 고정해도 유지할 수 있다. 이러한 것으로부터, 근 긴장의 평가는 아래와 같이 하여 시행한다.

① 배와위에서 경부, 상지, 체간, 하지의 굴근군, 신근군, 회전근군을 수동적으로 움직여, 저항의 정도부터 평가한다.

② 복와위, 네발로 기기 자세, 앉은 자세, 선 자세 등의 항중력 자세에서의 경부, 견갑대, 상지, 체간, 골반대, 하지의 유지능력이나 상지, 하지의 공간에서의 유지능력으로부터 평가한다.

판정은 정상적인 범위를 중심으로 저하(저긴장)와 항진(과긴장)을 두 극으로 한 상대적인 표현이 사용된다. 저하에서는 수동적으로 움직였을 때의 저항은 느껴지지 않고, 과잉 가동범위가 되기 쉽다. 자세나 공간에서의 유지도 곤란하다. 항진에서는 저항이 느껴지고 움직임은 천천히 되어 움직임의 범위나 방향은 제한을 받기 쉽다.

뇌성마비 어린이에서는 저하의 정도가 강한 것을 이완, 항진은 경련과 그 정도가 강한 것을 강강이라 하고, 게다가 아테토시스형과 같이 저하와 항진의 사이를 동요하는 형태도 있다. 근 긴장의 형태(저하, 항진, 동요)와 신체의 어느 부위에 어느 정도의 세기로 분포하여 있는가를 본다. 좌우차이, 상반신과 하반신의 차이, 중추부와 말초부의 차이, 자세나 사지위치에 의한 증감, 정지 시와 동작 시의 차이 등도 평가한다.

섭식이나 구음에 관련되는 구강기관의 근 긴장의 평가도 필요하다. 볼, 입술주위, 혀의 근 긴장은, 촉진(palpation), 움직임의 관찰로부터 평가한다.

B. 학동 · 청년기의 운동기능장애의 평가

1 학동 · 청년기의 운동발달의 특징과 평가

이 시기의 운동기능에는 근력의 발달이 추가되고, 투박하고 큰 운동능력에서는, 힘이나 속도, 순발력, 지구력이 발달한다. 이들은 이른바 스포츠 테스트나 체력 테스트를 사용해서 평가된다. 학교에서 시행되는 연령별 운동능력 테스트(50 m 달리기, 넓이 뛰기, 핸드볼 던지기, 매달린 팔 굽혀펴기, 계속 달리기, 지그재그 드리블, 기계체조에서 연속 거꾸로 오르기) 등이 있다.[15)]

한편, 미세운동에 관계되는 솜씨가 좋음, 정확성, 빠르기 등도 현저하게 발달한다. 상지기능에 대해서는, 직업선택의 시기에는 후생노동성편 일반직업 적성검사(GATB)[16)] 등을 사용해서 평가된다.

학업의 수행(취업준비나 여가활동으로도 연결된다)에는 앉은 자세나 선 자세 등의 자세를 유지하면서 여러 가지 기구의 조작을 한다는 자세배경 운동, 안구운동이나 손가락, 구강기관의 미세운동의 발달이 필요하다. 이것에 의해서 글씨쓰기, 읽기, 실험기구의 조작이나 악기의 연주, 체육 등을 수행할 수 있다. 이들의 학업에 관련되는 운동기능에 장애를 나타내는 경우는, 신경학적 미세징후의 검사를 기초로 작성된 임상관찰(**표 16, 17 참조**)이 사용된다[17)]. 운동기능의 질적인 측면에 영향을 주는 laterality(잘 쓰는 쪽의 확립), 양측의 통합, 항중력 자세, 반사의 통합, 자세반응, 분리 · 정교성, 운동 기획능력의 발달을 평가한다.

2 평가해야 할 항목

학동 · 청년기의 운동기능장애의 평가에 사용되는 것을 일람표에 나타냈다(표 14).

3 평가의 유의할 점

운동발달의 지체가 중등도 · 중증이라면, 앞에서 언급한 영유아기의 평가를 적용하는 것이 된다. 또한 이 시기에는 2차적으로 일어나는 근 위축 · 근력저하, 변형 · 구축(contracture)에 의한 자세정렬(alignment)이나 운동의 가동범위의 장애가 발생하기 쉽다. 이들에 대한 평가도 필요하다.

4 학동 · 청년기의 운동발달검사

아래의 검사에 대해서, 운동기능 평가로서의 이용방법을 설명한다.

1) 후생노동성 일반직업 적성검사(GATB)

GATB(general aptitude test battery)는 15종의 검사로 구성되고, 각 검사성적의 일정한 조합에 의해서, 많은 직업 안에 포함되는 작업 수행에 필요한 9개의 적성능력을 측정한다. 15종의 검사 중, 11종이 지필(paper-pen)검사, 4종이 기구검사이다. 측정되는 적성능력은, 지적 능력(G), 언어능력(V), 수리능력(N), 기록능력(Q), 공간 판단력(S), 형태지각(P), 그리고 운동기능의 평가로서 이용할 수 있는 운동 공응(K), 손가락 끝의 솜씨(F), 손과 팔의 솜씨(M)의 9종이다.

운동 공응(K)은 지필검사 1과 검사 2의 개략적인 점수를 더하여 평가점수로 환산한 것

표 14 학동 · 청년기의 운동기능장애의 평가항목

평가항목	평가양식	평가방법 (발달단계를 나타내는 방법)
근력	배근력, 악력, 핀치(pinch)력의 측정	연령의 표준치와 비교한다.
속도, 순발력 지구력	연령별 운동능력 테스트	연령의 표준치와 비교한다.
상지기능	후생노동성편 일반직업 적성검사(GATB) : 꽂음-바꿔 꽂음 검사, 조합-분해 검사 등	손과 팔 · 손가락 끝의 솜씨, 양손 협응, 운동속도, 눈과 손의 협응에 대해서, 각 검사항목의 연령의 표준치와 비교한다.
신경-근육계의 성숙, 운동 기획 능력	임상관찰(표 16, 17 참조)	연령과 비교하여 열등하다, 약간 열등하다, 정상의 단계부여로 체크한다.

으로부터 판정되고, 평가점수 100이 표준치가 된다. 검사 1은 용지에 배열된 안에 하나씩 순서대로 신속하게 점을 찍고(40초), 삐어져 나오지 않고 찍을 수 있었던 수를 개략적인 점수로 한다. 검사 2는 용지에 배열된 □의 안에 ++를 가급적 빨리 정확하게 삐어져 나오지 않도록 차례로 적어간다(40초).

표 15에 손가락 끝의 솜씨(F), 손, 팔의 솜씨(M)의 기구검사에 대해서, 실시방법과 표준치를 나타냈다. 기타의 직업적성검사에도 마찬가지의 기구를 사용한 검사가 있으며[18], 상지기능의 평가에 이용할 수 있다.

2) 임상관찰(표 16, 17)

에어즈(Ayres)[19]는 어린이가 교과학습능력을 획득할 때까지의 감각통합 발달과정을 나타냈다. 임상관찰(Clinical Observation ; CO)은 그 감각통합 장애상을 파악하기 위한 하나

표 15 직업적성검사 : 기구검사

검사항목	실시방법	표준치
손가락 끝의 솜씨(F) 기구검사 3 : 조합	① 검사판의 상반부의 둥근 못과 원기둥에 좌금(washer)을 양손을 사용해서 조합, 검사판의 하반부에 대응하는 구멍에 꽂아 넣는다. ② 1분 30초 실시하고, 완성된 수를 득점으로 한다.	26.5개
손가락 끝의 솜씨(F) 기구검사 4 : 분해	① 검사판의 하반부에 조합시켜 있는 둥근 못과 좌금을 양손을 사용해서 분해하고, 둥근 못은 대응하는 구멍에, 좌금은 원기둥에 되돌린다. ② 1분간 실시하고, 완전히 분해한 수를 득점으로 한다.	27.9개
손-팔의 솜씨(M) 기구검사 1 : 꽂기	① 검사판의 상반부에 꽂아 있는 봉을 양손으로 동시에 1개씩 뽑아내고, 하반부의 대응하는 구멍에 꽂아 넣는다. ② 15초씩 3회 실시하고, 개략의 점수의 합계를 득점으로 한다.	79.0개
손-팔의 솜씨(M) 기구검사 2 : 바꿔 꽂기	① 검사판의 상반부에 꽂아 있는 봉(bar)을 잘 쓰는 손으로 상하 거꾸로 하여 바꿔 꽂는다. ② 30초씩 3회 실시하고, 개략의 점수의 합계를 득점으로 한다.	88.0개
고타검사(tapping)	① 잘 쓰는 손으로 쇠장식의 손잡이를 상하로 작동시킨다. ② 1분간 실시하고, 표시된 고타 수를 득점으로 한다.	276회
봉(bar)꽂기 검사 (매치 보드)	① 잘 쓰는 손으로 금속막대를 검사판의 구멍에, 잘 쓰는 손의 반대 측으로부터 차례로 꽂아간다. ② 2분간 실시하고, 꽂아 넣은 수를 득점으로 한다.	66개
끈 두르기 검사	① 검사판에 그려진 백색 선을 따라서, 가급적 빨리 끈을 둘러간다. ② 전부 둘러서 끝내기까지의 시간을 측정한다. 5회 실시하여 가장 빠른 것을 득점으로 한다.	16초
수도꼭지의 조립 · 분해	8개의 부품으로 구성되는 수도꼭지를 순서대로 조립한다. 또한, 조립한 것을 분해한다(3개).	조립 : 1분5초 분해 : 40초
휴즈의 장착	십자드라이버로 나사를 풀어, 휴즈를 장착하고, 나사를 조인다(4개).	58초
볼트 너트의 조립 · 분해	볼트에 좌금(washer)과 파이프를 끼우고, 너트를 끼워 조립한다. 또한, 조립한 것을 분해한다(10개).	조립:1분15초 분해: 40초
못 꽂기	핀셋을 사용하여, 작은 못을 1개씩 집어, 못 꽂이 받침대의 구명에 꽂아 넣는다.	1분 11초

의 검사이며, 주로 중추신경계의 미세한 장애를 반영할 수 있는 것이다[20]. 학업에 관련되는 운동기능에서 솜씨가 나쁜 것을 주된 호소로 하는 경우에 이용할 수 있다. 매뉴얼[17,20]에 따라서 실시하고, 연령과 비교하여, "정상 범위", "약간 열등하다", "매우 열등하다"의 평정을 한다. 평정에 있어서는 정상 발달과정을 고려할 필요가 있다

각종 검사로부터, 운동기능의 솜씨가 나쁜 것의 원인을, 아래의 발달과의 연관성으로부터 해석할 수 있다.

① laterality(잘 쓰는 측의 확립) : 신체의 잘 쓰는 측의 확립은 언어나 공간인지에 관한 대뇌반구의 우위 측의 발달(laterality)을

표 16 임상관찰

아동성명 ____________________ (남 · 여) 생년월일____년____월____일 연령
검사연월____년____월____일____세____월

1. 잘 쓰는 손 : 글씨 쓰는 손(우 · 좌 · 부정) 공 던지기(우 · 좌 · 부정) 가족 ____________________
2. 잘 쓰는 눈 : 만화경(우 · 좌 · 부정) 종이의 구멍(우 · 좌 · 부정) 검사자의 손 구멍(우 · 좌 · 부정)
3. 선 자세[정적(static)]의 특징 ____________________
4. 보행[동적(dynamic)]의 특징 ____________________
5. 손가락 기능 ____________________

검사항목		매우 열등하다	약간 열등하다	정상	논평
6. 안구운동 :	추시 일반				
	정중선 교차				
	폭주				
	주시				
7. 근 토너스(tonus) :	우				
	좌				
8. 동시수축 :	상지근				
	경부근				
9. 교호 반복운동					
10. slow motion					
11. 무지 대립운동					
12. 손가락-코 운동					
13. 혀 운동 모방					
14. 입술 운동 모방					
15. 상지 신전자세 검사	실더				
	손가락 아테토시스				
	자세의 변화				
	목의 회전				
16. 정위(바로잡기) 방응					
17. 보호신전반응					
18. 평형반응					
19. ATNR					
20. 역 ATNR					
21. STNR					
22. 복와위 신전					
23. 배와위 굴곡					
24. hop · skip · jump					
25. 행위검사 :	언어지시				
	oral				
	sequence				
26. 자세배경운동					
27. 촉각방어반응					
28. 중력 불안					
29. 행동 :	다동성				
	주의 산만성				
	과동성				

30. 회전 후 안진 : 지속시간 좌____________초 우____________초
리듬 ____________________
반응 ____________________

[문헌 17에서]

표 17 임상관찰 : 행위검사

Ⅰ. 언어지시에 의한 행위	1회로 가능	2회로 가능	3회로 가능	불가	논평
1. 의자에 앉은 자세에서의 지시					
① 한손으로 코를 만진다.					
② 한손으로 반대 측의 무릎을 만진다.					
③ 한쪽 발을 반대 측의 무릎 위에 놓는다.					
④ 몸의 뒤에서 손바닥을 합치다.					
⑤ 팔꿈치를 반대 손에 붙인다.					
2. 선 자세에서의 지시					
① 양 발의 발끝을 붙이고 발꿈치를 벌린다.					
② 양 무릎을 붙이고, 양 발을 벌린다.					
③ 한쪽 손과 반대 측 발을 앞으로 내민다.					
④ 양손과 한쪽 발을 의자위에 올려놓는다.					
⑤ 양손을 머리 위에 올려놓고, 양 무릎을 굽힌다.					
3. 구강의 지시(의자 앉은 자세)					
① 이빨을 보인다.					
② 아랫입술을 깨문다.					
③ 혀를 빨리 내밀고 넣는다.					
④ 머리를 움직이지 않고 천정을 본다.					
⑤ 상하의 이빨로 달각달각 소리를 낸다.					
⑥ 입을 다물고 볼을 부풀린다.					
⑦ "카타 카타 카타" 라 말한다.					
⑧ "파타카, 파타카, 파타카" 라 말한다.					
4. 일상동작(의자 앉은 자세로 가능)					
① 이빨을 닦는다.					
② 컵으로 물을 마신다.					
③ 젓가락으로 밥을 먹는다.					
④ 연필을 깎는다.					
⑤ 셔츠를 입는다.					
Ⅱ. 오럴(oral, 구강) 행위(검사자의 행위를 모방시킨다)					
① 혀를 앞으로 내밀다.					
② 입술을 닫고 볼을 부풀린다.					
③ 입을 앞으로 내민다.					
④ 혀를 내밀고 끌어들여 입을 다문다.					
⑤ 입을 다물고, 혀를 구강 내에서 우측 볼과 좌측 볼로 움직인다.					
⑥ 입을 벌리고, 상하의 입술로 이빨을 덮는다.					
⑦ 혀로 입술을 돌려가며 핥다(우측으로 돌림).					
⑧ 혀로 입술을 돌려가며 핥다(좌측으로 돌림).					
⑨ 우측 볼과 좌측 볼을 차례로 부풀린다.					
⑩ 아랫입술을 내밀고, 입을 다문다.					
Ⅲ. sequence 행위(검사자의 행위를 모방시킨다)					
① 양 상지 어깨 외전 90° 에서 원 모양 회전 (크게 회전, 작게 회전)					

(계속)

표 17 임상관찰 : 행위검사 (계속)

② 허리에 양손을 대고, 원모양으로 회전					
③ 좌우 손가락을 번갈아 개폐한다 (좌우 반대의 움직임을 동시에 시행한다)					
④ 박수를 1회, 양손의 주먹으로 책상을 2회 두드린다.					
⑤ 박수를 2회, 양손의 주먹으로 책상을 1회 두드린다.					
⑥ 우측 주먹 2회 ⇒ 좌측 주먹 1회 ⇒ 우측 주먹 1회 (책상 위를 소지 측으로 두드린다)					
⑦ 우측 주먹 1회 ⇒ 우측 주먹을 좌측 주먹의 위 ⇒ 우측 주먹 2회(책상 위를 소지 측으로 두드린다)					
⑧ tapping : 오른손 : 무지 인지 무지					
⑨ tapping : 외손 : 무지 인지 중지 무지					
⑩ tapping : 오른손 : 무지 소지 소지 무지					

[문헌 17에서]

나타낸다. 잘 쓰는 손과 잘 쓰지 않는 손의 역할을 분담할 수 있으면, 효율적으로 작업을 할 수 있다.

② 양측 통합 : 신체의 양측이 협동한 운동은 좌우 대뇌반구의 통합기능의 발달을 나타낸다. 양측 통합에는 목적동작에 따라서 좌우를 똑같이 움직이는 경우, 따로따로 움직이는 경우, 정중선을 교차하여 움직이는 경우가 있다.

③ 근 긴장, 동시수축, 항중력 자세 : 안정된 자세의 유지에 관여하고, 그것을 기초로 분리 · 정교한 운동, 신체의 정중선을 교차한 손이나 눈의 움직임이 원활해진다.

④ 반사의 통합 : 원시반사의 통합이 이루어짐으로써 분리운동이 발달한다.

⑤ 자세반응 : ③ 과 마찬가지의 발달을 가져온다.

⑥ 분리 · 정교성 : ③, ④, ⑤ 를 기초로 발달한다.

⑦ 운동기획능력 : 목적동작을 수행할 때, 신체의 어느 부위를 어느 방향으로, 어느 정도의 힘이나 타이밍으로, 어떠한 순서로 움직이는 지가 뇌 안에서 기획(프로그래밍)된다. 이 능력에 의해서 자기 신체나 기구를 잘 조작하고, 공간이나 시간에도 적응한 행동을 취하게 된다. ①~⑤ 를 기초로 발달한다. 임상관찰에서는 직접 운동기획능력을 평가하는 행위검사(표 17)만이 아니라, 많은 검사가 어린이에게 "이렇게 움직이도록"이라는 지시를 하기 때문에, 동시에 운동기획능력도 평가할 수 있다. 운동기획능력은 언어지시에 의한 행위, 행위의 모방, 행위의 순서성(sequence)의 모방으로부터 평가한다.

표 18에 각 검사항목이 상기의 어느 발달과 연관성이 있는가를 나타냈다. 또한 교호 반복운동, 손가락-코 운동으로부터는 소뇌, 상지 신전자세 검사에서의 손가락 아테토시스로부

표 18 임상관찰 : 검사항목과 각 발달의 연관성

검사항목 \ 발달	래터럴리티	양측 통합	근긴장 · 동시수축	반사의 통합	자세반응	분리 · 정교성	운동기획능력
잘 쓰는 손	○						
잘 쓰는 눈	○						
선 자세의 특징			○				
보행의 특징			○		○		
손가락 기능						○	
안구운동		○				○	○
근 긴장(tonus)			○				
동시수축			○				○
교호 반복운동		○				○	○
slow motion		○	○				○
무지 대립운동		○				○	○
손가락-코 운동			○				
혀 운동의 모방						○	○
입술 운동의 모방						○	○
상지 신전자세의 검사			○	○	○		
정위(바로잡기) 반응					○		
보호신전반응					○		
평형반응					○		
ATNR				○			
역 ATNR 자세				○			○
STNR				○			
복와위 신전			○	○			○
배와위 굴곡			○	○			○
hop · skip · jump		○			○		○
행위검사							○
자세배경운동			○		○		

○: 연관성이 있다.

터는 대뇌기저핵, ATNR, STNR로부터는 뇌간, 회전 후 안진으로부터는 전정기능이라는 중추신경계의 장애부위를 추정할 수 있다.

●인용문헌

1) 今川忠男：発達障害児の新しい療育—こどもと家族とその未来のために. pp35–39, 三輪書店, 2000
2) Alexander R, Boehme R, Cupps B (編著), 高橋智宏(監訳): 機能的姿勢—運動スキルの発達. pp9–10, 協同医書出版社, 1997
3) 今川忠男：発達障害児の新しい療育—こどもと家族とその未来のために. pp95–102, 三輪書店, 2000
4) 日本感覚統合障害研究会(編)：日本版ミラー幼児発達スクリーニング検査マニュアル. HBJ 出版局, 1989
5) Ayres AJ (著), 佐藤　剛(監訳)：子どもの発達と感覚統合. pp23–40, 90–102, 協同医書出版社, 1982
6) Alexander R, Boehme R, Cupps B (編著), 高橋智宏(監訳)：機能的姿勢—運動スキルの発達. pp6–9, 協同医書出版社, 1997
7) 今川忠男：発達障害児の新しい療育—こどもと家族とその未来のために. pp45–66, 三輪書店, 2000
8) 英国ロンドンボバースセンター(編), ボバース記念病院リハビリテーション部(訳)：脳性麻痺治療 8 週間認定基礎講習会資料—乳児の運動発達表. 日本ボバース研究会
9) Johnson MK, et al: The motor age test: Measurement of motor handicaps in children with neuromuscular disorders as cerebral palsy. *J Bone Joint Surg* 33-A:698–707, 1951
10) Erhardt RP (著), 紀伊克昌(訳)：手の発達機能障害. pp45–64, 医歯薬出版, 1988
11) 森下孝夫, 山脇茂美, 木内ひとみ：運動年齢検査表(上肢)の改訂について—のじぎく-Johnson チャートの紹介. 理・作・療法 19:409–417, 1985
12) Erhardt RP, 他(著), 紀伊克昌(監訳)：視覚機能の発達障害—その評価と援助. pp79–94, 医歯薬出版, 1997
13) 津守　真, 磯部景子：乳幼児精神発達質問紙—3～7 才まで. 大日本図書, 1993
14) Russell D, 他(著), 近藤和泉, 福田道隆(監訳)：GMFM 粗大運動能力尺度—脳性麻痺児のための評価的尺度. 医学書院, 2000
15) 上田礼子：人間発達学. リハビリテーション医学講座, 第 2 巻, pp65–67, 医歯薬出版, 1972
16) 厚生労働省職業安定局(編著)：厚生労働省編 一般職業適性検査手引. (社)雇用問題研究会, 1994
17) 佐藤　剛(監修), 永井洋一, 浜田昌義(編著)：感覚統合 Q&A—子どもの理解と援助のために. pp74–78, 協同医書出版社, 1998
18) 富山障害者職業センター(編)：各種検査の概要及び評価結果の見方解説.
19) Ayres AJ (著), 佐藤　剛(監訳)：子どもの発達と感覚統合. pp90–102, 協同医書出版社, 1982
20) 日本感覚統合障害研究会(編)：臨床観察マニュアル・実施メモ.

●참고문헌

21) Alexander R, Boehme R, Cupps B (編著), 高橋智宏(監訳)：機能的姿勢—運動スキルの発達. 協同医書出版社, 1997
22) de Hass JH (監修), 高橋孝文(監訳)：乳児の発達—写真でみる 0 歳児. 医歯薬出版, 1977
23) Bly L (著), 木本孝子, 中村　勇(共訳)：写真でみる乳児の運動発達—生後 10 日から 12 カ月まで. 協同医書出版社, 1998
24) Fiorentino MR (著), 小池文英(訳)：脳性麻痺の反射検査—早期診断と治療の手がかり. 第 2 版, 医歯薬出版, 1974
25) 金子芳洋(編著)：食べる機能の障害—その考え方とリハビリテーション. 医歯薬出版, 1987

II 감각통합 및 감각조정 기능장애의 평가

A. 감각통합 및 감각조정 기능장애의 평가란?

감각통합기능장애란 "중추신경 시스템에서의, 다양한 감각정보의 적절한 통합, 조직화기능의 불충분한 상태"라 설명할 수 있다. 이것은 미국의 작업치료사 에어즈(Ayres) 박사에 의해서 정리되었다. 감각통합이론(sensory integration theory)에 의해서 설명되는 신경발달학적 관점에서의 장애개념이다. 에어즈는 학습장애아를 중심으로 수많은 인자 분석적 연구를 거듭하여, 학습장애나 자폐증, 주의결함/다동성 장애(attention-deficit hyperactivity disorder; ADHD) 등의 의학적 지단명을 가진 사람이 보이는 다양한 학습이나 행동, 정서기능의 치우침(편향)의 배경에, 감각통합기능의 부전이 존재하는 경우가 많다는 가설을 제안하여, 이 영역에서의 발달적 개입의 이론적 기반을 구축하였다.

에어즈의 사망 후도 감각통합이론과 실천의 연구는 많은 작업치료 관계자에 의해서 계승되고, 최근에는, 특히 감각조정장애영역의 연구에 큰 전개가 관찰되고 있다. 감각조정 장애, "감각자극에 대해서 불균형한 정도의 과잉, 과소, 또는 변동하는 반응을 보이는 상태"를 말하고, 주로 행동이나 정서기능에 영향을 미치는 장애이다[1]. 따라서, 이 이론에 기초하는 평가의 특성은, 학습, 창조성, 사회성 등의 고차뇌기능의 발달기반만이 아니라, 정서의 안정성이나 집중력 등, 정서 · 행동 면의 발달기반을 평가하려고 하는 점에 있다.

이러한 관점에서의 발달평가의 대상은 앞에서 언급한 학습 장애나 자폐증, ADHD 등의 장애에 한정되지 않고, 불등교나 틀어박힘, 모자분리 불안, 장면 과묵, 신경증 등, 다양한 적응장애의 배경을 이해하는 데에도 도움이 되는 경우가 많다. 이 밖에 치매나 정신질환, 뇌성마비, 지적 장애, 중증 심신장애 등, 중추신경계의 기능부전을 상정할 수 있는 다양한 질환에 관찰되는 정서 · 행동 · 행위 · 의사소통 장애의 이해와 대응을 생각할 때에도, 중요한 정보를 제공하는 일도 많다.

그러므로 작업치료 실시에 있어서, 지원하려고 하는 대상자의 개인인자를 이해하기 위해, 이른바 의학진단명이나 연령에 구애되지 않고, 다양한 대상자에 대해서 이러한 관점을 살린 평가, 및 이에 계속되는 문제분석을 하는 것이 효과적인 치료에 연결된다 할 수 있다.

이 관점에서의 평가는, 작업치료가 가지는 "전인간적 접근"으로 연결되는 심신 양면의 기능의 상호관계의 이해도 포함한 전체적인 평가와 접근에 기여하는 점이 큰 특징이며, 작업치료의 임상평가로서 중요한 관점의 하나로 되어있다.

이상과 같이 평가의 의미는 크지만, 평가의 실천에 관해서는 아직 많은 문제가 남겨져 있다. 아래에 그 문제점에 대해서 정리한다.

1) 임상이론 가설의 한계

에어즈는 1971년의 강연 "뇌의 도전"에서, "진실이란, 무한대로 영원히 접근해야 하고, 게다가 결코 도달하지 않는 것"이라 언급하고, 과학적인 증명에 지나치게 비중을 두면 임상적 전문직으로서는 기능을 하지 않게 되는 위험성을 지적하고 있다. 감각통합 평가의 기본적 틀은 이미 구축되어, 이에 대한 일정한 평가와 실적은 얻고 있기는 하지만, 뇌 기능에 관한 새로운 정보가 항상 그 이론가설을 고쳐 조립하여, 심화하는 방향으로 작용하기 때문에, 평가의 틀도 계속 변화한다. 이 성질이 이 관점에서의 평가를 학습하고, 실천하려는 사람에게는 어렵게 비치는 요인으로 되어있다.

2) 일본에서 표준화된 공식적인 평가의 부족

현재, 일본감각통합학회의 프로젝트에서 일본판 감각통합검사의 개발이 진행되고 있기는 하지만, 진단적 평가의 대부분은 아직 비공식적인 평가 및 미국판의 남캘리포니아 감각통합검사(SCSIT)에 의존하지 않을 수 없는 상황에 있다. 이것은 평가의 신뢰성 및 타당성의 근간에 관계되는 문제인 동시에, 평가를 실천하는 사람에게는 기술이나 경험을 필요로 하는 난이도가 높은 평가방법을 사용하지 않을 수 없는 상황에 있다는 것이다.

3) 다양한 연령층, 대상자에 맞는 평가방법, 평가기술의 부족

감각검사는 기본적으로 피검사자의 주관적 체험을 기초로 수행되는 것이며, 중증의 의사소통 장애를 가진 사람이나 평가의 협력을 얻기 어려운 대상자의 평가는 행동관찰 및 정보수집에 의존하지 않을 수 없다. 이러한 평가기술의 획득에는 풍부한 경험과 지식, 정밀한 관찰력이 필요하기 때문에, 평가를 실천하려고 하는 사람에게는 난이도가 높은 것으로 되어있다. 향후, 객관평가를 가능케 하는 신경생리학적 검사기법의 개발이 이 영역의 평가에 기여하는 점이 크다고 생각한다. 더욱이 이제까지의 평가방법은 낮은 연령층만으로 표준화되어 있는 것이 많고, 향후 성인, 고령자영역에서의 평가방법의 개발도 필요하다.

4) 감각통합 발달모델에서의 정서, 행동영역 및 최종 산물영역의 평가방법의 불비

현재, 최종산물의 공식적인 평가에는 지능검사의 일부가 사용될 뿐이고, 그 밖은 기본적으로 비공식적인 평가에 의존하는 일이 많다. 향후, 정서, 행동, 대인 · 사회성, 자기 이미지의 평가 등, 대상자의 문제에 대응한 다양한 평가방법을 정비할 필요가 있다.

B. 평가해야 할 항목

여기서는, 평가해야 할 항목을 에어즈의 감각통합 발달모델(**그림 1**)에 따라서, 간편하게 표로 정리한다(**표 1**). 정리의 용이성을 의도하여, 감각계마다 조정기능과 처리기능으로 분류하였으나, 실제로는 감각정보 처리과정에는 다양한 수준이 있다. 여기서는 그다지 엄밀하게 이들을 구별하지 않고, 요약하여 같은 표에 포함시키고 있다.

또한, 자세반응 하나를 예로 들어도 명백한 것처럼, 단일 감각정보만으로 이들의 반응이 처리되는 일은 없다. 엄밀하게 말하면, 반드시 복수의 감각정보와의 복합적 · 통합적 정보처리가 이루어져 있는 점에도 유의할 필요가 있다(표 2).

C. 평가의 유의할 점

미리 기초 기능평가로서, 평가결과의 해석에 영향을 미칠 수 있는 운동기능장애 · 감각장애의 유무 · 정도, 검사내용의 이해력, 협력정도를 확인할 필요가 있다. 또한 비공식적인 평가(면접 · 관찰 · 정보수집 등)와 공식적인 평가(검사)를 대상자에 따라서 가능한 한 조합하여 시행하는 것이 중요하다.

평가의 절차에 대해서는, 일본감각통합학회가 주최하는 강습회에서, 바른 평가순서와 해석에 대한 훈련의 기회가 제공되어 있다. 특히 검사의 이해나 협력을 얻기 어려운 대상자의 경우, 비공식적인 평가 주체가 되기 때문에, 평가기술의 훈련과 경험이 더욱 필요하다.

D. 감각통합기능 검사

1 공식적인 평가

a. 남 캘리포니아 감각통합검사(SCSIT)

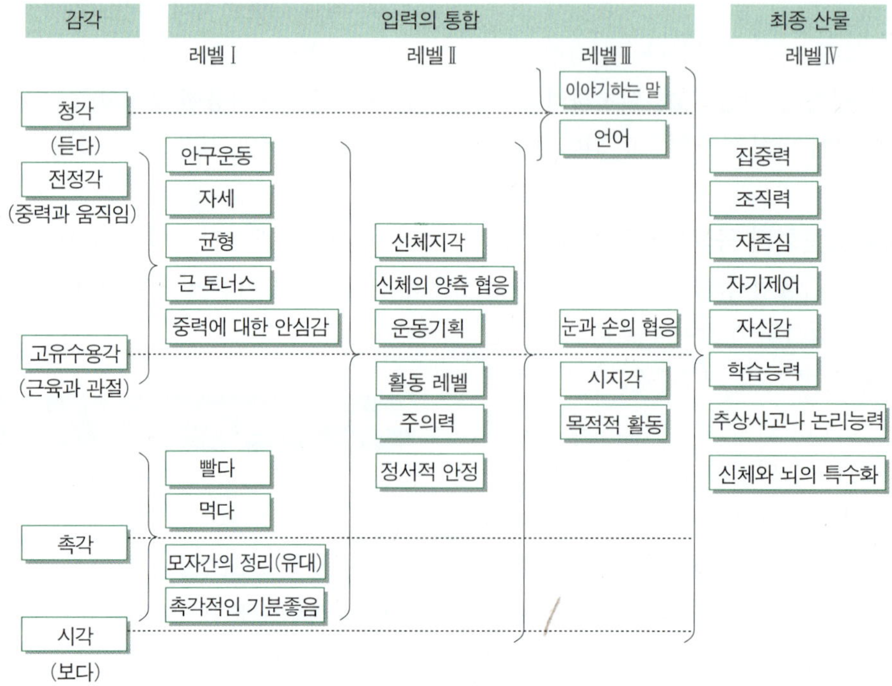

그림 1 감각통합 발달모델 〔문헌 2에서〕

표 3 감각통합기능 장애에서의 평가항목

감각계	조정기능	처리기능(감각 · 지각 · 인지)
전정각	• 중력불안 · 자세불안이 유무 • 정정계에 관련되는 sensory needs의 유무 및 그 정도	• 회전 후 안진의 촉발성 • 자세반응 • 평형기능
고유수용각	• 고유계에 관련되는 sensory needs의 유무 및 그 정도	• 근 토너스, 동시수축, 운동각 · 위치각, 중량각
체성감각 (촉각 등)	• 촉각 방어반응의 유무 • 통각 등, 촉각 이외의 체성감각의 역치(threshold) • 촉각계에 관련되는 sensory needs의 유무 및 그 정도	• 2점 자극 식별역치, 부위각, 손가락 인지, 입체 인지 • 손등 문자판별 • 2점 동시자극 식별
시각	• 시각적 방어반응의 유무 • 시각적 주의	• 시각적 그림-바탕 판별, 시공간 지각 • 시각기명
청각	• 청각적 방어반응의 유무 • 청각적 주의	• 청각적 그림-바탕 판별, 시공간 지각 • 청각기명
(후각 · 미각)	• 후각 · 미각 방어반응의 유무	• 미각 · 후각지각 · 식별

표 2 각 감각계간의 협동 · 통합 · 최종 산물로서의 능력

협동 · 통합기능	최종 산물로서의 능력
• 눈과 손의 협응기능 • 정중선 교차기능 • 양측 협응기능 • 좌우 판별기능 • 신체도식 • 운동 모방행위 • 구성행위 • 언어능력 • 집중력	• 자기 이미지 • 행동의 조직화능력 • 자기제어능력, 결단력 • 창조력 • 상상력 • 감정을 간파하는 능력(공감성) • 대인 · 사회성의 능력 • 정서 · 기분의 안정성 • 학습능력

SCSIT(Southern California Sensory Integration Tests)[3]는, 4종류의 시지각계의 검사, 6종류의 체성감각검사, 기타 6종류의 운동계의 검사의 합계 16종의 상이한 검사 그룹으로 구성되어 있다.

① 시지각계의 검사

- 공간 시각화 테스트(space visualization)
- 그림-바탕 테스트(figure-ground perception)
- 공간위치 지각테스트(position in space)
- 도형 모사 테스트(design copying)

② 체성감각계의 검사

- 운동각 테스트(kinesthesia)
- 도형조작 지각(manual form perception)
- 손가락 판별(finger identification)
- 손등 문자판별(graphesthesia)
- 국징(localization of tactile stimuli)
- 2점 동시자극 식별 테스트(double tactile stimuli perception)

③ 운동계의 검사

- 운동 정확도 테스트(motor accuracy-revised)
- 자세 모방(imitation of posture)

- 정중선 교차운동(crossing mid-line of the body)
- 양측 운동협동(bilateral motor coordination)
- 좌우 판별(right-left discrimination)
- 선 자세 균형(standing balance)

일부를 제외하고 4~10세까지 표준화되어 있고, 원판은 1972년에 미국 에어즈[3]에 의해서 발표되었으나, 일본에서는 표준화되어 있지 않기 때문에, 그 사용, 해석에 대해서는 충분히 주의할 필요가 있다.

미국에서는 이들의 검사에 대신해서, 1989년에 감각통합 · 행위검사(Sensory Integration and Praxis Test ; SIPT)가 에어즈 등에 의해서 발표되었기 때문에, SCSIT, 남 캘리포니아 회전 후 안진검사(SCPNT)와 함께 현재 폐판이 되어있다. 그러나 일본에서는, 일본판 감각통합검사의 출판을 기다려서, SCSIT, SCPNT를 사용한 감각통합기능 평가의 강습회가 현재도 이루어지고 있다.

1) 시지각계 검사

① 그림-바탕 테스트(figure-ground perception) (그림 2)

위의 도판에 숨겨져 있는 그림의 아래의 6종의 그림으로부터 선택시키는 것으로, 시각적 그림과 바탕의 판별능력을 평가한다. 이 검사는 시각정보를 이용하고는 있으나, 신경심리학적으로는 방해자극의 억제능력을 평가하고 있다고 생각되고, 에어즈의 인자분석에서는 다른 시지각계의 검사보다 촉각방어 다동성과의 상관성이 높다는 것이 보고가 되어 있다.

② 도형 모사 테스트(design copying) (그림 3)

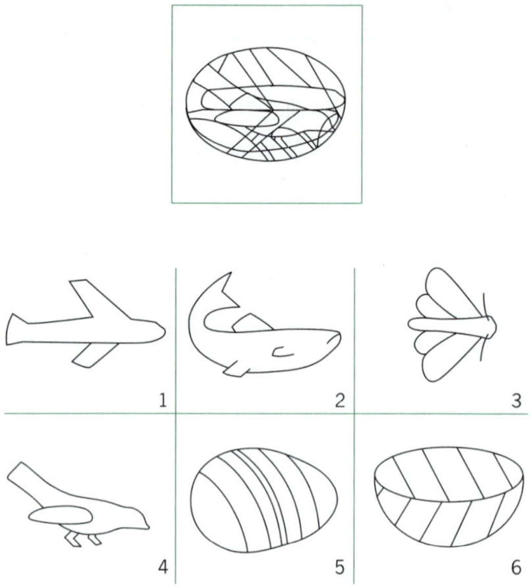

그림 2 그림-바탕 테스트 〔문헌 3에서〕

위의 견본도형을 보여주면서 아래의 점을 연결시킴으로써, 시공간 구성능력을 평가한다. 이 종류의 과제는 프로스티그(Frostig)의 검사를 비롯하여,[4] 많은 유사과제가 있다. 에어즈의 인자분석에서는 다른 시지각계의 검사와의 상관성만이 아니라, 체성감각계나 자세모방검사와 상관성을 보여준다는 것이 보고가 되어있고, 시지각과 운동으로부터 들어오는 감각간의 통합이 이러한 과제의 수행에는 필요하다는 것을 시사한다.

2) 체성감각계 검사

① 운동각 테스트(kinesthesia) (그림 4)

눈을 감고 피검사자의 인지를 수동적으로 지정한 장소에 이동시킨 후, 같은 장소에 손가락을 되돌리게 함으로써 상지의 운동각의 정확성을 평가한다. 에어즈나 킴발(Kimball)의 인자분석[5]에서는 프로스티그의 검사 및 다른 시지각계의 검사, 체성감각, 운동계열의 검사

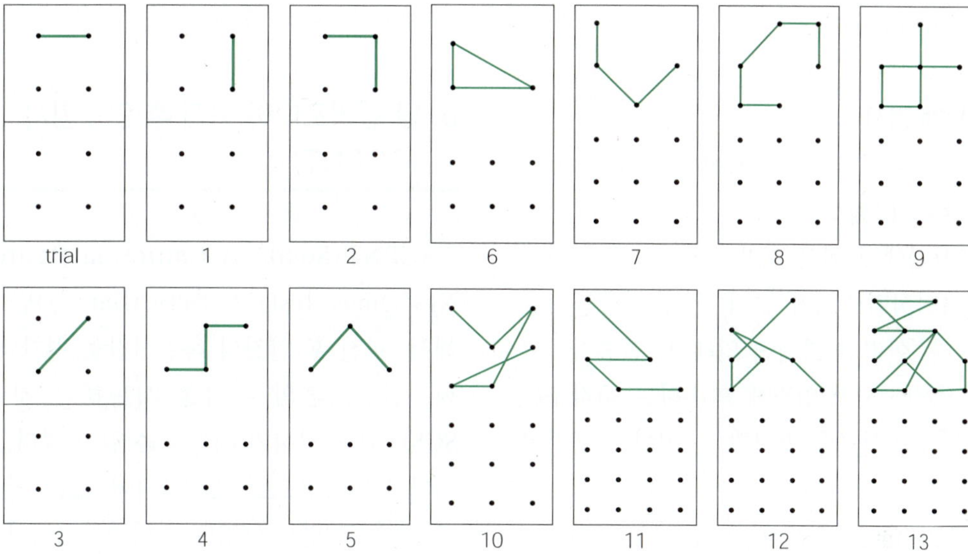

그림 3 **도형 모사 테스트** 〔문헌 3에서〕

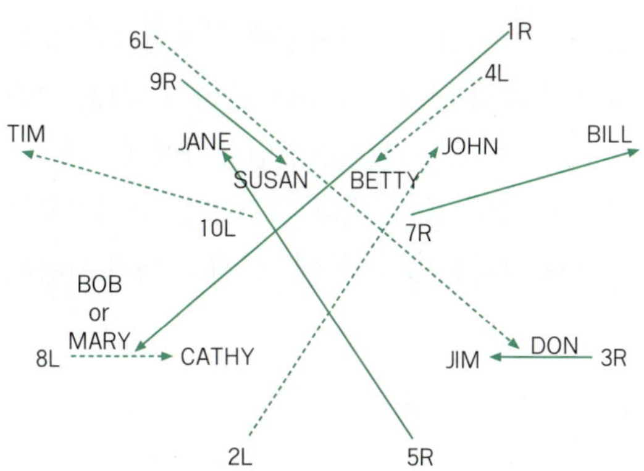

그림 4 **운동각 테스트** 〔문헌 3에서〕

와도 상관성을 보여주고 있다는 것으로부터, 공간의 방향 지각이나 운동제어의 인자에 관여하고 있다는 것이 시사된다.

② 손등 문자판별(graphesthesia; GRA) (그림 5)

피검사자의 손등에 다양한 기하학적 도형을 그리고, 같은 도형을 피검사자에게 재생시킴으로써 촉각자극의 공간적 성질을 식별할 수 있는 능력을 평가한다. 에어즈의 인자분석에서는 다른 촉지각 테스트와 함께 행위장애(dyspraxia)의 인자에 부하(load)를 갖는다는

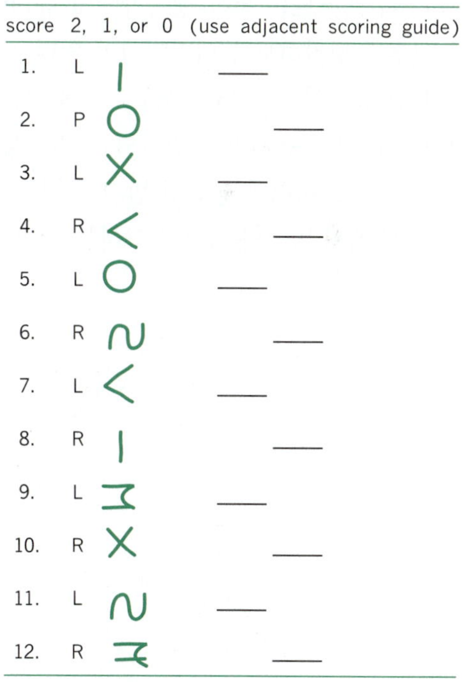

그림 5 **손등 문자판별** 〔문헌 3에서〕

것이 시사되고 있다.

3) 운동계 검사

① 운동 정확도 테스트(motor accuracy-revised) (그림 6)

피검사자에게 굵은 흑색 선을 가급적 정성들여 모방시킴으로써 눈과 손의 협응능력을 평가한다. 이러한 과제에 의해서, 전정각 · 고유각 · 촉각 · 시각 입력에 의존하는 감각운동 통합의 최종 산물을 평가할 수 있다고 생각된다.

② 자세모방(imitation of posture) (그림 7)

검사자가 보여주는 자세를 피검사자에게 대면해서 모방시킴으로써 운동기획능력을 평가한다. 이 테스트는 특히 행위장애(dyspraxia)의 징후를 평가하도록 디자인되어 있다. 에어즈나 킴발의 인자분석5)에서는, 이 검사는 체성감각계 및 운동계열의 검사와 상관성을 나타내고 있고, 이러한 능력의 발달의 기반에는 체성감각계의 발달의 기여가 크다는 에어즈의 가설이 지지되어 있다.

b. 남 캘리포니아 회전 후 안진검사 (SCPNT)

SCPNT(Southern California Postrotary Nystagmus Test)는 바라니(Barany)법에 준해서, 회전 후 안진의 촉발시간을 평가함으로써, 전정기능의 평가를 시도하는 것이며, SCSIT와 조합시켜 사용되는 일이 많다. 마찬가지로 미국만으로 표준화되어 있고, 발표자, 표준화된 연령도 SCSIT와 마찬가지이다.

이 검사에 대해서는, 회전반을 손으로 돌려서 회전한다는 것, 피검사자의 머리의 위치를 정확히 고정할 수 없다는 것, 안진을 육안으로 관찰한다는 것 등, 신뢰성에 문제를 가져오는 요인이 많다는 것으로부터 논의가 많다. 그러나, 무엇보다도 간편성이 임상가에게는 큰 매력이며, 신뢰성에 대해서도 그것을 지지하는 보고도 있다는 것 때문에, 현재도 흔히 사용되

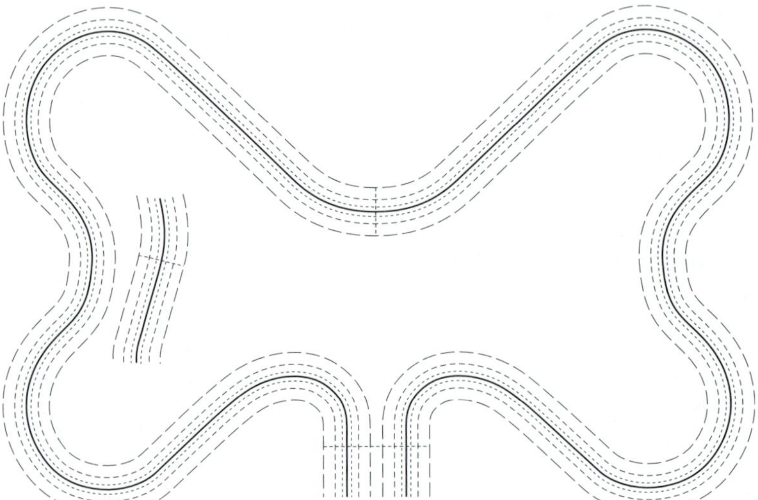

그림 6 운동 정확도 테스트 [문헌 3에서]

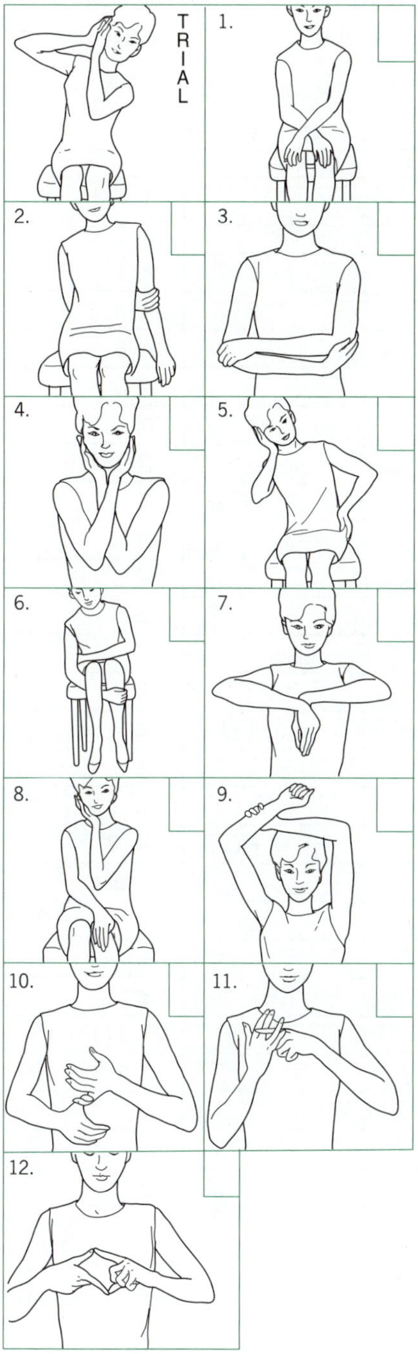

그림 7 자세모방 (문헌 3에서)

는 검사의 하나이다.

c. 일본판 밀러 유아발달 선별검사 (JMAP) (그림 8)

JMAP(Japanese Version of Miller Assessment for Preschoolers)는 그 이름이 보여주는 것처럼 밀러 유아발달 선별검사(Miller Assessment for Preschoolers; MAP)의 일본판이다.

MAP은 미국의 작업치료사 밀러(R.J. Miller) 박사에 의해서 미국에서 표준화되었으나, JMAP는 이 MAP의 우수한 특질을 손상시킴이 없이, 일본의 유아에게도 적용하도록, 1989년, 우에다 등[7)]에 의해서 발표되었다. 전부해서 26항목으로 구성되지만, 일본의 문화, 미국과 일본의 유아의 발달차이 등을 검토하여, 전 10항목에 대해서 새로운 항목의 추가, 옛 항목의 삭제에 더하여, 절차나 문제, 검사도구의 변경 등을 하였다. JMAP의 특징을 아래에 나타냈다.

① 대상연령을 2세 9개월~6세 2개월로 낮은 연령층으로 압축하고, 장애를 가질 가능성이 높은 어린이를 가급적 조기에 발견하는 것을 목적으로 하고 있다.
② 종전의 발달 선별검사에서는 왕왕 간과되어온 중등~경증의 발달지체를 찾아내도록 배려가 되어있다.
③ 검사영역은, 행동 · 운동 · 인지라는 폭넓은 발달영역을 망라하고 있으며, 특히 체성감각이나 평형기능의 평가 등, 유아에서는 처음으로 표준화된 검사가 다수 포함되어 있다.
④ 어린이의 연령이나 발달의 상태를 고려하

검사연월일 __________

성　　명 __________　생 년 월 일 __________　적색 __________

검사자명 __________　연　　령 __________　황색 __________

Scale: 0 5 10 20 30 40 50 60 70 80 90 100

항목	점수 구간 (0 → 100)	기록
1. 쌓아 올리기	10-11 / 12 / 13 / 14 / 15 / 16	개
2. 집짓기 놀이 블록 구성	0 / 1 / 2 / 3	1 2 3
3. 순열	1 / 2 / 3	A B C
4. 입체감각	2 / 3 / 4	A B C D
5. 손가락 판별	0-2 / 3 / 4	A B C D
6. 물건의 기억	0 / 1 / 2	A B
7. 퍼즐	0-1 / 2 / 3 / 4	A B
8. 그림-바탕 판별	0-6 / 7 / 8 / 9 / 10	개
9. 인물화 점	0-10 / 11-17 / 18-20 / 21 / 22-23 / 24-25 / 26-27 / 28-29 / 30	점
10. 선 긋기본	0-4 / 5 / 6 / 7 / 8 / 9 / 10 / 11 / 12 / 13 / 14	본
11. 점선 긋기	12 / 11-8 / 7-6 / 5 / 4 / 3 / 2 / 1	점
12. 손가락-코 테스트	0-3 / 4 / 5 / 6	회
13. 한발로 서기	0-4 / 5-9 / 10-14 / 15-17 / 18-19 / 20	초
14. 제자리걸음 거리	D / C / B / A	
회전	4 / 3 / 2 / 1	
15. 선 위 보행 초	52 / 51-44 / 43-39 / 38-36 / 35-32 / 31-29 / 28-24 / 23-17 / 16	초
오류 수	12 / 11-7 / 6-4 / 3 / 2 / 1 / 0	개
16. 배와위 굴곡	불가-1 / 2-3 / 4-5 / 6 / 7-8 / 9-10 / 11-14 / 15	초
17. 체축의 회전	불가-1 / 2 / 3-4 / 5 / 6 / 7-8	좌 우
18. 자세모방	0 / 1 / 2 / 3	A B C
19. 혀 운동	0-1 / 2 / 3 / 4	
20. 발의 교호 반복	9 / 8 / 7 / 6 / 5 / 4	초
21. 미로 불가	불가 24 / 23-13 / 12-9 / 8 / 7 / 6 / 5 / 4 / 3-2	초
22. 일반적 지식	0-1 / 2 / 3	1 2 3
23. 지시의 이해	0-3 / 4 / 5 / 6	1 2 3
24. 구음	8이상 / 7-6 / 5-3 / 2 / 1 / 0	
25. 문장의 반복	0 / 1-2 / 3 / 4 / 5 / 6	1 2 3
26. 수의 복창	0-3 / 4 / 5 / 6 / 7 / 8 / 9-10	2 3 4 5 6

오류 ○, 일그러짐 △, 생략 / (○, / = 1, △= 0.5)

팬더(panda), 연필, 튤립, 팔백, 텔레비전, 로봇, 엘리베이터, 병아리,
공작새, 농사꾼,
손님, 배낭, 음악, 집짓기 놀이, 연날리기, 감귤, 냉장고, 코끼리, 가위,
풍선, 밥,
비누 방울, 병원, 전화, 장화, 안경, 인형, 밥공기, 간식

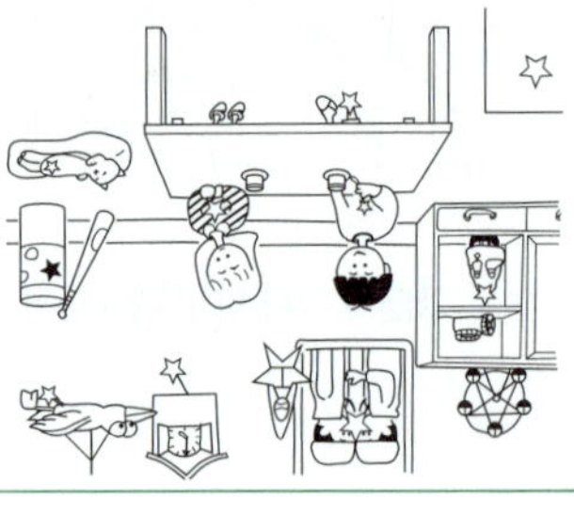

그림 8 일본판 밀러 유아발달 선별검사(JMAP) (계속)

검사중의 반응

		1	2	3 4 5	6	7
주의	활동수준	□ 쉬는 것을 모르고 열광적 놀이를 계속한다.	□ 매우 활발하고 멈춤이 없이 거의 쉬지 않는다.	□□□ 활발하게 변화를 준 놀이를 하지만 흥분이 과도하지는 않다.	□ 기력이 없는 느릿느릿한 움직임이고, 활발하지 않다.	□ 틀어박혀, 한 장소에 가만히 앉아있다.
	집중력	□ 저항 없이, 관심이 신속하게 바뀐다.	□ 다른 활동이나, 큰 소리나 빛 등으로, 용이하게 관심이 바뀐다.	□□□ 장난감사이를 주의가 차례로 바뀌지만, 각각의 활동에 대해서 어느 정도의 집중력을 보인다.	□ 중단을 당해도, 자기의 활동을 계속하려고 한다.	□ 달래고 얼러도 과제를 바꾸려고 하지 않고, 고집한다.
	시간의 구조화의 능력과 과제 수행능력	□ 자기가 시간배분을 할 수 없다. 자주 과제를 완전히 수행할 수 없어, 다른 사람으로부터의 전면적인 관리를 필요로 한다.	□ 시간배분과 활동수행의 조정이 있으면, 과제를 완수할 수 있다.	□□□ 약간의 지원으로 자기 자신의 힘으로 대부분의 과제를 완수할 수 있다.	□ 격려가 없으면, 과제를 완수하려고 하지 않는다.	□ 자칫 과제를 잊기 쉽다. 격려를 해도 완수할 수 없다.
	승인 욕구와 욕구 지연 능력	□ 곧, 항상 욕구를 만족시킬 필요가 있다. 과제가 끝날 때까지 기다릴 수 없다.	□ 다음의 과제로 옮기는 데에, 신속한 보수(remuneration)를 필요로 한다.	□□□ 연령상응으로 보수를 필요로 하지만, 기다릴 수 있다.	□ 보수에 대해서 어느 정도 무관심하다.	□ 담보로서의 보수에 대해서 무관심하다. 그 의식이 없다.
사회적 상호작용	교육자로부터 떼어 놓았을 때의 반응	□ 매달린다. 혼자서 검사자의 곳에 가는 것을 거부한다.	□ 양육자가 떠나갔는데도, 매우 저항을 나타낸다. 달래야 하고, 또는 보수를 필요로 한다.	□□□ 얼마간 저항을 나타내지만, 바로 검사자의 곳에 간다.	□ 떠나간 양육자에 대해서 약간의 관심을 나타내지만, 곧 검사자의 곳으로 간다.	□ 양육자에게 무관심한 것처럼 보인다. 떠나가도, 어디에 가는지 염려하지 않는다.
	검사자와의 관계	□ 적의나 무례한 행위. 또는 착 달라붙거나, 의존하는 태도로 검사자의 주의를 끌려고 한다.	□ 요구가 많고, 조작적. 항상, 검사자의 신체적 또는 언어적 관심을 유인하는 것처럼 보인다.	□□□ 개방적 또는 부끄럼을 탄다. 그러나, 검사자와의 관계는 가질 수 있다. 행동의 제한을 받아들인다.	□ 조심성이 많다. 검사자의 상태를 살핀다. 관계를 가지려고 하지 않는다. 잘 순종한다.	□ 틀어박혀서, 독립하고, 접촉을 피한다.
	언어적 관계	□ 부적절한 이야기하는 방법 또는 음성	□ 사람의 이야기를 듣지 않고 또는 주고받지 않고 일방적으로 이야기한다.	□□□ 말을 능숙하게 한다. 욕구를 충족하기 위해 말을 사용하고, 다른 사람과의 의사소통을 한다.	□ 반응이 늦고, 좀처럼 이야기하지 않는다. 손을 당기거나 울거나 하는 등의 행동화를 통해서 욕구를 충족한다.	□ 전혀 이야기하지 않는다.

인물화 : 부분 채점 체크리스트

1차원, 2차원	그려져 있다, 있지 않다.
득점 내용 2 2차원적 1 1차원적 0 그려져 있지 않다	득점 내용 1 그려져 있다 0 그려져 있지 않다
□ 체간 □ 머리 □ 입 □ 코 □ 귀 □ 턱 □ 팔 □ 손 □ 손가락 □ 다리 □ 발 □ 눈썹	□ 머리 □ 속눈썹 □ 눈동자 □ 머리털 □ 갈겨 쓴 것보다 더 좋은 머리털 □ 어깨가 있다 □ 의복 □ 체간 : 길이 〉 가로 폭 □ 체간의 바른 위치에서 팔이 나와 있다 □ 체간의 바른 위치에서 발이 나와 있다 □ 팔이나 다리의 길이가 적절하다 □ (체간, 팔, 다리의 길이가 거의 같다)
합계 □ +	□ = 종합점수 □

채점에 대해서 : 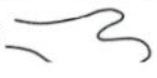 은 손에 대해서는 2차원이지만, 손가락이 분명히 그려져 있지 않으므로, 1차원으로서 체크한다.

그림 8 일본판 밀러 유아발달 선별검사(JMAP) 〔문헌 6에서〕

여 30~40분으로 검사를 종료할 수 있고, 어린이가 즐기면서 검사에 참여할 수 있도록 고안되어 있다.

⑤ 검사 시행, 결과의 정리가 간편하고, 다양한 배경을 가진 다종 · 다양한 직종의 사람들이 용이하게 사용할 수 있으며, 동시에 전문가가 사용함으로써 진단을 위한 자료로서도 사용할 수 있다는 2중의 특성을 갖고 있다.

⑥ 표준 견본으로서, 일본 전국에 걸친 655명의 어린이의 데이터를 사용하였다. 또한 그 후의 추시연구에서, 장래의 학습능력과 높은 상관성을 나타낸다는 것이 보고가 되어 있고, 신뢰성 · 타당성 · 예측성과 함께 높은 특성을 갖고 있다.

⑦ 1995년에는, 다시 이와나가 등에 의해서, JMAP 간이판(JMAP 안에서 6항목만을 추출한 것)이 발표되어[6], 선별검사로서의 유용성이 높아져 있다.

d. 감각 발달 체크리스트(JSI-R) (표 3)

JSI-R(Japanese Sensory Inventory Revised)은 2002년에 오오타 등[8]에 의해서 발표된 것으로, 전정계에 관한 질문 30항목, 촉각계 44항목, 고유계 11항목, 청각계 15항목, 시각계 20항목, 후각계 5항목, 미각계 6항목, 기타 행동특성 등에 관한 질문 16항목의 합계 147항목으로 구성된다.

이 체크리스트의 사용에 의해서, 주로 감각조정장애의 영역, 성질 및 그 정도가 표준 견본과 비교하여, 어느 정도의 치우침(편향)인지를 평정할 수 있다. 다만, 체크는 보호자의 주관에 따르기 때문에, 그 결과는 어디까지나 최종판정을 할 때의 참고로서 사용해야 한다.

표 3 감각발달 체크리스트(JSI-R)

기입방법 0 : 전혀 없다 1 : 극히 어쩌다 있다 2 : 때때로 있다 3 : 빈번히 있다 4 : 언제나 있다
× : 질문항목에 들어맞지 않다. ? : 모른다.

No.		움직임을 느끼는 감각 (전정감각)
1		넘어지기 쉽거나, 간단히 균형을 잃기 쉽다.
2		계단이나 언덕을 걸을 때에 신중하고, 기둥이나 난간을 잡고 몸을 굽히는 것처럼 하여 걷는다.
3		발밑이 불안정한 장소를 무서워한다.
4		높은 곳에 올라가는 것을 무서워한다. (계단, 비탈길 등)
5		안전한 높이에서도 뛰어내릴 수 없다.
6		위험을 돌보지 않고, 높은 곳에 오르거나, 뛰어내리거나 하는 일이 있다.
7		그네 등 흔들리는 놀이기구에서 크게 흔들리는 것을 좋아하고, 반복해서 몇 번이나 한다.
8		그네 등 흔들리는 놀이기구를 무서워한다.
9		미끄럼대 등, 미끄러지는 놀이기구를 매우 좋아하고, 반복해서 몇 번이나 한다.
10		미끄럼대 등, 미끄러지는 놀이기구를 무서워한다.
11		매우 오랜 동안, 자기 혼자서 또는 놀이기구에 타서 빙빙 도는 것을 좋아한다.
12		회전하는 것에 아무리 오래 타고 있어도 눈이 돌지 않는다.
13		바로 차멀미를 하기 쉽다.
14		제트코스터와 같은 속도가 있는 탈것이나 회전하는 탈것을 매우 좋아한다.

(계속)

표 3 **감각발달 체크리스트(JSI-R)** (계속)

No.		**움직임을 느끼는 감각 (전정감각)** (계속)
15		제트코스터와 같은 속도가 있는 탈것이나 회전하는 탈것을 무서워한다.
16		공중에서 끌어안거나, 내던져지는 것을 매우 좋아하고 반복해서 요구한다.
17		공중에서 끌어안거나, 내던져지는 것을 무서워한다.(높이 치켜 올리기, 목말 태우기)
18		거꾸로 매달리는 놀이를 좋아한다.
19		자기 몸의 자세의 변화를 무서워한다. (위를 향하게 하거나, 거꾸로 매달리는 등)
20		언제나 몸을 딱딱하게 하고 있어, 머리, 목, 어깨 등의 움직임이 딱딱하다.
21		갑자기, 밀리거나, 당겨지거나 하는 것을 싫어한다.
22		높은 곳의 물건을 잡을 때, 머리보다 높은 위치로 손을 뻗히는 것을 피한다.
23		극단적으로 움직임이 적고, 정적인 일이 있다.
24		과도하게 움직임이 격렬하고, 지나치게 활발한 일이 있다.
25		앉아 있을 때나 놀고 있을 때에, 반복해서 머리를 흔들거나 몸 전체를 흔드는 등의 버릇이 관찰된다.
26		마루 위에서 깡충깡충 뛰는 일이 많다.
27		이유도 없이 주위를 어슬렁거리거나, 움직여 돌아다니는 일이 많다.
28		마루 위에 누워 뒹구는 일이 많다.
29		몸이 흐느적거려 있고, 의자에서 간단히 미끄러져 떨어지는 것 같은 앉은 자세를 하고 있다.
30		회전물체(자동차 타이어의 회전, 환풍기, 선풍기 등)를 쳐다보는 것을 좋아한다.

논평

No.		**촉각**
1		몸을 만지는 것에 매우 민감하다.
2		몸을 만져도 알아차리지 못하는 일이 있다.
3		간질이는 것을 매우 좋아하여, 몇 번이나 졸라댄다.
4		지나치게 간지럼을 타서, 간질이는 것을 좋아하지 않는다.
5		간질어도 태연한 얼굴을 하고 있다.
6		안기거나 몸을 살살 쓰다듬어 주는 것을 좋아하고, 언제까지라도 집요하게 딱 달라붙는다.
7		세게 껴안아주는 것을 흔히 요구한다.
8		안기거나 손을 잡아주는 것을 싫어한다.
9		형제나 친구가 만지면, 바로 화를 내거나, 안절부절 못한다.
10		사람이 가까이 있으면 안정되지 않는다.
11		곁에 사람이 접근하면 훌쩍 도망간다.
12		손으로 무엇이든 만지며 돌아다닌다.
13		물건이나 사람, 동물을 만지는 것을 좋아하여, 집요하게 계속 만진다.
14		개나 고양이 등의 동물을 극단적으로 무서워한다.
15		점토, 물, 진흙, 모래 등의 놀이를 다른 아이들보다 지나치게 좋아한다.
16		점토, 물, 진흙, 모래 등의 놀이를 싫어한다.
17		특정 감촉의 물건(모포, 타월, 봉제 인형 등)에 집착하여 놓으려고 하지 않고, 무엇이든 들고 있지 않으면 안정되지 않는다.
18		특정 감촉의 물건(타월, 모포, 무스, 풀 등)을 싫어한다.
19		바람이 불어 닥치거나, 입김을 쐐는 것을 싫어한다.

(계속)

표 3 감각발달 체크리스트(JSI-R) (계속)

No.		촉각 (계속)
20		다치거나 넘어져도 울지 않는 일이 많다.
21		약간의 통증에 매우 아픈 것처럼 한다.
22		자기가 입은 타박상이나 다친 것을 알아차리지 못하는 일이 있다.
23		남이 만진 자국을 자기가 할퀴거나 쓰다듬거나 한다.
24		맨발을 싫어한다.
25		발끝걷기를 하는 일이 많다.
26		극단적으로 더위를 타고, 추위를 탄다.
27		두껍게 입고, 또는 얇게 입은 채로 태연하다.
28		특정의 감촉이 있는 옷을 입고 싶어 하지 않는다. 예컨대 :
29		양말, 장갑, 머플러, 모자 등을 착용하기 싫어한다.
30		긴소매나 긴바지를 입고 싶어 한다.
31		긴소매나 긴바지를 입기 싫어한다.
32		옷을 갈아입는 것을 싫어한다.
33		바지자락 · 상의의 소맷부리를 걷어 올리는 것을 싫어한다.
34		입고 있는 것이 조금이라도 젖으면 싫어한다.
35		손이나 발이 조금이라도 더러워지는 것을 싫어한다.
36		목욕에서 문지르기, 샤워, 비누로 씻는 것을 싫어한다.
37		세수 · 머리감기 · 머리를 풀어헤침 · 이빨 닦기 · 손톱 깎기 · 귀 후비기 등을 싫어한다.
38		특정 촉감의 음식을 먹기 싫어한다. (끈적끈적, 바삭바삭 등)
39		너무 뜨겁거나 너무 찬 음식을 잘 먹지 못한다.
40		너무 뜨겁거나 너무 찬 음식을 태연하게 먹는다.
41		무엇이든 물건을 입에 넣어 확인하는 경향이 있다.
42		손가락이나 타월 등을 입에 넣고 핥는 것을 좋아한다.
43		침이나 콧물을 흘리는 것을 알아차리지 못하는 일이 있다
44		머리털을 마지거나, 손가락으로 머리카락을 돌돌 감는 버릇이 있다.

논평

No.		근육 · 관절의 감각(고유수용각)
1		이빨을 갈거나 손톱을 물어뜯는 버릇이 있다.
2		장난감 등의 물건을 다루는 것이 매우 거칠어, 흔히 부수는 일도 있다.
3		물건에 부딪치거나, 밀어 넘어뜨리는 등, 움직임이 난폭한 경향이 있다.
4		풍선이나 동물 등을, 살짝 쥘 수 없고, 쥐는 세기의 정도를 모른다.
5		강한 힘으로 물건을 잡거나 던지려고 한다.
6		딱딱한 음식이나 탄력이 있는 음식을 좋아한다. (전병, 캔디, 껌 등)
7		딱딱한 것(음식 이외)을 입에 넣어, 씹는 일이 있다.
8		쌓아올린 이부자리나 매트 사이에 들어가 있는 일이 있다.
9		다른 사람을 세게 꼬집거나, 때리거나, 물거나, 머리카락을 당기는 일이 있다.
10		자기를 세게 꼬집거나, 때리거나, 물거나, 자기의 머리카락을 당기는 일이 있다.
11		매달리는 놀이를 잘 한다. (난간, 사람의 팔, 철봉 등)

논평

(계속)

표 3 감각발달 체크리스트(JSI-R) (계속)

No.		청각
1		특정 소리에 매우 민감한 반응을 보인다. 예컨대 :
2		갑자기, 큰 소리가 나면 무서워한다. (풍선이 터지는 소리, 권총, 불꽃 등)
3		냉장고, 선풍기, 청소기 등의 소리에 의해서 산만해지기 쉽다.
4		사람으로 붐비는 곳, 번거로운 자소를 싫어한다.
5		번화한 장소, 소란스런 장소에서는, 이야기를 알아듣기 어려운 것 같다.
6		작은 목소리로 이야기하는 경향이 있다.
7		보통 말을 걸어도 다시 묻는 일이 많다.
8		사람의 이야기에 주의를 돌리지 않는다.
9		불러도, 뒤돌아보지 않는다.
10		소리가 들리는 방향을 모른다. 또는 혼란되기 쉽다.
11		TV의 소리 등을 큰 소리로 듣는 경향이 있다.
12		소리나 단어를 틀리게 알아듣기 쉽다.
13		큰 목소리로 이야기하는 경향이 있다.
14		아주 좋아하는 소리가 있다. 예컨대 :
15		아주 싫어하는 소리가 있다. 예컨대 :

논평

No.		시각
1		여러 가지의 물건이 보이면, 마음이 산란해지기 쉽다.
2		카메라의 플래시 등 강한 빛을 아주 싫어한다.
3		빛의 점멸이나, 조명, 빛나는 물건을 가만히 응시하거나 한다.
4		슈퍼마켓 등, 여러 가지 물건이 있는 곳에서는, 그것들이 마음에 걸려, 안정되지 않는다.
5		어두운 곳(벽장 등)에서 노는 것을 좋아한다.
6		어두운 곳은 질색이다.
7		형태나 마크를 좋아하고, 이상할 정도로 바로 외운다.
8		색깔이나 형태에 연연한다.
9		형태나 색깔 등의 식별이 곤란하다.
10		물건을 놓는 위치 · 장소에 연연한다.
11		무언가를 보고 있으면 눈이 피로해지기 쉬워, 눈을 비비는 일이 많다.
12		물건에 잘 걸려 넘어진다.
13		사람의 눈을 잘 보지 않는다.
14		찾는 물건을 잘 찾아내지 못한다.
15		움직이고 있는 것을 눈으로 쫓기 어렵다.
16		시점이 정해지지 않고 멍청한 때가 있다.
17		길을 잘 헤매거나, 사람의 얼굴을 구별할 수 없는 일이 있다.
18		가느다란 틈새로부터 일부러 물건을 보는 버릇이 있다.
19		눈 위를 손가락이나 완구로 누르는 일이 있다.
20		곁눈질로 물건을 보는 일이 있다.

논평

(계속)

표 3 감각발달 체크리스트(JSI-R) (계속)

No.		후각
1		냄새에 대해서 매우 민감하다.
2		냄새에 대해서 매우 둔감하고, 무시하고 있는 것처럼 보인다.
3		무엇이든 냄새를 맡아 확인하는 버릇이 있다.
4		어떤 종류의 냄새를 특히 싫어한다. 예컨대 :
5		자극이 강한 냄새를 좋아한다. 예컨대 :

논평

No.		미각
1		맛의 차이에 매우 민감하다.
2		맛의 차이에 매우 둔감하다.
3		어느 종류의 맛을 특히 싫어한다. 예컨대 :
4		자각이 강한 맛을 좋아한다. 예컨대 :
5		맛이 섞여있는 것을 싫어한다.
6		편식이 있다. 예컨대 :

논평

No.		기타
1		야간에, 자면서 오줌을 싸는 일이 있다.
2		낮 동안에, 오줌을 지리는 일이 있다.
3		잠이 쉽게 들지 않는 등, 수면의 리듬이 불규칙하다.
4		깊이 잠이 들지 않아, 약간의 소리로 바로 잠이 깬다.
5		더워도 거의 땀을 흘리지 않는다.
6		알레르기나 천식, 아토피성 피부염에 걸려 있다.
7		언제나 멍하니 있는 일이 많다.
8		사소한 일로 기분이 나빠지는 등, 기분의 변화가 심하다.
9		무슨 일에도 자신감이 없어, 주저주저하고 있다.
10		앉아서 무릎을 치신없이 까부는 일이 많다.
No.		기타 (계속)
11		어버이로부터 여간해서 떨어지지 않는다
12		새로운 장면에 좀처럼 익숙해지지 못한다.
13		무엇을 하는 데에도 매우 조잡하다.
14		어디에 물건을 두었는지, 바로 알 수 없다.
15		정리정돈이 서투르다.
16		안정되지 못하고, 주의를 집중할 수 없다.

논평

〔문헌 8에서〕

표 4 감각입력에 대한 반응검사

성명 ____________ 검사일 ____________ ________ ________

	판정	1	2	3	4	5
	평점	2	1	0	1	2
	감각자극	저반응		정상		과반응
촉각	① light touch(가벼운 촉각 I, air puff) ② light touch(움직이는 형태의 촉각, 솔) ③ tactile defensiveness(촉각 방어)					
고유감각	④ touch pressure(압각, 매트 · 롤) ⑤ joint traction(관절 견인)					
	⑥ pain(통각)					
전정감각	⑦ vibration(진동각) ⑧ speed(스피드 I, 스쿠터 보드) ⑨ speed(스피드 II, 회전반) ⑩ speed(스피드 III, 해먹) ⑪ gravitation forces(중력, 자세변환) ⑫ rotation(회전, 안진의 관찰)	없음	5초	10~15초		20초 이상
시각	⑬ watching spinning stripes(회전하는 줄무늬 모양을 본다) ⑭ visual(시각, 스트로보 플래시) ⑮ sound of bell(청각, 벨소리) ⑯ flavor(후각)					

(계속)

2 비공식적인 평가

주로 가정이나 학교(보육원)에서의 행동특성에 대해서, 면접 · 행동관찰에 의해서 정보수집을 한다. 이들의 정보는 비공식적인 평가를 보완하는 데에 중요한 것이기 때문에, 그 평가영역 및 내용에 대해서는 대상자의 문제구조에 따라서 가능한 한 유연하게 시행할 필요가 있다.

이들의 평가에는 표준 데이터는 없으나 관찰의 틀과 그 방법이 어는 정도 정해져 있는 임상관찰〔본 단원 I의 **표** 16(629페이지) 참조〕 및 감각입력에 대한 반응검사(**표** 4), 그리고 관찰항목의 구조만을 나타내고 있는 놀이의 임상관찰(**표** 5), 행동관찰 지침(**표** 6) 등도 포함된다.

a. 면접

감각통합 · 감각조정장애의 평가에서, 보호자 또는 본인과의 면접은 평가 이상의 의미를 갖는다. 이러한 장애가 일상생활에서 어떠한 문제(어린이 또는 보호자에게)와 관련되는가를 아는 것이 중요하다는 것은 말할 것도 없지

표 4 감각입력에 대한 반응검사 (계속)

①light touch(가벼운 촉각 I, air puff) : 어린이가 알아차리지 않도록 목의 뒤에 스트로로 가볍게 숨을 불어댄다. 최초의 불어대는 것에 반응하면 정상반응, 2회째의 자극으로 반응하였을 때는 단계 2, 그 이상 불어대도 반응하지 않을 때는 단계 1의 저(낮은)반응으로 한다. 과반응은 불어댄 자극이 마음에 걸려, 목덜미를 만져서 혐오하는 표정을 나타낸다.

②light touch(움직이는 형태의 촉각, 솔) : 발가락, 상지, 하지를 솔로 가볍게 쓰다듬는다. 그 자극이 주어진 장소에 바로 시선을 돌리거나, 손으로 만졌을 때는 정상반응, 자극을 알고 있는 것 같지만, 바로 찾지 않는 경우는 단계 2로 한다.

③tactile defensiveness(촉각 방어) : 일상생활의 다양한 장면에서 나타나고 있다. 촉각에 대한 반응을 질문지로부터 파악한다. 타월, 솔, 손에 의한 촉각자극을 피하려고 하거나, 싫어하는 경우는 과반응, 피부에 대한 자극을 계속 요구할 때는 저반응으로 한다.

④touch pressure(압각, 매트 · 롤) : 어린이를 복와위나 배와위로 하여, 롤(roll)을 몸 위에 굴린다. 또한 매트를 전체에 걸쳐서 약간 꽉 압박을 가한다. 매트의 무게를 싫어하고, 매트로부터 나오면 정상반응, 또한 손에 의한 팔이나 다리에 대한 압박을 주어 그 반응을 본다.

⑤joint traction(관절 견인) : 어린이가 알아차리지 않도록 손가락이나 발가락의 관절을 당기거나, 압박한다. 자극된 장소를 보거나, 만지거나 하면 정상반응, 그 자극을 모르거나, 찾으려고 하지 않을 때는 저반응, 거부적인 경우는 과반응.

⑥pain(통각) : 연필이나 볼펜 끝으로 가볍게 찌른다. 아프다는 표정이나 말을 하고 뒤돌아보면 정상반응, 또한 질문지를 참고로 하여 평가한다.

⑦vibration(진동각) : 핸드 마사지기 등을 이용하지만, 배터리형이 적절한 주파수를 얻을 수 있다. 몸의 말초부인 팔, 발의 외측 근육부로부터 진동을 주어본다. 몸의 중추부나 얼굴 주변에는 그 반응을 본 다음 준다. 2~3분 흥미를 보이지만, 그것이 지속하지 않는 것을 정상반응, 과도하게 강한 자극을 좋아하고, 이빨, 귀 주변에 대는 것을 저반응, 도망치거나 하는 것을 과반응으로 한다 (소리에 대한 반응이지 아닌지를 끝까지 확인할 것).

⑧speed(스피드 I , 스쿠터 보드) : 직선적인 움직임(직선식 가속도)에 대한 반응을 본다. 스쿠터 보드에 복와위로 올라타고, 경사대로부터 미끄러지게 한다. 처음에는 무서워하지만, 서서히 익숙해져 즐겁게 놀 수 있는 것을 정상반응, 검사자에게 붙들고 늘어져 미끄러져 내려가지 않거나, 도망치거나 하는 것을 과반응, 속도를 전혀 의식하지 않고 무관심하게 미끄러져 내려가는 것을 저반응으로 한다.

⑨speed(스피드II, 회전반) : 각 가속도에 대한 반응을 본다. 어린이를 회전반에 태워서 회전자극을 준다. 10회 정도의 회전으로 그 이상을 싫어하는 것을 정상반응, 거부하여 회전반에 타지 않는 것을 과반응, 과도하게 요구하는 것을 저반응으로 한다.

⑩speed(스피드III, 해먹) : 공간에서의 움직임의 반응을 본다. 해먹(hammock)을 이용한 좌우, 회전의 자극을 준다. 가벼운 흔들림을 좋아하는 것을 정상반응, 과반응의 어린이는 어떻게든 해먹 안에 들어갔다 해도 움직임에 견딜 수 없어, 바로 나오려고 한다. 과도하게 요구하는 것을 저반응으로 한다.

⑪gravitation forces(중력, 자세변환) : 자세의 변환에 대한 반응을 본다. 앉은 자세로부터 복와위로(예컨대, 스쿠터 보드에 탈 때), 복와위에서 측와위, 앉은 자세에서 배와위로 눕힌다. 또한 네발로 기기를 시키는 등의 자세의 변환을 할 때의 반응을 본다. 가장 중력에 대한 스트레스가 적은 앉은 자세나 선 자세를 유지하려고 하여, 자세의 변환을 거부하는 것을 과반응으로 한다.

⑫rotation(회전, 안진의 관찰) : 회전반 위에 책상다리 자세로 앉힌다. 머리는 하방 30° 로 하여 좌측방향, 우측방향으로 20초간에 10회전을 각각 주고, 그 후의 안진을 관찰한다. 지시에 따를 수 없는 경우에는 안진을 정확히 측정하는 것이 어렵지만, 안진의 출현이 없거나, 출현해도 짧은 지속시간인 경우가 많다. 회전 중인 두부나 체간의 치우침(편향)나 자세의 유지가 어려운 등의 상태가 관찰되면 전정계 기능의 부전이 의심된다. 현기증, 오심의 유무도 체크한다.

⑬watching spinning stripes(회전하는 줄무늬모양을 본다) : 그림과 같은 원형의 그림판을 어린이 앞에서 회전시킨다. 오랫동안 주시하지 않고 단시간에 눈을 딴 데로 돌리면 정상반응, 가만히 계속 보면 저반응, 슬쩍 본 것만으로 거부적으로 피하면 과반응으로 한다.

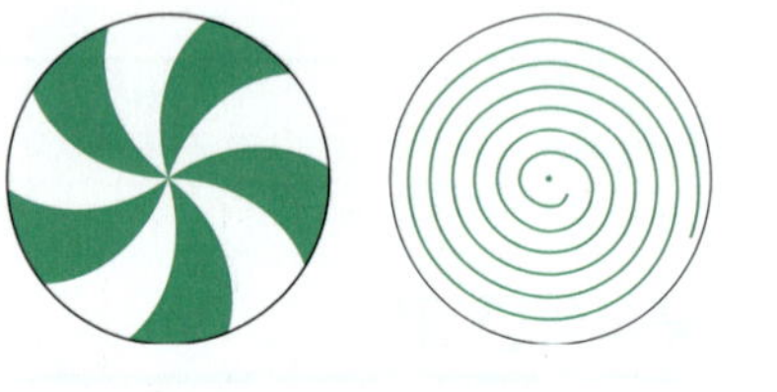

⑭visual(시각, 스트로보 플래시) : 빛을 싫어해서 거부하는 것을 과반응, 빛의 연속적인 자극에 대해서도 싫어하지 않고 계속 보거나, 요구하면 저반응으로 한다.

⑮sound of bell(청각, 벨소리) : 어린이의 후방에서 벨을 울린다. 1회째에 알아차리면 정상반응, 2회째에 알아차리면 단계 2, 3회 이상의 소리를 울려도 알아차리지 못하거나, 무관심하면 저반응으로 한다 (그 때는 전혀 무관심이었다 해도 다른 장면에서는 바로 반응을 나타내는 경우도 있다).

⑯flavor(후각) : 바닐라 에센스, 오린지 에센스, 식초를 사용한다. 바닐라, 오린지를 좋아하고, 식초를 피하는 것이 정상반응, 식초의 냄새에 반응하지 않고, 냄새를 맡고 있으면 저반응, 냄새를 맡는 것을 싫어하면 과반응으로 한다 (용기에 대해서 반응하고 있는 일도 생각할 수 있으므로, 손에 무쳐서 냄새를 맡게 할 필요도 있다. 식초는 희석하여 사용하는 편이 좋은 경우도 있다).

〔문헌 9에서〕

표 5 임상관찰 : 놀이, 생활관련 활동

검사항목		매우 열등하다	약간 열등하다	정상	논평
1. 공놀이	투구				
	포구				
	차다				
	치다				
	던져 넣다				
2. 공중 그네놀이	매달리기				
	젓다				
	목적지에 낙하하다				
3. 볼스타 놀이	누운 자세 · 앉은 자세 · 선 자세				
	젓다				
	구슬 넣기				
4. 스쿠터 보드 놀이	배를 깔고 타다				
	경사를 내려가다				
	공을 두드리다				
	양손으로 젓다				
5. 스윙	젓다				
	한손으로 고리 던지기				
	내려가다				
6. ball bath	안에 들어가다				
	기어들다				
	공 놀이				
7. 줄넘기					
8. 사다리	올라가다				
	내려오다				
9. 줄다리기					
10. 북 놀이	양손				
11. 피리불기					
12. 집짓기 장난감 놀이	형틀에 맞춰 넣기				
	(　)만들기				
13. 게임	손가락 게임				
	(　　)				
14. 감각 놀이(shaving cream, 밀가루, 물, 유리구슬, 핑거 페인트 등)					
15. 감각방어	촉각				
	전정각				
	청각				
	시각				
	미각				
	후각				
16. 읽기와 이해					
17. 산수					
18. 언어이해와 표출					

〔문헌 10에서〕

만, 보호자 자신도 어려운 아이 키우기를 하고, 건강한 친자관계의 확립에 곤란을 느끼고 있다는 것 같은 지원의 대상자인 경우가 많으며, 또한 어린이에 큰 영향을 줄 수 있는 중요한 열쇠를 쥐고 있는 존재이기도 하기 때문이다. 그러므로 면접은 대상자의 문제 및 그 배경을 탐색하는 것만이 아니라, 보호자의 욕구(needs)를 살펴, 보호자 자신과 어린이의 이해를 심화시키는 카운슬링 및 교육의 기회이기도 하다.

일반적으로 면접은 주된 호소의 청취부터 들어가지만, 주된 호소가 문제행동이었던 경우, 가능한 한 구체적인 행동을 청취하여 정리하면 좋다. 필요에 따라서 일상생활의 문제를 샘플링(sampling)하여 기록하도록 권유하는 경우도 있다. 예컨대, "난폭해서 곤란을 받다"라는 주된 호소에 대해서, 구체적인 행동을 상기하도록 시켜, "언제", "어떠한 장면에서", "어떠한 행동을 갖고 난폭하다고 느꼈는가", "이에 대해서 어떠한 대응을 하였는가", "어린이의 반응은 어떠하였는가"라는 점을 청취한다. 그 행동이 감각조정의 문제로부터 온 것이라 판단된 경우, 감각조정장애의 구체적 증상에 대해서 설명함과 동시에, 그 때의 어린이의 기분을 대변하고, 올바른 관여방법과 환경조정에 대해서 다양한 제안을 하여가게 된다. 이러한 절차를 주의 깊게 밟음으로써 보호자의 이해가 심화되고, 거듭 관련되는 정보가 나오는 경우도 많다.

특히, 감각조정의 문제는 감각조정장애에 대해서 이해가 심화되지 않는 한 충분한 정보도 얻을 수 없는 일이 많기 때문에, 면접이 중요한 평가의 단계가 된다. 이러한 문제가 의심되는 경우, 일반적으로 질문은 수면(sleep)부터 시작하면 좋다. 그리고 영아의 경우, 우는 행동, 유아에서는 활동수준, 무서워함, 좋고 싫어함이 심함, 자세나 운동의 특성 등의 질문이 중요한 정보의 실마리가 되는 경우가 많다.

b. 임상관찰

감각통합기능에서의 임상관찰은 대별해서, ① soft neurological sign의 평가 및, ② 행위(praxis)기능의 평가로 구성된다. 증상으로서는, pathological sign(경증이기는 하지만 어떠한 신경학적 장애를 시사하는 사인)과 발달지연(나이가 어릴 때는 마찬가지의 증상이 있어도 반드시 장애라고는 할 수 없다)을 생각할 수 있으나, 정상적 발달에 대한 지식이나 경험이 판단의 근거가 되는 경우가 많고, 그 사용에는 훈련이 필요하다.

1) soft neurological sign의 평가의 예 : 안구운동

안구운동의 장애는 다양한 중추신경장애를 반영하기 때문에, 선별(screening) 평가로서 효과적이다. 일반적으로 추시(특히 수평 추시에서의 정중선 교차능력도 주의해서 관찰한다), 사케이드(saccade)(어느 1점에서 다른 1점으로 신속하게 주시점을 변경하는 능력), 폭주(주시점을 자기 앞으로 이동시켰을 때 양 눈이 함께 중앙으로 모인다)능력을 평가한다.

2) 행위기능의 평가의 예 : 무지 대립운동

검사자가 무지를 다른 손가락과 순서대로 대립시켜 보이고, 같은 운동을 모방시킨다. 좌우 교대로 시행하고, 다음으로 양 손을 동시에 시행시킨다. 그리고, 눈을 감고도 가능한지 어떤지를 평가한다.

표 6 행동관찰지침

	관찰항목	관찰된 행동(고위수준과 저위수준)
행동의 조정 능력	행동의 목적성 ① 주의의 집중, ② 자발성, ③ 창조성, ④ 내적 욕구, ⑤ 무목적 행동의 빈도 활동량의 조정(및 그 요인) ① 다동성, ② 과동성, ③ 상동행위, ④ 피전도성, ⑤ 충동성, ⑥ 의식적 행동 환경의 변화에 따른 행동의 조정	
감각자극에 대한 반응	촉각자극에 대한 반응(저반응, 과반응) (통각자극에 대한 반응) 전정각 자극에 대한 반응(저반응 · 과반응) 고유각 자극에 대한 반응(저반응 · 과반응) 시각 자극에 대한 반응(저반응 · 과반응) 청각 자극에 대한 반응(저반응 · 과반응) 후각 자극에 대한 반응(저반응 · 과반응) 미각 자극에 대한 반응(저반응 · 과반응)	
운동행위의 상태	기본적 신체운동 ① 항중력 자세의 유지(복와위 신전사세, 배와위 굴곡자세) ② 자세반응 ③ 체축의 회전(정중선 교차) ④ 구강행위 투박하고 큰 운동의 질 ① 운동모방 ② 운동의 순서 정교한 동작의 질 ① 눈과 손의 협응운동(잘 쓰는 측) ② 양측 통합 자발적 · 창조적 행위	
대인관계	어린이에 대한 관계 (관계하는 연대와 질: 평행놀이, 공동놀이) 보호자와의 관계(분리불안의 유무 등) 치료사에 대한 반응 (낯가림, eye contact의 유무 등	
정서	안정성(패닉, 바로잡기 방법 등) 기본적 정서	
의사소통 능력	비언어 ① 이해(표정, 시선, 제스처) ② 표현(표정, 시선, 제스처, 손가락으로 가리킴) 언어 ① 이해(회화의 성립, 지시의 이해수준) ② 표현[자곤(jargon), 반향언어증(echolalia), 톤(tone), 피치(pitch), 혼잣말, 조사, 단어의 양과 질, 문장의 구성수준, 내용의 복잡성]	

(계속)

표 6 행동관찰지침 (계속)

	관찰항목	관찰된 행동(고위수준과 저위수준)
인지능력	상징기능 기억능력 학습능력 인지적 굳기[보속(perseveration), 고집]	
기타의 신경증상	근 토너스(tonus) 연합반응 비대칭 자세 불수의운동	

c. 감각입력에 대한 반응검사

본 검사는 자폐증 및 중증 심신장애 등, 검사에 대한 협력을 얻기 어려운 대상자에 대해서, 감각자극에 대한 행동반응 특성을 관찰함으로써 평가를 시도하는 것이다(표 4).

d. 놀이의 임상관찰

경험이 풍부한 평가자라면, 대상자에게 놀이 활동을 제공함으로써 감각조정 및 통합기능의 큰 틀의 평가가 가능하다. 예컨대, 볼스타 스윙에 탈 때의 정서반응으로 중력불안의 유무를 알고, 자세반응의 특질도 평가하는 것이 가능하다. 그리고 자기가 젓게 함으로써 운동기획능력의 평가가 가능하고, 그대로 공기놀이용 공기를 잡고 던지는 놀이를 하게 함으로써, 주시, 추시, 잘 쓰는 손의 확립의 유무, 정중선 교차운동, 눈과 손의 협응능력 등을 평가할 수 있다(표 5).

e. 행동관찰 지침

행동관찰 지침은 감각조정, 통합기능의 평가를 행동관찰로 시행할 때의 관찰의 틀을 간결하게 정리한 것이다. 관찰된 행동 중에서 가장 고위 수준이라고 생각된 것과, 반대로 가장 저위 수순이라고 생각된 것을 구체적으로 기재한다. 다음으로 그 이유에 대해서 고찰을 가함으로써 대상자의 행동특성을 파악하고, 거기에 영향을 주고 있는 요인도 살핀다(표 6).

표 7 관련되는 시지각계 및 고차 뇌기능 등에서의 검사

시지각계 관련영역	• 프로스티크(Frostig) 시지각 발달검사 • 시각-운동통합 발달검사 • 벤더 게슈탈트 테스트 • 벤톤 시각 기명력검사
언어능력 관련영역	• ITPA 언어학습능력 진단검사 • PVT 회화 어휘 발달검사
지적 기능 영역	• WISC-III 지능검사 • K-ABC 심리 · 교육 assessment battery
사회성 · 적응행동 영역	• S-M 사회생활능력검사 • 적응행동 척도

3 관련되는 시지각계 및 고차 뇌기능 검사(심리검사), 적응행동의 평가

표 7에, 기타 유용하다고 생각되는 검사명을 나타냈으므로 참고하기 바란다〔상세한 것은 본 단원 Ⅲ "심리적 기능장애의 평가"(657페이지)참조〕.

●인용문헌

1) Bundy AC, Lane SJ, Murray EA: Sensory Integration; Theory and Practice. FA Davis Co., 2002
2) Miller RJ, et al (著), 岩﨑テル子(監訳)：作業療法実戦のための 6 つの理論—倫理の形成と発展. p119, 協同医書出版社, 1994 (Six Perspectives on Theory for the Practice of Occupational Therapy, Aspen, 1988)
3) Ayres AJ: Southern California Sensory Integration Tests Manual. Western Psychological Services, Los Angeles, 1972
4) 飯鉢和子, 鈴木陽子, 茂木茂八：日本版フロスティッグ視知覚発達検査. 日本文化科学社, 1979
5) Ayres AJ (著), 佐藤　剛(監訳)：エアーズ研究論文集〔I〕—感覚統合の理論と実際. 協同医書出版社, 1988
6) 土田玲子, 他：日本版ミラー幼児発達スクリーニング検査と JMAP 簡易版—その解釈及び関連研究. パシフィックサプライ(株), 2003
7) 土田玲子, 他：日本版ミラー幼児発達スクリーニング検査(JMAP)マニュアル. HBJ, 1989
8) URL: http://www.atsushi.info/jsi
9) 原　仁, 他：自閉症に対する感覚統合療法の実際. 日本感覚統合障害研究会(編)：感覚統合研究, 第 2 集, p96, pp106–108, 協同医書出版社, 1985
10) URL: http://www.si-japan.net

●참고문헌

11) 原　仁, 他：自閉症に対する感覚統合療法の実際. 日本感覚統合障害研究会(編)：感覚統合研究, 第 2 集, pp95–113, 協同医書出版社, 1985
12) 土田玲子：感覚統合障害の評価—南カリフォルニア感覚統合検査, 南カリフォルニア回転後眼振検査について. 日本感覚統合障害研究会(編)：感覚統合研究, 第 1 集, pp153–193, 協同医書出版社, 1984

III 심리적 기능장애의 평가

A. 심리적 기능장애란?

1 심리적 기능

심리기능에는 지적 기능 · 정서 · 의지 등의 측면이 포함된다. 작업치료에서는 평가 · 치료 지원 항목으로서, 기본적 능력, 응용적 능력, 사회적 적응능력, 환경자원을 들고 있으나, 이 기본적 능력에 "인지 · 심리"가, 응용적 능력 안에 "지적 · 정신면"이 포함된다.[1)] 피아제(Piaget)가 정신활동을 구조적 측면인 "인식"과, 에너지적 측면인 "감정"으로 나눈 것처럼[2)], 본 절에서도 "인지적" 측면과 "정신적" 측면으로부터 심리적 기능을 거론한다.

발달과정에 있는 어린이의 심리적 기능은 유 · 소아기일수록 운동이나 감각, 사회적 기능과 서로 깊은 관계가 있고, 감각운동을 통한 인지발달, 사회적 기능발달의 기반으로서의 정서발달이라는 파악방법이 필수적으로 된다. 안정된 정서 하에서 학습이 성립하고, 새로운 기능을 획득한 기쁨이 거듭되는 의욕을 낳는다는 것처럼, 심리적 기능에 포함되는 요소끼리도 서로 발달을 촉진하고, 또는 서로 저해한다.

심리적 기능의 각 측면을 분석적으로 평가하면서, 어린이의 발달 · 생활상 어떠한 의미를 갖고 서로 영향을 주는지를 평가할 필요가 있다.

2 심리적 기능장애

a. 인지적 측면의 장애

인지적 측면의 기능이란 과거의 경험을 살리면서 새로운 상황에서 문제해결을 하는 것이라 할 수 있다. 지적 장애란 발달기에 관찰되는 문제해결능력의 저하가 사회생활상의 적응기능의 장애에 이르러 비로소 장애가 된다고 정의되어 있다. 학습장애란 전반적인 지적 장애는 아니지만, 듣다 · 이야기하다 · 읽다 · 쓰다 · 계산하다 · 추론하다 등, 특정의 인지적 측면에 어려움이 있는 장애이다. 또한 자폐성 장애에서는, 상상력 · 개념화의 어려움 등, 특유의 장애에 특징이 있다. 중추신경계에 장애가 없는 정형외과 질환 어린이 등에서도, 경험 부족이나 환경의 문제에 의해서 지체가 관찰되는 경우가 있다.

b. 정신적 측면의 장애

정신적 측면의 장애는 출생 직후부터 발달

기를 통해서 일어날 수 있다.

정서발달의 기반이 되는 "특정의 어른과의 애착형성"〔보울비(Bowlby)에 따름〕의 과정에서는, 어린이의 울음 · 미소로부터, 주시 · 뒤따르기 · 접근이라는 정위행동, 기어오르기, 달려들어 안기기, 꼭 매달리기 등의 능동적 신체접촉행동까지 애착행동이 된다[3].

밖으로부터의 자극을 알아차리기 어려운 경우, 그리고 자발운동에 제한이 있는 경우에는 정위행동이나 접촉행동이 어렵고, 감각방어가 강한 경우는 접촉행동을 좋아하지 않는 것에 의한 어려움이 나타난다. 장기입원에 의해서 특정의 어른과 접하는 기회가 주어지지 않는, 어른으로부터 폭력을 당해 접촉공포 체험으로 되어 있는 등, 환경의 영향은 물론 매우 크다. 또한, 사춘기 · 청년기에는 자기개념 · 자아의 형성이라는 발달과제를 달성하는 과정에서 억울 · 심신증 등을 일으키는 일도 있다. 발달과정의 온갖 상황이 정신적 측면의 장애로 결부될 가능성이 있다 해도 된다.

B. 평가해야 할 항목

심리기능장애의 평가항목을 일본작업치료사협회의 가이드라인[1]의 항목에 대응시켜서 나타냈다(표 1). 기본적 능력, 응용적 능력으로 나눠서, 각각의 인지적 측면, 정신적 측면에 대해서 정리하여 있다. 정신적 측면의 방어기전에 대해서는, 성인의 정신과의 작업치료에서의 학습 성과를 그대로 적용할 것까지는 없어도, 잘 활용하기 바란다.

C. 평가의 유의할 점

1 관찰

심리적 기능장애의 평가는 관찰 · 검사 · 정보수집에 의해서 시행하지만, 검사가 적용이 되지 않는 중증 장애 어린이의 경우는 관찰이 중심이 된다. 예컨대, 영아의 주의는 정위반응에서 관찰되고, 반복자극에 대한 주의의 감소(길들여짐)가 기억의 시작이라고 일컬어지지만,[3] 이것이 어려운 어린이의 경우, 정위반응이나 길들여짐을 끌어내기 쉬운 자극의 종류나 세기 · 인적 물적 환경을 찾아내는 것이 평가가 된다.

결코 단순한 가능 · 불가능을 보는 것이 아니라, 어떻게 하면 좋은가라는 관점에서, 작용이나 환경조정의 변화와 어린이의 변화의 인과관계를 파악하도록 관찰한다.

2 검사

a. 검사목적 · 내용의 이해

인지적 측면의 대부분은 발달검사나 지능검사로 측정된다. 몇 가지인가 있는 각각의 검사는 각각의 지능관에 기초하여 독자적 항목 · 방법 · 결과 · 표준화를 갖고 만들어져 있고, 기억 등의 기본적 능력을 중심으로 하고 있는 것, 문제해결능력 등의 응용적 능력을 중요시한 것, 동작성만의 능력을 보는 것, 특정의 장애에 대해서 보려고 하고 있는 것 등, 측정하는 내용은 같은 것 같이 보이면서 다르다. 검사의 목적을 충분히 이해한 다음에 필요한 것을 선택하여 결과를 사용해야 한다.

또한, 얼핏 보기에 같은 지능지수(IQ)라는 말로 표현하여도, 어린이가 어느 연령정도에 도달하여 있는지 연령척도로 보려고 하는 검사(예 : 다나카-비네 지능검사 Ⅴ의 14세 미만)와, 어린이가 속하는 연령군 중에서 어느 정도의 순위에 있는지를 보려고 하는 검사(예 : WISC-Ⅲ)에서는, 그 수치가 의미하는 것은 달라지며, 수치 끼리를 비교할 수은 없다.

b. 검사실시의 습득

검사의 실시방법에 대해서는, 누구라도 용이하게 실시할 수 있다는 것을 강조하여 말하는 것으로부터, 100명 정도에 대한 실험경험에 의해서 비로소 검사자로서 어엿하게 될 수 있다고 하는 숙련을 요하는 것까지 다양하다.

심리적 기능의 검사는 임상심리사나 언어청각사가 실시하는 일이 많지만, 작업치료사 자신이 실시하는 경우에는 검사실기 강습회에의 참가도 포함한 충분한 준비가 필요하다. 얼핏 보기에 실시가 용이해 보이는 검사에서도, 실시 안내서를 숙독하고 사전에 연습을 하여 의미 있는 검사결과가 되도록 노력한다.

c. 정신적 측면의 검사

조기부터의 정신적 측면의 발달과정을 종합평가하는 표준화된 검사는 없다. 이것은 지적활동만큼 발달단계의 표식이 명료하지는 않다는 것, 발달적 변화가 완만하고 발달단계 그 자체가 개략적이라는 것, 주위의 사람들에 의해서 좌우되는 대인행동 등의 영역이 포함된다는 것 등 때문이다.[2)]

또한, 어떤 장애를 표적으로 한 검사에서는 감정 등도 포함한 장애특성을 명확히 하여, 전체상을 종합적으로 파악하려고 하는 것도 있다.

3 평가의 분석과 통합

어느 평가에도 공통되는 것이 있는데, 평가의 분석과 통합을 항상 시행한다. 예컨대, 모방에는, 기억과, 재생하기 위한 투박하고 큰 운동 · 정교한 동작 · 발성과의 양자가 필요하지만, 모방놀이라는 작업수행 과제를 기억 · 표출이라는 작업수행 요소로 분석하여 평가하는 것만으로는 치료지원에 결부되지 않는다. 분석 없이 모방놀이를 성립시키는 요소를 파악할 수는 없으나, 각 요소의 평가결과를 통합시켜 비로소 모방놀이라는 활동의 평가가 가능해지는 것이며, 나아가서는 모방놀이가 어린이의 발달이나 생활에 어떠한 의미를 갖는가라는, 보다 통합된 평가도 시행한다.

분석과 통합을 항상 순환시키면서 시행하여 가려면, 인지나 정서의 발달과정과 감각이나 운동기능 · 사회적 기능 · 환경과의 관계방법을 파악해두는 것이 긴요하다.

D. 심리적 기능검사(표 2)

1 인지적 측면의 검사

발달검사의 원형은 비네(Binet)의 "지능측정 척도"이며, 이것을 영유아용으로 확장하여 현재의 발달검사의 내용 · 형식으로 확립한 것이 게젤(Gesell)의 "발달진단"과, 뷸러(Büller)와

표 1 발달과정 평가에서의 심리적 기능의 평가항목

측면	기본적 능력(인지 · 심리면)		응용적 능력(지적 · 정신면)	
인지적 측면	수면	길이 · 깊이 · 리듬	학습능력	통합 · 광범위성 · 합성
	의식수준	각성수준 · 리듬	논리적 사고	형식적 조작기 : 언어 · 기호
	주의 · 집중	정위(시각적 · 청각적 · 촉각적), 길이 · 전동성 · 주의하는 대상 · 환경	문제해결 능력	경험의 적용 · 통찰, 문제이해 · 계획입안 · 계획의 실행 · 상태의 평가
	지남력	시간 · 공간 · 거리 · 사람 · 환경 · 상황	행위 · 기획능력	흐름 · 타이밍
	지적 기능	반복자극에 대한 길들여짐 · 신기함에 대한 지향 · 탐색 · 사물의 영속성 ● 감각운동기 : 반복 · 목적과 수단의 분화 · 시행착오 · 표상 · 통찰 ● 전조작적 표상기 : 상징놀이 · 연체모방 · 상징 활동 전 개념적 사고 · 직관적 사고 ● 구체적 조작기 : 보존의 개념(크고 작음 · 길고 짧음 · 무게 · 색깔 · 형태 · 수) 계차처리-동시처리, 시각인지-청각인지, 언어성-동작성	이해력 · 판단력	지식 · 추론 · 정보통합 인과관계의 이해 문맥의 이해
	기명 · 기억력	단기 · 장기, 시각 · 청각	의사결정	
	시공간 인지	좌우 · 상하 · 내외 · 전후	스트레스에 대한 대처	스트레스의 종류 · 양 · 대처방법 · 적응력
	시간 인지	나중에, 어제 · 오늘 · 내일, 일시	자기통제	자기억제(욕구불만 내성) 자기주장 · 자기실현
	음성 · 문자언어의 표출 및 이해	옹알거리는 말소리 · 음성모방 · 첫말 · 1어문 · 2어문, 글씨쓰기 이해 : 음성 · 의미이해, 글씨읽기	과제의 수행	목적의식 · 달성 동기 · 집중력 · 기꺼이 하는 태도 · 의무감
	사고	표상형식 · 사고방책 · 사고과정 · 자기평가 유연성		
정신적 측면	의욕	욕구(생리적 · 안정안전 · 사회적 · 자기실현) 흥미, 동기부여	방어기전	억압 · 퇴행 · 반동형성 · 분리 · 소급적 취소 · 투사 · 받아들임 · 승화 · 분열 · 투영성 동일시 · 심리현실의 부인 · 대상의 전능적 제어
	감정 · 정서	애착행동(울다 · 미소 · 주시 · 뒤쫓기 · 접근 · 접촉행동), 감정의 분화(쾌불쾌 · 희로애락), 정서의 안정성 · 반응성 · 공격성 · 불안 · 자기 진정화 · 억울 · 고립		
	자기 동일성	자기인지 · 자기개념		
	기질 · 인격	감수성 · 활동수준 · 반응의 세기 · 주기성 · 기분의 세기 · 안정도 태도 · 활동성 · 사회성(외향-내향 · 자벌-타벌) · 자기유능감 · 자아기능		

표 2 발달과정 평가에서의 심리적 기능의 평가항목

분류		검사명	목적	대상연령 (세 ; 월)	특징
인지적측면	발달검사	엔조지식 영유아 분석적 발달검사법	선별검사(screening)	0:0~4:7	꺾은선 그래프의 프로필
		영유아 정신발달 진단법(쓰모리식)	일상행동의 파악	0:1~7:0	양육자가 회답
		일본 덴버식 발달 선별검사 개정판 (JDDST-R)	선별검사	0:2~6:0	통과율 25 · 50 · 90%
		신판 K식 발달검사 2001	정밀한 발달과정의 관찰	0:3~성인	장기적 팔로(follow)가 가능
		우즈길리스-헌트 발달척도	감각운동기의 발달파악	0:0~2:0	건강한 아이와 비교하지 않음
		소아 자폐증 평정척도(CARS)	자폐성 장애의 진단 · 평정		기록 · 관찰로부터 평정 가능
		신개정판 자폐아 · 발달장애아 교육진단검사(PEP-R)	자폐성 장애의 진단	0:6~12:0	발달척도와 행동척도 · 싹틈 반응
	지능검사	다나카-비네 지능검사 V	일반 지능의 측정	2:0~성인	14세 미만: 연령척도에 따른 정신연령
		일본판 WISC-III 지능검사법	개인 내 차이의 측정	6:0~16:11	편차지능지수 · 4개의 그룹 지수
		WPPSI 지능진단검사	유아 · 지적 장애아의 개인 내 차이의 측정	3:10~7:1	테스트 연령
		K-ABC 심리 · 교육 assessment battery	인지 처리과정과 습득정도의 측정	2:6~12:11	표준편차 · teaching item
		굿드이나후Goodenough) 인물화 지능검사(DAM)	동작성 지능의 측정	3:0~10:0	인물화에 의함
		코스 입방체 조합 테스트	동작성 지능의 측정	6:0~성인	모양구성에 의함
		오오와키식 정신박약아 지능검사기 유아 겸용	유아 · 지적 장애아의 동작성 지능측정	1:10~6:0	모양구성에 의함
		ITPA 언어학습능력 진단검사 (1993년 개정판)	학습장애의 진단	3:0~9:11	언어학습능력
정신적측면	성격검사	그림그리기 검사(인물화 · Baum test · H,T,P · 풍경 구성법)	욕구 · 감정 · 태도 · 흥미 등의 사정	유아~성인	투영법 : 그림 그리기에 의함
		유아 · 아동회화(그림) 통각검사 (CAT)	사회적 태도 · 욕구 · 불만 등의 사정	5:0~10:0	투영법 : 동물이 등장(일본판 시안)
		유아 · 아동회화(그림) 통각검사 (CAT-H)	사회적 태도 · 욕구 · 불만 등의 사정	7:0~10:0	투영법 : 인물이 등장
		회화(그림) 욕구불만 테스트 (P-F study)	외벌 · 내벌경향 등의 사정 (assessment)	4:0~14:0	투영법 : 욕구불만 장면의 대처방법
		불안경향 진단검사(GAT)	불안경향의 정도의 측정	초4~고3	어린이에 대한 질문지법
		심신장애 아동학생성 성격 진단검사	발달장애아의 성격특성을 평정	초1~고3	교사 등에 대한 질문지법

(계속)

표 2 발달과정 평가에서의 심리적 기능의 평가항목 (계속)

분류		검사명	목적	대상연령 (세 ; 월)	특징
정신적 측면	친자관계 검사	동적 가족화(dynamic family picture)	가족간의 인간관계나 역동성을 분석	유아~성인	투영법 : 그림 그리기에 의함
		친자관계 진단검사(FDT)	친자관계의 정서적 측면을 평정	초4~6, 중고생	어버이 · 어린이 각각에 대한 질문지법
	동기부여 등	소아판 · 의지 질문지(PVQ)	의지 · 동기부여 · 환경과의 상호작용 평가	2:0~6:0	어린이에 대한 질문지법
		아동판 · 작업기능 자기평가	자기인식의 평가	9:0 이상	어린이에 대한 질문지법

헤처(Hetzer)의 "발달검사"이다. 발달검사는 그 후, 발달의 순서척도 · 선별검사 · 장애 위험성의 조기발견을 지향하는 검사 등, 목적이 다른 것이 작성되어 있다.

한편, 비네법은 지능검사로서 터만(Terman)에 의해서 연구되었고, 일본에서도 스즈키 · 다쓰미 · 다나카에 의해서 각각 표준화되어 있다. 이 비네계 검사가 지능을 전체적으로 측정하려고 하는 개관검사인 것에 반해서, 후에 만들어진 웨히슬러(Wechsler)계 검사는 지능을 분석적으로 측정하여, 개인의 지적 구조의 특징을 진단적으로 보려고 하는 진단검사이다.[4)]

a. 발달검사

발달검사는 어느 것도, 출생 직후부터의 발달 전반을 인지 · 운동 · 사회 등 몇 개의 영역으로 나눠서, 꺾은선 그래프 등으로 나타냄으로써 영역 사이의 균형을 보려고 하고 있다. 각 검사의 특징과 인지적 측면에 해당되는 영역을 열거한다.

1) 에조지식 영유아 분석적 발달검사법[5)]

각 영역 26항목으로 검사항목이 적고, 검사 절차도 간단하며, 단시간에 개략적인 발달의 지체나 장애의 특징을 발견할 수 있다는 것으로부터, 발달선별검사로서 효과적이다. 생후 0개월~4세 7개월까지 즉, 기본적인 생활이 자립할 때까지를 대상으로 하고 있다. 달력연령보다도 4~5단계 밑도는 경우는 지적 장애가 있다고 할 수 있다.

전체 6영역 중, "손의 운동", "발어", "언어이해"의 부분이 인지적 측면에 해당된다. 항목이 적은만큼 발달지표로서 엄선되어 있다고도 할 수도 있어, 상세한 평가의 표적을 압축하는 도입으로서도 활용할 수 있다. 발달지수를 산출할 수 있는데, 평균 110~120으로 약간 높게 나온다는 보고4)도 있다.

2) 영유아 정신발달 진단법(쓰모리식)[6, 7)]

어머니 등의 양육자에게 그 일상행동을 관찰할 수 있는지 아닌지를 체크시키는 질문지 조사이며, 발달연령이나 발달지수의 산출은 하지 않는다. 1개월~7세 즉, 초등학교 입학 시기까지를 대상으로 하고 있다. 3개 분책으로 되어있고, 전체 5개영역 중, 인지적 측면은, "탐색 · 조작" 101항목, "이해 · 언어" 73항목에 포함되어 있다. 검사에 응하기 어려운 어린이에서도 개요를 파악할 수 있다. 상세한 관찰항목군은 직접 평가함에 있어 착안해야 할 관점으로서도 활용할 수 있다.

3) 일본판 덴버식 발달 선별검사 개정판 (JDDST-R)[8)]

개인차를 고려하여 통과율을 25 · 50 · 90%의 폭으로 볼 수 있는 발달선별검사이다. 2개월~6세(취학 전)를 대상으로 하고 있다. 전체 4개영역 중 "미세운동-적응" 30항목과 "언어" 20항목이 인지적 측면에 해당된다.

4) 신판 K식 발달검사 2001

선별(screening)용이 아니고 발달과정의 정밀관찰용으로 작성되어 있다. 각 영역 사이만이 아니라 영역 내의 프로필의 특징도 간파할 수 있다. "인지 · 적응"과 "언어 · 사회"가 인지적 측면에 해당한다. 1개의 완구를 다루는 방법이 연속적으로 변화해가는 과정을 자세하게 관찰할 수 있도록 되어 있고, 관찰의 관점은 물론, 목표 · 프로그램의 지침을 준다. 대상연령이 3개월~성인으로 넓으며, 장기 팔로(follow)에 사용하기 쉽다.

5) 우즈기리스(Uzgiris)-헌트(Hunt) 발달척도[9)]

피아제의 인지발달이론을 배경으로 감각운동기의 발달단계에 대해서 보려고 하는 검사이다9). 발달연령을 구하는 것이 아니라, 현재와 전후의 발달단계와의 관계가 중요시되는 순서척도로 되어있다. "추시와 대상의 영속성" 등 7계열의 척도에 의해서 구성된다. 감각운동기에 있는 0~2세가 대상이 된다. 건강한 아이와의 비교를 목적으로 하고 있지 않기 때문에, 장애의 유무를 보는 발달진단보다도, 프로그램 입안이나 효과를 검토하는 데에 효과적이다.

6) 소아 자폐증 평정척도(childhood autism rating scale : CARS)[10)]

자폐성 장애의 발달의 특징이나 중증정도는 일반의 지능검사로는 측정하기 어렵다는 것으로부터, TEACCH 프로그램을 개발한 쇼플러(Schopler)[10)]가 작성한 자폐성 장애의 진단 · 평정척도이다.

현재의 판은 기록이나 관찰 · 양육자로부터의 청취로도 바르게 평정할 수 있도록 15항목이 설정되어 있다. 합계점수에 의해서 "중증" 등 중증정도가 나온다. 대상연령은 특별히 정해져 있지 않다.

7) 신개정판 자폐아 · 발달장애아 교육진단검사 - 심리교육 프로필 개정판(psychoeducational profile-revised; PEP-R)[11)]

상기 6)과 같은 쇼플러[11)]에 의한 자폐성 장애아의 진단검사이다. 합 · 불합격의 판정만이 아니라, 놀이에 몰두하려고 하는 "싹틈"의 반응도 관찰한다. 유연성이 있는 실시방법으로 어린이의 상황에 응할 수 있도록 고안되어 있다. 발달척도와 행동척도(사람과의 관계와 감정 · 놀이와 검사용구에 대한 관심 · 감각적 반응 · 말) 계 174문으로 구성되고, 종합적인 자폐성 장애아의 장애수준 및 특징을 알 수 있다. 대상연령은 6개월~12세가 된다.

b. 지능검사

지능검사로부터는 지능지수를 얻을 수 있으나, 각각의 지능의 파악방법 · 발달의 표현방법은 다르고, IQ 70의 의미도, 다나카-비네의 연령척도에 의한 것과 기타의 검사에 의한 것과는 다르다.

1) 다나카-비네 지능검사 V[12)]

비네는 지능을 하나의 통일체 즉, 일반지능(상식적으로 사물을 이해하고, 판단하는 힘)으로서 파악하고, 그 본질인 방향성, 목적성, 자기비판성의 3개 측면이 어떠한 과제를 해결할 때에도 작용하는 것으로 생각하였다. 거기서 지능을 개개의 인자로 분석하지 않고, 포괄적으로 정리하여 측정하려고 하였다. 문제를 연령별로 나눠 있으며, 어린이의 반응이 전형적으로 관찰되는 연령단계를 정신연령으로서 나타내고 있다(연령척도). IQ는

정신연령 ÷ 달력연령 × 100

으로 나타낸다. 대상은 2세부터 성인까지로 매우 폭넓다.

2003년에 시행된 개정에서는 변화가 큰 현대에 입각한 척도로 고쳐 만들고 있으나, 특히 성인의 지능에 관해서는 편차지능지수(DIQ)를 채용하고 있는 것이 큰 변경점이다. 분석적인 진단이 가능한 하위검사로 구성되고, "결정성 영역", "유동성 영역", "기억영역", "논리추리영역"의 4개영역별의 DIQ, 종합 DIQ의 5개의 지표와 프로필을 얻을 수 있다.

연소한 어린이나 지적 발달에 지체가 있는 어린이들에 대해서는, 실제로 그 자리에서 반응을 할 수 없어도 보호자 등이 평소의 어린이의 발달상태를 체크할 수 있도록 되어있는 것도 새롭다.

2) 일본판 WISC-Ⅲ(Wechsler intelligence scale for children, third edition) 지능검사법[13)]

웨히슬러(Wechsler)[13)]는 지능을 유연한 과제해결능력, 종합적 · 전체적인 능력으로 정의하고 있다. 검사는, 복수의 하위검사에 의해서 일반지능(전체검사 IQ)과 개인 내 차이(언어성 IQ, 동작성 IQ)를 측정할 수 있도록 구성되어 있고, 결과는 DIQ 즉, 어린이가 속하고 있는 연령집단 안의 수준으로 표시된다. 또한 인자분석으로부터 얻어진 4개의 군(그룹) 지수(언어이해 · 지각통합 · 주의기억 · 처리속도)도 얻을 수 있고, 분석적으로 발달의 특징을 파악할 수 있다. 6세 0개월~16세 11개월로 대략 초중학생이 대상이 된다.

3) WPPSI(Wechsler preschool and primary scale of intelligence) 지능진단검사[14)]

웨리슬러[14)]에 의한 유아 · 지적 장애아용의 검사이며, WISC와 마찬가지로, 언어성 IQ와 동작성 IQ 및 전체검사 IQ를 측정할 수 있다. 취학 전인 3세 10개월~7세 1개월이 대상이지만, IQ치 이외에 "테스트 연령"도 산출할 수 있으므로, 연령이 7세 1개월을 초과한 어린이에게도 적용할 수 있다.

4) K-ABC(Kaufman assessment battery for children) 심리 · 교육 assessment battery

K-ABC에서 지능은 문제를 해결하고, 정보처리를 하는 개인의 인지처리양식으로서 정의되어 있다. WISC-R 및 Ⅲ에 직접 손댄 카우프만(Kaufman)[15)]이 현재의 신경심리학 · 인지심리학 이론을 반영시켜, 인지 처리과정이

라는 심리학적 관점과 습득정도라는 교육적 관점에서의 평가를 나눠서 측정하는 것을 목적으로 작성하였다.

수창과 같이 정보를 한번에 하나씩 시간적인 순서로 연속적으로 분석 처리하는 "계차처리"와 모양구성과 같이 가장 효과적으로 문제를 해결하기 위해 자극의 전체적인 통합을 시행하는 "동시처리", 거듭 종전의 일반지능검사 등에서 측정되어온 수 · 말 · 읽기의 지식기능의 "습득정도"를 측정한다. 2세 6개월~12세 11개월이 대상이 된다.

저연령아 · 지적 장애아 등의 의사소통 갭(gap)을 경감하기 위한 인지처리과정 척도의 하위검사에는 교습문제(teaching item)를 설정하여, 과제의 본질을 전달할 수 있도록 되어 있다.

결과는 표준편차에 따른다. 지능과 습득정도의 종합득점은 내지 않고, 별개의 척도로서 서로 비교함으로써, 어린이의 발달의 특징을 명백히 한다.

5) 굿트이나후(Goodenough) 인물화 지능검사(draw a man test; DAM)[16)]

어린이가 그린 인물화는 지적 발달의 수준을 나타낸다고 하여, 몸의 부위를 그리는 방법이나 비율을 점수화한 동작성의 개관검사이다. 합계점수로부터 정신연령을 산출한다. 좋아서 동그라미를 그려 가까운 사람으로서 명명하게 되는 3세부터, 그림 그리기 표현이 복잡화 · 간략화되는 10세까지 이용할 수 있다.

한 사람의 인물의 전신상(남성)을 그리게 하는 비언어성 검사이므로, 청각장애 어린이 등에도 가능하다. 어린이가 최선을 다한 경우에는 신뢰성이 높고, 평소의 활동으로 얻어진 자료를 기초로 채점할 수 있으나, 크레용으로는 반드시 정확히 채점할 수 없다는 것에 유의한다.

6) 코스(Kohs) 입방체 조합 테스트[17)]

지시된 모양도를 집짓기 장난감(building block)을 조합하여 구성함으로써 지능을 측정하는 동작성 검사이다. 속도와 정확성으로부터 채점되고, 정신연령을 산출할 수 있다. WISC-Ⅲ의 하위검사(집짓기 장난감 모양)에도 사용되고 있다. 6세~성인이 대상이다.

정신연령 1세 10개월~6세까지의 지적 장애아 · 유아용의 검사(오오와키식 정신박약아용 지능검사기 유아 겸용)도 표준화되어 있다[18)].

7) ITPA(Illinois test of psycholinguistic abilities) 언어학습능력 진단검사(1993년 개정판)[19)]

의사소통 과정에 대한 어떤 임상모델을 배경으로 언어학습능력을 "회로", "과정", "수준"의 3차원으로 나타내고, 학습 장애나 말의 지체에 대한 진단을 시행하는 검사이다. 10의 하위검사에 의해서 상세한 개인 내 차이를 볼 수 있다. 3세 0개월~9세 11개월이 대상이 된다.

2 정신적 측면의 검사

정신적 측면의 검사에는, 어린이의 개성을 보는 성격검사와 양육자와의 정서적 관계성을 보는 친자검사, 내발적 동기부여 등 특정의 기능을 보는 것이 있다. 방법에서는 투영법과 질문지법으로, 크게 분류된다.

a. 성격검사

1) 그림 그리기 검사

일정한 과제를 따라서 도화지에 그림을 그리게 하여, 욕구 · 감정 · 경험 · 태도 · 흥미 등을 간파하는 투영법이다. 검사 자체는 용이하지만, 객관성 · 타당성에 대한 연구는 충분하지 않고, 다른 검사에서도 분석에는 숙련이 필요하다.

인물화의 분석에서는 인물상의 크기나 위치, 대칭성 · 자세 · 움직임 등의 구조와, 묘출의 농담(진하고 흐림) · 필압(붓의 압력) · 지우개의 사용 등에 주목한다. 또한 머리의 상대적인 크기나 눈 · 눈썹 · 코 · 입 · 이빨 · 귀 등의 강조 · 결여 등 그림 그리기의 내용을 본다. 발달적 요인이 작아지고, 표현의 방법 등에 개인차가 커지고 나서부터가 효과적이라 일컬어지고 있다[16].

이 밖에도 코호(Koch)[20]의 바움 테스트, 버크(Buck)[21]의 H-T-P 테스트, 나카이의 풍경구성법[22] 등이 있다.

2) 유아 · 아동 회화통각검사(children's apperception test; CAT)

회화통각검사(thematic apperception test; TAT)의 인물 대신에 동물이 등장한다. 다양한 해석방법이 가능한 장면을 그린 도판을 보여주고 이야기를 만들게 하여, 인간관계나 사회적 태도 · 의식적 무의식적인 욕구나 압력 · 불만 · 불안 등을 탐색하려고 하는 투영법이다.

일본판 시안(와세다대학판, 5～10세)[23]과 벨락(Bellak)[24]에 의한 CAT-H(인물이 등장한다, 7～10세)가 있다.

3) 회화 욕구불만 테스트(P-F study) (picture-association study assessing reaction to frustration)[25]

일상 경험하는 욕구불만 장면을 그림으로 나타내고, 회화풍으로 반응한 내용으로부터 11의 반응평점 등을 보는 투영법이다. 4세부터 사용가능한 아동용과 청년용 · 성인용이 있다.

4) 불안경향 진단검사(general anxiety test; CAT)[26]

어린이가 가지는 일반적인 불안경향의 정도를 보는 질문지법이다. 학습 · 대인관계 · 고독 · 자벌 · 과민 · 신체적 특징 · 공포 · 충동의 8개 분야에 대해서 측정한다. 초등학교 4년생～고교 3년생이 대상이고, 질문항목은 100항목이 있다.

5) 심신장애 아동학생 성격진단검사(diagnostic personality inventory for the handicapped)[27]

발달장애 어린이에 대해서, 교사나 지도원이 적응성 · 분화성 · 자아 강고성 등의 성격특성을 평정한다. 질문항목은 140항목이고, 초등학교 1년생～고교 3년생이 대상이 된다.

b. 친자관계 검사

1) 동적 가족화

번즈(Burns)[28]의 동적 가족화는 백색 도화지에 "가족이 무언가 하고 있는 부분"을 어린이에게 그리게 하고, 가족구성원상(image)의 특징 · 심벌 · 스타일 · 행위의 4개 측면에서 가족간의 인간관계나 역동성을 분석하는 투영법이다.

2) 친자관계 진단검사(family diagnostic test; FDT)[29]

자식 · 부모 각각에 검사를 실시하고, 자식이 "부모로부터 버림을 받는 불안을 갖고 있지 않은가", "부모를 안전의 기지로서 삼고 있는가", 부모는 "자식을 부모와는 다른 한 사람의 독자성을 가진 인간으로서 보고 있는가" "자식의 개성을 좋아하고 있는가"라는 친자관계의 정서적 측면을 보는 질문지법이다. 초등학교 4~6년생용과 중고생용이 있다.

c. 동기부여 · 자기인식에 관한 검사

1) 소아판 · 의지 질문지(pediatric volitional questionnaire; PVQ)[30]

작업치료사가 어린이의 놀이 장면을 관찰하고, 어린이의 의지를 수동적 · 주저(hesitation) · 참여 · 자발적인 척도로 평가한다. 인간작업 모델에 기초하는 질문지법이다. 어린이의 의지 · 동기부여 · 환경과의 상호작용을 본다. 2~6세가 대상이 된다.

2) 아동판 · 작업기능 자기평가(pediatric self assessment of occupational functioning)[31]

이것도 인간작업 모델에 기초하는 어린이에 대한 질문지법이며, 어린이 자신 · 취미놀이 · 가족 · 학교 · 친구에 대해서 잘 하고 있는가, 자기가 바꾸고 싶다고 생각하는 것은 무엇인가를 묻고, 어린이의 자기인식을 명백히 하여, 작업치료 실시에 대해서 어린이와 서로 이야기하는 자료로 한다. 9세 이상이 대상이 된다.

E. 효과적인 평가를 위하여

1 검사로부터 간파한다

인지적 측면의 검사결과는 IQ라는 수치나 발달 프로필이라는 꺾은선 그래프로 명시되며, 수치로부터 "IQ 70이므로 경계선(borderline)" 등이라 이해된다. 그러나, 발달단계를 따라서 엄선된, 발달적으로 큰 의미가 있는 활동의 집합체인 각 검사항목으로부터 간파할 수 있는 것은, 매우 풍부하다.

① 신판 K식 발달검사에는 인지 · 적응영역의 생후 6~10개월의 시기에, 종(bell)을 어린이 앞에 놓고 반응을 본다는 검사가 있다. 이것은 종에 대해서 자발적인 흥미를 갖거나 · 조작할 때의 의도의 내용 · 조작하는 손가락의 움직임과 기능을 보고 있는 것이지만[2], 이 안의 의도에 대해서 인지발달의 감각 운동적 단계에서의 순환반응의 개념(피아제에 따름)[3]에 기초하여 살펴보자.

생후 6개월은 손을 빤다는 셰마(Schema)를 놀이처럼 반복하는 제1차 순환반응을 이미 지나서, 흥미 있는 결과를 지속시키는 수단으로서 셰마가 변화하는 제2차 순환반응에 들어가 있다. 눈과 손을 협응시켜서 종을 파악한 다음, 부딪치다, 흔들다 등이라는 놀이를 반복하는 모습을 관찰할 수 있다. 다음의 파생적 제2차 순환반응에서는 수단과 목적이 보다 분화하여, 의도를 갖고 종을 손잡이 끝으로부터 잡고 종의 방울을 만지게 된다.

검사는 여기까지 관찰하게 되어있으나, 다시 제3차 순환반응의 단계가 되면, 시행착오적으로 인과관계 · 공간관계를 조사하는 실험을 시작하여, 종을 흔들어서 종의 방울을 조사하게 될 것이다.

② K-ABC에는 "마법의 창"이라는 판지(paperboard)의 좁은 틈새(창)로부터 조금씩 연속해서 제시되는 그림이 무엇인가를 대답하는 하위검사가 있다(2세 4개월~4세 11개월이 대상). 이것은 계차적으로 제시된 시각자극을 통합시키는 동시처리능력을 보는 것이지만, 동시에 다양한 인지적 측면의 능력을 측정하고 있다. 즉, 시각적 세부에 대한 주의 · 본질과 비본질의 구별 · 초기 언어발달 · 장기기억 · 부분과 전체의 관계(통합) · 단기기억(시각) · 공간능력 · 언어표현 · 의미 있는 자극에 대한 시지각(인물 · 물체)이다. 또한 주의집중 · 자신감의 유무도 결과에 영향을 준다.[15)]

이와 같이 검사결과가 가르쳐주는 많은 발달적 의미를 살려서, 평소의 관찰의 관점도 양성하였으면 한다. 검사결과를 다른 직종으로부터 얻는 경우에는, 수치만이 아니라 구체적인 반응이나 회답의 내용에 대해서도 정보를 얻도록 한다.

2 각 측면을 연관시킨다

이지적 측면 · 정신적 측면과 다른 각 기능과의 연관성을 항상 살피면서 평가한다.

① 어떤 어린이의 WPPSI 지능진단검사의 동작성 IQ가 언어성 IQ보다도 의미 있게 낮다. 일상생활활동(동작) (activities of daily living ; ADL)의 관찰이나 시지각계 검사에 의해서 시각 인지의 문제가 있다고 추측되고, 거듭 감각통합 검사나 임상관찰로부터 전정동안계의 억제에 요인이 있다고 추측되었다.

② 신판 K식 발달검사에서 6개월~1세가 넘은 나이에 걸쳐서, 천에 숨겨진 완구의 자동차를 찾아내는 인지 · 적응영역의 과제가 있다. 이것이 어려운 어린이는 사물의 영속성이 아직 성립하여 있지 않다고 할 수 있으나, 이것은 쥐고 있던 스푼이 자기 앞에서 떠나면 주의가 두절되어 동작이 계속되지 않는다, 라는 셀프케어상의 문제와 연관되어 있는지도 모른다.

③ K-ABC의 인지처리과정의 특징은 인격구조에 대해서도 설명할 수 있다고 한다.[15)] 계차처리능력보다 동시처리능력이 약하면, 복수의 것으로부터 하나를 선정하는 의사결정 장면에서 숙고하지 않고 충동적으로 선정하는 경향이 있다. 이것은 동시에 복수의 상반되는 소원(바람)을 직접적으로 비교하는(동시적 ambivalence) 것이 아니라, 어떤 소원의 다음에 다른 소원을 갖기 때문에 직접적으로 비교하지 않고, 보다 강한 쪽의 소원에 따라서 행동(계차적 ambivalence)하기 때문이다.

이와 같이 평가결과는 인지적 또는 정신적 측면에 그치지 않고, 각 측면과 밀접하게 관련되고 있으며, 연관시킴으로써 보다 의미 있는 평가가 된다 할 수 있다.

3 환경의 평가를 시행한다

특히 정신적 측면은 어린이의 요인과 환경적 요인이 밀접하게 서로 결합하면서 문제로서 나타난다.

① 입원 중인 중증 뇌성마비 어린이가 자택으로의 외박 후, 경련모양의 불수의 운동이

빈발하여 자해행위가 증가하였으나, 실은 이 무렵 어머니가 실종되어 가정 붕괴의 상황에 있었다. 어린이는 자기표현을 할 수 없기 때문에 스트레스를 이러한 형태로 호소하였다.[32]

② 어느 자폐성 장애아는 초등학교의 대응이 감각방어에 배려하여 구조화한 것으로 변화한 것 때문에, 다동이나 패닉이 감소하여 정서적으로 안정되어 학교생활을 보내게 되었다.

이와 같은 것으로부터, 양육자에 대한 면접이나 다른 스태프로부터의 정보수집에 의하여 적극적으로 정보를 얻도록 한다.

4 상호관계의 평가를 시행한다

특히 정서의 평가에 있어서는, 작업치료사와의 상호관계 자체도 평가대상이 된다. 어린이라는 개성적인 존재와 작업치료사의 개성과의 사이에서 일어난다는 측면이 다분히 있기 때문이다.

① 공감성이 높은 작업치료사에게는 어느 어린이도 응대성이 높다고 느껴질지도 모른다. 또한 작업치료사의 상태에 따라서, 같은 어린이의 울음소리가 "응석부리고 있다"고 느껴지거나, "안절부절 못하고 있다"라고 느껴질지도 모른다.

② 어린이만이 아니라, 사람은 다소간에 환경이 자기에게 안심되고 · 안전한가, 그 한계를 확인하기 위해 시험행동(limit testing)을 한다. 안심되지 않고 · 안전하지 않은 세계를 꿋꿋이 살아온 피학대 어린이는 그 확인을 몇 번 하여도 안심감을 얻을 수 없기 때문에 무의식중에 어른의 노여움을 불러일으키는 시험행동을 하기 쉽다[33]. 이 때 작업치료사가 자벌적으로 "자기가 관여하는 방법이 나쁘기 때문이니까"라고 평가해도, 또는 타벌적으로 "이 아이가 이러하니까…"라고 평가해도, 효과적인 지원은 유도해낼 수 없다.

어린이의 배경 등의 상황은 물론, 자기의 상황, 상호관계도 포함하여 신중하게 평가를 거듭해가야 한다.

5 어린이 중심의 평가를 시행한다

대상자 중심의 작업치료의 입구로서, 평가도 역시 어린이를 존중하는 태도와 행동에 기초하는 것이어야 한다.

① 언어표출과 이해 : 언어의 표출이 없는 어린이는 왕왕 첫 인상으로서 언어이해도 할 수 없다고 판단되기 쉽다. 언어이해를 할 수 있는 어린이는 물론, 가령 정확한 언어이해는 되어있지 않아도 작업치료사의 태도 · 분위기를 민감하게 살펴 알아서 상황이해를 하고 있는 어린이도 있다.

② 설명과 동의(informed consent) : 모를 것이기 때문에 어린이에 대한 설명은 생략한다, 라는 일이 없도록 한다. 얼굴은 이쪽으로 돌리지 않고 얼핏 보기에 무관심하게 보여도, 자기에 대한 양육자와의 대화를 파악하려고 하는 어린이도 있다. 어린이에게 이해할 수 있도록 평가의 의미를 설명하고, 협력을 바란다고 전달함으로써, 어린이는 존중되고 있는 감각을 얻는다.

③ 평가되는 것에 대한 민감성 : 특히 인지적 측면의 검사는 가능 · 불가능이 명백해지기 쉬우며, 자기가 할 수 없는 것을 충분히 자

각하고 있는 학습장애아 등은 특히 민감하게 알아차려, 검사의 실시를 거부하는 일도 있을 수 있다. 어린 시기의 어린이에게는 검사는 놀이 활동으로서, 결과를 자각하는 시기에는 자기의 힘을 가장 발휘할 수 있었던 플러스의 경험으로서 파악되도록 연구할 필요가 있다. 검사에는 정답을 가르쳐서는 아니 되는 것부터 가르쳐도 좋은 것까지 다양하지만, 각 규정에 따르면서 어린이에 있어서의 체험의 의미를 이해하도록 노력한다.

또한 심리적 기능장애의 평가는 지능지수나 성격경향 등 명백한 결과가 입수되는 일이 많은 만큼, 해석이나 어린이와 가족에 대한 설명 · 관리 등에 있어서, 결과를 다루는 데에는 배려에 배려를 거듭할 필요가 있다는 것을 새삼 강조한다.

●인용문헌

1) 日本作業療法士協会(編)：作業療法ガイドライン(2002 年度版). 日本作業療法士協会, 2003
2) 島津峯眞(監修), 生澤雅夫(編)：新版 K 式発達検査法—発達検査の考え方と使い方. pp259–269, ナカニシヤ出版, 1985
3) 平山　諭, 鈴木隆男(編)：発達心理学の基礎 II　機能の発達. pp33–43, pp70–71, ミネルヴァ書房, 1994
4) 岩田純一, 落合正行, 浜田寿美男, 他(編)：発達心理学辞典. pp755–764, ミネルヴァ書房, 1995
5) 遠城寺宗徳：遠城寺式 乳幼児分析的発達検査法. 九大小児科改訂版, 慶應義塾大学出版会, 1977
6) 津守　真, 稲毛教子：乳幼児精神発達診断法—0～3 才まで. 大日本図書, 1961
7) 津守　真, 磯部景子：乳幼児精神発達診断法—3～7 才まで. 大日本図書, 1965
8) Frankenburg WK, 上田礼子：日本版 デンバー式発達スクリーニング検査—JDDST と JPDQ. 増補版, 医歯薬出版, 1980
9) イナ・C・ヴスギリス, ジョゼフ・マクヴィカー・ハント(著), 白瀧貞昭(訳)：乳幼児の精神発達と評価. 日本文化科学社, 1983
10) Schopler E (著), 佐々木正美(訳)：CARS 小児自閉症評定尺度. 岩崎学術出版社, 1989
11) Schopler E, 茨木俊夫：新訂 自閉児・発達障害児教育診断検査—心理教育プロフィール・改訂版(PEP-R)の実際. 川島書店, 1995
12) 田中教育研究所(編)：田中ビネー知能検査 V 検査法. 田研出版, 2003
13) Wechsler D (著), 日本版 WISC-III 刊行委員会(訳)：日本版 WISC-III 知能検査法. 日本文化科学社, 1998
14) Wechsler D (著), 日本心理適性研究所(訳)：WPPSI 知能診断検査. 日本文化科学社, 1969
15) Kaufman AS (著), 松原達哉(訳)：K-ABC 心理・教育アセスメントバッテリー 解釈マニュアル. 第 2 版, 丸善メイツ, 1995
16) 小林重雄：グッドイナフ人物画知能検査ハンドブック. 三京房, 1981
17) Kohs SC (原案), 大脇義一(編)：コース立方体組み合せテスト使用手引き. 改訂増補版, 三京房, 1979
18) 大脇義一：大脇式精薄児用知能検査器. 幼児兼用, 三京房, 1964
19) Kirk SA (著), 上野一彦(訳)：ITPA 言語学習能力診断検査. 1993 年改訂版, 日本文化科学社, 1993
20) Koch K (著), 林　勝造, 他(訳)：バウム・テスト—樹木画による人格診断法. 日本文化科学社, 1970
21) Buck JN (著), 加藤孝正(訳)：HTP 診断法. 新曜社, 1982
22) 山中康裕(編纂)：H. NAKAI 風景構成法. 中井久夫著作集 別巻(1), 岩崎学術出版社, 1984
23) 戸川行男：CAT 日本版試案 幼児・児童絵画統覚検査. 金子書房, 1955
24) Bellak (著), 木村　駿(訳)：幼児・児童用絵画統覚検査(CAT-H). 日本文化科学社, 1978
25) Rosenzweig S (著), 林　勝造(訳)：絵画欲求不満テスト(P-F スタディ). 三京房, 1955
26) 鈴木　清, 他：不安傾向診断検査(GAT). 日本文化科学社, 1976
27) 橋本重治, 松原達哉：PIH 心身障害児童生徒性格診断検査. 図書文化社, 1977
28) Burns RS (著), 加藤孝正(訳)：子どもの家族診断. 黎明書房, 1975
29) 東　洋, 他：FDT 親子関係診断検査. 日本文化科学社, 2002
30) Gaist R (著), 山田　孝(訳)：小児版・意志質問紙(PVQ). 日本作業行動研究会, 2000
31) Curtin C (著), 山田　孝(訳)：児童版・作業機能自己評価. 日本作業行動研究会配布資料
32) 下山田洋三：肢体不自由施設における被虐待児の検討. 子どもの虐待とネグレクト 3:172–179, 2001
33) 西澤　哲：子どもの虐待—子どもと家族への治療的アプローチ. pp82–109, 誠信書房, 1994

●참고문헌

34) 近藤　敏：発達障害領域. 日本作業療法士協会(監修), 金子　翼(編)：作業療法評価法, 改訂第 2 版, 作業療法学全書, 第 3 巻, pp163–201, 協同医書出版社, 2000
35) 平山　諭, 鈴木隆男(編)：発達心理学の基礎 II 機能の発達. ミネルヴァ書房, 1994
36) 島津峯眞(監修), 生澤雅夫(編)：新版 K 式発達検査法—発達検査の考え方と使い方. ナカニシヤ出版, 1985
37) 中川万里子, 他：特集 子どもの情緒障害. OT ジャーナル 32:85–114, 1998
38) 岩田純一, 落合正行, 浜田寿美男, 他(編)：発達心理学辞典. ミネルヴァ書房, 1995

IV 사회적 기능장애의 평가

A. 사회적 기능장애란?

1 사회적 기능

사회적 기능이란 사회에서 생활을 하기 위한 여러 기능이며, 셀프케어나 가사 등의 개인생활 적응, 의사소통 등의 사회생활 적응, 작업의 습숙 등 교육적 · 직업적 적응, 여가활동(놀이)이 포함된다1). 운동 · 감각 · 인지 · 정서 등의 기본적 능력과 기거이동 · 상지동작 등의 응용적 능력 하에 발휘되는 종합적인 기능이고, 작업수행 요소에 대한 작업수행 과제라 표현할 수도 있다.

발달과정에서의 사회적 기능은, 초기의 모자관계 · 셀프케어 · 놀이 등이 나날이 쌓이어, 관여하는 사람이나 공간이 서서히 확산되는 가운데 획득되어 간다.

2 사회적 기능장애

사회적 기능의 장애는 작업수행 요소인 기본적 능력 · 응용적 능력의 장애가 작업수행 과제의 어려움으로서 사회생활에 나타난 것이다.

1) 셀프케어

식사 · 배설 등 셀프케어의 기능(skill)에는 충분한 영양을 안전하게 섭취하여 위생상태를 유지하는 것, 사람과 식사의 장을 함께 하는 것, 복장으로 자기표현을 하는 것 등, 생명유지에서 사회적 측면까지 널리 포함된다. 셀프케어의 어려움은, 섭식기능 · 배설조절 · 동작의 완수 · 행위의 의미 이해나 순서의 기억 · 촉각이나 미각의 감각방어 등 다양하다. 정서면의 영향도 강하고, 거식(식사거부) 등의 섭취장애, 설사 등의 배설장애가 일어나는 일도 있다.

2) 가정생활

조리 · 쇼핑 · 정리정돈 등 가정생활에서의 기능(skill)은 가족이 시행하는 모습을 자세하게 보면서 자기도 하고 싶다는 의욕을 키우고, 거들어주는 형태로 서서히 획득된다. 조리에는, 일련의 조리 동작을 비롯하여, 메뉴 만들기 · 재료의 준비 · 음식이나 날붙이 · 화기(불)를 안전하게 다루는 것이 포함되어 있고, 쇼핑도 점포에서의 의사소통 · 행동 · 물품이나 금전을 다룬다는 기능(skill)이 종합된 과제이다. 장애특성과 함께 환경이나 경험의 다과에 의한 차이가 나타나기 쉬운 기능이라 할 수 있다.

3) 교통기관의 이용

생활공간을 확대하는 지하철 · 버스 등을 이용한 이동은, 역까지의 이동 · 탈것의 오르내리기라는 이동능력과 목적지까지의 루트의 계획 · 금전의 취급 · 지원의 의뢰 · 차 안의 매너 등, 다양한 측면이 관계한다.

4) 의사소통

어린이는 언어획득 이전부터 시선 · 표정 · 발성 · 몸의 움직임의 모두에 의해서 양육자와 서로 비언어적 의사소통을 하고 있다. 상대방이 표현하는 것을 간파하고, 자기의 그것을 상대방에게 전달하는 것이 의사소통이라 할 수 있으나, 이 간파와 표현, 말이나 문법의 의미 이해, 구음 등의 장애에 의해서 의사소통은 곤란하게 된다.

5) 대인관계

극히 초기의 양육자와의 기본적 신뢰관계를 토대로, 대인관계는 2자관계로부터 집단 내에서의 인간관계 · 사회참여에로 확산되어 간다. 사람과 관계를 만들어가려면 상대방이나 장의 상황을 통찰하는 "마음의 이론"[2]의 발달이 반드시 필요하다고 하지만, 자폐성 장애에서는 이것이 큰 어려움으로 되어있다. 이 밖에도, 항상 신체적 보조를 필요로 하는, 같은 연령집단에서의 활동경험이 적은, 자기달성감이 낮아 경쟁을 피하는, 촉각방어에 의해서 집단이 딱 질색이라는 등, 대인관계에 영향을 미치는 요인은 다양하다.

6) 교육적 · 직업적 적응

통학통근 · 작업 내구성 · 습숙 · 정확성 등의 기능면과, 지시 이해 · 심리적 내구성 · 협동성 등의 인지 · 심리적인 면이 종합된 능력이다. 교육의 장에서의 적응은 훗날의 직업의 장에서의 토대가 된다.

7) 놀이

발달과정에서의 놀이는 자발적으로 자유로이 흥미 있는 것을 즐기고 시행하는 행위 모두를 가리키고, 이 요건이 충족되어 있으면, 어떠한 상황에서도 놀이라는 것을 할 수 있다. 반대로 장난감을 사용하고 있어도 놀이로서 성립하여 있지 않은 경우도 있다. 감각운동기의 제1차 순환반응에서 다음의 단계로 이행하지 않는, 물건의 회전 등 한정된 자극에 흥미가 치우치는, 운동놀이의 경험이 적어 TV 등 수용놀이가 많은, 어른과는 놀 수 있으나 어린이끼리는 놀 수 없는, 경험을 쌓을 수 있는 환경에 없는 등, 놀이에 관계되는 평가의 단면은 운동 · 감각 · 인지 · 심리 등 각 측면에서 여러 갈래에 이른다.

B. 평가해야 할 항목

사회적 기능장애의 평가항목을, 일본작업치료사협회의 가이드라인[1]의 항목에 대응시켜 **표 1**에 나타냈다. 위에서 언급한 것처럼, 셀프케어, 가정생활, 교통기관의 이용, 의사소통, 대인관계, 교육적 · 직업적 적응, 놀이로 나눠서 나타냈다. 가정생활에서는, 연장 어린이에게는 이 밖에도 청소 · 세탁 등의 가사활동도 포함된다고 생각되므로, 생활연령에 맞춰서 적절히 선택 · 추가해가면 좋다.

표 1 평가대상이 되는 사회적 기능

셀프케어	식사	구강기능, 자세 · 동작, 식기를 다루는 방법, 음식물형태, 매너 · 회식 · 외식, 식욕 · 영양상태
	배설	배설의 감각, 요의 · 변의의 표출의 조절, 자세 · 동작, 이동, 착탈의
	착탈의	착탈의에 대한 협력, 자세 · 동작, 의복의 고안, 전후 · 표리의 인식, 의복에 의한 체온조정, 복장에 대한 관심
	몸 단정히 하기 · 위생	젖음 · 더러워짐의 감각, 자세 · 동작, 용구를 다루는 방법, 청결 · 미용에 대한 의식
	목욕	목욕에 의한 쾌감, 자세 · 동작, 이동, 착탈의, 청결에 대한 의식
	기타	건강에 대한 주의
가정생활	조리 · 정리	순서의 기획, 재료 · 도구의 준비, 자세 · 동작, 도구를 다루는 방법, 안전관리
	쇼핑	이동 · 운반, 금전의 취급, 상품의 선택, 사람과의 관계
	정리정돈	분류 · 취사선택, 공간을 사용하는 방법
	가정설비의 사용	자세 · 동작, 사용방법의 이해
	기타	시간관리, 다른 사람에 대한 지원, 서비스의 이용
교통기관의 이용		교통경로의 기획, 이동 · 타고내리기, 금전의 취급, 사람과의 관계, 매너
의사소통	언어적 의사소통	이야기하는 말의 이해 · 표현, 쓰는 말의 이해 · 표현
	비언저적 의사소통	표정 · 몸의 움직임 · 음성에 의한 메시지의 이해와 표현
	기타	회화 · 토론(discussion)
대인관계	2자 관계	울음 · 미소, eye contact, 애착행동(뒤따름 · 분리불안 · 낯가림), 요구하다 · 상대방의 요구를 살피다, 주고받기, 공감성, 대 어른 · 대 어린이
	집단 내에서의 인간관계	평행 · 연합 · 협동놀이, 동료 · 상하
	장면 적응	장의 분위기의 간파
	역할행동	룰 · 사회규범 · 매너 · 규칙의 이해, 책임감 · 신중함, 사회를 향한 행동
	사회참여	지역사회에의 참여
교육적 · 직업적 적응		통학 · 통근, 작업 내구성, 지시이해, 작업습관, 작업 습숙, 집단 내에서의 협동성, 심리적 내구성, 정확성, 신속성
놀이		경험한/하지 않은 놀이, 흥미의 대상, 자세 · 동작, 감각, 놀이방법, 의욕, 활동량, 지속성

C. 평가의 유의할 점

사회적 기능의 평가에서는 어떤 환경에서 기본적 능력 · 응용적 능력이 통합되어, 어느 정도, 또한 어떻게 적응적으로 발휘되어 있는가, 라는 관점이 중요하다. 장애별로, 특히 유의해야 할 점을 아래에 열거한다.

1 뇌성마비

셀프케어나 가정생활의 장애는 기거이동·상지기능장애에 의하기 때문에 자칫 신체기능의 평가가 중심이 되기 쉽지만. 경직형 마비에 관찰되는 시지각 등의 감각·인지적 측면, 경험부족이나 보조과잉이라는 환경 면, 거듭 소요시간이나 피로 등 실용성의 평가도 필요하다. 장애가 중증이 될 수록 미세한 단계 나누기가, 또한 보조정도에 의한 평가가 필요하다[3].

구음장애가 관찰되는 경우, communication aid에 의한 표현이 가능한지 등, 기기의 적용도 평가해간다. 제공되는 놀이 이외의 경험은 자칫 부족해지기 쉽지만, 자발적인 움직임이 제한되어 있는 어린이에게 일어날 수 있는 상황을 항상 상상하도록 유념한다.

2 지적 장애

어린이의 학습방법·문제해결방법의 특징·자기통제의 수준·동기부여가 되는 방법 등 지적 기능이 나타나는 방법은, 지능지수가 같아도 어린이에 따라서 다르고, 사회적 기능을 획득하는 방법에 반영된다. 다운(Down)증 어린이는 근 긴장이 낮은 것이나 심장기형 등 신체적인 문제가 있는 반면, 동작모방을 잘 하거나 사람에 대한 관심이 높은 일이 많아, 사회적 기능의 획득에 활용되고 있다. 의사소통은 언어이해에 비하여 발어에 지체가 있고, 정서적인 문제로 결부되는 경우도 있다.

동작의 행위의 가능·불가능만이 아니라, 어린이의 지적 기능이 새로운 사회적 기능의 획득에 어떻게 활용되고 있는가, 그 어린이의 특징을 보는 평가는 치료지원에 결부되기 쉽다고 할 수 있다.

3 자폐성 장애

대인관계의 장애·의사소통의 장애·연연함이 자폐성 장애의 핵심이지만, 이들의 사회적 기능장애를 감각통합·인지 등 다양한 측면에서 해독하도록 평가한다. 촉각방어가 대인관계·셀프케어 등에 구체적으로 어떠한 영향을 미치고 있는가, 또한 촉각방어가 일어나기 쉬운/일어나기 어려운 환경이나 상황을 상세히 보아간다.

또한, 어떠한 자극의 통제나 시각정보가 생활환경의 구조화에 효과적인가, 작업치료 장면에서만이 아니라 가정·학교 등 다양한 생활 장면에서 평가한다. 어린이가 환경을 어떻게 느끼고, 어떻게 파악하고 있는가를 이해하도록 노력하지만, 어려운 일이므로, 오히려 어렵다고 자각해두는 것이 중요하다.

4 학습장애

전반적인 지적 장애가 없는지에 의해서 읽다·쓰다 등 성취감을 맛볼 수 있을 것인 기능(skill)을 획득하기 어려운 학습장애아는 자신이 할 수 없다는 것에 민감하고, 실패체험이 쌓이기 쉽다는 것을 충분히 고려하여 평가를 한다.

감각통합장애·인지처리의 특성이 가정생활·대인관계·놀이 등의 사회적 기능에 어떻게 관계되고 있는가를 보아간다는 것은 말할 것도 없다. 중력불안이 심한 어린이는 역동적인(dynamic) 놀이를 피하고, 촉각방어가 있는 어린이는 교실에서 많은 동급생에게 둘러싸이면 안정되지 않고, 고유계의 강한 자극을 바라는 어린이는 장난감에 의한 조작적인 놀이가 서투를지도 모른다.

5 학대

기본적 신뢰감을 줄 것인 양육자로부터의 학대는, 어린이의 대인관계 · 의사소통의 발달에 다대한 영향을 준다. 주위의 어른이 자기에게 안전한 존재인지를 확인하지 않고는 못 베기는 시험행동(limit testing) 등, 피학대 어린이의 특징을 파악하고 있지 않으면 평가의 해석도 어려워진다. 또한, 초기의 감각운동 경험의 부족에 따른 감각통합 장애가 사회적 기능에 미치는 영향도 적지 않다고 생각되고, 이 측면의 평가도 중요하게 될 것이다.

D. 사회적 기능검사

사회적 기능을 전반적으로 평가하는 검사는, 심리적 기능의 검사에 비하여 많지 않다. 발달검사 중의 일부, 지적 장애의 적응기능을 진단하는 검사, 발달장애아의 일상생활활동(동작) (activities of daily living; ADL) 검사로서 작성된 것, 특정 장애에 대한 검사로 대별할 수 있다. 표 2에 주된 검사를 열거한다.

1 발달검사

발달검사는 방달 전반을 분석적으로 파악하는 것을 목적으로 작성되어 있고, 그 안에 셀프케어 · 대인관계 · 의사소통의 영역이 포함되어 있다. 발달단계를 개략적으로 파악하는 데에 적합하다[상세한 것은 본 단원 III의 "심리적 기능장애의 평가"(657페이지) 참조].

a. 엔조지식 영유아 분석적 발달검사법4)

"사회성" 영역에 기본적 습관과 대인관계가 포함된다.

기본적 습관은 0세대에서 섭식 · 얼굴에의 접촉에 대한 움직임, 1세대는 착탈의 · 배설, 2세대에는 착탈의, 3～4세대는 몸 단정히 하

표 2 사회적 기능검사 일람

분류	검사명	목적	대상연령 (세 : 월)
발달검사	엔조지식 영유아 분석적 발달검사법	선별(screening)	0:0～4:7
	영유아 정신발달 진단법(쓰모리식)	일상해동의 파악	0:1～7:0
	일본판 덴버식 발달 선별검사 개정판 (JDDST-R)	선별(screening)	0:2～6:0
	신판 K식 발달검사	정밀한 발달과정의 관찰	0:3～13:4
적응기능검사	신판 S-M 사회생활능력검사	적응기능의 파악	0:6～13:0
일상생활 활동검사	어린이를 위한 기능적 자립도 평가법 (WeeFIM)		0:6～7:0
	재활을 위한 어린이의 능력저하 평가법 (PEDI)		0:6～7:6
자폐성 장애의 검사	청년기 성인기 자폐증 교육진단검사 (AAPEP)		
	마음의 이론과제 발달검사 (TOM)		3:0～7:0

기 · 목욕이 지표로 되어있다.

대인관계는 0세대에서 사람에 대한 관심 · 정서의 분화 · 모방, 1세대에서 거듦 · 도와줌을 요구하는 등 사람과의 관계, 2세대에서 여러 가지 놀이 · 친구와의 관계, 3~4세대에서 률(rule)이 지표로서 열거되어 있다. 쓰모리식 검사의 "사회"영역과의 상관성이 있다고 한다.

b. 영유아 정신발달 진단법(쓰모리식)[5, 6]

"사회", "식사 · 배설 · 생활습관"에 대해서 양육자에 대한 상세한 질문표가 열거되어 있다.

c. 일본판 덴버식 발달 선별(screening) 검사 개정판(JDDST-R)[7]

"개인-사회"의 영역에 셀프케어와 대인관계에 관한 대표적인 항목이 실려 있다.

d. 신판 K식 발달검사 2001[8]

"언어 · 사회"영역에 초기의 대인관계에 대한 항목이 있다.

2 적응기능 검사

지적 장애란, "지적 능력의 의미 있는 저하와 적응기능의 장애이다"(후생노동성)이라 정의되어 있으나, 지적 능력을 지능검사로, 적응기능을 이 검사로 측정하여 지적 장애를 진단 · 판정한다. 1973년에 AB Scale(ABS)[9]이, 이어서 1980년에 신판 S-M 사회생활능력검사가 발행되었으나, ABS는 절판되었다.

a. 신판 S-M 사회생활능력검사[10]

신판 S-M 사회생활능력검사(social maturity scale)는 기본적인 사회생활능력의 정도를, 일상생활의 구체적인 장면에서의 행동으로부터 상대적으로 간편하게 파악하는 것을 목적으로 표준화되었다. 1979년의 전원 취학을 받아 중증 장애아도 검사할 수 있도록, 생후 6개월~13세까지를 대상으로 하고 있다.

양육자에 대한 질문지법이고, 신변자립 · 이동 · 작업 · 의사교환 · 집단참여 · 자기통제의 6개영역, 계 130항목으로 구성되어 있다. 17개월 간격으로 7개의 발달단계 지표로 나뉘어 있고, 단계별로 6개영역의 각 항목이 무작위로 발달순서를 따라서 배열되어 있다. 질문항목은 대상연령에 따라서 폭이 넓으며, 신변자립은 "젖병을 들고 마시다"부터 "식사방식을 정확히 지킬 수 있다"까지, 이동은 "기어가는 것을 할 수 있다"부터 "모르는 곳이라도 교통기관을 적당히 이용하여 혼자 갈 수 있다"까지가 포함되어 있다.

회답은 해당되는 발달단계부터 시작하여, ○과 ×를 각각 영속해서 10개 항목 매길 때까지 계속한다. 영역별의 사회생활연령(SA)과 사회생활지수(SQ)가 산출되고, SA 프로필을 그리는 것에 의해서 어린이의 특징을 알 수 있다.

양육자에게 "할 수 있다", "기회가 있으면 할 수 있다고 생각한다" 항목에 ○, "할 수 없다", "기회가 있어도 할 수 없다고 생각한다" 항목에 ×를 매기도록 하므로, 할 수 있다고 양육자에게 판단된 활동에 대한 평가가 된다.

3 일상생활 활동검사

a. 어린이를 위한 기능적 자립도 평가법 (WeeFIM)[11-13]

WeeFIM(functional independence measure for children)(일본어판)은, FIM(기능적 자립도 평가법)을 기초로 어린이의 ADL척도로서 1992년에 개발되었다. 적용연령은 6개월~7세 정도, 검사항목은 계 18항목이다.

① 셀프케어 : 식사 · 몸 단정히 하기 · 깨끗이 닦기 · 목욕 · 착달의(상반신) · 착탈의(하반신)
② 배설조절 : 배뇨 · 배변
③ 옮겨타기 : 침대/의자/휠체어 · 화장실 · 욕조/샤워기
④ 이동 : 보행/휠체어 · 계단
⑤ 의사소통 : 이해 · 표출
⑥ 사회적 인지 : 사회적 교류 · 문제해결 · 기억

보조의 정도에 따라서, 완전자립 : 7점, 수정자립 : 6점, 감시 : 5점, 최소보조(자기가 75% 이상 하고 있다) : 4점, 중간정도 보조(50% 이상) : 3점, 최대보조(25% 이상) : 2점, 완전보조(25% 미만) : 1점의 7단계로 채점된다.

할 수 있는 활동이 아니라, 평소 하고 있는 활동을 보조의 정도로 보는 것이며, 자립도를 평가하려고 하는 것이다. 항목별 자립도의 패턴이 명백해지기 때문에, 작업치료 프로그램 작성과 효과의 계시적 평가에 효과적이다.

b. 재활을 위한 어린이의 능력저하 평가법(PEDI)[14-15]

PEDI(pediatric evaluation of disability inventory)는, 장애의 개념적 틀에 기초하여 특정의 일을 할 수 있는 능력 "capability"와 수행상태 "performance"를 포괄적으로 임상평가를 하는 것을 목적으로 하여, 1992년에 표준화 · 작성되었다. 발달검사와 재활의학의 기능평가의 특징을 아울러 갖는다.

대상연령은 6개월~7세 6개월까지이고, 양육자에 대한 청취 · 관찰 · 전문적 평가의 어느 것에 의해서도 실시 가능하다.

아래의 3개의 척도가 측정된다.

1) 기능적 스킬의 척도(functional skills scale)

특정의 것을 할 수 있는 능력, 즉 어린이가 습득하여 능숙하게 사용해내고 있는 기능적 스킬을 객관적으로 확인하는 척도이다. 셀프케어 · 이동 · 사회적 기능의 하위영역으로 나뉘어 있고, 계 197항목으로 상세하다. 각 항목에 대해서 보조나 기기를 사용하여 할 수 있는 활동의 평가를 하고, "할 수 있는" 1점, "할 수 없는" 0점으로 채점한다.

① 셀프케어 : 음식물 형태의 종류 · 식기의 사용 · 음료 용기의 사용, 이빨 닦기 · 정발 · 코의 케어, 손을 씻는 일 · 몸과 얼굴을 씻는 일, 머리부터 뒤집어쓰는/앞이 터진 의복 · 잠금쇠 · 바지 · 신발/양말, 화장실 동작 · 배뇨관리 · 배변관리
② 이동 : 화장실 · 의자/휠체어 · 자동차에의 옮겨타기 · 침대 이동/옮겨타기 · 욕조 옮겨타기, 옥내의 이동방법 · 옥내의 이동(거리와 속도, 물품을 당기다/운반하다) · 옥

외의 이동방법 · 옥외의 이동(거리와 속도, 노면) · 계단을 오르다 · 계단을 내려가다

③ 사회적 기능 : 말의 의미의 이해 · 문장의 복잡성의 이해, 의사소통의 기능적 사용 · 표출적 의사소통의 복잡성, 문제해결, 사회적 교류놀이 · 동료와의 교류, 물건으로 놀다, 자기에 관한 정보 · 시간의 오리엔테이션, 가정의 일, 자기방어, 지역에서의 기능

2) 간병인에 의한 지원척도(care-giver assistance scale)

어린이의 수행상태를, 필요한 보조수준에 의해서 평가한다. 전형적인 일상 장면에서의 지원의 필요량을 평가하므로 지원량이 어린이의 능력의 간접적인 지표가 된다. 기능적 스킬의 항목이 계 20항목으로 정리되어 있고, 각 항목의 보조의 정도를 자립 : 5점, 지켜보기/준비 : 4점, 최소보조 : 3점, 중등도 보조 : 2점, 최대보조 : 1점, 완전보조 : 0점의 6단계로 채점한다.

3) 조정척도(modification scale)

ADL을 수행하기 위해 이용하고 있는 환경조정과 보조구의 이용도를 4단계로 채점한다. 예컨대 식사에서는, ① 조정 없음, ② 어린이용 컵이나 스트로 등 특수하지 않은 조정, ③ 만능 커프(cuff)나 부목(splint) 등 특수한 재활기구에 의한 조정, ④ arm suspension 등, 광범위한 조정의 어느 것인가를 선택한다.

이상의 채점결과로부터 같은 연령집단에서의 기준치 표준 득점(score)과, 척도 내의 진행정도를 보는 척도화 득점을 얻을 수 있다. 정상발달로부터의 편차와 동시에 어린이 자신의 기능의 변화를 파악할 수 있기 때문에, 정상발달과의 비교가 의미를 갖기 어려운 중증장애에서도 계시적인 작업치료 효과를 검증할 수 있다.

검사의 적응은 신체장애 및 신체장애 + 인지장애이고, 자폐성 장애 · ADHD(주의 결함/다동성 장애) · 학습장애에 대한 타당성은 검토 중이라 한다.

4 자폐성 장애의 검사

a. 청년기 성인기 자폐증 교육진단검사(AAPEP)[16)]

AAPEP(adolescence adult psychoeducational profile)은 쇼플러(Schopler)에 의한 신개정판 자폐증 · 발달장애아 교육진단검사(PEP-R)(663페이지)의 청년 · 성인판이다.

직업 스킬 · 자립기능 · 여가활동의 스킬 · 직업행동 · 의사소통 · 대인행동의 각 항목에 대해서 검사를 시행하지만, 직접 관찰척도와 함께 가정에서의 척도 · 학교나 작업소에서의 척도도 있고, 다양한 장면에서의 기능을 평가할 수 있다. 예컨대, 직업 스킬의 항목은 가정척도에서는 공구 · 문방구의 사용 · 청소 세탁 등의 가사에 대해서 묻고, 학교 · 작업소 척도에서는 물건의 분류나 부품조립작업 등의 달성도를 질문하고 있다.

자폐성 장애아가 사회생활을 보내는 데에 문제가 되기 쉬운, 어떤 활동에서 다른 활동으로 문제없이 옮길 수 있는가(혼란의 정도를 회답한다), 공공의 장소에서 적절하게 행동할 수 있는가(자기자극행동 · 자해행동 등의 정도를 회답한다)라는 항목이 망라되어 있다.

PEP-R과 마찬가지로 "싹트기 반응"을 봄으로써, 평가로부터 접근을 유도하기 쉬워져 있다.

b. 마음의 이론과제 발달검사(TOM)[2)]

TOM(theory of mind development screening test)은, "마음의 이론"에 기초하여, 어린이가 다른 사람의 의도나 사고를 어느 정도 이해할 수 있는가라는 사회인지를 보는 선별검사(screening test)이고, 적용연령은 3~7세이다. 아래와 같은 내용의 과제 5개로 구성되어 있다.

- "표정의 이해" 과제 : 울고 있는 어린이의 그림을 보고 그 표정을 말하고, 왜 울고 있는지 그 이유를 상상한다. 3세 정도에서 가능하다.
- "신발장" 과제 : 여자아이와 남자아이가 등장하는 이야기를 듣고, 실제의 움직임을 어느 정도 이해할 수 있는지 모델하우스와 인형을 사용해서 시행한다. "여자아이가 선반에 넣은 신발을 남자아이가 모르는 사이에 다른 선반에 넣었다. 그 후 여자아이는 어떻게 하는가"라는 것이다. 보통 4세 후반부터 발달하지만, 다른 사람 즉 여자아이의 관점에 설 수 없으면, 여자아이에게는 신발이 있는 장소를 모른다는 것을 이해할 수 없다.

E. 효과적인 평가를 위해서

1 하고 있는/할 수 있는 활동의 평가

1) 하고 있는 활동

어린이가 셀프케어나 놀이 등의 활동을 일상 어떻게 하고 있는가, 보조를 받는 방법도 포함하여 평가한다. 일상장면을 직접 관찰할 수 없는 경우는 작업치료 장면에서의 재현, 정보수집에 의해서 시행한다. 동작의 관찰만이 아니라 활동에 걸리는 · 들이는 시간, 평일(weekday)과 주말의 차이, 가족 독자적인 의사소통방법, 활동시의 형제의 상황 등, 일일의 생활 장면을 가급적 구체적으로 파악하도록 노력한다.

하고 있는 활동은 어린이의 기능이나 보조의 지식 · 기술은 물론, 양육자가 가정에서 그때까지 배양해온 생활경험 · 가치관 · 우선순위 · 현재의 생활환경 등에 따르는 바가 적지 않다. 사회생활 속에서 일일 이루어지는 활동은, 사회생활에 관계되는 온갖 측면에 의해서 결정되어 변화하여가는 것이기 때문이다. 따라서, 생활환경으로부터 심리적 측면이나 가족관계까지, 구체적으로 평가하는 것이 중요하다.

2) 할 수 있는 활동

발달장애아는 활동의 기회 그 자체가 적도, 하고 있는 활동은 관여하는 방식이나 장소의 설정에 따라서 바뀌기 쉽다. 능력을 발휘하기 쉬운 관여방법이나 환경설정으로 할 수 있는 활동을 평가할 필요가 있다.

활동의 질과 양 · 보조방법 · 환경 등의 조정에 의해서 할 수 있는 활동을 끝까지 확인함으로써, 작업치료 접근의 방향이 유도된다.

3) 하고 있는 활동과 할 수 있는 활동

일상 시행하고 있는 활동과 작업치료 장면 등 적응적인 힘이 발휘되기 쉬운 상황에서 할 수 있는 활동의 양자를 평가하는 것은 "할 수 있는 활동"과 "하고 있는 활동"을 접근시키기 위해 어떠한 치료지원가 효과적인가를 아는 단서가 된다.

〔예〕

① 어떤 중증 뇌성마비 어린이는 배와위에서는 근 긴장이 높아 물건을 가지고 놀 수 없으나, 복와위에 가까운 자세유지 장치를 사용하면 두부나 상지의 수의성이 증가하여, 보고 만질 수 있다.

② 어떤 지적 장애아는 일련의 조리활동을 혼자서 하는 것은 어렵지만, 작은 단계로 하나하나의 활동으로 분해하면 할 수 있다.

③ 어떤 자폐성 장애아는 말만의 지시보다도 그림카드 등 시각적 정보를 수시로 제시하는 편이 활동에 착수하기 쉽다.

④ 다동 경향이 있는 학습장애아에게는 우선 전정고유계의 감각자극을 확실히 입력하면, 안정되어 탁상활동에 몰두할 수 있는 어린이가 있다.

검사도, 하고 있는 활동을 평가하는 것과 할 수 있는 활동을 보려고 하는 것이 있으므로, 어느 쪽을 평가하려고 하는가를 명확히 하여 활용한다.

2 경험한/경험하지 않은 활동의 평가

발달과정에 있어서는, 활동의 경험을 쌓으면서 기능을 새로이 획득하여가기 때문에, 경험의 기회가 적어지기 쉬운 어린이의 경우, 하고 있는 활동과 할 수 있는 활동의 평가에 더하여, 이제까지 경험한 활동과 아직 경험 하지 않은 활동에 대해서 평가하는 것도 중요하다. 기본적 능력 · 응용적 능력의 제한에 의해서 경험할 수 없는 활동도 있으나, 얼핏 보기에 경험하고 있을 것이라고 생각되는 것 같은 활동이 이루어지고 있지 않는 일도 적지 않다. 또한, 발달단계만이 아니라 생활연령에 따라서 다양한 경험이 보장되어 있는가를 본다.

이제까지 경험해온 활동과 아직 경험하지 않은 활동의 평가를 시행하려면, 어린이는 보통 어떠한 경험을 하고, 발달장애에 의해서 어떠한 경험을 하기 어려운가라는 지식이 필요하다.

예컨대, 발달장애아가 경험하기 쉬운 놀이는, 사람과 마주치는 놀이 · 물건과 마주치는 놀이이며, 경험하는 것이 어려운 것은 자기의 몸과 마주치는 놀이 · 자연과 마주치는 놀이 · 생활 속에서 마주치는 놀이라 한다.[17,18] 사람과 물건과의 관계는 작업치료에서도 의식적으로 이루어지기 쉽지만, 자연 속에서 어린이가 즐기는 언덕길이나 맨홀이라는 환경과의 관계는, 어린이의 관점에 접근함으로써 비로소 알아차리는 것일 것이다.

〔예〕 어떤 골 형성부전의 5세 9개월의 여아는 일상회화에서는 똑똑한 인상을 주고 있었으나, 신판 K식 발달검사의 언어 · 사회영역의 4세~4세 6개월 어린이의 반수가 통과하는 "이해 Ⅱ"의 "비가 내리면 어떻게 하지?", "버스를 놓치면?"이라는 질문에는 "싫어!"라고 대답할 뿐이고, 문제해결방법이 떠오르지 않았다. 신체활동을 수반하는 생활경험의 부족이 예측된 결과였다.[19]

3 심리적 측면의 중요성

사회적 기능의 발달에는 모든 기본적 능력 · 응용적 능력이 관계하고 있다고 재삼 언급하여왔으나, 특히 어린이의 새로운 기능을 획득하는 기쁨 · 성취하려고 하는 의지 등 심리적 측면의 중요성을 강조한다. 단추 끼우기가 처음으로 가능하였을 때의 만족스런 표정, 가사의 심부름을 성취하였을 때의 자랑스러운 것 같은 모양을 간과하지 않고 평가한다. 이것이 다름 아닌 새로운 과제에 대처하는 의욕의 원동력이기 때문이다. 어린이에게 그 활동이 심리적으로 어떠한 의미를 갖는가, 생활의 질(quality of life; QOL)의 면에서도 평가해가는 것이 중요하다.

4 발달과정에서의 평가

발달과정의 작업치료에서는, 출생 직후부터 성인기에 이르는 역동적인 여러 기능의 변용 속에서, 어떤 한 시기의 평가와 접근에 관계하게 된다. 그래서 수년 후의 사회생활을 상상하는 평가와, 지금 여기서 셀프케어나 놀이의 기능이 충분히 발휘되어 있는가, 균형 있게 평가할 필요가 있다. 기본적으로는 작업치료는 발달적인 접근이기 때문에, 다음의 발달단계나 생활형태를 지향하여 평가되지만, 장래를 위한 현재라는 견해가 지나치게 강하면, 지금밖에 경험할 수 없는 생활이 있다는 것을 의식하기 어려워진다는 것에도 유의한다.

5 양육자의 평가

어린이와 양육자를 중심으로 한 작업치료를 실시하기 위해서는, 어린이의 의지의 평가와 함께, 양육자의 의지나 희망의 청취, 생활상황 등의 파악이 중요하다. 어떠한 생활을 하고 싶은가를 어린이 · 양육자 · 작업치료사가 상담하면서 구체적으로 생각해가는 과정은 어린이와 양육자에게는 바야흐로 작업치료를 내 것으로 하는 기회라 할 수 있고, 또한 작업치료사에게는 사회적 기능을 크게 좌우하는 양육자의 가치관이나 의사를 알고, 서로의 신뢰관계를 키우는 귀중한 기회가 된다.

●인용문헌

1) 日本作業療法士協会(編)：作業療法ガイドライン(2002 年度版). 日本作業療法士協会, 2003
2) 森永良子：心の理論課題発達検査 TOM. 文教資料協会, 2003
3) 土屋弘吉, 今田　拓, 大川嗣雄(編)：日常生活活動(動作)—評価と訓練の実際. 第 3 版, pp279–289, 医歯薬出版, 1992
4) 遠城寺宗徳：遠城寺式 乳幼児分析的発達検査法. 九大小児科改訂版, 慶應義塾大学出版会, 1977
5) 津守　真, 稲毛教子：乳幼児精神発達診断法—0～3 才まで. 大日本図書, 1961
6) 津守　真, 磯部景子：乳幼児精神発達診断法—3～7 才まで. 大日本図書, 1965
7) Frankenburg WK, 上田礼子：日本版 デンバー式発達スクリーニング検査—JDDST と JPDQ. 増補版, 医歯薬出版, 1980
8) 島津峯眞(監修), 生澤雅夫(編)：新版 K 式発達検査法—発達検査の考え方と使い方. pp259-269, ナカニシヤ出版, 1985
9) 冨安芳和, 他：適応行動(A B Scale)手引. 日本文化科学社, 1980
10) 三木安正：新版 S-M 社会生活能力検査手引. 日本文化科学社, 1980
11) 里宇明元, 他：こどものための機能的自立度評価法(WeeFIM). 総合リハ 21:963–966, 1993
12) 問川博之, 他：こどものための機能的自立度評価法(WeeFIM)による小児の ADL 評価—発達検査法との比較. 総合リハ 25:549–555, 1997
13) 里宇明元：WeeFIM. ADL の評価尺度(1), 臨床リハ 9:1075–1086, 2000
14) PEDI Research Group (著), 里宇明元, 近藤和泉, 他(監訳)：PEDI—リハビリテーションのための子どもの能力低下評価法. 医歯薬出版, 2003
15) 問川博之, 他：PEDI. ADL の評価尺度(2), 臨床リハ 9:1087–1094, 2000
16) 日本 AAPEP 研究会：青年期成人期自閉症教育診断検査—心理教育プロフィール(AAPEP)の実際. 川島書店, 1997
17) 野村寿子, 他：障害をもつ子どもの遊びの実態調査. 作業療法 17:101–107, 1998
18) 野村寿子, 他：発達障害児の遊びと遊具. 作業療法マニュアルシリーズ, 日本作業療法士協会, 2001
19) 三浦香織：精神・社会性の評価. 小児疾患の評価法 5, OT ジャーナル 30:1141–1147, 1996

●참고문헌

20) 土屋弘吉, 今田　拓, 大川嗣雄(編)：日常生活活動(動作)—評価と訓練の実際. 第 3 版, 医歯薬出版, 1992
21) PEDI Research Group (著), 里宇明元, 近藤和泉, 他(監訳)：PEDI—リハビリテーションのための子どもの能力低下評価法. 医歯薬出版, 2003
22) 日本 AAPEP 研究会：青年期成人期自閉症教育診断検査—心理教育プロフィール(AAPEP)の実際. 川島書店, 1997

이 단원의 키워드

- **원시반사** 건전한 어린이의 운동발달과정에서 출현하는 파악반사, 긴장성 경반사, 모로(Moro) 반사, 빨기 연하반사 등을 일컬어 원시반사라 한다. 이 반사는 차츰 소실되어 가고, 항중력적 자세유지기능이나 정상 감각패턴으로 대신하고, 이들의 운동발달의 배경에는, 자세반사의 발달이 관계한다.
- **시지각** 시각정보를 이용하여, 물체와 자기와의 공간관계나 2개의 물체의 공간관계를 파악하여 의미부여하는 기능이다. 본 것의 재인식, 통찰, 해석을 포함하고 있다. 영아기의 눈과 손의 기능은 밀접하게 연관되고, 이 공간관계를 구조화하는 기초로 되어있다. 프로스티그(Frostig) 는 ① 시-운동협동, ② 그림-바탕, ③ 형태의 항상성, ④ 공간에서의 위치, ⑤ 공간관계에서 시지각 기능의 발달을 평가하였다. 이들의 영역은, 학업과 관계가 깊다고 생각된다.
- **자세반사** 국소성 자세반응(신장반사, 지지반사 등), 체절성 자세반응(교차성 신전반사, 굴곡반사 등), 전신성 자세반응(긴장성 경반사, 바로잡기(정위) 반응 등)으로 분류된다. 이들의 반사 · 반응은 척수, 연수, 중뇌 등의 각 부위가 관여하고, 대뇌기저핵에 의해서 통합된다. 소뇌충부에는, 체간의 상태가 피드백 되어, 자세를 조절하면서 환경이나 운동에 따른 조절이 가능해진다.
- **운동기획능력** 익숙하지 않고 신기한 동작을 기획하여 수행하는 능력을 말한다. 신체의 사용방법에 관해서, ① 수행하려고 하는 동작이 뇌에 등록되고, ② 관념이 형성되며, ③ 동작수행의 순서가 조립되어, ④ 프로그램이 된 동작을 실행하고, ⑤ 피드백 기구를 작동시켜 적응반응을 촉진하며, ⑥ 최종적으로는, 다음에 일어나는 것을 예측하여 반사 · 반응을 자동조절(피드포워드)하여 간다는 사고과정이다. 이 능력이 기능을 하면, 자동적으로 수행할 수 있게 된다.
- **감각조정장애** 감각자극에 대해서, 균형이 잡히지 않을 만큼의 과잉반응이나 과소반응, 또는 과잉과 과소의 사이를 변동하는 반응상태를 말한다. 주로 사람의 행동이나 정서기능에 영향을 미치는 장애를 말한다.
- **신체도식** body schema. 사람은 혼잡 속을 걸을 때, 주위의 사람과 부딪치지 않도록 무의식중에 신체를 돌려 비키어 걸어가고 있다. 이 때에 성립하고 있는 것이 신체도식이다. 이것은 주로 고유감각계가 발달적 역할을 수행하고 있다고 일컬어지고 있다.
- **촉각방어** 촉각에는 방어반응과 식별반응이 있으며, 방어반응이 식별반응보다 우위가 되면, 자극을 식별하려고 하기보다는, 자극으로부터 도피하려 하거나 배제하려고 하여, 공격하거나, 정서반응을 나타내는 일이 많아진다. 이러한 경향을 방어반응이라 일컫고, 아무것도 아닌 것 같은 촉각자극에 대해서 과민하게 반응한다. 촉각 이외에, 시각방어반응, 청각방어반응, 후각 · 미각방어반응도 있다.
- **중력불안** 신체의 움직임이나 머리의 위치의 변화, 높이 등에 의해서, 보통으로는 생각할 수 없는 것 같은 공포나 불안이 일어나는 것으로, 자세불안이라고도 하며, 머리

를 아래로 하는 것 같은 자세에서 많이 볼 수 있다. 단순히 겁이 많은 사람 같이 생각될 것 같지만, 전정감각이 뇌에서 잘 처리되지 않고, 고유감각과의 통합이 이루어지지 않는 상황에서 일어나는 현상이라 생각되고 있다. 또한 대뇌변연계에서 전정감각과의 조정작용이 잘 작동하지 않고, 정서적 반응을 일으켜 혼란을 발생시키는 것은 아닌가 생각된다.

- **마음의 이론** 어린이가 다른 사람에게 감정이나 마음이 있다는 것을 인식시키는 능력이 있는지 아닌지를 보는 이론이다. 이것은 1세 전후부터 싹트는 타고난 기능이다. 마음의 이론이 싹틈으로써, 다른 아이의 놀이나 게임 등 사회성을 가진 놀이가 즐기게 되고, 상호적 사회적 관계를 구축할 수 있게 된다. 사람의 기분을 읽는 능력, 또는 공감하는 능력이라 해도 좋다.

제 6 장

고령기 기능평가법

GIO 일반교육목표	SBO 행동목표
1 고령기 장애를 이해한다.	1) 고령자의 정의와 고령기 장애를 설명할 수 있다.
2 고령기 장애에 대한 작업치료 평가의 종류와 내용을 이해한다.	1) 평가해야 할 항목을 설명할 수 있다. 2) 인지 · 지적 기능평가의 종류를 설명할 수 있다. 3)노인의 일상생활 자립도를 설명할 수 있다.
3 개호보험과 평가, 관리 계획의 관계를 이해한다.	1) 개호보험과 관리 평가와의 관계를 설명할 수 있다. 2) 관리 평가표의 종류를 설명할 수 있다. 3) 관리 계획이 무엇인지 설명할 수 있다.

수득 체크리스트

- ☐ ① 고령자의 정의를 언급할 수 있었다.
- ☐ ② 고령자의 건강상태에 대해서 설명할 수 있었다.
- ☐ ③ 고령기의 생리적 · 신체적 특징에 대해서 설명할 수 있었다.
- ☐ ④ 고령기 장애는 복합장애라는 것을 설명할 수 있었다.
- ☐ ⑤ 폐용증후군과 틀어박힘증후군에 대해서 설명할 수 있었다.
- ☐ ⑥ 건강한 고령자는 장애예비군이기도 하다는 것을 설명할 수 있었다.

- ☐ ① 평가해야 할 전체상의 내용을 언급할 수 있었다.
- ☐ ② 평가해야 할 신체기능의 내용을 언급할 수 있었다.
- ☐ ③ 평가해야 할 정신기능의 내용을 언급할 수 있었다.
- ☐ ④ 평가해야 할 활동상황의 내용을 언급할 수 있었다.
- ☐ ⑤ 개정 하세가와식 간이 지능평가 스케일(HDS-R)에 대해서 설명할 수 있었다.
- ☐ ⑥ Mini-Mental State Examination(MMSE)에 대해서 설명할 수 있었다.
- ☐ ⑦ 국립 세이켄식 치매 선별검사에 대해서 설명할 수 있었다.
- ☐ ⑧ 에자와식 노인지능의 임상적 판단기준에 대해서 설명할 수 있었다.
- ☐ ⑨ GBS 스케일에 대해서 설명할 수 있었다.
- ☐ ⑩ 장애노인의 일상생활 자립도(자리보전 정도) 판정기준에 대해서 설명할 수 있었다.
- ☐ ⑪ 치매성 노인의 일상생활 자립도 판정기준에 대해서 설명할 수 있었다.

- ☐ ① 개호보험에서의 간병을 필요로 하는 정도의 기준을 설명할 수 있었다.
- ☐ ② 개호보험의 신청에서 서비스 급여까지의 흐름을 설명할 수 있었다.
- ☐ ③ 관리 평가에 대해서 설명할 수 있었다.
- ☐ ④ 일본작업치료사협회의 평가표의 특징을 언급할 수 있었다.
- ☐ ⑤ MDS-HC 방식의 특징을 언급할 수 있었다.
- ☐ ⑥ 포괄적 자립지원 프로그램에 대해서 설명할 수 있었다.
- ☐ ⑦ 관리 운영 실천기록방식에 대해서 설명할 수 있었다.
- ☐ ⑧ 성인 · 고령자용 평가와 관리 계획에 대해서 설명할 수 있었다.
- ☐ ⑨ 관리 계획이 무엇인지 설명할 수 있었다.

A. 고령기 장애란?

고령기 장애란 고령자가 됨으로써 출현하는 다양한 신체장애, 정신장애, 생활 장애를 가리키는데 여기서 고령자를 정의해둘 필요가 있다. 고령기의 변화에서는 매우 개인차가 크지만, 일반적으로는 65세 이상이 고령자라 정의된다. 그러나, 65세 이상은 너무나도 연령폭이 크기 때문에, 65~74세를 전기 고령자(young-old), 75세 이상을 후기 고령자(old-old)로 나눠서 나타내는 일도 있다. 다시, 85세 이상을 초고령자(extremely old), 100세 이상을 백수자(centenarian)라 부르는 경우도 있다.

유전자 수준에 편성된 고령에 갑자기 출현하는 질병도 있으나, 젊었을 무렵부터의 생활습관에 의해서 고령이 되어 발병하는 질병도 있다. 또한 병적이지는 않지만, 노화 자체에 의해서 생활에 지장을 초래하는 경우도 있다. 병적이건, 병적이 아니건, 고령자의 생활에 지장을 초래하는 신체적·정신적 요소가 고령기 장애이다.

1 고령자의 건강상태

그런데, 의료관계직종은 평소 환자 또는 장애를 가진 사람들만 상대하고 있으므로, 고령자 전체를 바라보는 기회는 적지만, 2001년의 후생노동성의 조사에서는 개호(간병) 또는 지원을 필요로 하는 요 간병(요 지원) 고령자는 고령자 전체의 11% 정도이고, 90% 가까이는 간병서비스를 필요로 하지 않는 건강한 고령자[1]라 파악되었지만, 입원 및 시설에 입소하고 있는 사람을 제외한 고령자의 약 절반이 어떠한 자각증상을 갖고 있으며, 약 30% 가까이가 일상생활에 영향을 느끼고 있다. 그리고 당연한 것이기는 하지만, 보다 고령이 됨에 따라, 그 비율은 높아지는 경향이 있다.[2]

2 고령기의 생리적 · 신체적 특징

가령(aging)에 따른 변화에는, "생리적 변화"(생리적 노화현상)와 "병적 변화"(병적 노화현상)가 있다. 시력 · 청력이나 기명력의 저하, 배뇨장애(요실금, 빈뇨), 근력저하 등은 누구에게나 일어나는 생리적 변화의 일반적 예이지만, 생활습관병으로서 다루어지는 고혈압증이나 당뇨병 등은 오랜 세월의 생활습관이나 생활태도의 집적으로서 나타나는 것이라 생각된다. 또한 병적인 기억장애 등을 나타내는 치매도 병적 변화로서 파악된다.

일반적인 신체기능의 변화로서, 감각 · 지각기능, 자율신경기능, 운동 및 관련기능, 평형감각 · 반사기능 등의 저하가 일어난다. 이들의 여러 기능의 저하에 따라서, ① 외계의 자극에 대한 반응력의 지연 · 저하, ② 약간의 스트레스로 파탄을 초래하기 쉬운 상태, ③ 예비력의 저하에 따른 환경변화에 대한 적응력의 저하, ④ 질병이나 장애로부터의 치유 · 재생 · 기능회복의 지체가 일어난다.

3 고령기 장애는 복합장애

고령자가 의료기관에 가면, 무언가의 진단명이 붙는다. 그만큼, 질병과 공존하고 있는 연대이다. 그리고, 이에 더해서 고령기에는 네 가지 상실이 있다고 한다. ① 노화현상에 의한 심신의 건강의 상실, ② 퇴직이나 은퇴,

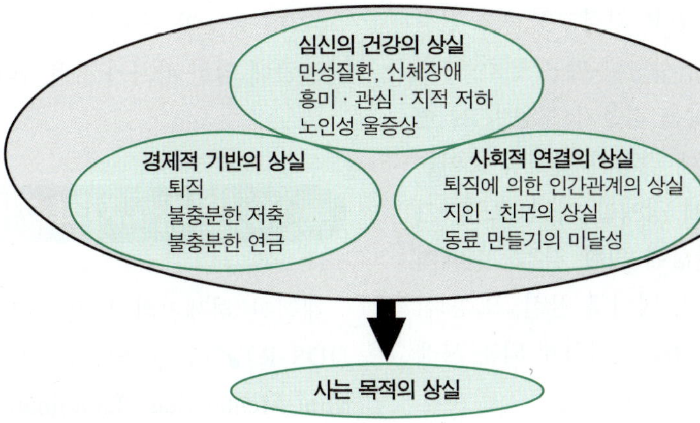

그림 1 고령기의 네 가지 상실

자식들의 독립에 의한 경제적 기반의 상실, ③ 사회적 연결의 상실, 그리고 이들에 의해서, ④ 사는 목적의 상실로 연결된다(**그림** 1).

이들 네 가지 상실은 서로 영향을 주어 악순환을 일으키는 복합장애이며, 그 결과, 다른 사람에게 의존을 구하게 된다. 의존되는 가족은, 간병 때문에 직장을 떠나거나, 야간의 간병에서는 수면부족이 되거나 하여 간병부담의 증가로 연결되어, 가족 전체의 생활에 영향을 미친다.

4 폐용증후군 틀어박힘 증후군

사람의 신체는 움직이도록 만들어져 있다. 관절에 의해서 가동범위가 보증되고, 근육의 작용에 의해서 골이 당겨진다. 근육이 작용할 때, 부러지지 않도록 골의 강도가 유지되고, 이들을 양육하기 위해 순환이 필요하다. 그리고, 움직이기 위해서는 목적이 필요하다. 이 목적을 만들어내는 것은 환경으로부터의 자극이나 신체 내부로부터의 자극에 대한 지적 · 정신적 반응이다. 그러나, 움직일 필요가 없어지면, 이들의 심신기능은 신속하게 저하

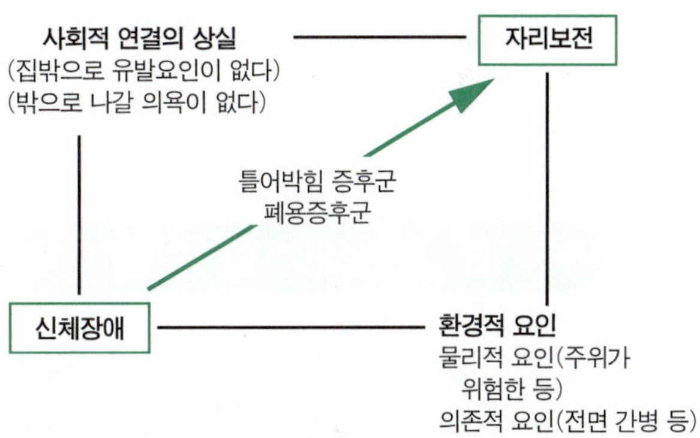

그림 2 폐용증후군과 틀어박힘 증후군

를 일으킨다. 이러한 사용하지 않기 때문에 일어나는 증상을 "폐용증후군"이라 한다. "틀어박힘 증후군"은, 집안에 틀어박힘으로써 생활범위가 한정되어, 여러 가지 자극이 부족해지지고, 운동량이 감소하여, 폐용증후군으로 연결되며, 나아가서는 자리보전상태로 연결될 우려가 있기 때문에, "증후군"이라 불린다(**그림** 2).

5 건강고령자는 장애예비군이기도 하다

고령자는 젊은 사람과 달리, 예비력이 저하하여 극히 약간의 스트레스로 자리보전상태가

되어버리는 경우도 있다. 건강고령자가 건강한 채로 나이를 먹고, 사망할 때는 덜컥 죽으면 좋지만, 그렇지 않은 경우가 보통이다. 현재로서는, 얼핏 보기에 건강한 것처럼 보이는 고령자일지라도, 언제 장애를 가진 고령자가 될지 모른다. 노화현상에 의한 감각 · 신체기능의 쇠약 등으로부터, 넘어져 골절, 또는 감기에 걸려 누운 채로 자리보전하게 되는 사례가 적지 않다.

고령기 장애를 생각할 때, 현재 장애를 갖고 있는 사람은 당연하고, 현재 장애가 없어도 장애예비군이라는 것을 염두에 두면서 대처할 필요가 있다.

B. 평가해야 할 항목

고령기 장애에 대한 작업치료의 평가내용은, 원질환을 기초로 편성된다. 기본적으로는 신체장애 및 정신장애의 평가가 기초가 된다. 다만 고령자는 시력, 시야, 청력, 이해력의 저하, 스트레스에 약함, 또는 기초체력이 낮은 등의 특징이 있어, 평가할 때는 이들을 배려할 필요가 있다.

여기서는, 장애를 가진 고령자를 대상으로 하는 평가를 중심으로 언급하지만, 전항에 언급할 것처럼, 현재 건강한 고령자도 언제 장애를 입을지 모른다. 장애예방의 관점에서는, 건강고령자가 가능한 한 건강하게 활동할 수 있도록, 생활습관이나 건강관리 등도 염두에 둘 필요가 있다. 표 1에 평가해야 할 항목을 열거하였다.

치매성 고령자와 같이 보통의 면접 질문방식의 검사방법을 적용할 수 없는 경우에는 "파라체크 노인 행동 평정척도"(표 2) 등, 임상관찰에 의한 평가가 유용하다.

C. 인지 · 지적 기능평가

개정판 하세가와식 간이 지능평가 스케일(JDS-R)이 잘 알려져 있으나, 이 밖에, Mini-Mental State Examination(MMSE), 국립 세이켄식 치매 선별검사(screening test), 에자와식 노인지능의 임상적 판정기준, GBS 스케일 등이 있다. HDS-R, MMSE는 제2장 XIII "고차 신경장애의 평가"(221페이지)를 참조할 것.

여기서는, 국립 세이켄식 치매 선별검사, 에자와식 노인지능의 임상적 판정기준, GBS 스케일, N식 노년자용 정신상태 척도(NM 스케일)를 소개한다.

1 국립 세이켄식 치매 선별검사

일반노인 중에서 치매의 의심이 있는 사람을 정확히 선별하는 것을 목적으로 고안된 것이다(표 3). 20점을 만점으로 하고, 득점에 따라서 3단계로 판정한다. 0~10점은 "문제 있음"이고 반드시 전문의의 검진, 11~15점은 "경계군"이고 전문의의 검진을 권장, 16점 이상은 "정상"이라는 것처럼, 지도지침이 제시되어 있다.

2 에자와식 노인지능의 임상적 판정기준

일상생활에서의 언동이나 태도, 작업수행능력에 착안하여, 지능의 쇠퇴의 유무나 정도를

표 1 평가해야 할 항목

전체상	일반적 정보	성명, 연령, 진단명 장애명, 현 병력, 기왕력, 금기 등
	가족상황	가족상황이나 주 간병인(key person)과의 관계, 간병량 등
	생활경력	출생지, 고향, 최종학력, 지업경력, 역할, 취미, 신앙 등
	경제상황	수입, 연금, 보험, 요 간병정도 등
	환경	주거의 종류, 방의 배치, 교통기관, 복지용구 등 물리적 환경에 관한 정보
	주된 호소	대상자에 대한 호소, 가족이 곤란한 일, 작업치료에 기대하는 것 등
신체기능	전신상태	생명징후(vital sign), 기분, 수면상태, 각성수준 등
	반사	건반사, 바로잡기 반응, 평형반응 등
	감각기능	표재감각, 심부감각, 이상지각, 시력, 청력 등
	운동기능	근력, 관절가동범위, 운동마비의 정도, 보행속도, 앉은 자세 내구성 등
정신기능	의식상태	의식수준, 표정 등
	지적 능력	지남력, 기억, 계산력 등
	심리기능	의욕, 감정실금의 유무, 억울 등
	고차뇌기능	실어, 실행, 실인, 주의기능 등
활동상황	일상생활활동(동작)	이동, 기거, 식사, 몸 단정히 하기, 화장실, 착탈의, 목욕 등의 방법과 자립도
	생활관련 활동	가사, 금전관리, 대중교통기관의 이용, 자동차운전의 능력 등
	대인기능	다른 사람과의 교류능력, 집단에서의 적응능력 등

표 2 파라체크 노인행동 평정척도(일본 · 병원판)

평정의 방법 : 최근의 환자의 행동을 관찰하고, 아래의 A부터 J까지의 10개 항목에 대해서, 1부터 5까지의 해당되는 항목을 표로 에워싸시오.

환자성명 ____________ 연령 ____________ 평정자명 ____________

신체기능

A. 이동

1. 뇌졸중 등의 질환, 가령(aging)에 따른 근력저하, 외상 등에 의해서, 이동할 수 없고, 자리보전상태이다.
2. 의자(휠체어)의 위까지 보조되면 옮길 수 있고(휠체어의 조작은 관계없음), 단시간이라면 앉은 자세를 유지한 채로 있을수 있다.
3. 휠체어를 자기가 조작하여 이동한다. 또는 보조가 있으면 단거리의 보행을 할 수 있다.
4. 자력보행으로 이동할 수 있으나, 병실에서 화장실이나 로비 정도의 거리에 한정된다. 지팡이, 보행기, 난간 등의 사용은 불문한다.
5. 완전히 자립보행을 할 수 있다. 산보나 외출을 할 수 있다.

B. 시각

1. 완전맹
2. 명암의 판단이 가능할 뿐이다.
3. 시력저하 때문에, 일상생활(이동이나 식사 등)상에 지장을 초래하는 일이 많다.
4. 독서, 수작업 등의 세밀한 것 이외의 일상생활에는 지장이 없을 정도로 보인다.
5. 독서나 손작업이 가능할 정도로 잘 보인다.

(계속)

표 2 파라체크 노인행동 평정척도(일본 · 병원판) (계속)

C. 청각
1. 완전농
2. 보청기를 사용해도 별로 잘 들리지 않는다.
3. 보청기를 사용하면, 또는 큰 소리로 말을 걸면 들린다.
4. 약간 귀가 먼 것 같다.
5. 잘 들린다.

신변처리

D. 배설
1. 대변, 소변 모두 변의가 없고, 실금한다(이른바 질질 흘리는 상태이다).
2. 변의는 있으나, 신호를 할 수 없고, 실금한다.
3. 변의는 있고, 신호는 하지만, 때때로 실금하는 일이 있다.
4. 언제나 변의를 신호하고, 보조를 받으면 실금하지 않는다.
5. 자기가 화장실에 가든지, 변기 · 소변기 등을 사용하여, 실패가 없다.

E. 식사
1. 전면적으로 보조되지 않으면 먹을 수 없고, 게다가 삼키는 것도 나쁘며, 다 먹을 때까지 시간이 걸린다.
2. 전면적으로 보조를 필요로 하지만, 삼키는 것은 자기가 할 수 있다.
3. 일부 보조를 받을 뿐이고, 자기가 먹을 수 있다.
4. 식기류의 취급도 자기가 하고, 최소의 감시만으로 혼자서 먹을 수 있다.
5. 어려움 없이 말끔히 먹을 수 있다.

F. 목욕
1. 스트레쳐(stretcher) 위에서, 전면 보조에 의한 목욕이다(이른바 자리보전)
2. 일부 보조가 있으면 목욕할 수 있으나, 욕조에 출입할 수 없다.
3. 일부 보조가 있으면 목욕(욕조에의 출입도)할 수 있다.
4. 최소의 감시에 의해서, 혼자서 목욕할 수 있다.
5. 자기가 목욕할 수 있고, 몸을 씻을 수도 있다.

G. 신변처리(몸 단정히 하기, 착탈의)
1. 완전보조가 없으면, 할 수 없다.
2. 일부 보조가 있으면 할 수 있으나, 시간이 걸린다.
3. 일부 보조만으로 원활하게 할 수 있다.
4. 최소의 감시만으로, 혼자서 할 수 있다.
5. 보통 혼자서 할 수 있다.

사회적 행동

H. 병동 내의 활동(취미활동, 신체운동, 병동 · 병원행사, 클럽활동, 침대꾸미기, 다른 환자의 식사의 돌봄) → 체크한 활동을 표로 에워싼다. 기타의 것이라면 여백에 기입한다.
1. 신체적으로 불가능하다.
2. 그 마음이 없고, 누워있는 일이 많으며, 할 수 없다.
3. 촉구되면 활동하는 일이 가끔 있다.
4. 촉구되면 언제나 활동할 수 있다.
5. 자기가 자발적으로 활동할 수 있다.

(계속)

표 2 파라체크 노인행동 평정척도(일본 · 병원판) (계속)

I. 양자 사이의 교류
1. 보조자(곁에서 시중드는 사람)의 주의에 전혀 방응하지 않는다.
2. 보조자의 주의에 거의 반응하지 않거나, 방응을 해도 부적절하다.
3. 보조자의 주의에 적절하게 반응할 수 있다(언어적 또는 비언어적으로)
4. 특정의 사람(다른 환자나 직원 등)과 친한 관계를 가질 수 있다.
5. 타인과의 대화를 할 수 있고, 게다가 적절하다.

J. 집단교류
1. 무엇이 일어나고 있는지, 전혀 인식할 수 없다. 또는, 신체적으로 교류할 수 없다.
2. 할 수 없다. 그 마음이 없다.
3. 촉구되면 교류할 수 있는 일이 가끔 있다.
4. 대화나 계획에 참여하지만, 의견이나 아이디어를(있다 해도) 내지 않는다.
5. 자발적으로 참여하고, 바로 의견이나 아이디어를 낸다.

논평 : 평정하기 어려운 항목, 선택하기 어려운 선택지 등을 적으시오.

[문헌 3에서]

판정한다(표 4). 관찰방식이므로, 면접의 긴장을 주지 않는다는 이점이 있다. 이 밖에 관찰방식으로서 GBS 스케일이 고안되어 있다.

3 GBS 스케일

이 스케일은 고트프리즈(Gottfries) 등 3명의 작성자의 머리문자를 따서 GBS(스케일)라 불리고 있다. 치매의 중증도와 함께 질적 차이도 평가할 수 있는 것 같은 척도가 필요하다는 관점에서 개발된 것이다.[5)]

이 스케일은 대상자의 상태를 잘 아는 스태프가 채점하는 것을 상정하여 작성되어 있다. 지적 기능에 관해서는, 대상자에게 회화형식으로 질문하여 답을 단계적으로 평가하고, 또한 운동기능, 감정기능, 그리고 치매에 공통적인 기타의 증상에 관해서는, 대상자에게 적극적인 반응을 요구하지 않고, 대상자의 상태를 잘 알고 있는 스태프가 행동관찰로부터 평가하는 것으로 되어있다(표 5).

4 N식 노년자용 정신상태 척도 (NM 스케일)

노년자 및 치매환자의 일상생활에서의 실제적인 정신기능을, 여러 가지 각도에서 파악한 행동관찰에 의한 평가법이다. 행동관찰에 의한 소견을 점수화하여, 치매상태를 평가하고, 치매의 정도를 나타낼 수 있도록 고안되어 있으며, 치매상태의 유무의 선별(screening)에도 이용할 수 있다(표 6). 5개 항목의 점수의 합계가 NM 스케일 평가점수가 된다. 또한, 평가자 사이의 평가에 차이가 발생하지 않도록 안내서(표 7)가 준비되어 있다.

또한, 이 스케일과 아울러서 사용함으로써 일상생활면에서의 노년자의 실제적 능력을 종합적으로 파악하기 위해, N식 노년자용 일상생활 동작능력 평가척도(N-ADL)"가 있다

표 3 국립 세이켄식 선별검사

성명 : 남 · 여 검사일 : 년 월 일 요일 검사자 :

문제(정답 또는 채점방법)		회답	정○, 오×
당신의 생년월일을 가르쳐주시오. (채점은, 연과 월일을 별도로 한다. 연호는 채점하지 않는다).		년	
		월 일	
오늘은, 몇 월 며칠입니까? (채점은 월과 일을 별도로 한다)		월	
		일	
어제는 무슨 요일이었습니까?		요일	
5월 5일은 무슨 날입니까?(어린이날, 단오절, 창포의 절)			
성인의 날은 언제입니까? (1월 15일)			
신호가 , 무슨 색일 때 도로를 건너갑니까? (청색)			
어머니의 언니를, 일반적으로 무어라 부릅니까? 이모)			
누이의 딸을 일반적으로 무어라 부릅니까? (질녀)			
태양은, 어느 방위에서 뜹니까? (동쪽)			
서쪽에서 바람이 불면, 풍선은 어느 방위로 날아갑니까?(동쪽)			
북쪽을 향했을 때, 오른손은 어느 방위를 가리킵니까?(동쪽)			
이제부터 문장을 읽습니다. 다 읽은 다음, "네" 라고 하면, 내가 읽은 대로 반복하시오(천천히 읽다). "모두가 힘을 합쳐, 줄을 당깁니다"(한 자라도 들리면 오류).			
18 더하기 19는 얼마입니까? (37)			
32 빼기 16은, 얼마입니까? (16)			
이제부터 숫자를 말합니다. "네" 라고 말하면, 바로 반복하시오. (천천히 읽다) (순창) 3-6-4-8			
또 숫자를 말합니다만, (역창) 이번은, "네" 라고 말하면, 반대의 방향으로부터 말하시오.	(1) 9-2		
	(2) 2-4-6		
	(3) 7-1-6-5		
		득점(○의 수)	

● 확인사항

생년월일 년 월 일생 연령 세

현주소

기왕력

표 4 에자와식 노인지능의 임상적 판정기준

판정		일상생활능력	일상회화 · 의사소통	구체적 예시
정상	(–)	사회적 · 가정적으로 자립	보통	활발한 지적 활동지속(우수노인)
	(±)	위와 같음	위와 같음	보통의 사회활동과 가정 내 활동 가능
비정상 쇠퇴	경증 (+1)	• 보통의 가정 내에서의 행동은 거의 자립 • 일상생활상, 조언이나 보조는 필요 없거나, 있어도 약간	• 거의 보통	• 사회적인 사건에 대한 흥미나 관심이 부족하다. • 화제가 부족하고, 한정되어 있다. • 같은 것을 반복해서 이야기한다, 묻는다. • 이제까지 할 수 있었던 작업(사무, 가사, 쇼핑 등)에 오류 또는 능력저하가 뚜렷하다.
	중등도 (+2)	• 지능저하 때문에, 일상생활이 혼자서는 약간 미덥지 못하다. • 조언이나 보조가 필요.	• 간단한 일상회화는 그럭저럭 가능 • 의사소통은 가능하지만 불충분, 시간이 걸린다.	• 익숙하지 않은 상황에서 장소를 틀리거나 길을 헤맨다. • 같은 물건을 몇 번이나 사들인다. • 금전관리나 적정한 복약에 다른 사람의 지원이 필요.
	중증 (+3)	• 일상생활이 혼자서는 도저히 무리이다. • 일상생활의 대부분에 조언이나 보조가 필요. 또는 실패행위가 많아 눈을 뗄 수 없다.	• 간단한 일상회화조차 미덥지 못하다. • 의사소통이 부족하고 곤란	• 익숙한 상황에서 장소를 틀려 길을 헤맨다. • 조금 전 식사한 일, 조금 전 말한 것조차 잊는다.
	최중증 (+4)	위와 같음	위와 같음	• 자기 이름이나 출생지조차 잊는다. • 가까운 가족과 다른 사람의 구별도 하지 못한다.

[문헌 5에서]

(**표 8**). NM 스케일과 마찬가지로, 안내서(**표 9**)가 준비되어 있다.

D. 장애노인의 일상생활 자립도 판정기준

장애노인의 일상생활 자립도 판정기준은 무언가의 장애를 가진 고령자의 일상생활 자립도를 객관적이고 동시에 단시간에 판정하는 것을 목적으로 하여 작성된 것이며, "능력"의 평가가 아니라 "상태", 특히 "이동"에 관계되는 상태상에 착안하여, 일상생활의 자립의 정도를 4단계로 등급(rank)을 나눈다〔제2장 XV의 **표 10**(289페이지) 참조〕.

개호보험 서비스조사에서는, 시읍면이 보건 · 복지 서비스의 공급량을 측정하기 위한 기초 자료로 하기 위해, 자립도 판정기준과 아울러서 이동, 식사, 배설, 목욕, 착탈의, 몸 단정히 가기, 의사소통이라는 개인의 일상생활 활동(동작)에 관한 항목(ADL의 상황)에 대해서도 판정하게 되어있다.

표 5 GBS 스케일(치매증상 평가척도)

교시(instruction) : 아래의 질문표를 사용하여, 최근의 환자의 상태를 평가하라.
각각의 질문에 대해서, 0, 1, 2, 3, 4, 5, 6의 득점으로 평가하라.
평가자가 환자의 상태에 대응하고 있다고 생각되는 선택항목에 ×표를 하라. 만일, 환자의 상태가 한정된 항목의 어느 것에도 대응하지 않고, 이들의 중간적인 부분에 대응한다면, 1, 3, 5에 표식을 하라. 3개의 설문에서는 9(평가 불능)에 표식을 하여도 된다. 반복하여 평가하는 경우, 매일 같은 시간에 시행하라.

A. 운동기능 (아래의 설문은 운동능력에 관한 것이어서, 환자가 할 마음이 있고 없고는 관계가 없다)

	0	1	2	3	4	5	6
1. 착탈의의 장애	보조 없이 할 수 있다. ☐	☐	단추 · 지퍼 등에 보조가 필요하다. ☐	☐	착탈의에 스태프의 보조를 필요로 하지만, 적극적으로 협력한다. ☐	☐	완전히 스태프가 입혀주어야 한다. ☐
2. 섭식행동의 장애	자기 자신이 보조 없이 할 수 있다. ☐	☐	자기 자신이 섭식하지만, 지도와 보조가 필요하다. ☐	☐	항상 지도를 필요로 하고, 때때로 보조가 필요하다. ☐	☐	완전히 스태프가 먹여주어야 한다. ☐
3. 신체활동의 장애	보조 없이 걸을 수 있다. 또는 지팡이를 사용하는 일은 있을 수 있다. ☐	☐	지지구(보행 틀, 바퀴가 달린 틀 등)를 필요로 한다. ☐	☐	다른 사람의 보조를 필요로 한다. ☐	☐	의자에만 앉아 있거나, 자리보전 상태이다. ☐
4. 자발활동의 결여	운동기능은 정상이고, 자발적인 활동도 있다 : 공중전화를 거는 일이나 매점에서 쇼핑을 할 수 있다. ☐	☐	정상적 사람보다도 활발하지 못하고 앉아있는 일은 자주 있지만, 약간의 자극으로 자발적으로 활동한다. ☐	☐	예컨대, 친척의 방문과 같은 강한 자극에 의해서만 자발적으로 움직인다. ☐	☐	자발적 활동을 보이지 않는다 : 직접 권고, 예컨대, 식당, 침대 등으로 가도록 명령을 받고, 또는 생리적 요구(예컨대, 화장실에 가다)에 의해서만 움직인다. ☐
5. 개인적 위생 관리의 장애	보조 없이 세수 · 머리를 빗다. 머리를 솔로 빗다, 이빨을 닦다 등 청결하게 할 수 있다. ☐	☐	샤워나 목욕에 보조를 필요로 하지만, 그 이외의 세면장의 동작은 혼자서 할 수 있다. ☐	☐	보조를 필요로 하지만, 자발적으로 하는 부분도 있다. ☐	☐	항상 소변 그리고(또는) 대변을 실금한다. ☐
6. 용변의 관리 불능	용변을 완전히 조절할 수 있다. ☐	☐	때때로 실금이 있으나, 그 이외는 주의 또는 환자가 바로 화장실에 갈 수 있는 것 같은 보조 또는 꽂이식 변기의 사용으로 관리한다. ☐	☐	빈번하게(1주일에 수회) 요실금 한다. 그리고(또는) 때때로 대변실금 한다. ☐	☐	항상 소변 그리고(또는) 대변을 실금한다. ☐

(계속)

표 5 GBS 스케일 (계속)

B. 지적기능

	0	1	2	3	4	5	6
1. 장소에 관한 지남력 장애	지리적으로 어떠한 곳에 있는가, 어느 병원 · 병동 · 병실에 있는지를 알고 있다. 즉 장소의 지남력 완전 □	□	장소에 관한 지남력에 어는 정도 결함이 있으나, 병동 또는 자택에서의 지남력은 있다. □	□	지남력 장애가 있다. 즉 병동 또는 자택에 관해서 지남력이 결여되어 있다. □	□	완전히 장소에 대한 지남력이 장애되어 있다. □
2. 시간에 관한 지남력 장애	연월일 · 요일을 알고 있다. □	□	연월은 알고 있다.(하지만, 요일과 날짜를 모른다) □	□	계절을 알고 있다. □	□	시간에 관한 지남력이 완전히 장애되어 있다. □
3. 자기에 관한 지남력 장애	자기의 이름 · 직업 · 연령과 생일을 정확히 알고 있다. □	□	자기의 이름은 알고 있으나, 기타의 자기에 대한 상세한 지식이 없다. □	□	무언가의 보조를 하여, 비로소 자기의 이름을 생각해낼 수 있다. □	□	자기에 관한 지남력이 완전히 장애되어 있다. □
4. 최근의 기억의 장애	최근의 기억의 장애가 없다. 즉, 최근 24시간 안에 일어난 일을 알고 있다. □	□	최근의 기억에 어느 정도의 장애가 있으나, 이것은 보다 상세하게 대화를 하였을 때나 검사를 하였을 때, 비로소 명백해진다. □	□	표면적인 대화로 명백해지는 정도의 최근의 기억의 장애 □	□	최근의 기억은 완전히 상실되어 있다 : 지금 있었던 일을 생각해낼 수 없다. □
5. 옛날의 기억의 장애	옛날의 기억의 장애가 없다 : 상세한 대화에서, 유년기와 청년기에 환자로서 중요한 인물의 이름, 중요한 정치적인 또는 다른 사건을 생각해낸다. □	□	전기한 것 같은 질문에 답할 수 없다 : 젊었을 무렵 중요한 사람, 중요한 정치적인 사건을 생각해내는 것이 어렵다. □	□	옛날의 기억에 관해서 많은 장애가 있다. 그것은 표면적인 대화로 명백해진다 : 예컨대 가족의 이름 · 인원수 · 주소 등을 생각해낼 수 없다. □	□	옛날의 기억은 완전히 상실되어 있다. □
6. 각성도의 장애	완전히 각성하여 있다. □	□	때대로 약간 졸린 것 같이 보인다. □	□	졸린 것 같이 보이지만, 가벼운 격려만으로 환자를 각성시켜둘 수 있다. □	□	경면. 즉, 졸린 것 같다 : 환자를 각성시켜둘 수 있으나, 바로 다시 잠들어버린다. □
7. 집중력의 장애	집중력에 곤란은 없다. 즉, 면접의 상황 하에서도, TV 프로그램의 줄거리를 이해할 때도, 문장을 읽을 때도 생각을 집중할 수 있다. □	□	때때로 집중력을 상실한다. 즉, 때때로 서로 이야기하고 있는 화제로부터 옆길로 샌다. 그리고, 독서나 TV 프로그램에 따라가는 것이 곤란하다. □	□	명백히 집중 곤란이 있고, 이 때문에 회화의 줄거리를 유지하는 것이나 TV 프로그램이나 신문기사 등의 줄거리를 이해하는 것이 곤란하다. □	□	중증의 집중력 결여가 있으므로, 의미 있는 대화를 할 수 없다. □

(계속)

표 5 GBS 스케일 (계속)

	0	1	2	3	4	5	6
8. 빠른 동작의 장애	필요한 때는 서두를 수 있다. □	□	무리하게 서둘게 하였을 때는, 동작이 명백히 뒤떨어지지만, 요구되고 있는 일을 할 수 있다. □	□	무리하게 서둘게 하였을 때에는, 동작이 심하게 장애를 받게 되므로, 단순한 일조차 할 수 없다. 그리고 환자는 안절부절 못하고 안정되지 않으며, 그리고(또는) 혼란스러워진다. □	□	반응은 매우 둔하고, 서둘러야 할 일에는 전혀 반응하지 않는다. □
9. 방심상태	정상적으로 안정되어 있다. □	□	때때로 방심상태이다. □	□	중등도이지만, 항상 방심상태이다. □	□	항상 방심상태이고, 목적이 있는 의미 있는 일을 할 수 없다. □
10. 장황하고 짜임새 없음 9 □평가불능	자기 자신을 정상적으로 표현한다. □	□	때때로 장황하고 짜임새 없게 되고 세부의 묘사만 하게 된다. 그러나 화제를 유지하는 것에 어려움은 전혀 없다. □	□	항상 잡담에 싫증이 나지 않고 세부적인 이야기를 하여, "요점을 언급하는 것"이 곤란하며, 화제로부터 탈선하는 일이 많다. □	□	자기가 말하고 싶다고 생각하는 것을 표현하는 일이 곤란하며, 장황한 세부적인 것 안에서 자기 자신을 놓쳐버린다. □
11. 주의력 산만	자극에 대해서 정상적으로 주의를 유지하고 있다. □	□	때때로 관계가 없는 자극에 주의를 기울인다. □	□	주의는 뚜렷하게 항상 산만하다. □	□	주의력은 심하게 산만하고, 의미 있는 활동은 불가능하다. □

C. 감정기능

	0	1	2	3	4	5	6
1. 감정둔마	감정기능의 장애는 없다 : 상이한 상황에서 적절하게 반응할 수 있다. 즉, 슬픔, 기쁨, 증오·공포·노여움 등을 느낄 수 있다. □	□	때때로 장애가 관찰된다 : 감정기능을 보이지만, 이전에 환자에게 특징적으로 있었던 "미묘한" 뉘앙스가 상실되어 있다. □	□	기쁨·슬픔 등을 보이지만, 그것은 거칠고 세련되지 않은 표면적인 형태로 표현된다. □	□	감정기능은 완전히 소실되어 있다. 즉, 슬픔·기쁨·증오·공포·노여움 등을 나타낼 수 없다. □
2. 감정 불안정 9 □평가불능	정상적으로 감정반응을 조절할 수 있다. □	□	강한 감정적인 자극에 대해서, 억제가 없는 또는 과장된 형태로 울거나 또는 웃거나 한다. □	□	그다지 강하지 않은 감정적 자극에 대해서조차, 억제가 없는 반응을 한다. □	□	감정반응을 조절하는 능력은 완전히 소실되어 있다. □

(계속)

표 5 GBS 스케일 (계속)

	0	1	2	3	4	5	6
3. 동기부여의 감소	자기가 놓여있는 상황에서 활동과 일에 대해서 정상적으로 할 마음을 일으킨다. ☐	☐	일을 시작하는 데에 상당한 격려를 필요로 한다. 그리고 항상 소극적인 관심밖에 보이지 않는다. ☐	☐	명백히 할 마음이 없고, 어떠한 일을 시작하여 마무리하는 데에도 끊임없이 격려를 필요로 한다. ☐	☐	전혀 할 마음이 없고, 자발적으로 일을 시작하는 일은 결코 없다. 매우 강한 자극에 의해서도, 환자를 참여시킬 수 없다. ☐

D. 치매에 공통적인 기타의 증상

	0	1	2	3	4	5	6
1. 착란	명확한 사고가 가능하고, 주위에 대해서 일그러짐이 없는 접촉을 유지할 수 있다. ☐	☐	시간 · 장소 · 자기의 지남력이 유지되어 있음에도 불구하고 당황하고 의혹적으로 보인다. ☐	☐	명백히 착란하고, 어떤 상황에서 예상되는 것 같은 행위를 할 수 없다. ☐	☐	완전히 착란하여 있고, 의미 있는 교류와 활동은 불가능하다 : 인격은 완전히 파괴되어 있다. ☐
2. 초조	초조를 나타내지 않는다. 평정상태이다. ☐	☐	때때로, 특히 연속된 질문을 받으면 초조를 나타낸다. ☐	☐	유발될 것 같지도 않은 접촉에 의해서, 자주 억제할 수 없는 것 같은 초조를 나타낸다. ☐	☐	온갖 접촉에 의해서 억제할 수 없는 현저한 초조를 나타낸다. ☐
3. 불안	현저한 불안을 나타내는 일은 전혀 없다. ☐	☐	때로는 불안을 나타내고, 사물에 대해서 불필요하게 고뇌하지만, 감정을 조절할 수는 있다. ☐	☐	항상 두드러지게 불안하고, 사소한 일에 고뇌한다. 그러나 기분을 얼버무릴 수 있다. ☐	☐	매우 현저하게 불안하고, 목적이 있는 행위를 수행할 수 없다 : 사소한 일에 고뇌한다. 그러나 기분을 얼버무릴 수 없다. ☐
4. 고뇌	정신적으로도 신체적으로도 고뇌를 나타내고 있지 않다. ☐	☐	일시적으로 막연한 정신적인 불쾌를 나타내지만, 그 상태는 조절되어 있다. ☐	☐	바로 공포발작의 수준에 도달할 수 있는 것 같은 미만적인 정신적 불쾌감을 나타낸다 : 그 상태는 신체 경직과 발한과 동계(두근거림)와 같은 자율신경증상이 특징이다 : 환자는 기분을 얼버무릴 수 없다. ☐	☐	천연화된 공포발작을 수반하는 현저한 미만성 정신적 불쾌감을 나타낸다 : 전율의 감정 그리고(또는) 죽음의 고뇌가 발생하여, 압도되어버린다. ☐
5. 감정의 억울	감정수준은 정상 ☐	☐	때때로 의기소침하고 자책감이 강한 것처럼 보이지만, 명랑한 감정의 시기가 우위이다. ☐	☐	명백히 억울적이고, 그것은 구두만이 아니라 얼굴의 표정과 자세에서 명백하다(예컨대, 가족과 친구에게 버림을 받았다고 느끼거나, 동통 · 통증 · 피로 · 조기 각성 · 수면 장애를 호소한다). ☐	☐	극도로 억울적이며 이 때문에 대다수의 상황에 반응할 수 없다. ☐

(계속)

표 5 GBS 스케일 (계속)

	0	1	2	3	4	5	6
6. 침착성이 없음	운동 면에서의 침착성이 없음을 보이지 않는다 : 그리고 활동은 정상이고 안정된 때도 있다.		어떤 종류의 침착성이 없음을 보인다 : 즉 대화를 하는 동안에 몇 번인가 자세를 바꾸고, 손발을 가만히 두는 것이 곤란하며, 그리고 자주 다양한 물건을 만지작거린다.		명백히 침착성이 없고 가만히 앉아 있을 수 없으며, 대화를 하는 동안에도, 예컨대 손을 비비거나, 바로 일어서거나, 가까이에 있는 것에 손을 대거나 한다.		거의 멈춤이 없이 여기저기를 배회한다. 그리고 짧은 시간조차 가만히 앉아 있을 수 없다.
	□	□	□	□	□	□	□

[문헌 6에서]

표 6 N식 노년자용 정신상태 척도(NM 스케일)

항목 \ 평점	0점	1점	3점	5점	7점	9점	10점	평가
가사 신변정리	불능	거의 불능	쇼핑 불능, 극히 간단한 가사, 정리도 불완전	간단한 쇼핑도 부정확, 극히 간단한 가사, 정리만 가능	간단한 쇼핑은 가능, 집지키기, 복잡한 가사, 정리는 곤란	약간 불확실하지만 쇼핑, 집지키기, 가사 등을 일단 맡길 수 있다.	정상	
관심 · 의욕 교류	무관심 전혀 아무것도 하지 않는다.	주위에 다소 관심이 있다. 멍청히 아무것도 하지 않고 지내는 일이 많다.	스스로는 거의 아무것도 하지 않지만, 지시를 받으면 간단한 일은 하려고 한다.	습관적인 일은 어느 정도 스스로 한다. 마음이 내키면 사람에게 말을 건다.	운동 · 가사 · 일 · 취미 등을 마음이 내키면 한다. 필요한 것은 말을 건다.	약간 적극성의 저하가 관찰되지만, 거의 정상이다.	정상	
회화	불러도 반응이 없다	부르면 일단 반응하지만 스스로 이야기하는 일은 없다.	극히 간단한 회화만 가능. 조리에 맞지 않는 일이 많다.	간단한 회화는 가능하지만, 조리에 맞지 않는 일이 있다.	이야기하는 방법은 매끄럽지 않지만, 간단한 회화는 통한다.	일상회화는 거의 정상이다.	정상	
기명 · 기억	불능	새로운 것은 전혀 기억할 수 없다. 옛 기억이 드물게 있다.	최근의 기억은 거의 없다. 옛 기억은 다소 남아 있다. 생년월일 부정확.	최근의 사건의 기억이 곤란. 옛 기억의 부분적 탈락 생년월일 정답	최근의 사건을 잘 잊는다. 옛 기억은 거의 정상.	복잡한 회화는 약간 곤란하다. 최근의 사건을 때때로 잊는다.	정상	
지남력	전혀 없다	거의 없다. 인물의 판별이 곤란.	실지남력이 뚜렷하다. 가족과 다른 사람과의 구별은 일단 할 수 있으나, 누군지는 모른다.	실지남력이 상당히 있다(일시 · 연령 · 장소 등 부정확, 길을 헤맨다)	때때로 장소를 틀리는 일이 있다.	때때로 일시를 틀리는 일이 있다.	정상	
						NM 스케일 평가점수		

● 중증도 평가점수

괄호 안의 숫자는, 자리보전 노인(N-ADL로 보행 · 일어나 앉기가 1점 이하일 때)의 경우이고, "회화" "기명 · 기재" "지남력"의 3개 항목에 의해서 잠정적으로 평가한다.

정상	50~48점	(30~28점)
경계	47~43점	(27~25점)
경증 치매	42~31점	(24 ~19점)
중등증 치매	30~17점	(18~10점)
중증 치매	16~0점	(9~0점)

[문헌 5에서]

표 7 NM 스케일의 안내서

〈기입상의 전반적 주의사항〉

정상의 기준은 일상생활에서, 연령 상응의 활동성과 자립성이 유지되어 있는 것으로 하여, 10점으로 합니다. 극히 경증의 기억력의 저하와 적극성의 저하가 관찰되는 것을 경계로 하여, 9점으로 합니다. 경증의 지적 기능의 저하에 대해서는 7점, 중등도의 지적 기능의 저하에 대해서는 5점을 줍니다. 중증 치매에 대응하는 단계는 3점, 1점, 0점이 되고, 0점은 활동성이나 반응성이 전혀 상실된 최중증의 상태입니다.

각 항목에 대해서, 해당되는 점수를 우측 난에 기입하고, 5항목의 합계를 NM 스케일 평가점수로 합니다.

항목 \ 평점	0점	1점	3점	5점	7점	9점	10점	평가
가사 신변정리	불능	•간식이나 휴지 등이 손이 닿는 범위에 있으면 잡을 수 있다.	극히 간단한 가사, 정리도 불완전. •물수건을 건네주면 얼굴이나 손을 닦을 수 있다. •손이 닿는 범위에 있으면 차를 마실 수 있다.	간단한 쇼핑도 부정확. 극히 간단한 가사, 정리만 가능. •말을 걸면, 침대 주변의 정리를 할 수 있다. •곁에 따르면 쇼핑을 할 수 있다.	간단한 쇼핑은 가능. 집지키기, 복잡한 가사, 정리는 곤란. •식기를 씻을 수 있다. 세면도구의 뒤처리가 가능하다. •엘리베이터에 혼자 탈 수 있다. 그 조작이 가능하다.	약간 불확실하지만, 쇼핑, 집지키기, 가사 등을 일단 맡길 수 있다. •방의 청소, 자기 의류의 정리를 할 수 있다. •어떻게든 세탁기를 사용할 수 있다.	정상 •쇼핑 · 오락 · 외출 등을 할 수 있다. •현금의 관리가 가능하다.	
관심 · 의욕 교류	무관심 전혀 아무것도 하지 않는다.	주위에 다소 관심이 있다. 멍청히 아무것도 하지 않고 지내는 일이 많다.	스스로는 거의 아무것도 하지 않지만, 지시를 받으면 간단한 일은 하려고 한다. •건네주면 잡지의 그라비아 등도 볼 수 있다. •옆에 붙어 있으면, 무심코 TV를 본다.	습관적인 일은 어느 정도 스스로 한다. 마음이 내키면 사람에게 말을 건다. •말을 걸면 이야기가 활기를 띤다. •말을 걸면 행사에 참여한다. •TV를 흥미를 갖고 본다.	운동 · 가사 · 일 · 취미 등을 마음이 내키면 한다. 필요한 것은 말을 건다. •마음이 내키면 행사에 참여한다. •TV · 라디오의 프로를 선택한다.	약간 적극성의 저하가 관찰되지만, 거의 정상이다. •주위의 사람과 잡담을 할 수 있다. •가족이나 같은 방에 있는 사람의 행동을 알고 있다. •취미를 갖고 있다.	정상 •방이나 침대 주변을 장식하고, 가족이나 같은 방에 있는 사람과 즐긴다. •가족이나 다른 사람을 보살핀다.	
회화	불러도 반응이 없다	부르면 일단 반응하지만 스스로 이야기하는 일은 없다. •앵무새처럼 말을 되받아 할 수 있다.	•극히 간단한 회화만이 가능. 조리가 맞지 않는 일이 많다. •고맙습니다, 잘 먹었습니다, 안녕하세요 등을 말할 수 있다.	•간단한 회화는 가능하지만, 조리에 맞지 않는 일이 있다.	이야기하는 방법은 매끄럽지 않지만, 간단한 회화는 통한다. •상대방의 이야기를 이해할 수 있다. •청력 · 언어장애가 있어도 수화 · 필담으로 통한다.	일상회화는 거의 정상이다. 복잡한 회화는 약간 곤란하다.	정상	

(계속)

표 7 NM 스케일의 안내서 (계속)

항목 \ 평점	0점	1점	3점	5점	7점	9점	10점	평가
기명 · 기억	불능	새로운 것은 전혀 기억할 수 없다. 옛 기억이 드물게 있다. ●이름을 말할 수 있다.	최근의 기억은 거의 없다. 옛 기억은 다소 남아있다. 생년월일 부정확. ●출생지를 기억하고있다. ●태어난 해의 띠를 말할 수 있다.	최근의 사건의 기억이 곤란. 옛 기억의 부분적 탈락 생년월일 정답	최근의 사건을 잘 잊는다. 옛 기억은 거의 정상. ●물건을 치워두고 잊어버려 소란을 피운다. ●복약의 자기관리가 어렵다.	최근의 사건을 때때로 잊는다. ●혼자서 진찰을 받을 수 있지만, 때로는 진찰일을 잊는다. ●복약의 자기관리를 할 수 있으나, 때로는 잊는다.	정상	
지남력	전혀 없다	거의 없다. 인물의 판별이 곤란. ●남녀의 구별은 할 수 있다.	실지남력이 뚜렷하다. 가족과 다른 사람과 다른 사람과의 구별은 일단 할 수 있으나, 누군지는 모른다. ●자기 연령을 동떨어진 나이로 대답한다.	실지남력이 상당히 있다(일시 · 연령 · 장소 등 부정확, 길을 헤맨다) ●간호사, 의사, 보모, 지도원 등의 구분을 할 수 있다.	때때로 장소를 틀리는 일이 있다. ●목적하는 장소에 가려고 하지만 길을 헤맨다.	때때로 장소를 틀리는 일이 있다.	정상	
							평가점수	

[문헌 5에서] 일부 변경

E. 치매성 노인의 일상생활 자립도 판정기준

후생성(현 : 후생노동성)에서 나온 "치매성 노인의 일상생활 자립도 판정기준"은 **표 10**과 같다. 개호인정 심사위원회에는 이 기준으로 판정한 등급(rank)이 기재되지만, 조사원과 의사(주치의 의견서에 적힌 의사)의 등급이 괴리되어 있는 경우가 있다. 치매성 노인의 평가는 상당히 복잡하여, 함께 생활하고 있는 사람이 아니면, 올바른 평가를 하기 어려운 면이 있다.

이 밖에도 몇 가지 평가방법이 있으나, 에자와식 노인 지능의 임상적 판정기준[**표** 4(697페이지) 참조]이 실용적이라 일컬어져 있으며, 또한 개정 하세가와식 간이 지능평가 스케일(HDS-R)(**표** 11)도 유명하다.

F. 간병(개호) 정도의 결정

개호보험에서의 간병(개호)을 요하는 정도의 기준은 **표** 12와 같고, 신청에서 서비스 급여까지의 흐름은 **그림** 3과 같다.

표 8 N식 노년자용 일상생활 동작능력 평가척도(N-ADL)

	0점	1점	3점	5점	7점	9점	10점	평가
보행 · 일어나 앉기	자리보전(앉은 자세 불능)	자리보전(앉은 자세 가능)	눕거나 일어나거나, 손수레 등의 지지가 필요하다.	벽 등을 잡고 걷기 계단 오르내리기 불능	지팡이 보행 계단 오르내리기 곤란	단시간의 혼자 걷기 가능	정상	
생활 면	침상 위 (자리보전)	침상 주변	실내	옥내	옥외	근린	정상	
착탈의 목욕	전면보조 (특수욕조 목욕)	거의 전면보조 (지시에 다소 따를 수 있다) 전면보조목욕	착의 곤란, 탈의도 부분보조를 필요로 한다 목욕도 부분 보조를 많이 필요로 한다.	탈의 가능, 착의는 부분보조를 필요로 한다. 자기가 부분적으로 씻을 수 있다.	느리고, 때로는 부정확. 두발 · 발 등을 씻을 수 없다.	거의 자립, 약간 느리다 몸은 씻을 수 있으나 머리감기에는 보조가 필요.	정상	
섭식	경구섭취불능	경구섭취 전면보조	보조를 많이 필요로 한다(도중에 중단한다, 전부 잘게 썰 필요가 있다).	부분보조를 필요로 한다. (먹기 어려운 것을 잘게 썰 필요가 있다)	밥상을 차려주면 거의 자립	거의 자립	정상	
배설	항상 대소변 실금 (요의 · 변의가 인지되지 않는다)	항상 대소변 실금(요의 · 변의가 있고, 실금 후 불쾌감을 나타낸다)	실금하는 일이 많다(요의 · 변의를 전달할 수 있다. 항상 기저귀)	때때로 실금한다. (배려를 해서 보조하면 거의 실금하지 않는다)	휴대용 변기 · 요강 등을 사용 후, 뒤처리가 불충분	화장실에서 가능. 뒤처리는 불충분한 일이 있다.	정상	
							N-ADL 평가점수	

•중증도 평가점수

10점	정상	자립하여 일상생활을 영위할 수 있다.
9점	경계	자립하여 일상생활을 영위하는 것이 곤란해지기 시작한 초기상태
7점	경증	일상생활에 약간의 보조 또는 관찰을 필요로 한다.
5점 · 3점	중등도	일상생활에 부분보조를 필요로 한다.
1점 · 0점	중증	전면보조를 필요로 한다(0점은 활동성이나 반응성이 완전히 상실된 최중증의 상태)

[문헌 5에서]

개호(간병)인정 심사위원회는 조사원에 의한 방문조사의 서류와 주치의 의견서를 심사위원회의 위원이 읽고 의견교환을 하여 간병(개호)정도를 인정한다. 조사원이라는 것은 시읍면의 직원 또는 시읍면 등으로부터 위탁된 지정 재가 개호(간병)지원 사업자, 또는 개호보건시설의 개호지원 전문원이고, 재가자의 경우는 방문조사를 시행한다. 개호설정에 불복이 있는 경우는 불복신청을 할 수 있다.

자립하고 있는 경우는 개호보험 서비스는

표 9 N-ADL의 안내서

〈기입상의 전반적 주의사항〉

정상의 기준은, 일상생활에서, 연령 상응의 활동성과 자립성이 유지되어, 자립하여 일상생활을 영위할 수 있는 것으로 하여, 10점으로 합니다. 자립하여 일상생활을 영위하는 것이 곤란해지기 시작한 초기의 상태를 경계로 하여, 9점으로 합니다. 일상생활에서 약간의 보조 또는 관찰을 필요로 하는 것을 7점으로 합니다. 부분보조를 필요로 하는 것을, 그 정도에 따라 5점과 3점으로 합니다. 전면보조를 필요로 하는 것을 그 정도에 따라 1점과 0점으로 합니다. 0점은 활동성이나 반응성이 완전히 상실된 최중증의 상태입니다.

각 항목에 대해서 해당되는 점수를 우측 난에 기입하고, 5항목의 합계를 N-ADL 평가점수로 합니다.

항목 \ 평점	0점	1점	3점	5점	7점	9점	10점	평가
보행·일어나 앉기	자리보전(앉은 자세 불능)	자리보전(앉은 자세 가능) •자리보전이지만 보조에 의해서 앉은 자세를 취할 수 있다. •몸 구르기, 일어서기 등 체위변환을 조금 할 수 있다.	눕거나 일어나거나 •자력으로 기상이 가능하다 •서는 데에 지지가 필요하다 •침대 곁에서의 기립이 가능하다 •휠체어의 타고 내리기는 보조이고, 조작은 자력으로 가능하다.	벽 등을 잡고 걷기 계단 오르내리기 불능 •보행기 사용으로 이동할 수 있다. •휠체어로 옮겨가서 조작할 수 있다. •손수레로 이동할 수 있다.	지팡이 보행 계단 오르내리기 곤란 •손수레를 자유로이 사용할 수 있다.	단시간의 혼자 걷기 가능 •계단의 오르내리기 가능	정상 •안정된 보행을 할 수 있다.	
생활권	침상 위(자리보전)	침상 주변	실내	옥내	옥외	근린	정상 •지하철·버스·택시를 타고 외출할 수 있다.	
착탈의 목욕	전면보조 전면보조목욕(특수욕조 또는 씻는 것뿐)	거의 전면보조 지시에 다소 따를 수 있다. 전면보조목욕(안아서 탕에 넣는다)	착의 곤란, 탈의도 부분보조를 필요로 함. •허리띠를 맬 수 있다. •욕조의 출입, 몸 씻기에 보조가 많이 필요하다.	탈의 가능, 착의는 부분보조를 필요로 함. •양말을 신을 수 있다. •욕조의 출입에 보조가 필요하다. 몸은 부분적으로 씻을 수 있다.	느리고, 때로는 부정확. 머리감기·발 등을 씻을 수 없다. •지퍼를 잊고 잠그지 않는다, 단추를 잘못 끼우다 등이 있다. •자력으로 목욕할 수 있으나 충분히 씻을 수 없다.	거의 자립, 약간 느리다 몸은 씻을 수 있으나 머리감기에는 보조가 필요. •위험방지를 위해, 주의가 필요하다.	정상	

(계속)

표 9 N-ADL의 안내서 (계속)

평점 / 항목	0점	1점	3점	5점	7점	9점	10점	평가
섭식	경구섭취불능	경구섭취 전면보조	보조를 많이 필요로 한다. •도중에서 중단한다. •전부 잘게 썰을필요가 있다. •잘게 썰면 조금씩 먹지만, 도중에 보조가 필요하다.	부분보조를 필요로 함. •먹기 힘든 것을 잘게 썰 필요가 있다. •잘 흘리지만 마지막까지 먹을 수 있다.	밥상을 차려주면 거의 자립	거의 자립 •밥상을 들고 나르거나 차를 따를 수 있다.	정상 •식전 식후의 준비나 뒤처리의 심부름을 할 수 있다.	
배설	항상 대소변 실금 •요의 · 변의가 없고, 항상 실금	항상 대소변 실금 •요의 · 변의가 있고, 실금 후 불쾌감을 나타낸다.	실금하는 일이 많다. •요의 · 변의를 전달하는 것이 가능. 항상 기저귀	때때로 실금한다. •배려를 하여 보조하면 거의 실금하지 않는다. •낮 동안은 요강 · 휴대용 변기를 사용하고, 야간은 기저귀를 사용	휴대용 변기 · 요강 등을 사용, 뒤처리는 불충분 •낮 동안은 화장실 또는 휴대용 변기를, 야간은 휴대용 변기 또는 요강을 사용	화장실에서 가능. 뒤처리가 불충분한 일이 있다. •때로는 속옷을 더럽힌다.	정상	
							평가점수	

[문헌 5에서]

받을 수 없지만, 자치단체의 기타의 복지 서비스를 받을 수 있는 경우가 있다.

제2차 판정의 결과, 개호를 요하는 정도(개호를 요하는 상태의 구분)가 결정된다.

인정 통지는, 신청에서 30일 이내(원칙)에 통지한다.

신청일까지 소급해서 인정된다.

인정의 유효기간은 6개월(원칙)이므로, 갱신절차가 필요하다.

G. 케어 평가

일본작업치료사협회에서는 기존의 평가(assessment)표는 문제점 파악에 우선 중점을 두고 욕구(needs)를 발견한다는 것이었기 때문에, "욕구(needs)의 발견"에 주안점을 둔 표를 작성하였다. 평가의 중점적 목표는 다음의 세 가지 점으로 하였다.

① 무엇이 문제인가가 아니고, 욕구(needs)를 파악하는 것을 주안점으로 한다.

표 10 치매성 노인의 일상생활 자립도 판정기준

등급	판단기준	관찰되는 증상 · 행동의 예	판단에 있어서의 유의사항 및 제공되는 서비스
I	무언가의 치매를 가졌거나, 일상생활은 가정 및 사회적으로 거의 자립하여 있다		재가생활이 기본이고, 혼자 생활하는 것도 가능하다. 상담, 지도 등을 실시함으로써, 증상의 개선이나 진행의 저지를 도모한다. 구체적인 서비스의 예로서는, 가족 등에 대한 지도를 포함하는 방문지도나 건강상담이 있다. 또한 본인의 친구 만들기, 삶의 보람 만들기 등 심신의 활동의 기회 만들기에도 유의한다.
II	일상생활에 지장을 초래하는 것 같은 증상 · 행동이나 의사소통의 어려움이 다소 관찰되어도, 누군가가 주의하고 있으면 자립할 수 있다.		재가생활이 기본이지만, 혼자서 생활하는 것은 곤란한 경우도 있으므로, 방문 지도를 실시하거나, 낮 동안의 재가 서비스를 이용함으로써, 재가생활의 지원과 증상의 개선 및 진행의 저지를 도모한다. 구체적인 서비스의 예로서는, 방문지도에 의한 요양방법 등의 지도, 방문재활, day care 등을 이용한 재활, 매일 통소형을 비롯한 day service나 일상생활 지원을 위한 home help service 등이 있다.
IIa	가정 밖에서 상기 II의 상태가 관찰된다.	가끔 길을 헤매거나, 쇼핑이나 사무, 금전처리 등이 그때까지 할 수 있었던 것에 오류가 뚜렷하다.	
IIb	가정 내에서도 상기 II의 상태가 관찰된다.	복약관리를 할 수 없다. 전화의 응대나 방문자와의 대응 등 혼자서 집 지기키를 할 수 없는 등	
III	일상생활에 지장을 초래하는 것 같은 증상 · 행동이나 의사소통의 어려움이 관찰되고, 간병을 필요로 한다.		일상생활에 지장을 초래하는 것 같은 행동이나 의사소통의 어려움이 등급 II 보다 중증이 되고, 간병이 필요한 상태이다. 재가생활이 기본이지만, 혼자서 생활하는 것이 곤란하기 때문에, 방문지도나 야간의 이용도 포함한 재가 서비스를 이용하여, 이들의 서비스를 조합시킴으로써 재가에서의 대응을 도모한다. 구체적인 서비스의 예로서는, 방문지도, 방문간호, 반문재활, home help service, day care · day service 등을 포함한 short stay 등의 재가 서비스가 있고, 이들의 서비스를 조합시켜 이용한다.
IIIa	낮 동안을 중심으로 하여 상기 III의 상태를 볼 수 있다.	착탈의, 식사, 배변, 배뇨를 잘 할 수 없다. 시간이 걸린다. 함부로 물건을 입에 넣는다. 물건을 주워 모은다, 배회, 실금, 큰소리, 기성을 지른다. 화기단속 소홀, 불결행위, 성적 이상행위 등	
IIIb	야간을 중심으로 하여 상기 III의 상태를 볼 수 있다.	등급 IIIa와 같다.	
IV	일상생활에 지장을 초래하는 것 같은 증상 · 행동이나 의사소통의 어려움이 빈번하게 관찰되고, 항상 간병을 필요로 한다.	등급 III과 같다.	항상 눈을 뗄 수 없는 상태이다. 증상 · 행동은 등급 III과 같지만, 빈도의 차이에 따라 구분된다. 가족의 간병능력 등의 재가기반의 강약에 따라, 재가 서비스를 이용하면서 재가생활을 계속하든가, 또는 특별양호노인 홈, 노인보건시설 등의 시설 서비스를 이용하는가를 선택한다. 시설 서비스를

(계속)

표 10 치매성 노인의 일상생활 자립도 판정기준 (계속)

등급	판단기준	관찰되는 증상 · 행동의 예	판단에 있어서의 유의사항 및 제공되는 서비스
IV			선택하는 경우에는, 시설의 특징에 입각한 선택을 한다.
V	현저한 정신증상이나 문제행동 또는 중증의 신체질환이 관찰되고 전문 의료를 필요로 한다.	섬망, 망상, 흥분, 자해 · 타해 등의 정신증상이나 정신증상에 기인하는 문제행동이 계속되는 상태 등	등급 I ~IV로 제정되어 있던 고령자가, 정신병원이나 치매전문병동을 가진 노인보건시설 등에서의 치료가 필요해지거나, 중증의 신체질환이 관찰되어 노인병원 등에서의 치료가 필요해진 상태이다. 전문 의료기관에서 검진 받도록 권장할 필요가 있다.

[문헌 7에서 변경]

표 11 개정 하세가와식 간이 지능평가 스케일(HDS-R)

	질문내용		배점
1	나이가 몇 살입니까? (2년까지의 오차는 정해)		0 1
2	오늘은 몇 년 몇월 며칠입니까? 무슨 요일입니까?(연월일, 요일이 정해에서 각각 1점씩)	년 월 일 요일	0 1 0 1 0 1 0 1
3	우리들이 지금 있는 곳은 어디입니까?(자발적으로 나오면 2점, 5초 두고 "집입니까?" "병원입니까?" "시설입니까?" 중에서 바른 선택을 하면 1점)		0 1 2
4	이제부터 말하는 3개의 말을 말해보시오. 나중에 다시 물으므로 잘 기억해두시오(아래의 계열의 어느 것인가 하나이고, 채용한 계열에 ○표를 하여둔다). 1 : a) 벚꽃, b) 고양이, c) 지하철 2 : a) 매화꽃, b) 개, c) 자동차		0 1 0 1 0 1
5	100에서 7을 순번으로 빼어가시오. ("100 - 7은?" "그리고 또 7을 빼면?" 이라고 질문한다. 최초의 답이 정해가 아닌 경우, 중단한다)	(93) (86)	0 1 0 1
6	내가 이제부터 말하는 숫자를 거꾸로 말하시오. (6-8-2, 3-5-2-9를 거꾸로 말하게 한다. 세 자릿수 역창에 실패하면 중단한다).	2-8-6 9-2-5-3	0 1 0 1
7	조금 전에 기억해둔 말을 다시 한번 말해보시오(자발적으로 회답이 있으면 각 2점, 회답이 없는 경우, 아래의 힌트를 주어, 정해라면 1점). a) 식물 b) 동물 c) 탈것		a : 0 1 2 b : 0 1 2 c : 0 1 2
8	이제부터 5개의 물품을 보여드립니다. 그것을 감추겠으니 무엇이 있었는지 말하시오. (시계, 열쇠, 담배, 펜, 동전 등 반드시 서로 관계가 없는 것)		0 1 2 3 4 5
9	알고 있는 야채 이름을 가급적 많이 말하시오. (대답한 야채의 이름을 우측 난에 기입한다. 도중에 막히고, 약 10초 동안 기다려도 나오지 않는 경우에는 거기서 중단한다) 0~5=0점, 6=1점, 7=2점, 8=3점, 9=4점, 10=5점	……… ……… ……… ……… ……… ……… ……… ………	0 1 2 3 4 5
		합계득점	

[문헌 8에서]

표 12 개호를 요하는 · 지원을 요하는 기준

개호를 요하는 정도	신체의 상태(예)	개호를 요하는 추계시간/일
지원을 요함	일상생활의 능력은 기본적으로는 있으나, 목욕 등에 일부 보조가 필요	25분 이상 30분미만 또는 가사지원과 신체기능훈련시간이 10분 이상
개호를 요함 1 (부분적 개호)	일어서기나 보행이 불안정. 배설, 목욕 등 일부 보조가 필요	30분 이상 50분 미만
개호를 요함 2 (경증)	일어서기나 보행 등이 자력으로는 곤란. 배설, 목욕 등에서 일부 또는 전체의 보조가 필요	50분 이상 70분 미만
개호를 요함 3 (중등도)	일어서기나 보행 등이 자력으로는 할 수 없다. 배설, 목욕, 의복의 착탈 등에서 전체의 보조가 필요	70분 이상 90분 미만
개호를 요함 4 (중증)	배설, 목욕, 의복의 착탈 등 일상생활에 전면적 보조가 필요	90분 이상 110분 미만
개호를 요함 5 (최중증)	의사의 전달이 곤란. 생활 전반에 대해서 전면적 보조가 필요	110분 이상

제2차 판정의 결과, 개호를 요하는 정도(개호를 요하는 상태의 구분)가 결정된다.
인정 통지는, 신청에서 30일 이내(원칙)에 통지한다.
※ 신청일까지 소급해서 인정된다.
※ 인정의 유효기간은 6개월(원칙)이므로, 갱신절차가 필요하다.

② (그) 욕구의 달성을 위해서는 어떻게 하면 좋은가, 그것을 평가한다.
③ 어떠한 기술을 사용하면 되는가, 그것을 평가한다.

이 평가표는 방대한 것이므로 전체를 게재할 수는 없으나, 항목은,

① 욕구에 대한 대응의 요약
② 재가 평가
③ 생활상황
④ 의료 · 건강 면
⑤ 신체 · 정신기능
⑥ 의사소통
⑦ 개호(간병)상황
⑧ 가사상황
⑨ 식사
⑩ 배설
⑪ 착탈의
⑫ 몸 단정히 하기
⑬ 목욕
⑭ 이동
⑮ 주택환경 · 복지기기
⑯ 외출상황
⑰ 케어플랜 시트
⑱ 정신장애자 케어평가 작업치료판 시안이라는 전 18항목이다.

평가표로서는 이 밖에,

- MDS-HC방식
- 포괄적 자립지원 프로그램(3개 단체 케어플랜 책정 연구회방식)
- 생활원조를 기초로 한 자립지원 평가 · 케어플랜(일본개호복지사회 평가방식)

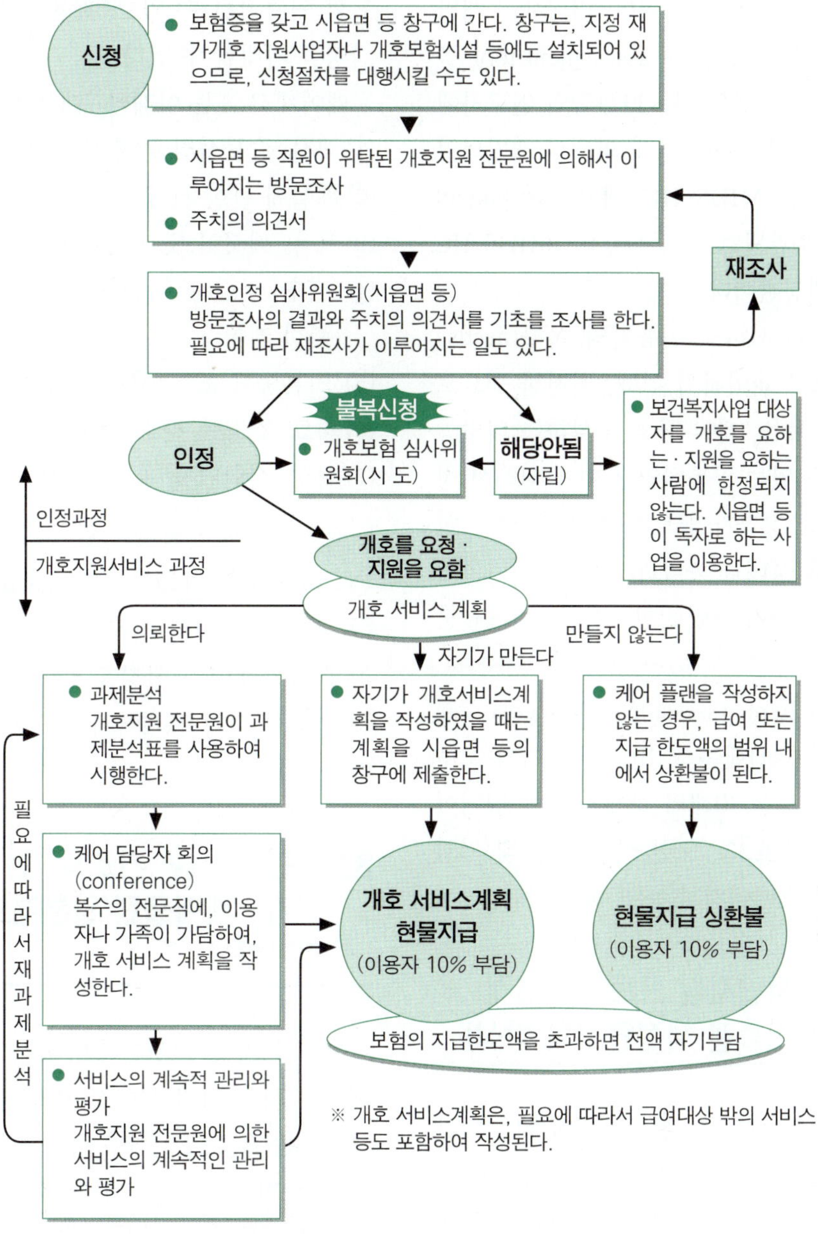

그림 3 신청에서 서비스 급여까지의 흐름(재가의 경우) 〔문헌 9에서〕

- 케어 매지지먼트 실천기록양식(일본사회복지사회 방식),
- 성인 · 고령자 평가와 케어플랜(일본방문간호 진흥재단방식)

등이 대표적인 것이다. 아래에, 이 5개방식의 특징을 언급한다.

1 MDS-HC✓ 방식

MIDS는 Minimum Data Set의 약자이고,

HC는 Home Care의 약자이다. 미국에서 개발된 "장기 케어시설을 위한 assessment tool"을 기초로, 유럽이나 일본 등 20개국의 연구자에 의한 비영리단체 interRAI에 의해서 개발되었다. 1996년에 "MIDS-HC 재가 assessment manual"이 출판되었으나, 현행의 "MIDS-HC 2.0"은 그 개정판이다.

MDS-HC는 서비스 이용자의 욕구(needs)를 포괄적으로 파악하기 위해, 최저한 필요로 하는 평가항목을, 케어 팀을 구성하는 다양종을 이해할 수 있는 공통적인 용어에 의해서 정리한 것이다. 평가자에 의한 오차를 적게 하고, 정확하게 상태를 파악하기 위해, 평가항목의 의미와 평가기준을 정한 "기입요령"이 준비되어 있다.

CAPs(Client Assessment Protocols ; 케어플랜 장성지침)에는, 서비스 이용자가 조우할 가능성이 높은 30개의 과제가 되는 영역이 준비되어 있다(표 13). 또한 서식 구성 및 기입용지의 종류와 페이지 수는 표 14와 같다.

2 포괄적 자립지원 프로그램(3개 – 단체 케어플랜 책정연구회 방식)

개호요양형 의료시설 연락협의회(현 : 일본요양병상협회), 전국 노인보건시설협회의 3개 단체가 시설 서비스 실시기관이라는 공통의 입장에서, 협력 개발한 기법이다. 시설에서의 개호 · 간호에 더해서 재가개호도 염두에 두고, 간병을 요하는 인정을 할 때에 얻어지는 정보를 케어플랜 책정에 효과적으로 이용할 목적으로 개발되었다. 즉, 인정 조사표를 평가서식의 일부로 하고 있는 부분이 큰 특징이다. 인정 조사표에서 얻어지는 정보를 케어체크표와 연관시킬 수 있고, 효율적인 케어플랜의 작성을 기대할 수 있다.

케어체크 표는 아래의 7개로 분류된다.

① 식사, 수분섭취 등에 관한 케어
② 배설에 관한 케어
③ 목욕, 깨끗이 씻기 등에 관한 케어
④ 세수, 구강청결, 몸 단정히 하기, 착탈의에 관한 케어
⑤ 기본동작 보조, 재활 등에 관한 케어
⑥ 의료, 건강에 관한 케어
⑦ 심리, 사회면 등에 관한 케어

개호서비스 계획서의 단기목표나 장기목표는, 이용자나 자족의 욕구(needs)에 입각하여, 직원이 어떠한 서비스를 제공하는가 라는 점에 대해서, 목표설정을 위해, 케어플랜에 기재해야 할 사항은 케어체크 표에서 옮겨 기재한다.

3 생활지원을 기초로 한 자립지원 평가 · 케어플랜(일본개호복지사회 평가방식)

이용자 자신이 생활하기 쉬운 생활을 조립해가는 것을 지원하는 것이다. 사람의 생활을 구성하는 요소로서 "의 · 식 · 주 · 몸의 건강 · 마음의 건강 · 가족관계 · 사회관계"의 7개영역으로 분류하고, 다시 각각의 영역을 세분화함으로써 46개 항목을 설정하여, 생활을 전체적으로 파악하는 것을 가능케 하였다.

4 케어 매니지먼트 실천기록양식(일본사회복지사 방식)

현재 사용되고 있는 것은 개호보험의 시행

표 13 CAPs의 일람표

1. ADL/재활의 가능성	16. 영양
2. 수단적 일상생활능력	17. 구강위생
3. 건강증진	18. 통증의 관리
4. 시설입소의 위험성	19. 욕창
5. 의사소통	20. 피부와 발의 상태
6. 시각	21. 준수
7. 알코올 의존과 위험한 음주	22. 취약한 지원체제
8. 인지	23. 약제관리
9. 행동	24. 완화 케어
10. 우울과 불안	25. 보건예방 서비스
11. 고령자의 학대	26. 향정신약
12. 사회적 기능	27. 재가서비스의 삭감
13. 심폐의 관리	28. 환경평가
14. 탈수	29. 배변의 관리
15. 넘어짐	30. 요실금과 유치 카테터

〔문헌 10에서〕

표 14 CAPs의 서식구성, 기입용지의 종류와 페이지 수

① 상담 접수표　A4용지　4페이지
② 재가 평가표　A4용지　20페이지

AA	기본정보	J	질환
A	평가정보	K	건강상태 및 예방
B	기억	L	영양상태
C	의사소통 · 청각	M	치아 및 구강상태
D	시력	N	피부의 상태
E	기분과 행동	O	환경평가
F	사회적 기능	P	치료방침의 준수
G	비공식적인 지원의 상황	Q	약제
H	IADL과 ADL	R	평가에 참여
I	배설	S	약물치료 조사표

③ CAP 선정표　A3용지　1페이지
④ CAP 검토용지　A4용지　필요에 따라서 사용

〔문헌 11에서〕

에 맞춰서, 평가항목에 인정조사항목을 이용함으로써, 과제분석 표준항목에도 준거하도록 개정된 것으로, 재가와 개호보험시설의 양쪽에서 사용할 수 있다.

평가표는 아래의 7개영역으로 구성된다. 각각의 영역에는 구체적인 평가항목이 설정되어 있다.

① 건강상태
② 이해 · 행동
③ ADL

표 15 케어플랜 작성을 위한 문제 · 욕구영역(30개영역)

1. 의사소통 · 청각장애에 관계되는 검토	16. 배설 케어 · 조절에 관계되는 검토
2. 시각장애에 관계되는 검토	17. 문제의 징후 · 병상의 안정에 관계되는 검토
3. 섬망상태에 관계되는 검토	18. 건강관리 · 셀프케어에 관계되는 검토
4. 치매에 관계되는 검토	19. 수면에 관계되는 검토
5. ADL · IADL의 저하 · 재활에 관계되는 검토	20. 피부 · 청결의 케어에 관계되는 검토
6. 넘어짐의 위험성에 관계되는 검토	21. 통증의 조절에 관계되는 검토
7. 일상생활용구 · 거주환경에 관계되는 검토[재가]	22. 학대예방에 관계되는 검토
8. 고립 · 생활의욕 저하에 관계되는 검토(생활의 안정화)	23. 약의 관리 · 복약에 관계되는 검토
9. 기분의 침체 · 우울 · 정서 불안정에 관계되는 검토	24. 호흡 · 심장기능의 변조에 관계되는 검토
10. 특이행동에 관계되는 검토	25. 감염 · 발열의 징후에 관계되는 검토
11. 역할수행에 관계되는 검토	26. 의료적 처치나 기재에 관계되는 검토
12. 대인관계에 관계되는 검토(바람직한 인간관계)	27. 가족 간병능력 · 가족기능에 관계되는 검토(재가)
13. 식사 · 영양상태에 관계되는 검토	28. 가사에 관계되는 검토[재가]
14. 탈수상태 · 수분공급에 관계되는 검토	29. 경제 · 제도이용의 선택이나 변경 · 확대에 관계되는 검토
15. 치아 · 구강 케어에 관계되는 검토	30. 종말기에 관계되는 검토

〔문헌 10에서〕

④ 가사 · IADL(수단적 ADL)
⑤ 생활의 질(QOL)과 생활지원
⑥ 개호상황
⑦ 거주환경

평가는 이용자의 생활 전반의 해결해야 할 과제 즉, 욕구(needs)를 파악하는 것이 목적이다.

5 성인 · 고령자용 평가와 케어플랜 (일본방문간호진흥재단 방식) (표 15)

1992년에 일본간호협회가 개발한 "간호협회판 고령자 방문간호 평가용지"와 MDS /RAPs(미국의 nursing home에서 사용이 의무화되어 있는 평가기법, RAPs는 Resident Assessment Protocols의 약자)를 비교 연구하여, 양자의 부족한 점이나 중복을 피하여 검토한 결과를 기초로, 평가항목이 시험제작 되었다.

그리고, 간호직의 학직 경험자나 실천자를 중심으로 해당 항목의 실지조사를 시행하고 타당성과 신뢰성의 검증을 가하여, 재단방식이 개발되었다.

H. 케어플랜

평가에 의해서 지원자 측이 파악한 욕구(needs)를 어떻게 하여 대상자 측에 지원하는가의 계획이 케어플랜이 된다. 케어 매니지먼트가 가지는 배경에 따라서 케어플랜이 좌우되어서는 안되는 것이며, 이를 위한 케어 평가이고, 케어 매니저이어야 한다. 케어플랜은 일방적으로 지원자 측이 밀어붙이는 것이 아니라, 대상자 및 가족(간병인)과 잘 이야기를 나눠서 합의한 다음에 수립하고, 가능하면 그 계획(plan)에 대해서 토론하는 기회가 있으면 더욱 좋다.

또한 케어플랜은 항상 재검토가 필요하고, 대상자의 신체적인 변화나 가족 · 환경의 변화에 따라서 재수립할 필요가 있다.

● 인용문헌

1) 厚生統計協会(編)：国民の福祉の動向 2001 年版. p201, 厚生統計協会, 2001
2) 厚生労働省大臣官房統計情報部社会統計課国民生活基礎調査室：性・年齢階級別にみた健康状態の割合. 平成 12 年国民生活基礎調査の概況, 厚生労働省統計表データベース. http://www.mhlw.go.jp/toukei/saikin/hw/k-tyosa/k-tyosa00/index.html
3) 山田　孝：老人に対する感覚統合療法. 日本感覚統合障害研究会(編)：感覚統合研究 第 7 集, pp139–183, 協同医書出版社, 1990
4) 厚生省高齢者ケアサービス体制整備検討委員会(監修)：介護支援専門員標準テキスト. 第 2 巻, pp317–318, 長寿社会開発センター, 1998
5) 大塚俊男, 本間　昭(監修)：高齢者のための知的機能検査の手引き. ワールドプランニング, 1991
6) Gottfries CG, Brane G, Gullberg B, et al: A new rating scale for dementia syndromes. *Arch Gerontol Geriatr* 1:311–330, 1982 (慶應義塾大学精神神経科臨床精神薬理研究班訳)
7) 平成 5 年 10 月 26 日老健第 135 号厚生省老人保健福祉局通知
8) 加藤伸司, 他：改訂長谷川式簡易知能評価スケール(HDS-R)の作成. 老年精神医学雑誌 2:1339–1347, 1991
9) 澤田信子, 島津　淳, 戸栗栄次, 他：よくわかる介護保険制度イラストレイテッド. 第 2 版, p99, 医菌薬出版, 2003
10) Moris JN, 他(編著), 池上直己(訳)：日本版 MDS-HC2.0—在宅ケアアセスメントマニュアル. 新訂版, p3, 医学書院, 2004
11) 介護支援専門員実務研修テキスト作成委員会(編)：介護支援専門員実務研修テキスト. 長寿社会開発センター, 2001

● 참고문헌

12) 日本作業療法士協会(編)：在宅ケアアセスメントとケアプラン—自立を進めるケアプラニング. 在宅訪問作業療法士の育成強化事業プロジェクト試案, 日本作業療法士協会, 1996
13) 日本社会福祉士会(編)：ケアマネージメント実践記録様式ハンドブック—利用者主体の専門的ケアマネージメントをめざして. 日本社会福祉士会, 1999

이 단원의 키워드

- **고령자** 일본에서는 노인복지법 제정(1963년) 후, 65세 이상이 고령자로서 구분되어 있으나, 너무 연령 폭이 크기 때문에, 74세까지의 고령자를 전기 고령자, 75세 이상을 후기 고령자로서 나눠서 나타낸다. 국제적으로는 "고령화율"은 65세 이상의 인구비로 표시된다.
- **노화** senescence. 성숙기 이후, 가령에 수반해서 각 장기의 기능 또는 이들을 통합하는 기능이 저하하고, 마지막으로 죽음에 이르는 과정이며, 이 과정에서 일어나는 현상을 노화현상이라 한다. 그 변화는 발달기처럼 대다수가 마찬가지로 발달하는 것과는 달리, 개인에 따라서 변화의 상태 · 속도는 다양하다.
- **간병을 요하는 (지원을 요하는) 고령자** 간병(개호)이 필요(지원이 필요)한 고령자. 간병을 요하는 정도는 개호보험법에 의해서 결정되어 있다. 간병(개호)을 요하는 정도는 1에서 5까지 있으며, 5가 가장 간병(개호)을 요하는 단계이다. 지원을 요하는 상태는, 간병(개호)을 요하는 상태로는 인정되지 않지만, 사회적 지원을 요하는 상태를 가리킨다.
- **생활습관병** 옛날의 성인병이다. 식습관, 운동습관, 휴양, 흡연, 음주 등의 생활습관이 그 발병 · 진행에 관여한다고 하며, 인슐린 비의존성 당뇨병, 비만, 고지혈증, 순환기 질환, 대장암, 고혈압증, 알코올성 간 장애, 치주병 등이 포함된다.
- **치매** 후천성이며, 지능저하의 질은 단순한 기명력 저하가 아니라, 실지남역, 판단 장애, 계산장애 등 지능의 전반에 일어난다. 치매가 되는 질환은 다양하지만, 특히 알츠하이머(Alzheimer)형 치매와 혈관성 치매는 대표적인 것이다.
- **4개의 상실** 고령이 되면 4개의 것을 상실한다고 한다. ① 심신의 건강의 상실, ② 경제적 기반의 상실, ③ 사회적 연결의 상실, ④ 사는 목적의 상실이 그것이다. 이들은 노화에 의한 신체의 변화나 퇴직, 자식의 독립 등이 영향을 준다.
- **폐용증후군** 심신의 기능을 충분히 활용하지 않음으로써, 원래 저하해서는 아니 될 심신기능이 저하하는 상태이며, 고령자의 경우, 이 영향은 매우 심대하다. 자리보전은 폐용증후군의 최대 원인이다.
- **틀어박힘 증후군** 신체장애만이 아니라 심리적 또는 사회적 장애도 부가되어, 활동 범위가 자택으로 제한되어 있는 상태를 "틀어박힘"이라 한다. 틀어박힘으로써, 폐용증후군을 일으키고, 자리보전에 도달하기 쉬워지기때문에 "증후군"이라 일컬어진다.
- **파라체크 노인 행동 평정 척도** 노인의 활동의 평가를 하는 병동직원을 위해 작성된 것이며, 관찰시간 중에 관찰된 대상자의 행동이나 상태를, 신체기능, 신변처리, 사회적 행동의 3개 분야의 합계 10항목으로 나누고, 각각의 측면을 각 5단계로 평가하는 것이다.
- **개정 하세가와식 간이지능평가 스케일(HDS-R)** 정상적인 노인으로부터 치매성 노인을 선별(screening)할 목적으로 1974년, 하세가와 등에 의해서 고안되고, 1991년에 개정되었다. 개인면접으로 실시되고, 최고득점은 30점, HDS-R 득점에서 20점 이하를 치매, 21점 이상을 비치매로 하고 있다.

(계속)

● Mini-Mental state Examination (MMSE)	1975년, 폴스타인(Folstein)부부가 입원환자용의 인지장애 측정을 목적으로 개발하였다. 지남력, 기명, 주의, 계산, 상기, 호칭, 복창, 청각적 이해, 시각적 이해, 글씨쓰기, 도형 모사로 구성되고, 정신기능을 간이로 선별(screening)할 수 있다.
● 국립 세이켄식 치매 선별검사	건강한 고령자 중에서 치매의 의심이 있는 고령자를 정확하게 선별하는 것을 목적으로 표준화된 간이 테스트이다. 치매의 조기발견에 편리하지만, 치매의 정도를 단계부여 하도록 만들어져 있지 않다.
● 에자와식 지능의 임상적 판정기준	노인의 지능수준을 일상생활에서의 그 사람의 언동이나 태도, 작업수행능력 등을 지표(Merkmal)로 하여 판단하려고 하는 것이며, 본인에게 직접 면접하여 질문하거나, 테스트를 실시할 수 없는 경우에도, 판정할 수 있다.
● GBS 스케일	3명의 작성자의 머리문자를 따서 GBS(스케일)라 불리고 있다. 치매의 중증도와 함께 질적 차이도 평가할 수 있는 것 같은 척도가 필요하다는 관점에서 개발된 것이며, 환자의 상태를 잘 아는 스태프가 채점하는 것을 상정하여 작성되어 있다.
● N식 노년자용 정신 상태척도 (NM 스케일)	노년자 및 치매환자의 일상생활에서의 실제적인 정신기능(치매상태)을 여러 가지 각도에서 파악하여, 점수화해서 평가하는 행동평가척도이다. N-ADL(하기 용어)와의 병용으로, 일상생활 면에서의 실제적 능력을 종합적으로 파악할 수 있다.
● N식 노년자용 일상 생활동작능력평가 척도(N-ADL)	노년자 및 치매환자의 일상생활동작능력을 여러 가지 각도에서 파악하여, 점수화해서 평가하는 행동평가척도이다. NM 스케일과의 병용으로, 일상행활 면에서의 실제적 능력을 종합적으로 파악할 수 있다.
● 장애노인의 일상생활 자립도 판정기준	장애노인에 대한 것과 치매성 노인에 대한 것이 있다. "장애노인의 일상생활 자립도(자리보전) 판정기준"은, 자립, 준 자리보전, 자리 보전으로 구분되며, "치매성 노인의 일상생활 자립도 판정기준"은 증상 · 행동이나 의사소통으로 구분된다.
● 개호보험	초고령 사회로의 변화에 대응한 사회제도 개혁이 하나이다. 간병(개호)을 요하는 상태가 되었을 때를 위해서 미리 보험에 들어두고, 필요할 때에 10% 부담으로 서비스를 받을 수 있다. 시설 서비스와 재가 서비스가 있으나, 이용에는 개호(간병)를 요한다는 인정이 필요하다.
● 케어 평가	간병을 요하는(지원을 요하는) 사람의 생활에서의 해결해야 할 과제(needs)를 명백하게 하는 것. 이를 위해서는 대상자의 입장에 선 생활 전반의 상태를 충분히 파악하는 것이 요망된다. 케어 평가로부터 나타난 과제를 해결하기 위해 케어플랜이 작성된다.
● MDS-HC	Minimum Data Set-Home Care. 재가에서 고령자의 기능이나 생활의 질(QOL)의 개선에 중점을 둔 서비스 체제의 확립을 지원하기 위해 개발된 케어플랜 방식이다. 재가 평가표로 포괄적으로 평가하고, 그것에 의해서 체계적으로 선별된 각 영역에 대해서, CAPs(하기 용어)에 의해서 각각 상세하게 검토하기 위한 지침이 제시되어 있다.
● CAPs	Client Assessment Protocols(재가 케어 지침). MDS-HC(상기 용어)의 재가 케어 평가(care assessment)표에서 해당 CAP에 촉발된 이용자에 대해서, 보다

(계속)

상세한 평가나 케어플랜을 작성하기 위한 지침이다. 해당 CAP을 케어 플랜에 반영시키는지 아닌지를 검토하기 위한 가이드라인이다.

- **케어 매니지먼트** 개호지원 서비스를 말한다. 개호를 요하는 사람이나 그 가족이 가지는 복수의 욕구(needs)와 사회자원을 결부시키는, 또는 조정하는 것.
  이 결과, 개호를 요하는 사람이 생활의 질을 높이거나, 또는 지역에서 안심하고 쾌적한 생활을 보낼 수 있도록 한다.
- **케어플랜(care plan)** 이용자의 욕구를 과학적으로 평가 분석하고, 이에 기초해서 상태의 개선이나 악화의 예방을 목표로 설정하여, 각 개호를 요하는 정도에 따른 보험 급여액의 테두리 안에서, 일일의 서비스 내용을 정하기 위한 업무계획을 작성하고, 그것을 관리하는 것.
- **케어 매니저** 개호지원 전문원을 말한다. 개호를 요하는 · 지원을 요하는 사람 및 가족의 희망 등을 감안하여, 이용하는 개호 서비스의 종류 · 내용 · 담당자 등의 계획서를 작성하고. 계획에 기초하는 개호 서비스의 제공이 확보되도록, 서비스업자와의 연락조정 등을 시행하는 직종이다.

제 7 장

취업의 평가

GIO 일반교육목표	SBO 행동목표
1 취업의 의미를 이해한다.	1) 라이프스타일과 직업의 의미를 설명할 수 있다. 2) 직업적 활동의 범위를 설명할 수 있다.
2 재활목표로서의 취업을 이해한다.	1) 직업재활과 직업전 작업치료의 연관성을 설명할 수 있다. 2) 취업에 관계되는 작업치료의 역할을 설명할 수 있다. 3) 취업의 형태를 설명할 수 있다. 4) 일반취업에 대해서 설명할 수 있다. 5) 복지취업에 대해서 종류를 들고, 각각 설명할 수 있다. 6) 일반취업과 복지취업에서의 작업치료의 역할을 설명할 수 있다.
3 취업의 평가를 이해한다.	1) 직업전 작업치료로서의 평가를 흐름 순서로 열거하고, 이들을 설명할 수 있다. 2) 취업에 대한 심신기능 · 구조에 관한 평가방법을 설명할 수 있다. 3) 취업에 대해서 작업치료 배경에 관한 검사항목을 들고, 각각의 평가방법을 설명할 수 있다.
4 직무분석을 이해한다.	1) 대상자에게 요구되는 직무조건을 조사하여, 대상자의 직무능력을 평가할 수 있다. 2) 작업환경을 조사하는 중요성을 설명할 수 있고, 작업환경 평가를 할 수 있다.

수득 체크리스트

- ☐ ① 라이프스타일로서의 직업의 중요성을 설명할 수 있었다.
- ☐ ② 직업적 활동의 5개의 범위를 설명할 수 있었다.

- ☐ ① 직업재활과 지업전 작업치료의 연관성과 차이에 대해서 설명할 수 있었다.
- ☐ ② 재활에서의 직업복귀의 과정을 간결하게 설명할 수 있었다.
- ☐ ③ 직업재활에서의 작업치료의 역할을 설명할 수 있었다.
- ☐ ④ 직업복귀로서의 원직복귀, 원직장 · 배치전환의 3개 형태를 설명할 수 있었다.
- ☐ ⑤ 대상자의 일반취업의 형태나 내용을 설명할 수 있었다.
- ☐ ⑥ 주된 복지취업의 종류를 들 수 있었다.
- ☐ ⑦ 복지취업의 특징과 문제점을 설명할 수 있었다.
- ☐ ⑧ 일반취업과 복지취업의 특징의 차이에 대해서 설명할 수 있었다.

- ☐ ① 직업전 작업치료에서의 취업평가의 흐름에 대해서 설명할 수 있었다.
- ☐ ② 직업전 평가와 기본적인 심신능력의 평가의 연관성을 설명할 수 있었다.
- ☐ ③ 취업에 대한 대상자의 시간적 측면이나 환경적 측면의 평가의 중요성을 설명할 수 있었다.
- ☐ ④ 취업에 대한 심신기능 · 구조에 관한 평가방법을 설명할 수 있었다.
- ☐ ⑤ 각종의 구체적인 직업적성에 관한 검사에 대해서 설명할 수 있었다.
- ☐ ⑥ 작업치료에 관한 주된 직업적성검사를 적절하게 실시할 수 있었다.

- ☐ ① 직무분석으로서, 대상자의 기본적 조건, 신체적 조건, 정신적 조건의 간이적 검사에 대해서 설명할 수 있었다.
- ☐ ② 작업환경이나 작업조건의 체크의 중요성을 설명할 수 있었다.

GIO 일반교육목표	SBO 행동목표
5 직업 취업능력의 개발을 위한 평가를 이해한다.	1) 직업선택에 관계되는 의사결정의 과정을 설명할 수 있다. 2) 직업선택의 정보원을 설명할 수 있다. 3) 직업 흥미의 평가를 설명할 수 있고, 실제로 검사할 수 있다. 4) 취업에 관련되는 성격특성을 평가할 수 있고, 실제로 검사할 수 있다.
6 직업적성의 평가를 이해한다.	1) 직업능력 적성의 평가를 할 수 있고, 실제로 검사할 수 있다.

수득 체크리스트

- ☐ ① 취업능력 개발을 위한 직업선택의 의사결정 과정을 설명할 수 있었다.
- ☐ ② 직업선택의 중요한 정보원을 설명할 수 있었다.
- ☐ ③ 직업적성의 평가로서, 대표적인 직업흥미의 체크리스트의 예를 들 수 있었다.
- ☐ ④ 직업적성의 평가로서, 몇 가지의 직업흥미 관련 평가를 실제로 실시할 수 있었다.
- ☐ ⑤ 질문지법에 의한 성격특성의 평가를 이해하고 실시할 수 있었다.
- ☐ ⑥ 투영법에 의한 성격특성의 평가를 이해하고 실시할 수 있었다.
- ☐ ⑦ 작업검사법에 의한 성격특성의 평가를 이해하고 실시할 수 있었다.

- ☐ ① 후생노동성편 일반직업 적성검사의 특징을 이해할 수 있었다.
- ☐ ② work sample법에 의한 직업능력 적성검사를 이해할 수 있었다.
- ☐ ③ 정신기능 분야에서의 작업치료 과제 관찰법을 이해할 수 있었다.
- ☐ ④ 직업능력 적성검사로서의 work simulator의 특징을 이해할 수 있었다.
- ☐ ⑤ 장애인용 취직 readiness checklist를 설명할 수 있었다.

작업치료의 대상자를 가급적 조기에 지역사회로 복귀시키는 것이, 작업치료의 역할이다. 이 목표달성에는, 의료 social worker를 비롯하여, 많은 관련 직종이 관여하고, 작업치료사도 직업전 작업치료로서, 평가 및 진료에 크게 관여해야 한다.

장애를 가진 대상자의 사회복귀의 목표나 수준은 다양하다. 취업 가능한 생산연령이라면, 직업복귀가 목표가 된다. 재활의료 서비스에 의해서, 장애 전과 전혀 바뀌지 않은 능력을 발휘할 수 있고, 고용측으로서도 취업에 대해서 어떠한 문제가 없는 수용상황이라면, 원직복귀는 용이하게 가능하다. 그러나, 작업치료를 대상으로 하는 사람들은, 심리기능·신체구조(body functions and structures)나 활동(activities)에 문제를 남기고, 이것이 사회활동에의 참여(participation) 제약의 원인이 되어있는 예도 적지 않다. 취업은 사회참여의 대표적인 형태의 하나이다.

작업치료의 대상자 자신이 심리적·신체적 문제를 극복해도, 직장을 비롯한 사회의 수용에 문제가 있으면, 사회복귀는 어렵다. "병이 완전히 치유되면, 언제라도 회사로 돌아와서, 이전과 같이 일해 주세요. 그때까지는 천천히 치료에 전념해 주세요"라는 고용자 측의 말을 흔히 듣는다. 완전히 좋아지지 않는 한 복직은 받아들일 수 없다는 변병이다. 이러한 "완전한지 아닌지"의 고용자 측의 생각이 있는 한, 장애를 가진 채로의 취업은 곤란하다. 그러나, 작업치료사로서는, 작업치료 대상자의 취업에 대한 욕구(needs)가 있으면, 적극적으로 대상자의 취업능력을 높이고, 동시에 고용자 측에 취업을 작용하여, 대상자가 바라는 사회복귀를 지원해야 한다.

이 단원에서는, 세계보건기구(World Health Organization; WHO)가 2001년에 제시한 국제 생활기능 분류(International Classification of Functioning, Disability and Health; ICF)[1]의 개념에 입각하여, 작업치료 대상자의 취업에 관한 평가에 대해서, 그 의미나 방법을 설명한다.

ICF에서 말하는 참여란 사회적인 인간의 수준에서, 사회적인 사건에 관여하거나 역할을 수행하는 것이다. 참여의 형태에는 대학생으로서 대학에서 학습하는 것과 직업인으로서 직장에서 일하는 것, 가정이나 공동체(community)에서, 아버지로서, 어머니로서, 이웃으로서, 각각 개인으로서의 역할을 수행하는 것 등 다양하다. 이 단원에서는, 사회참여의 대표적인 형태로서의 직업인으로서 직장에서 일하는, 이른바 취업의 평가에 대해서 설명한다.

A. 취업의 의미

1 라이프스타일로서의 직업

라이프스타일(life style)이란 "종전에 생활양식이라 불려왔으나, 의식주만이 아니라, 교제나 오락 등도 포함한 생활하는 방식을 가리킨다. 게다가, 생활에 대한 사고방법이나 습관 등, 문화와 거의 같은 의미로 사용되는 일도 있다"[2]라 정의되어 있다. 사람은 누구라도 자기에게 걸맞은 라이프스타일을 갖고, 만족할 수 있는 인생을 보내고 싶다고 생각한다. 라이프스타일을 선정하는 것은, "어떠한 인생을 걸어갈 것인가"를 결정하는 일이며, 그것은, 어떠한 직업에 취업하는가, 어떠한 가정을 가지는가, 어떠한 여가활동을 하는가, 어떠한 친구 · 지인과 교우하는가, 어떠한 정신적 충실감을 맛보는가 등, 많은 요소에 의해서 결정된다. 라이프스타일을 결정하는 요소 중에서, 직업은 가장 중요하고 인생의 핵심이 되는 것이다. 직업을 선택한다는 것은, 단순히 직업만이 아니라, 동시에 라이프스타일을 선택하는 것도 의미한다고 일컬어진다[3].

장애에 의해서, 일시적이라도 휴업이나 실업 등, 취업에 제약을 받는 것은, 라이프스타일에 큰 영향을 주는 것이 된다. 고교나 대학의 졸업 시에 취직을 생각하는 경우, 일반적으로 회사의 규모, 업종, 노동환경 등이 자칫 중요조건으로 생각되기 쉽지만, 중요한 것은, "일생을 통해서 무엇을 하고 싶은가, 무엇이 자기에게 맞는 일인가"를 생각하는 것이며, 작업치료사는 이러한 관점에서 대상자가 목표로 하는 취업달성에 협력해야 한다.

2 아이덴티티(identity)로서의 직업

사람이 계속적으로 하는 사회활동으로서의 취업에는, "생계의 유지", "사회적 역할의 실현", "개성의 발휘"의 세 가지 목표가 있다[3]. 직종은 "그 사람 자신이 어떠한 사람인가"를 나타내고, 정년퇴직한 고령자나 전업주부의 경우에도, 일의 경력으로 그 사람을 이해하는 것도 가능하다고 한다. 아이덴티티(identity)란, 인격에서의 동일성이다. 어떤 사람의 일관성이 성립하고, 그것이 시간적 · 공간적으로 다른 사람이나 공동체에도 인정되고 있는 것이라 정의되어 있다[4].

반영구적 또는 영구적인 심신의 장애라는 이유로, 아이덴티티로서의 "직업"에 취업할 수 없을 때, 사람으로서 가치가 없는, 삶의 보람이 없는 인생을 보낸다고 생각하는 장애자도 적지 않을 것이다. 이러한 사람들을 대상으로 하여, 의학적 재활에서의 직업전 작업치료가 필요하다.

3 직업적 활동의 범위

취업, 이른바 직업적 활동(vocational activities)이란, 일 관련 활동에 참여하는 것이다. 단순히 취업하는 것만이 아니라, 직업의 탐구, 취직활동, 퇴직계획, 자원봉사활동에의 참여도 포함된다.

① 직업적 탐구(vocational exploration) : 직업적성의 결정, 흥미나 기술의 개발, 적절한 직업적 행동을 선택하는 것 등.
② 취직활동(job acquisition) : 일의 기회의 확인과 일을 선택하는 것. 취직활동을 위한 서류작성이나 면접에 대응하는 활동 등.
③ 일의 수행(work or job performance) : 적절한 시간에 효율적인 방법으로 일 · 작업을 수행하는 것, 필요한 일의 행동을 구체화하는 것.
④ 퇴직계획(retirement planning) : 퇴직 후의 적성을 결정하는 것, 흥미나 기술을 개발하는 것, 또한, 적절한 직업적 행동을 선택하는 것.
⑤ 자원봉사활동에의 참여(volunteer participation) : 개인이나 그룹, 또는 목적수행을 위한 무급 활동을 선택하여, 수행하는 것.

직업적 활동은 이상과 같이 매우 폭넓은 범위라 해석해야 하지만, 이 단원에서는 "일의 수행"에 한정해서 설명한다.

4 직업재활과 직업전 작업치료

직업에 취업한다는 것은 생계의 수단으로서만이 아니라, 자기의 능력을 활용하는, 또는 사회참여의 의미로부터도, 재활과정의 최종목표이기도 하다. 취업하고 있던 사람이 질병 등에 의해서 취업이 중단된 경우, 취업을 필요로 하는 사람에서의 최종목표는, 장애 전의 직종이나 직장에 되돌아가는, 이른바 원직복귀이다. 그러나, 정신적 문제, 신체적 문제, 심리사회적 문제 등, 대상자의 장애의 복잡성으로부터, 반드시 원직복귀가 가능한 것은 아니다.

이 문제를 적극적으로 해결하는 수단으로서, 직업재활(vocational rehabilitation)분야가 있다. 신체장애인 고용촉진법에는, 직업재활이란 "장애인에 대한 직업지도, 직업훈련, 직업소개 기타의 이 법률에 정하는 조치를 강구하고, 그 직업생활에서의 자립을 도모하는 것"이라 하고 있다. 직업재활 분야에서 활동하는 작업치료사는 많지는 않지만, 의학적 재활분야에서 활동하는 작업치료사는, 대상자에게 취업의 욕구(needs)가 있고, 직업재활이 필요하다고 판단되는 경우는, 그 분야에 원활한 가교역할이 가능하도록 대상자에게 적극적으로 작용해야 한다.

작업치료의 수비범위 안에, 직업전 작업치료(prevocational occupational therapy)가 있다. 이것은 직업훈련과는 달리, "특정 직업의 훈련이 아니라, 직업에 종사하기 위해 필요한 일반적인 능력의 향상을 도모한다"라 정의되어 있다.[5)] 직업훈련은 직업능력개발촉진법에 의한 공공직업능력 개발시설 등에서 이루어지고 있으며, 이것은 특정 기능(skill)의 습득을 목적으로 하고 있다. 직업 전 작업치료는 취업의 가능성에 대해서 대상자의 직업적 잠재능력을 평가하여, 직업생활 전반에 적응할 수 있기 위한 토대를 만드는 것을 목적으로 하고 있다. 직업 전 작업치료로서의 작업치료와, 직업재활에서의 직업훈련을 혼동하지 않도록 주의해야 한다.

5 직장복귀의 과정

보통, 재활진료과에서는 대상자의 직업복귀를 위한 회의(conference)가 이루어지고 기업이나 관계기관과도 협의하여, 이 회의의 방침에 따라서 주로 의료 social worker(medical social worker; MSW)가 복직의 조정을 한다. 이 경우, 원직 복귀를 목표로 하지만, 심신의 상황이나 수용의 상황에 따라 배치전환을 목표로 하는 경우도 있다. 회사와 환자와의 대화를 몇 번인가 한 다음, 실제로 회사방문을 하여 현장에서의 작업에 종사하는 데에 문제가 없는지 어떤지를 점검한다. 그 다음에 필요에 따라서 직장의 환경조정을 하고, 불안 없이 취업이 가능하도록 설정한다.

일반적으로, 재활에서의 평가 · 치료의 과정은, intake(최초 면접), 초기 평가, 재활계획의 작성, 심신기능의 개발, 중간평가, 계획 · 방침의 검토, 직업능력의 개발, 최종평가, 취업, 팔로업에 의한 계속적인 평가 등에 따라 진행한다.

아무튼 작업치료에서는, 어느 단계에서도, 대상자의 취업에 관계되는 심신의 능력을 적절히 평가하여, 최적의 상황에서 직업복귀를 지원하는 것이 중요하다.

6 취업에 관계되는 작업치료의 역할

작업치료의 역할 즉, 작업치료 의뢰목적의 하나에, 직업복귀의 지원이 있다. 일 또는 생산적 활동이 욕구(needs)로서 존재하는 작업치료 대상자에 대해서는, 당연히 작업치료사 자신이, 일 및 생산적 활동에 대해서 충분히 이해하여 두어야 한다. 대상자의 취업에 관한 다양한 문제점을 채택하여, 그것을 해결하고, 취업으로 결부시키는 기술이 작업치료사에게도 요구된다.

일본작업치료사협회에서는, 작업치료의 기본적인 역할을, ① 기본적 능력의 유지 · 향상 · 개발, ② 응용능력의 유지 · 향상 · 개발, ③ 사회적응능력의 유지 · 향상 · 개발, ④ 환경자원의 조정 · 지도로 하고 있다[6]. 이 중에서, "취업"이 본래의 모습이고, 대상자에게 취업이 예측될 가능성이 있다면, 당연히, 사회적응능력 즉 취업에 대한 능력을 유지 · 향상 · 개발시키는 것은, 작업치료사로서의 중요한 책무의 하나이다. 대상자의 취업에 관계되는 문제점을 추출하여, 대상자의 잔존기능을 최대한으로 발휘하고, 취업환경을 정비하여, 지원해가는 것이 작업치료로서의 역할이다. 이를 위해서는 정확하게, 취업에 관련되는 여러 문제를 정확하게 평가하는 것이 중요하다.

B. 재활목표로서의 취업

■ 취업의 형태

취업을 목표로 한 작업치료의 경우, 대상자가 어떠한 취업의 형태인가, 또한 어떠한 형태로 취업을 희망하는가를 파악할 필요가 있다. 이것에는 대별해서, 사업주와의 고용계약관계가 계속되어 있는 경우와, 그렇지 않은 경우가 있다. 고용계약이 계속되어 있으면, 직장이나 직종이 관계되어 있으므로, 그 취업조건을 설정하여, 작업치료 중에 평가와 훈련이 가능하다. 또한 고용계약이 없는 경우는, 어떠한 직장이나 직종이 대상자에게 최적인가를 검토하기 위한 평가나 훈련이 중요하다. 우선, 대상자가 어떠한 형태로 취업하는가를 검토해야 한다.

a. 고용관계가 계속되고 있는 경우

입원 또는 외래에 관계없이, 대상자가 작업치료를 받고 있는 경우, 대상자와 고용주와의 사이에 고용관계가 계속되고 있을 때는, 직업복귀에는, 아래의 일반취업의 형태가 있다. 경우에 따라서는 고용자 측의 이해 하에, 원호취업(지원부 고용)이나 재가취업 등, 복지취업의 형태가 있다.

1) 원직복귀

질병 또는 장애 전과 완전히 같은 직장이고 같은 직종, 업무내용으로 다시 취업하는 형태이다. 대부분의 경우, 대상자는 이 원직복귀를 희망하여, 재활의료를 받고 있다.

2) 원직장 · 배치전환(직종의 변경)

질병 또는 장애 전과 완전히 같은 직장(회사)이지만, 이전과 다른 직종에 취업하는 형태이다. 예컨대, 대마비로 휠체어를 사용하게 된 경우, 동일 직장에서, 장애 전의 기계조작 등의 "작업실무"로부터 사무실에서의 "사무적 업무"로 직종을 변경하는 것이다.

3) 원직장 · 배치전환(직장의 변경)

질병 또는 장애 전과 완전히 같은 직종이지만, 동일 업종 내에서 이전과 다른 직장에 취업하는 형태이다. 대상자의 심신의 장애상황에 맞춘 작업환경에서 일하는 형태이다.

b. 고용관계가 없는 경우 · 신규로 취업을 필요로 하는 경우

일반고용이 되어있던 대상자가, 장애에 의해서 이전의 고용관계가 없어진 상태, 이른바 실업한 경우, 대상자가 취업을 희망하고, 그 가능성이 있는 경우는, 새로운 취업의 형태를 생각할 필요가 있다. 이러한 예에서는, 대상자의 취업에 관한 잠재적인 능력을 평가하여, 적절한 취업으로 유도하기 위한 직업 전 조사가 반드시 필요하다. 장애 후, 신규로 취업하는 경우, 대별해서 일반취업과 복지취업의 형태가 있다.

1) 일반취업

일반취업은 일반 사무소와의 고용계약의 것, 또는 재가취업 등 생계를 유지하기 위한 취업이 있다. 질병 또는 장애 전과는 완전히 다르고, 새로운 직장, 새로운 직종에서 일하는 형태이며, 새로이 고용관계를 만드는 것이다. 또한, 독립하여 하는 자영업도 일반취업에 포함된다.

2) 복지취업

복지취업은 보호적 취업이라고도 불린다. 일반사무소 등에서 일할 의욕이 있어도, 직무의 수행에는 정신적 또는 신체적으로 문제가 있고, 거기서의 취업이 곤란한 경우에서의 보호적인 지원 하에서의 취업형태이다. 복지취업에는, 소규모 작업소, 복지공장, 입소 직업보도 시설, 통소 직업보도 시설, 입소 재활원호 시설, 통소 재활원호 시설 등이 있다. 산재보험에 기초한 산재(산업재해) 재활 작업소도 복지취업의 하나이다. 이들의 시설에서의 취업은, 생계를 중요시한다는 것보다는, 일한다는 삶의 보람을 개발하는 목적이 있다. 또한, 일반취업의 준비단계로서 이용되는 경우도 있다.

3) 기타

① 재가취업

재가취업에는 장애가 중증이고 일반 사업소에서는 대상자의 능력이나 장애에 상응하는 작업환경을 발견할 수 없으며, 또한 작업장까지의 통근수단이 문제로, 부득이 재가에서 취업하는 경우가 있다. 반대로, 일반의 SOHO (small office, home office)라 일컬어지는 사무적 취업형태나 제조업 등과 같이, 주거 그 자체가 작업에 있어 형편이 좋은 경우가 있다. 일반기업에서의 satellite office, 재가근무, SOHO의 확산과 어울려, 장애인의 재가근무도 조금씩 확산을 보이고 있는 것 같다.

② 특례 자회사

일반 직장 중에서 장애인을 고용하는 것이 곤란한 기업에서는, 장애인을 고용하는 것을 목적으로 한 자회사의 설립이 이정되어 있다. 시각장애나 뇌성마비 등 고용에 익숙해지기 어려운 장애를 가진 사람을 우선적으로 채용하고 있는 자회사도 있다. 후생노동성의 조사에 따르면, 2003년 시점에서 특례 자회사는 전국에서 139사, 근무하는 장애인의 수는 약 3,500명이다.[7)]

③ 원호취업

지원부 고용(supported employment)이라고도 일컬어진다. 이제까지 취직하는 것이 곤란하다고 하여온 중증 장애에 대해서, 취직 이전에 시행되던 지도, 훈련 등의 과정을 생략하고, 직접 실제의 직장에 취직하여, 그 현장에서 지도, 훈련을 계속적으로 실시해간다는 직업재활의 방법이다. 작업형태로서는 개별취업이 많고, 장애인이 일하는 직장에 job coach✓라 불리는 지도자가 가서, man-to-man의 지도를 하는 취업형태이다[8, 10)]. 후생노동성은 2000년도부터 job coach 시험사업이 시작하고 있으며, 일본 장애인 고용촉진회가 설치하는 장애인 직업 센터가 job coach의 시험사업을 시행하고 있다.

C. 취업의 평가

발달장애 등이 원인으로 이제까지 한번도 일한 적이 없는 예나, 직업 전 훈련이나 직업훈련에 의해서, 직업생활에 복귀할 수 있는 가능성이 있는 후천적인 장애의 예 등, 어느 것도 취업을 목적으로 한 재활에서 출발점이 되는 것은, 취업에 관계되는 평가이다.

1 직업 전 작업치료로서의 평가의 흐름

취업이 재활목표로서 설정된 경우, 직업 전 작업치료의 평가과정으로서는, 면접, 작업수행 요소의 검사(각종 심리적 · 신체적 검사), work sample법을 사용한 검사, 최종적으로 직무 시행(trial)방법에 의한 검사로 단계부여를 한다. 각 단계에서 시행되는 이들의 검사는, 각각의 표준화된 검사 매뉴얼에 따라 신뢰성이 높은 정확한 검사기법을 갖고 실시하고, 검사결과를 정확히 해석해야 한다. 검사를 할 때는, 대상자의 행동이나 태도를 주의 깊게 관찰하여, 대상자의 취업에 관계되는 능력을 바르게 평가하는 것이 중요하다.

a. 면접에 의한 정보수집

면접 전에, 대상자에 관한 심신기능의 문제점인 의학적 정보를 비롯하여, 생활경력, 교육경력, 직업경력 등의 시제적인 배경이나 주거나 주위의 환경적인 측면에 대해서, 관련 직종이나 가족 등으로부터 정보를 수집할 수 있다. 면접에 의해서 대상자의 배경적인 정보인 시간적 측면이나 환경적 측면을 확인하여, 대상자의 취업에 대한 현재의 심경이나 요망을 아는 것이 중요하다. 면접에서 얻어진 정보를 참고로, 작업치료사는, 직업선택이나 취업준비를 위한 작업치료의 수단을 검토해야 한다. 취업에 관한 여러 가지 검사의 실시 전후 또는 실시 중에도, 대화 속에서 중요한 정보가 초래되는 경우도 적지 않으므로, 대상자의 말에는 주의해야 한다.

면접의 구체적인 방법에 대해서는, 제2장 I "면접법, 관찰법"의 항(56페이지)을 참조하기 바란다.

b. 심리적 · 신체적 기능의 평가

직업 적성검사와 같은 직접적인 취업검사를 하기 전에, 취업에 관한 대상자의 기본적인 심신기능 즉, 수행기능(skill)을 우선 검사하는 것이 중요하다. 작업치료의 효과를 판정하는 데에 있어서도 중요한 평가대상이기 때문에, 모든 작업치료 대상자는 이 기본적인 심리적 · 신체적인 능력의 평가는 받고 있었을 것이다.

c. 일상생활활동 · 사회생활활동의 평가

취업에 필요한 기본적인 심신기능을 평가하는 것과 병행하여, 대상자의 일상생활활동(동작) (activities of daily living; ADL)이나 사회생활활동(행위)(activities of social life; ASL)의 평가가 필요하다. 이들의 평가에 대해서는, 이들의 여러 기능이 발휘되어 비로소, 취업에 관한 업무를 수행할 수 있다. 그러나, ADL 및 ASL의 수행이 곤란하였다 하여도, 특정 취업활동을 충분히 수행할 수 있는 예도 적지 않다. 집필활동, 소프트웨어 개발활동, 예술적 활동 등은 그 예이다.

이 분야의 평가에 대한 상세는. 제2장 XV "일상생활활동 평가"의 항(273페이지)을 참고하기 바란다.

d. work sample법 · 장면 설정법에 의한 평가

실제의 작업에서 사용되는 재료, 도구, 기계 및 공정을 사용하는 것 같은 작업과제 또는 모의적인 작업을 사용해서 평가하는 방법이다. 이것에는 이른바 직업 적성검사를 비롯하여, 일반적인 신체장애, 정신장애, 발달장애 등, 각 분야에서 개발, 활용되고 있는 직업적성 평가법이 있다. 이것에는 workability test, 헤스터 평가법(Hester evaluation system), 타워법(testing, orientation and work evaluation in rehabilitation; TOWER), 맥카론 · 다이얼 작업 평가법(McCarron-Dial work evaluation) 등이 있다.

e. 직무 시행법(trial method)에 의한 평가

직무 시행법은 평가방법 중에서 가장 직접적이고 동시에 실제적인 작업평가법이며, 복귀를 예정하고 있는 실제의 직장에서 현실의 작업을 통해서 대상자의 직업능력을 평가하는 것이다.

복잡한 장애상을 가진 경우, 직업적성검사나 지능검사 등의 표준화된 검사수단을 적용할 수 없고, 작업검사나 work sample 등을 사용해도, 직업적성의 평가가 어려운 예가 있다. 많은 표준화된 평가수단을 개발하여 성과를 올려온 미국에서도 마찬가지이며, 이것에 대신해서, 장면 평가법(situational evaluation/assessment)을 많이 이용하게 되었다고 한다. 원래의 "장면 평가법"은 실제의 직장에서의 작업의 장면을 평가실 내에 모의적으로 만들어 평가하는 것이지만, 일본에서도 흔히 시행되는 직장실습 · 직무시행법에 가까운 것이다.[11)]

2 평가의 실제

직업 전 평가(prevocational evaluation)란 대상자의 직업적 욕구(needs)의 평가에 대한 작업치료사의 관여를 막연하게 표현하고 있는 것이라 일컬어진다[12]. 또한 직업 활동에 참여하기 위해 필요한 ADL, 교육능력, 신체능력과 장애에 대한 평가라고도 일컬어진다[13].

작업치료사로서는 대상자의 취업에 관한 잠재적인 심신능력 또는 취업에 관계되는 환경을 검사하여, 취업의 가능성을 평가하는 것이 중요하다. 그리고 그 평가에 기초하여, 직업생활 전반에 적응할 수 있기 위한 토대를 만드는 것이 중요하다.

취업의 평가로서는 취업에 직접 관계되는 검사사항만이 아니라, 심신기능 · 구조, 활동 또는 사회참여를 포함한 평가가 필요하지만, 이들 기본적인 여러 가지 검사의 상세한 것에 대해서는, 해당되는 단원을 참조하기 바란다.

■ 취업에 관한 직업적 배경의 평가

작업치료사는 특히 대상자의 직업적 배경에 대한 정보를 정확히 파악할 필요가 있다. 이 직업적 배경에는, 시간적인 측면과 환경적인 측면이 있다.

1) 시간적 측면(temporal aspects)

배경의 시간적 측면으로서, 연령적 측면, 발달적 측면, 라이프사이클의 측면, 및 장애상황의 측면이 있다.

① 연령적 측면(chronological aspects)

이른바 개인의 달력연령이다. 취업과 연령은 별로 연관성이 없다고 일반적으로 일컬어지지만, 장애를 갖고 취업하는 경우, 연령적인 제약이 존재하는 것은 부정할 수 없다.

② 발달적 측면(developmental aspects)

개인의 성숙의 단계 또는 시기를 말한다. 발달단계(가령적 단계)는 취업에 영향을 주는 요소의 하나이다.

③ 라이프사이클 측면(life cycle aspects)

이것은 직업 사이클, 육아 사이클 또는 교육과정과 같은, 중요한 생활의 특정의 시기 · 시간을 말한다. 대상자가 이 라이프사이클의 어느 시기에 해당되는가라는 것은 취업에 관해서는 중요한 인자이다.

④ 장애상황의 측면(disability status aspects)

질병이나 손상의 병기를 의미하는 것이다. 대상자는 급성기, 회복기, 또는 만성기의 어느 시기인가, 장애를 받고나서 어느 정도의 경과시간인가 등의 시간적 요소이다. 취업을 생각하면, 대부분의 사례에서는, 장애가 고정된 시기, 또는 취업능력이 갖춰진 시기에 목표달성이 되는 것인데, 작업치료에서의 평가의 단계에서는 여러 가지 병기에 대응해야 한다.

2) 환경적 측면(environmental aspects)

작업에 관한 환경은 대상자의 취업에 가장 영향을 주는 외적 인자의 하나이다. 취업하는 준비단계로서, 대상자의 생활환경에 대한 정확한 정보를 얻는 것이 중요하다. 이것은 대상자 본인으로부터 청취하는 것에 의한 정보만이 아니라, 가족 등으로부터의 정보도 필요하다. 보통은 재활관련 스태프가 협동하여, 가정 또는 직장방문을 하여, 직접적으로 정보를 수집한다. 이 환경적 측면으로서는, 물리적 환경만이 아니라, 사회적 환경, 문화적 환경이 있다.

① 물리적 환경(physical environment)

수행의 배경 속에서 인간 이외의 측면을 말한다. 자연환경이나 지형, 식물, 동물, 건축, 가구, 기타의 물품, 도구나 비품, 또는 장치 등에 접근(access)의 용이성과 그 안에서의 수행을 포함하는 것이다. 취업을 생각한 경우, 직장환경은 대상자의 능력발휘에 크게 영향을 주기 때문에, 정확하고 충분한 정보를 모을 필요가 있다.

② 사회적 환경(social environment)

이것은 가정이나 직장 등 개인에 영향을 주는 인적 환경을 말한다. 배우자나 친구 등의 개인적 관계로부터, 직장의 동료, 부하, 상사 등의 공적 관계이다. 어떠한 인적 환경 하에서 취업하는가를 알 필요가 있다. 상정되는 직장의 환경만이 아니라, 작업과 연관성이 있는 사회적인 그룹의 활동도 이 사회적 환경의 범주이다.

③ 문화적 환경(cultural environment)

관습, 신조, 활동패턴, 개개인이 구성원이 되어 사회로부터 받아들여지는 기대성 등을 포함하는 것이다. 사회자원 접근(access)에 연관성이 있는 법률이나 개인적 권리의 주장 등 제도적 측면도 포함하고 있다. 같은 의미에서 교육, 고용, 또는 경제적 지원의 기회도 포함하는 것이다.

D. 직무분석

직무분석이란 개개의 직무의 내용, 특징, 자격요건 등을 조사하여, 그 결과를 직무기술서 등에 정리하는 것을 통해서, 해당되는 직무의 특징을 명료하게 하는 것을 말한다. 취업을 재활목표로 하고, 취업형태를 미리 알고 있는 경우, 그 직무를 분석하여 직무수행에 필요한 조건을 명백히 하는 데에도 직무분석은 필요하다. 직무분석에는, 대상자에게 요구되는 직무조건과 작업환경조건의 두 측면이 있다.

1 대상자에게 요구되는 직무조건의 조사와 대상자의 능력평가

대상자가 취업하려고 하는 작업의 내용이나 조건에 대해서 이해하고, 그 업무가 가능한지 아닌지의 기본적 및 응용적인 작업능력 평가를 시행한다.

1) 기본적 조건

연령, 신장 기타의 신체적 조건, 또는 학력, 경험, 자격(면허) 등, 취업에 관한 기본적 사항에 대해서 고용자 측은 어떠한 조건을 제시하고 있는가를 체크한다.

2) 신체적 조건

① 운동기능면

근력(역량), 근육의 지구력, 관절가동성(유연성), 자세(앉은 자세 · 선 자세)의 지속성, 손가락의 정교성, 보행(이동능력) 등의 항목에 대해서, 어느 정도의 수준이 요구되고 있는지를 체크한다. 구체적인 수치가 있으면, 그것을 기록한다(예 : 양손의 악력은 각각 15 kg 이상이 필요, 30분 이상의 앉은 자세 내구성이 필요 등). 다음으로, 요구되는 조건을 해결하고 있는지 아닌지의 검사를 한다.

② 감각기능면

취업에서 요구되는 시각(시야 · 시력 등), 청력, 손발의 표재감각(촉각 · 온각) 등의 항목을 체크하여, 대상자의 능력을 검사한다.

3) 정신적 조건

이해 · 판단력, 기억력, 표현력(구두 · 문서), 집중력, 지속력, 문제해결능력 등, 정신적 기능면이나 심리적 측면에 대해서, 요구되는 수준을 체크한다. 수준의 기준으로서는, "별로 필요로 하지 않다", "보통정도", "어느 정도 중요", "매우 중요" 등의 단계로 표현하는 것도 하나의 방법이다. 이들의 요구에 대해서, 어느 정도의 능력을 발휘할 수 있는가를 평가한다.

2 작업환경의 평가

대상자가 취업할 예정인 직장환경에 대해서, 여러 가지 측면에서 조사하여, 대상자가 그 조건에 견딜 수 있는가, 또는 환경을 변경할 필요가 있는가를 검토한다.

통칭 하드빌법(고령자, 신체장애인 등이 원활하게 이용할 수 있는 특정 건축물의 건축의 촉진에 관한 법률)에 이해를 나타내는 사무소라면, 신체에 장애를 가진 사람으로서, 취업에 큰 지장은 일어나지 않을 것이다. barrier-free, normalization, universal design 등의 생각이 철저하여 있는 직장에서는 작업환경에 문제가 되는 일은 없다. 그러나 현 상황의 대부분은, 장애를 가진 사람들에게는 건축적, 구조적인 불비점이 많아, 개개의 대상자에 따라서 작업환경을 조사할 필요가 있다.

1) 작업환경

작업장소가 옥내인가 옥외인가, 위치적으로 높은 곳인가, 낮은 곳인가, 넓은 장소인가, 좁은 장소인가, 바닥면의 상태는, 어느 정도의 조명조건(명암)에서 작업하는가를 조사한다. 온도, 습도에 대해서도 중요한 작업환경이다.

소음, 진동, 먼지 등의 물리적 화학적 조건의 상황도 파악해야 한다. 또한, 기계조작, 전기제어 등에 의한 위험성도 체크해야 할 중요한 인자이다.

2) 작업조건

인적인 관계도 중요한 작업환경의 하나이다. 작업의 페이스(pace)는 규제되는가, 작업자의 자유로운 페이스로 시행할 수 있는 작업인가, 단독(1명)의 작업인가, 그룹으로 동일한 작업을 하는가에 따라서, 대인관계, 협동성이 중요시되는 경우도 있다.

3) 작업 그 자체의 특성

대상자에게 요구되는 작업의 성질은, 단순하고 동시에 반복적인 작업인가, 복잡하고 판단력이 요구되는 작업인가, 창조적인 작업인가 등, 작업의 특성에 따라서, 요구되는 심신능력의 수준은 다양하다.

대상자와 사업주와의 고용관계가 계속되고 있는 경우, 고용주에 대해서 적극적으로 계속고용을 작용하는 것은, 작업치료사로서의 책무이기도 하다. 사회복지사 등의 취업에 관계되는 전문직과 협력하여 대상자의 욕구(needs)에 부응해야 한다.

E. 직업 취업능력 개발을 위한 평가

작업치료 대상자에서 취업이 재활목표로 설정되었을 때, 초기 도입부분으로서, 취업능력의 평가가 있다. 대상자는 어떠한 특징이 있고, 무엇을 요망하고 있는가, 장애의 상태는 어떠한가, 등을 종합적으로 판단하여, 대상자가 바라는 장래의 직업의 방향성을 결정한다. 직업재활분야에서는, 그 평가에는 심리 테스트, 신체운동기능 테스트, 직업적성검사, work sample법 등이 사용되고 있다.

1 직업선택의 의사결정

실업(실직)상태의 대상자가 취업을 희망하고, 그 가능성이 적절하다고 간주되면, 어떠한 직업이 좋은가를 대상자와 함께 생각하여 지원해야 한다. 직업을 선택할 때, 중요한 인자는, 일반적으로 개인의 직업경력이나 작업경험, 기술 · 자격 등의 현재 보유하고 있는 능력, 신체상황, 성격, 흥미 · 지향성, 가치관 등이다.

대상자에게 적합한 직업의 선택에는, 의사결정 과정을 활용하고, 충분한 계획을 세워야 한다. 일반적으로 의사결정 과정은, 다음의 단계를 밟아 이루어진다.

a. 취업에 관한 욕구나 소망의 명확화

대상자는, 어떠한 라이프스타일로 인생을 보내려고 하는가, 무엇에 가치를 추구하는가(작업인가, 가족인가, 여가활동인가, 친구인가, 그렇지 않으면 충실성인가), 어디서 생활하는가, 여가를 어떻게 지내는가, 가정과 직업과의 관계는, 어떠한 근무형태를 바라는지 등을 명백히 하는 것이다.

b. 능력이나 특성의 명확화

대상자의 심신의 능력, 흥미, 가치관, 인격(personality)✓, 기능(skill), 경험 등 대상자가 가지는 다양한 특성을 분석하는 것은 중요하다. 이들은 작업치료 장면이나 직업관련 각종 검사, 관찰, 면접 등에 의해서 명백히 할 수 있다.

c. 선택된 직업의 정보수집

직업이나 캐리어✓ 선택지를 열거하고, 각각의 선택지에 관한 정보를 모으는 것이 필요하다. 대상자의 욕구(needs)에 맞을 것 같은 몇 가지의 직업이나 캐리어를 선택하여, 관련 정보수집에 협력할 수 있다. 이들에 관련되는 정보에는, 직업관 · 근로관, 직업의 세계, 노동시장, 산업 · 경제, 노동조건 등 다양한 것이 있다. 또한 정보의 전달매체에 따라서도, 인쇄, 시청각, 면접 · 실습 · 체험학습, 컴퓨터 지원 시스템 등이 있다.

2 직업선택의 정보원

직업이나 자격을 이해할 때의 몇 가지 정보원을 소개한다.

a. 인쇄물, 출판물의 정보

『직업 핸드북』[3]을 비롯하여, "직업명 해설"

(후생노동성), "직업분류표"와 "직업명 찾아보기"(후생노동성), 출판사가 발행하는 직업을 소개한 서적, 자격정보(국가시험 자격 전서 등 각종), 행정기관이 발행하는 각종 자료 등이 있다.

이들의 정보는, 공공직업안정소 등의 상담기관, 도서관, 정부간행물 센터 등에서 입수할 수 있다.

b. 시청각 정보

슬라이드, VTR, 카세트테이프 등의 시청각 교재에 의한 정보의 제공은, 이용자에게 직접 호소하는 효과가 큰 것으로서 널리 사용되고 있다. "직업 가이던스 비디오"(재단법인 고용문제 연구회), "NHK 장래를 사는 방법 전5권"(재단법인 일본 진로 지도협회), "장애인을 위한 직업 가이드"(일본 장애인 고용촉진협회: 현 독립행정법인 고령 · 장애자 고용지원기구), 노동성편 일반직업검사, 직업 레디네스 테스트(재단법인 고용문제 연구회) 등이 있다.

c. 시뮬레이션에 의한 정보

취직면접의 역할연기, 직업탐색 게임, 취직이나 진로에 관한 워크숍 등 효과적인 career 지침의 수단으로서 널리 활용되고 있다. 시뮬레이션에 의한 학습은, 직업이나 캐리어 탐색의 구체적 실천임과 동시에, 정보를 얻는 좋은 기회이다.

d. 직업인에 대한 면접, 실습, 체험에 의한 정보

직업은, 실제로 그 직장에 가보아서 비로소 그 내용을 알 수 있다고 한다. 다양한 직종이 실제 또는 시뮬레이션으로 실체험을 할 수 있는 환경이 작업치료부문에 설치되면 바람직하다.

처음으로 직업을 선택하는 신규 학교졸업자의 직장방문, 직무조사, 1일 체험 입사, 현장실습 등의 계발적 경험은 이에 상당한다. 또한 장애자 등에 대한 직장 적응훈련(정식으로는 고용되기 전에, 일정기간 직장에 적응하기 위해 일하여 보는 제도) 등은 전형적인 계발적 경험에 해당한다.

e. 컴퓨터 지원 시스템에 의한 정보

좋은 정보의 조건은, 정확하고, 신선하고, 사용하기 쉬운 것이다. 이 조건을 충족하기 위해, 컴퓨터 지원시스템에 의한 정보제공이 적극적으로 이루어지도록 되어있다.

현재 직업안정소에서는, 직업소개 컴퓨터를 이용한 종합적 고용정보 시스템(후생노동성)이 사용되고 있다. 후생노동성의 노동시장 센터를 키 스테이션으로 하여, 전국의 직업안정소를 연결하여 전국의 구인, 구직을 컴퓨터에 입력하고, 검색, 조회, 정보제공 등을 하고 있다.

장애인, 고령자, 여자고용, 능력개발, 노동기준 등의 전문분야에 대해서는, 독립행정법인 고령 · 장애자 고용지원기구, 재단법인 21세기 직업재단, 중앙 직업능력개발협회, 사단법인 전국 노동기준관계 단체연합회 등이, 일반적으로 정보를 제공하고 있으므로 참고하면 좋다.

F. 직업적성의 평가(검사)

직업적성의 평가로서, 직업흥미, 성격특성, 및 능력적성 등이 있다.

1 직업흥미의 평가

직업적성의 조건으로서는, 우선, 대상자가 어떠한 직업에 흥미나 관심 또는 지향성이 있는가, 작업치료사는 알아야 한다. 취업을 상정한 작업치료에서는, 대상자의 작업치료 시의 대화나 관찰, 또는 직접적인 청취 등이고, 대상자의 취업에 관한 흥미 등을 파악할 수는 있다.

또한 졸업 후의 진로조사 · 가이던스로서 표준화되어 있는 직업흥미 조사도 활용하면, 대상자의 의외의 흥미나 관심을 돋보이게 하는 일도 있다. 표준화된 직업흥미조사 등은, 리크루트(recruit)관련 기업이 여러 가지의 미디어로 소개하고 있으므로, 그 몇 가지를 소개한다.

a. 직업흥미검사(VPI)

VPI(vocational preference inventory)는 미국에서 개발된 홀란드(Holland)에 의한 일본판이다. 이 검사는 160의 구체적인 직업에 대한 흥미 관심의 유무를 회답하는 방법이다. 6개의 흥미영역(현실적, 연구적, 관습적, 사회적, 기업적, 예술적)에 대한 흥미의 정도와 5개의 경향척도(자기통제, 남성-여성, 지위지향, 희유반응, 묵종반응)가 프로필로 표시된다. 이 검사는 자기이해를 심화시키고, 바람직한 직업탐색이나 직업선택활동을 촉진하기 위한 동기부여나 정보를 제공하는 것을 목적으로 하고 있다(표 1, 2).

작업치료의 대상이고, 새로운 취업을 구하는 경우에도 적용할 수 있는 직업흥미의 검사의 하나이다.

b. MIO 직업흥미 체크리스트

MIO 직업흥미 체크리스트(표 3)는 오사카부 종합노동사무소 직업 카운슬링 센터에서 개발된 검사이다. 12개의 직업영역의 분류(작업실무 · 기계 · 연구과학 · 미술 · 문예 · 음악 · 영업 · 지도 · 복지 · 대인 서비스 · 사무 · 계산)에 의해서, 개인이 갖고 있는 직업흥미의 특징을 조사하여, 직업에 대한 흥미나 지향성을 파악하는 것이 목적이다. 현재, 홈페이지 상[14]에서 공개하고 있는 이외에, 각종 상담기관 · 학교 등에는 일정한 조건 하에 무료로 제공하고 있다.

대상자의 취직에 대해서, 방향성의 확인이나 탐색하고 싶은 경우에 귀중한 보물이다. 이 체크리스트는 직무의 가능 불가능이 아니라, 해보고 싶은가 아닌가의 흥미를 묻는 조사이다. 성별 및 연령의 입력에 의해서, 직업흥미의 경향이 판정된다.

c. 기타

직업적 흥미를 조사하는 기타의 검사로서는, 직업흥미와 그 동기를 아울러 진단할 수 있는 "H · G 직업지향검사", 옥외, 기계, 계산, 과학, 설득, 미술, 문예, 음악, 봉사, 서기의 10개 분야로부터 그 직업흥미 경향을 조사하는 "TK식 직업흥미검사", 흥미의 6개영역

표 1 직업흥미검사에서의 6개의 직업흥미 영역

영역명	내용
현실적 흥미영역 (realistic ; R영역이라 약한다)	기계나 물체를 대상으로 하는 구체적이고 실제적인 작업이나 활동의 영역
연구적 흥미영역 (investigative : I영역이라 약한다)	연구나 조사와 같은 연구적, 탐색적인 작업이나 활동의 영역
사회적 흥미영역 (social : S역역이라 약한다)	사람과 접촉하거나, 사람에게 봉사하거나 하는 작업이나 활동의 영역
관습적 흥미영역 (conventional ; C영역이라 약한다)	정해진 방식이나 규칙, 습관을 중요시하거나, 이에 따라서 시행하는 것 같은 작업이나 활동의 영역
기업적 흥미영역 (enterprising : E영역이라 약한다)	기획 · 입안하거나, 조직의 운영이나 경영 등의 작업이나 활동의 영역
예술적 흥미연역 (artistic : A영역이라 약한다)	음악, 예술, 문학 등을 대상으로 하는 것 같은 작업이나 활동의 영역

표 2 직업흥미검사에서의 5개의 경향 척도

경향 척도의 명칭	내용
자기통제 척도 (self-control : Co 척도)	자기의 충동적인 행위나 생각을 어느 정도 통제하고 있는가를 나타낸다.
남성-여성경향 척도 (masculinity-feminity : MI척도)	전통적인 성 역할에 어느 정도 연연하고 있는가를 나타낸다.
지위 지향 척도 (status : St 척도)	사회적 위신이나 명성, 지위나 권력을 어느 정도 중요시하는가를 나타낸다.
희유반응 척도 (infrequency : Inf 척도	직업에 대한 견해가 어느 정도 독특한가를 나타낸다.
묵종반응 척도 (acquiescence : Ac 척도)	어느 정도 폭넓게 다양한 직업에 관심을 갖고 있는가를 나타낸다.

(대인적 사회적, 자연적, 기계적, 실업적, 예능적, 연구적)과 흥미의 형태(언어적, 기능적, 계산적, 흥미의 수준 등)에 대해서 판정할 수 있는 "VIT · 신 개정 직업흥미 테스트" 등이 표준화되어 시중에서 판매되고 있다. 어느 것도 단시간에 검사할 수 있다.

2 성격특성의 평가

직업적성이나 작업수행능력 등의 한 요소에 "성격"이 있다. 일반의 취직시험에도 널리 성격검사가 사용되고 있다. 성격검사의 방법에는, 심리학이나 임상심리학에서 사용되는, 질문지법, 투영법, 작업검사법이 있다.

표 3 직업영역과 직무분류표

1) 작업실무 (옥외작업이나 수공기술, 경비보안 등의 현업적인 업무)	작업실무	야채 · 과수재배작업자, 임업작업원, 화초포장원, 창고원, 싣고 내리기 작업원, 토목작업원, 청소원, 조원작업자, 잔디 정비원, 제본공, 제재공, 시멘트제품 제조공, 조리계, 각종 식품류 가공공, 세척장 당당, 팩에 담는 공원, 상자/봉지에 담는 공원, 도장공, 제빵공, 제과공, 호텔 객실계, 건축대목, 건축도장공, 전기공사기사, 비계공, 미장이, 방수공, 건축조적공, 배관공, 사시(창틀)공, 타일공, 내장공, 조선공, 판금공, 영선계, 물품 검사계, 선별공, 출하발송계원, 우편집배원, 신문배달원, 각종 운전기사(지하철, 버스, 트럭), 경찰관, 소방관, 경비원, 수위, 도로 요금징수원, 주차장관리인, 아파트 관리인, 리조트 관리사, 프로 스포츠선수
	작업실무 · 미술	식목직, 원예작업자
	작업실무 · 기계	파일럿, 항공기관사, 해기사(항해, 기관), 선박기관사, 변전소 운전원, 보일러 운전원, 빌딩시설 관리기술자, 배전설비 보수원, 각종 운전공(건설기계, 타워크레인, 불도저, 포크리프트)
2) 기계 (기계의 조작, 수리, 제조의 업무)	기계	통신사(항공, 선박), 무선통신사(육상, 어선), 항공관제 기술관, TV방송기술자, 선방공, NC 오퍼레이터, MC 오퍼레이터, 산업로봇 오퍼레이터(도장, 용접), 기계수리공, 자동차 정비사, 항공정비사, 인쇄공, 금속프레스공, 반도체 제품 제조공, 방적공, 미싱봉제공, 용접공, 건기기계기구 조립공, TV조립공, 자전거 조립공, 자동차 조립공, 카메라 조립공
	기계 · 미술	제도공, 사도공, 트레이서, CAD 오퍼레이터, 치과기공사, 사진현상공
	기계 · 대인 서비스	유지관리 담당자
3) 연구과학 (주로 자연과학계의 연구조사나 기술개발의 업무)	연구과학	자연과학계 연구자, 기술자(기계, 전기, 토목, 건축, 화학, 원자력, 축산, 임업, 식품, 정보처리), 시스템 엔지니어, 프로그래머, 약사, 화학약품 분석공, 기상관측원, 임상검사기사, 진료X선 기사, 측량사, 학예원(자연과학계)
	연구과학 · 지도	대학교수
	연구과학 · 복지	의사, 치과의사, 수의사, 심리판정원, 임상심리사, 작업치료사, 물리치료사, 시기능훈련사, 언어청각사
4) 미술 (미술관련, 디자인 · 창작의 업무)	미술	각종 디자이너(공업, 상업, 그래픽, 복식, 플라워, 보석), 스타일리스트, 헤어디자이너, 네일 아티스트, 일러스트레이터, 인테리어 플래너, 그린 코디네이터, bath 제작자, 조원설계사, 촬영기사, 화가, pop letterer, 판목공, retoucher, 도자기 급부공, 날염공
	미술 · 작업실무	테일러(tailor), 양재인, 생과자 제조사, 요리사 (한식, 양식, 일식, 중식)
	미술 · 기계	CG 아티스트, 테크니컬 일러스트레이터, 영사기사, 염색공
	미술 · 지도	인테리어 코디네이터
	미술 · 대인서비스	이발사, 미용사, 메이크업 아티스트, 에스테티시안, 트리머
5) 문예 (문장의 창작이나 편집 등의 업무)	문예	인문 · 사회과학계 연구자, free-writer, 시나리오 작가, 통역, 번역가, 기자(신문, 방송, 잡지), 편집자(잡지, 도서), 코피라이터, 작가, 배우, 학예원(이문과학계)
	문예 · 지도	국어과 교사, 리포터
	문예 · 기계	테크니칼 라이터

(계속)

표 3 직업영역과 직무분류표 (계속)

6) 음악 (악기연주, 작곡하는 등 음악관련 업무)	음악	음악가, 가수, 작곡가, 연주가, 피아노 조율사
	음악 · 기계	음악 엔지니어
	음악 · 지도	음악교사, 음악교실 강사
7) 영업 (상품의 판매관련 업무)	영업	영업부원, 증권외무원, 택지건물 거래 담당자, housing advisor, 생명보험 설계사, 외판원, 마네킹
	영업 · 대인서비스	판매점원(소매점, 백화점, 슈퍼마켓, 편의점)
	영업 · 기계	세일즈 엔지니어, customer engineer
	영업 · 연구과학	의료정보 제공자(medical representative; MR)
	영업 · 미술	미용부원
8) 지도 (교육, 지도, 지시, 설득 등의 업무)	지도	재판관, 변호사, 검사, 외교관, 교원, 한국어교사, 경찰관, 입국경비관, 교도관, 소비생활 어드바이저, 브라이달 어드바이저, 경영 컨설턴트, 뉴스 해설자, 뉴스 캐스터, 아나운서, 프로듀서, 방송 디렉터, 각종 스포츠 인스트럭터, OA기기 인스트럭터, 자동차 교습소 지도원, 직업훈련 지도원, 학원 강사, 개 훈련사
	지도 · 영업	판매촉진부원
9) 복지 (보건, 의료, 복지관련 업무)	복지	개호복지사, 간호조무사, 보모, home helper, house keeper, 개호 attend service사, 간호사, 보건사, 조산원, 보육사, 아동 후생원, 치과조무사
	복지 · 연구과학	정신보건 상담원, rehabilitation social worker, 정신의학 social worker, 직업 카운슬러, 산업 카운슬러, 가정재판소 조사관
	복지 · 사무	case worker
	복지 · 지도	아동 지도원, 생활지도원(장애인 시설 · 노인복지시설), 직업적응 지도원, 작업소 지도원, 치과위생사
10) 대인서비스 (상담, 주문 등 접객관련 업무)	대인 서비스	음식점 종업원(홀 담당, 바텐더), 여관종업원, 여행 가이드, 관광버스 가이드, 비행기 승무원, 레저시설 종업원(유원지, 유기장, 골프장), 캐디, 컴패니언(companion)
	대인서비스 · 기계	주유소 서비스 스태프
11) 사무 (서류 · 문서처리 등의 탁상업무)	사무	법무사, 부동산 감정사, 도지가옥 조사사, 행정서사, 통관사, 기획사무원, 이벤트 플래너, 구매담당, 비서, 일반사무원, 영업사무원, 학교사무원, 관공서 사무원, 우체국사무원, 의료사무원, 무역사무원, 진료기록 관리사, 생산관리 사무원, 속기사, 검침원, 배차담당, 사무보조원, 전표정리 담당, 교정담당
	사무 · 작업실무	상품관리계, 창고사무원, 가격표 부착담당, 출고담당, 상품정리 당당, 자재관리 담당, 메일 담당
	사무 · 연구과학	변리사, 영양사
	사무 · 기계	워드프로세서 오퍼레이터, 전자계산기 오퍼레이터, 텔렉스 오퍼레이터, 타자수, 키펀처, 전화교환원, 사식 오퍼레이터, searcher
	사무 · 대인서비스	접수담당, 호텔 프런트 담당, 여행사 카운터 당당, 항공회사의 지상직원, 도서관 사서
	사무 · 지도	법무사, 사회보험 노무사, 중소기업 진단사, 운행관리자(dispatcher), 항공관제사, 영양관리사

(계속)

표 3 직업영역과 직무분류표 (계속)

12) 계산 (수치, 회계, 관리업무)	계산	보험수리사, 검수원, 수금원, 상점 금전출납계
	계산 · 연구과학	market researcher
	계산 · 사무	경리사무원, 회계사무원, 현금출납사무원, 운편환사무원, 원가계산사무원, 장부관리사무원
	계산 · 지도	공인회계사, 세무사, financial planner

[참고 : 오사카부 종합노동사무소 직업 카운슬링 센터]

a. 질문지법

질문지법은 일정한 인격(personality) 특성을 알기 위해 준비된 질문항목에 대해서 "네", "아니요" 등으로 답하는 검사이다. 다수의 피검사자를 동시에 검사하는 것이 가능하고, 채점도 객관적으로 할 수 있기 때문에, 교육, 심리, 의료의 분야에서 널리 사용되고 있다. 그러나, 피검사자의 반성에 의한 자기판단에 의존하고 있기 때문에, 피검사자가 의식적으로 회답을 왜곡할 수 있다는 결점도 있다. 일반적으로, 야다베-길포드(Guilford) 성격검사(Y-G 성격검사)나 MMPI(미네소타 다면 인격목록) 등이 있다.

b. 투영법

투영법에는 로르샤하(Rorschach) 테스트, TAT(회화통각검사), SCT(문장 완성법) 등이 있다.

c. 작업검사법

작업검사법은 피검사자에게 일정한 작업을 주고, 실제의 행동이나 작업의 경과를 관찰하여, 그 결과를 분석함으로써 성격을 진단하려고 하는 것이다. 대표적인 것에는 우치다 크레펠린(Kraepelin) 정신작업검사가 있고, 널리 보급되어 있다.

d. 기타

기타, 직업에 관한 성격검사로서, 오사카부 종합노동사무소 직업 카운슬링 센터에서 개발된 CaPT 성격검사(career personality test)가 있다.[14] 이것은 직업에 관련된 6개의 성격특성(주도성 · 친화성 · 창조성 · 숙고성 · 규칙성 · 활동성)을 조사하여, 자기분석이나 직업 선택을 향한 정보를 얻을 수 있는 검사이다. 또한, 각 성격특성과 직업분류(MIO 직업흥미 체크리스트에 준거한)와의 대응이 가능하고, 대상자의 성격과 직업선택을 연관시킨 성질의 검사이기도 하다.

이상의 성격검사 등은 임상심리사가 전문으로 깊이 관여하고 있으므로, 그 방면으로부터의 정보를 수집하는 것이 중요하다. 그러나, 심리검사만이고 대상자의 성격을 판단하는 것은 치우침(편향)이 있기 때문에, 많은 관련되는 전문직이나 가족으로부터의 정보, 또한 작업치료를 할 때에서의 언동을 관찰하여, 대상자의 심리적인 측면의 참고로 하는 것도 중용하다.

3 직업능력 적성의 평가

대상자가 요망하는 "취업하고 싶은 직종 · 직장"과, 사업주인 구인 측이 요망하는 "인재의 자질"은 당연한 것이지만 일치하는 것은 아니다. 직업재활에 원활하게 옮겨가기 위해서는, 대상자의 취업에 관계되는 여러 가지 능력을 최대한으로 높이는 것이 작업치료사의 역할이기도 하다.

어떠한 직업을 잘 할 수 있는가 라는 능력의 잠재적인 가능성에 대한 것을 "능력적성"이라 한다. 장애가 이유로, 처음으로 취업하는 경우나, 장애 전과는 전혀 다른 일에 취업하는 경우에는, 대상자가 어떠한 직무 또는 직장에 적합한가의 적성을 평가할 필요가 있다. 이 능력적성을 검사하려면, 여러 가지 직업에 필요한 기초적인 능력을 측정해야 한다. 이 종류의 표준적 검사로서는, 일반용으로서 후생노동성편 일반직업 적성검사(GATB) 등이 있고, 장애인을 대상으로 한 직업 적성검사로서는, work sample법, 실무 시행(trial)법, 장면 설정법, 또는 작업치료의 작업과제를 이용해서, 대상자의 직업적성을 평가하는 방법 등이 있다.

a. 후생노동성편 일반직업 적성검사 (GATB)

후생노동성편 일반직업 적성검사(general aptitude test battery; GATB)는, 한사람 한사람 상이한 능력과 직업과의 적합성을 객관적으로 측정하는 과학적 용구로서, 단순히 채용 · 적재 배치용만이 아니라, 교육훈련이나 능력개발, 재배치 등의 고용관리의 장면에서 널리 활용되고 있다.[15)]

이 검사는, 15종의 하위검사로 구성되며, 그 조합에 따라서 여러 가지 작업을 수행하기 위해 필요한 9종의 적성능력을 측정하는 종합검사이다(그림 1, 2) (표 4, 5). 기본적으로는 시간제한법이고 정확히 많이 할 수 있으면 득점이 높아진다. 적성능력 직군은 적성능력 득점이 가지는 의미를 직업의 세계에 연관시킬 수 있도록 직업 측을 편성한 것이다. 그 직업에 필요한 적성능력을 픽업하여, 그 수준을 설정한다.

다만, 이 검사는 탁상에서의, 게다가 지필(paper-pen)검사와 상지만을 사용하는 기구검사(peg board)에 한정되어 있기 때문에, 종합적인 직업적성의 검사로서는 제한이 있다.

b. work sample법

work sample법이란 실제의 작업에 사용되는 재료, 도구, 기계, 및 공정을 사용하는 것 같은 작업과제를 준비하고, 그 과제수행을 평가의 용구로 하는 방식이다. 직업견본법, 직업표본법이라고도 한다. work sample법에는 타워법, 마이크로 타워법, 발바법이 있다.

1) 타워(TOWER)법

타워법(testing, orientation and work evaluation in rehabilitation; TOWER)은, 미국 뉴욕의 지체부자유아시설(Institute for the Crippled and Disabled; ICD)인 ICD Rehabilitation and Research Centre가 개발한 work sample법에 의한 주로 지체부자유아 · 자를 대상으로 한 직업평가법의 하나이다. 타워법은, 사무, 제도, 도안, 전기배선, 보석 · 장신구 가공, 피혁제품, lettering, 기계조작, 우편사무, 안경 · 렌즈 제작기술, 팬더그래프식

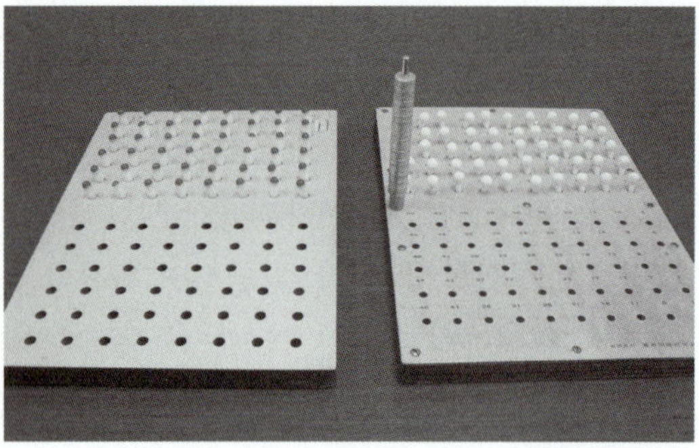

그림 1 손 팔 작업검사판 : peg board(GATB)
표 4의 "하위검사에 있는 "기구검사 1, 2"는 작업검사판(peg board : 사진 좌측)을, "기구3, 4"는 손가락 끝 솜씨 검사판 (F. D board : 사진 우측)을 사용한다.

〔하는 방법〕

1. 좌측의 도형을 조립하면, 우측의 5개의 입체도형의 어느 것이 되는가를 발견하여, 그 기호(A, B, C, D, E)를 로 에워 쌉니다.
2. 좌측의 도형에서, 점선의 부분은 입체형을 만들 때에 꺾어 구부리는 부분인데, 점선이 없는 부분에서 둥글게 하는 일도 있습니다.

〔과제〕

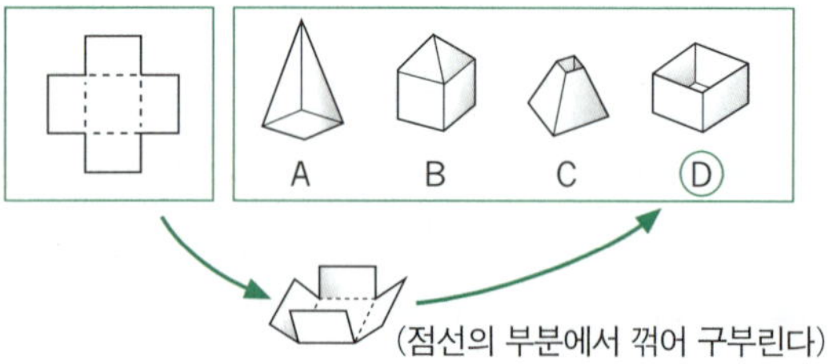

그림 2 GATB의 하위검사 : 지필검사의 예(검사 9)
전개도에서 나타낸 입체형을 찾아내는 검사(GATB 검사용지에서)

조각, 미싱 조작, 용접, 조립작업 등 14개의 직업군으로 구성되어 있다. 타워법에서는 작업을 "질의 표준"과 "수행속도"의 2개의 기준에 따라서 채점하고, 각각 5단계로 평정하는 구조로 되어있다. 작업군은 현 상황의 직업적성에 별로 어울리지 않지만, 정교성, 작업내성, 작업습관, 이해력, 태도, 풍채 등의 작업과

표 4 GATB의 하위검사의 내용

지필검사	명칭	내용
검사 1	원에 점찍기 검사	원 안에 점을 찍는 검사
검사 2	기호 기입검사	기호를 기입하는 검사
검사 3	형태 조회검사	형태와 크기가 같은 도형을 찾아내는 검사
검사 4	명사비교검사	문자 · 숫자의 차이를 찾아내는 검사
검사 5	도안 조회검사	같은 도안을 찾아내는 검사
검사 6	평면도 판단검사	놓는 방법을 바꾼 도형을 찾아내는 검사
검사 7	계산검사	가감승제의 계산을 하는 검사
검사 8	어의검사	동의어 또는 반의어를 찾아내는 검사
검사 9	입체도 판단검사	전개도에서 나타낸 입체형을 찾아내는 검사
검사 10	문장완성검사	문장을 완성하는 검사
검사 11	산수 응용검사	응용문제를 푸는 검사

기구검사	명칭	내용
검사 1	꽂아 넣기 검사	봉(페그)을 꽂아 넣는 검사
검사 2	바꿔 꽂기 검사	봉(페그)을 상하 거꾸로 바꿔 꽂는 검사
검사 3	조합검사	둥근 못과 와셔(washer)를 조합하는 검사
검사 4	분해검사	둥근 못과 와셔(washer)를 분해하는 검사

[문헌 15에서]

개인의 특성에 대한 평정항목과 평정단계(우, 평균이상, 평균, 평균 이하, 열등하다) 등 관찰관점이나 평가방법은 참고가 된다.

2) 마이크로 타워법

직업적성평가로서의 마이크로 타워법은 타워법을 기초로 개발되고 일본에 도입되었다. 이 work sample법은, 직장에서의 작업에 유

표 5 GATB로 측정되는 9개의 적성능력과 그 내용

적성능력	내용
G-지적 능력 (general intelligence)	일반적 학습능력. 설명, 교시나 여러 원리를 이해하는 능력. 추리하고 판단하는 능력
V-언어능력 (verbal aptitude)	언어의 의미 및 이와 관련된 개념을 이해하고, 그것을 효과적으로 사용해내는 능력. 언어 상호의 관계 및 문장이나 구절의 의미를 이해하는 능력.
N-수리능력 (numerical aptitude)	계산을 정확하고 신속하게 함과 동시에, 응용문제를 추리하고, 푸는 능력.
Q-서기적 지각 (clerical perception)	말이나 인쇄물, 전표 등을 세부까지 바르게 지각하는 능력. 문자나 숫자를 직관적으로 비교 판별하여, 차이를 발견하고, 또한 교정하는 능력. 문자나 숫자에 한정되지 않고, 대상을 신속하게 지각하는 능력.
S-공간 판단력 (spatial aptitude)	입체형을 이해하거나, 평면도로부터 입체형을 상상하거나, 생각하거나 하는 능력. 물체간의 위치관계와 그 변화를 바르게 지각하는 능력. 청사진을 읽거나, 기하학의 문제를 풀거나 하는 능력.
P-형태지각 (form perception)	실물 또는 도해된 것을 세부까지 바르게 지각하는 능력. 도형을 비교해 보아, 그 형태나 음영, 선의 굵기나 길이 등의 세밀한 차이를 판별하는 능력.
K-운동 협응 (motor coordination)	눈과 손 또는 손가락을 협응시켜, 신속하고 동시에 정확하게 작업을 수행하는 능력. 눈으로 보면서 손의 신속한 운동을 바르게 조절하는 능력.
F-손가락 끝의 솜씨 (finger dexterity)	빠르게, 게다가 정확하게 손가락을 움직이고, 작은 것을 교묘하게 다루는 능력.
M-손 팔의 솜씨 (manual dexterity)	손 팔을 생각하는 대로 교묘하게 움직이는 능력. 물건을 집어오리거나, 놓거나, 바꿔 잡거나, 뒤집거나 하는 등의 손과 팔이나 손목을 교묘하게 움직이는 능력.

〈적성능력과 하위검사와의 관계〉 각 적성능력은, 다음의 하위검사에 의해서 측정된다.
G–지적 능력 : 지필검사 9(입체도형 판단)와 지필검사 10(문장완성)과 지필검사 11(산수 응용)
V–언어능력 : 지필검사 8(어의)과 지필검사 10(문장완성)
N–수리능력 : 지필검사 7(계산)과 지필검사 11(산수 응용)
Q–서기적 지각 : 지필검사 4(명사 비교)와 지필검사 5(도안 조회)
S–공간 판단력 : 지필검사 6(평면도 판단)과 지필검사 9(입체도 판단)
P–형태지각 : 지필검사 3(형태 조회)
K–운동 협응 : 지필검사 1(원에 점찍기)과 지필검사 2(기호 기입)
F–손가락 끝의 솜씨 : 기구검사 3(조합)과 기구검사 4(분해)
M–손 팔의 솜씨 : 기구검사 1(꽂아 넣기)과 기구검사 2(바꿔 꽂기) [문헌 15에서 일부변경]

사한 견본(sample)을 실제로 사용하여, 대상자의 직업능력, 작업태도나 의욕, 심신의 내구력 등의 종합적인 직업적성을 보는 검사이다. 13개 과제(병의 뚜껑 닫기와 상자에 넣기, connector 조립, 전선의 접속, 도면의 이해, 그래픽 테스트, 우편번호 조사, 재고기록의 조회, filing, 우편물의 분류, 잔돈계산, 임금계산, 구인광고의 이해, 메시지의 접수)의 작업을 작은 집단에서 실시함으로써, 직업적성능력(운동신경능력, 공간지각능력, 수적 능력, 언어능력)의 평가나 동기부여, 자기 작업수준의 의식화 등이 평가된다.

정신보건분야에서의 마이크로 타워법의 특징으로서, 아자와 등[16]은, 실시조건이 객관화 · 표준화되어 있다. 전체적인 적성 프로필을 파악하는 것이 가능하다, 직업에 관한 정보제공의 장이 되다, 학습시간이 설정되어 있다, 그룹토론이 있다, 종목을 선택하여 하는 간편한 방법도 가능하다, 등도 지적하고 있다.

3)모답츠법

모답츠(MODAPTS)법은 오스트레일리아의 PTS협회(Australian Association for Predetermined Time Standards & Research)에 의해서, 미국의 공업계에서 발달한 작업동작시간 측정법인 MTM(methods time measurement)에 개량을 가한 간편한 측정법 MODAPTS(Modular Arrangement of Predetermined Time Standards)를 기초로 하여 시드니의 Centre Industries에서 개발된 평가법이다.

공장에 있는 것 같은 기구를 사용하는 작업동작시간 측정법이다. MODAPTS는 신체부위의 움직임으로 동작을 나타내는 방식을 채용하고 있기 때문에, 신체기능의 측정에는 형편이 좋다. 또한 MODAPTS에 의해서 분석한 작업의 프로필과, MODAPTS를 응용한 테스트 기구에 의해서 측정한 개개의 피검사자의 프로필을 조회함으로써 한사람 한사람에게 적합한 작업을 선택하는 것이 가능할 뿐만 아니라, 기능훈련이 필요한 신체부위나 작업방법, 기계설비, 야금공구, 작업보조도구 등의 개선이 필요한 영역에 대해서도 구체적인 데이터를 얻는 것이 가능하다고 하고 있다.

MODAPTS에서는 동작을 이동 동작(movement classes), 종국동작(terminal classes), 및 이동, 종국 어느 것에도 포함되지 않는 동작의 세 가지로 분류하고 있다. 각 동작에 기재된 숫자는 그것을 시행하는 데에 소요되는 MOD(module의 약자)치를 나타내고 있다. MOD는 인간의 동작의 최소단위를 의미하며, 1MOD는 0.129초에 상당한다. MOD치는 0, 1, 2, 3, 4, 5, 17, 30의 8종류뿐이다(표 6, 7).

4) workability test(장애자용 직업능력 테스트)

장애자용 직업능력 테스트로서 개발된 평가법이다. MODAPTS법의 이론을 기초로, 표준시간치를 기초로 한 보다 간단한 작업분석방법이다. 작업과제에는, 트럼프, 유리구슬, 도미노 등, 손쉽게 또는 저렴한 가격으로 입수할 수 있는 시중에서 판매되는 기구를 사용한다. 정교한 동작, 투박하고 큰 회전동작, 단순 반복작업, 투박하고 큰 중작업, 투박하고 큰 동작, 간이작업, 판단기억, 사무적 작업 등의 과제내용으로 구성되며, 검사내용도 MODAPTS법에 비교하면 간단한 검사법이다. 그러나, 투박하고 큰 중작업 이외는 탁상에서의 상지동작의 평가가 주이기 때문에, 역동적인 하지체간의 동작이 요구되고, 또한 전신 내구성이 요구되는 작업에 대해서는, 평가의 타당성, 신뢰성은 적다고 한다.[17]

c. 작업치료 과제 관찰법(OTTOS)

작업치료 과제 관찰법(Occupational Therapy Task Observation Scale ; OTTOS)는 미국의 정신장애분야의 작업치료사에 의해서 개발된 관찰법에 의한 검사법이다.[18] OTTOS의 주목적은, 작업치료를 받고 있는 대상자에게 그룹에 의한 작업을 부과하였을 때, 대상자의 집단 내에서의 행동을 관찰하여 작업치료 상

표 6 MODAPTS에 의한 작업능력 평가표 : 데이터 기입용지

검사 　　년 　월 　일

요소	동작	손	1	2	3	4	5	6	7	8	9	10	선택	표준	1사이클의 시간	%	적요
M1, G0, M1, G0	2.5cm의 손가락의 마찰왕복운동	우												23회	6초		$\left(\frac{\text{선택}}{\text{표준}}\times 100\right)$
		좌												23	6		
	손잡이를 손가락으로 돌린다(왕복) 정면	우												23	6		
		좌												23	6		
(손가락과 G0 test)	손잡이를 손가락으로 돌린다(왕복) 측면	우												23	6		
		좌												23	6		
2 MOD	손잡이를 손가락으로 돌린다(왕복) 상면	우												23	6		
		좌												23	6		
M2, G0, M2, G0	5cm의 손가락의 마찰왕복운동	우												12회	6초		
		좌												12	6		
	손잡이를 손가락으로 돌린다(왕복) 정면	우												12	6		
		좌												12	6		
(손과 G0 테스트)	손잡이를 손가락으로 돌린다(왕복) 측면	우												12	6		
		좌												12	6		
	손잡이를 손가락으로 돌린다(왕복) 상면	우												12	6		
		좌												12	6		
M2, G0, M2, G0(손과 G0, P0의 테스트)	10개의 작은 봉을 “판(board)” 위에서 하나씩 세면서 손으로 옆으로 약 5cm 밀어서 멈출 때까지 운반한다.	우												5.2초	—		$\left(\frac{\text{선택}}{\text{표준}}\times 100\right)$
		좌												5.2	—		※판(board) = 받침대
	10개의 작은 봉을 “판(board)” 위에서 하나씩 세면서 손으로 전방으로 약 5cm 밀어서 멈출 때까지 운반한다.	우												5.2	—		
		좌												5.2	—		
(※연속하여 센다) 4MOD	10개의 작은 봉을 “판(board)” 위에서 하나씩 세면서 손으로 자기 앞으로 약 5cm 끌어당겨서 멈출 때까지 운반한다.	우												5.2	—		
		좌												5.2	—		

주의 : 각 테스트는 기호로 나타내고 있는 신체부위만으로 할 수 있도록 기구를 둘 것.

표 7 MODAPTS에 의한 작업능력 평가표 : 프로필 기입용지

요소	동작	손	작업능력 10	20	30	40	50	60	70	80	90	100	150	% 200
M1, G0, M1, G0	2.5cm의 손가락의 마찰왕복운동	우												
		좌												
	손잡이를 손가락으로 돌린다(왕복)	우												
	정면	좌												
	손잡이를 손가락으로 돌린다(왕복)	우												
	측면	좌												
	손잡이를 손가락으로 돌린다(왕복)	우												
2MOD	상면	좌												
M2, G0, M2, G0	5cm의 손가락의 마찰왕복운동	우												
		좌												
	손잡이를 손가락으로 돌린다(왕복)	우												
	정면	좌												
	손잡이를 손가락으로 돌린다(왕복)	우												
	측면	좌												
	손잡이를 손가락으로 돌린다(왕복)	우												
	상면	좌												
M2, G0, M2, P0	10개의 작은 봉을 "판(board)" 위에서 하나씩 세면서 손으로 옆으로 약 5cm 밀어서 멈출 때까지 운반한다.	우												
		좌												
	10개의 작은 봉을 "판(board)" 위에서 하나씩 세면서 손으로 전방으로 약 5cm 밀어서 멈출 때까지 운반한다.	우												
		좌												
	10개의 작은 봉을 "판(board)" 위에서 하나씩 세면서 손으로 자기 앞으로 약 5cm 끌어당겨서 멈출 때까지 운반한다.	우												
4MOD		좌												
M3, G0, M3, P0	10개의 작은 봉을 "판(board)" 위에서 하나씩 세면서 옆으로 약 15cm 밀어서 멈출 때까지 운반한다.	우												
		좌												
	10개의 작은 큐브를 "판(board)" 위에서 하나씩 세면서 옆으로 약 15cm 밀어서 멈출 때까지 운반한다.	우												
6MOD		좌												

의 여러 문제를 평가하는 것이다.

OTTOS에서는 관찰해야 할 행동에 대해서 과제행동과 행동전반 구분으로 나누고 있다. 구체적인 과제행동으로서는 참여 상황(흥미나 관심도), 운동협동성(도구의 사용), 지시의 이해, 작업의 질(작업의 마무리 · 완성도), 자립성(자발성), 적극성, 판단력, 집중력, 인내력, 문제해결능력의 10항목이다. 또한 행동전반 구분으로서는 옷차림, 활동성, 표현, 협동성, 사회성의 5항목이다.

OTTOS는 취업을 직접 대상으로 한 평가방법은 아니지만, 상정하는 직장에서, 집단적인 환경에서 업무를 수행하는 경우, 대상자가 직장의 조건에 견딜 수 있는지 아닌지를 판단하는 평가수단으로서는 편리하다. 정신장애분야만이 아니라, 인지장애나 신체장애에도 충분히 활용할 수 있는 검사이다.

d. BTE work simulator

BTE work simulator(Baltimore Therapeutic Equipment Work Simulator)는 컴퓨터를 사용한 평가 · 훈련기기이다. 20개 이상의 교환 가능한 도구의 핸들이 부착되어 있다. 손가락, 수근관절, 팔꿈치, 견관절에 대한 수백 개의 작업동작 시뮬레이션 조건의 작성이 가능하다. 밀기 동작이나 들어올리기 동작 등의 역동적인(dynamic) 일까지, 컴퓨터에 의해서 제어하고 기록할 수 있다. 또한, 실시에 필요한 공구를 핸들에 장착하여, 역량을 측정할 수 있다. 이 측정기기는 고가이지만, 실제의 작업의 과제에 유사한 다종목의 모의작업을 시행할 수 있다.

e. 장애자용 취직 readiness✓ checklist

독립행정법인 노동정책연구 · 연수기구의 개발에 의한 "장애자용 취직 readiness 체크리스트" (employment readiness checklist for the disabled ; ERCD)는 장애자가 일반 사업소에 취직하여, 직장에서의 역할기능을 수행하면서 적응하여갈 때에 필요한 심리적 · 행동적 조건을 최소한의 범위로 망라하여 있다. 직장에서 일하기 위한 준비가 어느 정도까지 갖춰서 있는지를 알고, 직업상담이나 직업지도를 진행시키기 위한 단서를 얻기 위한 검사이다.[19)]

이 체크리스트는 취업평가의 자료로서만이 아니라, 정보수집의 안내서, 정보교환, 직업지도, 지도경과의 기록, 데이터의 수집 등, 다면적인 이용이 가능하다.

이 체크리스트는 9개영역 44항목으로 구성되어 있다. 결과기록표는 체크리스트 안에 있고, 전기(옮겨 쓰기)란 · 프로필 · 취직 레디네스척도 · 종합소견 등으로 구성되어 있다. 체크리스트에 기입한 결과를 전기란에 베껴 쓴 후에, 채점판을 사용해서 결과를 정리하면, 프로필의 특성과 취직 레디네스 척도의 득점을 얻을 수 있다. 프로필은 심리적 · 행동적 조건의 어느 측면에서 준비가 갖춰져 있는가를 시각적으로 파악하고, 또한, 취직 레디네스 척도는 이들의 조건을 종합한 경우의 취직준비성의 정도를 알 수 있다. 기입에는 시간의 제약이 없고, 이 체크리스트의 평가 대상자는 어떠한 형태의 장애자에게도 적응된다.

●인용문헌

1) 障害者福祉研究会(編)：国際生活機能分類—国際障害分類改定版, 中央法規出版, 2002
2) imidas 編集部(編)：情報・知識 imidas 1999. p1532, 集英社, 1999
3) 厚生労働省職業安定局(監修), 日本労働研究機構(編)：職業ハンドブック. 日本労働研究・研修機構, 1997
4) 新村　出(編)：広辞苑. 第 5 版, 岩波書店, 1998
5) 上田　敏, 大川弥生(編)：リハビリテーション医学大辞典. 医歯薬出版, 1996
6) 日本作業療法士協会(監修), 矢谷令子(編)：作業療法概論. 改訂第 2 版, 作業療法学全書, 第 1 巻, 協同医書出版社, 1999
7) 読売新聞：2004 年 2 月 6 日付
8) 大漉憲一：用語解説. リハビリテーション研究 63:34, 1990
9) 冨安芳和(監修), ヒューマンサービス研究会(編)：援護就労の挑戦. 学苑社, 1994
10) エドワード・R・スカーヌルス, 他(著), 小谷津孝明, 小松隆二, 冨安芳和(共編)：教育・就労・医療の最前線. 講座 人間と福祉—障害者とともに, 慶應義塾大学出版会, 1998
11) 大漉憲一：職業リハビリテーションの最近の動向. 情報シリーズ No.9, 東京都心身障害者福祉センター, 1998
12) Pedretti LW (著), 宮前珠子, 清水　一, 山口　昇(監訳)：身体障害の作業療法. 改訂第 4 版, 協同医書出版社, 1999
13) Hopkins HL, Smith HD (編著), 鎌倉矩子, 他(訳)：作業療法. 改訂第 6 版, 協同医書出版社, 1989
14) 大阪府総合労働事務所職業カウンセリングセンター：MIO 職業興味チェックリスト. http://mic.e-osaka.ne.jp/counseling/cgi-bin/mio.cgi
15) 厚生労働省職業安定局：厚生労働省編一般職業適性検査手引. 改訂新版, 雇用問題研究会, 1995
16) 鵜沢耕一, 他：職能評価(マイクロタワー)に関する実証的研究. 平成 6 年度厚生科学研究(精神保健医療研究事業), 精神保健における就労援助に関する研究報告書, pp95–104, 1996
17) 佐藤　馨：職能評価レディネスとしてのワーカビリティー・テストの摘要. 理・作療法 13:127, 1979
18) Russel L, et al : Occupational therapy task observation scale (OTTOS); A rapid method for rating task group function of psychiatric patients. *Am J Occup Ther* 50:380–384, 1996
19) 松為信雄：障害者用就職レディネス・チェックリストの考え方と作成. リハビリテーション研究 56:15–21, 1988

이 단원의 키워드

- **직업 전 작업치료** 특정 직업에 종사하기 위한 직업훈련과는 달리, 직업에 종사하기 위해 필요한 일반적 능력 즉, 일상생활활동 · 동작(ADL)이나 수단적 ADL(IADL)능력, 작업수행 기능, 작업 내구성, 사회생활 기능, 직업적 흥미 등을 평가하여, 훈련하는 작업치료의 한 분야이다.
- **원직복귀** 부상 · 발병 전의 직장에서 같은 업무에 복귀하는 것. 같은 직장에서 일이 바뀌는 직종변경, 또는 직장이 바뀌는 전직과 대비해서 사용된다.
- **라이프스타일** life style. 생활양식 또는 사는 방법. 현대의 일반적인 인생관 · 가족관에 의한 사는 방법으로서는 부부가 직업과 가족이 역할을 서로 나누어 갖는 맞벌이가 있다. 최근 증가하고 있는 평생 독신을 선택하는 것도 하나의 라이프스타일이다.
- **SOHO** small office, home office. 개인용 컴퓨터를 이용해서 자택 등에서 시행하는 소규모의 업무형태.
- **job coach** 직장적응 지원자. 장애자가 직장에 적응할 수 있도록 장애자와 고용자 · 종업원의 쌍방에 조언을 하고, 직무나 직장환경의 개선을 제안한다. 2003년도 "장애인의 고용의 촉진 등에 관한 법률"에 포함시켜, 전국적으로 실시되고 있다. 양성은 장애인 직업 종합센터(치바시)와 지역 장애인 직업 센터에서 실시되고 있다.
- **normalization** 장애를 가진 사람이나 적응력이 부족한 고령자가 가능한 한 건강한 사람과 마찬가지로 생활할 수 있도록 하는 것. 1950년대 덴마크에서 시작되어, 전 세계에 확산된 현대의 복지 · 보건 · 의료의 기본이념이다.
- **universal design** 장애의 유무에 관계없이, 누구나가 무리 없이 이용할 수 있는 상품이나 서비스, 집이나 동네 등의 설계를 가리킨다. normalization의 이념을 생활용품이나 환경에 적응한 예. 장애를 가진 사람이나 고령자가 생활하는 데에 장애물로 되어있는 것을 제거하는 barrier-free도 포함된다.
- **인격(personality)** 행동에 관찰되는 다양한 개인차를 설명하기 위한 개념. 상황이나 주어진 자극이 같아도 사람이 다르면 동일한 반응이 일어나지 않는다. 이와 같이, 사람에 따라서 다른 심리적 기능이나 내적 결말을 인격(personality)이라 한다.
- **캐리어** 경력, career조나 non-career조라 하는 경우는, 국가공무원 채용시험 1종에 합격한 고급관료를 가리킨다.
- **취직 준비** employment readiness. 레디네스는 준비가 되어 있다는 것, 취직 레디네스 검사에서는, 직업에 취업하기 위한 신체적 · 정신적 준비가 어느 정도 되어있는가를 평가한다. 이 단원에 소개되어 있는 여러가지의 직업적성검사 및 직업 레디네스 체크리스트가 사용된다.

작업치료 평가학의 발전을 향해서

1 평가와 치료의 일관성을 유지하기 위하여

본 시리즈는 이 책과 『신체기능 작업치료학』, 『정신기능 작업치료학』, 『발달과정 작업치료학』, 『고령기 작업치료학』과의 일관성이 유지되도록 가능한 한 같은 항목에 대해서는 같은 집필자가 쓰도록 유념하였다.

임상에서는 평가와 치료는 일체이므로, 교과서에서도 질환의 특징이나 예후의 해설과 함께, 평가부터 치료까지가 일련의 흐름으로서 적으면 편리하다. 그러나 많은 학교의 커리큘럼은, 우선 평가학을 학습하고, 다음 학기나 학년에서 치료학을 학습하도록 만들어져 있다. 왜냐하면, 어느 치료에도 공통되는 기초적 사항(제1장)과 공통되는 평가법(제2장)이 있어, 우선 이것부터 학습한 다음에, 치료학의 각론(제3장 이하)에서 언급한 각 영역의 평가법과 치료법의 학습에로 진행시키는 것으로 되어있기 때문이다.

이 편성에는 일장일단이 있다. 장점은 학생이 평가실습에 나갈 때, 이 책을 1권 갖고 가면 대강의 평가를 할 수 있다. 게다가, 신체기능에서 정신기능, 발달과정의 평가를 일람할 수 있다는 것은, 대상자를 다면적으로 평가할 때에, 여러 가지 평가를 조합할 수 있기 때문에, 크게 도움이 되어야 할 것이다. 단점은, 위에서 언급한 영역별의 각 권을 학습할 때에 이 평가학의 권을 동시에 보지 않으면 안 된다는 점이다. 어느 쪽이 학생에게 이해하기 쉽고 사용하기 쉬운가는 논의의 여지가 있을 것이다.

그러나 이 책을 보면, 작업치료 평가가 얼마나 다채롭고, 얼마나 넓은 영역을 망라하고 있는지를 이해할 수 있을 것이다. 치료학에서 나오는 평가법과, 이 권에 나온 평가법을 아울러서, 평가와 치료의 확실한 지식 · 기술을 습득해주기를 바란다.

2 영역별의 향후의 발전과 과제

a. 신체기능영역 · 취업영역

신체기능영역의 평가는, 제2장 "영역 공통의 평가법"의 "I. 면접법 · 관찰법"에서 "XII. 상지기능검사"까지와 같이, 길이 · 각도 · 힘 · 장력 · 자세 등을 지표로 하는 생체역학적 기법을 사용할 수 있기 위해서 표준화된 기법이 많고, 재활전문직의 공통 언어로서 사용되고 있는 것이 많다. 가능한 한 표준화된 평가법을 사용하는 것이, 치료효과의 비교와 발전을 위해 필요하다.

그러나, 신체기능을 작업수행 면에서 보면, 그 작업이 필요로 하는 근력이나 관절가동범위 등은 반드시 정상범위(full range)이어야 할 필요는 없다는 것을 알 수 있다. 작업치료는 실생활의 각각의 장면에서 어느 정도의 신체기능을 필요로 하는지, 그 활동에 관여하는 근육과 근력, 관절가동범위, 균형력, 정적 · 동적 내구력, 이동능력, 조작능력에 대한 기초연구가 현재 한창 이루어지고 있다. 이 점은 일본작업치료사협회의 기관지를 참조하기 바란다. 여러 가지 기기를 이용한 것부터, 이 책의 제7장 "취업의 평가"에서 소개한 모답츠(MODAPTS)와 같은 관찰에 의한 동작분석법까지, 그 폭이 넓다.

향후는 기초연구와 작업수행능력과의 관계를 추구해가는 것이 작업치료의 발전에 공헌하게 될 것이다. 신체기능과 일상생활활동(ADL)을 결부시켜 작업수행능력을 종합적으로 보는 AMPS(운동과 프로세스 기능평가)와 같은 작업치료 독자적인 평가법도 개발되어 있으므로, 그 방법론을 학습하는 것도 의미가 깊다고 생각한다.

b. 정신기능영역

"평가"라는 행위는 우선은 최소한이라도 대상자와의 합의가 있어야 시작된다. 충분한 informed consent는 평가에도 치료에도 효과적이다. informed consent를 통해서 대상자는 작업치료를 알고, 작업적 존재로서의 스스로의 장애나 기능 및 생활의 현 상황을 알고, 실현 가능하고 생활의 질(QOL)을 포함한 건설적인 생활의 재건에 착수하게 된다. 작업치료사는, 대상자가 본의 아니게 제약된 상황 하에서 받는 부자유스러움, 공허함 · 실망감 · 무미건조함 등에 대해서 공감적으로 받아들이는, 또는 대상자가 원래의 건강적인 작업수행의 주체에 복귀하는 과정을, 필요한 범위에서 동행하여 욕구(needs)나 목표과제의 실현을 시행착오하면서 지원한다는 역할을 담당한다. 평가의 과정에서, 최소한에서 최대한의 합의가 얻어지도록 노력하여 라포르(상호의 신뢰관계)를 발전시킨다.

평가를 할 때에는 ① 대상자와 거리를 둔 파악방법과, 상호교류를 통한 파악방법, ② 다면적 · 포괄적으로 전체성을 파악하는 방법과, 부분적 · 초점적으로 상세한 것을 파악하는 방법, ③ 병리나 장애 등의 질병성을 파악하는 방법과, 개별적인 사회심리적 존재상황 등의 사례성을 파악하는 방법 등을 사용해서, 정리하게 된다.

평가와 치료는, 서로 밀접하게 연관되고 보충적 관계에 있다고 생각한다. 마찬가지로 이론과 실천의 관계도, 이론은 실천의 도구가 되고 도구는 기술자에게 사용되어, 효과적인 실천을 얻을 수 있음으로써, 비로소 이론을 발전시킬 수 있는 것은 아닐까?

c. 발달과정 영역

대상아의 상태를 파악하기 위해서는 작업치료에서, 검사 · 측정을 시행하여 평가로서 정리해가는 실천과정은 매우 중요하게 된다. 발달과정 관련 평가에는 네 가지 특징이 있다.

① 대상아의 심신 양면이 동시에 표상되고 평가되는 것

② 대상아만이 아니라, 보호자가 관계되는 현

상도 평가되는 것

③ 검사 · 측정이 곤란한 대상아의 관찰평가는 매우 중요한 자료가 된다는 것

④ 관찰자로서의 작업치료사의 관찰안의 질이 평가의 신뢰성을 갖는다는 것

대상자의 발달의 지체를 평가해서 정리하려면, 다각적인 관점에서 파악할 필요가 있다. 특별지원 교육제도가 수립된 현재에서는, 의료 · 심리 · 교육 · 사회적 분야 등으로부터도 파악하여갈 수 있는 검사 · 측정기술을 학습하고, 작업치료사로서의 관점을 확인하면서 평가로서 정리할 수 있는 것 같은 학습이 필요하다.

표준화된 검사는 효과판정에 있어서는 효과적이지만, 표준화되어 있지 않은 검사에서도, 대상아를 파악하는 데에 중요한 요소가 많이 포함되어 있다. 이제부터는 대상아의 경미한 문제점을, 관찰로부터 찾아낼 수 있는 관점이나 검사 · 측정하는 기술이 요구된다.

그러므로, 어린이의 가정생활이나 집단생활에서의 아무렇지도 않은 듯한 장면에서의 문제시되는 행동 · 행위를, 의학적인 소견과 결부시켜서 생각할 수 있는 능력이 크게 요구될 것이다. 이것은 경미한 문제점이 있는 어린이에게 한정된 것이 아니라, 작업치료사의 눈앞에 오는 모두에게 성립하는 것이다.

하나하나의 검사 · 측정의 하위항목을 주된 호소와 연관시켜 분석하는 것이 중요해진다는 것은 예측할 수 있는 일이다. 또한 표준화되어 있지 않은 검사 · 측정 중에는 이러한 분석에 필요한 내용이 많이 포함되어 있다는 것도 사실이다. 보건-의료-복지의 각각의 사이를 메워갈 수 있는 작업치료이기에, 이제부터는, 표준화되어 있지 않은 검사 · 측정항목을 작업치료 독자적인 검사 · 측정표나 평가표로서 개발해가는 것이 요구되는 것은 아닐까?

d. 고령기영역

고령기영역의 평가방법은 아직 시행단계(trial stage)에 있다할 수 있다. 고령기영역은 주로 신체기능영역의 위에 성립하지만(다른 분야와 관계가 없다는 것은 아니다), 신체기능영역만큼 세밀한 숫자를 요구하는 것은 아니다. 어느 쪽인가 하면 행동평가가 주가 된다고 할 수 있을 것이다. 대상자의 연령은, 현역의 작업치료사 자신이 아직 경험하지 않은 세계이다. 신체기능이라 해도 상상할 수밖에 없다. 결국은 상상하기 위한 데이터를 수집할 수밖에 방법이 없는 것이다.

고령기 기능평가에서는 치매에 관계되는 평가도 중요하다. 인간이 행동을 일으킬 때, 거기에는 반드시 이유가 있다. 치매 고령자의 행동도 마찬가지이다. 고령자가 보다 좋은 인생을 걸어갈 수 있도록 작업치료를 시행하기 위해서는, 작업치료사가 얼마 마큼 대상자를 이해할 수 있는지가 중요한 열쇠가 된다. 대상자에게 작업치료를 시행하는 데에, 현재 사용되고 있는 평가법을 더욱 발전시키는 것이 필요할 것이다.

3 표준적 평가법과 비표준적 평가법

이 책에서 소개한 평가법은 가능한 한 표준적 평가법을 채택하도록 유념하였다. 표준적 평가법이란, 평가법으로서의 가치가 인정되어 있는 것을 말한다. 즉, 타당성과 신뢰성이 증

명되어 있는 평가법을 시행하면, 평가대상과 평가내용 · 방법에 일정한 기준이 있고, 그 기준을 지켜서 시행함으로써 객관적 평가로서 인정된다는 것이다.

한편, 작업치료는 재삼 언급하고 있는 것처럼, 매우 개별성이 높은 치료법이며, 대상자의 상태에 맞춰서 평가법을 고안하는 경우가 많다. 의자 · 테이블 · 침대 · 스푼의 생활과, 온돌방 · 낮은 밥상 · 이브자리 · 젓가락의 생활에서는 당연히 평가내용도 방법도 다르다. 문화적 · 풍토적 배경을 고려하지 않으면, 대상자의 생활지원으로는 연결되지 않는다. 나라에 따라, 지역에 따라, 경우에 따라서는 시설에 따라, 또한 개개의 작업치료사에 따라서도 평가법의 선택의 차이가 있어, 독자적인 평가법을 작성하고 있는 경우도 많다. 학생은 임상에서 독자적인 평가법이 사용되고 있는 경우는, 왜 그것을 사용하게 되었는가를 물으면 좋다.

표준적 평가법이 반드시 현실의 상황과 합치하지 않는 사례를 알고, 합치하지 않는 경우에는, 새로운 평가법의 개발에 대처할 필요가 있기 때문이다.

4 작업치료학의 발전의 열쇠는 평가 데이터로부터

임상에서의 일일의 평가 데이터의 축적과 그 분석 · 해석이 보다 좋은 실천의 발판임과 동시에, 평가법의 비판적 사용과 개발이 작업치료학의 발전의 열쇠가 된다. 임상의 실천 → 데이터 → 연구 → 이론화 → 실천이라는 작업치료의 고리〔모제이(Modey)에 따름〕가, 우리들 전문직의 발전에 연결된다는 것을 명심하여, 이 책을 좌우명으로 하기 바란다.

심화학습을 위하여

여러분은 『작업치료 평가학』에서 전문교육과목군의 첫걸음을 내디뎠다.

평가는 단순한 기술은 아니라는 것을 이해할 수 있었을까. 평가에 의해서 대상자의 전체상을 파악한다는 것은, "장애를 입었기에 대상자가 걸어야 할 새로운 인생의 청사진을, 대상자와 함께 그린다"라는 의미이다. 신체기능이나 정신기능이라는 생물학적 수준의 평가로 끝나는 것은 아니다. 다양한 인생에 관여하려면, 경험부족을 보완하는 폭넓은 지식이 필요하다.

■ 평가학 전반을 더 깊이 학습하기 위하여

평가학의 전체에 걸친 관련학습으로서 다음의 것을 실행하기 바란다.

① 교양과목에서 학습하였을 것인 "인간", "생활", "사회"에 대한 이해를 확인한다.

② 개인의 생활을 규제, 또는 지원하는 사회제도(정치 · 법률 · 제도)에 대해서 이해한다.

③ 작업치료의 기초가 되는 보건 · 의료 · 복지관련 과목은, 전문교육과정에서도 항상 참고할 수 있도록, 기회 있을 때마다 복습하여 둔다.

④ 보건 · 의료 · 복지 서비스의 현 상황을 이해한다. 이들은 사회정세에 따라서 변화하므로, 시문이나 TV의 보도에 항상 주의를 기울인다.

⑤ 특히 전문기초과목(생리학 · 해부학 · 임상심리학 · 임상의학 · 운동학 등)은, 평가내용과 평가기술에 직결되므로, 확실하게 이해하고 기억한다.

상기 이외에, 본 시리즈의 다른 권의 관련부분을 읽어보기 바란다.

① 평가는 작업치료의 수비범위와 연관성이 있다. 『작업치료학 개론』을 읽는 것이 필요하다. 본문 안에서 참조할 개소를 지정하였다.

② 평가는 연구방법의 절차에 따라서 객관적으로 시행되는 것이 바람직하다. 『작업치료 연구법』의 권의 관련되는 개소를 확인하고, 깊이 이해하는 것이 바람직하다.

③ 평가는 치료에 직결된다. 각 영역의 치료학의 권(『신체기능 작업치료학』, 『정신기능 작업치료학』, 『발달과정 작업치료학』, 『고령기 작업치료학』)을 읽으면, 더욱

깊은 이해를 얻을 수 있을 것이다.

④ 여기서 언급한 평가의 기초와 각종 평가법은, 각 영역의 치료학에서 다시 질환·장애에 필요한 부분이 언급된다. 그러나, 평가방법의 상세한 것은 이 『작업치료평가학』에 일괄하여 기재하였다. 치료학을 학습할 때는. 이 책을 신변의 벗으로 하기 바란다.

아래, 영역마다의 관련학습에 대해서 정리하였다.

■ 신체기능영역·취업영역의 평가에 대해서 더 깊이 학습하기 위하여

신체기능영역의 평가는 재활전문직이 공통으로 사용하는 평가법이 많다. 이들을 공통 언어라 한다. 학생이 이해하기 쉬운 여러 가지 평가관계 서적을 소개한다.

- **田崎義昭, 齊藤佳雄(저), 坂井文彦(개정) : ベッドサイドの神經の診かた(bedside의 신경의 진찰방법). 개정 16판, 南山堂, 2004**

  일본의 작업치료 교육 실시 후, 작업치료사의 필독서로서 제목은 신경과의사의 진단용 참고서, 의사의 진단방법 이해를 찾아보면 알 수 있다.

- **米本恭三, 岩谷　力, 石神重信, 기타(편) : リハビリテーションにおける評價(재활에서의 평가). Ver.2, CLINICAL REHABILITATION 별책, 医齒藥出版, 2000**

  이 책도 재활의를 위한 참고서이지만, 재활전문직의 공통 언어인 평가법이 많이 게재되어 있다. "Ⅰ. 기본평가", "Ⅱ 장애평가"의 항에 이 책과 같은 항목이 많이 게재되고, "Ⅲ. 질환평가"에서는 신체장애계의 20개 질환이 게재되어 있으므로, 이 책의 보완이 된다. "Ⅳ. 진단서 기입의 요점"의 항에서는 신체장애인 수첩, 산업재해, 장애연금의 진단서가 있고, 취업을 향해서 어떠한 평가가 필요한지를 이해할 수 있다.

- **AMPS(운동과 프로세스 기능평가)의 이해를 위한 참고서**

  ① Fisher AG : Assessment of Motor and Process Skills, 5th ed. Three Star Press, Fort Collins, 2003

  ② 齊藤さわ子 ; ラッシュ測定モデルに基づくADL/APDL評價法と日本への應用. 作業療法(라슈 측정모델에 기초한 ADL/APDL 평가법과 일본에의 응용. 작업치료)17:61-68, 1998

■ 정신기능영역의 평가에 대해서 더 깊이 학습하기 위하여

"정신기능"의 어휘는 지성이나 이성 및 자발성이나 목적의식적인 마음의 작용에 관계되는 기능이라고 파악된다. "정신기능"이란, 정신보건, 정신의학, 정신질환의 대상자 여러분에게 관계가 깊은 용어이다. 정신의학이나 정신보건 및 당사자로부터 파악하는 "정신기능"의 이해에, 아래의 서적이나 비디오교재가 참고가 된다.

- **中根允文, 岡崎祐士 : ICD-10 "精神 · 行動の障害"** マニュアル**用語集 · 對照表付 ("정신 · 행동의 장애" 매뉴얼 용어집 · 대조표 첨부), 醫學書院, 1994**
- **高橋三郎, 大野 裕, 染矢俊幸(역): DSM-Ⅳ-TR 精神疾患**の**診斷 · 統計**マニュアル **(정신질환의 진단 · 통계 매뉴얼). 신개정판, 醫學書院, 2003**

  이들의 서적에서는, 세계적인 공통개념화와 규격화를 의도하였다. 정신질환이나 정신 · 행동의 장애에 관한 진단기준이 소개되어 있다. 의학적인 기초지식의 습득을 위해, 기회 있을 때마다 반복해서 읽어줬으면 하는 내용이다.

- **浦河**べてるの**家** : べてるの**家**の **"非"援助論** – そのままでいいと**思**えるための **25 章**, シリズケアをひらく**(베텔의 집의 "비"원조론 – 그대로도 좋다고 생각되기 위한 25장, 시리즈 케어를 열다), 醫學書院, 2002**
- **浦河**べてるの**家** : **精神病**を**生**きる**(정신병을 살다). 전10권, 浦河**べてるの**家, 2001**

  이들의 서적이나 교재는, 정신장애를 가진 당사자 분들이 집필 · 제작한 것이다. 『베텔의 집의 "비"원조론』의 책이름의 부제로 "그대로도 좋다고 생각되기 위한 25장"이라고 있는데, 병도 포함하여 있는 그대로의 자기를 받아들여, 그 세계를 이야기하고, 연구하면서, 당사자로서 동료와 함께 일하고, 지역생활을 영위하는 힘찬 모습이 그려져 있다. 매우 독특하고 임팩트(impact)가 풍부한 내용이며, 향후의 지역 실천을 생각하기 위해, 꼭 읽어보기 바란다.

스나하라(砂原)는 작업치료는 재활의학의 틀보다 넓은 영역을 갖는다는 것, 그리고 정신병의 경우는 작업치료 즉 자유의 표현이기 때문에, 의료기술과 인권사상과를 2원적으로 생각할 수는 없다는 것, 인권사상 · 개방처우가 의료기술과 일체화하고 있다는 특징을 지적하였다.

"자유", "인권사상", "개방처우"는, 인도치료으로의 "작업치료"의 탄생에 연관성이 깊은 용어이다. 그 추진자인 빈넬이나 정신기능 작업치료의 역사를 이해하기 위해 아래의 서적이 참고가 된다.

- **秋元波留夫, 富岡紹子(편저) : 新作業療法**の**源流(신 작업치료의 원류). 三輪書店, 1991**
- **스믈레뉴(저), 影山任佐(역)** : フィリップ · ビネルの**生涯**と**思想(필립 · 빈넬의 생애와 사상), 中央洋書出版部, 1998**
- **秋元波留夫 : 精神障害者**リハビリテーション – その**前進**のために**(정신장애자 재활 – 그 전진을 위해서), 金原出版, 1991**

이들의 서적은 역사를 알고, 그 위에서 오래되고 새롭다고 일컬어지는 정신기능 작업치료를 생각하는 데에 적합하다. 『新作業療法の源流(신 작업치료의 원류)』에서는 일본의 작업치료의 선배도 포함하여 소개하고 있으며, 작업치료의 핵이 되는 생각에 접할 수 있다. 다른 2권은, 『新作業療法の源流(신 작업치료의 원류)』를 보완하는 의미로 읽어주었으면 하는 내용이다.

우수한 평가에 기초하는 실천계획은 결과로서 우수한 실천 서비스의 제공에 연결된다. 작업치료사는 재활 실천을 담당하는 직종으로서, 대상자의 욕구(needs) 파악을 위해, 질병성(정신기능의 불기능상태의 의학적 검토)과, 사례성 및 실존성(사회환경과 개별성)을 파악할 필요가 있다고 생각된다.

질병성과 사례성은 정신기능 평가에서의 주요내용이지만, 이들의 개념을 이해하는 데에, 아래의 서적이나 문헌이 참고가 된다.

- **加藤正明 : 正常とは何か(정상이란 무엇인가), 요미우리新聞社, 1982**
- **關口純一 : 分裂病醫療の狭まり - より廣い處遇をめざして(분열병 의료의 좁아짐 - 보다 넓은 처우를 지향하여). 정신과치료학 10:1119-1123, 1995**

  이들은 질병성과 사례성을 사용한 평가의 이론적 배경과 유용성에 대해서 소개하고 있으므로 한번 읽어보기 바란다.

평가에는 작업치료사가 실천에서 높은 빈도로 직접 사용하는 평가법과 다른 부문 정보의 이해나 평가의 설정 때에 도움이 되는 평가법이 존재한다. 또한 대상에 따라서 고유의 평가 배터리를 실시할 필요가 있다.

정신기능 작업치료 평가학은 각론으로서 다양한 내용을 포함하기 때문에, 자칫하면 난해한 인상을 받는 경우가 있으나, 구체적인 평가법의 이해에 하기의 서적이 참고가 된다.

- **일본작업치료사협회 학술부 : 精神障害をもつ 人びとの生活を支える(정신장애를 가진 사람들의 생활을 지탱한다), 작업치료 매뉴얼 11, 일본작업치료사협회, 1997**
- **일본작업치료사협회(감수), 金子 翼(편) : 作業療法評價法(작업치료 평가법) (작업치료 전서, 제3권), 개정 제2판, 協同醫書出版社, 2000**

  이들은, 어느 것도 직능단체인 일본작업치료사협회가 감수 또는 편집한 것이며, 『精神障害をもつ 人　の生活を支える(정신장애를 가진 사람들의 생활을 지탱한다)』는 생활을 지탱하는 장애의 평가로서, 평가이론의 요점과 실시방법, 치료계획의 입안내용이, 11페이지(pp.8-18)에 걸쳐서 간결하게 요약되어있다. 『작업치료 평가법』 안의 정신장애 영역의 평가는 40페이지(pp. 123-162)에 걸

쳐서 각종 평가법이 소개되어 있는 것을 읽기 바란다.

■ 발달과정 영역의 평가에 대해서 더 깊이 학습하기 위하여

발달과정에 있는 어린이들의 발달의 지체를, 개관적인 지표로서 평가하는 것을 학습한 여러분은 평가하는 것에 시종하는 것이 아니라, 평가한 내용을 이해하는 것이 필요하고 의미가 있다는 것, 대상아를 전체상으로서 파악하여, 전체상 안에서 현재 필요한 치료를 실천하기 위한 프로그램 입안에 연결하여가기 위해, 없어서는 아니 되는 것이라는 것을 이해할 수 있었다고 생각한다.

또한 발달과정에서의 평가는 성인의 경우처럼 신체적 측면, 정신적 측면, 사회적 측면 등으로 분단하여서는 생각할 수 없으며, 일반적 발달평가표에 나타나 있는 것처럼 총괄적으로 파악해가야 한다는 점이, 평가를 시행하는 것의 어려움에 연결되어 있다는 것도 알아차렸을 것으로 생각한다.

이 책에서 언급되어 있는 내용은 최저한 필요한 내용이기 때문에, 학생시대의 임상실습이나 사회인에 있어서는 시야를 넓힌 폭넓은 지식이 필요하다. 그 관련학습으로서 필요한 것을 아래에 나타내므로, 실행하기 바란다.

1. "인간발달학"을 학습함으로써, 더욱 깊은 이해를 얻을 수 있다.

- **福田惠美子(편): 人間發達學,** コメディカルのための**專門基礎分野**テキスト**(인간발달학,** comedical**을 위한 전문지초분야 텍스트), 中外醫學社,** 2005
- Russell D. Rosenbaum P**(저), 近藤和泉, 福田道隆(감역)** : GMFM**粗大運動能力尺度 - 腦性麻痺兒**のための**評價的尺度**(GMFM **투박하고 큰 운동능력 척도 - 뇌성마비아를 위한 평가적 척도), 醫學書院,** 2000
- **후쿠오카지구 소아과의회 영유아보건위원회(편): 乳幼兒健診**マニュアル**(영유아건강진단 매뉴얼) 제**3**판, 醫學書院,** 2002

2. "어린이의 ADL"과 "놀이"에 대해서 이해를 심화시킨다.

이것은, 본 시리즈 치료학의 『발달과정 작업치료학』의 권을 읽음으로써, 더욱 깊은 이해를 얻을 수 있을 것이다.

- **岩崎清隆 : 發達障害**と**作業療法〔基礎編〕(발달장애와 작업치료〔기초편〕), 三輪書店, 2001**
- **佐藤 剛(감수) : 感覺統合 Q&A - 子**どもの**理解**と**援助**のために**(감각통합 Q&A - 어린이의 이해와 지원을 위하여), 協同醫書出版社, 1998**

3. "인간의 동작분석"에 관한 과목(생리학, 해부학, 임상심리학, 소아과학, 운동학)

을 숙지하고, 의학적 관점에서도 이해를 심화시킨다.

- **Cooks AS, 외(저), 田中 繁, 高橋 明(감역) : モーターコントロール－運動制御の理論と臨床應用(motor control － 운동제어의 이론과 임상응용) 원저 제2판, 歯藥出版, 2004**
- **白木和夫, 前川喜平(감수) : 小兒科學(소아과학) 제2판, 醫學書院, 2002**

4. 본 시리즈의『작업치료학 개론』의 권은, 발달과정 작업치료의 수비범위를 이해하고, 대상아동을 평가하는 데에 필요하다.

- 矢谷令子, 福田惠美子(편) : 作業療法實踐の仕組み(작업치료 실천의 구조), 協同醫書出版社, 2001

5. 보건 · 의료 · 교육 · 복지 서비스의 현 상황을 이해한다.

보건정책 · 사업, 복지정책 · 사업, 지원비제도, 특별지원 교육제도 등, 사회정세에 따라서 변화하고 있으므로, 신문이나 TV, 인터넷정보 등에 항상 주의를 기울일 필요가 있다.

6. 평가는 근거에 기초한 평가일 것이 중요하며, 본 시리즈의『작업치료학 연구법』의 권의 관련되는 부분을 읽어보는 것이 필요하다.

또한, 관련되는 연구회로서, 아래의 두 가지를 소개한다. 기회가 있으면, 꼭 참가해보기 바란다.

- **일본감각통합학회(입문 강습회, JMAP 강습회, 인정 강습회)**

작업치료사가 리드하고 있는 학회이며, 구성원은 작업치료사가 70%를 차지하고, 교육, 보육, PT, ST 등의 직종으로 구성되어 있다. 경증 발달장애아를 감각 사이의 불통합 상태로서 파악 · 평가하고, 치료를 하는 방법을 강습회나 학회를 통해서 학습한다.

- **K-ABC 평가(assessment) 연구회**

K-ABC는 심리 · 교육평가이며, 개별지도계획을 작성하기 위한 자료가 되고, 그것을 기초로 지도를 전개하는 도구(tool)이다. 이 평가를 진행시키는 방법이나 일본의 교육사정에 입각한 지도의 실제에 대해서 사례검토 등의 연구회를 갖고 있다. 구성원은 교육자만이 아니라, 아동의 발달에 관계하는 직종으로 구성되어 있다.

■ 고령기 영역의 평가에 대해서 더 깊이 학습하기 위해서

고령기 작업치료를 생각할 때, 일본의 고령자의 상황을 아는 것은 필요요건이다. 평가는 대상자가 향후 보내게 될 것인 생활상태를 판단 또는 예측하는 것이다. 고령자에 대해서 어느 제도가 이용 가능한가, 어떠한 서비스가 있는가를 알 필요가 있을 것이다. 이를 위해서는, 일본의 사회구조, 사회시책의 지식은 필수적이다. 또한 당연한 것이지만, 고령자 자신의 과제나 고령자의 심신의 상태 등의 지식은 빼놓을 수 없다.

고령기 장애를 대상으로 할 때, 치매를 피해서 지나칠 수는 없다. 치매성 노인 및 가족이 안고 있는 문제를 평가하는 것은 중요하다. 작업치료는 대상자는 당연하고, 대상자를 안고 있는 가족도 포함하여 생각해야 한다.

고령자이 심신에 관한 상세한 지식이 필요한 경우는 "노년의학", "노년심리학"이라는 명칭이 붙은 서적을 읽어볼 것을 권유한다. 또한 치매를 안고 있는 가족의 상황이나 심리에 대해서는, 많은 수기가 있으므로 참고가 될 것이다.

- **前田眞治 : 老人のリハビリテーション(노인의 재활), 제6판, 醫學書院, 2003**
- **宮原伸二 : 老いを支える醫療福祉(노령을 지탱하는 의료복지), 제2판, 三輪書店, 2003**
- **淺海奈津美, 守口恭子 : 老年期の作業療法(노년기의 작업치료), 三輪書店, 2003**

찾아보기

가

나

다

라

마

바

자

차